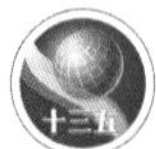

国家卫生健康委员会"十三五"规划教材
科研人员核心能力提升导引丛书
供研究生及科研人员用

统计方法在医学科研中的应用

Application of Statistical Methods in Research of Health Sciences

第 **2** 版

主　编　李晓松
副主编　李　康　潘发明

人民卫生出版社
·北　京·

版权所有，侵权必究！

图书在版编目(CIP)数据

统计方法在医学科研中的应用 / 李晓松主编. —2版. —北京：人民卫生出版社，2021.11（2024.1 重印）
ISBN 978-7-117-32126-6

Ⅰ. ①统… Ⅱ. ①李… Ⅲ. ①医学统计－统计分析－研究生－教材 Ⅳ. ①R195.1

中国版本图书馆 CIP 数据核字(2021)第 191113 号

人卫智网	www.ipmph.com	医学教育、学术、考试、健康，购书智慧智能综合服务平台
人卫官网	www.pmph.com	人卫官方资讯发布平台

统计方法在医学科研中的应用
Tongji Fangfa zai Yixue Keyan zhong de Yingyong
第 2 版

主　　编：李晓松
出版发行：人民卫生出版社（中继线 010-59780011）
地　　址：北京市朝阳区潘家园南里 19 号
邮　　编：100021
E - mail：pmph @ pmph.com
购书热线：010-59787592　010-59787584　010-65264830
印　　刷：北京盛通印刷股份有限公司
经　　销：新华书店
开　　本：889 × 1194　1/16　　印张：29
字　　数：818 千字
版　　次：2015 年 2 月第 1 版　　2021 年 11 月第 2 版
印　　次：2024 年 1 月第 2 次印刷
标准书号：ISBN 978-7-117-32126-6
定　　价：168.00 元
打击盗版举报电话：010-59787491　E-mail：WQ @ pmph.com
质量问题联系电话：010-59787234　E-mail：zhiliang @ pmph.com

编　　者（按姓氏笔画排序）

于石成　中国疾病预防控制中心
王　红　北京大学
王　彤　山西医科大学
王　陵　空军军医大学
王乐三　中南大学
王立芹　河北医科大学
尹　平　华中科技大学
伍亚舟　陆军军医大学
刘红波　中国医科大学
刘美娜　哈尔滨医科大学
宇传华　武汉大学
李　康　哈尔滨医科大学
李长平　天津医科大学
李秀央　浙江大学
李晓松　四川大学
吴思英　福建医科大学
张　涛　山东大学
陈　征　南方医科大学
陈炳为　东南大学
易　东　陆军军医大学
赵　杨　南京医科大学
赵　星　四川大学
郝元涛　中山大学
侯　艳　哈尔滨医科大学
贺　佳　海军军医大学
秦国友　复旦大学
潘　杰　四川大学
潘发明　安徽医科大学
潘贵霞　安徽医科大学
薛付忠　山东大学

编写秘书　赵　星（兼）

主 编 简 介

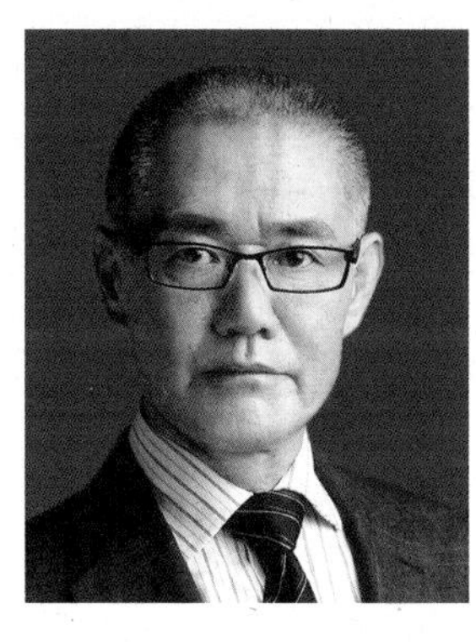

李晓松，教授、博士生导师。曾任四川大学华西公共卫生学院院长、四川大学华西第四医院院长；英国皇家统计学会会士（Fellow）、国际生物统计学会中国分会（IBS-China）副理事长、中国卫生信息与健康医疗大数据学会卫生统计学教育专业委员会主任委员、中华预防医学会公共卫生教育分会候任主任委员、全国医学专业学位研究生教育指导委员会委员、教育部高等学校公共卫生与预防医学类专业教学指导委员会委员、全国医学考试专家指导委员会公共卫生专业副主任委员。*Biostatistics & Epidemiology* 副主编、《中国卫生统计》副主编、《现代预防医学》主编、《中华预防医学杂志》编委；全国高等学校教材人民卫生出版社《卫生统计学》第8版主编。

长期从事卫生统计学教学和科研工作。主讲本科生和研究生卫生统计学、多元统计分析方法、分类资料统计分析和多水平统计模型等课程；主要研究领域为统计方法及其在传染病和慢性病流行病学研究中的应用；负责国家重点研发计划项目、国家自然科学基金面上项目和海外青年学者合作研究基金项目、国家科技重大专项课题、国家卫生公益性行业科研专项项目，以及世界卫生组织（WHO）和联合国儿童基金会（UNICEF）等项目，培养硕士和博士生70余名；近5年发表在包括 *Lancet*、*Statistics in Medicine* 在内的权威论文30余篇，出版学术专著近10部；曾获国家级和省部级教学成果奖，2015年荣获“全国优秀科技工作者”奖章。

副主编简介

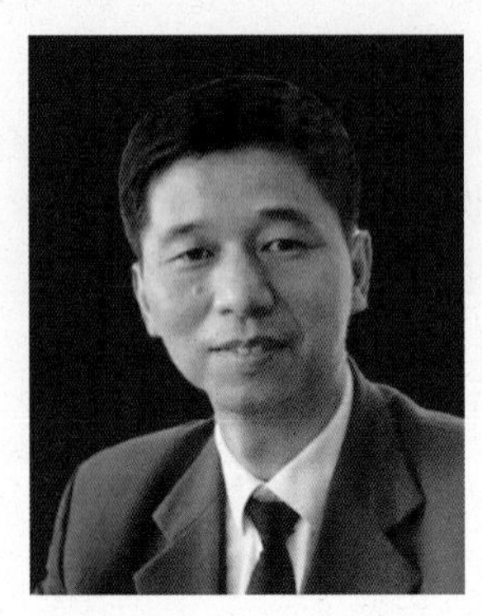

李康，教授、博士生导师。主要社会学术兼职：中国统计学会理事、中国统计教育学会常务理事、中国系统工程学会医药卫生系统工程专业委员会主任委员、中华预防医学会生物统计分会副主任委员、中国卫生信息与健康医疗大数据学会统计理论与方法专业委员会副主任委员、国际生物统计学会中国分会（IBS-China）常务委员。《中国卫生统计》和《中国医院统计》编委，*Biostatistics & Epidemiology* 副主编，澳大利亚 La Trobe 大学兼职教授。

长期从事医学统计学教学与科研工作，主编、副主编全国规划教材 6 部；主持 7 项国家自然科学基金，获教育部博士点博士生导师基金 1 项；在国内外发表学术论文 160 余篇。主要研究方向：药物临床试验统计方法、高维组学数据分析模型及肿瘤生物标志物研究、医学人工智能方法与应用。

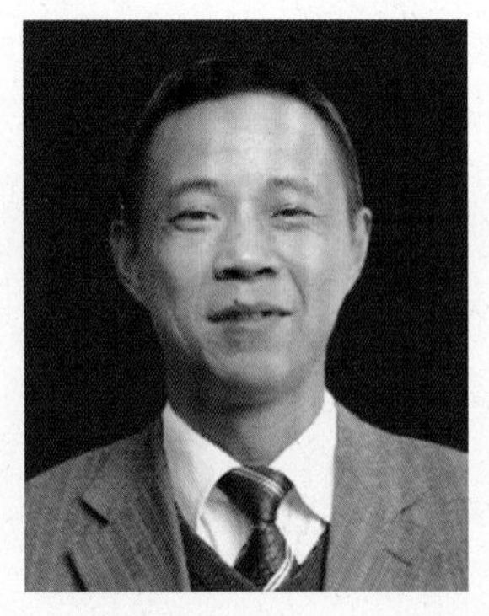

潘发明，教授、博士生导师。安徽医科大学研究生学院副院长、党委研究生工作部副部长。卫生统计学省级教学名师、省级学术和技术带头人，澳大利亚塔斯马尼亚大学梦席斯研究所客座教授。安徽省预防医学会卫生统计学专业委员会主任委员，中国统计教育学会理事、中国卫生信息学会统计理论与方法专业委员会常委；《中华疾病控制杂志》常务编委，《安徽医药》常务编委。

自 1992 年承担教学工作以来，主要承担本科生卫生统计学、研究生医学多元统计分析、博士生 SPSS 软件应用等课程，《卫生统计学》省级精品资源共享课程负责人，医学多元统计分析、SPSS 软件应用课程研究生精品课程负责人，安徽医科大学国家教学成果奖二等奖主要完成人，省级教学成果奖一等奖主要完成人。主编国家级和省级规划教材各 1 部，出版统计学专著 1 部，副主编和参编其他国家级和省部级规划教材 20 余部。主要研究方向是慢性病分子流行病学及疾病统计。近年来主持国家自然科学基金面上项目 5 项，其他省部级项目 10 余项。发表科研科学技术进步奖三等奖 1 项、中华医学科技奖一等奖 1 项、中华预防医学会科学技术奖和安徽省科学技术进步奖二等奖各 1 项、安徽省医学会科学技术奖一等奖 1 项、参与完成多项省部级科学技术奖。

全国高等学校医学研究生“国家级”规划教材
第三轮修订说明

进入新世纪，为了推动研究生教育的改革与发展，加强研究型创新人才培养，人民卫生出版社启动了医学研究生规划教材的组织编写工作，在多次大规模调研、论证的基础上，先后于 2002 年和 2008 年分两批完成了第一轮 50 余种医学研究生规划教材的编写与出版工作。

2014 年，全国高等学校第二轮医学研究生规划教材评审委员会及编写委员会在全面、系统分析第一轮研究生教材的基础上，对这套教材进行了系统规划，进一步确立了以“解决研究生科研和临床中实际遇到的问题”为立足点，以“回顾、现状、展望”为线索，以“培养和启发读者创新思维”为中心的教材编写原则，并成功推出了第二轮（共 70 种）研究生规划教材。

本套教材第三轮修订是在党的十九大精神引领下，对《国家中长期教育改革和发展规划纲要（2010—2020 年）》《国务院办公厅关于深化医教协同进一步推进医学教育改革与发展的意见》，以及《教育部办公厅关于进一步规范和加强研究生培养管理的通知》等文件精神的进一步贯彻与落实，也是在总结前两轮教材经验与教训的基础上，再次大规模调研、论证后的继承与发展。修订过程仍坚持以“培养和启发读者创新思维”为中心的编写原则，通过“整合”和“新增”对教材体系做了进一步完善，对编写思路的贯彻与落实采取了进一步的强化措施。

全国高等学校第三轮医学研究生“国家级”规划教材包括五个系列。①科研公共学科：主要围绕研究生科研中所需要的基本理论知识，以及从最初的科研设计到最终的论文发表的各个环节可能遇到的问题展开；②常用统计软件与技术：介绍了 SAS 统计软件、SPSS 统计软件、分子生物学实验技术、免疫学实验技术等常用的统计软件以及实验技术；③基础前沿与进展：主要包括了基础学科中进展相对活跃的学科；④临床基础与辅助学科：包括了专业学位研究生所需要进一步加强的相关学科内容；⑤临床学科：通过对疾病诊疗历史变迁的点评、当前诊疗中困惑、局限与不足的剖析，以及研究热点与发展趋势探讨，启发和培养临床诊疗中的创新思维。

该套教材中的科研公共学科、常用统计软件与技术学科适用于医学院校各专业的研究生及相应的科研工作者；基础前沿与进展学科主要适用于基础医学和临床医学的研究生及相应的科研工作者；临床基础与辅助学科和临床学科主要适用于专业学位研究生及相应学科的专科医师。

全国高等学校第三轮医学研究生“国家级”规划教材目录

1 医学哲学（第 2 版） 主　编 柯　杨　张大庆
副主编 赵明杰　段志光　边　林　唐文佩

2 医学科研方法学（第 3 版） 主　审 梁万年
主　编 刘　民　胡志斌
副主编 刘晓清　杨土保

3 医学统计学（第 5 版） 主　审 孙振球　徐勇勇
主　编 颜　艳　王　彤
副主编 刘红波　马　骏

4 医学实验动物学（第 3 版） 主　编 秦　川　谭　毅
副主编 孔　琪　郑志红　蔡卫斌　李洪涛　王靖宇

5 实验室生物安全（第 3 版） 主　编 叶冬青
副主编 孔　英　温旺荣

6 医学科研课题设计、申报与实施（第 3 版） 主　审 龚非力　李卓娅
主　编 李宗芳　郑　芳
副主编 吕志跃　李煌元　张爱华

7 医学实验技术原理与选择（第 3 版） 主　审 魏于全
主　编 向　荣
副主编 袁正宏　罗云萍

8 统计方法在医学科研中的应用（第 2 版） 主　编 李晓松
副主编 李　康　潘发明

9 医学科研论文撰写与发表（第 3 版） 主　审 张学军
主　编 吴忠均
副主编 马　伟　张晓明　杨家印

10 IBM SPSS 统计软件应用 主　编 陈平雁　安胜利
副主编 欧春泉　陈莉雅　王建明

11	SAS 统计软件应用（第 4 版）	主　编　贺　佳 副主编　尹　平　石武祥
12	医学分子生物学实验技术（第 4 版）	主　审　药立波 主　编　韩　骅　高国全 副主编　李冬民　喻　红
13	医学免疫学实验技术（第 3 版）	主　编　柳忠辉　吴雄文 副主编　王全兴　吴玉章　储以微　崔雪玲
14	组织病理技术（第 2 版）	主　编　步　宏 副主编　吴焕文
15	组织和细胞培养技术（第 4 版）	主　审　章静波 主　编　刘玉琴
16	组织化学与细胞化学技术（第 3 版）	主　编　李　和　周德山 副主编　周国民　肖　岚　刘佳梅　孔　力
17	医学分子生物学（第 3 版）	主　审　周春燕　冯作化 主　编　张晓伟　史岸冰 副主编　何凤田　刘　戟
18	医学免疫学（第 2 版）	主　编　曹雪涛 副主编　于益芝　熊思东
19	遗传和基因组医学	主　编　张　学 副主编　管敏鑫
20	基础与临床药理学（第 3 版）	主　编　杨宝峰 副主编　李　俊　董　志　杨宝学　郭秀丽
21	医学微生物学（第 2 版）	主　编　徐志凯　郭晓奎 副主编　江丽芳　范雄林
22	病理学（第 2 版）	主　编　来茂德　梁智勇 副主编　李一雷　田新霞　周　桥
23	医学细胞生物学（第 4 版）	主　审　杨　恬 主　编　安　威　周天华 副主编　李　丰　杨　霞　王杨淦
24	分子毒理学（第 2 版）	主　编　蒋义国　尹立红 副主编　骆文静　张正东　夏大静　姚　平
25	医学微生态学（第 2 版）	主　编　李兰娟
26	临床流行病学（第 5 版）	主　编　黄悦勤 副主编　刘爱忠　孙业桓
27	循证医学（第 2 版）	主　审　李幼平 主　编　孙　鑫　杨克虎

28	断层影像解剖学	主　编	刘树伟　张绍祥
		副主编	赵　斌　徐　飞
29	临床应用解剖学（第 2 版）	主　编	王海杰
		副主编	臧卫东　陈　尧
30	临床心理学（第 2 版）	主　审	张亚林
		主　编	李占江
		副主编	王建平　仇剑崟　王　伟　章军建
31	心身医学	主　审	Kurt Fritzsche　吴文源
		主　编	赵旭东
		副主编	孙新宇　林贤浩　魏　镜
32	医患沟通（第 2 版）	主　编	尹　梅　王锦帆
33	实验诊断学（第 2 版）	主　审	王兰兰
		主　编	尚　红
		副主编	王传新　徐英春　王　琳　郭晓临
34	核医学（第 3 版）	主　审	张永学
		主　编	李　方　兰晓莉
		副主编	李亚明　石洪成　张　宏
35	放射诊断学（第 2 版）	主　审	郭启勇
		主　编	金征宇　王振常
		副主编	王晓明　刘士远　卢光明　宋　彬 李宏军　梁长虹
36	疾病学基础	主　编	陈国强　宋尔卫
		副主编	董　晨　王　韵　易　静　赵世民 周天华
37	临床营养学	主　编	于健春
		副主编	李增宁　吴国豪　王新颖　陈　伟
38	临床药物治疗学	主　编	孙国平
		副主编	吴德沛　蔡广研　赵荣生　高　建 孙秀兰
39	医学 3D 打印原理与技术	主　编	戴尅戎　卢秉恒
		副主编	王成焘　徐　弢　郝永强　范先群 沈国芳　王金武
40	互联网 + 医疗健康	主　审	张来武
		主　编	范先群
		副主编	李校堃　郑加麟　胡建中　颜　华
41	呼吸病学（第 3 版）	主　审	钟南山
		主　编	王　辰　陈荣昌
		副主编	代华平　陈宝元　宋元林

42 消化内科学（第 3 版）
主　审　樊代明　李兆申
主　编　钱家鸣　张澍田
副主编　田德安　房静远　李延青　杨　丽

43 心血管内科学（第 3 版）
主　审　胡大一
主　编　韩雅玲　马长生
副主编　王建安　方　全　华　伟　张抒扬

44 血液内科学（第 3 版）
主　编　黄晓军　黄　河　胡　豫
副主编　邵宗鸿　吴德沛　周道斌

45 肾内科学（第 3 版）
主　审　谌贻璞
主　编　余学清　赵明辉
副主编　陈江华　李雪梅　蔡广研　刘章锁

46 内分泌内科学（第 3 版）
主　编　宁　光　邢小平
副主编　王卫庆　童南伟　陈　刚

47 风湿免疫内科学（第 3 版）
主　审　陈顺乐
主　编　曾小峰　邹和建
副主编　古洁若　黄慈波

48 急诊医学（第 3 版）
主　审　黄子通
主　编　于学忠　吕传柱
副主编　陈玉国　刘　志　曹　钰

49 神经内科学（第 3 版）
主　编　刘　鸣　崔丽英　谢　鹏
副主编　王拥军　张杰文　王玉平　陈晓春　吴　波

50 精神病学（第 3 版）
主　编　陆　林　马　辛
副主编　施慎逊　许　毅　李　涛

51 感染病学（第 3 版）
主　编　李兰娟　李　刚
副主编　王贵强　宁　琴　李用国

52 肿瘤学（第 5 版）
主　编　徐瑞华　陈国强
副主编　林东昕　吕有勇　龚建平

53 老年医学（第 3 版）
主　审　张　建　范　利　华　琦
主　编　刘晓红　陈　彪
副主编　齐海梅　胡亦新　岳冀蓉

54 临床变态反应学
主　编　尹　佳
副主编　洪建国　何韶衡　李　楠

55 危重症医学（第 3 版）
主　审　王　辰　席修明
主　编　杜　斌　隆　云
副主编　陈德昌　于凯江　詹庆元　许　媛

56	普通外科学（第 3 版）	主　编　赵玉沛 副主编　吴文铭　陈规划　刘颖斌　胡三元
57	骨科学（第 3 版）	主　审　陈安民 主　编　田　伟 副主编　翁习生　邵增务　郭　卫　贺西京
58	泌尿外科学（第 3 版）	主　审　郭应禄 主　编　金　杰　魏　强 副主编　王行环　刘继红　王　忠
59	胸心外科学（第 2 版）	主　编　胡盛寿 副主编　王　俊　庄　建　刘伦旭　董念国
60	神经外科学（第 4 版）	主　编　赵继宗 副主编　王　硕　张建宁　毛　颖
61	血管淋巴管外科学（第 3 版）	主　编　汪忠镐 副主编　王深明　陈　忠　谷涌泉　辛世杰
62	整形外科学	主　编　李青峰
63	小儿外科学（第 3 版）	主　审　王　果 主　编　冯杰雄　郑　珊 副主编　张潍平　夏慧敏
64	器官移植学（第 2 版）	主　审　陈　实 主　编　刘永锋　郑树森 副主编　陈忠华　朱继业　郭文治
65	临床肿瘤学（第 2 版）	主　编　赫　捷 副主编　毛友生　于金明　吴一龙　沈　铿 马　骏
66	麻醉学（第 2 版）	主　编　刘　进　熊利泽 副主编　黄宇光　邓小明　李文志
67	妇产科学（第 3 版）	主　审　曹泽毅 主　编　乔　杰　马　丁 副主编　朱　兰　王建六　杨慧霞　漆洪波 曹云霞
68	生殖医学	主　编　黄荷凤　陈子江 副主编　刘嘉茵　王雁玲　孙　斐　李　蓉
69	儿科学（第 2 版）	主　编　桂永浩　申昆玲 副主编　杜立中　罗小平
70	耳鼻咽喉头颈外科学（第 3 版）	主　审　韩德民 主　编　孔维佳　吴　皓 副主编　韩东一　倪　鑫　龚树生　李华伟

71	眼科学（第3版）	主　审	崔　浩　黎晓新
		主　编	王宁利　杨培增
		副主编	徐国兴　孙兴怀　王雨生　蒋　沁　刘　平　马建民
72	灾难医学（第2版）	主　审	王一镗
		主　编	刘中民
		副主编	田军章　周荣斌　王立祥
73	康复医学（第2版）	主　编	岳寿伟　黄晓琳
		副主编	毕　胜　杜　青
74	皮肤性病学（第2版）	主　编	张建中　晋红中
		副主编	高兴华　陆前进　陶　娟
75	创伤、烧伤与再生医学（第2版）	主　审	王正国　盛志勇
		主　编	付小兵
		副主编	黄跃生　蒋建新　程　飚　陈振兵
76	运动创伤学	主　编	敖英芳
		副主编	姜春岩　蒋　青　雷光华　唐康来
77	全科医学	主　审	祝墡珠
		主　编	王永晨　方力争
		副主编	方宁远　王留义
78	罕见病学	主　编	张抒扬　赵玉沛
		副主编	黄尚志　崔丽英　陈丽萌
79	临床医学示范案例分析	主　编	胡翊群　李海潮
		副主编	沈国芳　罗小平　余保平　吴国豪

全国高等学校第三轮医学研究生“国家级”规划教材评审委员会名单

顾　　问

韩启德　桑国卫　陈　竺　曾益新　赵玉沛

主任委员（以姓氏笔画为序）

王　辰　刘德培　曹雪涛

副主任委员（以姓氏笔画为序）

于金明　马　丁　王正国　卢秉恒　付小兵　宁　光　乔　杰
李兰娟　李兆申　杨宝峰　汪忠镐　张　运　张伯礼　张英泽
陆　林　陈国强　郑树森　郎景和　赵继宗　胡盛寿　段树民
郭应禄　黄荷凤　盛志勇　韩雅玲　韩德民　赫　捷　樊代明
戴尅戎　魏于全

常务委员（以姓氏笔画为序）

文历阳　田勇泉　冯友梅　冯晓源　吕兆丰　闫剑群　李　和
李　虹　李玉林　李立明　来茂德　步　宏　余学清　汪建平
张　学　张学军　陈子江　陈安民　尚　红　周学东　赵　群
胡志斌　柯　杨　桂永浩　梁万年　瞿　佳

委　　员（以姓氏笔画为序）

于学忠　于健春　马　辛　马长生　王　彤　王　果　王一镗
王兰兰　王宁利　王永晨　王振常　王海杰　王锦帆　方力争
尹　佳　尹　梅　尹立红　孔维佳　叶冬青　申昆玲　田　伟
史岸冰　冯作化　冯杰雄　兰晓莉　邢小平　吕传柱　华　琦
向　荣　刘　民　刘　进　刘　鸣　刘中民　刘玉琴　刘永锋
刘树伟　刘晓红　安　威　安胜利　孙　鑫　孙国平　孙振球
杜　斌　李　方　李　刚　李占江　李幼平　李青峰　李卓娅
李宗芳　李晓松　李海潮　杨　恬　杨克虎　杨培增　吴　皓

吴文源　吴忠均　吴雄文　邹和建　宋尔卫　张大庆　张永学
张亚林　张抒扬　张建中　张绍祥　张晓伟　张澍田　陈　实
陈　彪　陈平雁　陈荣昌　陈顺乐　范　利　范先群　岳寿伟
金　杰　金征宇　周天华　周春燕　周德山　郑　芳　郑　珊
赵旭东　赵明辉　胡　豫　胡大一　胡翊群　药立波　柳忠辉
祝墡珠　贺　佳　秦　川　敖英芳　晋红中　钱家鸣　徐志凯
徐勇勇　徐瑞华　高国全　郭启勇　郭晓奎　席修明　黄　河
黄子通　黄晓军　黄晓琳　黄悦勤　曹泽毅　龚非力　崔　浩
崔丽英　章静波　梁智勇　谌贻璞　隆　云　蒋义国　韩　骅
曾小峰　谢　鹏　谭　毅　熊利泽　黎晓新　颜　艳　魏　强

前　　言

统计方法包括统计设计和统计分析，是医学科学研究的重要方法和技术手段，是医学研究生开展医学科学研究必须掌握的基本功，在医学研究生培养过程中具有举足轻重的地位和作用。本教材面向已获得医学及相关学士学位的硕士和博士生以及医药卫生科研工作者，假定读者已经掌握本科生阶段卫生统计学或医学统计学所涵盖的全部基础知识、基本理论和基本技能，因此不再重复介绍上述基础性知识。本教材适用于综合性大学医学中心（部、院）以及独立高等医药院校全部医学类专业的研究生，这里“医学”是指“健康科学”（health sciences），它涵盖基础医学、临床医学、公共卫生与预防医学、口腔医学、护理、药学等一级学科及其专业。

传统教材主要以学科和教师为中心，注重统计专业知识体系的搭建，学习难度大，学生往往难以实现理论到实践的转换。教材编写存在“三多三少”现象，即结论型过多，问题型过少；封闭式过多，发散式过少；知识技能过多，实际运用过少。这是在我国医学教育及科研实践中较为普遍存在的“老大难”问题。我们在构思编写本教材时，针对这些问题，力图有所改变。我们认为学生的需求既是教材编写的出发点，也是教材编写的终极点。本教材注重以医学科研实际需要的统计方法的运用为切入和引导，帮助学习者构建医学科研所需的统计知识体系，进而转化为分析和解决医学科研中实际问题的能力。以医学科研实践所需为基本导向，介绍所涉及的统计学方法和技能。因此，本教材突破以统计方法体系为基础的基本范式，从常见的医学科研类别或问题出发，对所涉及的主要统计设计和统计分析方法进行介绍和讲解。

本教材是介绍“统计方法在医学科研中的应用”，这就涉及两大问题：一是医学科研，二是统计方法。就医学科研而言，所涉及的科研课题或问题种类繁多、千差万别，本教材不可能囊括其全部；就统计方法而言，众多医学科研课题或问题所涉及的统计方法同样种类繁多、千差万别，而且还存在许多交叉重复，因此本教材也不可能达到统计方法的完整性和系统性。对于统计方法的介绍难免存在遗漏和重复。对于与本科生阶段方法的重复，如前所述本教材不再具体展开；对于本教材前后章节方法的重复，原则上也不做重复介绍。

本教材分为四篇，分别为：组学研究、现场研究、实验与临床研究、证据综合与决策研究。在此基础上，对每类科研工作的具体科研问题进行进一步分类和梳理，选择若干具有典型代表性的科研问题。最后对每个具有典型代表性科研问题可能运用的主流实用统计方法和技能进行介绍。编写时，力图对每类（个）统计方法深入浅出地介绍方法的基本概念与原理、适用条件与注意事项、分析步骤与结果解读，力图达到“举一反三”和“学以致用”的目的。对于统计模型或公式则淡化推导及计算过程。在文字上力求通俗易懂，可读性强。

在本教材编写过程中，得到四川大学研究生院及华西公共卫生学院领导和同仁的关心与支持，四川大学华西公共卫生学院老师以及研究生对本教材编辑排版、例题计算和结果复核等付出了艰辛劳动，在此一并致以衷心的感谢。

在编写过程中，虽经全体编委努力工作和反复修改，但限于编者水平，教材中难免存有不少缺陷与疏漏，敬请广大同仁与读者批评指正。

目　录

第三篇 常见实验与临床研究的设计与分析

第四篇 证据综合和常见决策研究的设计与分析

第一篇　常见组学研究的设计与分析

第一章　如何分析基因分型数据

第一节　如何整理基因分型数据

基因分型（genotyping）是通过使用生物学试验检查个体的脱氧核糖核酸（DNA）序列的过程，也是将目标序列与另一个体的序列或参考序列进行比较来确定个体的遗传构成差异的过程。随着基因分型技术的不断进步，使得在有足够样本时，获得大规模基因分型数据成为可能。然而，在基因分型的过程中，存在着很多影响基因分型结果及后继分析的因素，如研究设计质量、DNA 质量及人群结构（population structure）等。

当采用候选基因研究（candidate gene study）或规模较小的基因分型研究时，研究者可以逐一检视每个位点探针（probe）得到的密度（intensity）数据，考察分型是否存在问题。以较为常用的 Illumina 公司的 Infinum 全基因基因分型（whole-genome genotyping，WCG）阵列为例。图 1-1 为 Illumina 公司的 GenomeStudio 软件中给出的 3 个单核苷酸多态性（single-nucleotide polymorphism，SNP）分型探针的密度图。每个图形都对应于 1 个 SNP，图中每一个点代表 1 个标本。每个 SNP 实际上对应于 2 个代表密度的变量值，记为 X 和 Y，代表该 SNP 所对应的 2 个等位基因的荧光强度（fluorescent dyes）。该 SNP 的密度值 R=X+Y；而等位基因密度比 $\theta=2\pi\times\arctan(Y/X)$，体现了两种等位基因的频率之比。将范化的 R 和 θ 分别作为图中的纵轴（norm R）和横轴数（norm theta）。显然，左图的基因分型结果非常明显，样本被分为 3 种基因型，而中图结果相对较为含糊，右图则存在大量的低质量结果（样本点位于图的下方）。

然而，目前广泛开展的大规模全基因组关联性分析（genome-wide association study）中，由于芯片上包含几万甚至上百万个 SNP，对位点逐一检视并不可行。一些芯片公司开发了一些算法，这些算法基于聚类分析，根据探针给出的密度数据，给出每个标本在该位点上基因型的概率。基于此概率及事先给定的阈值，可以判定该位点的基因型。因而，阈值的选择非常重要，过低易导致分型错误，过高易导致信息缺失。故在统计分析获得阳性位点后，重新检视该位点的密度图是非常必要的。得到基因分型数据后，需要经过严格的数据清理过程，以尽量减少研究设计上的偏差及基因分型错误带来的影响。本节以非小细胞

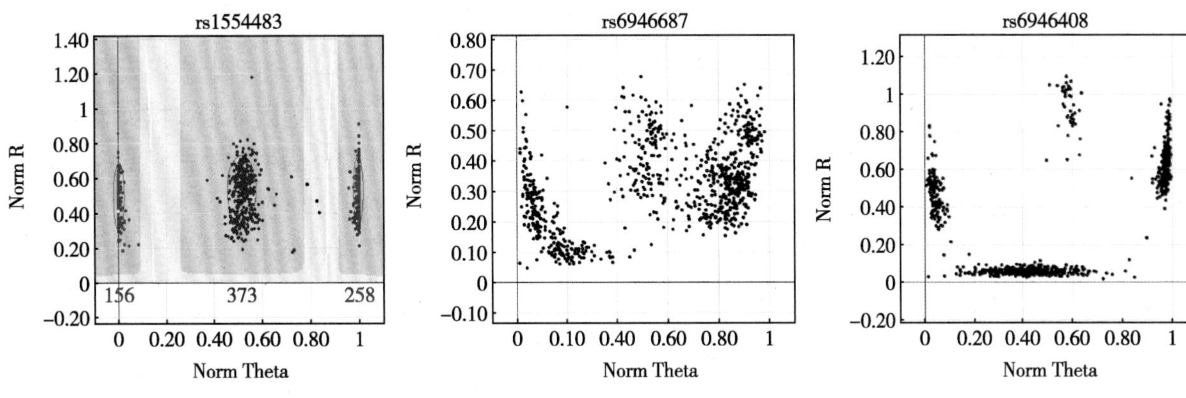

图 1-1　基因分型的探针密度图

肺癌（non-small cell lung cancer，NSCLC）的全基因组关联研究为例，介绍其基因分型数据格式及后继数据整理的一般流程。

一、实际案例与数据特征

在一项基于高加索人的 NSCLC 的全基因组关联性研究中，基因数据包括 980 例 NSCLC 病例和 974 例对照。芯片采用了 Illumina 公司的 610K Quad 芯片。实际中存在多种基因分型数据的专用软件，如 plink、merlin、Golden Helex 等，故基因分型数据的格式与所选用的分析软件密切相关。这些文件的格式基本相似，本节以使用较为广泛的 plink 软件的 .ped 文件为例，介绍其基本格式。

在 Genome Studio 软件中导出为 plink 软件所支持的格式，包括 2 个文件，分别以“.ped”和“.map”作为后缀名。其中，“.ped”文件中包含了所有个体的家系、性别、表型及基因型信息，“.map”文件中包含了所有位点在染色体上的位置信息。在“.ped”文件中，每 1 行对应于 1 个个体，第 1～6 列分别为家系编号、个体编号、父亲编号、母亲编号、性别（1＝男，2＝女）、表型（1＝病例，2＝对照），从第 7 列开始为基因分型数据，每 2 列对应于 1 个 SNP 2 个等位基因。根据父母编号，可以确认数据中记录间的亲属关系。例如，在图 1-2 所示数据中，第 1～3 行均来自于 1 个编号为 A11 的家系，其中第 3 行的个体为第 1 行和第 2 行个体之子，从第 6 列结果看，该家系中，父母均为对照，而子代为病例。对应的 .map 文件前 6 行内容见图 1-3。

```
A11  1  0  0  1  1  A  A  C  C  T  T  ……
A11  2  0  0  2  1  A  G  T  C  G  T  ……
A11  3  1  2  1  2  A  A  0  0  G  T  ……
A23  1  0  0  1  2  A  G  T  C  G  T  ……
……
```

图 1-2 “.ped”文件格式示例

```
1  rs3094315   352475  742429
1  rs3115860   353695  743268
1  rs12562034  144924  758311
1  rs12124819  125271  766409
1  rs4475691   395904  836671
1  rs3748597   364394  878522
```

图 1-3 “.map”文件格式示例

其中，第 1 列为染色体编号，第 2 列为 SNP 名称，第 3 列为遗传距离（单位为 centiMorgan），第 4 列为物理位置（单位为 bp）。“.map”文件中 SNP 的次序应该与 .ped 文件中一致。故结合“.map”文件，可以看到“.ped”文件的第 7、8 列为 rs3094315 的等位基因，而第 9、10 列为 rs3115860 的基因型。

“.ped”文件结构简单，易于理解，但占用磁盘空间较大。故一些软件还提供了一些特殊的格式，如 plink 软件提供了后缀名为 .bed 的二进制文件，不但减少了文件的长度，也大大提高了运算速度。

除了用图 1-2 中的 A、T、C 和 G 外，也可以使用 1、2、3 和 4 代表等位基因。但 A11 家系中的 3 号个体在 rs3115860 上的基因型为“00”，代表了该个体在此位点上出现了缺失数据。

对基因分型数据的整理，一般需要从 2 个方面进行，即对个体的整理和对位点的整理。

二、针对个体的整理

针对个体的数据清理过程，一般包括 4 个步骤。

（一）性别检查

可以利用性染色体的基因分型数据进行性别检查。由于男性的性染色体为 XY，故对于 X 染色体上的位点而言，男性不可能出现杂合的现象；而女性为 XX，有出现杂合的可能性。因而，对于男性而言，X 染色体上的纯合率（homozygotes rate）将非常接近 1，而女性将不超过 20%，若男性被错误标记为女性，则将出现超出预期的纯合率；而错标为男性的女性，将出现超过预期的杂合率。

在本例的数据中，利用 plink 软件对某基因分型数据的性别进行检测，结果见表 1-1。表中 FID 和 IID 分别为家庭和个体编号，PEDSEX 为记录到的性别（1 表示男性，2 表示女性），SNPSEX 为 plink 根据基因分型数据估计得到的性别（1 表示男性，2 表示女性）。STATUS 为记录性别和推断性别的吻合情况（OK 表示可接受，PROBLEM 表示需要关注），*F* 值为 X 染色体计算所得的近亲繁殖（inbreeding）估计。不难想象，若确实为男性，则纯合率较高，*F* 值将较大，即往往大于 0.8；而若确实为女性，纯合率将较低，*F* 值往往小于 0.2。

表 1-1　某基因分型数据的性别检测结果

FID	IID	PEDSEX	SNPSEX	STATUS	F值
1	C54	2	2	OK	0.088 52
2	H40	1	1	OK	0.913 7
3	H291	1	2	PROBLEM	−5.641
31	H167	2	1	PROBLEM	0.933 1

由表 1-1 可见，C54 号个体为女性，F 值接近 0，而 H40 为男性，F 值接近 1，这两者的性别均无问题。但 H291 和 H167 的记录性别与 SNP 推断的性别不一致，H167 可能为男性错标为女性，此时 F 值过高；而 H291 为女性错标为男性，杂合率较高，F 值甚至为负。

（二）检查个体的缺失率和杂合率

个体的缺失率及杂合率均可以体现 DNA 的质量。一般对于某个个体，若其所有位点的缺失率高于 7%，则该个体需被移除；某些情形，甚至缺失率高于 3% 者也会被移除。除了缺失率外，若某个体出现了较为极端的杂合率，这些个体也需考虑被移出分析。

图 1-4 中给出了本例中全基因组关联性研究数据所有个体的缺失率和杂合率的散点图，图中的垂直参考线代表缺失率为 3%，2 条水平的参考线之间代表平均杂合率 ±3 倍标准差的范围。可见有 28 例受试者缺失率高于 3%，其中有 3 例杂合率低于 3 倍标准差的下限，在后继分析过程中需对该 28 例受试者进行剔除。

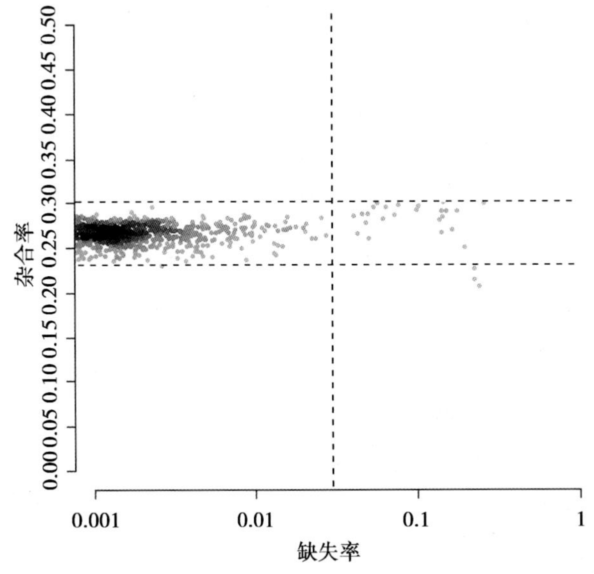

图 1-4　缺失率和杂合率的散点图

（三）进行重复个体或亲属检查

在进行基因分型研究时，将同一标本当成 2 个个体的事件并不少见，原因可能包括实验室管理的疏漏，或者某个患者在 2 次随访中被当成不同的病例进行了 2 次采血。此外，对于基于一般人群的病例对照研究，若样本中存在着 2 级以上的亲属关系，则该样本可能将不能正确地体现等位基因的频率，从而对研究结果产生影响。因而，在进行数据整理时，有必要检查样本中个体的亲属关系。

要检测重复个体或亲属关系，需要针对所有的个体对，计算其状态一致性（identity by state，IBS）。IBS 可以通过对 2 个个体除了性染色体外其他染色体所共同携带的等位基因的比例求得。这里要求分析所用的 SNP 间独立，即 SNP 间不能存在连锁不平衡（linkage disequilibrium，LD，详见本章第三节），因而在计算 IBS 之前需要根据 LD 程度对基因组进行修剪（prune），以保证在指定宽度的窗口中不存在具有较强 LD（如 $r^2>0.2$）的 SNP 对。若 2 条记录是重复标本，则 IBS 为 1。

考察 2 条记录是否可能是亲属关系，可基于 IBS 计算两者的血缘一致性（identity by descent，IBD）。若 2 条记录实际是同一个体或同卵双生，IBD＝1；IBD＝0.5 为一级亲属；IBD＝0.25 为二级亲属；IBD＝0.125 为三级亲属。一般而言，若 2 个个体的 IBD＞0.187 5，则从两者中移除 1 人。

在 plink 软件中，会对所有的个体对给出 IBD＝0、1 和 2 的概率，并按照下式计算出 IBD 比例：

$$P = P(IBD = 2) + 0.5 \times P(IBD = 1) \quad \text{（公式 1-1）}$$

例如，表 1-2 给出了本例中数据的分析结果，249 和 0249-C、957 和 957A 就是重复的标本；而 866 和 0190-C 则可能是一级亲属；13B 和 113C 则后来发现是同卵双生。

（四）进行人群结构和群体离群值检查

在基于一般人群的病例对照研究中，人群结构（population structure）是常见混杂因素之一。由于不同种族间等位基因频率普遍存在差异，若某些位点在种族间差异明显，且种族本身某疾病患病率就有所差异，那么这些位点和疾病间可能存在虚假的关联性。例如，Campbell 等报道了

表 1-2 4条可能是重复标本或亲属的记录

个体 1	个体 2	*IBD*=0 概率	*IBD*=1 概率	*IBD*=2 概率	IBD 比例	可能关系
249	0249-C	0.000 5	0.000 0	0.999 5	0.999 5	重复
866	0190-C	0.695 4	0.208 8	0.095 8	0.200 2	一级亲属
957	957A	0.000 3	0.000 0	0.999 7	0.999 7	重复
13B	113C	0.000 0	0.000 1	0.999 9	0.999 9	同卵双生

LCT 基因与身高的虚假关联，该基因中的若干个位点（如 rs4988235 和 rs3754686）在高加索人群内的若干个亚群间存在等位基因频率的差异，而这些亚群间平均身高也有差异，因而造成了 *LCT* 基因与身高的虚假关联性。

在数据整理的过程中识别人群结构，主要有几个作用：首先，可以检查样本中是不是存在人群分层的现象，尤其是病例和对照组中人群结构是否存在差异；同时，也可也检查当前样本与所来自的种群是否存在差异；此外，也可以检查样本中是否混入了祖先与目标人群不同的个体而导致的群体离群值（population outlier）。

若仅仅对几个或几十个位点进行基因分型，往往无法识别人群结构。一些芯片上包含了祖先信息标志物（ancestry information marker，AIM），可用于识别人群结构。对于全基因组关联性研究而言，可以利用整个基因组的信息。常用以识别和调整人群分层的方法包括基因组控制（genomic control，GC）、主成分分析（principal component analysis，PCA）、多维尺度化（multi-dimensional scaling，MDS）等。这里仅介绍目前使用最广泛的主成分分析法。

主成分分析是一种经典的多元分析方法。哈佛的学者 Price 等提出了一种基于主成分分析的人群分层识别和调整的方法，称为 EIGENSTRAT。其基本思想是利用主成分分析，找出人群间不同位点上等位基因频率的系统差异。为了避免位点间相关性造成的影响，首先需要对基因组的位点进行修剪，对于每个指定宽度的窗口中，移除 LD 程度较高的 SNP 对中的 1 个（如 $r^2>0.2$）；除此以外，染色体上存在一些长距离高连锁不平衡的区域（long distance high LD region），如表 1-3，这些区域中的位点最好也全部移除。

表 1-3 长距离高连锁不平衡的区域

染色体编号	开始位置 /kb	结束位置 /kb
1	48 000	52 000
2	86 000	100 500
2	134 500	138 000
2	183 000	190 000
3	47 500	50 000
3	83 500	87 000
3	89 000	97 500
5	44 500	50 500
5	98 000	100 500
5	129 000	132 000
5	135 500	138 500
6	25 500	33 500
6	57 000	64 000
6	140 000	142 500
7	55 000	66 000
8	8 000	12 000
8	43 000	50 000
8	112 000	115 000
10	37 000	43 000
11	46 000	57 000
11	87 500	90 500
12	33 000	40 000
12	109 500	112 000
20	32 000	34 500

记 $X_{M\times N}$ 代表修剪后的基因数据矩阵，其中，M 和 N 分别代表 SNP 和个体的个数。该矩阵的每个元素取值为 0、1 和 2，分别代表某个体在相应 SNP 上携带 0、1、2 个次要等位基因（minor allele）。首先需将 $X_{M\times N}$ 按 SNP 进行标准化，并计算其方差 - 协方差阵 $\Omega_{N\times N}$。然后按照一般的主成分分析，可以求解 $\Omega_{N\times N}$ 的特征根和特征向量，则 $\Omega_{N\times N}$ 的前 k 个特征向量可用于识别和调整人群分层。k 的具体大小可以利用 Tracy-Widom 检验

确定。有时 Tracy-Widom 检验会选出过多的主成分，这时可结合基于特征根的陡坡图（scree plot）加以选择。如图 1-5 中，尽管 Tracy-Widom 检验提示前 10 个主成分都有统计学意义，但实际上从陡坡图上可以看到，前 5 个主成分已经足以解释绝大多数变异了。当确定了主成分的个数 k 后，可以通过对这 k 个特征向量的特征进行考察以了解群体的特征。

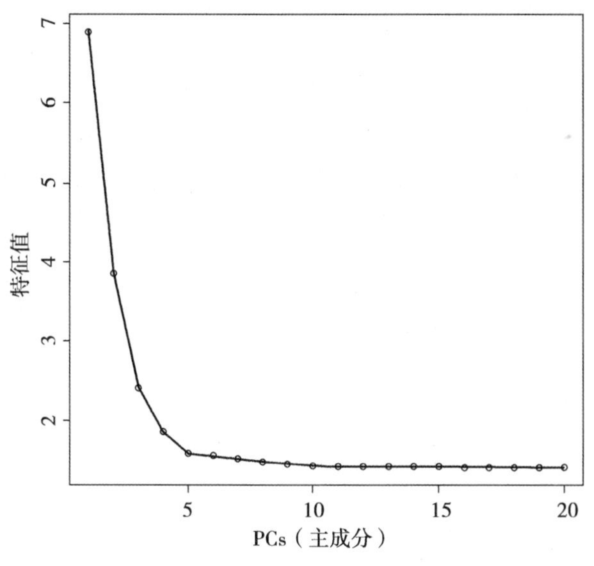

图 1-5 主成分分析的陡坡图

例如，在一项基于墨西哥人的全基因组关联分析（GWAS）研究中，研究者对 780 名当地居民利用 Illumina 公司的芯片进行了基因分型。为了考察该样本中是否存在人群分层现象，并考察是否存在群体离群值，研究者首先从国际人类基因组单体型图计划（The International HapMap Project）网站上下载了汉族人、高加索人、非洲人、墨西哥人及日本人的单体型数据，并和样本数据整合，再进行了 EIGENSTRAT 分析，将第一、二个特征向量绘制散点图，如图 1-6。由此可见，研究样本与 HapMap 的墨西哥人标本具有遗传同源性，远离其他各人群。在此基础上，研究者又对样本数据单独进行了 EIGENSTRAT 分析，对前 3 个主成分的两两绘制散点图，以识别群体离群值（图 1-7 左侧），可见部分个体偏离群体较远，将这些离群值去除后，重新进行 EIGENSTRAT 分析并绘制散点图，结果明显改善，如图 1-7 右侧。

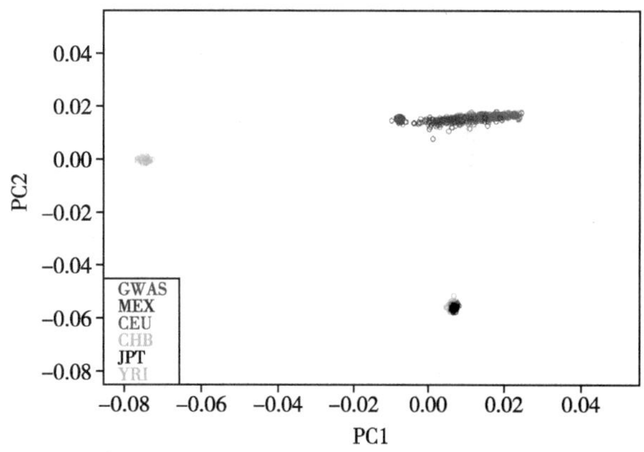

图 1-6 第一、二特征向量绘制的散点图

在移除了所有存在问题的个体后，可对样本重新进行 EIGENSTAT 分析，得到的主成分可在后续的分析中作为协变量，以调整人群结构带来

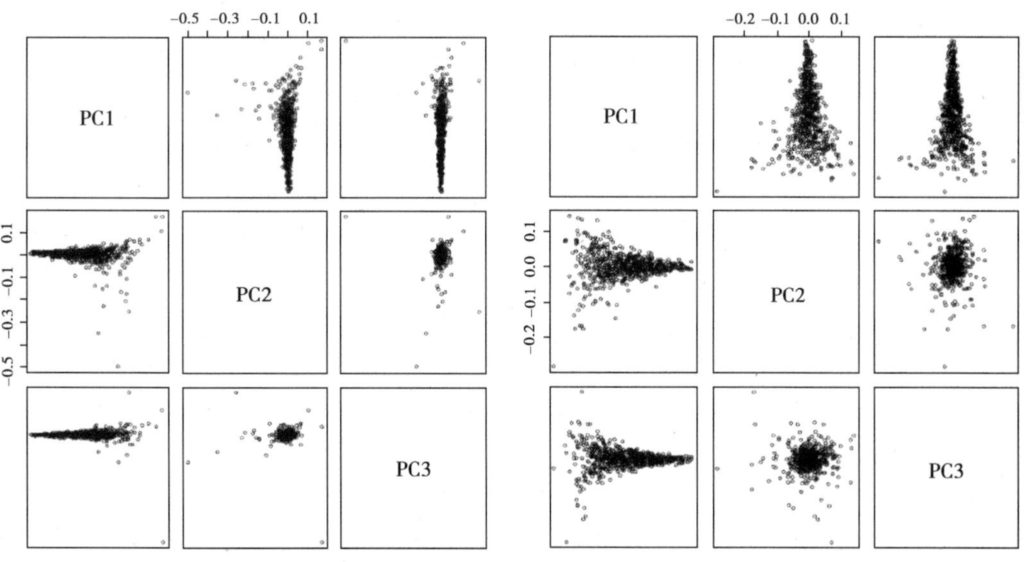

图 1-7 前 3 个主成分绘制的散点图用以判断群体离群值

的混杂效应。完成以上 4 个步骤后，对个体的整理基本完成。

三、针对位点的整理

针对个体的数据清理过程，一般包括 4 个步骤。

（一）进行位点缺失率检查

若位点的缺失率较高（如 >5%），后继分析中往往需要将其移除。但对于一些等位基因频率较低的位点（如 <5%），缺失率超过 1% 则即可以考虑将其移除。

（二）进行 Hardy-Weinberg 平衡检查

在一个较大的群体中，若婚配是随机的，则各基因型的频率应当符合哈迪 - 温伯格平衡定律（Hardy-Weinberg equilibrium，HWE）。由于选择（selection）也可能造成 HWE 被违背，故 HWE 一般仅在对照中进行检验。记某个位点的 2 个等位基因分别为 A 和 a，其中 A 为突变位点；基因型 aa、Aa 和 AA 的频数分别为 f_0、f_1 和 f_2，p 表示 A 的频率，若满足 HWE，则

$$
\begin{aligned}
f_0 &= (1-p)^2 \\
f_1 &= 2p(1-p) \\
f_2 &= p^2
\end{aligned}
\qquad \text{（公式 1-2）}
$$

如果 GWAS 芯片中出现位点偏离 HWE，往往意味着该位点基因分型或密度数据转化为基因型时出现了错误，需要将其删除。实际中，可以利用 Pearson χ^2 检验检测 SNP 是否偏离 HWE，即首先假定满足 HWE，计算此时各基因型的期望频数，再根据实际频数和期望频数的差别计算 χ^2 统计量。若符合 HWE，χ^2 将服从自由度为 1 的 χ^2 分布。考虑到需要检测的位点有数十万之多，多重检验水准通常取比较小的值（如 $\alpha=10^{-6}$）。

（三）移除最小等位基因频率过低的位点

最小等位基因频率（minor allele frequency，MAF）的计算公式为：

$$
MAF = \frac{2f_2 + f_1}{2(f_0 + f_1 + f_2)} \qquad \text{（公式 1-3）}
$$

在 GWAS 研究中，一般要求移除 MAF 过低的位点。原因在于，当 MAF 较低时，现有的密度分型算法往往表现欠佳；同时，由于频率过低，关联性分析的结果也不够稳健。因此，一般需要移除所有 MAF <1% 的位点。

一般完成以上步骤后，GWAS 数据的清理工作便完成了。当然，对所删除的位点或个人往往还需要进一步手工审核。

四、实例扩展和适用范围

数据清理和质量控制是基因分型研究中必不可少的关键步骤，对后继的数据分析、基因型填补（imputation）及数据挖掘的影响非常重要。通常情况下，需要对不满足质量条件的数据要进行剔出。例如，沈洪兵等于 2011 年在 *Nature Genetics* 杂志上报道了与汉族人肺癌存在关联性的 2 个位点，研究采用了 Affymatrix 公司的 Human SNP Array 6.0 芯片。该研究在质控过程中，13 人因基因分型率低于 95% 而剔除，7 人因基因所推断的性别与记录性别无法吻合而剔除，89 人由于可能的亲缘关系而剔除，22 人因杂合率位于平均杂合率 ±6 倍标准差的范围之外而被剔除，4 人作为群体离群值被移除。对于 SNP 的质控，满足如下条件的位点将被移除：性染色体上的位点、应答率 <95%、MAF <5% 或 HWE 检验得 $P<10^{-5}$。最后的分析包括 2 331 肺癌患者和 3 077 个对照，共有 591 370 个位点参与分析。

需要注意的是，对于候选基因的靶向研究，一般每次研究分型只有几十个甚至几个位点，往往数据规模较小，因而 GWAS 研究中所进行的数据清理过程，只有部分对候选基因研究适用。由于靶向研究位点数过少，基因分型的质量往往难以估计，且往往无法检测亲属；此外，除非分型时额外增加了祖先信息位点或调查中记录了种群信息，否则无法考察人群分层现象。

基于家庭的关联性研究也是关联性研究中经常采用的一种研究方式。本节中介绍的数据清理和质量控制流程，基本可用于基于家庭的关联性研究数据清理过程。但基于家庭的关联性研究数据也有一定的特殊性：首先，由于设计本身要求个体间存在亲属关系，故无须剔除亲属个体；当然，也可以考虑利用基因数据检测亲属关系是否与研究设计符合，例如可以检测孟德尔误差来考察父母关系是否正确；由于存在亲属关系，EIGENSTRAT 法往往不能用于基于家庭的设计来识别和调整人群结构；同时，由于常用的基于

家庭设计的统计学方法均以家庭内成员作为内对照，因而能有效地解决人群结构带来的问题，故在后继分析时一般无需进行人群分层调整。

本节所描述的质控过程大多数操作均可通过 plink 软件完成，EIGENSTRAT 分析则需通过 Price 等编制的 EIGENSTRAT 软件完成。此外，也可以使用 R 软件来完成一些整理或可视化操作，但考虑到 GWAS 数据往往比较庞大，对 linux 系统较为熟悉的使用者可直接使用 shell 命令来完成相应的处理。

第二节　如何进行单基因病连锁分析

连锁（linkage），是指染色体上相邻的基因有共同遗传的趋势。相互连锁的 2 个基因位于同一染色体的不同位置，如果这 2 个位置之间发生交换（cross-over），就导致这 2 个连锁基因的重组（recombination）。在互换过程中，一对同源染色体上的 2 个位点的距离越远，发生互换出现基因重组的机会越大；若两者较近，则重组机会较少。即位于同一条染色体上的 2 个位点之间发生重组的机会与它们之间的距离呈正比。连锁分析（linkage analysis）的基本原理是分析染色体上已知位置的标志位点（marker）与某疾病的易感位点（susceptibility locus）间的位置关系，从而确定该易感位点的位置。本节主要介绍如何进行单基因疾病的连锁分析。

由于连锁分析所考察的共分离（co-segregation）现象只能在家庭内观察到，故连锁分析需要的数据必须来自家庭。连锁分析的数据格式同样与所使用的软件相关，但基本上与前面介绍的“.ped”格式类似。图 1-8 中给出了一个三代家庭的家系图，其中以阴影标注的是患者。若以 D、d 分别表示致病位点的突变型和野生型，则假设患病者致病位点基因型为 Dd，而健康人为 dd；M 和 m 为已知位置的标志位点的 2 个等位基因。

根据连锁原理，利用家系资料，估计已知遗传标记位点 M 与未知致病基因位点 D 之间的重组率 θ 大小，推断 D 与 M 的距离，从而可以推断 D 在染色体上的位置。从统计学的角度来说，就是要估计位点 M 和 D 之间重组率 θ，以确定它们之间的距离。

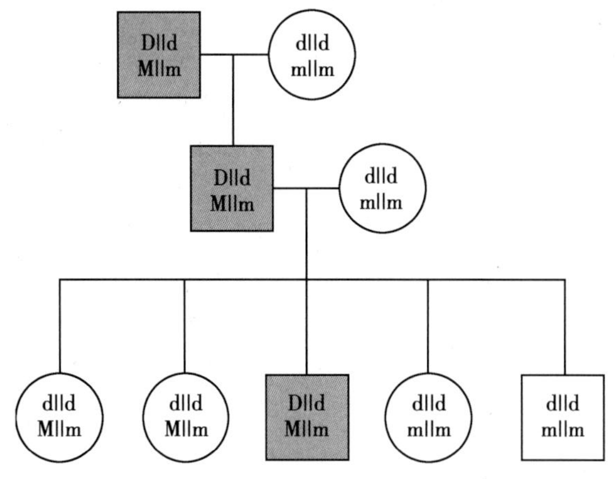

图 1-8　一个三代均有患病个体的家系

一、如何利用直接计数法进行连锁分析

连锁分析中，若减数分裂次数为 n，其中重组个数为 r，则 r 将服从于参数为 n 和 θ 的二项分布 $B(n, \theta)$，即

$$P(r \mid n, \theta) = \binom{n}{r} \theta^r (1-\theta)^{n-r} \qquad \text{（公式 1-4）}$$

若疾病完全外显（complete penetrance），则根据家系的信息很容易识别出重组发生的次数。此时

$$\hat{\theta} = \frac{r}{n} \qquad \text{（公式 1-5）}$$

其方差的估计值为 $r(n-r)/n^3$。利用 z 检验或直接概率计算法，不难对 $\theta = 0.5$ 进行检验。例如，在 100 次减数分裂中，观察到了 25 次重组，则 $\hat{\theta} = 0.25$，其标准误为 0.043，计算得 $z = 5.77$，$P < 0.01$，即位点间存在连锁。

重组次数的计算可以通过对家系的分析得到。如图 1-8，对于第三代的患病者，其只可能从母亲获得相（phase）为 dm 的配子，故其从父亲处获得的配子相为 DM，考虑到外祖母传递给父亲的配子只可能为 dm，故父亲的基因型必然为 DM|dm（对于 2 个位点，基因型分别为 Dd 和 Mm，且 DM 位于同一条染色体上，而 dm 位于另一条染色体上），即患病父亲在产生传递给患病儿子的过程中未发生重组；不难得到，第三代的第 1、2 个个体为重组体，因为其从父亲获得了相为 dM 的配子，而第 4、5 个个体为非重组体。故此家系从第二代传递给第三代的过程中，$n = 5$，$r = 2$。

尽管直接计数法原理上较为简单，但实际应

用时，由于疾病往往不是完全外显，故配子的相很难识别，导致直接计数法应用较为困难。

二、如何利用对数优势值法进行连锁分析

对数优势（log of the odds，lod）值法基于极大似然法，属于参数连锁分析（parametric linkage analysis）。lod 值的计算公式为：

$$lod(\hat{\theta})=\log_{10}\frac{L(\hat{\theta})}{L(0.5)} \quad \text{（公式 1-6）}$$

其中，$L(\hat{\theta})$为重组率为$\hat{\theta}$时的似然函数值。

假定重组次数服从二项分布，则

$$lod(\hat{\theta})=r\log_{10}(r)+(n-r)\log_{10}(n-r)-n\log_{10}(n/2) \quad \text{（公式 1-7）}$$

对于图 1-8，若 θ 的估计为 0.4，则对应的 *lod* 值为 0.044。

但若祖母的基因型未知，则无法确定父亲的基因型为 DM|dm 还是 dM|Dm。假定两种可能性相同，若父亲基因型为 DM|dm，则 $r=2$；若父亲基因型为 dM|Dm，则 $r=3$。此时的似然函数为：

$$0.5\theta^2(1-\theta)^3+0.5\theta^3(1-\theta)^2 \quad \text{（公式 1-8）}$$

对上述极大似然值得求解可采用连锁分析相关软件，如 LINKAGE 完成。当存在多个家系时，可假定家系间彼此独立。

一般而言，$lod>0$ 支持连锁的存在；当 $lod>3$ 时，可以认为连锁关系存在，此时对应的假设检验之 P 值小于 10^{-4}；而 $lod>2$ 时，表明可能存在的连锁；当 *lod* 值在 −2 和 +2 之间时，提示需要更多的家系；而当 $lod<-3$ 时，认为没有连锁关系。

本节介绍的 lod 值法，主要用于定性资料。对于定性资料，也可以使用受累同胞对（affected sib-pair，ASP）法。其基本原理是均患病的同胞对将有更大的概率拥有相同的致病等位基因。在找到一对患病同胞对后，计算它们的血缘一致性（IBD），对于同胞对而言，$IBD=2$、1 和 0 的概率分别为 0.25、0.5 和 0.25，故 *IBD* 的期望值为 1，方差为 1/2。可以利用贝叶斯（Bayes）公式推导出给定兄弟对均患病时，且疾病位点和标志物位点间不存在连锁时兄弟间 $IBD=2$ 或 1 的期望频数。因而，对连锁关系是否存在，可通过 $IBD=2$ 的实际频数与无连锁时的期望频数的偏离来进行假设检验，也可通过 *IBD* 的均值来进行假设检验。Risch 等将 ASP 法推广到患病亲属对（affected relative pair，ARP）的研究。当资料为定量时，可采用 Haseman-Elston 法。

进行连锁分析需要使用家庭数据，往往要求外显率高，且符合孟德尔单基因疾病。然而，对于复杂性疾病，如肿瘤、糖尿病等，由于具有不完全外显、多基因作用、环境与基因、基因 - 基因交互作用等问题，此时建议使用关联性分析（association analysis）。

第三节 如何进行基于家庭病例对照设计关联分析

随着群体遗传学理论的发展及人类基因组计划的完成，遗传关联性分析（association analysis）已经成为遗传流行病学研究中最常用和最有效的工具之一。关联分析的目的是为了检验基因的多态性和疾病间的关联性，从而实现精确定位（fine mapping），也可以用于患病风险的评估。关联是指标记位点的频率分布与表型间存在相关性，这种关联可能是疾病与基因的直接关联，也可能是由于连锁不平衡所导致的疾病与致病基因邻近的遗传标志位点的间接关联性。

所谓连锁不平衡是 2 个或多个位点间，特别是可疑致病位点与标志位点间，由于物理距离的接近而导致的等位基因上的关联性，即 2 个相邻位点的某种等位基因组合出现的可能性高于完全随机。连锁不平衡是生物群体在进化过程中的一种现象，对于某个群体而言，所有的后代都可以认为是来自于同一对祖先，那么在繁衍过程中，由于选择（selection）、漂变（drifting）等原因，某些单体型（haplotype）的个体不断占有优势，逐渐导致后代中的连锁不平衡现象。

关联性研究数据一般可以表达为一个两位点模型，其中一个位点为所研究的标志物，另一个位点为无法观察到的致病基因位点。一般而言，强连锁和弱关联与弱连锁和强关联是无法区别的。常用的遗传关联性研究主要有两种设计：

基于群体的，以非亲属个体为对照的传统病例对照设计（population-based case-unrelated control design），以及基于家庭成员为对照的病例对照设计（family-based case-control design）。

基于家庭的关联性研究的检验目的往往是考查标志物位点与疾病之间是否同时具有连锁和关联，其一般过程为：首先通过先证者（proband）找到家庭，再建立由先证者（病例）和不患病的家庭成员（对照）组成的病例对照。由于家庭成员在遗传上往往具有较高的同质性，且所暴露的环境较为接近，故基于家庭的设计往往对于群体分层和混合（admixture）的影响是稳健的，且阳性结果往往同时意味着连锁和关联。因此，虽然这些设计方法需要较多的人力和物力，操作也较为复杂，但在实际工作中，仍然有广泛的应用。

基于家庭的关联性研究的数据格式与一般基因型数据相同。但由于此时亲缘关系在分析中起到非常重要的作用，故数据中相应的父母序号要正确标示。本节以最为常见的病例 - 父母亲对照设计为例，说明如何进行病例 - 父母亲对照资料的关联分析。

一、实际案例与数据特征

人类神经管缺陷（NTD）与母亲孕前和孕期体内叶酸水平有关。为了考察亚甲基四氢叶酸还原酶（*MTHFR*）基因与神经管缺陷的关系，研究者搜集了 218 个 NTD 病例及他们的父母组成的病例 - 父母亲对照资料，数据见表 1-4。试分析 *MTHFR* 基因多态性与人类神经管缺陷之间的关系。

表 1-4　神经管缺陷的病例 - 父母亲对照资料

父亲基因型	母亲基因型	编号	病例基因型			合计
			TT	TC	CC	
TT	TT	1	3	—	—	3
	TC	2	5	12	—	17
	CC	3	—	6	—	6
TC	TT	4	14	6		20
	TC	35	19	25	7	51
	CC	6	—	17	21	38
CC	TT	7	—	7	—	7
	TC	8	—	22	18	40
	CC	9	—	—	36	36
合计			41	95	82	218

二、如何对病例 - 父母亲对照数据进行分析

病例 - 父母亲对照设计（case-parent design）是将先证者的父母亲作为对照，与先证者一起组成病例对照对的一种方法。以图 1-9 的一个核心家系为例，以 1、2 代表父母，3、4 分别代表 2 个同胞兄弟（siblings），子女 3 为先证者。当进行病例 - 父母亲对照设计时，将 3 作为病例，其父母亲作为对照。由于此时的病例 - 对照同时包括 3 个人，故又称 case-parent triad。

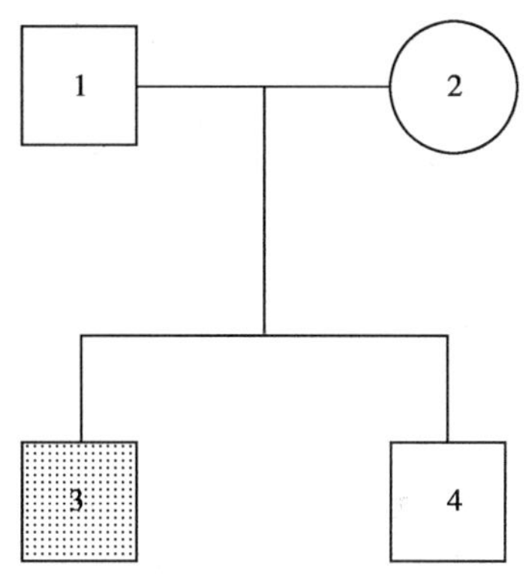

图 1-9　常见的核心家系结构

这里，用 M1 和 M2 分别代表标志物位点的 2 个等位基因，其中 M1 为突变型，M2 为野生型。可以采用传递 / 不平衡检验（transmission/disequilibrium test，TDT）来对病例 - 父母亲对照设计的资料进行统计分析。TDT 的备择假设是 $\theta > 1/2$ 且 $\delta > 0$，即重组率大于 1/2 且 LD 系数不为 0，或者说有连锁且有关联，其所对应的 3 个零假设为：

H_0：有关联，无连锁，即 $\theta = 1/2$ 且 $\delta > 0$；

H_0：有连锁，无关联，即 $\theta > 1/2$ 且 $\delta = 0$；

H_0：既无连锁，又无关联，即 $\theta = 1/2$ 且 $\delta = 0$。

当仅有关联而无连锁时，尽管从群体的角度看，标志位点的突变等位基因更容易与致病位点的致病等位基因一起出现，但两者不太会被共同传递给子代，则传递和未传替的标志物等位基因中，突变型比例应相等。而仅有连锁而无关联时，虽然位于同一条染色体上的标志物和致病位点的等位基因会被共同传递，但由于标志物和致病位点间没有连锁不平衡，故传递和未传替的标志物等位基因中，突变型比例也应相等。

因而，TDT 的基本原理是，根据父母的基因型及患病子女的基因型，可以得到父母在该位点上未传递下来的 2 个等位基因，将这 2 个基因型组合为虚拟的对照，而子代的基因型（即传递的 2 个等位基因）作为病例，因而可以得到表 1-5。

表 1-5 病例 - 父母亲对照资料中传递和不传递等位基因各种情形出现的频数

传递的等位基因（病例）	未传递的等位基因（对照）		合计
	M1	M2	
M1	a	b	r_1
M2	c	d	r_2
合计	c_1	c_2	N

根据遗传学有关原理，当 $\theta=1/2$ 时，无论 δ 取何值，即无论是否存在连锁不平衡，有 $b=c$；而若 $\delta=0$，即连锁不平衡不存在时，b 与 c 也将相等。该检验等同于比较传递的等位基因中少见等位基因的频率与未传递的等位基因中少见等位基因的频率。故可采用 McNemar χ^2 检验可同时检验是否存在连锁和关联，即：

$$\chi^2=\frac{(b-c)^2}{b+c} \quad \text{（公式 1-9）}$$

同时可以根据配对四格表计算优势比（OR）为：

$$OR=\frac{b}{c} \quad \text{（公式 1-10）}$$

不难发现，只有 b 和 c 的信息是有用的。因而 TDT 要求父母双方至少有 1 个是杂合子，若父母双方都是纯合子，则该父母对将被视为是无信息的，从而被舍弃。

现将表 1-4 数据按照表 1-5 的格式进行整理，结果见表 1-6。

由表 1-6 中可以看出，由于位于四格表 a 和 d 这 2 格的数据不参与分析，故可见编号为 1、3、7、9 这几种父母基因型组合实际上不提供信息，而 2、4、6、8 中，只有杂合子提供信息。

$$\chi^2=\frac{(b-c)^2}{b+c}=\frac{(121-96)^2}{121+96}=2.88$$

$$OR=\frac{b}{c}=1.26$$

检验结果为 $P=0.089\,7$，在检验水准 $\alpha=0.05$ 下，尚不能认为 MTHFR 等位基因变异与神经管缺陷间存在连锁性和关联性。

目前用于分析以家庭成员为对照的关联性研究的方法大多关注于等位基因的传递差异。这一类方法虽然较好地解决了同时检验连锁和关联的问题，但缺点是对资料往往有较高的要求。例如，TDT 在检验连锁和关联性时，只能用于数据中核心家庭间彼此是互相独立的，并且每个家庭中仅包括 1 个患病的孩子，否则 TDT 方法仅能用于检验连锁。

基于 TDT 的方法往往无法灵活地调整协变量的影响，且无法处理结局变量较为复杂情形（如重复测量）。同时，搜集家庭数据的成本相对较高，因而，在 GWAS 研究中，只有一小部分采用基于家庭的设计方式。然而，在高通量测序的时代，由于成本问题，限制了规模不可能太大，且罕见变异往往富集（enrich）于带有病例的家系中，因而基于家庭的设计在测序时代受到越来越多的重视。

三、如何对病例 - 同胞对照资料进行分析

当疾病为晚期发病（lateonset）时，父母可能已经过世，无法测定基因型。此时可以采用病例 - 同胞对设计（case-sibling design）。以图 1-9 所示的核心家系为例，子女 3 为先证者。病例 - 同胞对设计使用同胞 4 作为其对照，组成病例 - 对照对子。

同胞传递 / 不平衡检验（sibship transmission/disequilibrium test，S-TDT）由 Spielman 和 Ewens 等于 1998 年提出。S-TDT 要求每个家庭中至少有 1 个患病和不患病的兄弟，并且要求所有的同胞兄弟不能均为相同的基因型。S-TDT 的基本

表 1-6 按照 TDT 分析的格式整理后的资料

传递的等位基因（病例）	未传递的等位基因（虚拟对照）		合计
	T	C	
T	3×2+5+12+6+14+6+7=56	5+14+19×2+25+17+22=121	177
C	12+6+25+7×2+21+18=96	6+17+21+7+22+18+36×2=163	259
合计	152	284	436

思想与 TDT 类似，它借助于比较患者与其不患病的同胞间标志物某等位基因频率的差异来考察疾病与研究位点间的关系。检验统计量 z 的计算公式为：

$$z=\frac{Y-A}{\sqrt{V}} \qquad \text{（公式 1-11）}$$

其中，z 近似服从正态分布，$A=\sum(2r+s)a/t$ 为零假设成立时，所有患者携带 M1 等位基因的期望频数，$V=\sum au[4r(t-r-s)+s(t-s)][t^2(t-1)]$ 为其方差。Y 表示患者所携带的 M1 等位基因总数，a 为某一同胞对中患者数，u 为非患者数，$t=a+u$，r 和 s 分别为 M1M1 和 M1M2 基因型的人数。在样本量较小时，也可通过置换检验（permutation test）进行 S-TDT 分析。

当所有的家庭均包含 1 个纯合子父（母）和 1 个杂合子父（母），以及 1 个患病和不患病的同胞对时，S-TDT 的检验结果与 TDT 近似相同。但在更一般的情形下，如有些家庭父母均是杂合子，在样本量足够大时，TDT 的检验效能往往高于 S-TDT。Spielman 等建议，如果两种方法都可以使用，推荐使用 TDT。

同胞不平衡检验（sib disequilibrium test，SDT）是用于不一致同胞对的另一种方法。与 S-TDT 类似，它也要求每个家庭中必须有 1 个患病、另一个不患病的同胞对子。但较 S-TDT 优越之处在于，在患病或不患病的子女超过 1 个时，它仍然可以用于连锁和关联的检验。

四、如何对病例 - 家庭成员对照资料进行回归分析

病例 - 同胞对照资料也可用条件 logistic 回归（conditional logistic regression，CLR）分析，它是流行病学研究中分析配比病例对照设计（matched case-control design）资料的常用方法。现记 $i=1,2,\cdots,I$ 代表同胞关系，D_i 代表第 i 个同胞关系中所有个体患病状况所组成的向量，n_i 代表相应病例个数，Z_{ij} 为第 i 个同胞关系的第 j 个个体之基因型，则条件似然函数可以写为：

$$L(\beta)=\prod_{i=1}^{I}P(D_i\mid n_i,Z_i)=\prod_{i=1}^{I}\frac{\prod_{j\in\mathbf{D}_i}e^{Z'_{ij}\beta}}{\sum_{S\in C_i}\prod_{j\in\mathbf{S}}e^{Z'_{ij}\beta}}$$

（公式 1-12）

其中，C_i 代表从第 i 个同胞关系中抽到 n_i 个患病同胞的各种可能组合，S 为其中的一个子集，β 为需要估计的回归系数。

从模型的角度而言，条件 logistic 回归可以用于分析任意尺寸的同胞关系的连锁和关联，但是当同胞中有不止 1 个患病者时，使用条件 logistic 回归的结果将可能导致 I 型错误率增加。例如，当构建条件似然函数时，要求给定同胞的基因型时同胞间发病的可能性是条件独立的。但是，当同胞中有多个患病者，且某一标志物位点和疾病位点间存在连锁时，由于患病状况相同的同胞往往有更大可能性在该标志物上有相同的等位基因，因此对回归系数进行检验的方差往往会低估，使得结果不够可靠。针对这一问题，一种解决方法是在大的同胞兄弟中仅保留病例 - 同胞对，然后再用标准的条件 logistic 回归进行分析，并且所选择的病例 - 同胞对中对照最好是和病例基因型相差最大的一个；当同胞中超过 1 个病例时，可以随机选择其中的一个。显然，这种做法损失了一定量的信息。针对这一问题，Siegmund 等于 2000 年指出，可以利用标准化弃一差别（standardized difference in the parameter estimation due to deleting the observation，dfbeta）来计算稳健 Sandwich 方差，再对回归系数进行假设检验。但在实际工作中，除非在很极端的情况下，一般的 Wald 检验表现已经足够好。

除了条件 logistic 回归外，病例 - 父母亲对照及病例 - 同胞对照资料也可用广义估计方程（generalized estimation equation，GEE）分析。限于篇幅，这里不再赘述。

五、如何进行基于家庭的关联性检验

基于家庭的关联性检验（family-based association tests，FBAT）是一类关联性检验的统称，其基本思想是通过家庭成员（如父母亲、同胞兄弟）的基因数据来构建零假设（无连锁且无关联，有连锁及无关联）下检验统计量的分布，并进行相应的统计推断。与基于 TDT 的方法相比，它能比较便利地引入各种类型的信息，如更一般的家系、缺失的祖先等，并且这种纳入并不以牺牲稳健性为代价。

一般而言，FBAT 可以被归纳为一个两阶段的

过程：第一阶段定义一个检验统计量，以度量疾病位点与标志物位点间的关联性；第二步基于零假设（子代的基因型随机分配）和数据的其他特征得到基因型数据的分布。当亲代数据完全时，基因型的零假设分布可以通过观察到的表型和父母基因型，基于孟德尔的分离律得到。但若亲代基因型不完全，则需充分利用表型和能够得到的亲代基因型，以及子代基因型的可能情形得到。

现用 X 代表某个后代基因的编码（如取值为 0、1、2），T 代表其表型的某种函数（如 1＝患病，0＝未患病），P 代表其父母的基因型；i、j 分别表示家系编号和家系中的个体编号，对于第 i 个家庭，定义：

$$S_i = \sum_j X_{ij} T_{ij} \quad \text{（公式 1-13）}$$

为第 i 个家庭后代的基因型和表型的线性组合，在给定表型时，其期望值为：

$$E(S_i) = \sum_j T_{ij} E(X_{ij}) \quad \text{（公式 1-14）}$$

$E(X_{ij})$ 可以通过下式得到：

$$E(X_{ij}) = \sum_g X(g)\, P_i(g_j = g) = \sum_g X(g)\, P(g) \quad \text{（公式 1-15）}$$

这里求和符号 $\sum_g$ 表示子代所有可能的基因型均参与期望的求解。

定义得分：

$$U = \sum_i [S_i - E(S_i)] \quad \text{（公式 1-16）}$$

其方差定义为：

$$V = \sum_i V(S_i) \quad \text{（公式 1-17）}$$

S_i 的方差可以通过下式求出：

$$Var(S_i) = (\sum_j T_{ij})^2 \sum_g \sum_{\tilde{g}} [X(g)(P(g\tilde{g}) - P(g)P(\tilde{g}))X(\tilde{g})^T] + \sum_j T_{ij}^2 [\sum_g X(g)X(g)^T P(g) - \sum_g \sum_{\tilde{g}} X(g)P(g\tilde{g})X(\tilde{g})^T] \quad \text{（公式 1-18）}$$

则 FBAT 的统计量定义为：

$$\chi^2 = U^T V^{-1} U \quad \text{（公式 1-19）}$$

当标志物位点和疾病位点间没有连锁时，χ^2 服从于自由度为 v 的中心 χ^2 分布。当只有一个位点且该位点只有 2 个可能的等位基因时，自由度为 1。

T 的设置在 FBAT 分析中非常重要。一般而言，T 应当是 Y 的某种函数，该函数可以包括数据中的一些其他信息，但这些信息不能依赖于子代的基因型。当 Y 为二分类变量时，T 可以取值为 0 和 1；当 Y 为数量性状时，T 可定义为 Y-μ，μ 为事先指定的，依赖于样本和表型的定值（如均数 $\bar{Y}$）。

子代的基因型分布需要根据零假设确定。以一个最简单的三口之家（子代为患病者）为例，若父母基因型已知，如 M1M2×M1M2，则子代基因型为 M1M1、M1M2、M2M2 的概率为 1/4、1/2 和 1/4。若父母基因型不完全，条件零分布可以基于观察到的表型、已知父母基因型以及子代基因型可能的集合产生。在 FBAT 网站上给出的技术报告（technical report）中给出了各种情形下子代基因型的条件分布。

例如，某研究的结局为二分类，T＝0 和 1 分别代表不患病和患病，对于 1 个家庭 i，一个亲代基因型为 AB，两个患病的子代基因型分别为 AA 和 AB，一个不患病的子代基因型为 BB。假定遗传模型为显性模型，对 X 进行编码，有 X(AA)＝1，X(AB)＝1，X(BB)＝0，则对该家庭有：

$$S_i = 1X(\mathrm{AA}) + 1X(\mathrm{AB}) + 0X(\mathrm{BB}) = 2$$

根据上文中提到的技术报告，可以得到零假设下基因型的分布：

$$\begin{aligned}
&P(\mathrm{AA}) = P(\mathrm{BB}) = 7/18 \\
&P(\mathrm{AB}) = 4/18 \\
&P(\mathrm{AA,AA}) = P(\mathrm{BB,BB}) = 0.5P(\mathrm{AA,AB}) = 0.5P(\mathrm{BB,AB}) = 1/18 \\
&P(\mathrm{AA,BB}) = 4/18 \\
&P(\mathrm{AB,AB}) = 0
\end{aligned}$$

故

$$E(S_i) = \sum_j T_j \sum_g X(g)\,P(g) = 2\sum_g X(g)\,P(g) = 2[1P(\mathrm{AA}) + 1P(\mathrm{AB})] = 11/9$$

于是有 $U_i=7/9$。S_i 的方差为：

$$
\begin{aligned}
Var(S_i) &= 2^2\times[X(\mathrm{AA})(P(\mathrm{AA},\mathrm{AA})-P(\mathrm{AA})P(\mathrm{AA}))X(\mathrm{AA})]\\
&+2^2\times[X(\mathrm{AA})(P(\mathrm{AA},\mathrm{AB})-P(\mathrm{AA})P(\mathrm{AB}))X(\mathrm{AB})]\\
&+2^2\times[X(\mathrm{AB})(P(\mathrm{AB},\mathrm{AA})-P(\mathrm{AB})P(\mathrm{AA}))X(\mathrm{AA})]\\
&+2^2\times[X(\mathrm{AB})(P(\mathrm{AB},\mathrm{AB})-P(\mathrm{AB})P(\mathrm{AB}))X(\mathrm{AB})]\\
&+2X(\mathrm{AA})X(\mathrm{AA})P(\mathrm{AA})+2X(\mathrm{AB})X(\mathrm{AB})P(\mathrm{AB})\\
&-2X(\mathrm{AA})P(\mathrm{AA},\mathrm{AA})X(\mathrm{AA})-4X(\mathrm{AA})P(\mathrm{AA},\mathrm{AB})X(\mathrm{AB})\\
&=4\times(1/18-49/324+2/18-28/324+2/18-28/324+0-16/324)\\
&+2\times(7/18)+2(4/18)-2\times(1/18)-4\times(2/18)\\
&=0.284
\end{aligned}
$$

利用类似的方法，不难求解所有的家庭的 U 和 Var（S）。假设检验可利用本节所提供的 FBAT 检验统计量公式完成。

对于基于家庭的设计，SAS 软件 Genetics 模块中的 Family 过程可以进行 TDT、S-TDT 和 SDT 等分析。R 软件中也可以很容易找到相应的软件包。FBAT 可从其作者的网站下载。

第四节　如何进行基于群体病例对照设计关联分析

根据研究目的和分型技术的区别，基于群体的病例对照设计资料的关联性分析也可分为 2 类，即候选基因关联性研究和大规模甚至全基因组关联性研究。所谓候选基因关联性研究，是指研究者事先根据生物学知识或前期研究结果，选择了可能与疾病存在关联性的基因，再对基因所在区域的 SNP 进行基因分型，检验这些 SNP 与疾病之间的关联性。而大规模或全基因组关联性研究是指研究者直接利用高密度的基因分型芯片或测序，同时对数以千计的受试者整个染色体上数十万甚至上百万的 SNP 进行分型。

对于候选基因的关联性研究，首先需要确定候选基因。一般而言，可以根据前期生物学研究的结果，例如基因表达（gene expression）、DNA 甲基化（DNA methylation）或微小 RNA（micro RNA）等数据的分析结果，或相关功能学研究结果，找到与疾病可能存在相关性的基因；若已知某些基因具有关联性，将其周围的邻近基因或功能学上存在相关的基因作为候选也是常见的策略。然而，候选基因关联性研究可能会错过染色体上研究较少的区域。

由于目前 GWAS 已经逐渐成为基因分型研究的主流，且其分析方法相对候选基因关联性研究而言更为丰富，本节将以 GWAS 为例，介绍如何针对基于群体的病例对照设计的关联性研究数据进行分析。相关的分析方法也可用于候选基因关联性研究。

一、实际案例与数据特征

从 2010 年开始，国内的研究者开始使用全基因组关联性研究的手段研究汉族人群中非小细胞肺癌（NSCLC）的遗传易感性。该研究首先在南京和北京 2 个队列中，利用 Affymetrix 公司的芯片，对 2 383 名肺癌患者和 3 160 名对照者进行全基因组基因分型，共检测了 591 370 个位点。在完成质控过程后，清理后的数据库中包括 2 331 名 NSCLC 患者和 3 077 名对照者，数据格式如本例。该研究曾报道了 rs4488809 与 NSCLC 的关联性。rs4488809 位于 3 号染色体长臂，处于 TP63 基因的内含子区域。

这是一个基于群体病例对照设计的关联性研究数据，单位点的信息可以整理为表 1-7 基因型与表型的交叉表格式。其中，第 1 列括号内的 A 表示突变型等位基因，a 为野生型等位基因。

表 1-7　rs4488809 基因型与表型的交叉表

基因型	携带次要等位基因个数	病例	对照	合计
TT（aa）	0	624（r_0）	692（s_0）	1 316（n_0）
TC（Aa）	1	1 175（r_1）	1 534（s_1）	2 709（n_1）
CC（AA）	2	531（r_2）	850（s_2）	1 381（n_2）
合计		2 330（r）	3 076（s）	5 406（n）

二、如何进行单位点分析

（一）遗传模型

在进行分析时，需要考虑所选用的遗传模型（genetic model）。一般而言，遗传模型有以下几种类型，相加模型（additive model）、显性模型（dominant model）、隐性模型（recessive model）和共显性模型（co-dominant model）。这里以病例对照设计为例，以 OR 为效应尺度，介绍各种遗传模型。设与野生型纯合子相比，杂合子患病的优势比（OR）为 OR_1，突变型纯合子患病的优势比为 OR_2。

所谓相加模型，是指在对数尺度下，携带 2 个致病等位基因者患病风险是一个者的 2 倍，即 $\ln(OR_2)=2\ln(OR_1)$，故相加模型也称对数相加模型或相乘模型。显性模型是指与野生型纯合子相比，突变型纯合子与杂合子患病风险相同，即 $OR_2=OR_1\neq 1$。隐性模型指与突变型纯合子相比，野生型纯合子与杂合子患病风险相同，即 $OR_2\neq 1$，$OR_1=1$。共显性模型，可以理解为与野生型纯合子相比，突变型纯合子与杂合子患病风险不同，$OR_2\neq OR_1\neq 1$。

（二）如何进行等位基因检验

记 p 和 q 分别为病例和对照中等位基因 A 的频率，即：

$$\hat{p}=\frac{2r_2+r_1}{2r},\ \hat{q}=\frac{2s_2+s_1}{2s} \qquad \text{（公式 1-20）}$$

则等位基因检验的统计量为：

$$z=\frac{\hat{p}-\hat{q}}{\sqrt{\left(\frac{1}{2r}+\frac{1}{2s}\right)\overline{p}(1-\overline{p})}} \qquad \text{（公式 1-21）}$$

其中，$\overline{p}=(2n_2+n_1)/2n$。当 H_0 成立时，z 近似服从于标准正态分布。

本例，对于 rs4488809，其最小等位基因在病例和对照中的频率分别为：

$$\hat{p}=\frac{2\times 531+2\,175}{2\times 2\,330}=0.480\,0,$$

$$\hat{q}=\frac{2\times 850+1\,543}{2\times 3\,076}=0.525\,7$$

$$\overline{p}=\frac{2\times 1\,381+2\,709}{2\times 5\,406}=0.506\,0$$

$$z=\frac{0.480\,0-0.525\,7}{\sqrt{\left(\frac{1}{2\times 2\,330}+\frac{1}{2\times 3\,076}\right)\times 0.506\,0\times(1-0.506\,0)}}$$

$$=-4.701$$

由此得到检验的结果为 $P=2.60\times 10^{-6}$，两组等位基因 A 的频率有显著差别。

（三）如何进行趋势检验

趋势检验（trend test）用于检验患病风险是否随着致病等位基因携带个数的增加而存在某种趋势性。实际上是检验各种基因型所对应的得分分布在病例和对照中的分布是否一致。记 x_0、x_1 和 x_2 分别是 3 种基因型对应的得分，则趋势检验的统计量为：

$$z=\frac{\sum_{j=0}^{2}x_j\left[\left(1-\frac{r}{n}\right)r_j-\frac{r}{n}s_j\right]}{\sqrt{\frac{rs}{n}\left[\sum_{j=0}^{2}\frac{x_j^2n_j}{n}-\left(\sum_{j=0}^{2}\frac{x_jn_j}{n}\right)^2\right]}} \qquad \text{（公式 1-22）}$$

需要说明的是，得分的选择与遗传模型关系密切。例如，若 x_0、x_1 和 x_2 分别取值为 0、0 和 1 时，实际上检验的是隐性模型，在取值为 0、0.5 和 1 时，则检验的是相加模型。现取相加模型为：

$$z=\frac{0\times\left[\left(1-\frac{2\,330}{5\,406}\right)\times 624-\frac{2\,330}{5\,406}\times 692\right]+1\times\left[\left(1-\frac{2\,330}{5\,406}\right)\times 1\,175-\frac{2\,330}{5\,406}\times 1\,534\right]+2\times\left[\left(1-\frac{2\,330}{5\,406}\right)\times 531-\frac{2\,330}{5\,406}\times 850\right]}{\sqrt{\frac{2\,330\times 3\,076}{5\,406}\times\left[\frac{0^2\times 1\,316}{5\,406}+\frac{1^2\times 2\,709}{5\,406}+\frac{2^2\times 1\,381}{5\,406}-\left(\frac{0\times 1\,316}{5\,406}+\frac{1\times 2\,709}{5\,406}+\frac{2\times 1\,381}{5\,406}\right)^2\right]}}$$

$$=-4.706$$

检验结果为 $P=2.47\times 10^{-6}$，与等位基因检验的结果相近，两组差异显著。

（四）如何利用 logistic 回归模型分析遗传关联性

由于能较为便利地调整协变量，logistic 回归模型的使用非常广泛。设 Z 代表需要调整的协变量（如性别、年龄、是否抽烟等），G 代表受试者的基因型。相应的 logistic 回归模型为：

$$\log it(P) = \beta_0 + \sum_{j=1}^{m} \gamma_j Z_j + \beta_1 G \quad \text{（公式 1-23）}$$

对此，可以通过对 G 采用恰当的编码来设置遗传模型。当 G 取值为 0、1 和 2 时，分别代表携带 0、1 和 2 个次要等位基因时，该模型为加性模型，e^{β_1} 代表每增加一个次要等位基因，患病可能性的优势比（odds ratio）；当 G 取值为 0 和 1，代表是否携带次要等位基因时，该模型为显性模型；当 G 取值为 0 和 1，代表是否为次要等位基因纯合子时，该模型为隐性模型；若 G 取值为 0、1 和 2 时，以哑变量形式（G_{10} 和 G_{20}）进入模型，即

携带 0 个次要等位基因：$G_{10}=0$，$G_{20}=0$；

携带 1 个次要等位基因：$G_{10}=1$，$G_{20}=0$；

携带 2 个次要等位基因：$G_{10}=0$，$G_{20}=1$。

此时模型为共显性模型。模型的估计可采用极大似然法，假设检验可采用 Wald 检验或者似然比检验。采用 logistic 回归，调整了年龄、性别、吸烟因素后，结果如表 1-8。

表 1-8 rs4488809 与 NSCLC 关联性的多因素 logistic 回归分析结果

因素	OR（95% CI）	z	P
rs4488809	1.23（1.13～1.33）	5.04	4.60×10^{-7}
性别	1.38（1.20～1.58）	4.53	5.99×10^{-6}
年龄	0.99（0.98～0.99）	−3.84	0.000 1
吸烟量	1.03（1.02～1.03）	17.70	4.35×10^{-70}

OR：优势比；CI：置信区间

相加模型的 OR 估计为 1.23（1.13～1.33），$P = 4.60\times10^{-7}$。在随后进行的两轮验证中，rs4488809 的相加模型的 P 值分别为 6.10×10^{-7} 及 6.10×10^{-15}。该结果表明，TP63 基因上的 rs4488809 与疾病存在关联性。

三、如何进行单体型分析

所谓单体型（haplotype），是指同一条染色体上紧密连锁的多个等位基因的线性排列。以 10 个相邻的 SNP 为例，若每个 SNP 有两种可能的等位基因，则这 10 个位点一共可以形成 2^{10} 种可能的单体型，然而由于存在 LD，实际存在的单体型种类将远远少于理论数目。在实际研究中，可以通过比较病例和对照中某种单体型分布的差异来考察该单体型与疾病之间的关联性。单体型分析是研究复杂疾病遗传易感性的一种重要方法。

（一）如何构建单体型

单体型分析的第 1 步为单体型的构建。位于同一条单链上的位点称为同相（in phase）的位点，然而目前的基因分型技术并不能提供“相”的信息，因而利用合适的算法求解出“相”，对于单体型分析非常重要。

1. “简约”法 用这种方法可以寻找最小的能组成所观察到的基因型的单体型集合。该法基于对一系列线性方程的求解，如 5 个位点的基因型为 G=（2，0，2，1，1），0、1 和 2 分别代表位点上携带次要等位基因的个数，则需要求解 2 个单体型（1 个单体型对），使之各位点之和等于基因型。第 1 个可能的单体型对为（1，0，1，1，1）和（1，0，1，0，0），第 2 个可能的单体型对为（1，0，1，1，0）和（1，0，1，0，1）。当位点数较多时，简约法基于如下的步骤寻找单体型：

（1）对于样本中所有位点均为纯合子或只有 1 个位点为杂合子的个体，先求解单体型，并将单体型的集合记为 R。

（2）逐个考察 R 中的单体型，能否解释任何未被解释的基因型。如果可以，则与之相对应的另一个单体型，不管是否在 R 中，同样也能解释该基因型。

（3）若上述过程中识别的单体型不在 R 中，则将其加入 R，并将已得到解释的基因型从所有未得到解释的基因型集合中移除。

简约法属于组合法的一种。但当位点较多时，不是所有的单体型都可以用简约法求解，且简约法要求个体是随机婚配的，并要求数据满足 HWE。

2. 期望 - 最大值（expecation-maximization，EM）算法 这是目前各种估计单体型频率的方法中使用最广泛的方法之一。设 $h_1, h_2, \cdots, h_{2^m}$ 分别代表 m 个位点可能的 2^m 个单体型，p_h 代表第 h 个单体型的频率，$G_{ij}=0,1,2$ 代表第 j 个个体在

第 i 个基因上的基因型，$G_i=(G_{i1}, G_{i2}, \cdots, G_{im})$ 代表第 i 个体的 m 个基因型。记 S_i 代表第 i 个个体上所有相容的单体型集合，即

$$S_i(G)=\{\{h, h'\}|h+h'=G\} \quad \text{（公式 1-24）}$$

若满足 HWE，则单体型对 $H=\{h, h'\}$ 出现的概率 π_H 为 $2p_hp_{h'}$，$\{h, h\}$ 出现的概率为 p_h^2，观察到的基因型对应的似然函数为：

$$L(p)=\prod_{i=1}^{n}\left(\sum_{H\in S_i}\pi_H\right) \quad \text{（公式 1-25）}$$

记 $X_H^{(i)}$ 为第 i 个个体携带单体型对 H 的指示函数，则此时的完全的似然函数为：

$$L_C(p)=\prod_{i=1}^{n}\left[\sum_{H\in S_i}\pi_H^{X_H^{(i)}}\right] \quad \text{（公式 1-26）}$$

由于 $X_H^{(i)}$ 未知，用其给定 p 时的期望估计之，即

$$\hat{X}_H^{(i)}=E[X_H^{(i)}|G,p]=P[X_H^{(i)}=1|G_i,p]=\frac{\pi_H}{\sum_{\hat{H}\in S_i}\pi_{\hat{H}}}1_{H\in S_i} \quad \text{（公式 1-27）}$$

上式中，$1_{H\in S_i}$ 为指示函数，即单体型对 H 是否包含在 S_i 中。该步便是 EM 算法中的 E 步。在 M 步，根据估计所得的 $X_H^{(i)}$、观察到的基因型及当前估计的单体型频率，对 $Lc(p)$ 进行求解得到使之最大的 p_h^{new} 为：

$$p_h^{new}=\frac{\sum_{i=1}^{n}\sum_{H\in S_i}\delta_h(H)\hat{X}_H^{(i)}}{2n} \quad \text{（公式 1-28）}$$

其中，$\delta_h(H)$ 为 H 中单体型的个数。以上 E 步和 M 步交替进行，直到结果收敛为止。

（二）如何进行单体型关联性分析

单体型分析的目的是检验单体型与疾病的关联性，即某种特定单体型与其他单体型相比，是否具有不同的患病风险。最简单的单体型关联性分析法为似然比检验，在无关联性的假设成立下，检验统计量：

$$L=2\{\ln(L_{case})+\ln(L_{control})-\ln(L_{total})\} \quad \text{（公式 1-29）}$$

服从于自由度为（单体型个数 -1）的 χ^2 分布。上式右端的 3 项分别为病例、对照、所有的个体中所对应的似然函数值。但这种方法的缺陷是对罕见的单体型不稳健，且需要 HWE 假设，同时无法估计单体型的效应。

实际上，在估计了每个个体的单体型后，可以将单体型当成一个超级等位基因（super allele）处理，此时可比较病例和对照的单体型分布，但这种做法有损失信息之嫌。有学者建议，可以利用回归模型来同时进行单体型频率及效应的估计，如基于广义线性模型的前瞻性似然方法（prospective likelihood method），限于篇幅，这里不具体介绍。

由上文介绍可见，单体型分析一般分为 2 步：第 1 步根据基因型信息重建每个个体的单体型对；第 2 步分析单体型与表型间的关联性。一方面，第 2 步中的关联性分析需要考虑到单体型构建过程中的不确定性，忽略这种不确定性会导致信息的损失或有偏的结果。在估计出某个个体携带各种单体型的概率后，可以将这些概率作为权重纳入模型，从而将单体型估计中得不确定性纳入分析。另一方面，当位点数较多时，单体型的类别也会较多，可能会导致效能的下降，此时可以考虑采用滑动窗口（sliding window）的方法，将大的区域分解为若干个存在重叠的小区域，从而减少单体型的类别个数。SAS 软件 Genetics 模块中的 Haplotype 过程可用于单体型分析。

Ter-Minassian 等报道了吸烟特异的 4- 甲基 -1-3- 吡啶 -1- 丁醇（NNAL）的浓度变化与遗传因素的关系。研究者对 87 名吸烟者（35 名肺癌患者，52 名对照者）的 82 个 SNP 进行了基因分型，并考察了这些位点与下降的 NNAL 水平之间的关联性。单位点分析的结果表明 11β- 羟类固醇脱氢酶 1（*HSD11B1*）基因中的 2 个 SNP——rs2235543 和 rs3753519，在经过多重性校正后具有统计学意义。对 *HSD11B1* 基因中包含的 5 个 SNP 进行了单体型分析，利用基于 SAS 软件的 HAPPY 宏发现包含了 rs2235543、rs3753519 和 rs10863782 等 3 个 SNP 的次要等位基因（TAA）以及其他 2 个位点的主要等位基因的单体型的频率为 5%，在对照中为 3.6%，病例中为 7%，且其与下降的 NNAL 水平存在关联性（$P=3.41\times10^{-5}$）。

四、如何进行位点集分析

目前的关联性研究结果提示，GWAS 研究中识别出的关联性位点往往呈现弱效应（如

$OR<1.5$）。因此，在针对芯片上的位点数目对多重比较进行校正之后，若样本量未达到要求，则单位点分析很难达到全基因组的显著性水平。

鉴于单位点分析的缺点，有研究者提出，将染色体上生物学上具有联系的一些位点组成位点集（SNP set），再利用合适的统计学方法对该位点集进行整体分析。组成位点集的方法有很多，最常见的方法是根据物理位置，例如，将某个基因所在区域中的所有 SNP 组成 SNP 集；有时候也根据功能学的研究结果，例如，将某个通路（pathway）上的所有位点组成位点集。进行位点集分析时，所需要的数据格式与一般关联性研究相同。

（一）最小 *P* 值法

所谓最小 *P* 值（minimum *P*-value）法，是指首先对位点集中所有的位点进行单位点分析，然后再将所有位点中 *P* 值最小者作为整个位点集的 *P* 值。由于该过程中进行了多重比较和优选，*P* 值需要进行调整。对此，可以采用置换检验（permutation test）针对多重比较进行校正，但在全基因组水平下，该法较为耗时。有研究者提出了一种基于有效检验次数（effective number of tests）的算法。有效检验次数 K_{eff} 可以定义为：

$$K_{eff}=1+\sum_{j=2}^{M}\kappa_j \quad \text{（公式 1-30）}$$

其中，M 为位点个数，κ_j 取值在 0～1 之间，衡量了针对第 j 个位点的检验及与前 $j-1$ 个位点对应的检验之间的独立性，其计算公式为：

$$\kappa_j=\frac{1}{\ln(1-\alpha)}\ln\left[1-\frac{1}{1-\alpha}\sqrt{\frac{2}{\pi}}\int_{-z_{1-\alpha/2}}^{z_{1-\alpha/2}}e^{-x^2/2}\Phi\left(\frac{r_jx-z_{1-\alpha/2}}{\sqrt{1-r_j^2}}\right)\mathrm{d}x\right] \quad \text{（公式 1-31）}$$

其中，$Z_{1-\alpha/2}$ 为标准正态分布的 $1-\alpha/2$ 分位数，r_j 为前 k 个检验对应的位点与第 j 个位点的单体型 Pearson 相关系数的绝对值中的最大值。

例如，若要维持总的Ⅰ型错误率 P_1，则基于 Sidak 法，要求每次的检验水准 α 满足：

$$P_1\leqslant 1-(1-\alpha)^{K_{eff}} \quad \text{（公式 1-32）}$$

因此，在针对所需要检验的位点集计算完位点间相关系数后，可尝试不同的 α，根据计算所得的 K_{eff} 得到 P_1 值，当 P_1 值等于预先设定水准时，所对应的 α 即为所求的每次检验的水准。

（二）主成分分析法

主成分分析（principal component analysis，PCA）法是一种经典的多因素分析法。在损失少许信息的基础上，将高维空间的问题投影到低维空间中去。若样本由 n 个个体组成，$Z_{n\times p}$ 为由 p 个位点组成的 SNP 集，其方差阵记为 $V_{p\times p}$。记 $E_{p\times p}=(e_1, e_2, \cdots, e_p)$ 和 $L_p=(\lambda_1, \lambda_2, \cdots, \lambda_p)^{\mathrm{T}}$ 分别为 $V_{p\times p}$ 的特征向量和特征根，$\lambda_1>\lambda_2>\cdots>\lambda_p$。则主成分的定义为：

$$\begin{aligned}PC_1&=ze_1=e_{11}z_1+e_{12}z_2+\cdots+e_{1p}z_p\\PC_2&=ze_2=e_{21}z_1+e_{22}z_2+\cdots+e_{2p}z_p\\&\vdots\\PC_p&=ze_p=e_{p1}z_1+e_{p2}z_2+\cdots+e_{pp}z_p\end{aligned} \quad \text{（公式 1-33）}$$

其中，特征向量 e_i 的取值将使得 PC_i 的方差达到最大，且 $e_i^{\mathrm{T}}e_i=1$。不同主成分间协方差为 0。特征根 λ_i 反映了第 i 个主成分所解释的变异。

可以用主成分代替 SNP 分析某个 SNP 集与结局变量的关联性。由于 SNP 间往往存在高度相关，故只需要使用前若干个主成分进入模型。假设我们使用能解释 80% 总变异的前 k 个主成分，则模型为：

$$\mathrm{logit}P(D=1)=\beta_0+\sum_{j=1}^{m}\beta_jx_j+\sum_{q=1}^{k}\delta_qPC_q \quad \text{（公式 1-34）}$$

对此，可利用自由度为 k 的似然比检验对 SNP 集的统计学意义进行检验。PCA 的缺点在于，需要仔细设定 k 的大小以达到较高的检验效能。

（三）核机器法

哈佛大学的统计学者提出了一种基于核函数（kernel function）的半参数回归方法。以二分类结局的 logistic 回归为例，对于第 i 个个体，核机器 logistic 回归模型（logistic kernel machine regression，LKM）定义为：

$$\mathrm{logit}P(D_i=1)=\beta_0+\sum_{j=1}^{m}\beta_jx_{ij}+h(z_i) \quad \text{（公式 1-35）}$$

上式中，β_0 为截距项，x_{i1}，x_{i1}，…，x_{im} 代表 m 个需

要调整的协变量，$\beta_1 \cdots, \beta_m$ 为它们的回归系数。SNP 集与结局间的关联性通过函数 $h(.)$ 来体现，$h(.)$ 定义为：

$$h(z_i)=\sum_{i'=1}^{n}{}_i K(z_i, z_{i'}) \quad \text{（公式 1-36）}$$

其中，z_i 为第 i 个个体整个 SNP 集的基因型向量，$K(.)$ 为事先指定的核函数，衡量了第 z_i 和 $z_{i'}$ 个个体的相似性。$K(.)$ 可以有多种选择，如线性、二项式、IBS 核函数等。所谓线性核函数，指 2 个个体基因型的内积（inner product）；而 IBS 核（identity by state kernel）是根据 2 个个体所携带的相同等位基因的个数计算出的一个度量。也可以根据一些先验信息（如 MAF 的倒数）给予加权，即加权线性、加权 IBS 等。有统计学家指出，当没有 SNP-SNP 交互作用时，可采用线性核函数；而若有可能存在交互作用时，则建议采用 IBS 核函数。可以证明，$h(.)$ 是一个随机效应项，其均数为 0，方差为 τK。故可以利用得分检验（score test）来对 $\tau=0$ 进行检验。若拒绝 H_0，则 SNP 集与表型之间存在关联性。

结合上述 3 种分析方法，以前述的 NSCLC 数据为例，若某 SNP 的 MAF 为 0.2，其 $OR=1.2$，按照 Bonferroni 校正后的检验水准为 10^{-7}，单位点分析只能达到约 5% 的检验效能；当 $OR=1.3$ 时，检验效能也仅仅为 50%。这里以 5 号染色体长臂上的 *CLPTM1L* 基因为例，比较单位点分析和位点集分析的结果。该基因中，rs465498 已经被报道与高加索人的 NSCLC 存在着关联性。这里我们分别利用单位点分析、最小 *P* 值法、核机器 logistic 回归和主成分分析法对 *CLPTM1L* 基因的数据进行分析，调整的协变量包括年龄、性别、吸烟情况。分析结果表明，该基因中所有的位点中，rs465498 的单位点检验 *P* 值最小（1.30×10^{-7}）。在原文中，由于作者采取了多阶段验证的方式，故第一阶段分析中使用了相对较为宽松的标准（*P* 值小于 10^{-6}，且在南京和北京人群中均小于 10^{-2}），筛选 SNP 进入下一阶段验证。而若严格按照全基因组水平利用 Bonferroni 法进行校正后（按 500 000 个位点计算），*P* 值为 0.065。

若采用基于位点集的方法，结果又将如何呢？首先可计算得 $K_{eff}=6.3$，故根据最小 *P* 值法计算所得的该基因的 *P* 值为 8.2×10^{-7}；核机器法中，利用加权线性核函数的分析得到的 *P* 值最小，为 2.13×10^{-6}；在主成分分析法中，该基因具有关联性的位点之信息主要被第一、二主成分所体现，故若模型中包括前 2 个主成分时（解释了 80% 的变异），*P* 值达到最小，为 3.10×10^{-6}。假定基因组上包括了 20 000 个基因，则利用 Bonferroni 法进行全基因组水平的校正后，最小 *P* 值法、核机器法和主成分分析法的 *P* 值分别为 0.016 4，0.043 和 0.062。这些区域检验得到的 *P* 值均小于单位点分析的 *P* 值，说明基于位点集的分析方法将使得这些位点所在的区域有更高的可能性进入下一轮的验证研究。同时，多种分析方法均提示 *CLPTM1L* 基因与 NSCLC 之间存在着关联性，也说明了结论的可靠性。

五、如何进行交互作用分析

疾病的发生往往是多个因素共同作用的结果，这些因素往往并非单独发生作用，而是和其他因素一起产生交互作用（interaction）。交互作用是遗传关联性流行病学研究中经常使用的一个术语，是指某个因素的效应在另一因素的不同水平下发生了改变。例如，吸烟将导致罹患肺癌的风险增加，携带肺癌遗传易感性基因也将增加风险，如果是否吸烟能改变携带该基因的个体之患病风险，则吸烟和该基因间存在着交互作用。统计学中的交互作用，一般将其解释为某一因素的效应强度随另一因素水平的不同而发生改变，从模型的角度来看，是指广义线性模型（generalized linear models，GLM）中的 2 个因素所对应的变量在所选择的尺度上不满足相加效应的关系。

合理使用正确的统计学方法，找出各种交互作用存在的线索，这对疾病机制的探讨、因果关联的建立有重要意义。但由于诸多统计学方法检测交互作用方面的效率不高，交互作用能正确识别与否，相当程度上依赖于样本量、模型选择的合理性及效应尺度的选择。

（一）研究交互作用的设计方法

常见的病例对照研究、横断面调查或队列研究中获得的资料均可用于分析基因 - 环境间的交互作用。在传统的病例对照设计研究基因环境交互作用时，对照组的选择非常重要。受试者是否被选中应当仅仅决定于其是否患病，而与是否暴露无关。但在实际研究中，病例是从所有的患者中随机抽样所得，可能包含多重暴露，而对照往往来自于某一群体，暴露相对较为单一。因而病例组与对照组间在除了所研究的暴露因素外的其他暴露因素上存在着不均衡，从而干扰研究结果。同时对照组患者往往不愿意提供遗传信息，造成这部分受试者基因信息缺失，或者提供错误的信息，导致无法进行分析或得出有偏倚的结论。

Piegorsch 等提出了一种单纯病例设计（case-only design）。它是以某一患病人群作为研究对象，收集研究对象的环境暴露资料，采集患者的生物标本，应用分子生物学技术检测基因型。以具有某一基因型的病例作为病例组，以无该基因型的病例作为对照组（当基因型较多时，也可以分成多组资料），采用非条件 logistic 模型等估计基因与环境在疾病发生中的相乘效应（交互作用）。单纯病例设计主要用于估计遗传与环境暴露的交互作用，也可以用来估计基因与基因之间的交互作用。

考虑一个简单的情况，研究对象考虑两种因素：环境因素（E）和基因因素（G）。患者的基因型分为高危险基因型（$G=1$）和低危险基因型（$G=0$）；研究对象环境危险因素的暴露分为暴露（$E=1$）和未暴露（$E=0$）。数据格式如表 1-9。

表 1-9　单纯病例研究基因和环境交互作用的分析

环境暴露 E	易感基因 G	
	+（1）	−（0）
+（1）	a	b
−（0）	c	d

当没有其他混杂因素时，且人群中基因型与环境暴露之间是独立的，交互作用的 OR 估计的公式为：

$$OR_I = \frac{a \cdot d}{b \cdot c} \quad \text{（公式 1-37）}$$

标准误为：

$$se_I = \sqrt{\frac{1}{a} + \frac{1}{b} + \frac{1}{c} + \frac{1}{d}} \quad \text{（公式 1-38）}$$

对交互作用的识别，也可以通过 logistic 回归来进行，即以基因作为应变量，环境作为自变量，建立的模型为：

$$\text{logit}P(G=1) = \alpha + \beta E \quad \text{（公式 1-39）}$$

则相应回归模型中环境（E）的回归系数 β 之反对数即为 OR 的估计值，其对应的假设检验结果，即为单纯病例研究中交互作用的假设检验结果。不难发现，也可用单纯病例设计来分析基因 - 基因间的交互作用。

单纯病例研究与传统的病例 - 对照研究相比，交互作用估计精度提高（同样检验效能等条件下，所需样本量少），且可以因避免遗传背景不同所造成的选择性偏倚。但由于单纯病例设计主要检验的是病例中环境和因素中的相关性，故应用时要求基因型与暴露无关，且只能估计交互作用，不能估计基因和环境因素的主效应。同样，若要采用单纯病例设计分析基因—基因交互作用，也要求位点间必须处于连锁平衡的状态。

（二）回归模型分析法

对于病例 - 对照设计资料，基因 - 环境、基因 - 基因交互作用的识别，传统上是采用 logistic 回归模型。例如，对于基因 - 环境交互作用，相应的模型为：

$$\text{logit}P(D=1) = \beta_0 + \beta_1 G + \beta_2 E + \beta_3 GE + \sum_{j=4}^{p} \beta_j Z_j \quad \text{（公式 1-40）}$$

上式中，G、E 和 GE 分别为基因变量、环境变量及两者的交互作用项。一般而言，交互作用项可用 G 和 E 的乘积项来得到。在方程中添加基因的主效应和交互作用项来对基因 - 基因环境交互作用进行检验。

例如，rs2895680 位于 5 号染色体长臂。Dong 等于 2012 年在 *Natural Genetics* 杂志上发表的研究结果表明，rs2895680 的 T → C 突变及吸烟间的交互作用与肺癌的遗传易感性有关。数据见表 1-10。

表 1-10　肺癌的遗传易感性与 rs2895680 及吸烟的关联性

吸烟	rs2895680	分组	肺癌发生		OR
			是	否	
从未	TT	1	1 729	3 131	1.00
	TC	2	1 791	2 687	1.21
	CC	3	509	534	1.73
曾经	TT	4	2 777	2 206	1.00
	TC	5	2 382	1 542	1.23
	CC	6	520	444	0.93

由于该资料来自于病例-对照研究，故这里采用优势比（*OR*）作为效应尺度。假定遗传模型为隐性的，此时数据可以整理为表 1-11。

表 1-11 肺癌的遗传易感性与 rs2895680（G）及吸烟（E）的关联性（隐性遗传模型）

	G	*E*	病例数	对照数	*OR*
1	+	+	520	444	1.94
2	+	−	509	534	1.58
3	−	+	5 159	3 748	2.28
4	−	−	3 520	5 818	1
	总计		9 708	10 544	

按照相乘交互作用的定义：

$$OR_{G=1,E=1}=1.94<OR_{G=1,E=0}\bullet OR_{G=0,E=1}=1.58\times 2.28$$

即基因与环境之间存在着相乘交互作用，即是否吸烟这一因素改变了 rs2895680 的效应。对于从未吸烟者，与 TT 和 TC 基因型相比，CC 基因型增加了肺癌的遗传易感性（*OR*=1.58）；而对于吸烟者，CC 基因型的效应非常微弱（*OR*=1.94/2.28=0.85）。利用 logistic 回归模型，不难对交互作用进行检验，见表 1-12。

表 1-12 rs2895680（G）与吸烟（E）交互作用的 logistic 回归模型

	OR	95%*CI*	*P*
基因（G）	1.58	1.39～1.79	4.00×10^{-12}
环境（E）	2.28	2.14～2.41	2.00×10^{-16}
交互作用项	0.54	0.45～0.65	7.05×10^{-11}

本节介绍的交互作用分析基于病例对照设计，由于一般采用 logistic 回归模型进行分析，效应尺度为 *OR*，故交互作用的模型一般采用相乘模型（或称对数相加模型），即

$$OR_{AB}\neq OR_{A}OR_{B} \quad \text{（公式 1-41）}$$

除了相乘交互外，另一种交互作用的模型为相加模型：

$$OR_{AB}-1\neq OR_{A}-1+OR_{B}-1 \quad \text{（公式 1-42）}$$

对上述例子，也可以估计得相加交互作用项的估计值为：

$$OR_{G=1,E=1}-OR_{G=1,E=0}-OR_{G=0,E=1}+1=1.94-1.58-2.28+1=-0.92$$

（三）机器学习分析方法

利用 logistic 回归等参数模型分析，思路上较为直接，若位点数不多，实现也较为简单。但对于全基因组数据，分析基因—环境交互作用需要对每一个位点拟合一个回归方程，考虑到交互作用分析往往需要较多的样本，因而效率相对较低。而分析基因—基因交互作用，理论上需要对所有的位点对来拟合回归方程，并采用 Bonferroni 法校正检验水准，以控制Ⅰ型错误，但由于此时检验次数往往是一个天文数字，一方面导致穷举法的结果过于保守，另一方面对计算效率也提出了极高的要求。以一个基于 Illumina 610k Quad 芯片的全基因组关联性研究为例，若通过质控的 SNP 有 50 万个，以高速计算机工作站每分钟能运行 50 万次计算，则遍历所有的一阶基因—基因交互作用需要 4.76 年。

随着计算机技术的飞速方法，一些基于非参数统计分析技术的机器学习方法越来越受到研究者的重视。目前，常用于交互作用分析的机器学习方法包括多因子降维、分类和回归树及随机森林等。

1. 多因子降维（multi-dimensional reduction，MDR） 多因子降维是一种基于穷举检测的方法，广泛用于检测多变量间的交互作用。以一阶交互作用为例，其核心思想是根据 2 个位点不同基因型组合下病例-对照频数比值，将样本划分为“高危险组”和“低危险组”，以此达到降低分析变量维度的目的。通过交叉验证获得当前一对位点预测精度，衡量位点的重要性。在遍历所有 2 位点组合后，MDR 可采用进一步遍历所有 3 位点组合、4 位点组合，直至 *p* 位点组合，确定每种组合下的最佳模型。作为一种非参数方法，MDR 不需要假设任何遗传模型，这提高了 MDR 使用的灵活性，但同时也导致了 MDR 的结果可能难于寻找生物学解释。

2. 分类与回归树（classification and regression tree，CART） 对于一棵树，首先按照某种准则，从所有基因中寻找一个最具有区分能力的位点，生成 2 个分支，对于每一个分支，再各自寻找 1 个位点，能最好地区分该分支下的病例和对照，依次类推，直到所有的分支均无法被延伸为止。当树生长完全后，需要对树进行一定的“修剪”，即

将一些末梢的分支去除，以避免过度拟合。

Zhai 等于 2010 年在 *Journal of Clinical Oncology* 杂志上报道了凋亡通路基因、食管反流及体重指数（BMI）等因素与食管癌风险间的关系。CART 的分析结果如图 1-10。结果表明，食管反流征位于根节点上，说明其具有最高的判别能力；在有食管反流的个体中，白细胞元素 1B（*IL1B*）C3954T 多态性具有最高的判别能力。而在没有食管反流的个体中，BMI 具有最高的判别能力。不难发现，*IL1B* C3954T 的效应在食管反流征的不同水平上有所不同，即两者间存在着交互作用。这一结论也被 logistic 回归分析所支持，即交互作用［*OR*=0.06，假发现率（*FDR*）*Q*=0.042 1］。

3. 随机森林（random forest，RF） 在 CART 的基础上，Breiman 提出了 RF 法，RF 可以看成是由若干棵 CART 组成的。对于某一棵树，RF 首先从总样本中有放回地随机抽取一部分样本（称为袋内样本），剩下的样本称为袋外样本［out of bagging（OOB）sample］。这棵树便用该袋内样本来完成。对于树的每一个节点，RF 从变量中随机抽出一部分，从中选择最能增加子节点“纯度”的变量，该树将会生长到所有末端节点的纯度均不能提高为止，重复若干次后得到 1 个 RF。OOB 样本中的每个个体将用相应袋内样本所建立的树来进行预测。对于整个森林而言，该个体的预测结果，将由整个森林中该样本每次作为袋外样本时得到的预测结果汇总得到。袋外样本的平均错判率可以作为评价随机森林的指标。对于每个变量，随机森林可以根据其对森林预测能力的贡献度给其一个重要性评分，评分越高，该变量重要性越大。

（四）如何在关联性分析中对人群结构带来的混杂进行调整

如前所述，在遗传关联性研究中，调整人群结构具有非常重要的作用。但是，如果人群中除了人群分层外，还有其他结构信息，例如样本中部分个体来自于同一家庭，或者样本中一些个体彼此较与其他个体间更为相近，这称为隐含亲属（cryptic relatedness）。近年来，基于混合效应模型（mixed model）的方法得到了长足的发展。

1. 基因组控制法 基因组控制（genomic control，GC）法是一种较为经典的检测和校正人群分层混杂的方法。令其统计量为 λ_{GC}，定义为对芯片上所有位点进行单位点关联性检验时，所有 χ^2 的中位数与零假设下所有 χ^2 的中位数之比。当 λ_{GC} 接近 1 时，可以认为没有人群分层，而当 $\lambda_{GC}>1.05$ 时，需要注意人群分层、家庭结构或隐秘亲缘关系的存在。

当人群分层确实由于祖先人群分化所导致时，可以将检验统计量除以 λ_{GC} 来调整人群分层带来的影响。在其他情况下，采用基因组控制的方法校正混杂，已不再是首选的方法。

2. 主成分法 利用主成分分析，调整人群结构混杂的方法，称为“EIGENSTRAT”，由美国学者 Price 等提出。其基本计算过程见本章第一节。对标化的方差 - 协方差矩阵计算出特征向量

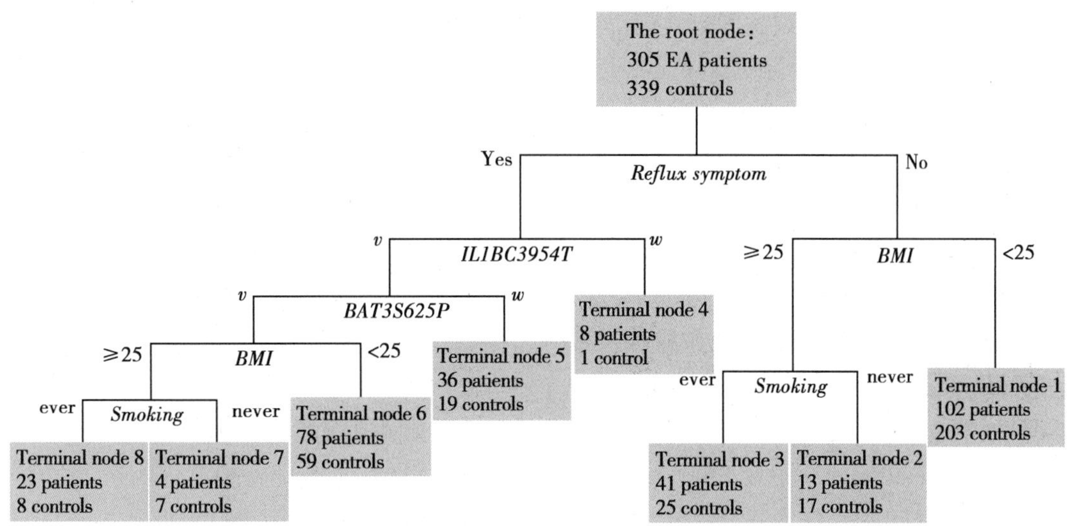

图 1-10　凋亡通路基因、食管反流及体重指数等因素与食管癌风险间关系的 CART 分析

[Price 原文称其为变异坐标(axis of variation)];利用 Tracy-Widom 法,结合陡坡图确定用于调整的主成分个数 k。可以通过在回归模型中以协变量的形式引入前 k 个特征向量来调整人群结构所带来的混杂效应。

3. 多维定标聚类法 多维定标聚类法(multi-dimensional scaling clustering)可以被认为是主成分法的一种拓展。其基本过程为,首先计算样本所对应的相似矩阵(similiarity matrix),如内积(inner production)、基因型匹配(genotype matching)或等位基因共享(allele sharing);再从其提取出 k 个主坐标(principal coordinates);利用 k- 中心点聚类算法(k-medoids clustering),将个体分配到若干个类中去,类的个数根据 GAP 统计量所确定。GAP 统计量由 Tibshirani 等于 2001 年提出,主要用于确定数据聚类的最优类别数。

每个个体的主坐标取值及所属归类将同时被引入回归模型以调整人群结构带来的混杂。

4. 混合效应模型法 由于人群结构、家庭结构及隐秘亲缘等现象,都可以被认为是群内相关(intra-cluster correlation)的一种表现,故可使用混合效应模型(mixed effects model)来分析全基因组关联性数据。以遗传关联性研究中最常用的病例对照研究为例,一个考虑了人群结构和亲缘关系的混合效应 logistic 回归模型为:

$$\text{logit}(\pi_i) = \beta G_i + \sum_j \alpha_j X_{ij} + b_i \quad \text{(公式 1-43)}$$

其中,X_{ij} 为代表第 i 个个体的第 j 个协变量,α_j 代表该协变量的固定效应(fixed effect),G_i 代表第 i 个个体的基因型,β 代表基因型的固定效应,b_i 为随机效应(random effect),其所在的向量 b_{n*1} 服从于一个均向量为 0,方差 - 协方差阵为$\sum_{k=1}^{K}\tau_k \mathrm{V}_k$的多元正态分布。$\tau_k$ 为方差成分参数,V_k 为亲缘矩阵,可通过大量的 SNP 信息估计得到,也可通过引入多个 τ_k 和 V_k 从而纳入数据中的其他分层结构信息,如复杂抽样等。

该算法被称为广义线性混合效应模型关联性检验(generalized linear mixed model association test,GMMAT)。首先利用惩戒拟极大似然法(penalized quasi-likelihood),拟合 SNP 无效应时对应的零假设下的 logistic 混合效应模型,此零模型包含了体现人群结构的随机效应。对于每一个 SNP 效应,GMMAT 采用得分检验(score test)。可见该算法的巧妙之处在于,最耗时的零模型只需拟合 1 次,而每个位点的得分检验由于无须估计参数,故计算速度极快,因而 GMMAT 适用于全基因组数据的分析。

5. 随机森林分析中的人群分层校正 可以利用随机森林这一机器学习方法来进行交互作用分析。由于随机森林能根据变量对预测精度的贡献,给出变量的重要性评分,因而随机森林常被用于高维基因组数据分析中的变量筛选。然而,人群分层带来的混杂现象,也会导致随机森林分析中出现与人群结构有关的位点重要性被高估,而真正关联性位点重要性被低估的现象。尽管有研究者变异坐标作为协变量,一道与研究变量纳入随机森林分析,但模拟实验表明,这种做法无法起到混杂校正的作用,因为无法确保混杂因素在树中位于根部。

我国学者在利用 RF 模型分析全基因组关联性数据时,针对人群分层带来的混杂效应,提出了一种基于主成分分析和广义线性模型的残差法。其基本原理是:首先利用 EIGENSTRAT 分析获得变异坐标,用以量化人群分层效应大小,再利用各变量与获取的主成分构建广义线性模型,从而扣除人群分层带来的混杂效应。具体做法为:首先将应变量与获取的变异坐标构建广义线性模型,得到模型的残差,也就是真实值与模型的拟合值之差,此时得到的残差即为调整后的应变量。同样的,针对各个自变量分别与混杂因素构建广义线性模型,相应的残差为调整后的各个自变量。最终的随机森林分析将使用残差,作为调整后的应变量和自变量进行分析。尽管这种做法改变了自变量和应变量的形式,使得分类树变成了回归树,但该法简便易行,只要能提取到人群结构信息,即能方便地进行混杂调整。也有研究者提出给予代表结构信息的变量较大权重,使其更容易出现在树的根部,但权重的引入缺乏标准,且模拟实验表明,其混杂校正效果不如残差法。

例如,利用随机森林法挖掘一个高加索人的 GWAS 数据中身高的遗传因素,基因分型采用 Illumina 公司的 610K Quad 芯片完成,数据中包含 859 名男性。将前述的 *LCT* 基因中的 2 个位点 rs3754686 和 rs2322660，以及其他 998 个位点纳入分析。研究者发现，若不校正人群分层，*LCT* 基因中的位点具有极高的重要性，在 1 000 个位点中，rs3754686 和 rs2322660 分别排第 1 位和第 2 位。而采用残差法校正之后，这 2 个位点仅排名第 551 位和第 443 位，其重要性消失了。这说明在遗传关联性研究中，识别和调整人群结构具有非常重要的作用。

（五）如何对遗传风险进行预测

遗传危险度评估（genetic risk assessment），是利用定量或者定性的方法来确定遗传因素与疾病风险间的关系。遗传因素也可与环境毒物的测量、个体的生物学特征、体内标志物等测量结果整合，建立某个个体的患病风险或预后情况的危险度模型，有助于对筛选易感个体进行早期干预，或对具有某种特征的个体采取个体化的治疗手段；另一方面通过评价危险度模型，也有助于了解疾病发生、发展等过程中的重要环节，为有针对性地采取预防和治疗手段提供依据。

传统上，进行危险度评估主要基于受试者的一些个体特征及环境暴露测量。例如，广泛应用于妇女散发性乳腺癌风险评估的 Gail 模型中包括年龄、一级亲属乳腺癌家族史、初潮年龄、首次活产年龄、乳腺活检次数及是否乳腺不典型增生等因素。然而，随着分子检测水平的提高及新型肿瘤遗传标志物的不断发现，综合使用环境暴露与遗传信息建立预测模型，已成为危险度评估领域的研究热点。

1. 基于风险得分函数的危险度模型　在识别了危险因素的基础上，可以通过对危险因素进行记分，并汇总成风险得分函数（risk score function，RSF），从而根据个体得分的高低来判断其危险性。假设某疾病有 K 个可能的危险因素，对于第 i 个危险因素，假设已经通过某种准则将其进行记分，用 s_i 表示，则风险得分函数记为：

$$RSF=\sum_{i=1}^{K}s_i \quad \text{（公式 1-44）}$$

考虑到不同危险因素的重要性有所不同，有时候会给每个危险因素赋予相应的权重，于是有：

$$RSF=\sum_{i=1}^{K}w_is_i \quad \text{（公式 1-45）}$$

上式中，w_i 为第 i 个危险因素的权重。权重的确定可以基于危险因素的效应或专业意义来决定。

例如，Hu 等在 2010 年的 Journal of Clinical Oncology 杂志上报道了血浆微小 RNA 表达谱与非小细胞肺癌生存期的关系。他们首先将 30 名长生存期及 30 名短生存期的 NSCLC 患者作为发现阶段样本，利用 Solexa 测序，最终筛选出了 4 个差异表达的微小 RNA（miR-486、miR-30d、miR-1 和 miR-499）。第二阶段，他们选择了 120 名 NSCLC 受试者作为训练集，利用发现阶段选出的位点，建立了如下的危险度得分

$$(0.969\times \text{miR-486})+(0.973\times \text{miR-30d})+(-0.650\times \text{miR-1})+(-0.815\times \text{miR-499})$$

在训练集中，中位危险度得分为 0.415 分，以之作为分割点（cutoff point），高风险的受试者（>0.415）与低风险（≤0.415）相比，风险比（hazard ratio，*HR*）为 10.74。将该风险得分函数及分割点用于另外 123 名受试者组成的测试集，*HR* 为 6.35，与训练集基本一致。图 1-11 中给出了所有 303 名受试者的风险得分及生存情况，可见，该风险得分较好地区分了高、低死亡风险的 NSCLC 患者。

2. 基于机器学习的危险度模型　尽管上述基于风险得分函数的危险度模型具有使用方便、易于理解等优点，但一些研究者认为它对风险模型有过度简化之嫌。例如，是否需要纳入低阶甚至高阶交互作用？是否需要考虑非线性模型？

近年来，一些基于机器学习的统计预测模型，开始在危险度评估中得到重视。与风险得分函数不同，这些预测方法往往不指定模型的具体形式，而是由计算机根据某种算法，来“训练”出一个预测模型。在本章中介绍的随机森林法，便是一种使用较为广泛的方法。

例如，在一项 NSCLC 的 GWAS 研究中，研究者将 2 000 名受试者（1 000 名病例 + 1 000 名对照人员）随机分为训练集（1 800 人）和测试集（200 人）。在训练集中，首先利用随机森林算法，对所有 SNP 的重要性进行了排序。然后再从最重要的 SNP 开始，将 SNP 按照重要性由高到低逐渐加入预测模型。每加入 1 个 SNP，便拟合 1 个随机森林模型，并用测试集进行验证。模型中的 SNP 个数与曲线下面积（AUC）的关系如图 1-12。

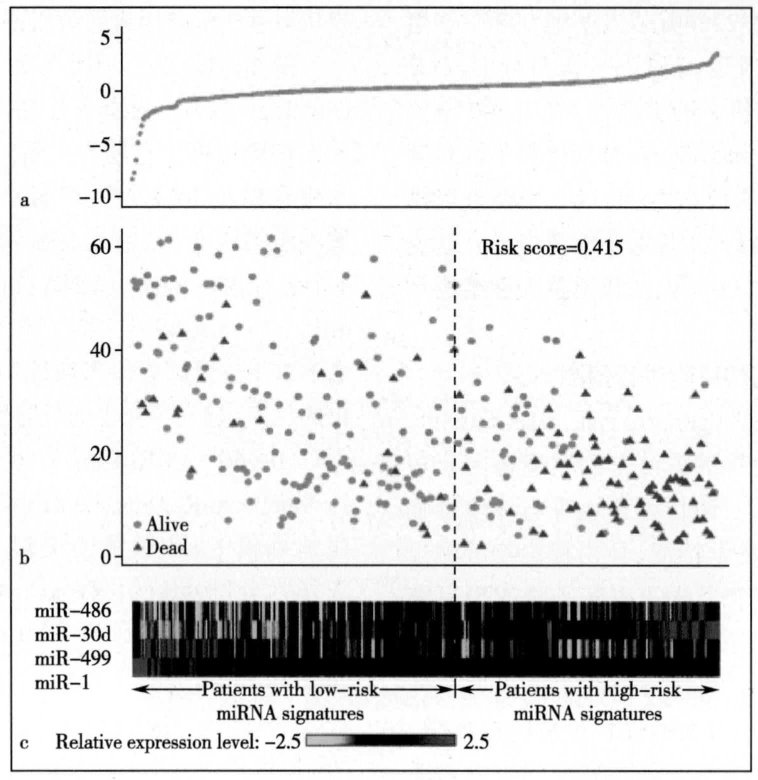

图 1-11 基于血浆微小 RNA 的风险得分函数与非小细胞肺癌预后的关系

a. 风险得分排序；b. 生存状态；c. 四个微小 RNA 的热谱图

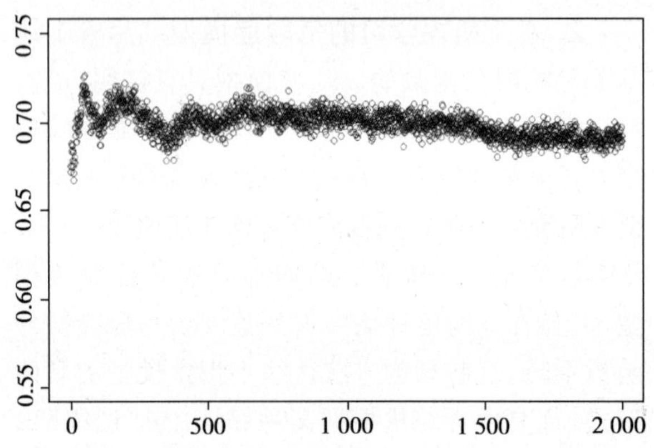

图 1-12 利用随机森林法进行非小细胞肺癌风险预测

由上图可见，随着 SNP 个数的增加，模型的AUC 逐渐增加，当模型中大约有 100 多个 SNP时，模型的 AUC 达到最高，约为 0.72，此后逐渐下降，说明再增加 SNP 已经不能够提高模型的预测能力。

除了随机森林法，其他的机器学习方法，如支持向量机、人工神经网络等，也在危险度评价中受到了越来越广泛的重视。尽管机器学习法的预测效果要略微好于风险得分模型，但这种预测能力的提高往往以模型中增加几十甚至上百位点的代价来达到，且结果的可解释性不如风险得分模型，故在应用中需谨慎。

3. 基于多基因得分的风险预测模型 随着GWAS 研究的广泛开展，越来越多的肿瘤相关危险单核苷酸多态性被发现。在国内，已经开展的GWAS 包括肺癌、胃癌、乳腺癌、食管癌等，这些研究发现了多个与汉族人肿瘤风险有关的位点。由于单个位点的效应往往较为微弱，因而预测价值较小。一些研究者逐步开始认识到利用全基因组数据来进行肿瘤发生预测的可能性。在识别了危险位点的基础上，通过多基因风险得分模型，可以对个体是否发病进行预测。而最常见的多基因风险得分模型（polygenetics reisk score，PRS），便是某个个体在各个风险位点上携带的危险等位基因个数的加权平均。权重则可由该位点的效应来决定。

例如，基于 GWAS 所发现的 11 个位点，可以建立前列腺癌的预测模型，AUC 达到 0.648；而基于 13 个位点对乳腺癌预测，其 AUC 在高加索人、新加坡华人、新加坡马来人和新加坡印度人样本中分别为 0.698、0.617、0.661 和 0.743。这些研究提示 GWAS 数据具有用于肿瘤风险预测的潜力。然而若单纯从统计学的角度，目前基于遗传标志物的肿瘤危险度评估模型表现并不理想，预测模型的 AUC 往往较低，几乎不超过 0.75。究其原因，一方面癌症的发生、发展和预后往往与多个位点有关，且极少存在强效应（$OR>1.5$ 甚至 $OR>2$）的位点，而现有的统计分析方法过于看重全基因组水平上的显著性，忽略了弱效位点；另一方面，现有的 GWAS 芯片只能解释有限的遗传力（heritability），没有包含可能存在较强效应的罕见变异位点；同时，现有预测模型往往均仅依赖于 GWAS 芯片分析结果本身，忽略了由基因组到疾病过程中的转录、调控、编码、甲基化等过程。一方面需要对现有危险度评估模型进行改进，采用高效的方式筛选罕见变异，采取合适的方法以更灵活的形式纳入交互作用、罕见变异及功能学信息，提高预测精度；另一方面，我们也要合理地解释基于遗传标志物的危险度模型所得到的结论。

传统上，PRS 用以判别患病和非患病个体。近年来，对 PRS 在遗传风险预测中的作用有了新的认识，PRS 应被当作一种对群体进行遗传风险分层（risk stratification）的工具。例如，根据个体 PRS 的百分位数，将个体分为不同遗传风险亚组，并与临床风险因素结合，以帮助医师针对患者采取更有效的预防或干预策略，例如，对于冠心病高风险个体，利用 PRS 指导干预，及时采取降脂治疗；对于肺癌高风险人群，利用 PRS 指导筛查，尽早采取低剂量螺旋 CT 等筛检手段；对于乳腺癌高风险个体，利用 PRS 指导生活规划，采取更为健康的生活方式从而降低风险，

六、实例扩展和适用范围

1. 结局变量的拓展　本章所讲述的单位点分析方法，均基于病例 - 对照数据，其结局为二分类变量。在实际研究中，结局变量也可能是定量的（如 BMI、低密度脂蛋白水平等），此时可考虑使用线性回归分析。结局变量也有可能为生存结局，此时可以采用 log-rank 检验、指数回归模型和 Cox 比例风险模型等生存资料的分析方法进行分析。例如，Hu 等报道了影响晚期 NSCLC 患者预后的遗传因素，研究者采用了一个三阶段的分析策略。在第一阶段，研究者利用 Cox 比例风险模型对 535 名汉族晚期 NSCLC 患者的生存时间和 GWAS 数据进行了分析。第二阶段中，研究者对另外 340 名汉族晚期 NSCLC 患者的 12 个 SNP 进行了基因分型，结果表明：在第一阶段 P 值小于 10^{-4} 的 12 个位点中，5 个位点（rs7629386、rs969088、rs41997、rs12000445 和 rs3850370）的 P 值小于 0.05，提示晚期 NSCLC 患者的预后与这 5 个位点有关。在第三阶段，研究者又将上述 5 个位点在一个高加索人种的 NSCLC 患者的 GWAS 数据中进行了验证，其中 2 个位点（rs7629386 和 rs3850370）的 P 值小于 0.05，且效应方向与汉族数据的结果相同。

2. GWAS 多位点分析　最初基于 SNP 集的分析时被提出，其目的是为了避免对每个位点的检验水准进行过度校正。若包含 500 000 个位点的芯片，直接进行单位点分析，按照 Bonferroni 校正，检验水准需定为 10^{-7} 级别。若将 SNP 按照基因的定义分段，则大约只有 3 万多个基因。此时利用多位点分析方法，只需要对基因的个数进行校正。在检出有统计学意义的基因后，再对每个基因中的位点进行单位点分析，或进行精细作图（fine mapping）。不难看出，由于此时比较的次数远远小于直接进行单位点分析时的比较次数，检验效能将得到较大的提高。

关于多位点的选择，要求其中的 SNP 具有一定的相关性。若选择的位点集中的 SNP 之间处于连锁平衡状态，则单位点分析和位点集分析效果相近；若位点集中的 SNP 处于较强的 LD 状态，尤其是可能的致病位点与被基因分型的位点处于同一个高 LD 区域时，由于 SNP 之间可以“互借”信息，此时基于位点集的分析方法的检验效能往往要高于单位点分析。

3. 遗传模型的选择与交互作用　遗传模型选择的正确与否，将影响统计分析的效率，特别是对交互作用的识别有非常大的影响。例如，对于同一资料，没有相加效应的交互作用并不意味着没有相乘效应的交互作用，反之亦然。此外，不同的效应指标，也会对交互作用的评价带来影响。如果疾病危险度在研究变量各个水平都不低，那么对于一个效应指标没有统计学交互作用，往往就意味着当使用另一个效应指标时存在

某种交互作用。例如，若以 *OR* 为效应尺度，当2个因素均有效应，但无相乘效应的交互作用时，若以 *RR* 为效应指标，两因素间则可能存在相乘效应的交互作用。从效应尺度的角度看，相加模型应当更容易检出，因为理论上对相加的偏离往往要高于对相乘的偏离。但对于病例对照设计而言，相加交互作用的检验方法相对较为复杂，一种简单的解决方法是基于置换检验。

4. 随机森林(RF)分析方法 RF筛选出的重要变量，既有可能具有主效应，也可能具有较强的交互作用。对于筛选出的变量，可以使用CART和logistic回归模型来进一步探讨这些变量间交互作用的模式。由于RF随机挑选节点的候选变量，故RF属于一种随机式检测(stochastic search)。在位点总数很低时，在可接受的重复次数内，能够覆盖所有变量；若位点总数极大时，则很难覆盖所有位点，因此有可能遗漏交互作用。

(赵 杨)

第二章　如何分析序列比对数据

蛋白质（核酸）序列分析是基本的生物信息学分析之一，也是生物信息学中最常用和最经典的研究手段，其中的序列比对是生物信息学研究的基础和前提，是生物信息学中计算的核心。它可以说是一切后续生物信息学分析的基础，没有序列比对分析，后续分析便无法进行。本章主要介绍序列比对概念和类型、统计检验思想、全局比对和局部比对、双序列比对和多序列比对等内容。

第一节　序列比对概念和类型

为了确定新测基因序列的生物属性，经常需要进行序列同源性分析，就是将新序列加入到一组与之同源，但来自不同物种的序列中进行双序列或多序列同时比较，以确定该序列与其他序列间的同源性大小（图 2-1）。这是理论分析方法中最关键的一步，完成这一工作通常使用序列比对（sequence alignment）的方法。

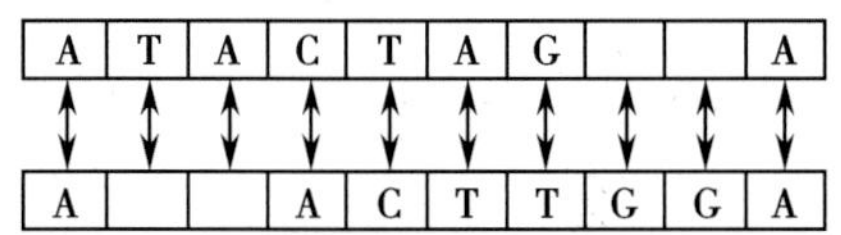

图 2-1　2 条序列最优比对（对齐）

一、序列比对的概念

序列比对就是运用某种特定的数学模型、算法或特定的计分规则，找出 2 个或多个序列之间的最大匹配碱基或残基数，比对的结果反映了算法在多大程度上提供序列之间的相似性关系及它们的生物学特征。序列比对是序列分析和数据库搜索的基础，也可以用来寻找保守基序。

生物学上一个基本问题是，一个基因或者蛋白是否和别的基因或者蛋白存在联系。蛋白质在序列层次的关联不仅暗示了其同源性（homology），同时暗示了它们可能具有类似的生物学功能，即相似性（similarity）。通过分析多个 DNA 或蛋白质序列，可能会发现一些保守序列和区域。这种 DNA 序列或者蛋白质序列之间关联性的分析就是通过序列比对来完成的。序列比对能够揭示某一生物体中蛋白质之间的关联以及蛋白质在不同生物体中的关联，从而进一步理解生命和进化。

最常见的比对是蛋白质序列之间或核酸序列之间的两两比对，通过比较 2 个序列之间的相似性区域，寻找两者可能的分子进化关系。即通过比较两条或多条序列间是否具有足够的相似性，从而判定它们之间是否具有同源性。进行多个蛋白质或核酸序列的比对，可以找出序列中具有保守生物学功能的共同基序（nrotif），还可以找出新测定序列中对了解其生物学功能有帮助的基序。

二、序列比对的类型

按照序列比对的数量（或条数）可以分为双序列比对和多序列比对。

（一）双序列比对

双序列比对（pair-wise sequence alignment）就是对 2 条序列进行编辑操作，通过字符匹配和替换，或者插入和删除字符使 2 条序列长度相同，并且使其编辑距离尽可能小，使尽可能多的字符匹配。通常利用 2 个序列之间的字符差异来测定序列之间的相似性，2 条序列中相应位置的字符如果差异大，则序列的相似性低；反之，序列的相似性就高。

从对比范围来说，双序列比对又可分为全局对比和局部对比。全局对比考虑序列的全局相似性，局部对比考虑序列片段之间的相似性。

1. 全局序列比对 全局序列比对（global alignment）是指将参与比对的2条序列里面的所有字符（全长）进行比对。在待比较的2个序列中引入空位（gap），使得序列的全长都得到比较；通过全局比对，得到的是1个分数最高的比对。这一算法是由芝加哥的Needleman和Wunsch于20个世纪70年代初提出的，也常被称之为Needleman-Wunsch算法（全局动态规划算法），用于发现2条序列的全局水平上的相似性。具体算法与最长公共子序列问题很类似。

全局比对主要被用来寻找关系密切的序列。由于这些序列也都很易通过本地比对方法找到，也有些全局比对方法被视为一种分析技巧。运用全局比对的主要优势在于对具有高度同源性的序列进行优化，这在以已知三维结构的同源性序列为基础对未知序列的三维结构进行预测的模型构建过程中十分有用。不过，全局比对在应用于分子进化时也有些问题（如结构域重组），这也限制了这种方法的可用性。

2. 局部序列比对 1981年，物理学家Temple Smith和数学家Michael Waterman对之前的Needle-Wunsch算法进行了改进，提出了后来被称之为Smith-Waterman的局部序列比对（local alignment）算法，即使用动态规划方法通过较少的改动便可以用来识别匹配的子序列，并且忽略匹配区域之前或之后的失配和空位；局部比对时，表中小于零的位置用零代替，主要用来考察2个序列的某些特殊片段。

在局部比对中，仅能获得特定序列在数据库中配对最好的亚区。2条DNA长序列可能只在一些局部的区域内具有很高的相似度，或者可能只在很小的区域内（编码区）存在关系；不同家族的蛋白质往往具有功能和结构上相同的一些区域，因此在生物学中局部比对比全局比对更具有实际意义。

局部比对适用于那些在其全长中具有局部的小同源性片段的序列比较，一般用于特定序列位点、结构域及其他类型重复序列的搜索，同时它在发现数据库中待分析序列的同源序列过程中也具有重要意义。

（二）多序列比对

多序列比对（multiple sequence alignment）问题其实是双序列比对问题的推广。多序列比对就是对3条及其以上序列进行的比对，具体来说，多序列比对就是对多条序列插入空位，使得插入空位后的全局比对结果具有相同的长度，并且比对结果中不能出现一列全为空位。例如，图2-2（a）是3条序列；图2-2（b）是这3条序列的一个比对结果；图2-2（c）由于箭头所指的一列全为空位，所以不是一个多序列比对结果（图中数据来自：陈铭. 生物信息学. 3版. 科学出版社. 北京：2018.）。

多序列比对的目标是使得参与比对的序列中有尽可能多的列具有相同的字符，即，使得相同残基的位点位于同一列，这样以便于发现不同的序列之间的相似部分，从而推断它们在结构和功能上的相似关系。

多序列比对是分子生物学中重要的分析方法，可应用于发现新序列与已知序列家族的同源性，也可应用于蛋白质序列的二级和三级结构预测、发现蛋白之间的系统发生关系，以及蛋白质家族中结构或功能的相似片段获取，估计蛋白质折叠类型的总数，基因组序列分析等。由于多序列比对能够揭示双序列比对所不能发现的序列微弱相似性、序列模式和功能位点，因而对蛋白质和核酸序列的结构、功能和进化研究更加有用。

第二节 序列比对的统计检验

序列比对的理论基础是进化学说，即如果2个序列之间具有足够的相似性，就推测两者可能有共同的进化祖先。序列相似和序列同源是不

```
(a)
1: QDGDAAKGEKEFN
2: GDAAKGEKEFNK
3: QEGDEAGAKFNK

(b)
1: QDGDAAKGEKEFN-
2: --GDAAKGEKEFNK
3: QEGD-EAGAK-FNK

(c)
1: QDGDAAKGEKEF-N-
2: --GDAAKGEKEF-NK
3: QEGD-EAGAK-F-NK
```

图2-2 多序列比对示例

同的概念，序列之间的相似程度是可以量化的参数，而序列是否同源需要有进化事实的验证。但一般地说，如果序列之间的相似性超过 30%，它们就很可能是同源的，例如脂质运载蛋白（lipocalin）蛋白质家族。人视黄醇结合蛋白 RBP4（accession number NP_006735）和牛 β- 乳球蛋白（accession number NP_776354.2）有共同的进化祖先，它们具有同源性（homology），同源蛋白在三维结构上有显著的相似性（similarity），其氨基酸或核苷酸序列通常有显著的一致性（identity）。同源性是质的判断，只有是与否，不存在程度或百分比，根据物种间及内部关系可分为直系同源（orthologous）和旁系同源（paralogous）。而相似性和一致性是描述序列相关性的量，是直接的数量关系。

序列比对考虑了蛋白质或 DNA 序列的生物学特性，如序列局部发生的插入、删除和替代，序列的目标函数获得序列之间突变集最小距离加权和 / 或最大相似性和，对齐的方法包括全局对齐、局部对齐、代沟惩罚等。2 个序列比对常采用动态规划算法，这种算法在序列长度较小时适用；对于海量基因序列常采用启发式方法，著名的 BLAST 和 FASTA 算法及相应的改进方法均是从此前提出发的。

序列比对包括全局比对和局部比对。全局比对包含每个蛋白或 DNA 的全部序列；局部比对集中于 2 个序列间的最大相似区域。序列比对采用了相似性百分比或最佳比对的分值，本节主要介绍序列比对的统计检验思想和方法。

在一项基因序列比对研究中，研究者将 RBP4 和 β- 球蛋白进行全局序列比对，采用随机打乱 β- 乳球蛋白序列 200 次，保持氨基酸长度和组成不变，并进行假设检验。另外，以 RBP4 蛋白为查询序列，通过比对需要筛选出不超过 30 个具有统计学意义的相似序列，计算最少需要多大的相似分数（期望匹配数目）。

一、序列比对的随机性

从进化观点而言，如何判断 2 条序列的相关性具有统计学意义。这里，RBP4 蛋白和 β- 乳球蛋白氨基酸比对的一致性为 26%，这个值也许是在随机情况下发生的。一个经验规则是：如果 2 条序列在 150 个氨基酸或者更长的范围内有 25% 及以上的氨基酸一致，则它们可能相关并具有统计学意义；如果 2 条序列在 70 个氨基酸长度内有 25% 及以上的氨基酸一致，则很可能相关和具有统计学意义。然而，此经验规则可能产生随机性错误：一方面随着数据库的增大找到这种比对的可能性增大，另一方面相似程度 25% 只是一个统计界值，因此必须给出相似性的统计检验。

二、序列比对的统计检验思想

如果 2 种蛋白质只有有限的氨基酸一致（例如 20%～25%），如何确定它们是否相关且具有统计学意义。比对算法提供了序列比对的分值，或者是查询序列和整个数据库最佳比对的分值。对此需要进行统计学检验来决定匹配是真阳性（真正同源）还是假阳性（随机比对在一起）（表 2-1）。敏感性和特异性计算公式为：

$$\text{敏感性}=\frac{\text{真阳性}}{\text{真阳性}+\text{假阴性}},$$

$$\text{特异性}=\frac{\text{真阴性}}{\text{真阴性}+\text{假阳性}} \qquad \text{（公式 2-1）}$$

表 2-1　序列比对敏感性和特异性的统计检验的几种情况

情况	同源序列	非同源序列
比对结果：报告的相关序列	真阳性（同源序列）	假阴性（随机发现的相似性）
比对结果：未被报告序列（或者报告的非相关序列）	假阳性（未被发现的同源序列）	真阴性（不相关序列）

比对算法的主要目的就是最大化序列比对的敏感性和特异性，而假设检验即是对这 2 个指标进行检验。敏感性是衡量一个算法能否准确确定真实相关序列的一个度量，特异性则描述了准确确定非同源序列比对的一个能力。基于以上统计学检验的基本思想，决定序列比对是否具有统计学意义应该考虑此序列与其他许多序列比对的结果。例如，蛋白 RBP4 蛋白和 β- 乳球蛋白进行序列比对，首先使用打分系统产生一个“原始分值”，为了评估比对的统计学意义，可以把这个“原始分值”和“RBP4 与其他序列比对的分值比较”，包括：①许多其他已知的不和 RBP4 同源的蛋白质；②其他序列（例如 β- 乳球蛋白自身，但

被随机打乱），同时保持一些属性不变（如长度、氨基酸组成）；③随机产生的序列。

三、全局序列比对的统计检验

首先，用 GAP 计算双序列全局比对的分值，RBP4 和 β- 乳球蛋白比对后得到的“原始分值”为 37。然后，通过计算机算法 GCG 程序进行这种打乱测试，即打乱 β- 乳球蛋白序列 200 次，并保持氨基酸长度和组成不变，执行 200 次比对，记录下这些“随机分值”，用原始分值与随机分值的均值进行比较。若用随机分值的标准偏差表示原始分值和随机分值平均值的差，则得到检验统计量：

$$Z = \frac{x - \mu}{\sigma} \quad \text{（公式 2-2）}$$

式中，x 指 2 个序列比对的真实原始分值，μ 为随机打乱序列比对的平均分值，σ 为这些值的标准差。假设检验的方法中，如果知道了 Z 的分布特征，就可以计算假阳性概率值 P，从而来衡量其统计学意义。

将此例的 200 次比对分值用频数表和图表示，其均值和标准偏差为 8.8±3.6，这样得到的 Z 为 $(37-8.8)/3.6=7.833\ 333$。当然，此例打乱 β- 乳球蛋白序列 200 次的“随机分值”均小于“原始分值”，表示随机发生的概率 $P<0.01$，因此可以拒绝 RBP4 和 β- 乳球蛋白序列无相关的无效假设，得到比对具有统计学意义的结论，具体结果见表 2-2 和图 2-3。

四、局部比对的统计检验

许多著名的数据库搜索程序（如 BLAST）都是基于局部比对，局部比对在一起的区域称作“高分片段对（high-scoring segment pairs，HSPs）”。与 BLAST 相关的统计学分析最重要的统计量是

表 2-2 β- 乳球蛋白序列被随机打乱 200 次统计量 Z 值的分布

序号	区间	频数	序号	区间	频数	序号	区间	频数
01	[0，1）	2	11	[10，11）	11	21	[20，21）	2
02	[1，2）	5	12	[11，12）	10	22	[21，22）	2
03	[2，3）	16	13	[12，13）	10	23	[22，23）	2
04	[3，4）	15	14	[13，14）	9	24	[23，24）	2
05	[4，5）	14	15	[14，15）	8	25	[24，25）	2
06	[5，6）	14	16	[15，16）	7	26	[25，26）	1
07	[6，7）	13	17	[16，17）	7	27	[26，27）	1
08	[7，8）	12	18	[17，18）	4	28	[27，28）	1
09	[8，9）	12	19	[18，19）	2	29	[28，29）	1
10	[9，10）	12	20	[19，20）	3	合计		200

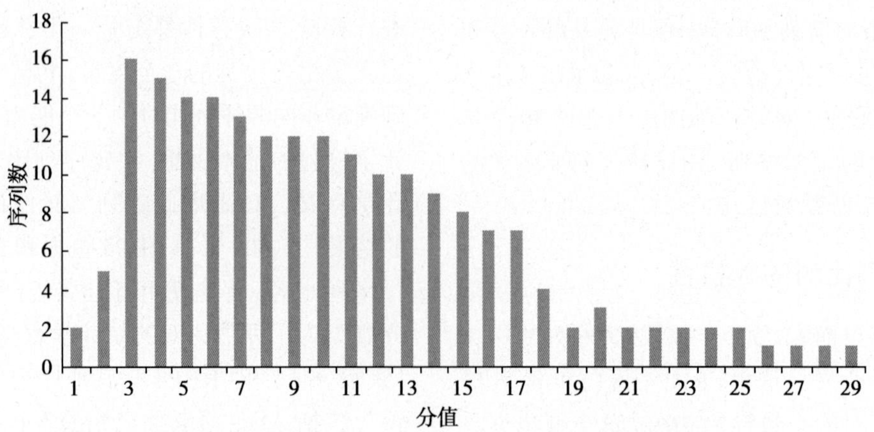

图 2-3 基于随机测试评估方法双序列比对的统计检验

期望值 E 值，它描述了随机搜索给定大小的数据库情况下（搜索空间大小）得到的期望匹配数目，并可以量化地衡量比对是否得到了有统计学意义的匹配或者是否只是随机发生的事件，因此 E 值是衡量比对结果显著性的一个尺度。E 值越低，筛选出的具有统计学意义的相似序列越多，反之越少。因此，若不想筛选出的相似序列太多，就需要提高 E 值。

对于局部比对，已经发展出了比全局比对更加严格的统计检验方法。HSPs 可以用来分析 2 个序列间局部的、无空位的比对，使用替代矩阵可以对每一个比对残基对给出 1 个指定的概率值，从而对整个比对给出 1 个总的分数。当将 1 个查询序列与一系列统一长度的随机序列的数据库进行比对时，将其分数进行做图后其形状是一个极值分布图（图 2-4），图中同时给出了正态分布比较。与正态分布相比，极值分布是不对称的，向右倾斜，符合公式 $f(x)=(e^{-x})(e^{-e^{-x}})$，极值分布的形状由特征值 u 和延迟参数 λ（$u=0, \lambda=1$）决定。

现使用 Smith-Waterman 算法，以 RBP4 蛋白为查询序列对一个蛋白质数据库进行的一个 BLAST 搜索，图 2-5 展示了极值分布的情形。该搜索是使用日本网络服务器上的 DNA 数据库中采用 Smith-Waterman 局部比对算法的 SSEARCH 程序进行的。归一化相似性得分（由符号“=”表示）的分布与极值分布（由“*”表示）相吻合。

由图 2-5 可知，以 RBP4 蛋白为查询序列，由于需要筛选出不超过 30 个具有统计学意义的相似序列，最少需要 E 值大于 100 以上。图 2-4 和图 2-5 所示的极值分布的图形可以由 2 个参数来描述：特征值 u 和延迟常数 λ，极值分布也称为 Gumbel 分布。

对于 2 个随机序列 m 和 n，得分 S 的累积分布函数可由以下公式描述：

$$P(S<x)=\exp[-e^{-\lambda(x-u)}] \quad \text{（公式 2-3）}$$

为了使用该式，需要知道或者估算出参数 u 和 λ 的值。对于无空位比对，参数 u 依赖于所比较的序列的长度，定义为：

$$u=\frac{\ln Kmn}{\lambda} \quad \text{（公式 2-4）}$$

式中，m 和 n 分别表示相比较的 2 个序列的长度；K 为常数。随机观察到一个等于或大于 x 的相似性得分的概率公式为：

$$P(S\geqslant x)=1-\exp(-Kmne^{-\lambda x}) \quad \text{（公式 2-5）}$$

在数据库搜索中，m 和 n 分别指查询序列的长度（以残基数表示）和整个数据库里的长度，乘积 mn 定义了搜索空间的大小。搜索空间表示了查询序列可以和数据库中任意序列进行比对的所有位置。因为一个序列的末端一般不太可能出现在一个均值化长度的比对中，因此 BLAST 算法计算有效的搜索空间时要在 m 和 n 上减去一个比对的平均长度 L，即

$$\text{有效搜索空间}=(m-L)(n-L) \quad \text{（公式 2-6）}$$

在图 2-5 中将可以看到 BLAST 是如何使用这里定义的搜索空间的。

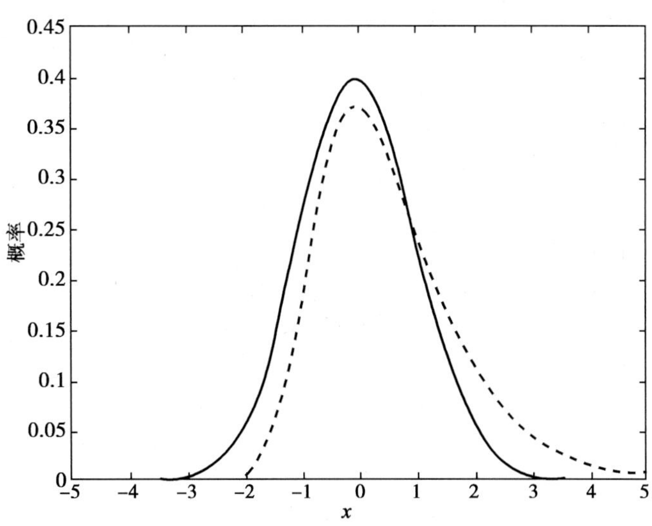

图 2-4　正态分布与极值分布的比较

```
 opt   E()
<20  235    0:==
 22    3    0:=          一个"="代表 177 个文库中的序列
 24    6    0:=
 26   19    2:*
 28   53   25:*
 30  261  154:*=
 32  720  596:===*=
 34 1835 1617:=========*=
 36 3437 3322:==================*=
 38 5585 5490:===============================*
 40 7642 7658:===========================================*
 42 9578 9361:====================================================*==
 44 10458 10326:==========================================================*=
 46 10600 10517:===========================================================*
 48 9951 10069:========================================================*
 50 8943 9188:===================================================*
 52 7712 8078:============================================= *
 54 6731 6900:======================================*
 56 5618 5763:================================*
 58 4753 4732:==========================*
 60 3679 3833:=====================*
 62 3019 3073:=================*
 64 2407 2444:=============*
 66 1962 1932:==========*=
 68 1512 1519:========*
 70 1142 1191:======*
 72  964  930:=====*
 74  704  725:====*
 76  620  565:===*
 78  474  439:==*
 80  315  341:=*
 82  258  261:=*
 84  162  206:=*
 86  192  160:*=
 88  132  124:*
 90   94   96:*
 92   84   74:*
 94   47   57:*
 96   35   44:*
 98   32   34:*
100   29   27:*
102   21   21:*
104   16   16:*
106   10   12:*
108   10   10:*
110    6    7:*
112   10    6:*
114    5    4:*
116    4    3:*
118    8    3:*
>120  69    2:*
```

图 2-5 RBP4 蛋白质数据库的搜索得分的分布呈现极值分布

图 2-6 使用 RBP4 作为查询序列 BLAST 搜索输出的结果。箭头 1 表示数据库中残基（"letter"）的数目；箭头 2 和字母 N 表示数据库中序列的数目，λ、K 和 H（熵）是无空位比对的值或空位比对的估计值；箭头 3 表示在矩阵和空位罚分设定值的下面，记录了数据库匹配的数目；箭头 4 表示延伸、成功延伸和比期望值更好的 HSPs 的数目。有效的搜索空间是由查询的有效长度与数据库的有效长度相乘得到的；箭头 5 表示阈值参数；箭头 6 表示触发一个延伸事件的 2 个独立的匹配之间间隔的长度。

描述随机条件下得分为某个特定值 S（或更好）的 HSPs 的期望数的公式为：

$$E=Kmne^{-\lambda S} \qquad \text{（公式 2-7）}$$

上式中，E 表示期望值，即在一次数据库搜索中随机条件下期望发生的得分等于或优于 S 的不同比对的数目，这就提供了一个对于 BLAST 搜索中假阳性结果的估计。由公式 2-7 可以看出，E 值与得分和用来度量打分系统的参数 λ 有关，同时 E 值也与查询序列的长度和数据库的长度有关。参数 K 是搜索空间的一个度量因子。参数 K 和 λ 是由 Karlin 和 Altschul 提出的，因此经常被称作 Karlin-Altschul 统计量。

关于 E 值和 P 值的关系。P 值是比对时获得所要求的分值或更好的分值随机发生的概率。通过数据库中同样长度和组成的随机序列作为查询

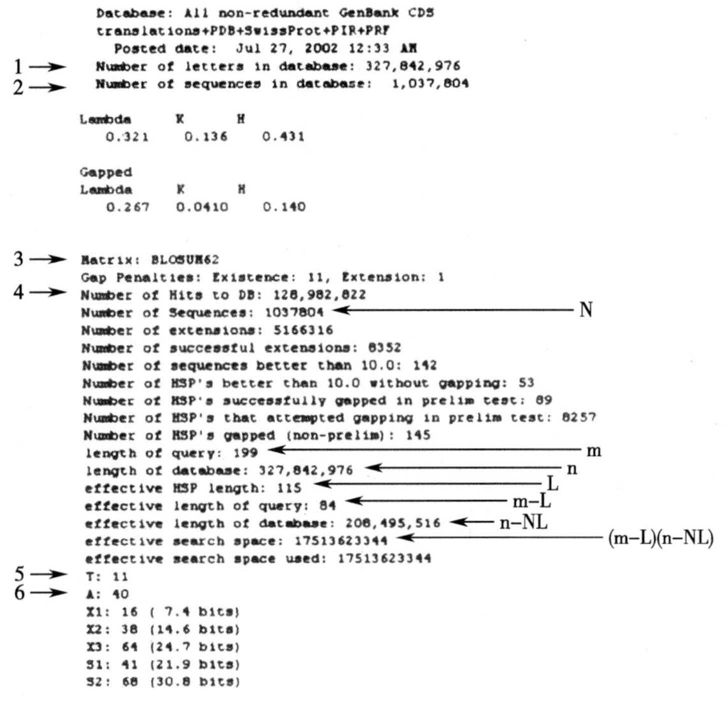

图 2-6　BLAST 搜索的统计量

序列进行比较得到的高比值片段得分的期望分布，将它与观测到的比对得分 S 联系起来可计算出 P 值，即

$$P=1-e^{-E} \quad \text{（公式 2-8）}$$

这里，显著性最高的 P 值应接近于 0。P 值和 E 值是表示比对显著性的 2 种不同方式。表 2-3 列出了一些 E 值及与之对应的 P 值。

表 2-3　E 值与 P 值的关系

小的 E 值（0.05 或更小）与 P 值更接近的对应			
E 值	P 值	E 值	P 值
10	0.999 954 60	0.1	0.095 162 58
5	0.993 262 05	0.05	0.048 770 58
2	0.864 664 72	0.001	0.000 999 50
1	0.632 120 56	0.000 1	0.000 100 00

五、结果解读

全局比对从图 2-3 可知，如果被随机打乱的 200 个蛋白质序列的比对分值都小于 RBP4 和 β-乳球蛋白比对的真实分值，这表示随机发生的概率 $P<0.01$，可以拒绝 RBP4 和 β- 乳球蛋白序列无显著相关的无效假设。局部比对的 E 值描述了随机搜索给定大小的数据库情况下（搜索空间大小）得到的期望匹配数目，并可以量化地衡量比对“是否得到了显著性的匹配”或者“是否只是随机发生的事件”。以 RBP4 蛋白为查询序列，由于需要不超过 30 个统计学显著的相似序列进行比对，结合图 2-5 和以上公式参数的意义可知，最少需要 $E=100$ 以上才能满足筛选出 30 个统计学显著的相似序列。

第三节　双序列比对

双序列比对是序列比对中最为简单的一种情况，即对 2 条氨基酸序列或核酸序列进行编辑操作，具体通过字符匹配和替换，或者插入和删除字符使 2 条序列长度相同，并且使其编辑距离尽可能小，使尽可能多的字符匹配。

比如有 2 条序列 s：AGCACACA 和 t：ACACACTA，从表面上看这 2 条序列没有太高的相似性，但如果对这 2 条序列分别加入 1 条短横线，则情况就大为不同了，具体如下：

```
新序列 s′：  A  G  C  A  C  A  C  —  A
             |  |  |  |  |  |  |  |  |
新序列 t′：  A  —  C  A  C  A  C  T  A
```

这说明通过编辑操作，可以将 1 个序列转化为 1

个新的序列s′和t′。定义字符的编辑操作如下：

Match（a，a）：字符匹配。

Delete（a，－）：从第1条序列中删除1个字符，或者在第2条序列中的相应位置插入空位。

Replace（a，b）：以第2条序列中的字符b替换第1条序列中的字符a，a≠b。

Insert（－，b）：在第1条序列中插入空位字符，或删除第2条序列中对应的字符b。

通过编辑操作计算的2条序列的距离为编辑距离（Edit Distance）。双序列比对就是对2条序列进行编辑操作，使编辑距离尽可能小。再例如，有2条序列m和n，m：ATCTACTC和n：ACTACATC。对于这2条序列m和n，可以做如下两种比对（表2-4）：

就不同类型的编辑操作定义函数，这里定义一个代价（cost）函数w，如下所示：

$$\begin{cases} w(a,a)=0 \\ w(a,b)=1, a\neq b \\ w(a,-)=w(-,b)=1 \end{cases}$$

另外，还可以使用函数p来表示得分（score），如下所示：

$$\begin{cases} p(a,a)=0 \\ p(a,b)=1, a\neq b \\ p(a,-)=p(-,b)=-1 \end{cases}$$

在进行序列比对时，可根据实际情况选用代价函数或得分函数。

（1）2条序列m和n的比对得分（或代价）等于将m转化为n所用的所有编辑操作的得分（或代价）总和。

（2）m和n的最优比对是所有可能的比对中得分最高（或代价最小）的一个比对。

（3）m和n的最小编辑距离应该是在得分函数值（或代价函数例值）最优时的距离。

代价函数越小，表明该比对越好。2条序列的最优比对应该是所有可能的比对中代价函数最小的一个比对。对于本例中m和n这2条序列，可以计算出第1种比对的代价函数为：

$$w1=0+1+0+0+0+0+1+0+0=2$$

而第二种比对的代价函数为：

$$w2=0+1+0+1+1+1+1+0+0=5$$

由于$w1$小于$w2$，即说明第1种比对优于第2种比对。进行序列比对的目的就是要寻找一个代价函数最小（或得分最高）的比对。

第四节 多序列比对

双序列比对是序列分析的基础。然而，对于构成基因家族的成组的序列来说，要建立多个序列之间的关系，这样才能揭示整个基因家族的特征。多序列比对在阐明一组相关序列的重要生物学模式方面起着相当重要的作用。

一、多序列比对概念

多序列比对就是对多条序列插入空位，使得插入空位后的全局比对结果具有相同的长度，并且比对结果中不能出现一列全为空位。多序列比对问题就是通过在多个序列中插入空格来得到最优匹配，从而发现多个序列之间的相似程度和同源性。

为了便于描述，对多序列比对过程给出下面的定义：把多序列比对看作1张二维表，表中每一行代表2个序列，每一列代表1个残基的位置；将序列依照下列规则填入表中：①一个序列所有残基的相对位置保持不变；②将不同序列间相同或相似的残基放入同一列，即尽可能将序列间相同或相似残基上下对齐（表2-5）。对此称比对前序列中残基的位置为绝对位置。相应地，我们称比对后序列中残基的位置为相对位置。显然，同一列中所有残基的相对位置相同，而每个残基的绝对位置不同，因为它们来自不同的序列。需要说明的是，绝对位置是序列本身固有的属性，或者说是比对前的位置，而相对位置则是经过比对后的位置，也就是比对过程赋予它的属性。

表2-4 序列m和n的两种对比情况

第1种对比									第2种对比								
A	T	C	T	A	C	—	T	C	A	T	C	—	T	A	C	T	C
|	|	|	|	|	|	|	|	|	|	|	|	|	|	|	|	|	|
A	—	C	T	A	C	A	T	C	A	—	C	T	A	C	A	T	C

表 2-5 多序列比对的定义

	1	2	3	4	5	6	7	8	9	1
Ⅰ	Y	D	G	G	A	V	-	E	A	L
Ⅱ	Y	D	G	G	-	-	-	E	A	L
Ⅲ	F	E	G	G	I	L	V	E	A	L
Ⅳ	F	D	-	G	I	L	V	Q	A	V
Ⅴ	Y	E	G	G	A	V	V	Q	A	L

表中多序列比对的定义表示五个短序列（Ⅰ～Ⅴ）的比对结果。通过插入空位，使 5 个序列中大多数相同或相似残基放入同一列，并保持每个序列残基顺序不变

多序列比对的目标：使参与比对的序列中有尽可能多的列具有相同的字符，即，使得相同残基的位点位于同一列，这样以便于发现不同的序列之间的相似部分，从而推断它们在结构和功能上的相似关系。其主要用于分子进化关系、预测蛋白质的二级结构和三级结构、估计蛋白质折叠类型的总数、基因组序列分析等。

二、多序列比对算法

目前，构建多序列比对模型的方法大体可以分为 2 类：第 1 类是基于氨基酸残基的相似性，如物化性质、残基之间的可突变性等；第 2 类则主要利用蛋白质分子的二级结构和三级结构信息，也就是说根据序列的高级结构特征确定比对结果，2 种方法所得结果可能有很大差别。一般说来，很难断定哪种方法所得结果一定正确，两者从不同角度反映蛋白质序列中所包含的生物学信息。基于序列信息和基于结构信息的比对都是非常重要的比对模型，但它们都有不可避免的局限性，因为这 2 种方法都不能完全反映蛋白质分子所携带的全部信息。

蛋白质序列是经过 DNA 序列转录翻译得到的。从信息论的角度来看，它应该与 DNA 分子所携带的信息更为接近。而实际上蛋白质结构除了序列本身带来的信息外，还包括经过翻译后加工修饰所增加的结构信息，包括残基的修饰、分子间的相互作用等，最终形成稳定的天然蛋白质结构。因此，这也是对完全基于序列数据比对方法批评的主要原因。如果能够利用结构数据，对于序列比对无疑有很大帮助。不幸的是，与大量的序列数据相比，实验测得的蛋白质三维结构数据实在少得可怜。在大多数情况下，并没有结构数据可以利用，只能依靠序列的相似性和一些生物化学特性建立一个比较满意的多序列比对模型。

通过多序列比对，研究者可以挖掘出更多的保守区间与结构信息，例如基因发现、片段组装、构建进化树、多态位点（SNP）的寻找、聚合酶链反应（PCR）引物设计、预测同源序列的二级结构、蛋白质相互作用预测等。

（一）手工对比法

通过辅助软件（如 bioedit、seaview、Genedoc 等）的不同颜色显示不同残基，基本靠分析者的观察来改变比对的状态。手工比对因为加入一些个人主观因素，通常有很大差异性和随意性，但使用计算机程序进行多序列自动比对也同时存在着一定的片面性。故在运行经过测试并具有比较高的可靠性的程序基础上，结合文献资料和实验结果，对多序列比对结果进行手工比对，这也是非常必要的，可使结果变得接近实际，许多比对工具都有这个功能。

（二）同步法

同步法实质是把给定的所有序列同时进行比对，而不是两两比对或分组进行比对。同步法的基本思想是将一个二维的动态规划矩阵扩展到三维或多维。矩阵的维数反映了参与比对的序列数。这类方法对于计算机的系统资源要求较高，通常是进行少量、较短的序列的比对。

（三）动态规划算法

在双序列比对中用到的动态规划算法可以推广到多序列比对问题中，多序列比对的动态规划算法与双序列比对的动态规划算法思想相同，只是将维数由二维改变为多维。动态规划算法中最为经典的是 Needle-Wunsch 算法，其解决思路是把整个问题分解成多个相互联系的子问题，通过依次解决每个子问题，从而解决整个问题。动态

规划算法也是分为 2 个步骤：首先进行打分矩阵的计算，然后在打分矩阵中回溯寻找获得一条路径，该路径代表多序列比对结果。在该算法中的打分矩阵为多维矩阵。

（四）渐进比对法

渐进式比对法是大多数多序列比对工具采用的算法，其基本思想是基于相似序列通常具有进化相关性这一假设。该算法中，首先进行双序列比对，先将多个序列两两比对构建距离矩阵；然后进行指导树构建（guide tree，GT），根据距离矩阵计算产生指导树；最后进行渐进式比对，对关系密切的序列进行加权，然后从最紧密的 2 条序列开始，逐步引入邻近的序列并不断重新构建比对。直到所有序列都被加入为止。

1. Clustal 算法 渐进比对法中最常用的就是 Clustal，它是由 Feng 和 Doolittle 于 1987 年提出的。由于对于实际的数据利用多维的动态规划矩阵来进行序列的比对不太现实，因此大多数实用的多序列比对程序采用启发式算法，以降低运算复杂度。

Clustal 的基本思想是基于相似序列通常具有进化相关性这一假设。比对过程中，先对所有的序列进行两两比对并计算它们的相似性分数值，然后根据相似性分数值将它们分成若干组，并在每组之间进行比对，计算相似性分数值。根据相似性分数值继续分组比对，直到得到最终比对结果。比对过程中，相似性程度较高的序列先进行比对，而距离较远的序列添加在后面。作为程序的一部分，Clusal 可以输出用于构建进化树的数据。

Clustal 算法分为 3 个步骤：

（1）将多个序列两两比对构建距离矩阵，反映序列之间两两关系。

（2）利用相似度矩阵或距离矩阵，产生辅助导向树，可以用算术平均不加权组队法或者连接近邻方法建立导向树。

（3）对关系密切的序列进行加权，从最紧密的 2 条序列开始，逐渐引入邻近的序列并不断重新构建比对，直到所有序列都被加入为止。

2. T-Coffee 算法 T-Coffee 是由 Jaap Herings 等于 2000 年提出的另一个有代表性的渐进比对算法，也是一种新的准确率较高的多序列比对算法。传统的多序列比对通常由序列两两比对产生距离矩阵、生成系统发育树、渐近算法的全局比对三部分组成。而 T-Coffee 综合了全局和局部比对信息，并增加了序列的位置信息，提高了多序列比对的敏感性和准确率。

T-Coffee 的主要特点是将序列的两两局部及全局比对结果做成一个扩展比对信息库，再利用扩展比对信息库中的信息对序列进行比对，这样在每一步比对过程中都用到了所有序列之间的关系信息，在一定程度上提高了序列比对的准确率，尤其是对于存在大量空位插入的情况，效果更为明显。

（五）迭代比对算法

迭代比对（iterative alignment）算法是另一类有效的多序列比对算法，它基于一个能产生比对的算法，并通过迭代方式精细多序列比对，直到比对结果不再改进为止。这类算法不能提供获得优化比对结果的保证，但却具有稳健性和对比对序列个数不敏感等特性。

迭代算法的核心是使用比对记分函数反复添加一个附加的序列到已知比对中。具体方法：首先在所有的双序列比对中找出距离值最小的一组，组成最优比对；然后反复地找出与最优比对距离值最小的序列，与最优比对的表头文件进行匹配，并且根据所得的结果相应地修改最优比对和表头文件。

基于遗传算法的多序列比对 SAGA 算法是一种实用的迭代算法。该算法的思想是将序列集中不等长的序列以两端加空位方式补齐，构造初始体中的个体；将初始群体中的个体按一定的概率进行遗传操作（复制、互换、突变）产生新的个体构成新种群；对新种群的个体重复上述的遗传操作，直到满足终止条件。个体适应度函数用 WSP 度量。该算法的优点是：可以对任意多个序列同时比对，而不会受到限制；它的主要缺点是速度慢，易于陷入局域优化解。

（六）基于统计概率模型的方法

根据生物的进化功能，在进行多重比对时，除匹配状态外，要允许“插入”状态和“删除”状态。常用的多序列比对统计概率算法是隐马尔可夫模型（hidden Markov model，HMM）。在该模型中，HMM 是描述大量相互联系状态之间发生转换概率的模型，本质上是一条表示匹配、缺失或插入状态的链，当用于多序列比对计算时，可用来检测序列比对结果中的保守区。序列比对结果中的每一个保守残基可以用一个匹配状态来描述，空位的插入可用插入状态描述，残基缺失状态则表示允许在本该匹配的位置发生缺失。因此，应用 HMM 进行多序列比对，就是需要把所有的位置都用匹配、插入或者缺失这 3 种状态中的一种表示。

如果 HMM 已知，在进行多重比对时，只需要将序列 Xj 与 HMM 比对（j = 1，2，…，N），即在模型中寻找一条产生序列 Xj 的概率最大状态序列 Πj，通过插入适当的空格便得到一个多重比对。如果 HMM 未知，则要根据给定的序列建立 HMM。在建立模型时，首先要根据训练序列的长度为模型选择合适的长度 N，初始化模型的各种参数，再利用 Baum-Welch 算法训练模型，然后按照 Viterbi 类似算法进行多序列比对。用 HMM 产生的多重比对是一个概率最大的多序列比对。

（七）遗传多序列比对算法

遗传算法是一类借鉴生物界的进化规律演化来的全局意义上的自适应随机搜索方法。当用遗传算法进行生物序列分析时，假设每一代包含固定数量的个体（在序列分析中表示优化比对问题的一个可行解），这些个体用它们的适应度来评价。那些具有较高适应度的优良个体更适合于生存环境，将有很多的机会产生它们的后代，从而使优良特性得以遗传并强化。变异则模拟了生物进化过程中的偶然残基突变现象。对产生的新一代群体进行重新评价，选择、交叉和变异，如此循环往复，使群体中的最优个体的适应度和平均适应度不断提高，直至最优个体的适应度和平均适应度不断提高，直至最优个体的适应度达到某一限定值或最优个体的适应度和群体的平均适应度不再提高，则迭代过程收敛，算法结束。在这种算法中，可以对各种变异、交叉和打分系统进行设置。

三、多序列比对的实例分析

假如有如下五个序列，即 SIV、TIV、WIV、CzIV 和 CIV，如图 2-7 所示，试用渐进比对法中的 Clustal 算法对这 5 个序列进行比对分析。

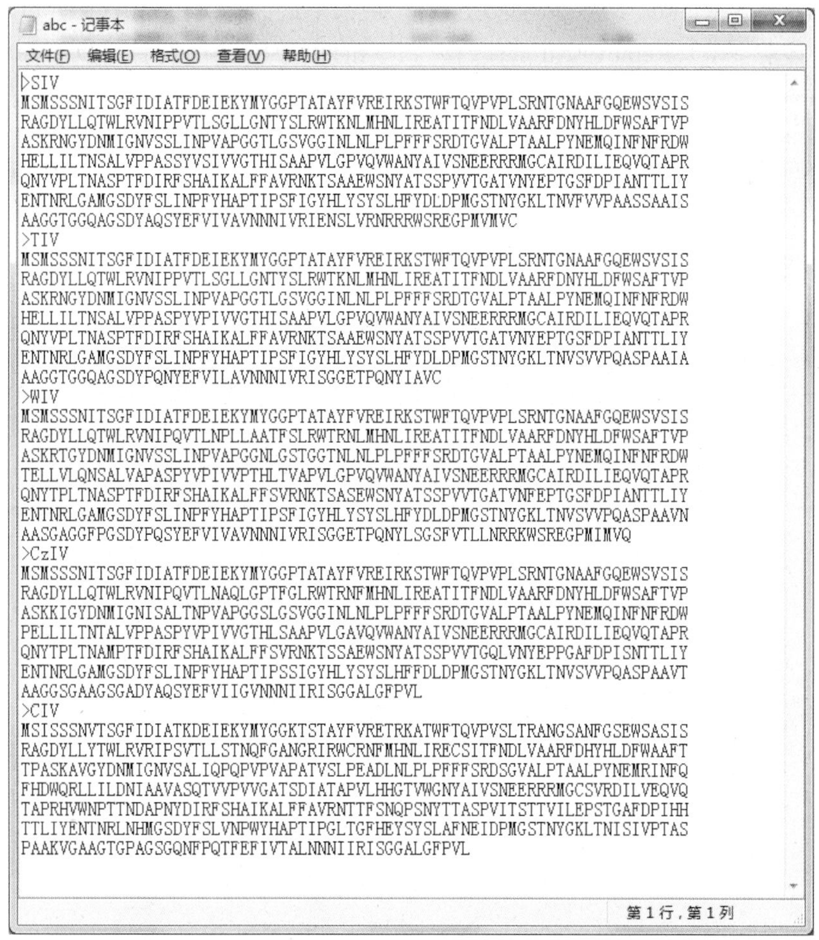


```
>SIV
MSMSSSNITSGFIDIATFDEIEKYMYGGPTATAYFVREIRKSTWFTQVPVPLSRNTGNAAFGQEWSVSIS
RAGDYLLQTWLRVNIPPVTLSGLLGNTYSLRWTKNLMHNLIREATITFNDLVAARFDNYHLDFWSAFTVP
ASKRNGYDNMIGNVSSLINPVAPGGTLGSVGGINLNLPLPFFFSRDTGVALPTAALPYNEMQINFNFRDW
HELLILTNSALVPPASSYVSIVVGTHISAAPVLGPVQVWANYAIVSNEERRRMGCAIRDILIEQVQTAPR
QNYVPLTNASPTFDIRFSHAIKALFFAVRNKTSAAEWSNYATSSPVVTGATVNYEPTGSFDPIANTTLIY
ENTNRLGAMGSDYFSLINPFYHAPTIPSFIGYHLYSYSLHFYDLDPMGSTNYGKLTNVFVVPAASSAAIS
AAGGTGGQAGSDYAQSYEFVIVAVNNNIVRIENSLVRNRRRWSREGPMVMVC
>TIV
MSMSSSNITSGFIDIATFDEIEKYMYGGPTATAYFVREIRKSTWFTQVPVPLSRNTGNAAFGQEWSVSIS
RAGDYLLQTWLRVNIPPVTLSGLLGNTYSLRWTKNLMHNLIREATITFNDLVAARFDNYHLDFWSAFTVP
ASKRNGYDNMIGNVSSLINPVAPGGTLGSVGGINLNLPLPFFFSRDTGVALPTAALPYNEMQINFNFRDW
HELLILTNSALVPPASPYVPIVVGTHISAAPVLGPVQVWANYAIVSNEERRRMGCAIRDILIEQVQTAPR
QNYVPLTNASPTFDIRFSHAIKALFFAVRNKTSAAEWSNYATSSPVVTGATVNYEPTGSFDPIANTTLIY
ENTNRLGAMGSDYFSLINPFYHAPTIPSFIGYHLYSYSLHFYDLDPMGSTNYGKLTNVSVVPQASPAAIA
AAGGTGGQAGSDYPQNYEFVILAVNNNIVRISGGETPQNYIAVC
>WIV
MSMSSSNITSGFIDIATFDEIEKYMYGGPTATAYFVREIRKSTWFTQVPVPLSRNTGNAAFGQEWSVSIS
RAGDYLLQTWLRVNIPQVTLNPLLAATFSLRWTRNLMHNLIREATITFNDLVAARFDNYHLDFWSAFTVP
ASKRTGYDNMIGNVSSLINPVAPGGNLGSTGGTNLNLPLPFFFSRDTGVALPTAALPYNEMQINFNFRDW
TELLVLQNSALVAPASPYVPIVVPTHLTVAPVLGPVQVWANYAIVSNEERRRMGCAIRDILIEQVQTAPR
QNYTPLTNASPTFDIRFSHAIKALFFSVRNKTSASEWSNYATSSPVVTGATVNFEPTGSFDPIANTTLIY
ENTNRLGAMGSDYFSLINPFYHAPTIPSFIGYHLYSYSLHFYDLDPMGSTNYGKLTNVSVVPQASPAAVN
AASGAGGFPGSDYPQSYEFVIVAVNNNIVRISGGETPQNYLSGSFVTLLNRRKWSREGPMIMVQ
>CzIV
MSMSSSNITSGFIDIATFDEIEKYMYGGPTATAYFVREIRKSTWFTQVPVPLSRNTGNAAFGQEWSVSIS
RAGDYLLQTWLRVNIPQVTLNAQLGPTFGLRWTRNFMHNLIREATITFNDLVAARFDNYHLDFWSAFTVP
ASKKIGYDNMIGNISALTNPVAPGGSLGSVGGINLNLPLPFFFSRDTGVALPTAALPYNEMQINFNFRDW
PELLILTNTALVPPASPYVPIVVGTHLSAAPVLGAVQVWANYAIVSNEERRRMGCAIRDILIEQVQTAPR
QNYTPLTNAMPTFDIRFSHAIKALFFSVRNKTSSAEWSNYATSSPVVTGQLVNYEPPGAFDPISNTTLIY
ENTNRLGAMGSDYFSLINPFYHAPTIPSSIGYHLYSYSLHFFDLDPMGSTNYGKLTNVSVVPQASPAAVT
AAGGSGAAGSGADYAQSYEFVIIGVNNNIIRISGGALGFPVL
>CIV
MSISSSNVTSGFIDIATKDEIEKYMYGGKTSTAYFVRETRKATWFTQVPVSLTRANGSANFGSEWSASIS
RAGDYLLYTWLRVRIPSVTLLSTNQFGANGRIRWCRNFMHNLIRECSITFNDLVAARFDHYHLDFWAAFT
TPASKAVGYDNMIGNVSALIQPQPVPVAPATVSLPEADLNLPLPFFFSRDSGVALPTAALPYNEMRINFQ
FHDWQRLLILDNIAAVASQTVVPVVGATSDIATAPVLHHGTVWGNYAIVSNEERRRMGCSVRDILVEQVQ
TAPRHVWNPTTNDAPNYDIRFSHAIKALFFAVRNTTFSNQPSNYTTASPVITSTTVILEPSTGAFDPIHH
TTLIYENTNRLNHMGSDYFSLVNPWYHAPTIPGLTGFHEYSYSLAFNEIDPMGSTNYGKLTNISIVPTAS
PAAKVGAAGTGPAGSGQNFPQTFEFIVTALNNNIIRISGGALGFPVL
```


图 2-7　5 个序列 SIV、TIV、WIV、CzIV 和 CIV 的数据图示

Clustal 有许多版本，ClustalX 和 ClustalW 是两种使用最广泛的多序列比对工具，均采用渐进式多序列比对算法；不同的是，ClustalX 具有图形界面，而 ClustalW 是文本界面。ClustalW（Thompson 等，1994）根据对亲缘关系较近的序列间空位情况，确定如何在亲缘关系较远的序列之间插入空位。同样，相似性较高的序列比对结果中的残基突变信息，可用于改变某个特殊位置空位罚分值的大小，推测该位点的序列变异性。

本例 5 个序列 SIV、TIV、WIV、CzIV 和 CIV 的分析过程如下：

（1）载入序列：运行 ClustalX，在主界面窗口依次在程序上方的菜单栏选择“File”和“Load Sequence”载入待比对的序列文件，加载多序列数据后，显示如图 2-8 所示的输入界面。

（2）编辑序列：在菜单栏上选择 edit，可以对标尺（Ruler）上方的序列进行各种编辑操作，编辑操作主要有 Cut sequences（剪切序列）、Paste sequences（粘贴）、Select All sequences（选定所有序列），Clear sequence Selection（清除序列选定）、Search for string（搜索字串）、Remove All gaps（移除序列空位）、Remove Gap-Only Columns（仅移除选定序列的空位）。

（3）参数设置：通常情况下，可以使用默认参数，也可以根据分析要求设置相对的比对参数。比对参数主要有 6 个，分别是 Reset New Gaps before Alignment（比对前重置新的空位参数），Reset All Gaps before Alignment（比对前重置所有空位参数），Pairwise Alignment Parameters（两两序列比对参数），Multiple Alignment Parameters（多重序列比对参数），Protein Gap Parameters（蛋白空位参数），Secondary structure Parameters（二级结构参数）。修改参数只需点击相应标签，本例比对的是多序列比对，故可选择“Multiple Alignment Parameters”弹出参数设置窗口，如图 2-9 所示。

（4）完全比对：多序列比对在“Alignments”菜单下选择“Do Complete Alignment”进行完整的序列比对。该程序的比对也可拆分为 2 步执行：首先选择“Alignments”菜单下的“Produce Guide Tree”进行渐进格式比对的前 2 个步骤，即进行双序列比对和构建指导树；最后选择“Alignments”菜单下的“Do Alignment from Tree”，可根据产生的指导树进行最后一步的渐进式比对。此时会弹出输出文件路径的设置窗口，如图 2-10，

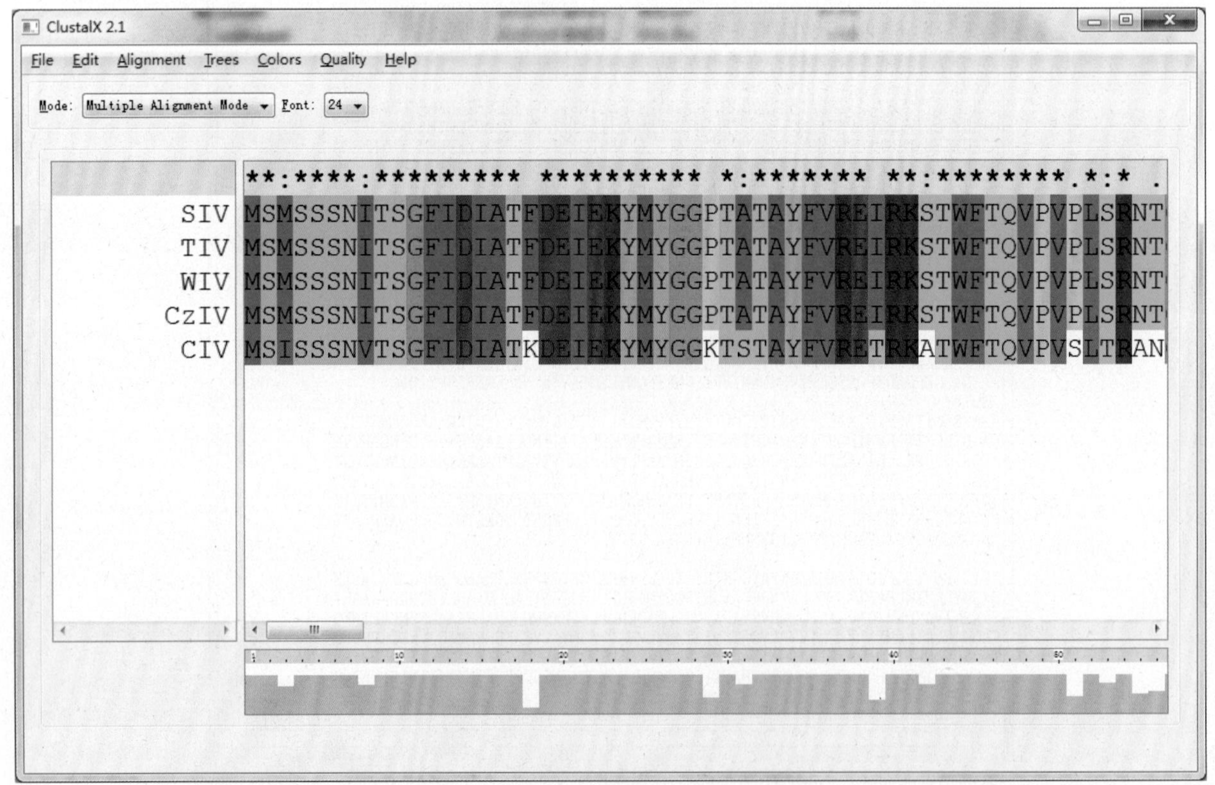

图 2-8 ClustalX 多序列的输入界面

设置 Guide Tree File（向导树或指导树文件）、Alignment File（比对文件）的保存位置（存放路径），点击“Align”按钮程序自动开始序列的完全比对，比对所需时间因序列文件大小和长度、计算机性能而异。

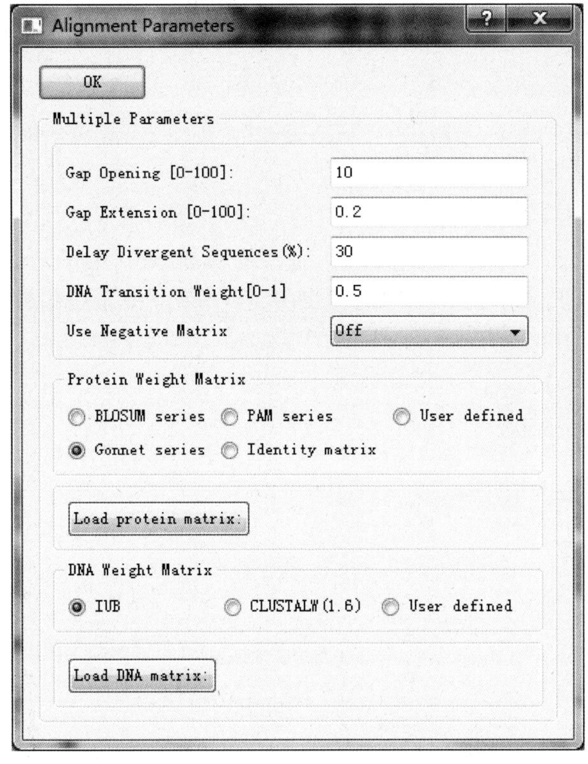

图 2-9　ClustalX 多序列参数设置界面

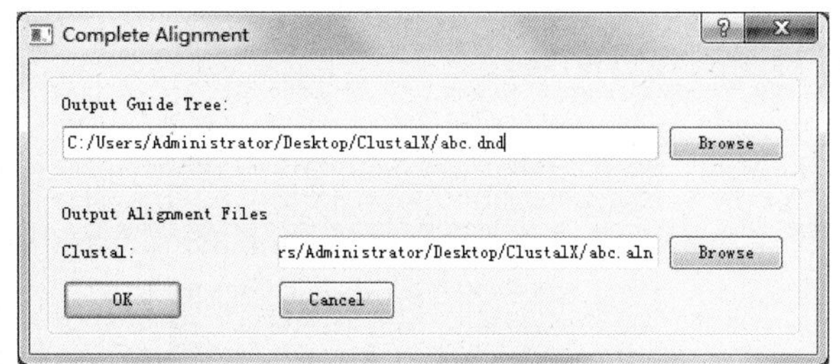

图 2-10　输出文件路径的设置窗口

当主界面的左下状态栏提示“CLUSTAL-Alignment File created”时说明比对完毕，比对后的结果如图 2-11 所示。同时，在文件保存位置的目录下会生成 2 个文件，分别是 *.aln 和 *.dnd，*.aln 是序列比对的文件，可以进一步用于构建系统发育树，*.dnd 是向导树文件（指导树），这 2 个文件可以用 Windows 系统中的“记事本”或第三方程序“UltraEdit”等打开，如图 2-12 和图 2-13 所示。

另外，比对结果输出在“File”菜单下，可选择多序列比对结果的输出格式 CLUSTAL、NBRF/PIR、GCG/MSF、PHYLIP、GDE、NEXUS、FASTA，如图 2-14 所示。

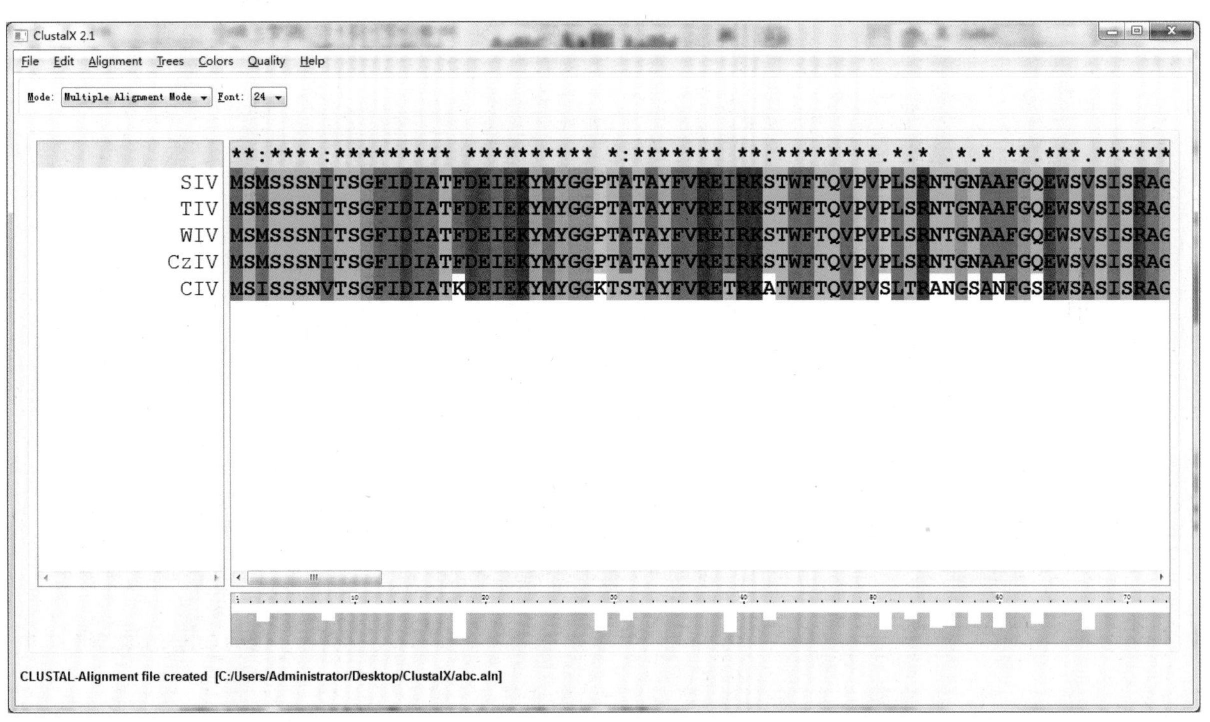

图 2-11　ClustalX 比对结果输出界面

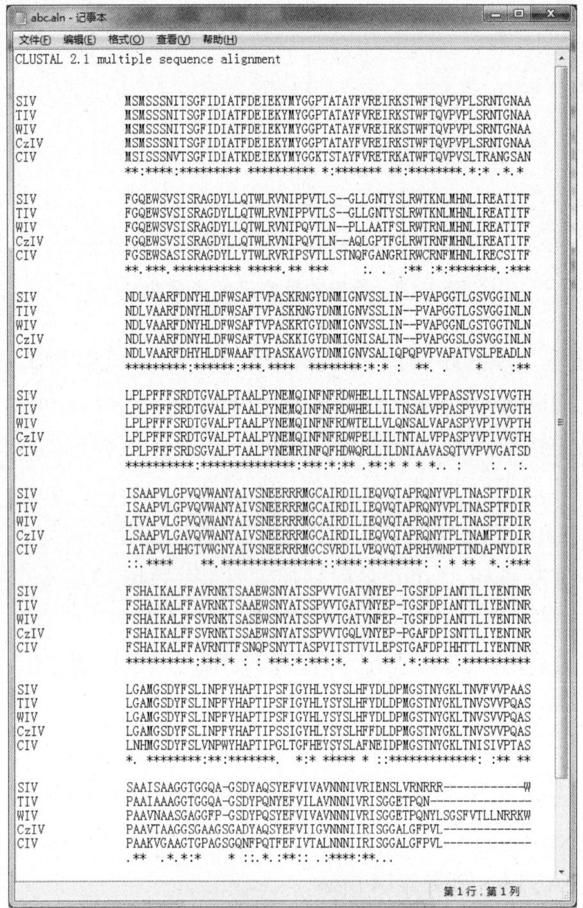

图 2-12 *.aln 文件

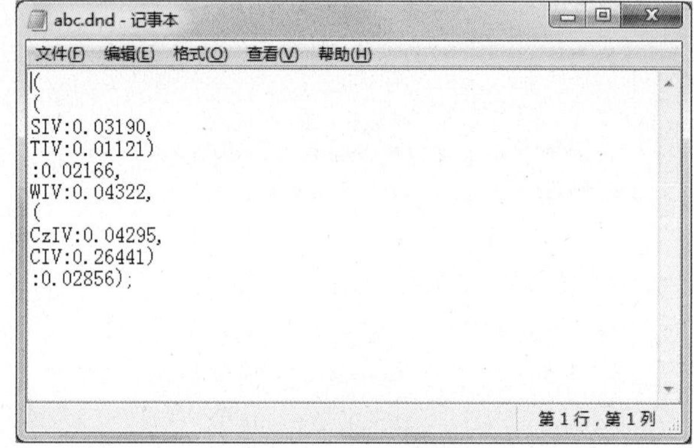

图 2-13 *.dnd 文件

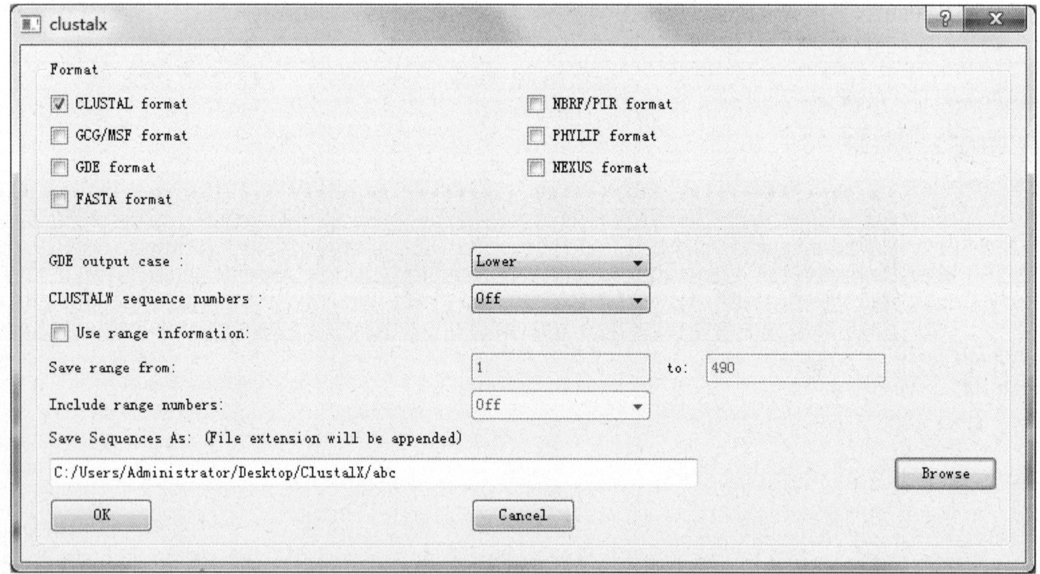

图 2-14 ClustalX 比对结果输出格式窗口

（易 东 伍亚舟）

第三章　如何分析表观遗传组学数据

经典遗传学认为，生命信息的遗传分子基础是核酸，生命的遗传信息储存于相应的核酸的遗传序列中，生物的个体表型是遗传序列信息发生改变的结果，并且这种信息的改变可以实现世代的稳定传递。随着测序技术及经典遗传学的发展，研究发现生物的表型不仅依靠 DNA 序列的调控，DNA 甲基化（DNA methylation）、组蛋白修饰（histone modification）、染色质重塑（chromatin remodeling）及转录后调控（post-transcriptional control）均可造成基因表达模式的改变影响生物体表型，并且这种改变可以随着细胞分离遗传到下一代。此种在不改变基因序列的情况下，通过改变基因表达模式改变性状的遗传方式称为表观遗传修饰（epigenetic genetic modification）。

随着研究不断深入，人们发现表观遗传不仅与正常生命活动有关，基因组的表观遗传修饰可以通过改变染色质的结构及基因的表达，从而参与到肿瘤、心脑血管疾病、自身免疫病等疾病的发生、发展过程中。通过表观遗传组学在各种疾病之间的研究可以帮助了解疾病的相关发病机制。众多表观遗传修饰形式以可逆性的动态形式呈现，可以通过相关药物进行特异性调整，明确疾病特异性相关的表观遗传修饰可以作为潜在治疗靶点，为肿瘤等疾病治疗提供新希望。除此之外，DNA 甲基化、RNA 甲基化修饰及非编码 RNA 修饰作为容易检测的表观修饰方法均具有作为疾病生物标志物的潜能，并且可以用于预测疾病的药物治疗反应。随着下一代测序（next-generation sequencing，NGS）及第三代测序技术的发展，表观遗传组学研究得到较大发展，目前主要集中在 DNA 甲基化及非编码 RNA 调控方面，本章将主要介绍表观遗传修饰在疾病中研究的设计思路和对应的统计学方法。

第一节　DNA 甲基化概述

与经典遗传学不同，表观遗传学主要研究在 DNA 序列不变的情况下，遗传信息从基因组水平到转录组水平的传递的调控模式，其可以在有丝分裂或者减数分裂过程中得以实现细胞和个体间的稳定传递。经典遗传及表观遗传信息通过结合环境因素等共同实现对于基因转录。转录后修饰、翻译、翻译后修饰等各个环节，调节细胞与个体的生长、发育、分化、老化等各个过程。表观遗传修饰具有多种形式，以基因转录为界限主要分为 2 类：第 1 类为基因选择性转录的调控，主要包括 DNA 甲基化、组蛋白共价修饰（histone covalent modification）、染色质重塑、基因印记（genomic imprinting）；第 2 类为基因的转录后调控，主要包括非编码 RNA 调控、基因沉默、内含子及核糖开关等。双生子研究表明具有相同遗传背景的同卵双生子长大后在健康、外形等方面会有较大差异，这表明细胞的表观遗传会受到环境因素的影响（以 DNA 甲基化尤为显著），从而影响基因组的表达，改变细胞及个体的性状。

一、DNA 甲基化作用机制

DNA 甲基化修饰是在 DNA 甲基化转移酶的作用下，胞嘧啶碱基 C5 端共价结合一个甲基基团，形成 5 甲基胞嘧啶（5mC）的生物学过程。在正常的人类 DNA 序列中，2%～7% 的胞嘧啶处于甲基化状态，其中胞嘧啶 - 鸟嘌呤二核苷酸（CpG）是容易甲基化的位点，在基因组中随机分布并产生高甲基化、低甲基化及非甲基化区域。在某些鸟嘌呤及胞嘧啶富集区，鸟嘌呤及胞嘧啶含量大于 50% 的长度大于 200bp 的区段称之为 CpG 岛。人类基因组约有 2 800 万个 CpG 位点，其中 70%～80% 的胞嘧啶处于甲基化状态，而长度在 200～1 000bp 的 CpG 岛处于低甲基化状态，并且与蛋白编码表达相关。DNA 甲基化已被证明在多种生物学过程中起重要作用，包括基因表达、X 染色体失活、基因印记等。众多种类的蛋白酶参与到甲基化修饰过程中，DNA 的甲基化主要由甲基转移酶（DNA methyltransferase，DNMT）3A 及 DNMT3B 介导，而甲基化的去除主要涉及 TET1、TET2、TET3 的催化参与作用。在细胞分裂及 DNA 复制的过程中，其相应的 DNA 甲基化模式也可以忠实地保留，其过程主要涉及 DNMT1 及 UHRF1 的参与。细胞在调控基因表达过程中需要读取相应的 DNA 甲基化序列的表观遗传信息。因此除以上甲基化写入的相关酶系外，众多的蛋白酶也参与到 DNA 甲基化的读取及转化中。DNA 甲基化可以被相应蛋白识别并征集特异性因子使染色质产生相应的封闭结构。当 DNA 甲基化发生在功能基因的启动子及增强子特定区段会导致基因的表达抑制。DNA 甲基化不仅参与生长、分化、老化等正常的生命活动过程，研究发现抑癌基因的失活与基因启动子区域 CpG 岛的高甲基化相关，与此对应，原癌基因的低甲基化可导致正常情况下抑制的癌基因活化进一步导致疾病的发生。

基于新一代测序技术的发展，表观遗传学的研究在近年得到极大提升。目前 DNA 甲基化检测方法主要有三大类技术：第 1 类技术以限制性内切酶作为基础，用一个或多个酶限制性切割未甲基化 DNA 或甲基化 DNA，结合芯片、毛细管测序等技术已实现多种生物的全基因组甲基化检测，但此种方法仅限于限制性内切酶能够识别的 CpG 位点。第 2 类主要以免疫学为技术基础，使用 5′ 甲基胞嘧啶特异性抗体或者用含有甲基结合结构域的蛋白通过免疫沉淀富集基因组甲基化或未甲基化片段，结合芯片技术可以对相应片段进行全基因组 DNA 甲基化检测。第 3 类技术主要基于全基因组的重亚硫酸盐，经重亚硫酸盐处理后基因组 DNA 未甲基化胞嘧啶转换为尿嘧啶，在多重扩增最终转化为胸腺嘧啶，而甲基化的胞嘧啶在此过程中保持不变，可以有效地将表观遗传信息转化为序列差异，通过比较转化和未转化的 DNA 序列，确定哪些碱基发生甲基化。结合高通量测序或芯片技术，可以实现对于单个 CpG 点的解析，可以绘制单碱基分辨率的全基因组 DNA 甲基化图谱。目前这 3 种技术相互结合，并依靠高通量测序、芯片技术等形成多种方法。如全基因组重亚硫酸氢盐测序（whole genome bisulfite sequencing，WGBS）、简化代表性重亚硫酸盐测序技术、甲基化 DNA 免疫共沉淀测序、染色质免疫共沉淀测序、TET 辅助重亚硫酸盐测序法等。本节将以全基因组常见的亚硫酸盐测序法为实例，阐述 DNA 甲基化研究思路和统计学方法（图 3-1）。

二、DNA 全基因组甲基化检测

1. 样品采集 采集足够量的生物样品，保证具有足够的 DNA 总量，可以采集血样、新鲜组织、石蜡切片及培养细胞。为保证检测结果的可重复性，可以进行 2 个或 2 个以上的生物学重复。

2. DNA 文库构建 DNA 文库构建是 DNA 甲基化检测关键步骤，旨在将 DNA 片段处理至适当长度后连接至甲基化测序接头，经过亚硫酸盐转化后进行多重扩增留待下一步高通量测序。

（1）提取样本总 DNA 进行质量检测：要求 DNA 纯度光密度（OD）$_{260/280}$ 为 1.8～2.0，同时保证样品无污染。由于后续进行重亚硫酸盐处理，因此 DNA 浓度不宜过高，以免造成 DNA 转化不全。

（2）基因组 DNA 片段化：将 DNA 进行一定长度的随机片段化以适应各测序平台的测序读长。

（3）回收纯化后的 DNA 片段：进行末端修复级 5′ 端磷酸化以便于进行甲基化测序接头的连接，同时进行 3′ 加 A 碱基。同时选择适当方法并选择适当长度的 DNA 片段进行后续实验。

（4）进行重亚硫酸盐转化、脱盐及纯化处理：亚硫酸盐转化效率是后续高通量测序结果准确与否的关键。一般通过在 DNA 样本中加入未甲基化的噬菌体 λDNA 进行质量控制，以质量比 1% 的量加入到被检测 DNA 中，参考噬菌体 λDNA 基因序列与最终测定结果对比评估 λDNA 甲基化水平，最终以 λDNA 平均甲基化水平为标准评估实验转化效率。

当前亚硫酸盐测序文库构建一般先进行文库构建，随后进行重亚硫酸盐转化，但是重亚硫酸转化会造成大量的 DNA 丢失，从而造成后续测序有

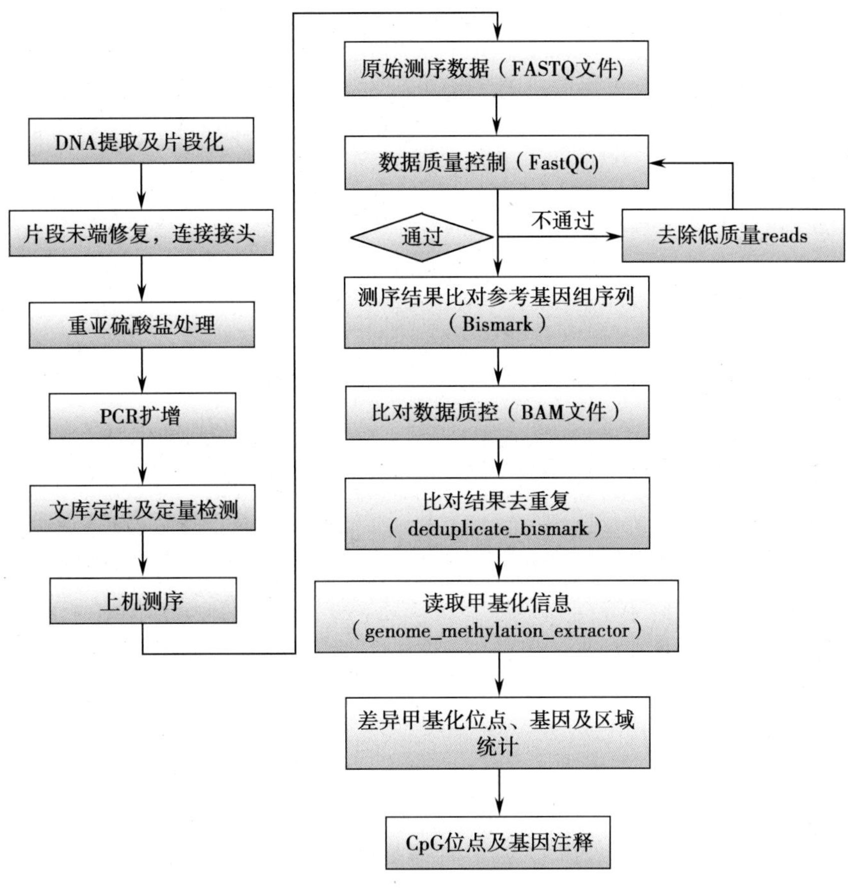

图 3-1　DNA 全基因组甲基化研究流程图

效读取量过低。如果先进行重亚硫酸盐处理，再进行文库构建可以有效地避免 DNA 模板的大量流失，提高 DNA 使用效率，提高测速深度。

（5）PCR 扩增 DNA 片段：一般进行 10～15 个循环，最终对文库进行片段大小及浓度检测，确保符合平台测序条件。

3. 高通量测序　在相应平台进行高通量测序，保持测序深度在 30× 以上，产生相应的 FAST/FASTQ 原始文件。本章案例将以 NCBI 中 GEO DataSets 公开数据库为例进行分析，研究编号为 GSE109212，此研究主要探讨母亲孕期烟草暴露对于新生儿脐带血 $CD4^+$ 细胞的 DNA 甲基化的影响，实验是基于 Illumina HiSeq 4000 进行全基因组重亚硫酸盐测序。

第二节　DNA 甲基化数据的预处理

一、数据质控与比对

测序技术通常存在一定的错误率，由于测序位点数量巨大，因此需要有效的数据质量控制为后续分析提供准确数据。

1. FastQC　利用 FastQC 通过命令行或者图形界面对测序原始数据进行质控分析。分析主要包括以下几个方面：reads（碱基片段）总数、GC 含量、测序质量分布、接头比例和 reads 长短分布等。

下面以单个样本 SRR6495662 为例说明数据质控及比对的主要过程。

（1）每个位置上的碱基质量：在测序过程中，一般要求碱基质量在 Q20 以上。根据图 3-2 显示，图中所有碱基的质量值均在 Q20 以上，同时质量值变化平稳，表明测序过程质量较高。

（2）每个序列的碱基质量：通过检测整个序列相对测序碱基质量，检测测序质量较低的序列。如图 3-3 所示大部分序列的质量值 Q30 以上，表明序列测序质量较好，当出现多峰时一般表明测序质量较差。

（3）碱基分布：普通文库构建后，DNA 序列在理论上应该 CG 含量相等，AT 含量相等，相差不会超过 10%，且整个测序过程中保持不变。在

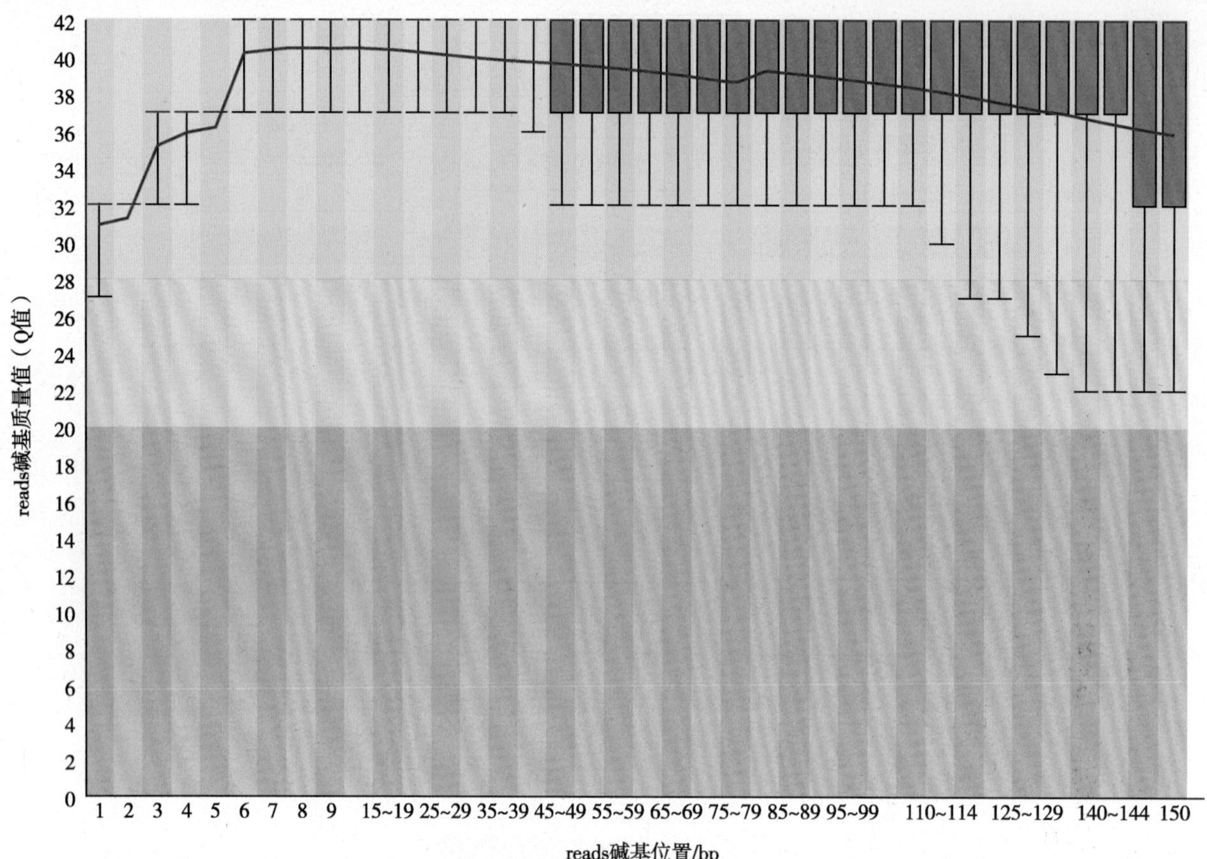

图 3-2 原始数据碱基质量分布图

采用箱线图的方式展示对应位置的碱基质量分布。背景色根据碱基质量从优到劣分为绿色、黄色、红色三个部分，直观展示碱基质量

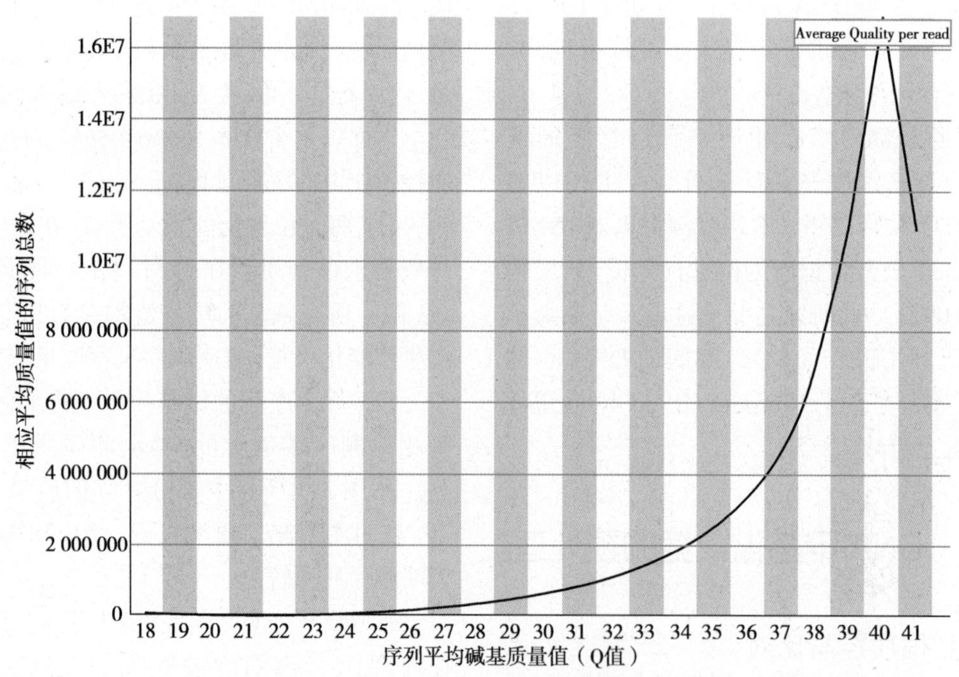

图 3-3 序列平均碱基质量值

reads 的起始碱基以及末端碱基中存在波动现象，一般是由于建库以及接头污染，不能表述为测序质量较差。如图 3-4 所示，经过 Bisulfite 处理之后的文库 C、G 含量会偏低，且由于实验中建库策略得到的 reads 保留了链的方向性（即 read1 为被 Bisulfite 处理过的原始 DNA 双链，而 read2 为后续 PCR 过程中形成的互补链），所以 GC 分布图上 read1 的 C 含量非常低，T 含量非常高，而 read2 的 G 含量非常低，A 含量非常高。此外，read1 与 read2 上 2 种相互配对的碱基（A 与 T、C 与 G）的分布呈现“X”型特点。

（4）GC 含量分布：在普通随机文库中，GC 含量分布一般接近于正态分布，同时正态分布对于峰值应该与 GC 碱基含量接近。如图 3-5 所示，其 GC 含量接近 25%，与总体碱基含量相一致。图中蓝色线条为按照测序数据结果计算而来的理论分布情况，红色线条 GC 含量检测结果的实际分布，当样品 GC 含量不符合正态分布，出现多个峰时提示样品中含有异源 DNA 序列或者存在接头二聚体。

2. 去除接头和低质量碱基序列 建库时 DNA 被随机打断为特定长度的片段，并在每个片段的两端都连上接头。但是当插入片段的长度小于测序的读长时在测序结果中会出现接头序列。因此原始数据需要利用 Trimmomatic、Cutadapt 等软件进行去除接头和低质量碱基序列。剪切原则主要包括：

（1）去除带接头的 reads，近年测序平台在测序结束后会自动剔除接头序列。在本例中接头已被剔除，无需进行相应步骤。

（2）去除 N（N 表示无法确定的碱基）的比例大于 10% 的 reads。

（3）去除低质量（质量值 Q≤5 的碱基数占整个 read 的 50% 以上）的 reads。

3. 通过 FastQC 命令行或者图形界面对处理后数据进行检测，合格后进行基因比对分析。

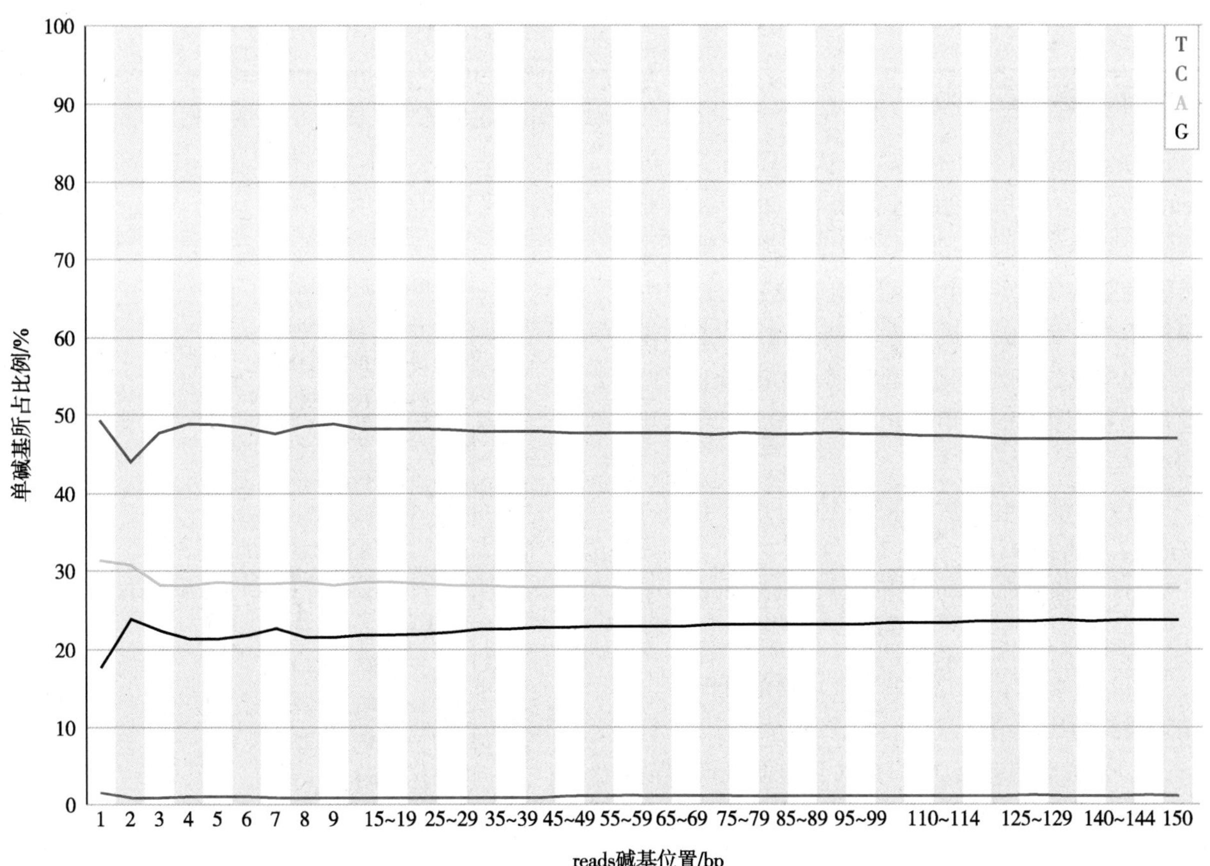

图 3-4 碱基含量分布图

不同颜色代表不同的碱基类型

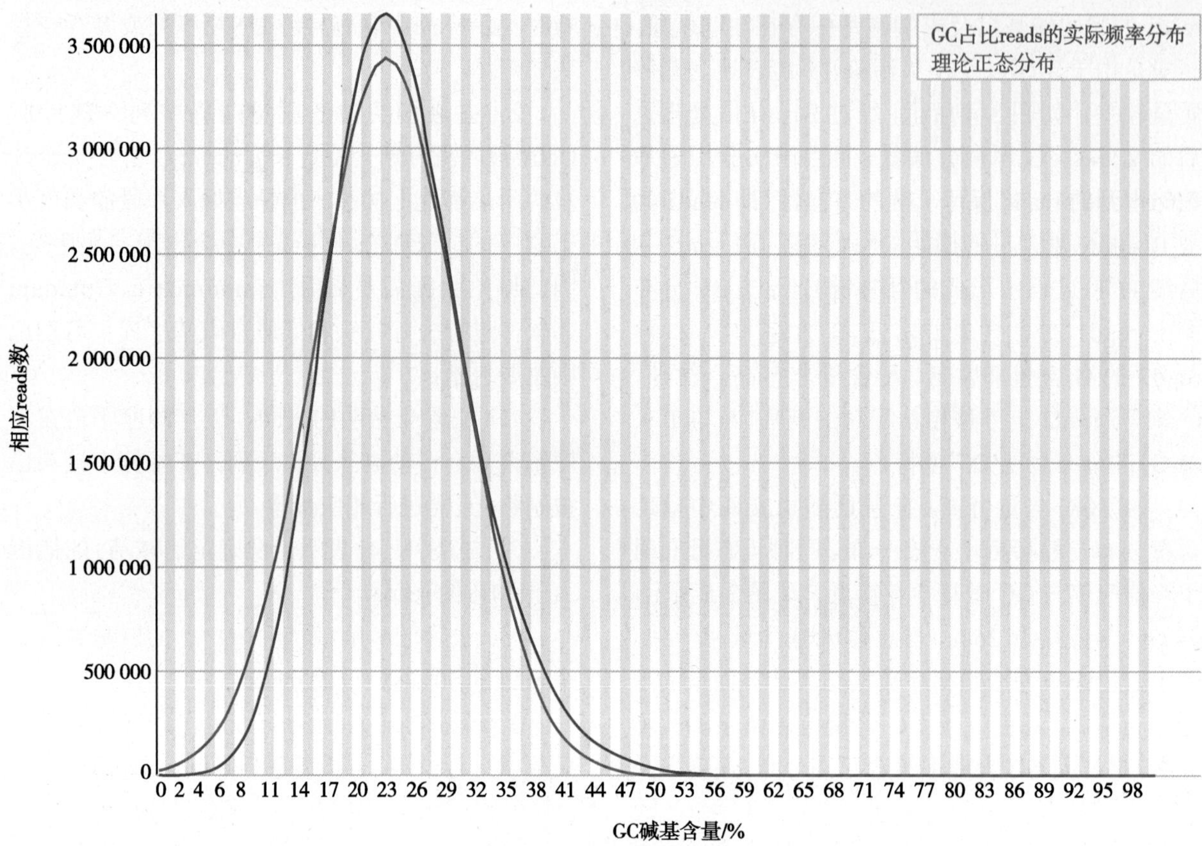

图 3-5 GC 含量分布图

二、参考基因比对

与全基因组测序一致，二代测序技术下机 reads 需要与参考基因组进行比对。由于经重亚硫酸盐测序的基因组 DNA 未甲基化胞嘧啶最终转换为胸腺嘧啶，而甲基化的胞嘧啶在此过程中保持不变。因此，在进行参考基因比对之间，需要进行相应的序列转化。通常使用 Bismark 软件进行全基因组 DNA 甲基化亚硫酸检测，具体流程如下：

（1）将基因组与参考基因组同时进行 C-to-T 及 G-to-A 的转换。

（2）转换后的 read 与同样经过转换的基因组 DNA 作比对。

（3）从 4 种平行比对结果中选择最好的一个作为最终的比对结果。

1. 建立参考基因组 DNA 经过重亚硫酸盐测序测得的序列信息，需要与正常的参考基因组序列信息进行比对。因此需要先通过软件导入参考基因组，同时参考基因组序列信息进行 C-to-T 及 G-to-A 的转换生成相应序列信息用作比对。通过 bismark_genome_preparation 导入参考基因组信息建立索引（图 3-6），并在相应路径生成序列转化后文件。本次分析采用 hg19 基因组数据作为参考。

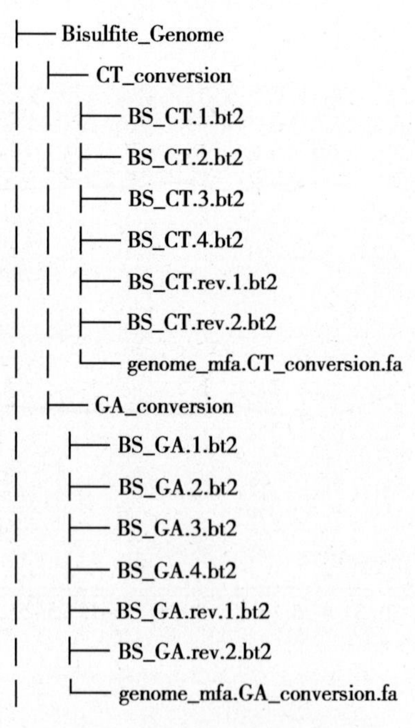

图 3-6 建立参考基因组索引

2. 使用 bismark 进行比对　选取 bismark，即进行甲基化数据的参考基因组的比对分析。bismark 将测序的结果和参考基因组都进行了 C-to-T 和 G-to-A（反向互补）的转换，将转换后的 reads 和转换后的基因组序列进行比对，并将比对结果输出，生成 BAM 格式比对结果。BAM 格式中记录了每一条 reads 在基因组上的比对位置和比对质量。比对原理如图 3-7 所示。

3. 去除重复的 reads　针对测序产生的序列，使用 deduplicate_methylation 去除重复的 reads，消除 PCR 过度扩增的影响。

4. 提出甲基化的统计信息　针对基因序列比对后的 BAM 文件，采用 genome_methylation_extractor 提取并统计甲基化信息。

5. 甲基化的可视化　直接利用 bismark2report 对提取的甲基化信息进行可视化统计结果（图 3-8）。

第三节　DNA 甲基化差异表达 CpG 位点的筛选

一、甲基化组间比较分析

对单个样本进行 DNA 测序数据的质控、比对和解读后，需要进一步确定不同组间具有差异的甲基化位点和甲基化区域，同时根据差异甲基化区域确定相关基因，并进行 GO（基因本体

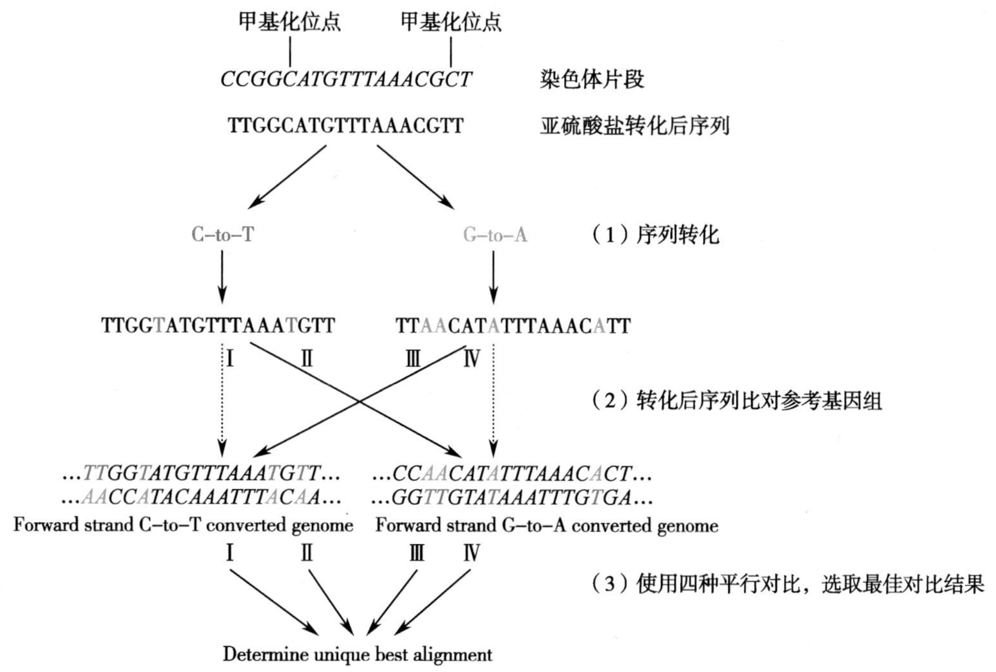

图 3-7　DNA 甲基化全基因组重亚硫酸盐测序序列比对原理

Cytosine Methylation after Extraction

Total C's analysed	1313874026
Methylated C's in CpG context	57063617
Methylated C's in CHG context	3218333
Methylated C's in CHH context	8736556
Unmethylated C's in CpG context	11944609
Unmethylated C's in CHG context	307708597
Unmethylated C's in CHH context	925202314
Percentage methylation（CpG context）	82.7%
Percentage methylation（CHG context）	1.0%
Percentage methylation（CHH context）	0.9%

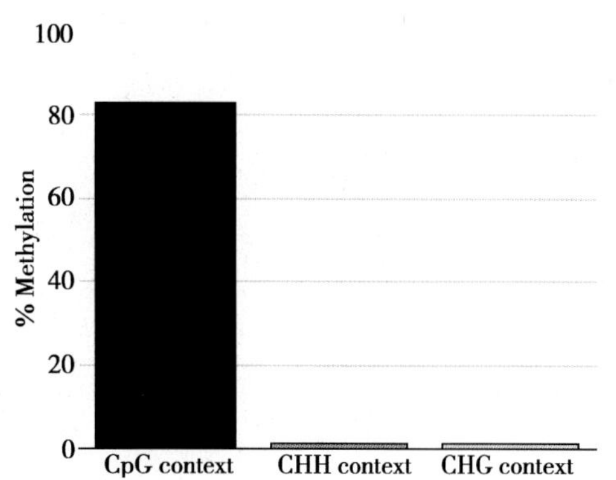

图 3-8　SRR6495662 样本全基因组 DNA 甲基化可视化结果

论，Gene Ontology）分析及KEGG（京都基因与基因组百科全书，Kyoto Encyclopedia of Genes and Genomes）分析，进一步确定疾病相关基因及信号通路。对此一般采用MethylKit、Seqmonk、swDMR、clusterProfiler等软件及软件包，本次分析采用MethyKit进行分析。第一节所示案例的3例吸烟者（SRR6495662、SRR6495664、SRR6495666）及3例非吸烟者（SRR6495668、SRR6495670、SRR6495672）孕妇的新生儿脐带血$CD4^{+}$细胞的全基因组测序结果进行分析。

（一）聚类分析与主成分分析

聚类分析一方面有助于分析样本之间的相关关系，另一方面有助于分析不同样本之间的差异趋势，进而研究这种差异的生物学意义。在甲基化水平分析过程，往往选取一定数量样本间甲基化水平差异最大区域进行聚类分类分析。采取层次聚类方法，对不同样本进行聚类分析。基于全基因组不同功能元件的甲基化密度数据进行样品间的主成分分析，取相应主成分作图，以便观察样品的相似性与差异性（图3-9、图3-10）。

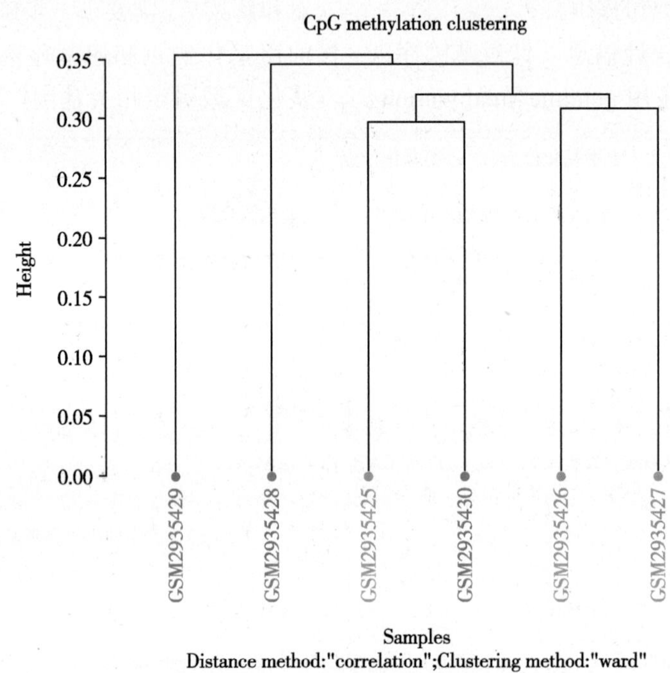

图3-9 样本聚类分析图

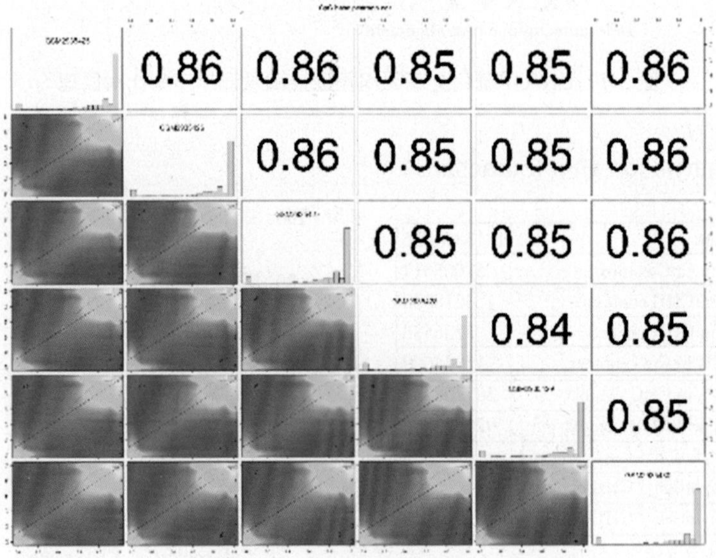

图3-10 样本相关性分析图

（二）差异性分析

对样本间甲基化位点、甲基化岛、基因及启动子的甲基化程度可能存在差异进行分析。DNA甲基化作为重要的表观遗传学变化标志，可能在不同条件下参与调控基因的差异表达，从而影响生物学过程。DNA甲基化差异分析软件不一，根据样本量大小及测序深度可以采用不同软件。本次组间比较的差异化分析结果见表3-1～表3-4。

表3-1 吸烟与非吸烟孕妇的新生儿脐带血 $CD4^+$ 细胞显著差异甲基化位点（部分结果）

chr	start	end	gene	region	p-value	q-value	meth.diff
1	228645252	228645252	*HIST3H2A*	exonic	1.503×10^{-16}	3.726×10^{-10}	−38.000
1	228645244	228645244	*HIST3H2A*	exonic	4.021×10^{-16}	6.644×10^{-10}	−36.912
1	228645247	228645247	*HIST3H2A*	exonic	4.021×10^{-16}	6.644×10^{-10}	−36.912
1	228645275	228645275	*HIST3H2A*	exonic	1.374×10^{-14}	1.076×10^{-8}	−35.251
5	2526235	2526235	*LOC100506858*	intergenic	8.833×10^{-14}	5.970×10^{-8}	−84.615
X	115004682	115004682	*DANT1*	ncRNA_intronic	9.657×10^{-14}	6.244×10^{-8}	37.620
X	115004729	115004729	*DANT1*	ncRNA_intronic	1.484×10^{-13}	9.196×10^{-8}	36.911
2	170602279	170602279	*KLHL23*	intronic	1.603×10^{-13}	9.537×10^{-8}	91.304
1	228645273	228645273	*HIST3H2A*	exonic	3.882×10^{-13}	2.061×10^{-7}	−33.989
1	228645208	228645208	*HIST3H2A*	exonic	9.328×10^{-13}	4.474×10^{-7}	−35.714

chr：染色体；start：起始位点；end：终止位点；gene：基因；region：区域；p-value：p值；q-value：错误发现率校正q值；meth.diff：甲基化差异倍数

表3-2 吸烟与非吸烟孕妇的新生儿脐带血 $CD4^+$ 细胞显著差异甲基化岛（部分结果）

chr	start	end	gene	region	p-value	q-value	meth.diff
1	228645196	228646434	*HIST3H2A*	exonic	$3.633\,6 \times 10^{-215}$	$7.306\,6 \times 10^{-211}$	−20.487
10	17270430	17272617	*VIM*	exonic	$1.389\,5 \times 10^{-125}$	$1.397\,1 \times 10^{-121}$	−17.351
13	110434466	110440180	*IRS2*	exonic	$3.977\,8 \times 10^{-102}$	$2.666\,23 \times 10^{-98}$	−15.229
19	49468372	49469376	*FTL*	exonic	$6.617\,6 \times 10^{-101}$	$3.326\,7 \times 10^{-97}$	−19.760
X	114959730	115005442	*DANT1*	ncRNA_intronic	$9.096\,53 \times 10^{-92}$	$3.658\,29 \times 10^{-88}$	12.395
17	79478235	79482426	*ACTG1*	exonic	$7.718\,45 \times 10^{-90}$	$2.586\,73 \times 10^{-86}$	−8.468
10	135341255	135342561	*CYP2E1*	exonic	$4.044\,04 \times 10^{-62}$	$1.161\,69 \times 10^{-58}$	17.927
19	290594	292249	*PLPP2*	exonic	$4.237\,66 \times 10^{-59}$	$1.065\,14 \times 10^{-55}$	27.217
11	61734760	61735932	*FTH1*	exonic	$5.535\,49 \times 10^{-57}$	$1.236\,76 \times 10^{-53}$	−16.025
X	142721410	142722958	*SLITRK4*	UTR5	$4.957\,38 \times 10^{-56}$	$9.968\,37 \times 10^{-53}$	−21.764

表3-3 吸烟与非吸烟孕妇的新生儿脐带血 $CD4^+$ 细胞显著差异甲基化基因（部分结果）

chr	start	end	gene	region	p-value	q-value	meth.diff
1	228645064	228645560	*HIST3H2A*	exonic	$2.509\,9 \times 10^{-228}$	$5.132\,9 \times 10^{-224}$	−30.087
7	5566778	5570232	*ACTB*	exonic	$1.849\,1 \times 10^{-161}$	$1.890\,7 \times 10^{-157}$	−16.457
17	79476996	79479892	*ACTG1*	exonic	$2.810\,5 \times 10^{-112}$	$1.915\,8 \times 10^{-108}$	−13.107
X	31137344	33357726	*DMD*	exonic	$8.730\,1 \times 10^{-100}$	$4.463\,33 \times 10^{-96}$	2.341
X	31137344	33146544	*DMD*	exonic	$5.431\,44 \times 10^{-97}$	$1.851\,24 \times 10^{-93}$	2.407
X	31137344	33146545	*DMD*	exonic	$5.431\,44 \times 10^{-97}$	$1.851\,24 \times 10^{-93}$	2.407
X	31137344	33229673	*DMD*	exonic	$2.228\,02 \times 10^{-95}$	$6.509\,09 \times 10^{-92}$	2.343
X	114956728	115085444	*DANT1*	ncRNA_exonic	$1.922\,37 \times 10^{-80}$	$4.914\,14 \times 10^{-77}$	7.686
X	31137344	32430371	*DMD*	exonic	$7.884\,74 \times 10^{-78}$	$1.791\,62 \times 10^{-74}$	2.741
X	28605680	29974017	*IL1RAPL1*	exonic	$5.609\,08 \times 10^{-71}$	$1.147\,07 \times 10^{-67}$	2.804

表 3-4 吸烟与非吸烟孕妇的新生儿脐带血 $CD4^+$ 细胞显著差异甲基化启动子(部分结果)

chr	start	end	gene	region	p-value	q-value	meth.diff
1	228645307	228646060	*HIST3H2A*	exonic	$4.037\ 51 \times 10^{-53}$	$9.357\ 12 \times 10^{-49}$	−11.910
X	108297271	108297771	*MIR6087*	upstream	$6.857\ 97 \times 10^{-38}$	$7.946\ 83 \times 10^{-34}$	6.039
5	8457299	8458177	*LINC02226*	ncRNA_exonic	$4.776\ 55 \times 10^{-33}$	$3.689\ 96 \times 10^{-29}$	−18.705
12	6419101	6420098	*PLEKHG6*	UTR5	$7.622\ 34 \times 10^{-32}$	$4.416\ 28 \times 10^{-28}$	32.703
X	151999010	151999801	*CETN2*	exonic	$1.026\ 11 \times 10^{-27}$	$4.756\ 11 \times 10^{-24}$	−18.959
X	23925622	23926557	*APOO*	exonic	$5.339\ 42 \times 10^{-27}$	$2.062\ 39 \times 10^{-23}$	−14.818
1	156542396	156542896	*IQGAP3*	UTR5	$6.809\ 67 \times 10^{-27}$	$2.254\ 53 \times 10^{-23}$	40.437
X	63425624	63426124	*AMER1*	UTR5	$4.115\ 5 \times 10^{-25}$	$1.192\ 23 \times 10^{-21}$	−17.295
19	1401569	1402069	*GAMT*	UTR5	$8.387\ 6 \times 10^{-25}$	$2.159\ 85 \times 10^{-21}$	−29.095
19	13874827	13875327	*MRI1*	upstream；downstream	$8.720\ 27 \times 10^{-24}$	$2.020\ 96 \times 10^{-20}$	21.574

二、甲基化差异位点的富集分析

DNA 甲基化最终以基因的表达改变来产生生物学效应，与其他组学分析相似，在确定差异甲基化区域明确差异基因，利用差异基因进行 GO 分析及 KEGG 分析，有利于进一步明确疾病相关生物学机制。图 3-11 至图 3-18 给出了差异甲基化位点、甲基化岛、甲基化基因和甲基化启动子的富集结果。

三、甲基化组与转录组的联合分析

DNA 甲基化组学数据通常也可以与其他组学数据进行联合分析，最常见的是与转录组数据进行联合分析。例如，一项在类风湿关节炎(rheumatoid arthritis，RA)患者与健康人群中进行的研究，通过多阶段设计最终证明，聚 ADP 核糖聚合酶(poly ADP-ribose polymerase，*PARP*)9 基因及干扰素诱导基因交互作用网络在 RA 发病机

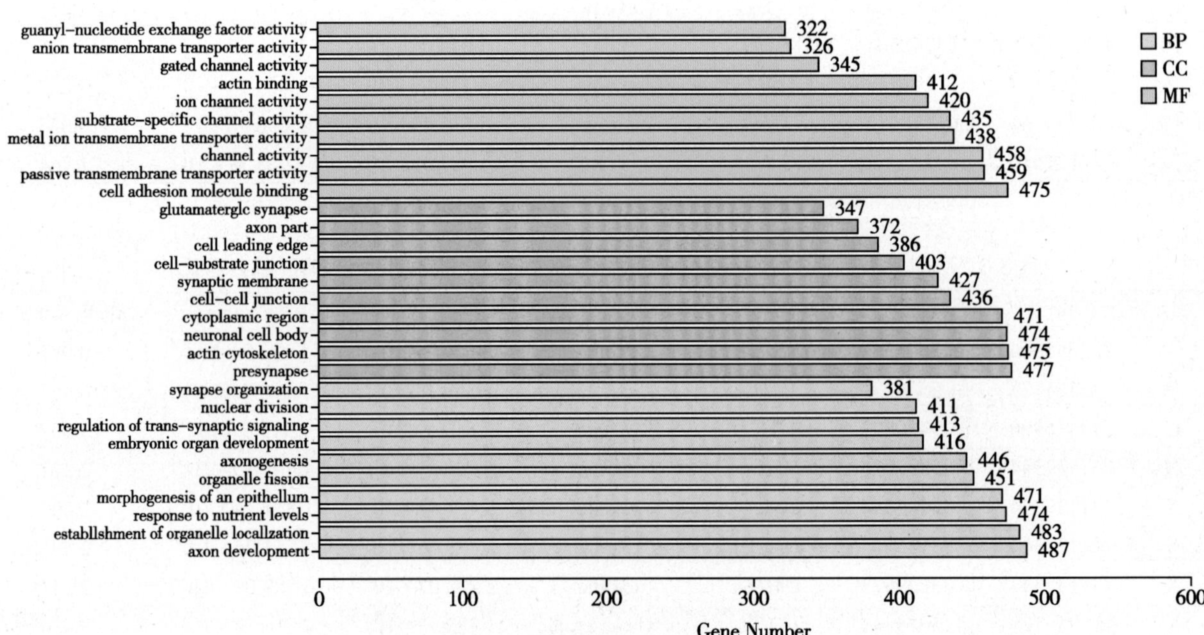

图 3-11 差异甲基化位点 GO 富集分析图

BP：生物过程；CC：细胞组分；MF：分子功能

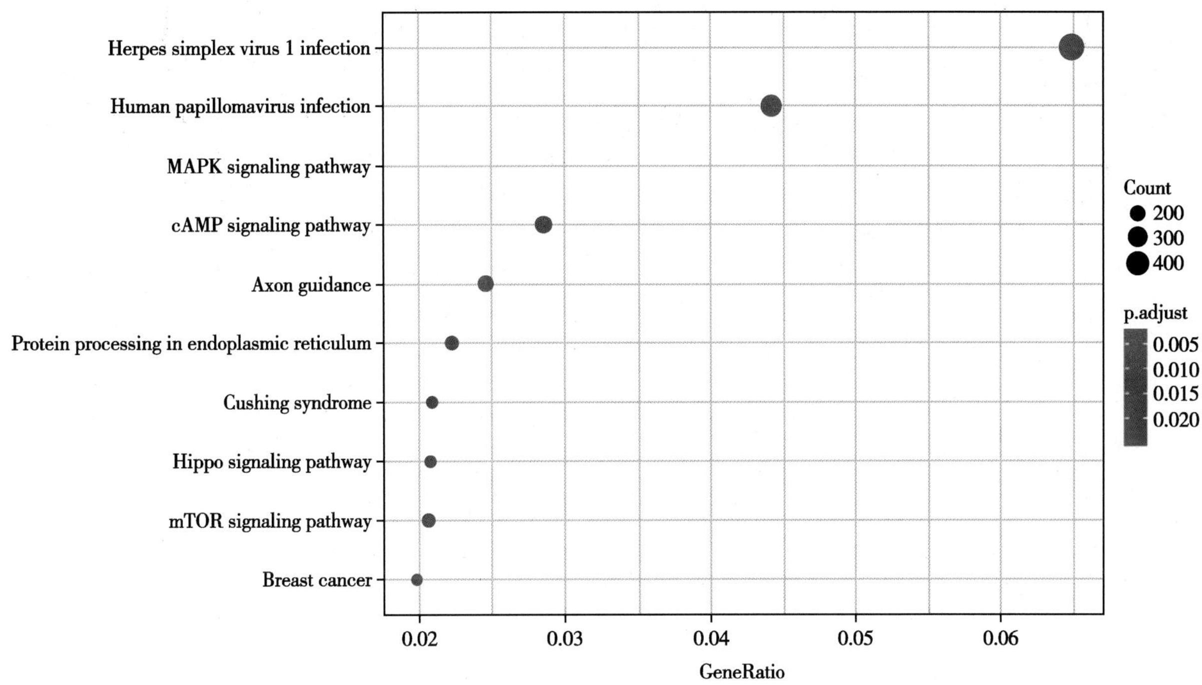

图 3-12　差异甲基化位点 KEGG 通路示意图

Count：差异甲基化位点数；p.adjust：多重校正后 *P* 值

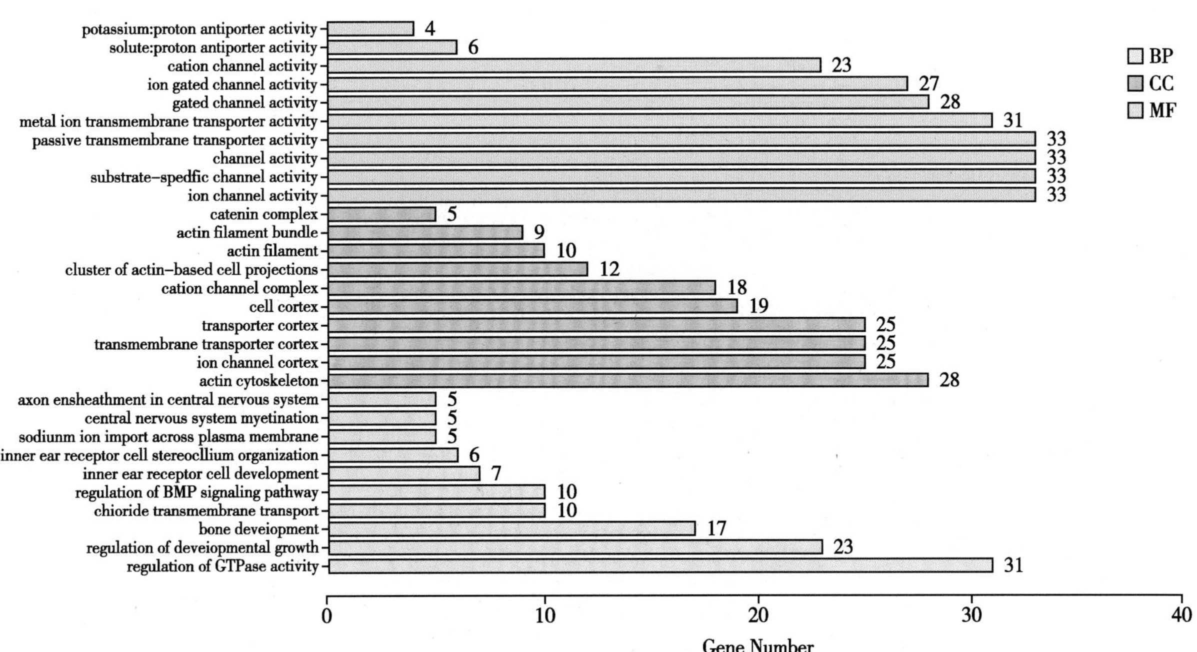

图 3-13　差异甲基化岛 GO 富集分析图

BP：生物过程；CC：细胞组分；MF：分子功能

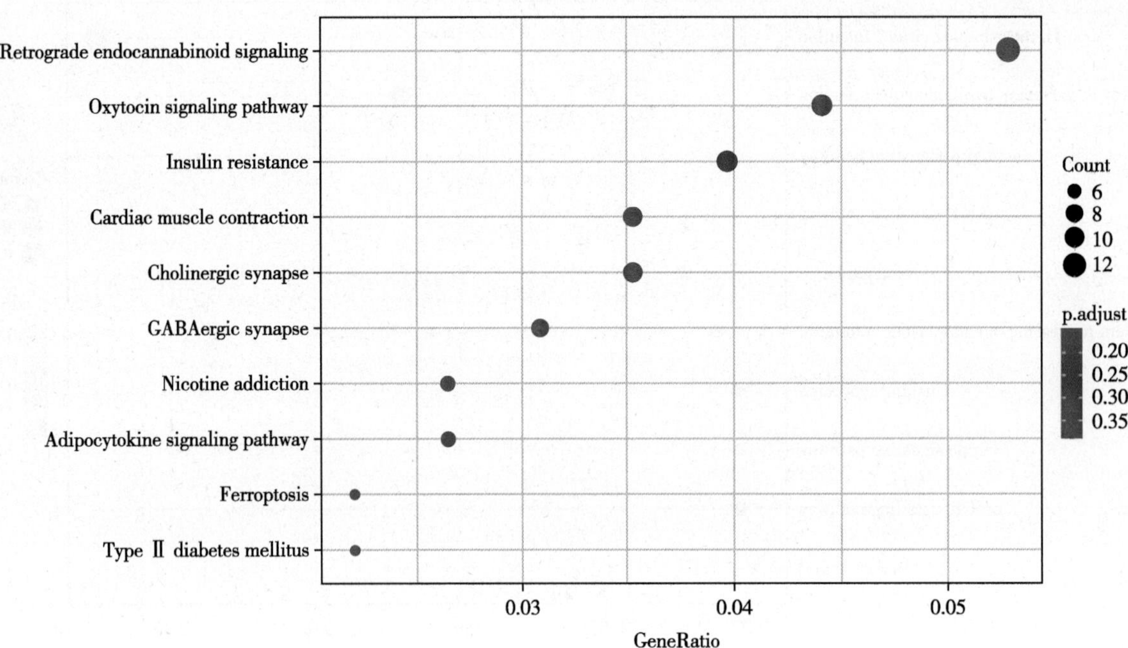

图 3-14 差异甲基化岛 KEGG 通路示意图

Count：差异甲基化位点数；p.adjust：多重校正后 P 值

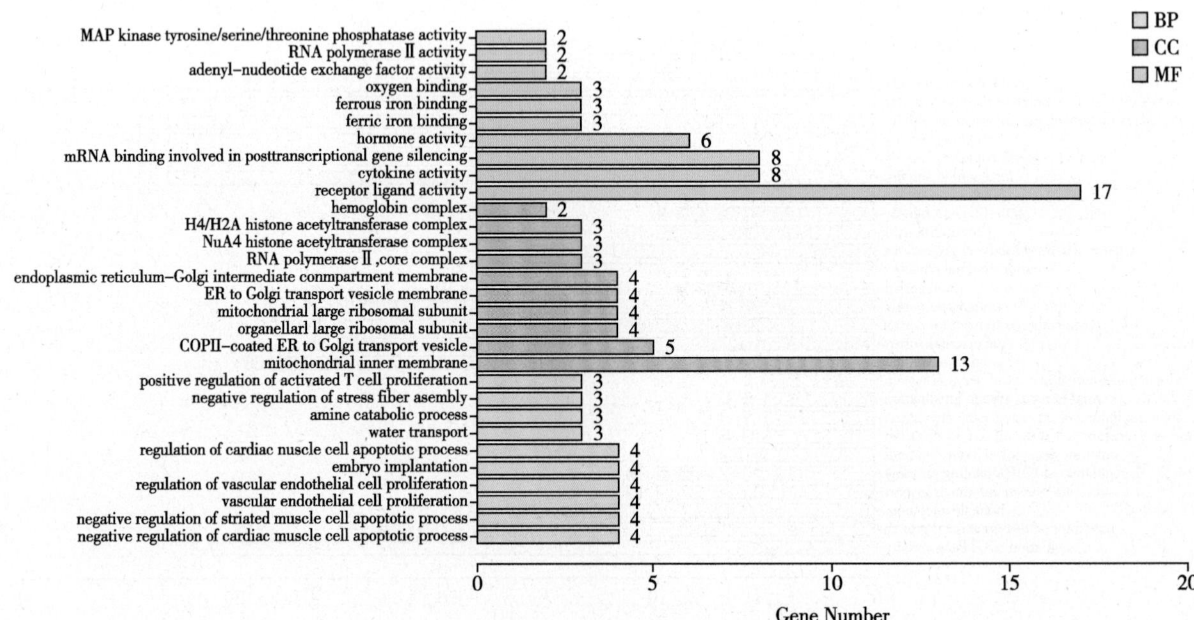

图 3-15 差异甲基化基因 GO 富集分析图

BP：生物过程；CC：细胞组分；MF：分子功能

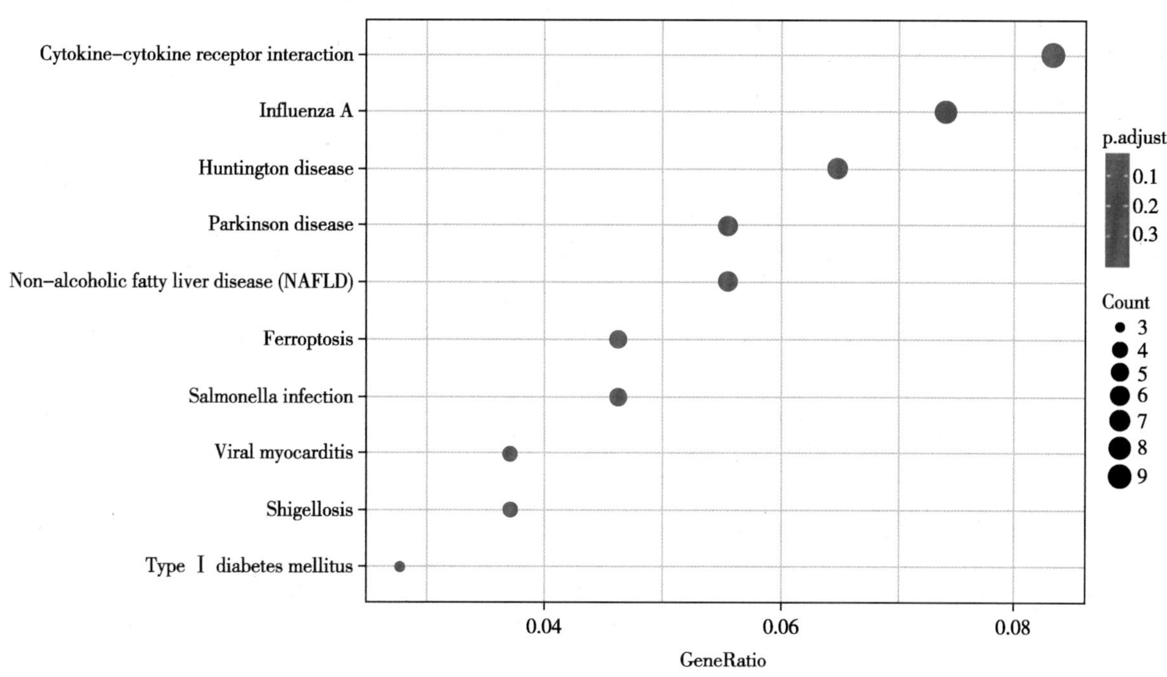

图 3-16　差异甲基化基因 KEGG 通路示意图

Count：差异甲基化位点数；p.adjust：多重校正后 *P* 值

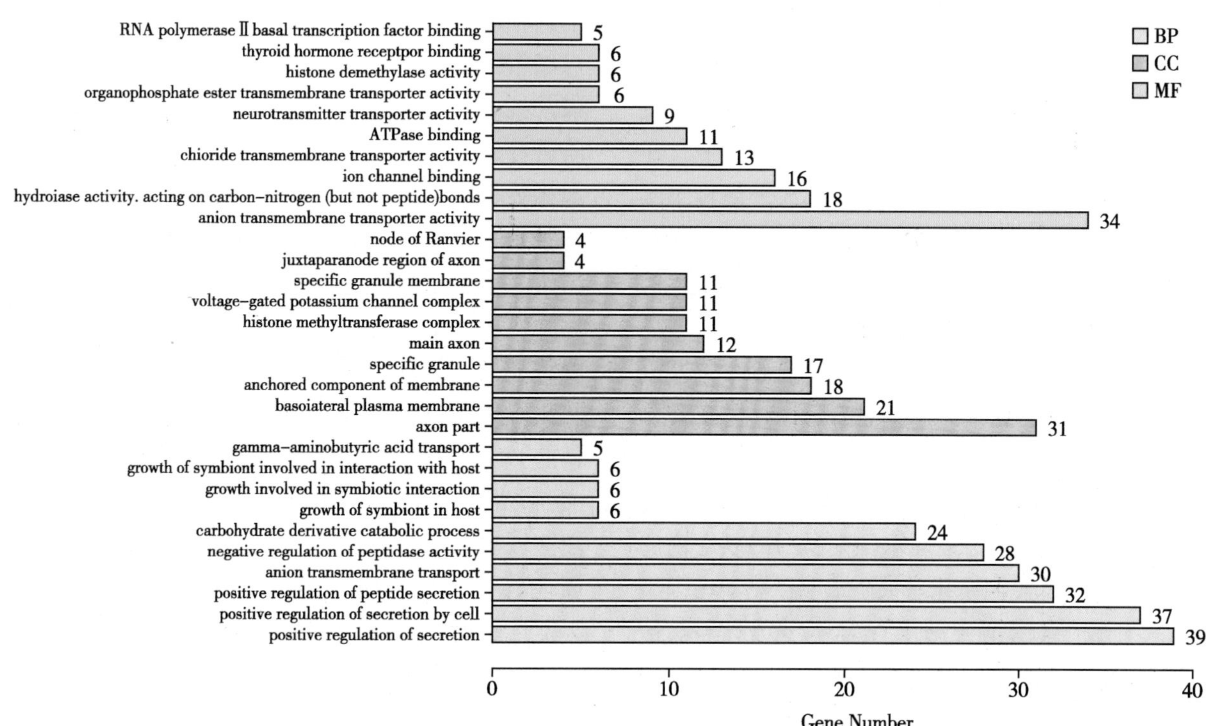

图 3-17　差异甲基化启动子 GO 富集分析图

BP：生物过程；CC：细胞组分；MF：分子功能

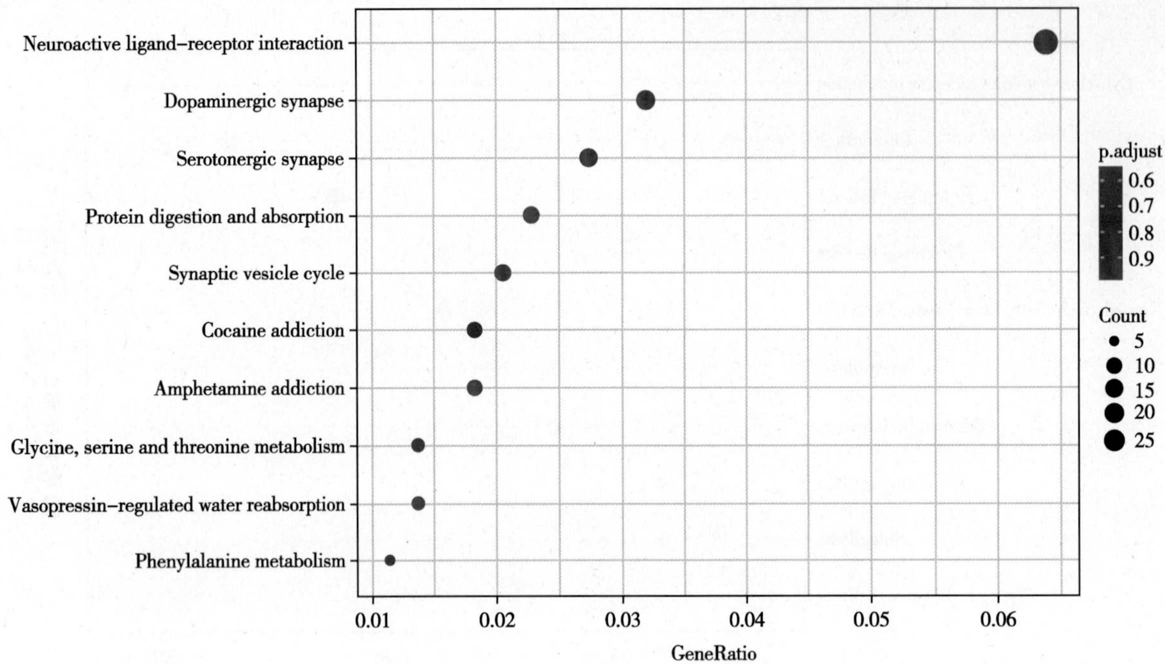

图 3-18 差异甲基化启动子 KEGG 通路示意图

Count：差异甲基化位点数；p.adjust：多重校正后 *P* 值

制中的潜在作用。研究首先在 RA 患者及健康人中进行 DNA 甲基化检测，结果发现有 1 046 个位点的 DNA 甲基化水平在 RA 患者与健康人中存在差异。进而通过位点注释发现，其中 730 个甲基化位点定位在 598 个基因区。同时使用长链非编码 RNA（lncRNA）和 mRNA 芯片在同一批研究对象中进行检测相关基因的转录水平。在全体研究人群中进行 DNA 甲基化水平与转录水平的联合分，结果提示：共有 109 个位点的甲基化水平与相应的包括 *PARP9* 基因的 91 个基因的 mRNA 水平存在显著的相关关系，并且其中的 3 个差异甲基化位点均定位于 *PARP9* 基因中。因果推断分析（CIT）同样可以用于多组学联合分析，即通过分析起始因子（DNA 甲基化）、中介因子（mRNA 水平）及结局变量（RA）三者之间的关联进行因果推断。结果显示，包括 *PARP9* 在内的 6 个基因的 DNA 甲基化与 RA 发生存在潜在因果关联。同时，对差异甲基化 DNA 位点及差异表达基因构建相互作用网络进行分析，显示干扰素诱导基因交互作用网络在 RA 发生中起潜在作用。

四、候选基因 DNA 甲基化验证

全基因组甲基化检测数据信息极为丰富，最终会检测出成百上千差异甲基化基因。由于全基因组检测的研究成本较高，样本量不足，差异甲基化的研究结果具有一定的不确定性。为了进一步了解相应疾病以及生物学过程的潜在机制。一般可以根据数据分析结果，结合疾病相关的临床知识，选择与疾病发生机制相关的基因或者信号通路进行进一步验证。大样本验证一般同时检测样本相关基因位点的甲基化水平以及基因的 mRNA 转录水平，验证相关位点的甲基化是否为假阳性结果，明确 DNA 甲基化水平与 mRNA 水平之间关联。由于 DNA 甲基化调控基因转录的相对区段特异性，通常针对基因启动子及增强子区域甲基化位点。与全基因组 DNA 甲基化检测一致，局部的 DNA 甲基化水平检测同样具有质谱、重亚硫酸盐转化等方法。例如基于重亚硫酸盐转化的特定区域甲基化检测方法—Methy Target，该方法的原理与全基因组中亚硫酸盐测序一致，主要在基因文库构建时存在差别，后者仅加入候选区段特异性 Primer 进行特异性扩增，并在建库过程中对于各个样本添加特异性标签，后续进行二代测序，进行相应位点的 DNA 甲基化分析（图 3-19）。

如上述联合分析示例，研究者在多阶段分析中发现 *PARP9* 基因的 DNA 甲基化及转录水平均

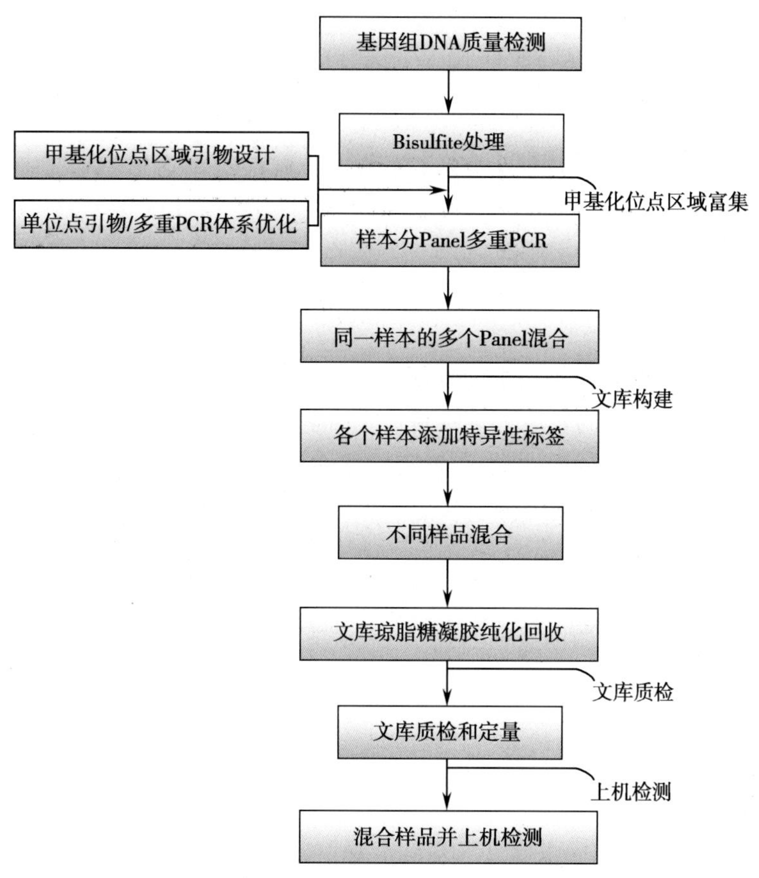

图 3-19　靶向 DNA 甲基化水平验证流程

与 RA 的发生潜在相关，并在 2 个不同的群体中进行了验证。如果在同一人群进行 DNA 甲基化及 mRNA 水平的检测也可以进一步实现相关分析。对于功能尚未完全明确的基因或初次发现与研究目标相关的基因，可以进一步通过细胞或动物水平进行基因敲除或过表达验证实验结果，检测相关基因或生物学过程的改变。

（潘发明　潘贵霞）

第四章　如何分析基因表达数据

基因芯片或测序技术可在一次实验中同时得到海量的基因表达数据，该技术的发展为癌症等疾病的治疗提供了新的思路。基因表达数据分析可分 3 个层次，即单基因分析、多基因分析和基因调控网分析。本章主要介绍基因表达数据的标准化、差异表达基因筛选、基因表达的聚类分析、基因特征提取与预测分类和基因调控网络的建立等内容。

第一节　基因表达谱数据的标准化

基因芯片（又称 DNA 芯片、生物芯片）技术指将大量（通常每平方厘米点阵密度高于 400）探针分子固定于支持物上后与标记的样品分子进行杂交，通过检测每个探针分子的杂交信号强度进而获取样品分子的数量和序列信息。基因芯片根据所用的探针类型不同可分为 cDNA 微阵列（cDNA microarray）和寡聚核苷酸阵列（oligo microarray）。cDNA 微阵列上的数据通常是配对的 2 个样本，即芯片上杂交的样本是对照样本，分别使用不同荧光染色标记，给出两者强度之比（Cy5/Cy3）；而寡聚核苷酸阵列使用的是单样本，即芯片采用单一样本和芯片杂交，数据是测得的表达水平值。很多芯片扫描仪都自带图像分析的软件，通过对像素点的栅格化，计算出各点样点及其背景范围在 2 个信道的荧光强度值，将图像信息转化成可计算的数字信息。在图像处理之后，有必要对每一个信道的相对荧光强度进行标准化。不同的标志物、对不同荧光标记的不同检测效能以及样品 RNA 的原始浓度的不同所产生的系统误差，都将在标准化中得到校正。一张芯片经过标准化以后，该芯片上的每一个基因都可以获得一个表达比（ratio）或表达值。鉴于两种芯片的不同，其预处理的算法也有一定的区别。对于基因表达谱数据的分析的主要任务是转化为统计学问题，从表达数据中找出具有统计学意义的结构，结构类型包括全局模型和局部模式。

现有一项研究为了解大脑组织胚胎性肿瘤的中枢神经系统（CNS）生物学功能，利用基因芯片进行实验获得 DNA 微阵列基因表达数据，数据集来自于中枢神经系统的实验。每张芯片样本上有 7 129 个基因，总共 42 个肿瘤组织样本，具体包括 10 个成神经管细胞瘤（medulloblastoma）样本，10 个恶性胶质瘤（malignant glioma）样本，10 个非典型性畸胎瘤 / 横纹肌样瘤（AT/RTs）样本，8 个周围神经上皮样瘤（PNET）样本，以及 4 个正常小脑组织样本。为简单起见，通过实验从成神经管细胞瘤和恶性胶质瘤这 2 类共 20 个样本的实验数据中，使用比值的方法筛选出 112 个表达基因，将这些数据列于表 4-1，其中行为基因，列为样本。

现有的标准化方法主要有参照点标准化法、总强度标准化法（total intensity normalization，TIN）、局部加权线性回归标准化法以及局部均值标准化法（locally weighted linear regression normalization，LWLRN）等。不同的标准化方法有着各自的特点，可根据不同密度的表达型基因芯片和芯片实验的实际质量采用不同的标准化方法。由于产生系统误差的原因很多，使得芯片表达数据的标准化变得非常复杂，想用单一的方法消除所有的系统误差几乎是不可能的，只能尽可能地减小误差。本节主要介绍如何运用总强度标准化法和局部加权线性回归标准化法对基因表达谱数据进行标准化。

一、总强度标准化方法

首先给出一些假设条件：对于需要比较的 2 个样品，分别以红、绿 2 种染料标记染色（用 Cy5/

表 4-1　成神经管细胞瘤和恶性胶质瘤样本组的差异表达基因

序号	基因	成神经管细胞瘤(MD)			恶性胶质瘤(MG)		
		sample_1	…	sample_10	sample_11	…	sample_20
Gene1	*RPS23*	14.662 1	…	14.709 1	14.507 8	…	13.237 7
Gene2	*SFRS3*	12.903 3	…	12.027 5	10.985 3	…	10.525 3
Gene3	*ZIC1*	9.464 4	…	13.617 5	9.252 1	…	9.563 0
Gene4	*RPL39*	14.296 0	…	14.619 9	13.798 1	…	12.458 8
Gene5	*KIAA0182*	11.497 4	…	11.676 0	10.884 4	…	10.221 5
⋮	⋮	⋮		⋮	⋮		⋮
Gene111	*RAB31*	9.879 9	…	10.044 4	11.878 2	…	11.472 4
Gene112	*LOC642047*	12.381 7	…	10.653 4	11.786 7	…	11.642 1

Cy3 表示)，在生物特性相似情况下，假设参与杂交的起始 RNA 数量相等，并且假定在每个点样点里，有成千上万的单个 RNA 分子，每个分子的分子量大约相同，在每个点样点里分子的数量也相同；另外，假设芯片上的元素点表示对基因的一个任意取样。在这些假设基础上，可以认为：来自于每个样本大约相等的被标记分子的数量应该杂交这些阵列元素点上，从而对于每个样本，所有元素点的杂交强度综合也应该相等。根据这一思想，可以得到一个标准化因子 *NF*(或归一化因子)，即

$$NF=\sum_{i=1}^{N}R_i/\sum_{i=1}^{N}G_i \qquad (公式 4\text{-}1)$$

这里 R_i 和 G_i 分别表示红(Cy5)和绿(Cy3)的信号强度值，可为基因点信号的中位数或均值等强度值。这时对于红绿单个信号强度值，利用上述标准化因子，可以表示为：

$$G_i'=NF\times G_i \qquad (公式 4\text{-}2)$$

$$R_i'=R_i \qquad (公式 4\text{-}3)$$

经过标准化处理后的表达比记为：

$$Ratio'=\frac{R_i'}{G_i'}=\frac{1}{NF}\times\frac{R_i}{G_i} \qquad (公式 4\text{-}4)$$

校正后的所有 $Ratio_i$ 的平均值为 1，上述方程等同于从原始表达比 $Ratio_i$ 取以 2 为底对数的值中减去一个常量，即为：

$$\log_2(Ratio')=\log_2\left(\frac{R_i'}{G_i'}\right)=\log_2(\frac{R_i}{G_i})-\log_2(NF)$$

(公式 4-5)

二、局部加权线性回归标准化方法

上述总强度标准化方法在数据可能出现某些系统误差时，得到的结果将产生一定的偏差。如发现 $\log_2(Ratio_i)$ 值对于强度有一定系统依赖性(systematic dependence)，特别是对于强度为 0 或小于 0 的信号点，这里的信号值接近背景值，相对误差增加。因此，可以使用局部加权线性回归标准化方法(LWLRN)，该方法可以较好地改善 $\log_2(Ratio_i)$ 值对信号强度以来所产生的影响。

LWLRN 基于以下 3 个假设：①大部分基因并不是有差异变化的；②上调与下调基因的数目相差不是特别大；③前 2 个假设在信号范围内成立。为此，这里最简单的设想方法是：对于芯片上元素点的表达测量值 $\log_2(Ratio_i)$ 是 $\log_{10}(R_i\times G_i)$ 信号强度的一个函数，两者间的散点图关系应该呈现一定的线性关系(R-I 图)。

局部线性回归标准化方法发现 R-I 图中存在有某些系统偏差，其线性关系也不是特别好，通过建立一个局部线性回归方程可校正这些偏差。对于每个点来说，该线性回归作为 $\log_{10}(R_i\times G_i)$ 的一个函数，并从经验观测值 $\log_2(Ratio_i)$ 中减去计算好的最适合的所有 $\log_2(Ratio')$ 的平均值。

首先记 $X_i=\log_{10}(R_i\times G_i)$，$Y_i=\log_2(R_i/G_i)$，根据所有的点 (X_i, Y_i)，可以得到一条回归直线 $Y_i(X_i)=aX_i+b$，从而根据这个函数方程逐点校正 $\log_2(Ratio_i')$，即

$$\log_2(Ratio') = \log_2\left[Ratio \times \frac{1}{2^{Y(X_i)}}\right] = \log_2\left[\frac{R_i}{G_i} \times \frac{1}{2^{Y(X_i)}}\right]$$
（公式 4-6）

这里的 $2^{Y(X_i)}$ 即相当于标准化因子 NF。与其他标准化方法一样，可以对 2 种信号强度方程作如下转换

$$G_i' = 2^{Y(X_i)} \times G_i$$
$$R_i' = R_i$$

应用该方法后得到的 $\log_2(Ratio_i')$ 与 $\log_{10}(R_i \times G_i)$ 之间的散点关系图，经过回归校正后的散点图形有更好的线性关系。

需要注意的是，上面 2 种方法主要针对的是 cDNA 阵列。对于寡聚核苷酸阵列标准化有专门的方法。其基本思想是：选择一组表达水平不变的管家基因（housekeeping genes），借助一种平滑样条技术拟合标准化函数曲线。算法的理论假设是：管家基因的表达水平强度在不同的芯片上有相同的排序结果。具体有 2 种类型的算法，包括全数据算法（complete data method，CDM）和基线数据算法（baseline method，BM），前者考虑所有微阵列样品，后者通常在所有微阵列样品中选定一个基准，其他所有微阵列数据均以该基准作变换。表 4-1 的数据就来自这种类型的标准化。通常情况，微阵列标准化有专门的软件工具可以使用。

另有一项来自香港城市大学深圳研究院生物医药科技中心的 mouse7500Ⅱ型表达芯片（每张芯片上有 7680 个杂交点，共有 15 张）的实验研究，利用局部均值化标准化模型对该实验数据处理验证。

该张芯片的标准化处理主要是在 Excel 中进行的（具体的计算过程这里不作介绍），先按芯片上所有点的信号总强度（sum of medians）由小至大进行排序，然后按照每 300 个点逐步求其内部均值（TRIMMEAN 函数求内部均值），得到相应各点的标准化因子 NF，然后按下面公式：

$$Ratio' = \frac{Ratio}{NF}$$
（公式 4-7）

从而得到标准化后的表达比（$Ratio'$），具体结果见表 4-2。

表 4-2 mouse7500Ⅱ型表达芯片 7 680 个杂交点标准化前后表达比

序号	表达比	标准化因子	标准化的表达比	信号总强度
34	0.633	0.448	1.413	240
59	1.301	0.934	1.393	626
84	1.118	2.526	0.443	2 789
101	0.059	0.988	0.060	850
104	1.082	2.035	0.532	2 353
106	0.773	0.952	0.812	1 053
113	0.723	1.997	0.362	2 321
⋮	⋮	⋮	⋮	⋮

经过标准化后发现，两通道的信号强度之间的关系散点图在标准化前后有了较明显的改善，其线性趋势更好些，如图 4-1（a）、（b）；而且经过与原图像比较发现标准化后的数据有更好的一致性，能更好地反映表达比。

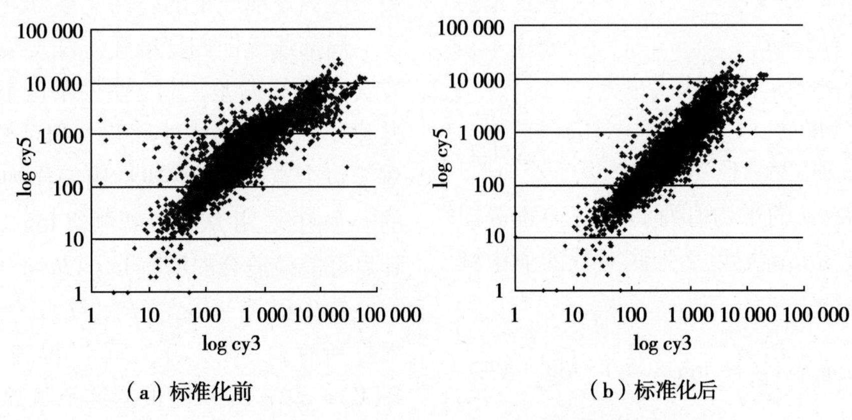

（a）标准化前　　（b）标准化后

图 4-1 标准化前后两通道（Cy5/Cy3）信号强度的分布情况

第二节　差异表达基因的筛选

随着各类基因组计划的相继完成，人类面临的更艰巨的任务是研究基因功能活动，也就是说基因组序列分析仅仅代表了遗传信息复杂性的一个层次，而遗传信息有序地、时相地表达则是决定生物体及其行为的另一个层次，所以，发现不同生物体及其组织在各种状态下（正常状态、发育、衰老、损伤及疾病）差异表达的基因具有十分重要的意义。

现有一项相关研究，乳腺癌基因芯片数据共有 60 例样本，分为正常对照组和乳腺癌组，其中正常对照 31 例，乳腺癌 29 例，数据共有 22 575 个基因。数据格式为 22 575 × 60 矩阵形式，其中行表示基因，列表示样品，矩阵中的数值为样品中的基因表达水平。通过基因表达水平值可以比较病例和对照的差异。数据由公开的 GEO（gene expression omnibus）数据库中获得。

一、差异基因的筛选

由于微阵列数据包含数千甚至上万个基因表达水平，而大部分基因与给定的表型如肿瘤等组织的表达是无关的，基因筛选是要识别基因在两组或多组样本中的差异表达基因，分析的主要困难是相对于给定的样品数目基因的数量巨大，用传统的统计方法对“差异基因”进行鉴别会产生大量的假阳性结果（如检验水准取 $\alpha = 0.05$）。因此，差异表达基因筛选的关键是控制假阳性，同时要保持较高的筛检效率。针对差异表达基因的筛选，现有多种方法，其中有简单的倍数法或倍数差异法、传统两样本 t 检验、专门针对芯片数据特点的 SAM 检验方法和 Wilcoxon 秩和检验方法等，还有其他多变量筛选方法。

（一）倍数法

倍数法或倍数差异法（fold change，FC）是早期基因芯片实验常采用的筛选差异表达基因的方法，即 $FC = \bar{M}_D - \bar{M}_B$。式中，$\bar{M}_D$ 和 $\bar{M}_B$ 分别为对不同分组每例观测的基因表达水平取对数后的均值，通常可以取大于 2 为“显著”。由公式可知，FC 法仅比较不同组间变量平均差别的大小，其缺点是显而易见的，即没有考虑到数据的变异程度，没有充分利用数据信息。当两样本来自变异较大的相同总体或两样本来自均数相差较小的不同总体时，FC 法筛选的结果均容易发生错误。类似的有 $R_k/G_k > 3$ 或 $R_k/G_k < 1/3$，以及 $\log_2(R_k/G_k) \geq 1$ 或 ≤ -1）的检验方法（k 表示基因）。这种方法在理论上要求两组的基因数据（R、G）分布符合正态分布，由于实际中很难满足这一条件，因此检验结果不够可靠。

（二）传统 t 检验

传统 t 检验常用于小样本情况下两组间均数的比较，理论上要求两组数据均来自正态总体且两组数据的总体方差相等。由于基因芯片实验所得数据通常无法完全满足这一假设，实际中常用的是 Welch 近似 t 检验，该方法针对组间方差不齐的情况对自由度进行了校正。对于多组比较可以使用方差分析方法。

（三）SAM 法

SAM 法（significance analysis of microarrays）在评价某一基因是否为差异表达基因时一定程度上考虑了其他基因的信息，并且通过引入修正因子 s_0 使构建的统计量能够更好地符合基因芯片数据的特点，取得较好的效果。基本原理：SAM 法通过在传统 t 检验公式的分母中加上一个较小的正数 s_0 使构建的统计量在分子（均数差值）较小的情况下不容易得到较大的值。当基因表达水平较低时常出现组间均数差值较小的情况，通过上述调整可以在很大程度上限制表达水平较低的基因被识别为差异表达基因，并且使得统计量的分布较少依赖于基因表达水平。这种方法的主要问题是无法直接根据检验统计量得到检验的 P 值。

（四）Wilcoxon 秩和检验

Wilcoxon 秩和检验亦称 Mann-Whitney 检验，是一种用于分析微阵列数据非参数方法。在这个检验中，把来自两组样本的数据，放在一起编秩，然后各自计算每一组的秩和。如果这个秩和比在零假设 H_0 下的秩和过小或过大，则所对应的基因在两组样本中的表达差异有显著统计学意义。实际中基因表达数据通常不是正态分布，因此对于这些类型的芯片数据来说，使用非参数方法识别差异表达基因也许更为有效。然而，由于这种方法相对较为保守，所以对识别真正差异表达的基因有时不够灵敏。

（五）随机森林多变量筛选方法

随机森林法是对决策树算法的一种改进，它将多个决策树合并在一起形成组合判别模型 $h_1(X)$，$h_2(X)$，…，$h_K(X)$，当输入向量 X 时，每一棵分类树 $h_i(X)$ 会给出分类结果，最后判别分类结果按树分类器的投票多少而定。随机森林判别模型的主要优点是对预测变量的个数没有限制，不存在共线性的问题，同时能够处理复杂的非线性关系。应用随机森林（RF）很重要的一点是其可以用于重要变量的选择，对此有不同的检测统计量，最可靠的一种是基于当一个变量值在一个树的结点上随机改变顺序时，分类的准确性减少的统计量 *VIM*。RF 的主要特点是可以对多基因联合作用和交互作用的基因进行筛选。

二、阳性发现错误率及 *P* 值调整

传统的检验方法是对总Ⅰ型错误率（family-wise error rate，FWER）进行控制，即将一次实验中的多个彼此独立的假设检验作为一个整体考虑，通过降低每一次假设检验的 α 值来保证该整体中所作的多次假设检验总的犯Ⅰ型错误的概率不超过 0.05，常用控制 FWER 的 Bonferroni 法是通过设置每一次假设检验水准设置为 $\alpha=0.05/M$（M 为基因的数目），由于基因芯片实验检验的次数通常达到数千，则单次假设检验的检验水准 α 值将被调整得很小，严重降低了检验效能。为此，Benjamini 等于 1995 年提出假发现率（false discovery rate，*FDR*）的概念，用于解决多重检验中Ⅰ型错误的问题。*FDR* 为拒绝 H_0 的结果中错误者所占比例的期望值。与 *P* 值相比，多重检验中的 *FDR* 可以给出更多、更直接的结果。例如，通过样本数据选择合适的统计量界值或重要性排序的截断点，确定 100 个预选的差异表达基因，其 *FDR* 为 40%，则可以知道大约有 40 个基因是假阳性，而假设检验的 *P* 值则无法给出这样明确、具体的解释。实际上，应用基因芯片进行实验的研究者往往关心的是有多少基因可能有深入研究的意义。

对于 *FDR*，可以从贝叶斯角度给出解释，贝叶斯定义使用两成分模型来构建单变量检验 p 值的分布函数，其中 p_0 为真实无效假设所占总检验次数的比例，$F_0(p)$ 为无效假设下 p 的分布函数；p_1 为实际有差异变量在所有变量中所占的比例，$F_1(p)$ 为备则假设成立下 p 值的分布函数，即

$$F(p)=p_0F_0(p)+p_1F_1(p) \qquad \text{（公式 4-8）}$$

根据贝叶斯公式，可得：

$$FDR=\Pr\{\text{null}\mid p\}=\frac{p_0F_0(p)}{F(P)} \qquad \text{（公式 4-9）}$$

若用概率密度函数代替分布函数，则可以得到局部 *FDR*（记作 *fdr*），即

$$f(p)=p_0f_0(p)+p_1f_1(p) \qquad \text{（公式 4-10）}$$

$$fdr=\Pr\{\text{null}\mid p\}=\frac{p_0f_0(p)}{f(p)} \qquad \text{（公式 4-11）}$$

其定义为在某 p 值时，若认为差异显著，结果为假阳性的概率。相对于 *FDR* 使用尾侧概率的定义，局部 *FDR* 更适合从贝叶斯角度进行解释。局部 *FDR* 的提出，使得我们能够估计出任意一次检验为假阳性的概率，通常情况下有 $FDR\leqslant fdr$。*fdr* 即为通常所说的经调整后的 *P* 值。目前，有多种计算 *FDR* 的软件可供研究者使用，其中大部分是基于 R 语言编写的软件包。

基于乳腺癌基因芯片数据筛选差异基因，使用 Mann-Whitney 检验 *P* 值和多变量随机森林 *VIM* 双向阈值，选择单变量 *P* 值小于 10^{-3} 且 *VIM* 大于 1.5 的基因作为差异基因，共得到 226 个基因。*FDR* 根据 Mann-Whitney 单变量检验的 *P* 值计算得到。

三、结果解读

结果筛选出 226 个基因，通过美国国立生物技术信息中心（National Center for Biotechnology Information，NCBI）数据库查询基因功能（表 4-3）。排序前 15 位的基因中有 7 个基因已有文献报道与乳腺癌有关，有 2 个与其他癌症有关，1 个与 $CD8^+$ T 细胞的激活有关，$CD8^+$ T 细胞能杀伤表达抗原的靶细胞，在抗病毒感染、急性同种异型移植物排斥和对肿瘤细胞的杀伤作用中是重要的效应细胞。4 个尚未见与相关疾病有关的报道。通过 *FDR* 可以了解筛选出的基因的可靠程度，如 8324 号基因的 *FDR* 为 0.333 8，说明在单变量检验 $P\leqslant 0.000\,4$ 的基因中，大概有 33.38% 个基因可能是假阳性，即前 10 个基因中可能有 3～4 个基因可能是假的“差异基因”。

表 4-3 乳腺癌基因芯片数据特征筛选结果及生物学解释*

基因序号	基因	功能注释	与疾病有关的研究	*p*	*FDR*
10033	*ZNF204*	锌指蛋白 204	乳腺癌复发	0.000 0	0.000 0
21828	*FUBP1*	结合蛋白 1 上游的元素	肝细胞癌，肾细胞癌	0.000 1	0.230 8
14831	*HOXB13*	同源盒基因	乳腺癌，早期乳腺癌，卵巢癌，*HOXB13* 的甲基化是晚期乳腺癌的标志	0.000 1	0.230 8
2265	*AF119906*	转录基因座	乳腺癌	0.000 1	0.230 8
7260	*PPARD*	过氧化物酶体增殖激活受体	预防癌症；对于乳腺癌，其在胎盘形成和妊娠过程中起着重要作用	0.000 1	0.263 8
18127	*IL17RB*	白细胞介素 17 受体	乳腺癌，早期乳腺癌	0.000 1	0.263 8
9087	*ADAM19*	金属蛋白酶结构域的跨膜蛋白 19	卵巢癌，在胎盘形成过程中参与了人类滋养层细胞的形成	0.000 1	0.263 8
14148	*KIAA1310*	编码非特征蛋白 KIAA1310 的一种基因	无	0.000 3	0.325 1
872	*RAB11FIP1*	编译 Rab11 家族相互作用蛋白 1 的一种基因	乳腺癌，驱使肿瘤细胞转移	0.000 4	0.333 8
8324	*GZMA*	编码 Granzyme A 蛋白的基因	$CD8^+$ T 细胞的激活，靶细胞的死亡	0.000 4	0.333 8
12946	*TSPAN33*	四旋蛋白 33	贫血	0.000 5	0.349 2
14971	*PMS2L1*	减数分裂后增强的假基因	无	0.000 5	0.349 2
4048	*HOXB13*	同源盒基因	乳腺癌，早期乳腺癌，卵巢癌，HOXB13 的甲基化是晚期乳腺癌的标志	0.000 5	0.349 2
1207	*RNF157*	环指蛋白 157	无	0.000 5	0.349 2
13196	*C9orf19*	染色体 9 可读框 19	无	0.000 5	0.349 2

主要分析结果取自哈尔滨医科大学赵发林博士学位论文（2010）

表中给出前 15 个基因的相关功能

第三节 基因表达的聚类分析

聚类分析（cluster analysis）是基因表达谱分析中最常用的方法之一，其目的是将基因从功能表达的角度进行分类。从生物学的角度，聚类分析方法所隐含的生物学意义或基本假设是：组内基因的表达谱相似，它们可能有相似的功能。然而，产物有相同功能的编码基因（例如对其他蛋白质有磷酸化作用），不一定共享相似的转录模式。相反，有不同功能的基因可能因为巧合或随机扰动而有相似的表达谱。尽管有许多意外的情况存在，大量功能相关的基因在相关的一组条件下有非常相似的表达谱，特别是被共同的转录因子共调控的基因，或者产物构成同一个蛋白复合体，或者参与相同的调控路径。因此，在具体的应用中，可以根据对相似表达谱的基因进行聚类分析，从而推测未知基因的功能。聚类分析方法很多，如分层聚类、k 均值聚类、自组织映射、模糊聚类和其他凝聚与分裂方法。结果的可视化有层次算法的红绿方案的热图、PAM 的平行坐标图、剪影图等。

在前述 10 个成神经管细胞瘤样本和 10 个恶性胶质瘤样本这 2 类共 20 个样本的实验数据中，采用比值的方法筛选出了 112 个具有统计学意义的表达基因。现在，我们采用分层聚类的 Ward 法对这 112 个基因的表达数据进行聚类分析。

一、分层聚类法

目的是对筛选出的差异表达基因进行分类，在分类基础上研究其生物学功能。现对这 2 种组织 20 个样本上的 112 个差异表达基因进行分类，这里采用分层聚类中的 Ward 法进行聚类（其他还有欧几里得距离法和重心聚类法等）。分层聚类法是按基因之间的距离来定义聚类间的距离。首先它从 n 个基因中合并 2 个距离最近的个案，聚成一类，合并后重新计算类间距离，然后再决定哪些基因或类别可以聚在一起；如此反复进行，一直到所有的基因合并为一大类。最后把结果绘制成一张聚类树形图，直观地反映整个聚类过程，如图 4-2 所示，该图即为采用分层聚类中的 Ward 法得到的分层聚类图。

描述结果主要包括 20 个样本的均值、标准差、偏态、峰态及双峰系数，如表 4-4 所示。

聚类热图是生物信息分析的重要作图。对

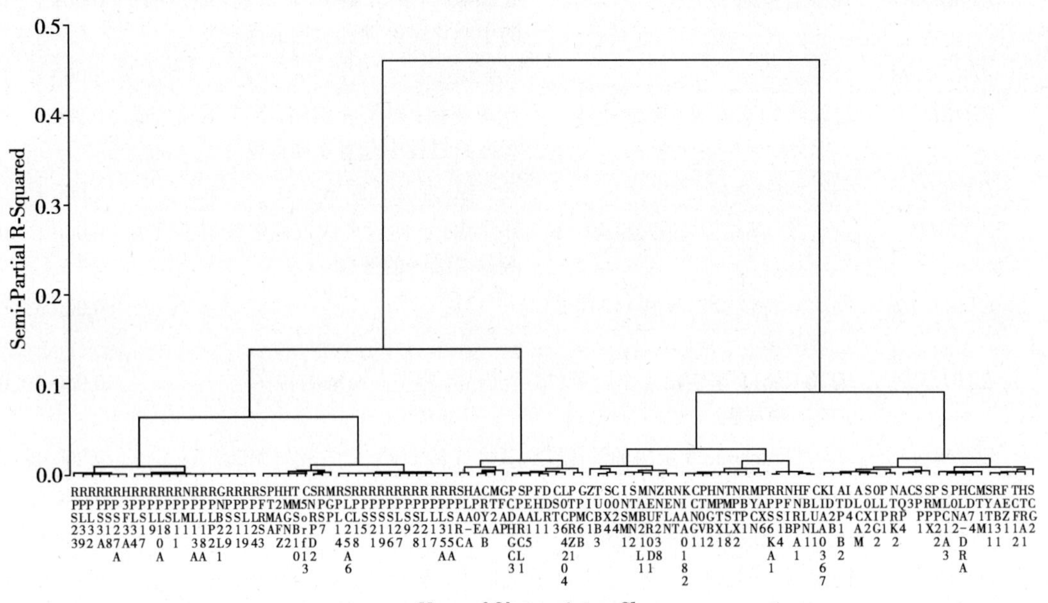

图 4-2 成神经管细胞瘤和恶性胶质瘤基因表达的分层聚类图

表 4-4 Ward 最小方差聚类中心

sample	mean	Std Dev	skewness	kurtosis	bimodality
sample1	11.678 9	1.678 4	0.069 1	−1.520 6	0.643 2
sample2	11.411 1	1.371 6	0.001 1	−1.228 9	0.539 4
sample3	11.954 5	1.377 6	0.157 5	−0.969 3	0.484 9
sample4	11.853 5	1.637 9	−0.073 1	−1.299 2	0.563 6
sample5	11.463 2	1.472 0	0.233 7	−1.215 7	0.564 9
sample6	11.692 1	1.591 3	−0.008 2	−1.268 4	0.551 2
sample7	11.733 6	1.574 2	0.044 3	−1.348 9	0.577 9
sample8	11.342 6	1.386 2	0.420 9	−0.640 3	0.481 9
sample9	11.687 4	1.717 3	0.071 3	−1.198 3	0.533 3
sample10	11.797 1	1.552 6	0.100 5	−1.306 1	0.568 5
sample11	11.417 9	1.325 9	0.190 1	−0.961 1	0.488 4
sample12	11.057 5	1.194 9	0.608 8	−0.026 0	0.448 4
sample13	11.255 3	1.173 3	0.218 4	−0.444 2	0.397 1
sample14	11.284 4	1.163 0	0.073 0	−0.763 9	0.433 5
sample15	11.496 6	1.268 2	0.219 8	−0.521 3	0.409 2
sample16	11.472 1	1.205 6	0.007 3	−0.664 6	0.413 5
sample17	11.670 5	1.410 2	0.004 9	−0.773 8	0.433 1
sample18	11.511 0	1.501 6	−0.048 9	−1.194 7	0.530 9
sample19	11.228 7	1.254 6	0.563 0	−0.038 4	0.432 6
sample20	11.272 0	1.241 0	0.257 0	−0.853 9	0.478 3

sample：样本；mean：均数；Std Dev：标准差；skewness：偏度；kurtosis：峰度；bimodality：双峰性

上述 20 个样本、112 个基因表达数据进行可以进行双向聚类（行表示基因，列表示组别），即可得到这个 20 个样本、112 个基因表达的双向聚类热图，图中每个小方格表示每个基因，其颜色表示该基因表达量大小，表达量越大颜色越深（红色为上调，绿色为下调），如图 4-3 所示。

该热图上方树形图显示对来自不同实验分组的聚类分析结果，结果显示，相同组别被聚为一类，也就是这 112 个筛选出的成神经管细胞瘤和恶性胶质瘤基因共 20 个样本被聚为 2 类：一类是样本 Sample 1～Sample 10，一类是样本 Sample 11～Sample 20。

左侧树状图表示对来自不同基因的聚类分析结果，表达模式相似的基因可能具有相似的功能，共同参与同一代谢过程或存在于同一细胞通路中，因此，将表达模式相同或相似的基因聚集成类，可以用于推测未知基因的功能或已知基因的新功能。由图 4-3 可见，112 个基因分成五大类比较合适，与图 4-2 的结果一致。

聚类过程和结果：从聚类的类别号看，112 个基因一共聚类了 111 次。按照距离的远近，第一次（第一聚类）是 gene9（即 RPS6KA1）和 gene16（即 RPS14）聚成第一类，因为两者之间的标准化的欧几里得距离最小。依次类推聚类过程，最后选择聚为五类。

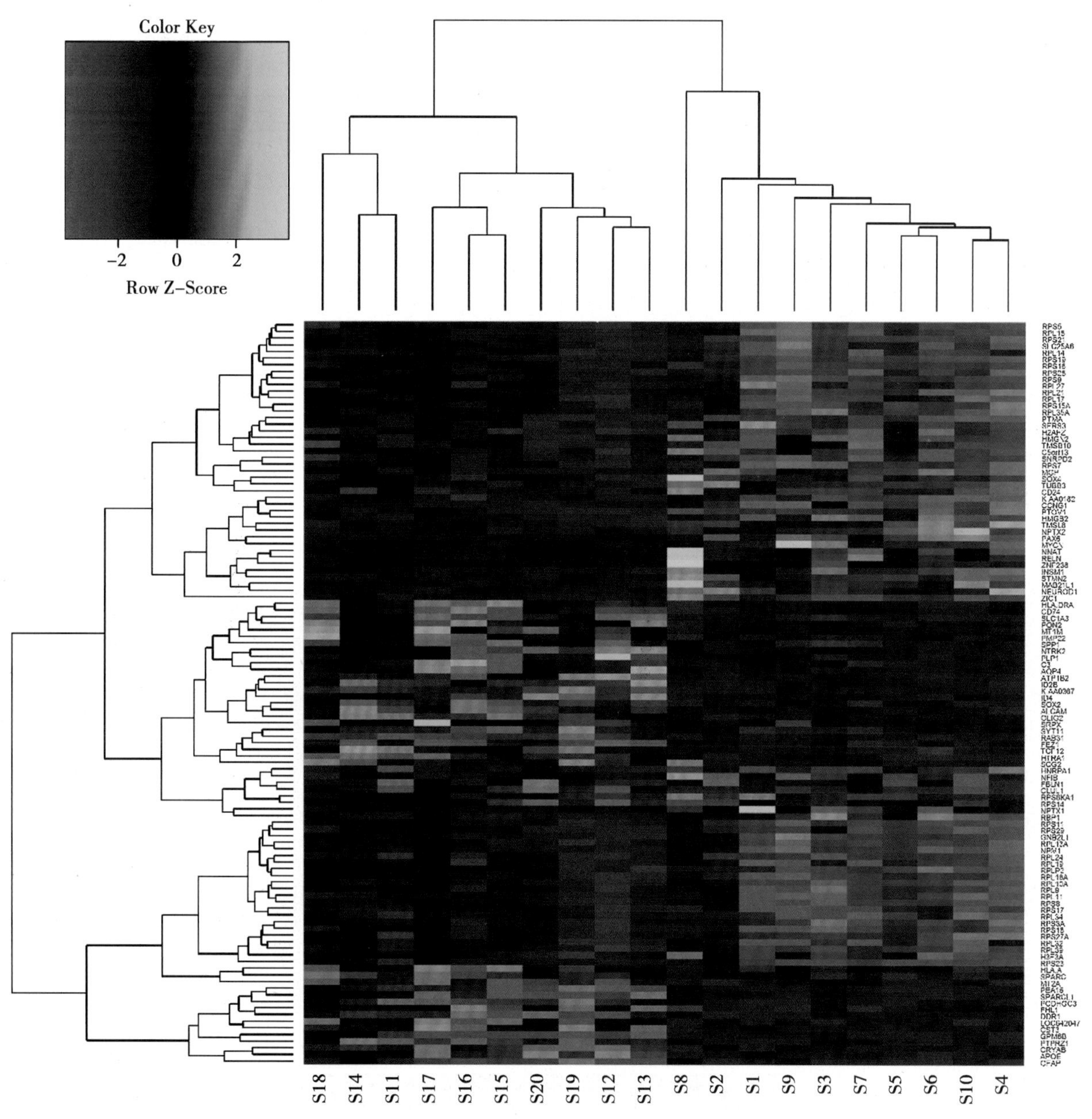

图 4-3　成神经管细胞瘤和恶性胶质瘤基因表达的双向聚类热图

二、k 均值聚类

k 均值聚类（k-means clustering，KMC）是一种分割聚类法。k 均值聚类最后不会生成系统谱系聚类图。这种方法原理简单、分类迅速，适用于数据量巨大的样品聚类。但在实际应用时要事先知道分类的数目，因此在没有任何先验知识的情况下，可以先尝试几个不同的 k 值，再根据聚类结果判断选用哪一个较为合适；或者先进行分层聚类，看大致可以分为几类，再进行 k 均值聚类。由于第一步对类的初始化是随机的，因此不同的初始化会产生不同的聚类结果，不便于解释。

这里采用分类或“动态”聚类法中 k 均值聚类对上述 112 个基因进行聚类。k 均值聚类是先选择初始凝聚点（聚类中心），根据欧几里得距离系数，将每个样品归类，各类的重心代替初始凝聚点，采用迭代方法，对样品进行归类，直至分类达到稳定。其算法是采用误差平方和为准则的动态聚类方法，计算快速，对大样本的样品聚类很有效果，又称快速聚类方法。具体方法是先将 n 个观察单位分为 k 类，并确定 k 个初始类中心，然后根据聚类中心最小欧几里得距离原则，采用迭代方法，对样品进行归类。这里取 $k=5$。上述 112 个成神经管细胞瘤和恶性胶质瘤基因表达的 k 均值聚类结果如图 4-4 所示，具体的聚类结果见表 4-5。

表 4-5 聚类分析中各类中的基因

聚类	基因个数	基因名称
1	26	*RPS23, RPL39, RPL14, SLC25A6, RPL34, H3F3A, RPS17, NPM1, GNB2L1, RPS3A, RPS27A, RPL9, RPL10A, RPS5, RPS29, RPL32, RPS11, RPL13A, RPL19, RPS8, RPS18, RPL11, RPL18A, RPLP2, RPL24, RPS21*
2	24	*KIAA0182, TMSL8, RPS6KA1, RBP1, MYCN, RPS14, INSM1, PAX6, STMN2, NPTX2, MAB21L1, ZNF238, TUBB3, NPTX1, NFIB, PTOV1, RELN, FBLN1, CCNG1, HNRPA1, NEUROD1, HMGB2, NNAT, CLUL1*
3	22	*SFRS3, ZIC1, RPL18, RPL27, H2AFZ, RPS16, RPS19, RPS9, SNRPD2, RPL21, C5orf13, RPS28, HMGN2, RPL35A, MGP, RPL17, RPS15A, SOX4, RPS7, CD24, PTMA, TMSB10*
4	27	*KIAA0367, PMP22, SLC1A3, SYT11, AQP4, HTRA1, C3, ALCAM, PON2, SCG2, PLP1, TCF12, PTPRZ1, SPP1, ID4, GPM6B, OLIG2, FEZ1, SRPX, HLA-DRA, NTRK2, ID2B, MT1M, SOX2, CD74, ATP1B2, RAB31*
5	13	*SPARC, PCDHGC3, APOE, CST3, CRYAB, FHL1, SPARCL1, PEA15, HLA-A, DDR1, MT2A, GFAP, LOC64204*

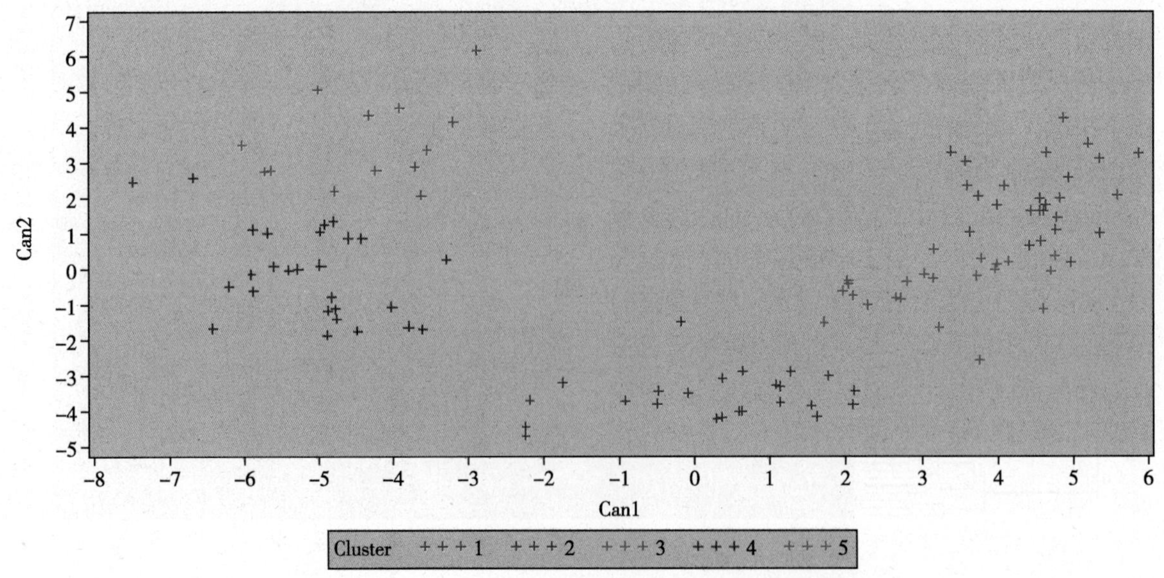

图 4-4 成神经管细胞瘤和恶性胶质瘤基因表达的 k 均值聚类结果

三、结果解读

生物学解释：图 4-2、图 4-3 和图 4-4 提示，112 个基因分成五大类比较合适。表 4-5 显示：第 1 类包括 26 个基因，主要参与蛋白间相互作用，调控蛋白编码等；第 2 类包括 24 个基因，主要参与核酸剪切、有机物结合、蛋白编码等；第三类包括 22 个基因，主要参与离子、蛋白的结合，生物调节，运输等功能；第 4 类包括 27 个基因，主要参与转录调控、细胞生长过程调控等；第 5 类包括 13 个基因，主要参与受体结合、细胞调节因子、酶活性调节等。

第四节　基因特征提取与预测分类

随着大数据时代的到来，大量不确定性问题和海量模糊数据成为现代信息社会的一大特点。人类基因组计划的实施产生了大量的生物分子数据，而揭示这些序列中所蕴含的知识和规律，需要结合数学、生物学、计算机科学等多学科知识。基因芯片技术不断发展，使我们越来越容易获取大量的基因表达谱数据，然而面对基因表达谱数据的日益庞大及复杂，需要更多有针对性的分析和检测算法。同时，肿瘤基因表达谱为肿瘤研究、分类以及预测带来了一种全新、系统的研究手段。癌症的本质是由细胞内基因差异表达导致的一类基因疾病。DNA 芯片技术是生物医学领域的一个重大突破，可在一次实验中同时得到数千计的基因表达数据，该技术的发展为癌症的治疗提供了新的思路。在癌症的检测、治疗和预后方面，利用基因表达数据，定位癌症相关基因，识别具有类似形态表征的癌症的不同类别或子类具有重要意义。基因表达数据包含大量基因与相对较小的样本，容易引发“维数灾难”，导致传统的数据分析技术很难对其进行有效的处理，而且癌症通常只被一些表达水平改变的基因所标记。因此，如何对基因表达数据降维，去除冗余基因，选择出与癌症相关的信息基因子集，提高癌症类型识别的准确率，在基因表达数据的研究中是至关重要的。

现有一项研究为了对 2 种类型白血病进行区分，利用基因芯片进行实验获得 DNA 微阵列基因表达数据，本研究数据集来自于 Golub 等进行的白血病实验样本，总共 72 个样本，每个样本包含有 7 129 个基因，其中 47 个为急性白血病（ALL）样本，25 个为急性髓性白血病（AML）样本。该实验结果表明，对于属于不同种类的样本中的基因表达数据，其表达强度是不一致的（即存在差异），通过数据处理方法提取对分类有影响的特征，以区分这 2 类样本疾病。

一、基于小波多分辨率分析和支持向量机的肿瘤分类方法

基于 DNA 微阵列的基因芯片可以在同一时间点上或同一样本下提供大规模的基因表达数据，从信号处理的角度来看，基因表达数据也可以被视为一个信号集，因此可以将诸如傅里叶变换、小波包变换等一些信号处理方法应用于基因表达谱的数据处理中。对前述实例就是利用多尺度理论中的小波多分辨率分析方法进行去噪和提取特征，随后利用支持向量机技术来识别这些特征，以便正确区分 ALL 样本和 AML 样本。

小波分析是近年来发展起来的一种新的时频分析方法。小波包分析是小波变换的一种扩展，不仅可以进行低频的分解，也可以进行中高频的信号分解，能够给信号提供更加精细的分析。由于基因表达谱数据的非平稳性，将其看成是一组信号或一组时间序列。基于基因表达谱这种包含大量细节信息的信号，小波多分辨率可以有力地提取基因表达谱数据中的细节信息，从而实现准确地分类预测。

支持向量机（SVM）是 Vapnik 等提出的一种基于统计理论的机器学习方法，它较好地解决了非线性、高维数等问题，具有较强的泛化能力，采用数量有限的训练集就可以得到一个针对独立测试集的分类错误率相对较小的分类模型。SVM 是从线性可分情况下的最优分类面发展而来的，基本思想是：①它是针对线性可分情况进行分析，对于线性不可分的情况，通过使用非线性映射算法将低维输入空间线性不可分的样本转化为高维特征空间使其线性可分，从而使得高维特征空间采用线性算法对样本的非线性特征进行线性分析成为可能；②它基于结构风险最小化理论之上，在特征空间中构建最优分割超平面，使得学

习器得到全局最优化，并且在整个样本空间的期望风险以某个概率满足一定上界。该算法通过建立交叉验证模型来充分提取样本中的分类信息，在白血病数据上的应用证明了该算法识别肿瘤关键基因的有效性。

二、结果解读

对于上述2种不同白血病的72个样本、7 129个基因表达谱数据进行分析，首先利用小波变换和多分辨率分析提取基因的特征信息，随后采用交叉验证（cross-validation）的方法对上述提取的特征进行训练与测试，训练函数为Svmtrain，分类函数为Svmclassify，以判断测试数据的分类情况。主要的结果如表4-6所示。

表4-6 不同小波函数和分解层数下ALL和AML样本的分类识别结果

小波函数	分解层数	特征数	BP神经网络/%	SVM/%
bio3.3	6	897	91.18	95.83
	7	452	88.24	98.61
	8	229	91.18	98.61
	9	118	85.29	95.83
db5	6	899	88.24	97.22
	7	454	88.24	98.61
	8	231	88.24	98.61
	9	120	82.35	93.06
sym4	6	897	94.12	97.22
	7	452	94.12	98.61
	8	229	97.06	98.61
	9	118	82.35	94.44

引自：伍亚舟，易东，罗万春，等．基因表达数据的多尺度特征提取与分类研究．计算机工程与应用，2009，45（13）：144-145，165.

由表4-6结果发现：一方面，当选择不同的小波函数时，2种识别分类方法得到的结果有所不同，特别是BP神经网络方法相差较大，小波函数sym4在分解层数为8（特征数目为229）时得到的结果最好，达到97.06%，小波函数db5的分类结果最小；而支持向量机方法得到的分类结果，无论在哪种小波函数和分解层数情况下，其分类结果都比较理想，最小也达到了93.06%，在分解层数为7和8时，分类效果最佳达到98.61%。另一方面，从提取特征数目的多少来看，当分解层数为9时，利用BP神经网络和支持向量机方法的分类效果，都相对较差；分解层数为8时，2种方法的分类效果总是最佳的，SVM方法始终维持在98.61%。

三、拓展方法及其应用

（一）基于因子分量分析的基因谱特征提取办法

基于基因表达数据的肿瘤诊断与分类的最大难点在于“维数灾难”问题，即高维与小样本之间的不平衡问题。基因的高纬度及其所包含的高噪声、高变异问题是各种分类器在分析肿瘤基因表达谱数据时效率与性能不高的主要原因。近年来，研究者提出了基于因子分量分析（如主分量分析、独立分量分析）的基因表达谱特征提取办法，该方法利用降维的思想，在不丢失原始数据信息的情况下，寻找多变量线性组合的综合因子，合理地降低基因表达空间的有效维度。克服其他基因芯片生物信息学分析方法的局限性，为基因芯片的数据挖掘提供了新的启示。

主成分分析（principal component analysis，PCA）作为一种有效地从多维度基因芯片数据中挖掘有用信息的方法，其基本思想就是降维分析技术来解释原变量的协方差结构，即一种将原来众多且相关变量所蕴含的信息集中到少数几个相互独立的综合因子，所得到的综合因子为原来变量的线性组合。综合因子不仅保留了原始变量的主要信息（变异的主要部分），而且彼此之间不相关。合理地解释综合因子所蕴含的信息，便会更深刻地揭示基因表达谱中基因与样品、基因与基因及样品与样品间的内在规律。近年来，有许多研究者利用PCA进行了基因芯片的分类研究，如Wilman等应用PCA和*t*检验分析了37个肺癌组织的基因芯片和蛋白芯片，确定了Caveolins为肺癌的肿瘤标志物。

独立分量分析（independent component analysis，ICA）也可以应用于基因分类。许多学者利用ICA进行基因分离研究，如Raychaudhuri等对酵母孢子发芽的数据集进行实验，Hor等利用ICA方法对基因数据进行盲分类，并与基于PCA的分类方法进行比较，指出基于ICA的盲基因分类取得更好的效果，更具有可行性等。但独立分量分析中的估计分离矩阵算法主要采用随机梯度算法和自然梯度算法，这些基于梯度下降的寻优算法很容易陷入局部极值，所得结果不精确。蔡立军等在此基础上提出了一种基于遗传算法的独立分量分析基因分类方法，其基本思想是利用遗传算法代替独立分量分析中传统的估计分离矩阵算法，对基因表达数据进行分类，克服了结果不精确的问题。实验结果表明，该分类方法获得了更好的分类效果。

（二）基于粗糙集的信息基因选择办法

在对基因微阵列数据的特征选择和分类的研究中，粗糙集理论是一个可以消除冗余基因的有效工具。依据基因表达谱有效建立肿瘤分类模型的关键在于准确找出决定样本类别的一组特征基因。粗糙集理论作为一种新的软计算方法能够保持在原数据集的分类能力不变的基础上，对属性极大约简，从大量基因中找到对分类有效的基因。

然而，粗糙集处理的是离散化的数据，基因表达谱数据集却往往都是连续的。一种方法是将基因表达谱数据集先进行离散化，但离散化过程必定会造成某种程度的信息损失。而模糊粗糙集结合了模糊集和粗糙集 2 种理论的优点，将对等价类的精确划分转变为模糊划分，确定对象对每个模糊等价类的隶属度，从而避免了一定程度的信息丢失。利用模糊粗糙集方法对属性值为连续值的基因进行选取，能最大限度地保持原数据集的分类能力。

（三）基于流形学习的肿瘤分类方法

流形学习（manifold learning）是一种新的高维数据可视化学习方法，近年来引起越来越多的机器学习和认知科学领域的工作者的重视，虽然流行学习算法在高维数据方面有着广泛应用，但在基因芯片数据分析方面的应用还比较少。

流形学习的基本思想是：高维观测空间中的点由少数独立变量的共同作用在观测空间张成一个流形，如果能有效地展开观测空间卷曲的流形或发现内在的主要变量，就可以对该数据集进行降维。因此，利用流形学习能够有效发现非线性高维数据的本质维数，探测非线性数据的内部结构，有利于进行高维数据分析和维数约简，并且具有保留数据局部结构的特点。

然而，流形学习作为一种非线性特征提取方法，当它用于基因表达谱等复杂数据的分类任务时却暴露出诸多缺陷，如小样本、样本外点学习、对噪声敏感和数据分类性能差等问题。为了解决流形学习在数据分类过程中的不足，Roweis 等研究了局部线性嵌入（locally linear embedding，LLE）方法，LLE 是一种无监督的降维方法，其核心主要是将流形上的近邻点映射到低维空间的近邻点，保存原流行中的局部几何特性，以达到高维数据映射到低维全局坐标系中的目的；该方法具有旋转、平移和缩放不变的特性。但是，LLE 算法也存在着样本外点学习能力差和忽略了样本类别信息的缺点，从而导致 LLE 算法的数据分类性能不高。为此，改进的局部线性判别嵌入（locally linear discriminant embedding，LLDE）法能够提高数据的分类能力。由于线性变换的引进，一方面有效地解决了样本外点学习能力差的问题，另一方面也有效地降低了原始 LLE 算法的计算复杂度，并且建立了一个改进最大边缘标准（modified maximum margin criterion，MMMC）来自动地确定最佳的线性平移和比例变换，最后在人脸和基因表达数据上的实验结果证实了 LLDE 算法的有效性，并且其分类能力大大地提高。

尽管流形学习的算法和应用在过去的几年中已经取得了丰硕的成果，但是由于其数学理论基础较为复杂，以及多学科之间的交叉、融合，对类似于基因表达高维数据中有意义的低维结构的研究，依然有很多值得进一步探讨的问题。当然，这同时也意味着流形学习具有广阔的发展空间，既是机遇又是挑战，会促进新思路的产生。

第五节 基因调控网络的建立

基因芯片所得到的表达数据不仅可用于分析基因表达的时空规律，研究基因的功能，而且还可用于分析基因之间的调控网络（gene regulation network）。基因表达实际上是细胞、组织、器官受遗传和环境影响的结果，一个基因的转录由细胞的生化状态所决定，在一个基因的转录过程中，一组转录因子作用于该基因的启动子区域，控制该基因转录，而这些转录因子本身又是其他基因的产物。当一个基因通过转录、翻译形成功能基因产物后，它将改变细胞的生化状态，从而直接或间接地影响其他基因的表达，甚至影响自身的表达。多个基因的表达不断变化，使得细胞的生化状态不断地变化。总的来说，一个基因的表达受其他基因的影响，而这个基因又会影响其他基因的表达，这种相互影响、相互制约关系构成了复杂的基因表达调控网络。从系统的观点来看，一个细胞就是一个复杂的动力学系统，其中每个基因相当于系统的一个变量，各个变量之间相互影响。

一、基于相关系数模型的基因调控网络建立

基因转录调控网络分析的目的就是要建立调控网络模型，分析基因之间的相互作用关系。目前许多研究者利用芯片技术探索基因调控网络，并取得了一些有效的结果。

这里仍然根据前述成神经管细胞瘤和恶性胶质瘤这2类共20个样本的实验数据，采用比值的方法筛选出的112个具有统计学意义的表达基因。这里，采用相关分析对这112个具有统计学意义的表达基因进行基因调控网络分析，即考察五个类中各个类与类之间的相关关系、五个类内部基因与基因之间的关系。对此，可计算线性相关系数（coefficient of correlation），即

$$r_{ij}=\frac{\sum_{k=1}^{n}(x_{ik}-\overline{X}_i)(x_{jk}-\overline{X}_j)}{\sqrt{\sum_{k=1}^{n}(x_{ik}-\overline{X}_i)^2}\sqrt{\sum_{k=1}^{n}(x_{jk}-\overline{X}_j)^2}} \qquad \text{（公式 4-12）}$$

式中，x_{ik} 为基因 i 在样品 k 下的表达水平，$\overline{X}_i$ 为基因 i 在 n 个样品中的平均表达水平。在表达模式之间，正相关与欧几里得距离是有关系的，但对平移变换不敏感。负相关在欧几里得距离的分析中根本不显示出来，但它可能暗示2个基因间有较强的联系。

（一）基因簇间的相关性分析

五个大类之间的相关系数矩阵，表示基因簇之间的相关性方向，以及强度的大小，反映不同基因之间可能的调控关系。类别之间的相关系数有多种方法可以计算，如主成分分析法、最小或最大相关系数等方法。这里选择2个类别中两基因之间最大的相关系数作为类间相关系数，结果见表4-7。

表 4-7 五个大类之间的相关系数

类别	第1类	第2类	第3类	第4类	第5类
第1类	1	0.70	0.96	−0.79	−0.78
第2类	0.70	1	0.83	−0.87	−0.86
第3类	0.96	0.83	1	−0.87	−0.86
第4类	−0.79	−0.87	−0.87	1	0.96
第5类	−0.78	−0.86	−0.86	0.96	1

（二）基因簇内的相关性分析

下面仅列出第1类和第5类中基因间相关系数矩阵（表4-8、表4-9），其他情况类似。矩阵的系数均为正，表示基因簇内的相关具有同向性，值的大小表示相关强度。基因簇内基因间的相关性：下面仅列出第1类内基因和第5类内基因之间的相关系数矩阵（表4-10），其他情况类似。用此方法，先分类再进行个体基因间相关性研究，不仅可以减少矩阵规模，也可以更容易理解和找到真实的生物学调控关系。

（三）结果解读

表4-7显示，五类基因参与的生物学功能有所不同，使得它们的相关系数也不同。聚类结果的五大类类间相关系数矩阵显示，第1类、第2类、第3类基因为正相关，它们主要都参与了编码核糖体、肿瘤相关基因的剪切等过程。第4类与第5类间呈现为正相关，它们主要都参与了肿瘤相关基因的转录调控过程，调节肿瘤细胞的周期与凋亡。第1类中的基因之间均表现为正相关，且相关性强，绝大多数相关系数在0.9以上，第5类中的基因之间关系次之，表示这类基因大多有相似的生物学功能，参与同一类生物学反应过程（表4-8、表4-9）。同时看到，这2类间基因的相关系数为负值（表4-10），说明两者反向调控，其中含有抑制酶存在。聚类分析的结果很好地提取了2类基因间的关系，可为深入的研究提供线索。

二、基于 Lotka-Volterra 方程的基因调控网络建立

Lotka-Volterra 系统是20世纪20年代由美国种群生物学家 Lotka 和意大利数学家 Volterra 在研究寄生虫与寄生虫为代表的捕食者与被捕食者之间竞争关系时提出的，它揭示了2种以上种群的生态学关系及其变化规律，至今仍是生物数学

表 4-8 第 1 类基因间相关系数矩阵

基因	*RPS23*	*RPL39*	*RPL14*	*SLC25A6*	*RPL34*	…	*HLA-A*	*DDR1*	*MT2A*	*GFAP*	*LOC64204*
RPS23	1	0.90	0.90	0.87	0.91	…	0.90	0.92	0.91	0.91	0.94
RPL39	0.90	1	0.90	0.87	0.84	…	0.90	0.92	0.90	0.91	0.90
RPL14	0.90	0.90	1	0.89	0.83	…	0.91	0.93	0.91	0.91	0.94
SLC25A6	0.87	0.87	0.89	1	0.77	…	0.91	0.95	0.91	0.80	0.93
RPL34	0.91	0.84	0.83	0.77	1	…	0.87	0.82	0.79	0.83	0.84
⋮	⋮	⋮	⋮	⋮	⋮		⋮	⋮	⋮	⋮	⋮
HLA-A	0.90	0.90	0.91	0.91	0.87	…	1	0.91	0.89	0.84	0.93
DDR1	0.92	0.92	0.93	0.95	0.82	…	0.91	1	0.94	0.91	0.96
MT2A	0.91	0.90	0.91	0.91	0.79	…	0.89	0.94	1	0.88	0.95
GFAP	0.91	0.91	0.91	0.80	0.83	…	0.84	0.91	0.88	1	0.92
LOC64204	0.94	0.90	0.94	0.93	0.84	…	0.93	0.96	0.95	0.92	1

表 4-9 第 5 类基因间相关系数矩阵

基因	*SPARC*	*PCDHGC3*	*APOE*	*CST3*	*CRYAB*	…	*HLA-A*	*DDR1*	*MT2A*	*GFAP*	*LOC64204*
SPARC	1	0.45	0.44	0.54	0.49	…	0.74	0.43	0.54	0.28	0.78
PCDHGC3	0.45	1	0.67	0.62	0.53	…	0.40	0.88	0.62	0.76	0.48
APOE	0.44	0.67	1	0.72	0.82	…	0.37	0.78	0.76	0.86	0.38
CST3	0.54	0.62	0.72	1	0.59	…	0.66	0.55	0.72	0.69	0.68
CRYAB	0.49	0.53	0.82	0.59	1	…	0.43	0.67	0.48	0.75	0.45
⋮	⋮	⋮	⋮	⋮	⋮		⋮	⋮	⋮	⋮	⋮
HLA-A	0.74	0.40	0.37	0.66	0.43	…	1	0.34	0.60	0.36	0.96
DDR1	0.43	0.88	0.78	0.55	0.67	…	0.34	1	0.59	0.83	0.38
MT2A	0.54	0.62	0.76	0.72	0.48	…	0.60	0.59	1	0.62	0.60
GFAP	0.28	0.76	0.86	0.69	0.75	…	0.36	0.83	0.62	1	0.34
LOC64204	0.78	0.48	0.38	0.68	0.45	…	0.96	0.38	0.60	0.34	1

表 4-10 第 1 类内基因与第 5 类的基因之间的相关系数矩阵

基因	*SPARC*	*PCDHGC3*	*APOE*	*CST3*	*CRYAB*	…	*HLA-A*	*DDR1*	*MT2A*	*GFAP*	*LOC64204*
RPS23	−0.54	−0.72	−0.63	−0.48	−0.64	…	−0.35	−0.77	−0.42	−0.70	−0.36
RPL39	−0.48	−0.63	−0.69	−0.48	−0.68	…	−0.24	−0.69	−0.41	−0.67	−0.25
RPL14	−0.43	−0.75	−0.61	−0.53	−0.61	…	−0.23	−0.76	−0.33	−0.69	−0.28
SLC25A6	−0.38	−0.72	−0.58	−0.39	−0.45	…	−0.23	−0.71	−0.46	−0.62	−0.22
RPL34	−0.52	−0.58	−0.49	−0.39	−0.60	…	−0.37	−0.57	−0.26	−0.53	−0.40
⋮	⋮	⋮	⋮	⋮	⋮		⋮	⋮	⋮	⋮	⋮
RPL11	−0.46	−0.80	−0.63	−0.42	−0.63	…	−0.31	−0.77	−0.39	−0.67	−0.35
RPL18A	−0.42	−0.75	−0.63	−0.54	−0.56	…	−0.31	−0.75	−0.49	−0.70	−0.32
RPLP2	−0.45	−0.73	−0.66	−0.61	−0.58	…	−0.37	−0.70	−0.48	−0.76	−0.35
RPL24	−0.53	−0.70	−0.63	−0.59	−0.70	…	−0.40	−0.77	−0.43	−0.73	−0.40
RPS21	−0.48	−0.84	−0.69	−0.58	−0.61	…	−0.37	−0.83	−0.52	−0.79	−0.38

研究领域中一个基本而重要的部分。该系统不仅出现在物理、化学、生物、人口、经济等众多领域，而且大量其他的系统在某种变换下，总能转化为 Lotka-Volterra 系统。我们从种群动力学的观念出发，将整个基因的环境视为一个 Lotka-Volterra 系统，相应发育过程中基因之间的相互作用可看作不同种群的竞争效应，并应用 Lotka-Volterra 方程描述整个过程。

现有一项关于中枢神经系统（CNS）早期发育的基因芯片实验研究，从该研究中获取了大脑皮质组织部位在 7 个时间点都有表达数据的 168 个基因[数据来源于香港城市大学曾志雄博士论文和陆军军医大学（原第三军医大学）郭波涛博士的论文]。因为我们的兴趣在于不同功能的基因相互调控关系，所以对基因功能作进一步探讨，因此将这 168 个基因投射到 GO 数据库中，着重选择了生物过程中与发育功能相关的 30 个基因（*MRG1*、*NOS3*、*CNTN2*、*NRXN1*、*APC*、*DPYSL3*、*MBD3*、*MET*、*E2F5*、*HIF1A*、*NELL2*、*WASF1*、*MEF2C*、*FEZ1*、*CLU*、*BLR1*、*MAP1B*、*MSH6*、*FHL1*、*HMGB1*、*RPS29*、*YWHAH*、*TPI1*、*DCX*、*STMN1*、*PRKCB1*、*ACTG1*、*DOK5*、*ADD2*、*VEGFB*），这 30 个基因的顺序分别为 1～30，每个基因的表达量见表 4-11 所示。

表 4-11 30 个基因的原始表达数据

基因号	array_NUM	Symbol	第 2 个月	第 3 个月	第 4 个月	第 5 个月	第 6 个月	第 7 个月	第 8 个月
1	9168	*MRG1*	1.249 3	1.327 8	1.110 7	1.661 1	0.829 6	0.915 6	0.765 3
2	2397	*NOS3*	0.770 0	1.374 9	1.595 6	1.776 5	1.561 0	1.444 3	0.843 6
3	2806	*CNTN2*	2.388 0	1.236 8	1.039 8	0.869 5	0.766 1	0.686 6	0.997 1
4	5382	*NRXN1*	0.057 1	0.525 7	0.543 7	0.786 4	1.620 0	1.734 5	0.600 5
5	3985	*APC*	1.528 5	1.188 1	0.961 7	1.464 5	0.798 8	0.682 6	0.909 4
6	7813	*DPYSL3*	0.170 8	0.524 7	0.612 8	0.855 3	1.251 0	0.914 2	0.695 5
7	4271	*MBD3*	2.055 1	1.434 1	1.170 2	1.121 4	1.140 5	0.919 8	1.226 3
8	7659	*MET*	0.574 2	0.627 4	0.633 6	0.385 2	0.943 6	0.679 7	0.930 4
9	18	*E2F5*	0.761 2	0.954 3	0.760 3	1.328 3	0.897 9	0.762 7	0.926 3
10	5271	*HIF1A*	0.455 4	0.811 2	0.893 5	0.832 2	1.176 2	1.135 8	0.721 0
11	36	*NELL2*	0.409 7	1.824 7	1.541 1	1.734 2	1.252 1	1.041 1	0.928 7
12	2219	*WASF1*	0.663 2	1.785 7	0.827 5	1.119 7	1.097	1.027 3	0.823 9
13	5221	*MEF2C*	0.167 4	1.671 4	1.039 3	1.529 4	2.304 8	1.810 1	0.838 7
14	6147	*FEZ1*	0.293 3	0.530 8	0.643 1	0.954 0	1.007 7	1.126 7	0.800 2
15	5234	*CLU*	0.235 3	0.243 7	0.389 6	0.174 7	0.367 0	0.347 4	0.856 8
16	5154	*BLR1*	1.572 9	1.477 7	1.402 8	1.229 1	0.885 5	0.939 4	1.244 9
17	595	*MAP1B*	0.106 0	0.630 4	0.680 6	0.688 2	1.370 3	1.335 2	0.679 0
18	4539	*MSH6*	1.538 7	1.314 0	0.961 1	0.741 9	0.683 2	0.748 8	0.987 3
19	7620	*FHL1*	0.828 7	0.934 3	0.483 5	0.420 8	0.741 8	0.669 2	1.425 2
20	7811	*HMGB1*	0.105 7	0.305 2	0.599 8	0.623 4	0.913 3	1.006 8	0.676 0
21	2467	*RPS29*	2.106 8	1.562 3	1.361 6	1.107 1	0.933 3	0.763 3	1.451 4
22	7573	*YWHAH*	0.538 9	0.712 8	0.614 7	0.669 3	0.993 8	0.796 0	0.934 0
23	1912	*TPI1*	1.393 8	1.238 6	1.419 3	1.179 9	0.989 5	1.170 3	1.139 9
24	695	*DCX*	0.827 4	1.599 2	1.541 9	1.710 5	1.085 0	1.243 3	1.044 8
25	3668	*STMN1*	0.989 3	2.055 0	1.316 1	1.536 7	1.560 5	2.074 6	0.927 5
26	6761	*PRKCB1*	0.032 1	0.319 0	0.544 2	0.478 9	0.771 3	0.883 7	1.555 4
27	3575	*ACTG1*	0.892 3	0.355 5	0.429 5	0.884 8	0.572 0	0.666 7	0.752 5
28	371	*DOK5*	0.473 2	2.741 7	2.326 8	2.846 1	1.949 7	1.904 9	0.982 1
29	2022	*ADD2*	0.155 7	0.281 7	0.445 0	0.289 0	1.449 7	2.043 3	0.278
30	3642	*VEGFB*	0.969 1	0.390 9	1.098 7	0.599 0	0.415 7	0.691 6	0.668 8

表中数据取自陆军军医大学（原第三军医大学）郭波涛博士学位论文（2008）和香港城市大学曾志雄博士论文

首先，利用如下 Lotka-Volterra 方程，对表 4-11 数据构造一个 30 维的 Lotka-Volterra 方程：

$$\frac{dX_i(t)}{dt} = X_i(t)[a_i + \sum_{j=1}^{n} W_{ij}X_j(t)] \quad \text{（公式 4-13）}$$

其中，$X_i(t)$ 表示第 i 个基因 t 时点的表达量（$i=1, 2, \cdots, 30$）；α_i 表示第 i 个基因的内禀增长率；W_{ij} 表示第 j 个基因对第 i 个基因的调控作用，它是与时间无关的定值，此时方程（公式 4-13）实际上是一个具有 31×31 个变量的微分方程组。方程（公式 4-13）转化为一个 31×31 个变量的线形方程组，其解为：

$$\begin{pmatrix} a_1 & a_2 & \cdots & a_{30} \\ W_{1,1} & W_{2,1} & \cdots & W_{30,1} \\ \cdots & \cdots & \cdots & \cdots \\ W_{1,30} & W_{2,30} & \cdots & W_{30,30} \end{pmatrix} = \begin{pmatrix} 1 & X_1(1) & \cdots & X_{30}(1) \\ & \cdots & & \cdots \\ 1 & X_1(31) & \cdots & X_{30}(31) \end{pmatrix}^{-1} \begin{pmatrix} \frac{dX_1(1)}{dt \cdot X_1(1)} & \cdots & \frac{dX_{30}(1)}{dt \cdot X_{30}(1)} \\ \cdots & \cdots & \cdots \\ \frac{dX_1(31)}{dt \cdot X_1(31)} & \cdots & \frac{dX_{30}(31)}{dt \cdot X_{30}(31)} \end{pmatrix} \quad \text{（公式 4-14）}$$

我们将 30 个基因表达函数样条结果带入方差（公式 4-14）得到最终的调控矩阵。内禀增长率 α_i 的生物学含义为该基因在未受到任何基因（包含自身）影响时，其表达的情况，见图 4-5。

接着考虑基因之间调控关系的强度。这里对基因之间的作用直接以数值的形式表示，即，正值表示正调控关系，包括促进子、增强子、启动子的作用等，而负值表示负调控关系，包括抑制子、衰减子、终止子的作用等。表达的强度直接以绝对值来衡量，绝对值越大强度越强。为了便于相互的比较，我们采用灰度图表示调控矩阵，如图 4-6 所示。

结果解读：该图是将 W 调控矩阵的元素，从最小值到最大值线性投射到［0　255］区间，以灰度表示其调控的强度。黑色表示负调控的最大值，而白色表示正调控的最大值，其余的介于两者之间。以下将对图 4-6 的结果作简要分析。

一方面，由图 4-6 可知，*NOS3*（基因号为 2）与 *WASF1*（基因号为 12）和 *DCX*（基因号为 24）的调控是负的最大值，可见 *WASF1* 和 *DCX* 对 *NOS3* 的表达表现为抑制作用。事实上，NOS3 为一种一氧化氮合成酶，在体内参与许多重要的生理、病理过程，如炎症、舒张血管等。搜索 GO 数据库，该基因与器官发育，形态发生和性别分化有关。据图 4-6 推测，在发育过程中 *WASF1* 和 *DCX* 两基因可能与一氧化氮的作用有关。

另一方面，由图 4-6 也可知，*FHL1*（基因号为 19）与 *DCX*（基因号为 24）和 *PRKCB1*（基因号为 26）两基因的调控是正的最大值，可见 *DCX* 和 *PRKCB1* 对 *FHL1* 的表达有促进作用。FHL1 是转录酶的一种变异体，参与许多基因的转录过程。搜索 GO 数据库发现，器官发育、生长、细胞

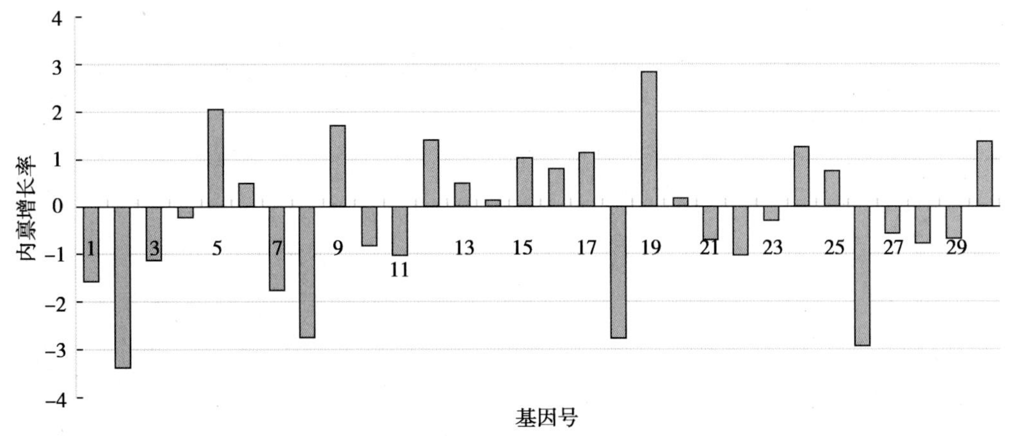

图 4-5　表达调控矩阵的图像

图中横坐标基因号即为表 4-11 中基因的排列顺序号

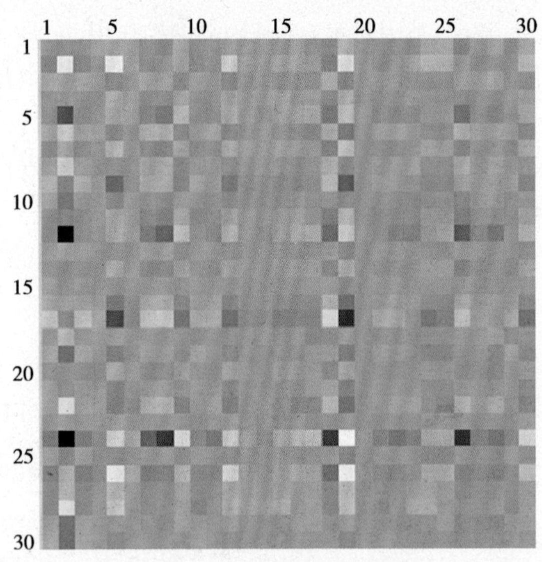

图 4-6 表达调控矩阵的图像

图中横、纵坐标的数字号即为表 4-11 中基因的排列顺序号

分化和形态发生与之有关，据图 4-6 推测，*DCX* 和 *PRKCB1* 在大脑皮质发育过程中一些基因的转录有关系。

由于缺少相应的试验数据的支持，尚不能对模型的拟合程度作进一步的评价，但从模型中的预测结果可以对生物学的研究提供一个线索，因此，我们据此可以进一步作生物学的验证。

三、拓展方法及其应用

（一）加权矩阵模型

加权矩阵模型（weight matrices）是最早应用于基因调控网络的方法。Weaver 等用一个加权矩阵表示基因彼此之间的相互调控影响，Reinitz 和 Sharp 则利用加权矩阵模型构造了果蝇基因调控网络，以此描述果蝇基因在果蝇条纹形成过程中的机制，并找到了在果蝇分节中发挥重要作用的基因。

（二）Boolean 模型

Boolean 网络包含 n 节点（代表基因），分别处于抑制或表达状态（即 0 和 1 状态）。网络的动态过程是由 n 个状态 Boolean 函数决定的，每个节点由一个函数决定。因此，网络的下一个状态可以由所有输入以及该节点的函数决定。Thieffry 和 Thomas 研究了基因调控网络的逻辑 Boolean 模型，详细分析了紫色球海胆（Strongylocentrotus purpuratus）基因 Endol16，研究了如何对这一基因转录水平的基因调控网络进行精确的逻辑描述。他们基于 Boolean 原理描述了基因的顺式调控系统，并使其能够模拟 Endol16 在给定的转录条件下的表达情况。

（三）微分方程模型

微分方程可以定量和精确地预测系统的行为，研究的思路通常是根据已知的生物学条件选择合适的调控模型 $dX_i/dt=f_i(x)$，实际中可以从分子变化的机制上构建不同的微分方程模型。基因网络系统具有一定的稳定性，可以采用傅里叶变换技术确定各种参数。

（四）相关模型

研究生物学因果关系是一种经典的方法。虽然相关分析不能提供一个因果关系的实际依据，但它能提供一种假设，而这种假设可以被其他方法检验。根据基因调控原则，如果基因 A 和基因 B 之间具有一个很高的相关性，则意味着：基因 A 调控基因 B，基因 B 调控基因 A，基因 A 和基因 B 共同被第 3 个基因 C 调控，以及随机调控关系。显然，所有这些调控关系可以是直接和间接性的。在表达模式之间，正相关同欧几里得距离原理是类似的，但对平移变换不敏感，负相关在欧几里得距离的分析中根本不显示出来，但它可能暗示 2 个基因间有一个较强的联系。在应用方面，相关系数方法被 Atul 等成功地应用于 NCI60 药物的筛选，表明这种药物对癌细胞的抑制作用。同样，Butte 等利用该数据，建立了基因和药物之间的关系网络，对药物进行筛选。

（易 东 伍亚舟）

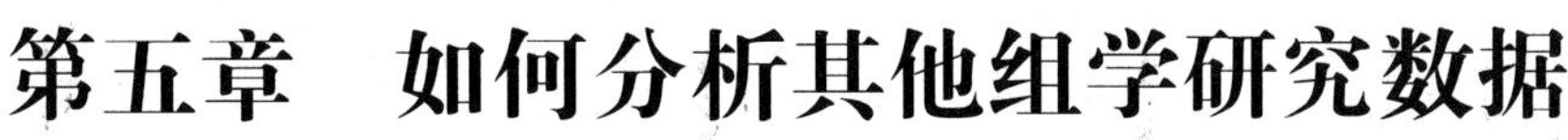

第五章　如何分析其他组学研究数据

第一节　转录组学数据分析

转录组是指特定组织或细胞在某一发育阶段或功能状态下转录出来的所有 RNA 的总和，主要包括 mRNA 和非编码 RNA（non-coding RNA，ncRNA）。其中 mRNA 为可以编码蛋白质的 RNA，ncRNA 是指不编码蛋白质的 RNA。非编码 RNA 可分为管家（house-keeping）ncRNA 和调节 ncRNA，前者通常稳定表达，主要包括核糖 RNA（ribosomal RNA，rRNA）、转运 RNA（transfer RNA，tRNA）、核小 RNA（small nuclear RNA，snRNA）等；后者主要包括微 RNA（microRNA，miRNA）、长链非编码 RNA（long non-coding RNA，lncRNA）和环状 RNA（circular RNA，circRNA）。这些 RNA 在表观遗传、转录及转录后多个层面调控基因表达。目前高通量转录组数据分析主要针对的是 mRNA、miRNA 和 lncRNA，即根据基因的表达水平进行分析。高通量数据检测主要有基因芯片和 RNA 测序 2 种技术，前者是指将大量探针分子固定于支持物上后与标记的样品分子进行杂交，通过检测每个探针分子的杂交信号强度获取样品分子的数量；后者则是通过测序技术，获得特定细胞或组织几乎所有的转录本及基因序列。相对而言，RNA 测序可精确检测不同表达的基因。

一、数据分析方法

在数据分析方法上，第四章介绍的内容在这里均适用，即主要有变量筛选、有监督分类、无监督分类和调控网络分析等方法，其中基因筛选是最基本的操作。归纳起来，筛选基因的方法主要有过滤法（filtered method）、封装法（wrappered method）和嵌入法（embedded method）三大类方法。过滤法是独立于判别模型（分类器）的算法，直接使用原始数据进行基因筛选，如 t 检验法和 SAM 法等。封装法是从所有变量组合中尽量选择“最优”变量组合，它将变量的选择看作是一个搜索寻优的问题，即根据一定的算法和目标函数给出“最优”的变量组合，如逐步筛选算法、遗传算法等。嵌入法是针对特定的模型和算法，筛选出对模型有重要意义的变量组合，即在建立模型的同时，可以给出各变量重要性的得分值（如 LASSO 方法和 RF 方法）。在此基础上，可以进行有监督分类、无监督分类和调控网络分析。

转录组分析除可以使用上述常规的统计方法进行分析外，还可以将编码 RNA 和非编码 RNA 结合在一起分析，同时可以利用 GO（Gene Ontology，GO）/KEGG（Kyoto Encyclopedia of Genes and Genomes，KEGG）数据库进行功能或通路富集分析等。其中，GO 是一个适用于各种物种、对基因和蛋白质功能进行限定和描述的数据库，主要包括生物学过程（biological process，BP）、分子功能（molecular function，MF）、细胞组分（cellular component，CC）；KEGG 是一个整合了基因组、化学和系统功能信息的具有通路图的数据库。

二、如何进行功能富集分析

功能富集分析是将基因或蛋白质列表按照基因功能进行分类，即把具有相同或相似功能的基因归在同一类，并和生物学表型关联在一起进行注释，其目的是发现生物学过程中起关键作用的生物通路，从而揭示和理解生物学过程的基本分子机制。富集分析有 2 种最基本的方法，即过表达分析（over-representation analysis，ORA）和功能集打分（functional class scoring，FCS）方法。

（一）ORA 方法

首先，获得一组感兴趣的基因（一般是差异表达基因），然后将给定的基因列表与某个通路中的基因集作交集，找出其中共同的基因并进行计数，最后利用统计检验的方式来评估观察的计数值是否显著高于随机分布，即待测功能集在基因列表中是否显著富集（表 5-1）。

表 5-1 ORA 方法富集的 2×2 表

基因	基因数目	通路内	通路外
需要富集的基因	n	k	$n-k$
注释数据库的基因	N	M	$N-M$

对上述数据可以使用超几何分布进行检验。设一组感兴趣的基因在某通路中随机出现的数目为 X，则超几何分布为：

$$P(k)=Pr(X=k)=\frac{\binom{M}{k}\binom{N-M}{n-k}}{\binom{N}{n}} \quad \text{（公式 5-1）}$$

其中 N 为 GO 或 KEGG 等注释数据库中的总基因数，M 为某个通路的基因数目，n 为需要进行富集分析的基因的数目，k 为 n 个需要富集基因中属于某个通路的数目。因此可以计算出随机抽取 n 个基因时得到现有样本观察结果或更极端情况出现的概率：

$$P=Pr(X\geqslant k)=\sum_{i=k}^{M}\frac{\binom{M}{i}\binom{N-M}{n-i}}{\binom{N}{n}}=1-\sum_{i=0}^{k-1}\frac{\binom{M}{i}\binom{N-M}{n-k}}{\binom{N}{n}} \quad \text{（公式 5-2）}$$

上述方法实际上就是经典的 Fisher 精确概率法。由于 GO 或 KEGG 数据库有几百个通路，每一个通路都做一个超几何检验，因此需要对 P 值进行假发现率（false discovery rate，*FDR*）多重校正。

上述方法在实际中应用广泛，其常用的软件有 GenMAPP、ClueGO、GO-TermFinder 等，常用的网站有 Onto-Express、GoMiner、FatiGO 等，或者使用数据库 DAVID（Database for Annotation, Visualization and Integrated Discovery）等。然而需要注意的是，这种方法存在一定的局限性，如 ORA 法通常仅使用差异显著的基因，而忽略差异不显著的基因；同时，ORA 法假设每个基因和不同的通路之间相互独立，这显然与实际情况有一定的差距。

（二）FCS 方法

FCS 的检验对象是待测基因功能集中所有的基因（目标基因），而不是针对一组感兴趣的基因。同时，FCS 抛弃了离散化的差异表达方式，改用单变量检验算法的统计量对基因的差异表达程度进行评价。首先，根据两种不同状态（如病例和对照）的基因表达值，对基因组所有基因表达水平的差异值进行排序，再将待测基因功能集中各基因的分数通过特定的统计模型转换为综合分数（如 t 检验统计量的绝对值之和 $S_{target}=\sum_i^n|t_i|$），最后利用随机排列的方法获得待测基因功能集统计量的背景分布，根据目标基因的实际综合分数值在背景分布的位置确定 P 值进行检验。需要注意的是，FCS 方法既可以对每一个体的基因随机排列，也可以对样本随机排列获得背景分布；由于对基因随机排列会破坏基因之间的关系，因而在样本量较大的情况下常用样本随机排列的方法，而在样本量比较小的情况下则会使用基因随机排列的方法。

相对而言，FCS 考虑到了基因表达值的高低，而且以待测基因功能集为对象进行检验，使得检验结果更加灵敏。其不足之处是，FCS 仍独立分析每一条通路，但同一个基因可能涉及多条通路，如果不同通路间的基因出现重叠过多，会导致实际不显著的通路也出现显著富集；再者，FCS 方法仍然把待测基因功能集中的每个基因视为独立的变量，忽略了基因的生物学属性和基因间的复杂相互作用关系。

三、实例分析

复发性卵巢癌通常会对化疗药物产生耐药性，病死率极高，本研究对其与 lncRNA 的关系进行分析。lncRNA 是一类长度大于 200nt 的核苷酸序列（不编码蛋白），在 RNA 水平上通过表观遗传调控、转录调控等调控基因的表达水平。使用 GEO 数据库的 GSE9891 和 GSE30161 这 2 个数据集，对 lncRNA 数据的分析过程进行阐述。其中 GSE9891 和 GSE30161 分别包含 257 例和 54 例卵巢癌患者，共有 20 531 个基因（54 621 个探针），其中包含 2 446 个 lncRNA。

1. 筛选复发相关的差异 lncRNA　首先将 GSE9891 数据分为分析数据集（n=100）和验证数据集（n=157）。本研究使用基于 LASSO 惩罚的 Cox 比例风险回归模型识别了 6 个与卵巢癌复发相关的 lncRNA，分别为 *RUNX1-IT1*、*MALAT1*、*H19*、*HOTAIRM1*、*LOC100190986* 和 *AL132709.8*，对此根据多变量 Cox 比例风险回归模型计算出危险指数，再根据各变量数据（包括 6 个基因和 1 个危险指数）的中位数变为 2 类，同时使用两个数据集进行验证，见表 5-2 和图 5-1。

表 5-2　筛选出的 6 个 lncRNA 的 Cox 的单因素及在 2 个验证集的风险指数参数估计结果

基因名称	染色体位置	系数	*P*	*HR*	95% *CI* of *HR*
GSE9891 训练队列（n=100）					
RUNX1-IT1	Chr21q22.12	0.558 9	<0.000 1	1.749	1.358～2.252
MALAT1	Chr11q13.1	0.151 4	0.041 0	1.163	1.006～1.345
H19	Chr11p15.5	0.162 5	0.000 4	1.176	1.076～1.287
HOTAIRM1	Chr7p15.2	0.277 6	0.001 1	1.320	1.117～1.560
LOC100190986	Chr16p12.2	−0.321 7	0.006 1	0.725	0.576～0.912
AL132709.8	Chr14q32.31	0.297 5	0.001 6	1.346	1.119～1.621
风险评分	—	1.667 0	<0.000 1	5.296	2.925～9.589
GSE9891 内部验证队列（n=157）					
风险评分	—	0.790 0	0.001 6	2.203	1.351～3.594
GSE30161 外部验证队列（n=54）					
风险评分		1.152 8	0.030 9	3.167	1.112～9.022

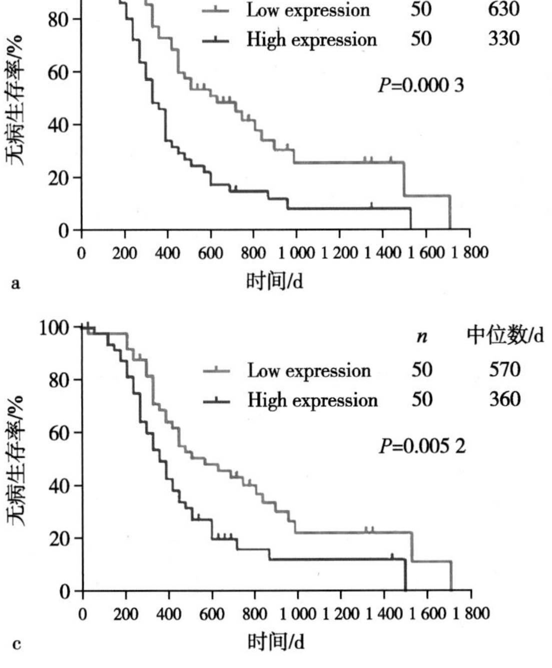

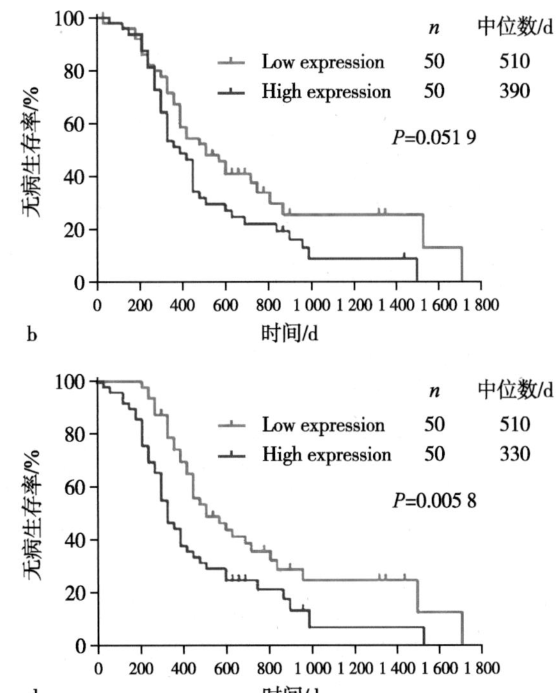

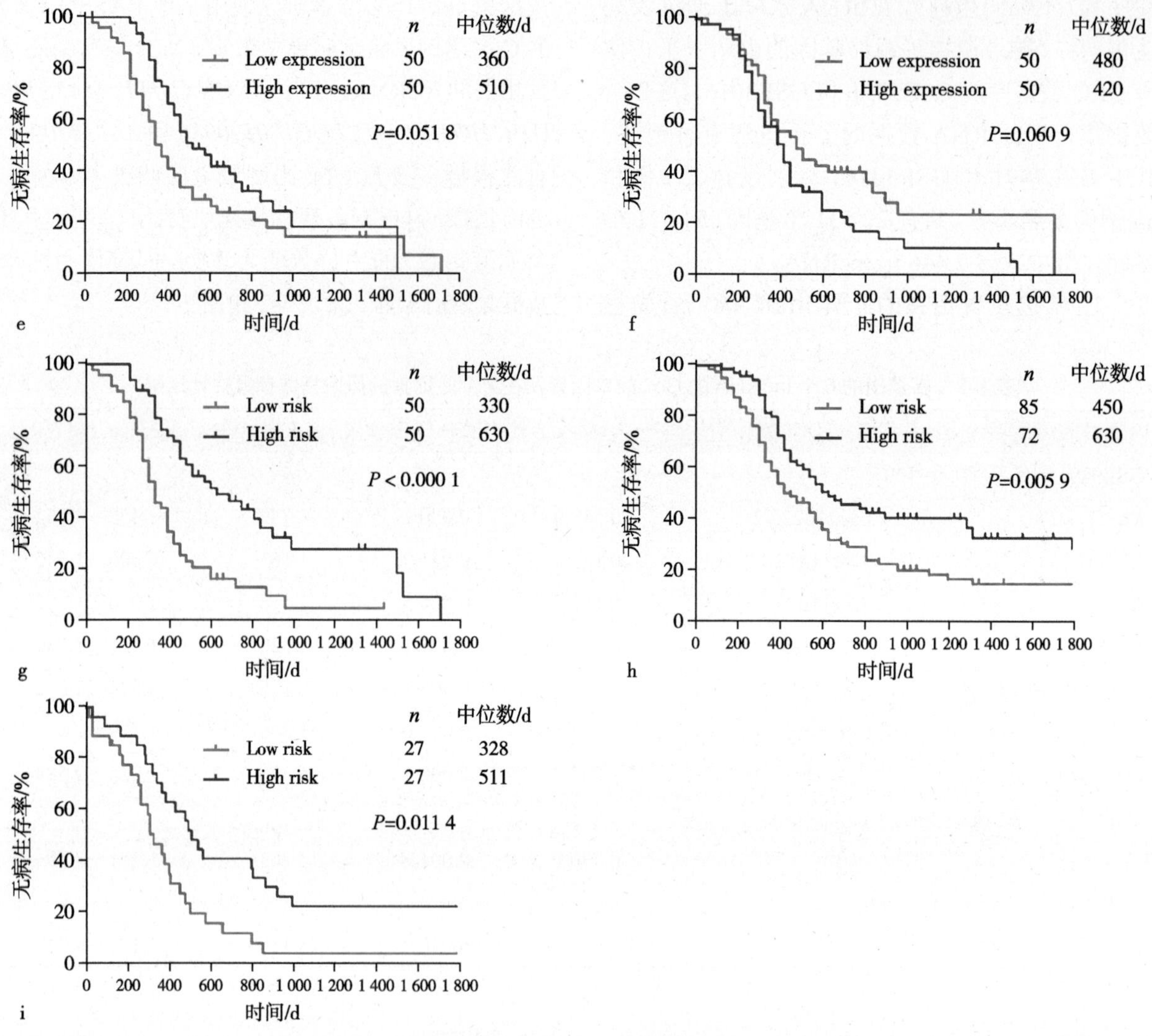

图 5-1 6 个 lncRNA 和危险指数在不同水平下的生存曲线

a. *RUNX1-IT1* 基因；b. *MALAT1* 基因；c. *H19* 基因；d. *HOTAIRM1* 基因；e. *LOC100190986* 基因；f. *AL132709.8* 基因；g. GSE9891 训练集的危险指数；h. GSE9891 验证集的危险指数；i. GSE30161 测试集的危险指数

2. **富集分析** 使用 Satterthwaite *t* 检验和 *FDR* 校正，筛选出 3 814 个低风险组和高风险组的差异表达基因(mRNA)，然后使用 DAVID 工具对这些基因进行 GO 和 KEGG 功能富集分析。结果显示：68 个 GO 生物过程条目、27 个 GO 细胞成分条目、18 个 GO 分子功能条目和 6 个 KEGG 通路被显著富集(*FDR*<0.05)；富集的生物过程条目参与了癌症的一些重要的生物过程，如血管发育、炎症反应和免疫反应。富集的 KEGG 通路也与癌症相关，如 ECM 受体相互作用、局部黏附和细胞黏附分子，提示复发性卵巢癌可能与自噬及肿瘤细胞迁移有关(表 5-3)。

进而，将显著富集的 GO 生物过程导入 Cytoscape 软件 Enrichment map 插件中构建互作用网络。互作用网络中节点的大小代表基因个数，边的粗细代表 2 个生物过程的关联程度。结果表明，6 个 lncRNA 主要与炎症反应、免疫系统过程、细胞迁移、细胞黏附、血管生成和细胞外基质有关(图 5-2)。

表 5-3 差异基因富集的前 10 个 GO 生物过程条目和 6 个 KEGG 通路

排序	GO 数据库富集的生物过程	*FDR*	排序	KEGG 通路	*FDR*
1	细胞黏附	1.10×10^{-24}	1	ECM-receptor interaction	7.30×10^{-10}
2	生物黏附	1.40×10^{-24}	2	Focal adhesion	4.00×10^{-9}
3	伤害应激反应	2.80×10^{-15}	3	Cell adhesion molecules（CAMs）	7.50×10^{-4}
4	脉管发育	2.10×10^{-13}	4	Leukocyte transendothelial migration	2.60×10^{-3}
5	血管发育	2.30×10^{-12}	5	Cytokine-cytokine receptor interaction	2.70×10^{-3}
6	炎症反应	5.10×10^{-10}	6	Chemokine signaling pathway	4.50×10^{-2}
7	免疫反应	6.30×10^{-10}			
8	细胞外基质组织	1.40×10^{-9}			
9	血管形态发生	3.00×10^{-9}			
10	对外界刺激反应的调节	3.30×10^{-9}			

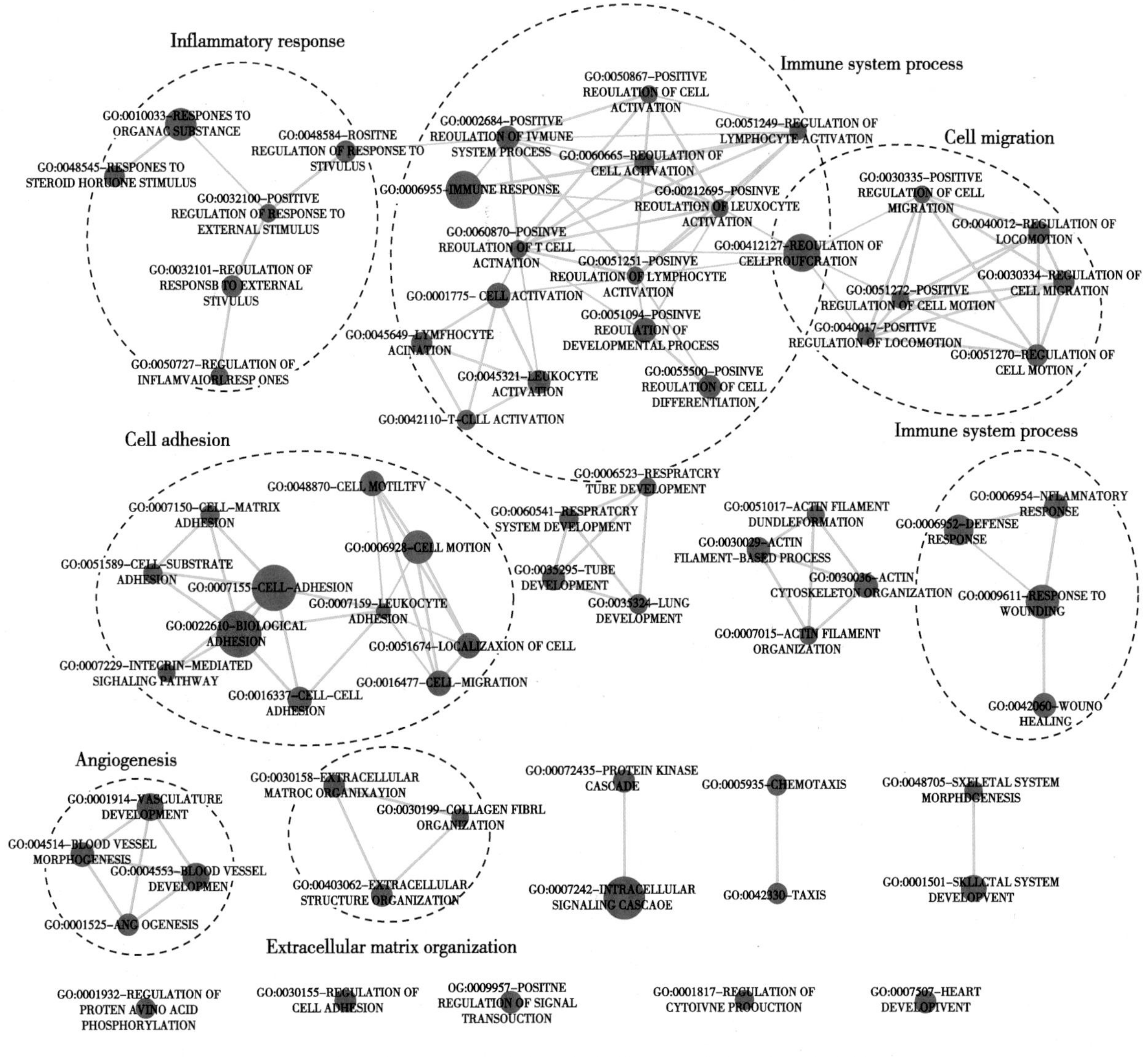

图 5-2 与 6 个 lncRNA 显著相关基因的 GO 生物过程的互作用网络

（李 康）

第二节 蛋白质组学数据分析

蛋白质组(proteomics)指一个基因组内所有基因表达的全部蛋白质。基因转录时,一个基因可以有多种 mRNA 剪接形式,因此蛋白质组并不是基因组的直接产物,蛋白质组中蛋白质的数目可以超过基因组的数目。对于蛋白质组而言,由于蛋白质是生命活动的主要执行者,因此不同类型的细胞或同一个细胞在不同的活动状态下,其蛋白质组的蛋白质种类构成可能有很大的不同。蛋白质组学主要对基因表达的蛋白质水平进行定量的测定,从而为疾病鉴别、评价药物对生命过程的影响,以及解释基因表达调控的机制提供必要信息。需要注意的是,从 DNA → mRNA →蛋白质,存在 3 个层次的调控,即转录水平调控(transcriptional control)、翻译水平调控(translational control)和翻译后水平调控(post-translational control),因此,具体分析某个基因的蛋白质产物要综合基因组水平、转录水平和翻译水平的修饰及调控来确定。从 mRNA 角度考虑,实际上仅包括了转录水平调控,并不能全面代表蛋白质表达水平。实验也证明,组织中 mRNA 丰度与蛋白质丰度的相关性并不好,尤其对于低丰度蛋白质相关性更差。更重要的是,蛋白质复杂的翻译后修饰、蛋白质的亚细胞定位或迁移、蛋白质 - 蛋白质相互作用等则几乎无法从 mRNA 水平来判断。

蛋白质组数据分析主要针对的是蛋白质标志物(变量)的筛选、富集和疾病分类,前述的针对基因组和转录组学的各种统计分析方法在这里都可以使用。同时,可以将 mRNA 和蛋白质结合在一起分析,对此可以将两者识别码(ID)匹配后利用 GO/KEGG 数据库,进行功能或通路富集分析,还可以使用 STRING 数据库进行蛋白互作网络分析等。

一、实际案例

本实例中数据来源于临床蛋白质组学肿瘤分析中心(Clinical Proteomic Tumor Analysis Consortium,CPTAC)数据库。该数据包括 169 例高分化浆液性卵巢癌患者,所有患者均为新诊断的未经过任何药物治疗,且诊断后均采取了手术治疗。对这些患者的组织进行蛋白质组学检测,共检测出 9 600 个蛋白,对其进行对数变换,并进行标准化处理。同时,在 TCGA(The Cancer Genome Atlas)数据库中下载的卵巢癌 mRNA 数据,通过将蛋白与 mRNA 进行匹配,得到共计 3 586 个蛋白—基因对;由于一个基因可能对应多个蛋白,选择最小 ID 的蛋白用于分析,最后剩余 3 329 个蛋白。

首先,进行 KEGG 富集分析。这样结果显示所有的蛋白共富集 304 个 KEGG 通路,其中 77 个通路局部 $FDR<0.05$,每个通路包含蛋白数量的范围为 11～101 个。采用分组 LASSO 方法对富集后的结果进行通路和变量筛选,共筛选出 63 个通路,218 个与卵巢癌复发相关的蛋白。

为了更好地显示蛋白之间的相互作用对卵巢癌生存结局的影响,对每个通路构建了通路重要性评分,其定义为通路中蛋白拟合 Cox 回归模型的回归系数与相应的蛋白测量值的积和,并采用时间依赖受试者操作特征曲线下面积(area under the time-dependent ROC curve, tAUC)评价每个通路预测卵巢癌 10 年的生存情况。结果显示,排在最前面的 4 个通路分别为碳代谢(carbon metabolism)、果糖和甘露糖代谢(fructose and mannose metabolism)、氨基酸生物合成(biosynthesis of amino acids),以及氨基糖和核苷酸糖代谢(amino sugure and nucleotide sugar metabolism)通路(图 5-3),其 tAUC 值分别为 0.904、0.903、0.893 和 0.891。

为了选取最少的且对卵巢癌预后具有较高的预测作用的蛋白,基于单变量蛋白 tAUC > 0.90,且蛋白间两两相关系数 $r<0.3$ 的标准,最后选择 3 个卵巢癌预后预测蛋白,分别为戊糖磷酸途径(pentose phosphate pathway)通路中的磷酸核糖焦磷酸合成酶 1(PRPS1L1)、紧密连接(tight junction)通路真核起始因子 2B(EIF2B)和沙门菌感染(Salmonella infection)通路中的丝裂原活化蛋白激酶(MAPK)13。构建基于这 3 个预测蛋白的 Cox 回归模型分析并给出风险评分:

$$\text{Score}_{OS}=(-0.623\times \text{PRPS1L1})+(-0.947\times \text{EIF2B1})+(-0.578\times \text{MAPK13})$$

$$\text{Score}_{PFS}=(-0.260\times \text{PRPS1L1})+(-0.384\times \text{EIF2B1})+(-0.675\times \text{MAPK13})$$

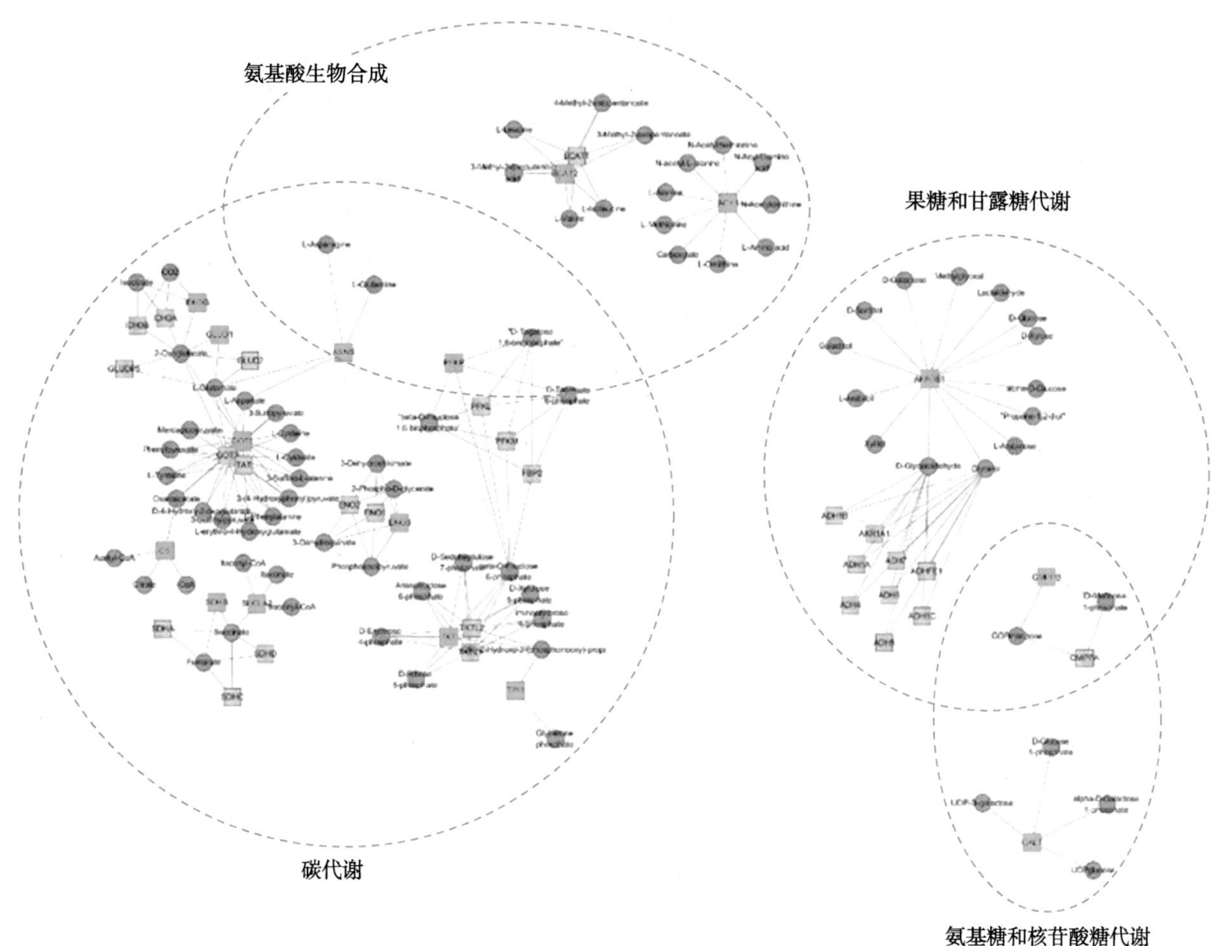

图 5-3　预测卵巢癌生存的 4 个通路
绿色方格代表筛选的预后相关蛋白；红色节点代表蛋白相关化合物，例如代谢物

取风险评分 2 个截断点（P25 和 P75），将患者分为低风险组、中风险组和高风险组，采用 Kaplan-Meier 分析方法和 log-rank 检验比较不同风险组的总生存率和无进展生存率是否有差别；同时使用风险评分进行预测。结果表明：三组总生存率和无进展生存率差异显著；基于蛋白的风险评分预测卵巢癌总生存时间和无进展生存时间的 tAUC 值分别为 0.976 和 0.932（图 5-4）。

二、结果解读

本研究采用分组 LASSO 方法对富集后的结果进行通路和变量筛选，共筛选出 63 个通路，218 个与卵巢癌复发相关的蛋白。这些结果可以为卵巢癌患者经铂治疗后的预后提供大量有用的信息。为了更深入地了解机制，可以做更多的分析，例如通路之间的关系、不同通路的主要蛋白及其相互作用等。为了简化结果，本研究给出了差异通路中的 4 个主要相关通路，并从预测角度给出了 3 个蛋白生物标志物。

从生物学角度分析，本研究筛选出了 4 个重要的通路，并选择了 3 个蛋白 EIF2B1、PRPS1L1 和 MAPK13 为预测卵巢癌预后的生物标志物，它们的高表达能够延长患者的生存时间。其中，EIF2B 是机体所有细胞在不同应激条件下进行蛋白质合成的必要蛋白，5 个 EIF2B 分别为 EIF2B1、EIF2B2、EIF2B3、EIF2B4 和 EIF2B5，它们能够导致蛋白质表达的异常。PRPS1L1 具有激酶活性，如脂酸盐 - 蛋白链接酶 B 活性、镁离子结合活性、转移酶活性等功能，并参与氨基酸途径的生物合成。MAPK 是信号从细胞表面传导到细胞核内部的重要传递者，MAPK 是一类广泛存在于细胞质内，具有使底物蛋白分子内丝氨酸 / 苏氨酸磷酸

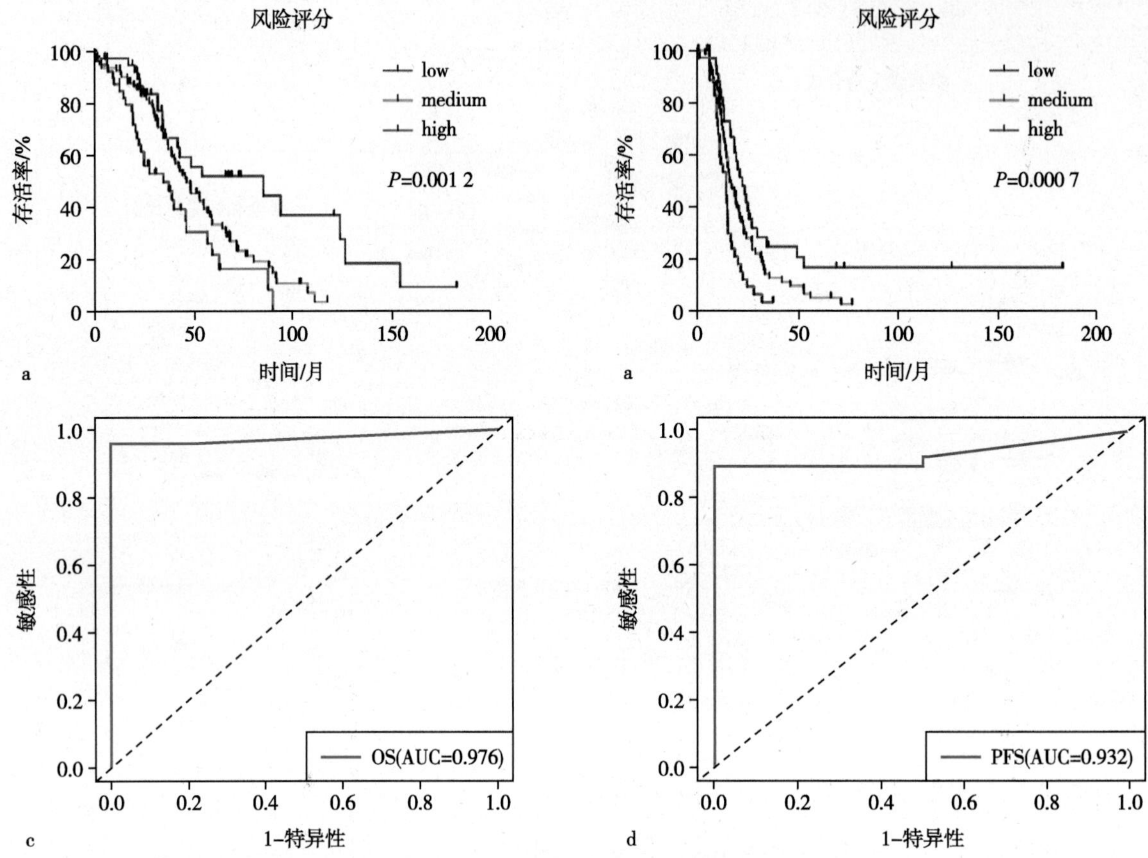

图 5-4 3 种蛋白标志物联合预测卵巢癌生存时间的评价

a. 总生存率的 Kaplan-Meier 曲线分析及 log-rank 检验；b. 无进展生存率的 Kaplan-Meier 曲线分析及 log-rank 检验；c. 总生存时间的 tROC 曲线（时间依赖受试者操作特征）；d. 无进展生存时间的 tROC 曲线

化的蛋白激酶，该研究表明 MAPK13 作为其家族的一员，与卵巢癌的预后有密切的关系。

（侯 艳）

第三节 如何分析代谢组学数据

代谢组学（metabolomics）是系统生物学领域中继基因组学和蛋白质组学之后发展起来的一门学科，通过检测生物体在受到外源刺激或基因修饰后体内小分子代谢物（分子量 <1 000Da）的变化来探索整个生物体的代谢机制。代谢组学位于系统生物学的最下游，相比基因组学和蛋白质组学更加接近表型，能够更准确地反映生物体所处的状态。其在功能基因组学、疾病诊断、毒理学、药物研发、中医药研究等方面得到了广泛的关注和应用。

在研究策略上，代谢组学研究可分为靶向（targeted）和非靶向（untargeted）代谢组学两种。靶向代谢组学是基于特定的研究假设，有目标地对一种或一类代谢物进行相对或绝对定量检测，对其进行验证。非靶向代谢组学研究则是通过高通量仪器尽可能多地检测样品中小分子代谢物，通过比较病例和对照样本的整体代谢组学特征，寻找差异代谢物作为潜在生物标志物，并鉴定其化学结构，解释所发现的代谢物与疾病之间的关联。代谢组学研究涉及实验设计、生物标本库、高通量仪器检测、图谱信号处理、质量控制和数据标准化、高维数据统计分析、化合物鉴定以及代谢通路分析等诸多问题（其研究流程示意图如图 5-5 所示），需要分析化学、生物学、医学、生物统计学等多学科交叉合作研究。

本节将以卵巢良恶性肿瘤鉴别诊断的非靶向代谢组学研究为例，说明代谢组学数据分析的一般步骤和主要分析方法。

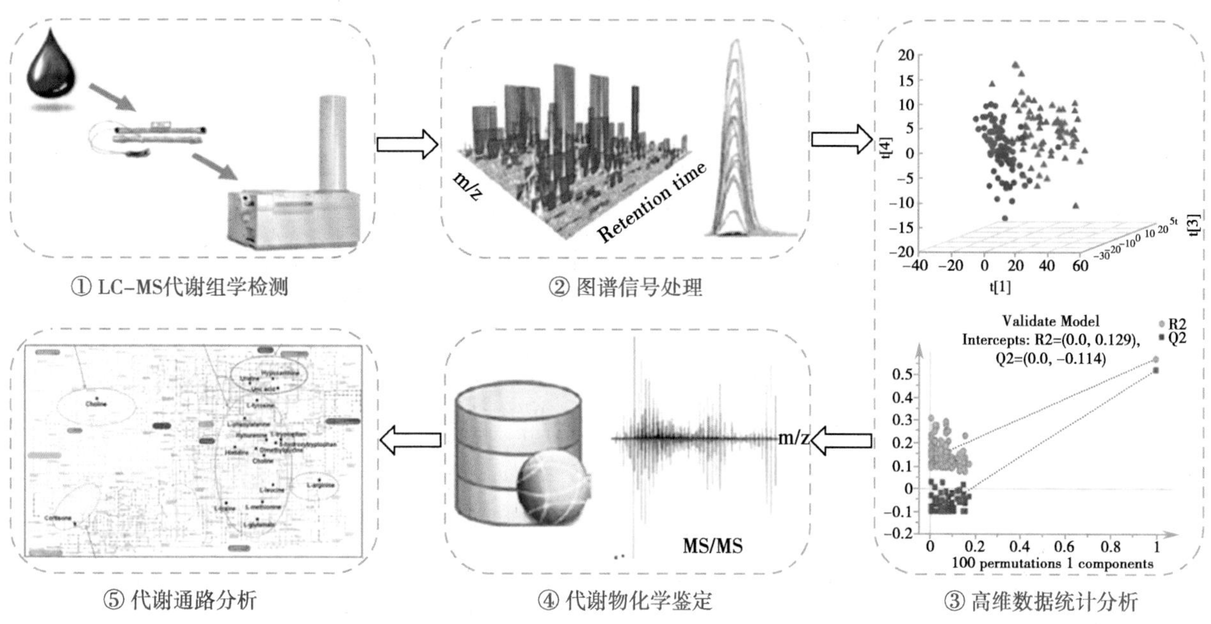

图 5-5　非靶向代谢组学研究流程示意图

一、研究案例和背景

卵巢癌是妇科肿瘤中病死率最高的恶性肿瘤。因卵巢位置深在盆腔，卵巢部位的肿瘤发病隐匿、临床早期无症状且恶性肿瘤生长迅速易扩散，导致绝大多数卵巢癌患者就诊时已是临床晚期，其 5 年生存率不足 10%。在临床上，卵巢良恶性肿瘤的鉴别也极为困难。本案例的研究目的是，通过对比上皮性卵巢癌和卵巢囊肿（卵巢良性肿瘤）患者的血浆代谢指纹图谱，确定鉴别良恶性肿瘤的代谢组学轮廓特征，并筛选差异代谢组标志物。卵巢肿瘤患者经手术和病理组织学检查确认，最终确定 80 例卵巢癌（EOC）和 90 例卵巢良性肿瘤患者（BOT）选入最终检测样本。根据患者纳入研究的时间，将数据划分为训练样本（50 例 EOC 和 50 例 BOT）和测试样本（30 例 EOC 和 40 例 BOT），其基线资料见表 5-4。

二、代谢组学检测方法和质量控制

代谢组学检测的是生物体内大量的内源性小分子代谢物质。由于代谢物性质存在多样性，且现有的仪器分析技术有着各自的优势和适用范围，目前还没有任何一种单一平台检测技术能够适用于生物体内所有代谢物的分析。因此，高通量的非靶向代谢组学也只是获取了全部代谢物集合的一个子集。目前代谢组学主要采用核磁共振波谱法（NMR）和色谱质谱联用[液质色谱 - 质谱法（LC-MS）或气相色谱 - 质谱法（GC-MS）]2 种仪器分析技术。LC-MS 具有较高的分辨率，且相比 NMR 具有更高的敏感性，可以对多种化合物同时进行快速分析与鉴定。本案例采用超高效液相色谱质谱联用仪，可以在 15min 完成一份样品的分离和代谢物的一级质谱检测，获得包含数千个谱峰的代谢指纹图谱，图 5-6 为典型的卵巢良恶性肿瘤血浆样品的色谱图。

表 5-4　训练样本及测试样本中卵巢良恶性肿瘤患者的基线资料

临床特征	训练样本		测试样本	
	EOC	BOT	EOC	BOT
病例数	50	50	30	40
年龄[均数（区间）]/ 岁	52.7（20.9～78.4）	37.7（13.5～72.2）	53.9（18.5～77.6）	39.9（19.6～71.0）
体重[均数（区间）]/kg	60（35～81）	58（40～99）	60（51～86）	61（43～82）
已绝经人数	31	13	19	10
CA12-5[均数（区间）]/（U·ml^{-1}）	594.2（9.1～5 000.0）	15.1（1.9～169.7）	468.2（16.1～5 000.0）	30.8（5.7～817.3）

CA12-5：癌抗原 12-5；EOC：卵巢癌；BOT：卵巢良性肿瘤

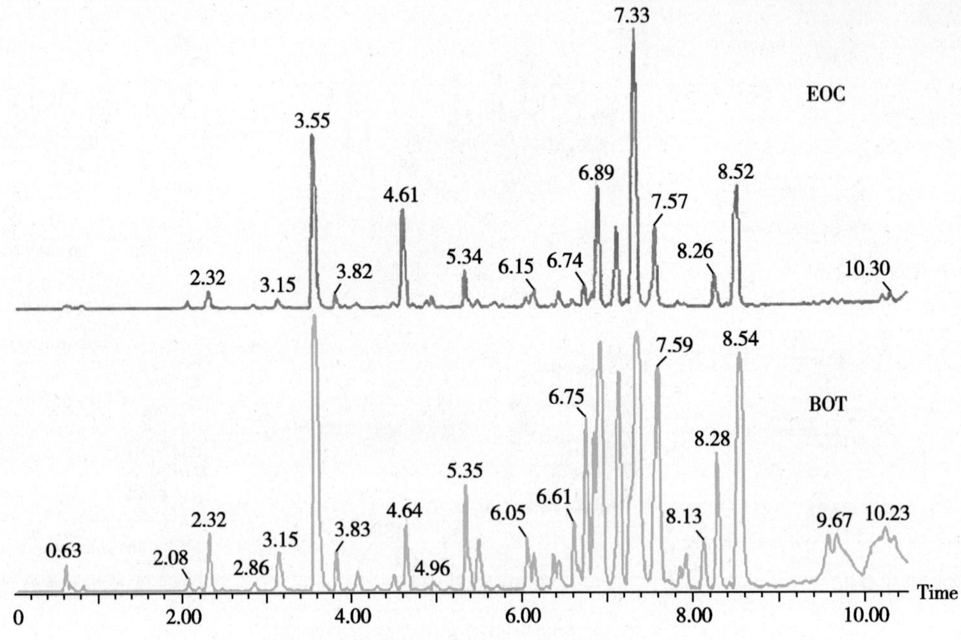

图 5-6 典型的卵巢良恶性肿瘤血浆样品色谱图

在样本量较大的情况下，非靶向代谢组学检测需要持续较长的时间，随着时间的推移，LC-MS 检测仪器的稳定性会受到温度、湿度等检测环境影响。如果分不同的批次进行检测，批次内和批次间存在的非生物误差会对检测结果产生不可避免的系统误差，导致信号的漂移。因此，代谢组学检测过程需要严格的质量控制，通常可设立内标、空白（blanks）样品和质量控制（QC）样品，考察样品检测的稳定性。通过空白样品考察检测过程中的物质残留情况，通过重复使用同一 QC 样品跟踪整个数据采集过程，是目前代谢组学检测质量控制的主要方法。一般是将多个样品混合在一起制备成 QC 样品，均匀地分布在数据采集过程的不同时间段进行检测，用于评估检测数据的批次效应。

三、代谢组学图谱数据的预处理

代谢组学检测获得的原始图谱数据包含大量色谱和质谱谱峰变化的化学信息，无法直接用于统计分析。由于 LC-MS 电离过程中的同一物质会衍生出多个相应的质谱离子，从而增加了代谢组学数据解析及化学结构鉴定的难度。例如，基于液相色谱 - 电喷雾串联质谱法（LC/ESI-MS/MS）的代谢组学检测为软电离方法，在正离子模式下会产生除准分子离子峰[M+H]+ 以外的各种离子，如相应的加合物[M+K]+、[M+Na]+、二倍体[2M+H]+ 及[2M+Na]+ 等，以及碎片离子如[M-C3H9N]+、[M+H-H2O]+ 等。因此在代谢组学统计分析前，需要借助预处理方法，获得可用于统计分析的标准数据。

XCMS 是基于 R 语言的开源软件包，能够对原始代谢组学数据图谱进行预处理。本案例的原始代谢组数据通过 MetAlign 软件转化为 NetCDF 文件，导入 R 软件包 XCMS 进行预处理和峰标识，包括非线性保留时间校正、峰识别、峰匹配和峰对齐等。获得的用于统计分析的标准数据格式如图 5-7 所示，每行是代谢物，其中质荷比（m/z）和保留时间（RT）可用于对代谢物的初步鉴定，同位素（isotopes）、加合物（adduct）和峰分组（pcgroup）为代谢物的峰标识信息，Sample 列为检测样本的相对峰强度数据。

四、代谢组学数据的标准化

经过 XCMS 图谱预处理的数据，在统计分析前还需要进一步地进行标准化处理，主要包括缺失值处理（missing value processing）、数据标准化（normalization）、归一化（standardization）和数据转换（transformation）。

1. 缺失值处理 由于待测代谢物浓度的量纲差别较大，有些微量代谢物的 LC-MS 检测敏感

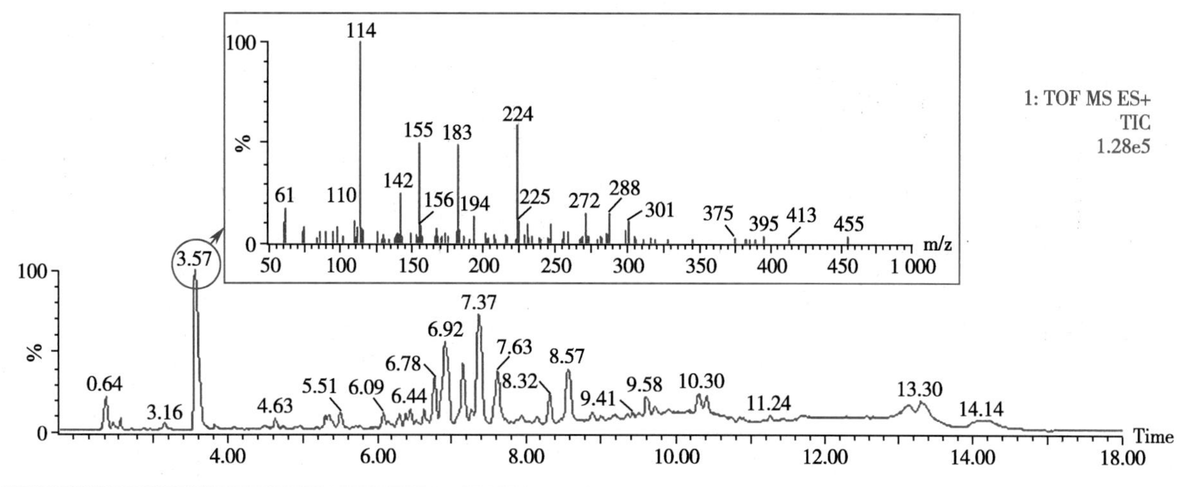

name	MZ	RT	isotopes	adduct	pcgroup	rsd	Sample774.A054	Sample283.611
M163T271	163.124 7	271.248 0	[41][M]+	[M+H]+162.118	135	15.18	1.296 911 64	−0.690 798 7
M173T142	173.078 5	141.655 0	[47][M]+	[M+Na]+150.089	112	3.80	−0.077 738 75	0.262 586 4
M177T270	177.140 4	269.607 0	[54][M]+	[M+H]+176.133	240	3.79	1.296 583 11	−0.460 295 8
M186T264	186.221 8	263.706 0	[65][M]+		142	4.09	−0.069 407 54	−0.747 615 9
M191T288	191.156 2	288.265 0	[69][M]+	[M+H]+190.149	74	3.53	1.337 166 17	−0.487 595 7
M217T159	217.105 0	159.440 5	[92][M]+	[M+Na]+194.115	82	6.15	−0.266 478 83	0.144 152 9
M217T331	217.171 9	330.518 0	[93][M]+	[M+H]+216.164	12	18.32	1.185 396 97	−0.732 288 4

图 5-7　代谢组学原始色谱 / 质谱图和统计分析的标准数据格式

性不足导致信号响应可能低于噪声阈值，同时由于检测技术以及样本的原因可能会包含大量的缺失值。常用的缺失值处理方法为“80% 规则”，即剔除超过 20% 的代谢物信号强度为缺失的代谢物。

2. 数据标准化　代谢组学检测过程会产生化学信号的漂移和批次效应（batch effect）等系统误差，需要对代谢组学数据进行标准化处理。基于 QC 样品的信号漂移趋势，可以根据进样次序，预测真实研究样品的信号强度，校正信号漂移和批次效应的系统误差。标准化后，可以计算 QC 样品重测的相对标准偏差（relative standard deviation，RSD），即统计学中的变异系数。本案例依据 18 个质量控制样本，绘制了代谢物 RSD 的分布图（图 5-8），删除 RSD > 20% 重现性较差的代谢物。

3. 归一化和数据转换　为校正不同代谢物浓度数量级的差别，还会进行数据归一化处理，包括中心化（centering）和尺度化（scaling），即统计学上的 z 值变量标准化。归一化目的是校正代谢物浓度数量级对后续统计分析的影响，常见的归一化方法有中心尺度化、单位方差尺度化和 Pareto 尺度化等。数据转换是指对数据进行非线性变换，如 log 转换和 power 转换等。

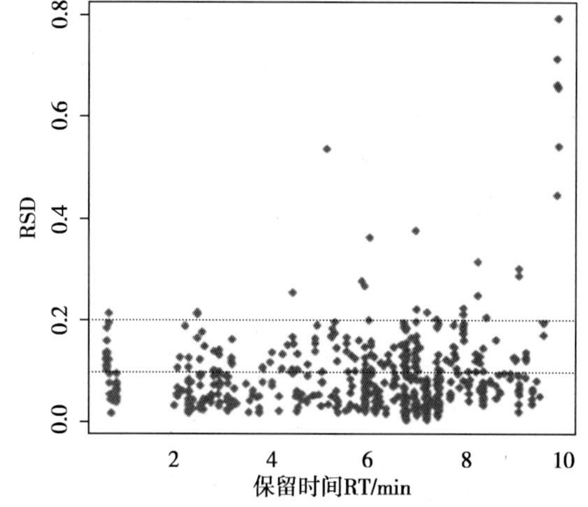

图 5-8　血浆代谢物质量控制的相对标准偏差（RSD）分布图

经 XCMS 图谱处理和数据整理，本案例共保留 535 个代谢物用于下一步统计分析。即训练样本是包含 100 例样本和 535 个变量的矩阵，测试样本是包含 70 例样本和 535 个变量的矩阵。

五、如何进行代谢组学数据统计分析

代谢组学数据分析可分为单变量分析和多变量分析 2 种。单变量分析方法简单、直观和容易理解，在代谢组学研究中通常用来快速考察各个代谢物在不同类别之间的差异，初步筛选差异代谢物。多变量分析主要是建立分类或判别模型、可视化等，如常用主成分分析（principal component analysis，PCA）和偏最小二乘判别分析（partial least squares discriminant analysis，PLS-DA）2 种方法。

（一）单变量分析方法

代谢组学数据通常不满足参数检验的条件，使用较多的是非参数检验方法，如 Wilcoxon 秩和检验或 Kruskal-Wallis 检验等。由于代谢组学数据具有高维的特点，在进行单变量分析时会面临多重假设检验的问题。如果不对假设检验水准 α 进行校正，则总体犯Ⅰ型错误的概率会明显增加。一种解决方法是采用 Bonferroni 校正，即用原检验水准除以假设检验的次数 m 作为每次假设检验新的检验水准（α/m）。由于 Bonferroni 校正的方法过于保守，会明显降低检验效能，所以在实际中更为常用的方法是假发现率（false discovery rate，*FDR*）。这种方法可用于估计在多重假设检验的阳性结果中，可能包含多少假阳性结果。*FDR* 方法不仅能够将假阳性的比例控制在规定的范围内，而且较之 Bonferroni 方法在检验效能上也得到显著的提高。此外，代谢组学分析通常也计算代谢物浓度在两组间的改变倍数值（fold change），如计算某个代谢物浓度在两组中的均值之比，判断该代谢物在两组之间的高低表达。

（二）多变量统计分析方法

代谢组学多变量统计分析可使用无监督学习和有监督学习方法。无监督学习方法是在不给定样本标签的情况下建模，如主成分分析（PCA）、聚类分析和非线性映射（NLM）等。有监督学习方法是在给定样本标签的情况下建模，如偏最小二乘判别分析（PLS-DA）、惩罚回归和随机森林（RF）等。其中，PCA、PLS-DA 是目前代谢组学中最常用的多变量统计分析方法。

1. 主成分分析（PCA） PCA 是从原始变量之间的相互关系入手，根据变异最大化的原则将其线性变换到几个独立的综合指标上（即主成分），取 2～3 个主成分作图，直观地描述不同组别之间的代谢模式差别和聚类结果，并通过载荷图寻找对组间分类有贡献的原始变量作为生物标志物。通常情况下，由于代谢组学数据具有高维、小样本的特性，同时有噪声变量的干扰，PCA 的分类结果往往不够理想。尽管如此，PCA 作为代谢组学数据的预分析和质量控制步骤，通常也可用于观察数据是否具有组间分类趋势和离群值。在组间分类趋势明显时，说明其中一定有能够分类的标志物。PCA 还可以用于分析质控样品是否聚集在一起，如果很分散或具有一定的变化趋势，则说明检测质量存在一定的问题。

图 5-9 是卵巢良恶性肿瘤案例的 PCA 得分

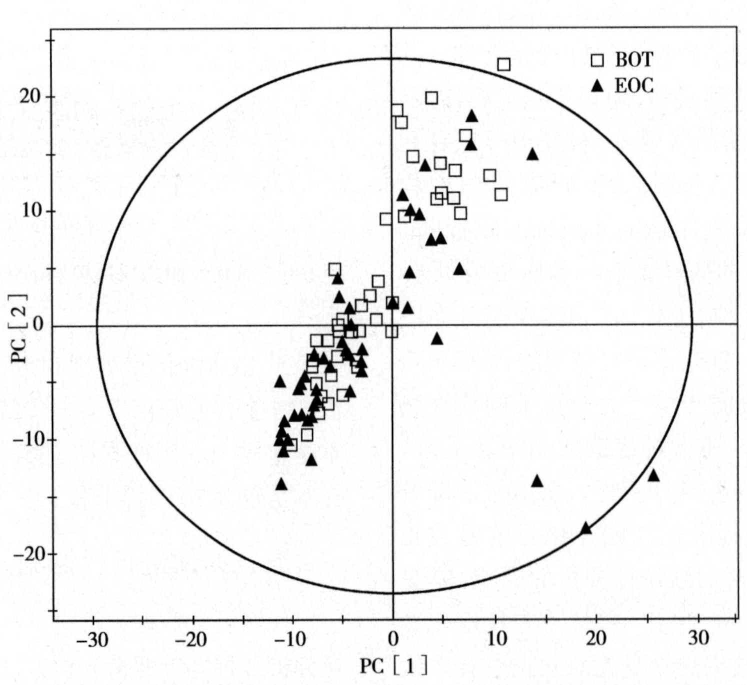

图 5-9 卵巢肿瘤良恶性鉴别的血浆代谢组学主成分分析得分图

图，得分图显示卵巢良恶性肿瘤组间虽具有一定的分类趋势，但有较大的重叠，需要采用有监督学习方法实现进一步分类和生物标志物筛选。

2. 偏最小二乘判别分析(PLS-DA) PLS-DA是目前代谢组学数据分析中最常使用的一种分类方法，它在降维的同时结合了回归模型，并利用一定的判别阈值对回归结果进行判别分析。其基本思想是，通过最大化自变量数据和应变量数据集之间的协方差来构建正交得分向量(潜变量或主成分)，从而拟合自变量数据和应变量数据之间的线性关系。偏最小二乘(PLS)的降维方法与PCA的不同之处在于PLS既分解自变量X矩阵也分解应变量Y矩阵，并在分解时利用其协方差信息，从而使降维效果较PCA能够更高效地提取组间变异信息。具体原理请参考相关统计教材。

在PLS-DA得分向量提取过程中，自变量权重的绝对值表示它们在相应得分向量中影响的大小，而得分向量具有分类能力，因此自变量权重可表示其在得分向量中的重要性。第j个自变量在第r个得分向量中变量影响的平方(VIN_{rj}^2)是相应权重的平方(w_{rj}^2)乘以第r个得分向量所解释总变异的百分比，变量重要性评分(VIP)则是对自变量在提取的k个得分向量中VIN的综合。

PLS-DA得分图常用来直观地展示模型的分类效果，图中两组样品分离程度越大，说明分类效果越显著。通常使用R2X、R2Y和Q2Y这3个指标评价PLS-DA模型拟合效果，其值越接近1表示PLS-DA模型拟合数据效果越好。其中，R2X和R2Y分别表示PLS-DA分类模型所能够解释X和Y矩阵信息的百分比。然而，PLS-DA为有监督的分类模型，容易出现过拟合(overfitting)现象，即PLS-DA得分图显示可以很好地将训练样本进行分类，但用来预测新的样本集时却表现很差。因此，PLS-DA模型内嵌了七折交叉验证。可计算预测残差平方和(PRESS)，进一步计算Q2Y，用以评价PLS-DA模型的实际预测能力，Q2Y越大代表模型预测效果较好。

图5-10为卵巢良恶性肿瘤案例的PLS-DA速模的三维得分图，得分图显示卵巢良恶性肿瘤间具有代谢模式差异和明显的组间分类趋势，PLS-DA建模R2X=0.534、R2Ycum=0.639、Q2cum=0.418。

此外，还可使用置换检验(permutation test)验证PLS-DA是否存在过拟合情况。置换检验的原理是在固定X矩阵的前提下，随机置换Y分类标签n次(如100～1 000次)，每次随机置换后建立新的PLS-DA模型，并计算相应的R2Y和Q2Y。可靠PLS-DA模型的Q2Y应显著大于随机置换的Q2Y。通常采用随机置换验证图形查看PLS-DA是否存在过拟合现象，如图5-11所示，该图横轴为随机置换的Y与原始Y的相关性，纵轴是原始模型的Q2Y和随机置换多次的Q2Y分布。本案例的验证图显示PLS-DA原始建模的Q2cum=0.418，而100次随机置换后的Q2cum分布在0以下，表明PLS-DA建模较为稳健，并没有过拟合危险。

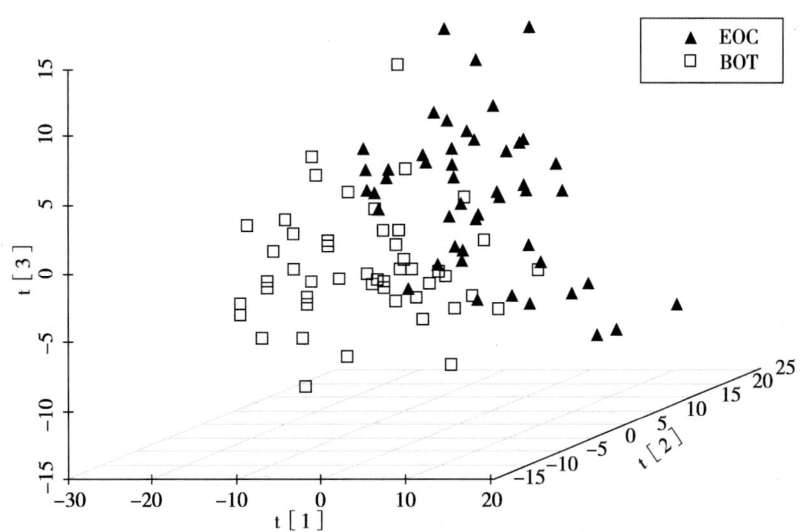

图5-10　PLS-DA建模的三维得分图

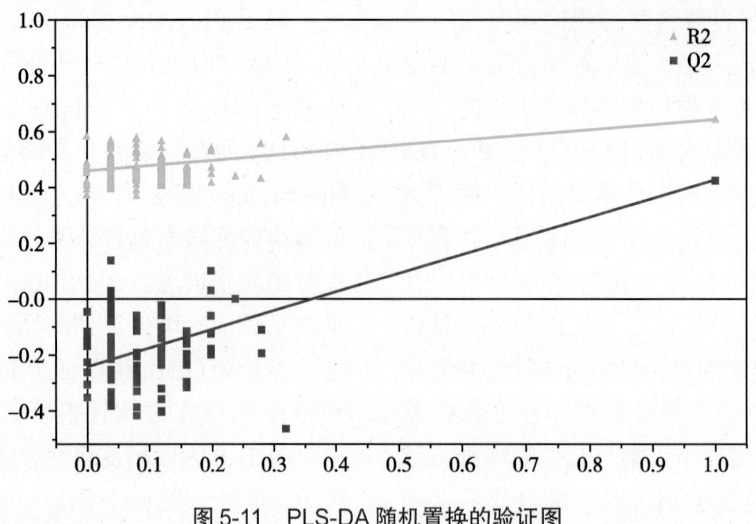

图 5-11 PLS-DA 随机置换的验证图

在样本量较小时，通常采用上述的交叉验证和置换检验方法作为模型验证方法。实际中，在样本量允许的情况下，建议将整个数据集随机分为训练数据和外部测试数据，利用训练数据建立模型，再对外部测试数据进行预测，客观地评价 PLS-DA 模型的外部预测效果。本案例按照患者纳入研究的时间，将数据划分为训练样本（50∶50）和测试样本（30∶40）。基于训练样本使用 535 个代谢物建立随机森林模型，对外部测试样本进行良恶性肿瘤鉴别诊断，预测模型的受试者操作特征曲线（ROC 曲线）如图 5-12，ROC 曲线下面积（AUC）为 0.863。

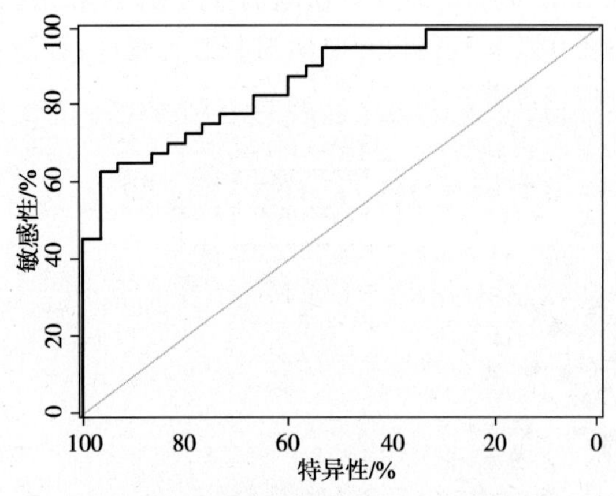

图 5-12 外部测试样本的 ROC 曲线图

（三）差异代谢物筛选

代谢组学分析的最终目标是筛选出潜在的生物标志物，即差异代谢物筛选。变量筛选方法主要分为过滤法、封装法和嵌入法 3 类。过滤法主要是采用单变量筛选方法对变量进行筛选，优点是简单而快捷，能够快速地降维，如 t' 检验、Wilcoxon 秩和检验、SAM 等方法。封装法是一种多变量特征筛选策略，通常是以判别模型分类作为优化函数，采用前向选择、后向选择和浮动或随机搜索特征变量的算法，它通常是按照“节省原则”进行特征筛选，最终模型可能仅保留其中很少部分的重要变量，如遗传算法等。嵌入法的基本思想是将变量选择与分类模型的建立融合在一起，变量的重要性评价依靠特定分类模型的算法实现，在建立模型的同时，可以给出各变量重要性的得分值，如 PLS-DA 方法的 VIP 统计量等。

为了更加客观、全面地评价每个变量的重要性，代谢组学研究中一般采取将上述方法结合起来的方式进行变量筛选。比较常见的一种策略是先进行单变量分析，再结合多变量模型中变量重要性评分作为筛选标准。为筛选出区分卵巢良恶性肿瘤的差异代谢物，本案例结合 PLS-DA 建模的 VIP 和单变量的非参数检验（nonparametric Kruskal-Wallis rank sum test）。变量筛选标准为 $VIP \geqslant 1$；P 值小于 Bonferroni 多重检验校正后的显著性水平（$\alpha = 0.05/535$）。以此标准共筛选出 16 个差异代谢物，详见表 5-5。并根据化学标识信息，在排除了同位素、碎片离子和加合物情况下，最终确定了 6 个差异代谢物（V14、V65、V271、V282、V448、V357）作为潜在的生物标志物，做进一步化学物质鉴定。

由于本案例卵巢癌和良性肿瘤组间的年龄和绝经状态等基线情况不均衡，校正年龄和绝经状态进行多因素 logistic 分析，结果如表 5-6。结

表 5-5　卵巢良恶性肿瘤的 16 个血浆差异代谢物和其化学标识

变量	保留时间 /s	质荷比 Da	同位素	加合物	VIP	P
V14	123.278 5	100.076 9			2.19	4.95×10^{-8}
V379	381.286 4	490.292 4		[M+Na]+467.303	1.91	6.00×10^{-7}
V65	139.017 7	188.070 5	[8][M]+	[M+H-NH3]+204.09	1.00	1.09×10^{-6}
V285	612.057 8	397.225	[39][M+2]+		1.89	1.26×10^{-6}
V39	139.007 4	146.059 8	[7][M]+		1.02	1.40×10^{-6}
V66	139.003 4	189.075 2	[8][M+1]+		1.02	1.97×10^{-6}
V271	617.325 9	380.213 3			1.73	2.58×10^{-6}
V282	612.075 2	395.225 7	[39][M]+		1.81	3.38×10^{-6}
V360	380.919 3	470.315 6	[52][M+2]+		1.83	3.86×10^{-6}
V358	381.296 6	469.313 1	[52][M+1]+		1.85	4.55×10^{-6}
V336	138.936 9	447.136 6		[2M+K]+204.09	1.22	5.37×10^{-6}
V46	139.000 1	159.091 7		[M+H-HCOOH]+204.09	1.00	9.01×10^{-6}
V448	384.086 8	540.309 3		[M+Na]+517.318	1.86	9.61×10^{-6}
V284	612.083 3	396.230 0	[39][M+1]+		1.76	1.02×10^{-5}
V40	139.042 4	147.063 9	[7][M+1]+		1.05	1.45×10^{-5}
V357	381.299 1	468.309 4	[52][M]+	[M+H]+467.303	1.80	1.86×10^{-5}

果显示，在校正年龄和绝经状态情况下 6 个潜在的血浆生物标志物仍具有统计学意义。此外，对比筛选的 6 个差异代谢物和临床血清标志物 CA12-5 鉴别卵巢良恶性肿瘤的能力，结果显示，差异代谢物的判别效果与 CA12-5 类似，交叉验证的 AUC 值分别为 0.840 和 0.875，而在绝经前妇女中差异代谢物的判别效果要优于血清标志物 CA12-5，AUC 值分别为 0.780 和 0.690。

（四）代谢物鉴定

筛选出疾病相关的差异代谢物后，可以结合图谱预处理的峰识别信息（如母离子、碎片、加合物和同位素等），根据 LC-MS 一级质谱的质荷比（m/z）检索公共质谱数据库（如 HMDB、METLIN、MassBank 等），初步推测代谢物的化学式和名称。进一步，需要有目标地执行超高效液相色谱 - 串联质谱法（UPLC-QTOF/MS）二级质谱实验，获得差异代谢物的二级质谱碎片分布特征，与公共质谱数据库的二级质谱图进行比对。最终，需要进行标准品验证，比对待鉴定差异代谢物与标准品的色谱保留时间和二级质谱图，确定代谢物的分子式、化学结构和名称。根据代谢物的保留时间特征、一级质谱或二级质谱实验获得的碎片离子，数据库检索等，本案例鉴定了 4 个代谢物（表 5-7），分别为 2- 哌啶酮、L- 色氨酸、溶血卵磷脂（18∶3）和溶血卵磷脂（14∶3）。

（五）代谢通路分析

使用经化学鉴定的差异代谢物，检索在线代谢通路数据库（如 KEGG 和 SMPDB）初步挖掘和探索相关的代谢通路。采用 Cytoscape 生物信息分析平台和 MetaboAnalyst 网站进行代谢通

表 5-6　校正年龄和绝经状态后的差异代谢物 logistic 分析结果

变量	训练样本				测试样本			
	β	SE(β)	Wald χ^2	P	β	SE(β)	Wald χ^2	P
V14	−0.667	0.214	9.702	0.002	−0.597	0.251	5.653	0.017
V65	−0.005	0.005	1.274	0.259	−0.068	0.025	7.145	0.008
V271	0.549	0.186	8.695	0.003	0.693	0.222	9.731	0.002
V282	0.373	0.114	10.623	0.001	0.362	0.118	9.381	0.002
V448	−1.091	0.293	13.839	<0.001	−0.657	0.334	3.869	0.049
V357	−0.085	0.025	11.671	<0.001	−0.045	0.025	3.186	0.074

表 5-7 经化学鉴定的血浆差异代谢组标志物

标志物	保留时间 /min	质荷比 /Da	理论值 /Da	ppm/ 百万分之	化学式	物质名称
V14	2.054 6	100.076 9	100.075 7	−12.0	C_5H_9NO	2- 哌啶酮
V65	2.316 9	188.070 5	188.070 6	0.5	$C_{11}H_{12}N_2O_2$	L- 色氨酸碎片
V271	10.288 8	380.213 3	—	—	—	未知 1
V282	10.201 2	395.225 7	—	—	—	未知 2
V448	6.401 4	540.309 3	540.306 1	−5.9	$C_{26}H_{48}NO_7P$	溶血卵磷脂(18∶3)加合物
V357	6.355 0	468.309 4	468.308 5	−1.9	$C_{22}H_{46}NO_7P$	溶血卵磷脂(14∶3)

—代表无相关信息

路分析(metabolic pathway analysis),包括富集分析(enrichment analysis)和通路分析(pathway analysis),探讨差异代谢物的代谢途径和生物学功能。

六、结果解读

本案例是卵巢良恶性肿瘤的非靶向血浆代谢组学研究。研究设计上,本案例采集的血液标本与疾病状态处于同一个时间点,属于横断面研究。本案例结合 UPLC-QTOF/MS 高通量检测和高维统计分析方法,研究目的是确定卵巢良恶性肿瘤鉴别的代谢轮廓特征,筛选差异代谢组标志物,并验证差异代谢物鉴别临床卵巢良恶性肿瘤的能力。

在统计分析上,首先,通过无监督学习的主成分分析(PCA)进行代谢组学数据预分析。PCA 得分图显示卵巢良恶性肿瘤组间虽具有一定的分类趋势,但有较大的重叠;其次,采用有监督学习的偏最小二乘判别分析(PLS-DA)。PLS-DA 得分图显示卵巢良恶性肿瘤间具有代谢模式差异和明显的组间分类趋势(交叉验证的 Q2cum = 0.418)。进一步,基于 100 次随机置换,对 PLS-DA 模型进行验证,随机置换验证图显示 100 次随机置换后的 Q2cum 分布在 0 以下,表明 PLS-DA 建模较为稳健,并没有过拟合危险。

在模型验证上,本案例按照患者纳入研究的时间,将数据划分为训练样本和测试样本。基于训练样本建立随机森林模型,对外部测试样本进行卵巢良恶性肿瘤鉴别诊断,预测模型的 ROC 曲线下面积(AUC)为 0.863,表现出较好的卵巢良恶性肿瘤鉴别诊断能力。

在差异代谢物筛选上,本案例结合 PLS-DA 建模的变量重要性评分(VIP)和经 Bonferroni 多重检验校正的单变量非参数检验,共筛选出 16 个差异代谢物。根据化学标识信息,在排除了同位素、碎片离子和加合物情况下,最终确定了 6 个差异代谢物作为潜在的生物标志物。在校正年龄和绝经状态的情况下,多因素 logistic 回归分析显示,6 个代谢物仍具有统计学意义。对比筛选出的 6 个差异代谢物与临床血清标志物 CA12-5 对于卵巢良恶性肿瘤鉴别能力,发现在绝经前妇女中差异代谢物的判别效果要优于血清标志物 CA12-5,AUC 分别为 0.780 和 0.690。

进一步根据代谢物的保留时间特征、一级质谱或二级质谱实验获得的碎片离子,数据库检索和标准品验证,鉴定了 4 个代谢物,分别为 2- 哌啶酮、L- 色氨酸、溶血卵磷脂(18∶3)和溶血卵磷脂(14∶3)。L- 色氨酸作为一种必需氨基酸,其在肿瘤细胞中降解,被证实为一种免疫逃避反应策略。已有报道发现,L- 色氨酸在 EOC 患者血液中相比正常对照降解加速,而这种现象在其他癌症中也有报道,如结肠癌、乳腺癌和膀胱癌。此外,Sutphen 使用质谱检测血浆中溶血卵磷脂(LysoPC),发现 LysoPC 在晚期 EOC 患者中相比于正常对照的表达下调。类似地,本研究发现与良性肿瘤对照相比,EOC 患者血浆中 LysoPC 表达下调。前期研究中有学者在代谢组学研究中发现了质荷比(m/z)为 100 的卵巢癌差异代谢物,但并没有鉴定出该物质。本研究发现该代谢物在 EOC 患者血浆中相比 BOT 为表达下调,并经过标准品鉴定确认其为 2- 哌啶酮,但至今未发现 2- 哌啶酮与卵巢癌代谢通路相关的报道。因此推测 2- 哌啶酮是一种新的卵巢癌生物标志物,需进行进一步生物学研究验证其功能。

(张 涛)

第四节　多组学数据整合分析

多组学指基因组、转录组、蛋白质组及代谢组等，实际中利用多组学进行整合分析能提供更多的信息，如基因组甲基化与基因表达数据的整合分析，以及转录组学与蛋白质学数据的整合分析。多组学数据的整合分析主要有3种分析策略和方法。第1种：基于数据模型的整合方法（model-based integration），即分别建立不同组学的模型，例如连续测量结果的基因表达数据模型和取值为0、1、2的SNP数据模型，然后依据专业知识提出具体的假定后进行数据整合。第2种：基于数据转换的整合方法（transformation-based integration），主要包括以核函数为基础的数据分析方法，其基本思想是将来自不同组学的原始数据转化为一种中间形式，如图论矩阵或者核矩阵，然后再进行数据整合。第3种：基于系列关联的整合方法（concatenation-based integration），这类统计学方法将不同组学的原始数据形成一个矩阵，分析不同组学数据之间变量的相互关联。图5-13给出了上述3种方法分析过程的示意图。

一、相似网络融合方法

相似网络融合（similarity network fusion，SNF）方法属于数据转换的整合方法。该方法计算样本间距离，利用核函数思想，构建不同组学的样本间相似性矩阵，将得到的多个组学的样本网络结构作为数据整合的基础。主要包括3个步骤：首先，为各组学构建一个样本相似性矩阵；然后，使用非线性组合方法将这些相似性矩阵整合到一个矩阵中，融合后的矩阵包含不同组学信息；最后，利用谱聚类对得到的融合后的相似性矩阵进行聚类分析。

（一）SNF算法

1. 构建相似性矩阵　为表达样本 i 与样本 j 的相似性，构建相似性矩阵 $W(i,j)$，通过计算的欧氏距离 $\rho(x_i,x_j)$（适用于连续性变量），以及尺度标化参数 $\varepsilon_{i,j}$ 得到：

$$W(i,j)=\exp\left(-\frac{\rho^2(x_i,x_j)}{\mu\varepsilon_{i,j}}\right) \quad \text{（公式5-3）}$$

其中

$$\varepsilon_{i,j}=\frac{\text{mean}[\rho(x_i,N_i)]+\text{mean}[\rho(x_j,N_j)]+\rho(x_i,x_j)}{3} \quad \text{（公式5-4）}$$

$\text{mean}[\rho(x_i,N_j)]$ 为样本 i 与其相邻样本的平均距离，μ 为超参数，范围设定为[0.3，0.8]。经归一化处理得到 $P(i,j)$，满足 $\sum_j P(i,j)=1$：

$$P(i,j)=\begin{cases}\dfrac{W(i,j)}{2\sum_{k\neq i}W(i,k)}, & j\neq i\\ 1/2, & j=i\end{cases} \quad \text{（公式5-5）}$$

使用K近邻思想计算局部关联矩阵得到 $S(i,j)$，N_i 表示样本 i 的一组最近邻：

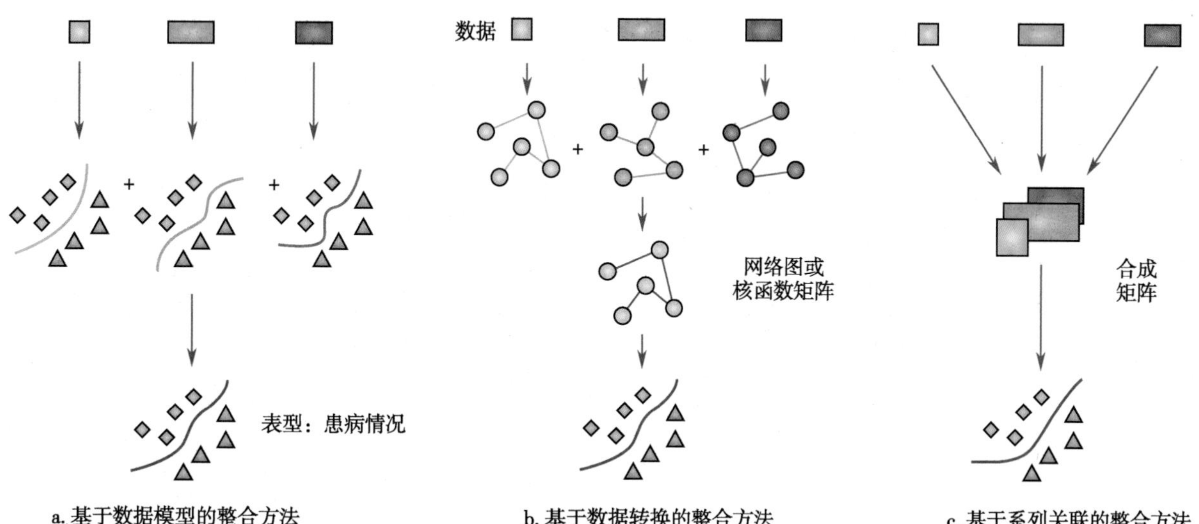

图5-13　多组学数据整合分析的3种不同方法的示意图

$$S(i,j)=\begin{cases}\dfrac{W(i,j)}{\sum_{k\in N_i}W(i,k)}, & j\in N_i\\ 0, & \text{otherwise}\end{cases}\qquad（公式 5-6）$$

$P(i,j)$ 中包括每个样本间的相似性信息，而 $S(i,j)$ 中仅包含样本 i 的 K 个相邻样本的相似性信息。

2. 构建融合网络　通过迭代更新每个组学对应的样本间相似性矩阵，对于 m 个组学，得到融合网络结构：

$$P^{(v)}=S^{(v)}\times\left(\frac{\sum_{k\neq v}P^{(k)}}{m-1}\right)\times(S^{(v)})^T, v=1,2,\cdots,m\qquad（公式 5-7）$$

$$P^{(c)}=\sum P^{(v)}\Big/m\qquad（公式 5-8）$$

3. 聚类分析　最后使用谱聚类方法，对融合网络 $P^{(c)}$ 进行聚类分析，得到不同的亚组。

（二）实际案例

本研究目标人群为 TCGA 数据库的黑色素瘤转移患者，选择同时拥有 mRNA、miRNA、甲基化三组学数据和临床基线指标的患者。目标基因为 ImmPort（ImmunologyDatabase AnalysisPortal）数据库中对应的免疫 mRNA、相应的 miRNA 以及相应的甲基化数据。删除≥50% 为 0 的 mRNA 以及缺失值≥50% 的 miRNA、甲基化数据，对剩余的缺失值使用 K 近邻法（k-nearest neighbors，KNN）进行填补。最终纳入 351 名黑色素瘤转移患者，包括 1 090 个 mRNA、209 个 miRNA 以及 25 536 个甲基化数据。分别对 mRNA、miRNA 和甲基化组学数据进行标准化。利用 SNF 算法进行多组学数据整合，利用 LASSO 方法对得到的不同免疫亚型进行组间变量筛选，结果如图 5-14。

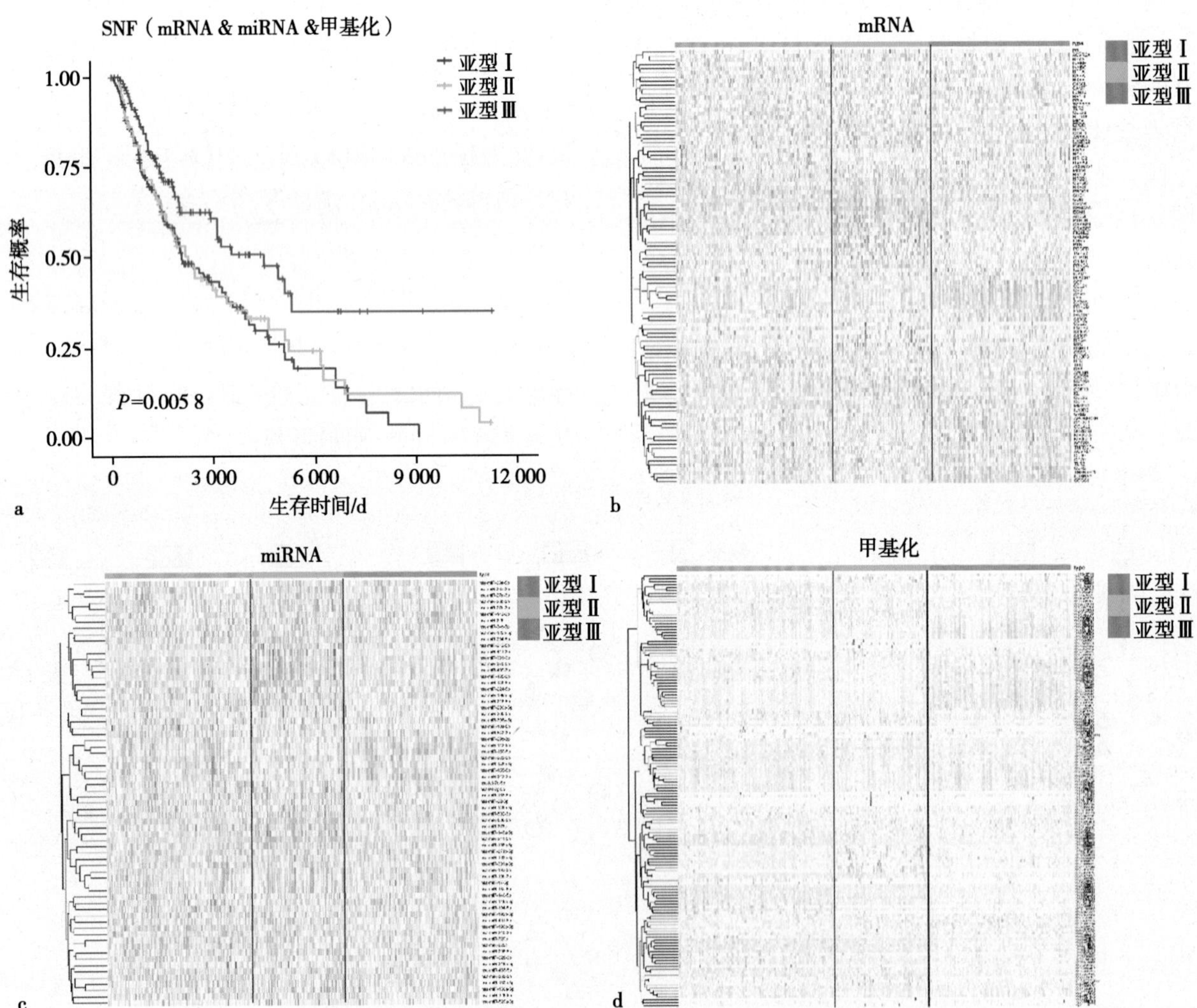

图 5-14　利用 SNF 算法整合黑色素瘤转移患者多组学数据结果

a 为多组学整合的黑色素瘤转移患者的免疫分型生存曲线；b、c、d 分别为不同免疫分型中差异变量表达的热图

（三）结果解读

利用多组学数据整合分析，可以将不同组学信息结合，通过 SNF 得到的免疫亚型生存曲线（图 5-14）可以看出免疫亚型Ⅲ患者预后明显好于免疫亚型Ⅰ和免疫亚型Ⅱ患者。通过热图可以看出，进行组间变量筛选发现不同免疫亚型间，基因表达有明显差异。得到的免疫亚型的差异 mRNA 中，包括白细胞分化抗原 40（*CD40*），而 *CD40* 编码的蛋白质是免疫系统抗原呈递细胞上的受体，对于介导多种免疫和炎症反应至关重要。在神经胶质瘤中，*CD40*/ CD40 配体（*CD40L*）的高表达与神经胶质瘤患者预后良好相关。*CD40* 在巨噬细胞和其他抗原呈递细胞（APC）上表达，并与 T 细胞上的 *CD40L* 结合，*CD40* 激动剂可以增加巨噬细胞抗肿瘤活性，促进 APC 成熟。甲基化组学中差异 cg04554195 位点作用于甲酰肽受体 2（*FPR2*）上，有研究者发现 *FPR2* 在原发性黑素瘤中过表达，并且与侵袭性肿瘤特征相关，可能是潜在的治疗靶点。据此可以看出，多组学整合分析带来的信息较单组学分析更为全面，对于疾病的发生进展机制有更好的启示作用，具有实际应用价值。

二、JIVE 分解模型

联合和个体差异解释（joint and individual variation explained，JIVE）方法是一种系列关联的整合方法。这种方法可以揭示不种组学之间潜在的生物学关系，为进一步研究提供有价值的分析结果。

（一）JIVE 模型与算法

设有 k 个组学数据矩阵 $X_1, X_2, \cdots, X_k$，分别为 $p_1, p_2, \cdots p_{k-1}, p_k$ 行和 n 列，其中行为各组学数据的变量，列为样本。JIVE 方法的基础是矩阵的奇异值分解，即将不同组学的数据矩阵合并后分解为三部分，即描述不同组学数据的共同结构矩阵（J）、独立结构矩阵（A）和残差矩阵（R）。具体步骤如下：

1. 数据预处理　首先将多个矩阵按行合并，合并的数据矩阵：

$$X = \begin{bmatrix} X_1 \\ \vdots \\ X_k \end{bmatrix}_{p\times n}, p = p_1 + p_2 + \cdots + p_k \quad （公式 5-9）$$

$$X_i = \begin{bmatrix} X_{11}, X_{12}, \cdots X_{1n} \\ \vdots \\ X_{p_i 1}, X_{p_i 2}, \cdots X_{p_i n} \end{bmatrix}$$

为了使每个数据集对合并矩阵的总变异贡献相等，需要对其标准化，首先，对其中心化去除不同数据集的基线差异。

$$X_{mn}^{centered} = X_{mn} - \overline{X}_m, m = 1, 2, \cdots p; n = 1, 2, \cdots n \quad （公式 5-10）$$

然后，再将数据矩阵归一化，使合并矩阵中每个不同组学的数据集的总变异贡献相等，对此可以应用 Frobenius 范数：

$$\|A\|^2 = \sum_{i,j} a_{ij}^2 \quad （公式 5-11）$$

归一化的数据矩阵为：

$$X_i^{scaled} = \frac{X_i^{centered}}{\|X_i^{centered}\|} \quad （公式 5-12）$$

$$X^{scaled} = \begin{bmatrix} X_1^{scaled} \\ \vdots \\ X_i^{scaled} \end{bmatrix}_{p\times n} \quad （公式 5-13）$$

对合并矩阵可以做如下奇异值分解：

$$X^{scaled} = U_1 V_1^T \lambda_1 + U_2 V_2^T \lambda_2 + \cdots + U_n V_n^T \lambda_n \quad （公式 5-14）$$

2. 确定共同矩阵和独立矩阵的秩　这里的秩就是奇异值的个数，通常希望只取较大值的奇异值，舍去较小的奇异值，这样得到的共同矩阵才可能有意义，对此可以应用置换检验。首先，计算矩阵 X^{scaled} 的奇异值；然后，置换各组学数据 X_i^{scaled} 中的列，置换 100 次（综合考虑置信区间与计算能力），计算每次置换后的奇异值；最后，给出其分布，以 95% 上分位数 λ_j^{perm} 作为阈值，若矩阵 X^{scaled} 的第 j 个奇异值 $\lambda_j > \lambda_j^{perm}$，则满足这一条件的奇异值的个数即为共同结构矩阵 J 的秩 r。计算独立矩阵 A_i 的秩时，置换 X^{scaled} 每一行中的数值，置换 1 000 次，给出其分布，用同样的方法可以得到独立矩阵的秩 r_i。

标准化之后，对合并矩阵 X^{scaled} 进行秩为 r 的奇异值分解得到共同矩阵 $J^{(0)}$，对 $(X_i^{scaled} - J_i^{(0)})$ 进行秩为 r_i 的奇异值分解得到独立矩阵 $A_i^{(0)}$。J 为 $p \times n$ 的矩阵，其中第 1 行至第 p_1 行为矩阵 J_1，第 $p_1 + 1$ 行至第 $p_1 + p_2$ 行为矩阵 J_2，其余类推。则有：

$$
\begin{aligned}
X_1^{scaled} &= J_1^{(0)} + A_1^{(0)} + \varepsilon_1^{(0)} \\
X_2^{scaled} &= J_2^{(0)} + A_2^{(0)} + \varepsilon_2^{(0)} \\
&\vdots \\
X_k^{scaled} &= J_k^{(0)} + A_k^{(0)} + \varepsilon_k^{(0)}
\end{aligned}
\quad \text{（公式 5-15）}
$$

3. 确定共同结构与独立结构 即给定矩阵的秩，使 $\|R\|^2$ 最小来确定 J 和 $A_1, \cdots, A_k$。这一步通过一个迭代运算来完成，对于第 t 次迭代有：

$$
R^{(t)} = \begin{bmatrix} R_1^{(t)} \\ R_2^{(t)} \\ \vdots \\ R_k^{(t)} \end{bmatrix} = \begin{bmatrix} X_1^{scaled} - J_1^{(t)} - A_1^{(t)} \\ X_2^{scaled} - J_2^{(t)} - A_2^{(t)} \\ \vdots \\ X_k^{scaled} - J_k^{(t)} - A_k^{(t)} \end{bmatrix} \quad \text{（公式 5-16）}
$$

其中 R 是一个 $p \times n$ 的残差矩阵，重复以上步骤直到找到最合适的 J 和 $A_1, \cdots A_k$ 使 $\|R\|^2$ 最小。

上述 JIVE 分解模型中要求共同结构矩阵 J 与独立结构矩阵 A_i 的行是正交的，即当 $i=1, \cdots k$ 时 $JA_i^T = 0_{p \times p_i}$，以此保证共同结构所代表的不同组学数据间共享的数据信息与独立结构所代表的数据信息互不相关。与主成分分析（PCA）相似，可以根据样本在各成分中的得分与因子载荷做变量筛选和其他分析。实现 JIVE 方法的 R 软件包为 r.jive。

（二）案例分析

研究背景：2011 年有团队对 TCGA 数据库中 489 例卵巢癌 mRNA 数据进行聚类分析，结合专业得到了 4 个分型，即增殖型、间叶细胞型、分化型和免疫反应型，该结果发表在 Nature 杂志上。本例主要分析 miRNA 是否能够做同样的分型及是否能够说明其在分型上与 mRNA 具有潜在的调控作用。

使用 TCGA 卵巢癌基因 mRNA 与 miRNA 的表达数据（经标准化），进行样本 ID 匹配后，得到样本量为 408 的样本。其中 mRNA 基因数目为 20 113 个，miRNA 的数目为 680 个，共 2 个数据矩阵。首先，对数据进行预处理，去除标准差（SD）较小的 mRNA，对 mRNA 设定的阈值为 SD≤1.5；与 mRNA 相比，miRNA 具有更强的时空表达异质性，即在一些位置和时间不表达，因此剔除零表达个数超过样本量一半的 miRNA。预处理后得到 mRNA 表达矩阵为 302 行，408 列，miRNA 表达矩阵为 351 行，408 列。将 2 个数据矩阵合并后进行 JIVE 方法分析，得到共同结构矩阵的秩为 3，mRNA 独立结构矩阵的秩为 34，miRNA 独立结构矩阵的秩为 23。共同结构的解释方差分别为 1.64×10^{-9} 和 2.35×10^{-9}，独立结构的解释方差分别为 4.62×10^{-9}、3.18×10^{-9}。JIVE 分解可以得到的 3 个矩阵，解释方差占比如图 5-15。

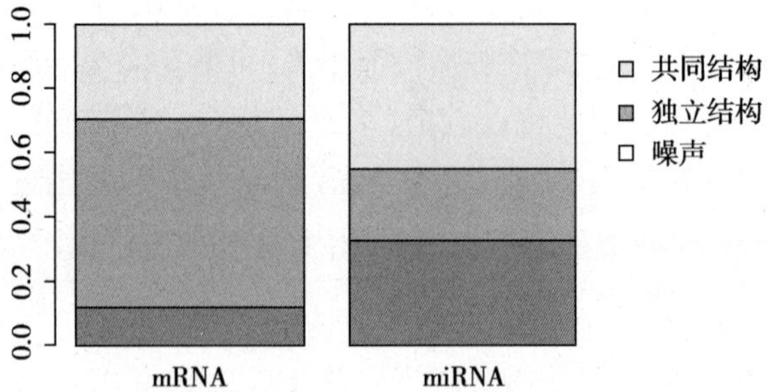

图 5-15 JIVE 分解得到三部分解释方差比

分别对数据矩阵 X_2 和共同结构矩阵 J_2 做主成分分析（PCA），样本前 3 个主成分得分图如图 5-16。结果显示，对于 miRNA 数据，原始矩阵 X_2 主成分解释方差占比分别为 10.30%、8.62%、6.86%，散点图中各点混在一起，而其共同结构矩阵 J_2 则呈现出与 mRNA 表达分类相同的分类趋

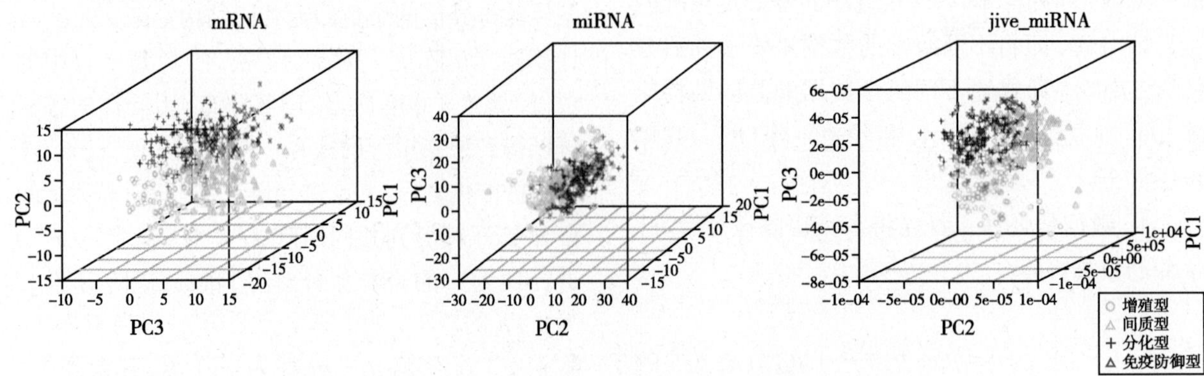

图 5-16 mRNA 及 JIVE 分解前后 miRNA 表达数据 PCA 得分图

势（主成分解释方差占比分别为 55.93%、27.11%、16.96%），说明使用 JIVE 分解方法可以看到两组潜在的调控关系。

为了显示其综合分类效果，将 JIVE 分解得到的共同结构矩阵 J_1 和 J_2 合并在一起做主成分分析，使用前 2 个主成分分别给出其样本得分的密度分布图，参见图 5-17 和图 5-18，变量的因子载荷见表 5-8（mRNA、miRNA 按照绝对值排序各前 5 位）。

（三）结果解读

结果显示，第一主成分的样本得分可以区分增殖型与间质型样本，第二主成分的样本得分可将增殖型、间质型与另外 2 种分子分型区分开。计算各共同成分的变量载荷，第一主成分中因子载荷绝对值由大到小前 5 位的基因分别为 *SFRP2*、*POSTN*、*DLK1*、*LUM*、*MMP11*。其中，基因 *SFRP2* 的甲基化与卵巢癌患者复发和生存率相关，*POSTN* 基因高表达的卵巢癌患者总生存期和一线化疗后的无进展生存期明显更短，*DLK1* 在浆液性卵巢癌和浆液性交界性瘤中均高表达。第一主成分中因子载荷绝对值由大到小前五位的 miRNA 分别为 miR-508、miR-202、miR-509-3、miR-509-1 和 miR-509-2，其中 miR-508、miR-509 的高表达与卵巢癌患者更长的生存期有关。第二主成分因子载荷较大的变量中，有文献报道，基因 *IGF2* 的高表达与晚期卵巢癌的发生发展和化疗药物耐药性有关，*CLDN6* 在卵巢癌组织中表达上调，*COL3A1* 是能够独立预测卵巢癌铂基化疗耐药性的基因；miR-483-3p 和 miR-370 与卵巢癌的耐药机制及化疗敏感性相关。

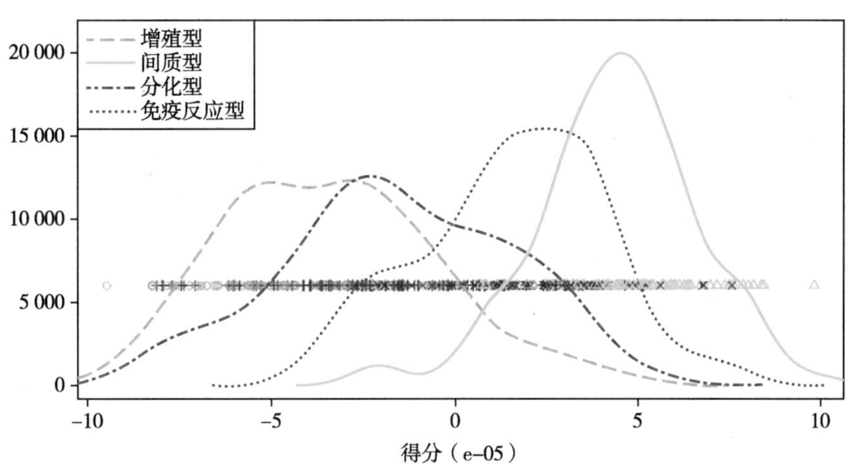

图 5-17　第一主成分的样本得分概率密度分布图

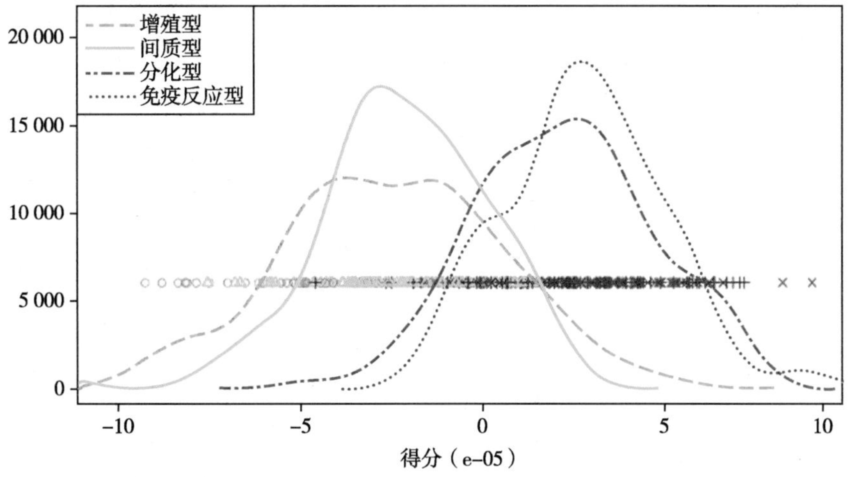

图 5-18　第二主成分的样本得分概率密度分布图

表 5-8 变量在前 2 个主成分中的因子载荷

变量	第一主成分因子载荷	变量	第二主成分因子载荷
SFRP2	0.120 6	*INS-IGF2*	0.152 2
POSTN	0.118 4	*IGF2*	0.151 2
COLEC11	−0.103 9	*CLDN6*	0.105 5
DLK1	−0.103 1	*MFAP2*	0.092 7
LUM	0.093 4	*COL3A1*	0.089 5
miR-508	−0.296 5	miR-483-3p	0.195 7
miR-202	−0.272 5	miR-431	0.133 0
miR-509-3	−0.254 7	miR-485	0.123 4
miR-509-1	−0.250 8	miR-432	0.122 8
miR-509-2	−0.249 2	miR-370	0.111 1

（侯　艳）

第二篇　常见现场研究的设计与分析

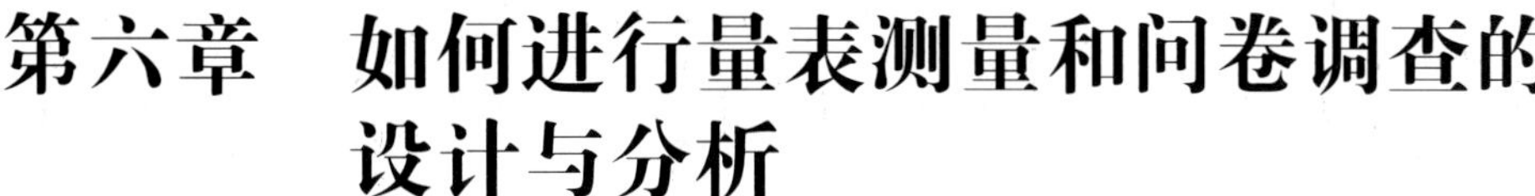

第六章　如何进行量表测量和问卷调查的设计与分析

量表及问卷调查是现场研究的重要测量工具和手段之一，测量的真实性和可靠性是数据质量的直接反映，因此如何设计有效和可靠的量表以及如何调查和分析敏感问题，直接关系到研究证据的质量。本章以生存质量研究中广泛运用的世界卫生组织生存质量老年人量表（World Health Organization Quality of Life Assessment-Older Adults Module，WHOQOL-OLD）及西雅图心绞痛调查量表（Seattle Angina Questionnaire，SAQ）为例，详细介绍如何进行量表的研制及文化调试，如何评价量表质量和分析量表数据，最后介绍如何设计问卷中的敏感问题以及如何设计和分析基于随机应答技术（randomized response technique，RRT）的各种随机应答模型。

第一节　如何进行量表研制及文化调适

一、量表研制的主要步骤

（一）明确测量对象及目的

首先需要明确所测的人群，从而决定需要制定的是普适性量表还是针对某一特殊人群（如老年人、残疾人、艾滋病患者等）的量表，进而明确量表的应用是侧重于判别还是侧重于评价。例如：WHOQOL-OLD 就是在世界卫生组织生存质量测量量表（World Health Organization Quality of Life Assessment，WHOQOL-100）的基础上开发的专门用于评价老年人生存质量的特异性量表。

（二）建立研究工作组

在医学领域，一般是测定某些疾病患者（如艾滋病患者）及一些特殊人群（如老年人）的生存质量，因此需由医学专家、医生、护士、患者以及其他正常人等各种层次人员组成议题小组（nominal group）和核心讨论组（focus group）负责量表的制定与考核。议题小组的成员可广泛一些，主要负责条目的提出；核心讨论组则更专业化和精干，负责具体的研制工作。在 WHOQOL-OLD 开发过程中全球有 22 个中心参与，每个中心成立了 6 个工作小组，分别为 4 个老年人组成的核心小组、1 个老年人群护理专家组和 1 个老年人群健康专家组。其中老年人核心组需要满足 3 个均衡：60～80 岁和 80 岁以上者均衡，男女均衡以及健康人和患者均衡。

（三）概念的定义及分解

由核心讨论组完成，给出所测概念的可操作化定义及构成。如所测生存质量指什么，包含哪些领域和方面，其含义是什么等。例如，WHOQOL-OLD 工作组讨论的内容主要包括：①老年人生存质量所包含的维度；②WHOQOL-100 中哪些条目可以保留，哪些不合适可删除或修改；③老年人补充部分内容哪些可以纳入老年人生存质量量表；④除了以上条目，还需另外补充的条目。

（四）形成条目池

由核心讨论组将“概念的定义及分解”内容向议题小组详细介绍和说明，然后由议题小组成员分别独立地根据专业知识、个人经验等写出上述概念有关的条目。严格说，应分别按每个领域或方面来写，这样层次分明。将各人提出的条目收回，并进行整理分析，对含义相同而表达不同者进行统一描述，形成一个条目，所有不同的条目就构成条目池。例如，经过 WHOQOL-OLD 工作组的讨论，确定了40条用于预实验的条目，分别划分到生理（physical）、心理（psychological）、独立性（independence）、社会性（social）、环境（environment）和精神（spiritual）六个维度。另外，除了现存的WHOQOL-100条目外，WHOQOL-OLD工作组建议添加4条扩充条目：2条关于性生活（sexual activity），1条关于思考（thinking），1条关于家庭（home）。

（五）确定条目的形式及回答选项

通常采用线性和等级方式。对于前者，只要给出一定长度（通常0～10cm）的线段，并定出2个端点的选项即可。如是等级形式，则各回答选项应通过反应尺度（response scale）分析来确定。

反应尺度分析的目的就是对可作回答选项的各种程度副词进行定位分析。具体来说就是先对同一种类型的条目提出10～15个可能的回答，如反映频度的可有“总是”“经常”“很少”“偶尔”“几乎不”“从来不”等，然后请被试者分别在一段具有刻度（0～10cm）的线段上一一标出这些词的位置，再对这些词所对应的度数进行分析（均数、方差和直方图等），从而选出适宜的词。比如，若希望按5个等级回答，2个极端的词容易固定，只需再为中间的3个等级选词。这时可分别取读数的均数位于2.5、5.0、7.5cm附近而方差较小的3个词。

这样做的目的是使得每个选项间等距离，从而方便对条目计分（比如可分别取为1，2，…，分）及统计分析。

当然，也有一些量表在设计时，未作定位分析，各条目按习惯上的排列给出几个选项词，这时各选项间不一定等距。分析时，严格来说应再做各词的定位试验及分析，以便对各选项的得分进行调整。

（六）指标的分析及筛选

对条目池的各条目用统计学方法（详后）进行分析及筛选，以制定出初步量表。

（七）预调查与考评完善

采用初步设计的量表进行预调查，对量表的信度、效度、反应度等特性进行考评，在此基础上进行修改完善，形成最终的量表。

二、量表条目的筛选方法

对条目池中的各条目进行考察及必要的预试验，并根据统计分析的结果进行条目的选择和改良。条目筛选应遵循重要性大、敏感性高、独立性强、代表性好和确定性好的原则，并兼顾可操作性及可接受性。下面是一些条目筛选方法，分别从不同的角度和目的来进行筛选。除主观评价法和基于重要性评价的逐步筛选法外，其他方法均需按备选条目进行预调查，得到各条目的一批实测值，从而进行分析。预调查的样本量最好在100例以上。

（一）主观评价法

这是从条目的重要性角度进行筛选。由医生或患者独立地对所提出的各个备选条目的重要程度打分（百分制，条目少时也可以进行排序），从而根据平均分来挑选指标，舍去得分较低的条目。平均得分的计算与重要性得分的分布有关，若为正态分布用算术均数，否则用中位数。在求算术均数时为了避免极端值的影响，可弃掉一个最大值和一个最小值后再求平均。此外，医生的重要性评价与患者的往往不相同，应分别进行，并兼顾两者的评价来挑选条目。

在主观评价法的基础上稍加拓展，即形成基于重要性评价的逐步筛选法。该方法借鉴德尔菲（Delphi）预测法，选择出得分较高或位次靠前的一些条目（第一轮筛选）后，及时反馈给评价者，再用同样的方法进行第二轮筛选，这样逐步进行下去即可得到较公认的重要条目。

（二）离散趋势法

这是从条目的敏感性角度进行挑选。条目的离散趋势小，用于评价时区别能力就差。因此应选离散趋势较大的条目。至于用什么来反映离散趋势，与各条目测得值的分布及特性有关。一般来说以变异系数较好，可消除各条目量纲不同及均值相差大的影响。但在生存质量测定中，对各条目的回答一般采用有序等级打钩法及线性模拟划记法（前者得到的是等级资料，后者得到的是计量资料）。不论何法最后得到的均是计分值，各条目量纲相同，均值相差也不会太大，很多情况下可直接用标准差来反映离散趋势。但应注意，若各条目计分值不呈正态分布，则应先作变量变换使之成为正态分布。变换可试用一般的平方根变换、对数变换等。

（三）相关系数法

这是从条目的代表性与独立性角度进行挑

选。计算任 2 个条目间的相关系数并作统计检验，以与之相关的条目个数较多和较少者作为被选条目。因为前者有代表性，可提供较多的信息；后者有独立性，为其他条目所不能代替。采用什么相关系数视资料特性而定。若各条目呈正态分布或经变换能变成正态分布，则用 Pearson 积矩相关系数（r），否则可用 Spearman 或 Kendal 的等级相关系数。对于各条目采用有序分类回答的量表，任 2 个条目间的结果可列为双向有序列联表，因此其相关检验也可用列联表 χ^2 检验，相关程度的度量可用关联系数。

（四）因子分析法

根据量表的设想结构及贡献率的大小确定所需的因子数，然后根据因子的意义和负荷的大小来挑选因子和相应的条目，留下既符合设想结构又载荷较大者。比如根据设想，WHOQOL-OLD 应包括六个领域（感觉功能，自主能力，过去、现在和将来行为，社会能力，死亡观和亲密关系），则可选取与这六个领域比较接近的六个因子和有关条目。

（五）聚类分析法

这也是从条目的代表性角度进行筛选。先采用一种聚类方法（一般用系统聚类法）对各条目进行聚类分析，把条目聚为一定数目的类别，然后选择每一类中代表性较好的条目。按相关系数的平方来选择代表性条目，原则是：以每类中平均而言与其他条目相关性较好而类间平均相关性较差的条目为代表性条目。

（六）逐步回归法

预调查时还要求被调查者对其总的生存质量进行总的评分。将总评分作为因变量 Y，然后用 Y 与各条目（$X_1, X_2, \cdots, X_n$）进行多重逐步回归分析，选出对每一个领域影响较大的条目。调查时应对被调查者讲清生存质量的含义，否则总的评分很难代表其生存质量。

（七）逐步判别法

生存质量测定的目的之一就是要评价不同的疗法或措施的效果，不同人群的生存质量可能有所不同，好的量表应具有这种区分能力。基于此，在预调查中可设计包括不同的人群（例如：患者和正常人两类），用逐步判别分析即可筛选出对于判别这两类人贡献较大的条目。由这些条目构成的量表就具有较好的区分能力。

以上以生存质量量表的研制为例，介绍了量表制订中条目筛选的 7 种方法，各种方法从不同的角度来筛选条目，各具有优缺点。主观评价法和基于重要性评价的逐步筛选法根据评价者的主观判断，无须进行预调查；其他方法则基于实测结果，需进行预调查。显然，前者较易进行，但仅基于重要性评价，易受评价者对生存质量涵义理解不全或理解歧义的影响。相比而言，其他方法基于实际调查资料的分析，较具客观性。因此，一般可先用主观评价法和基于重要性评价的逐步筛选法对较多的条目进行初筛（适当放宽标准），再用初筛出的条目进行预调查，并用其他方法来进行筛选。

总的来说，相关系数法、因子分析法和聚类分析法侧重于数据的相关结构，是从独立性与代表性角度来筛选条目。正因为条目间有相关，因子分析和聚类分析才得以进行。相关分析适应性较广，但未考虑到多个条目间的相互影响及量表的结构。用不同的聚类方法得到的结果不同，很难说明谁更好。一般可同时试用几种聚类方法，对得出的结果进行综合考虑。离散趋势法、逐步回归分析法和逐步判别分析法侧重于数据的变异结构，是从条目的敏感性与重要性角度来筛选。变异度大的条目才可能在逐步回归与逐步判别分析中被选入，这一点三种方法是一致的。离散趋势法未考虑到多个条目间的相互影响，而后两种方法考虑了这点。此外，变异系数大小的判定带有一定的主观性，而逐步回归和逐步判别分析都是基于假设检验的客观判断。总之，各种方法间既有区别又有联系，其选出的条目不完全相同，可结合多种方法，保留被多种方法选中的条目。对于初步选中的指标，再结合其他一些特性，如可操作性，量表的信度、效度考核等来决定取舍。

三、量表的文化调适

目前大部分生存质量量表产生并应用于发达国家。由于文化差异，不能将量表直接移植应用，而应进行适当的改造，使之成为适合本国文化背景的新量表，这个过程称为量表的文化调试。例如，在量表的翻译中，我们将特殊疑问句的句型“To what extent …”改为一般疑问句型。如“To what extent are you satisfied with your appetite for food?”可翻译调整为“您对于您的食欲满意吗？”，而不是“您在多大程度上对自己的食欲感到满意？”。这样更符合中文的表达习惯。备选项仍然分为5个等级：很不满意、不满意、满意（一般）、很满意、非常满意。量表的文化调试过程就是考察新量表和源量表的等价性的过程。当评价一种量表不同版本间的等价性时，至少需要考虑6种类型的等价性。下面首先定义不同类型的等价性，然后给出相应的评价方法。

（一）概念等价性

概念等价性（conceptual equivalence）指不同的版本测量的概念是否相同。例如：在与健康有关的生存质量测定的跨文化研究中，一个基本的假定是在不同的国家、不同的文化背景下存在的一个共同的关于生存质量的概念，而且这个概念能够通过一套共同的领域和方面来测量。另外，还要求不同文化背景下采用的量表的反应尺度具有相同的含义，以保证测量结果的一致性。

最常用的评价方法是通过认真复习不同国家或地区的相关文献，了解不同语言文化背景下健康和生存质量的定义、人们对其所包含的内容和理解是否相同，从而评价概念的等价性；也可以通过咨询专家、组织核心讨论组进行调查的方法评价概念的等价性。从统计学角度来看，可以采用因子分析，根据因子结构的异同、各个问题条目的位置以及它们所归属的潜在因子的情况评价概念的等价性。

评价的结果可能有4种：①生存质量的概念及其所包含的领域和方面在不同文化间是相同的或近似的、各个领域和方面的重要性程度也相同或近似；②生存质量的概念及其所包含的领域和方面在不同文化间是相同的或近似的，但是各个领域和方面的重要性程度不同；③生存质量的概念和它所包含的领域和方面在不同的文化间部分相同、部分不同；④生存质量的概念和它所包含的领域和方面在不同文化间完全不同。

第1种结果说明具有很好的概念的等价性。第2种结果说明存在概念的等价性，但是在分析时需要考虑采用权重系数以反映生存质量所包含的领域和方面在不同文化间的重要性差异。第3种和第4种结果都说明不存在概念的等价性。对于第3种结果，可以考虑采用相同的部分评价生存质量的共性，而用不同的部分度量特性；不同文化间只能比较相同的部分。对于第4种结果，提示概念具有文化特异性，不宜采用共同的量表进行评价。

（二）语义等价性

语义等价性（semantic equivalence）关心的是不同语言之间语义的传递，追求在不同的语言环境下翻译的词语与源词语在语义上等价，对应答者有同等的效果。这需要考虑词语在许多不同类型情形下的含义。一般而言，词语的含义可以分为外显的和隐含的。外显的含义是指词语本身所表达的含义，可以通过查阅词典得到；隐含的含义是指在特定的环境下词语所暗指的含义，需要通过社会学、人类学方面的研究去了解。要达到语义等价性，必须在翻译之前对量表中的关键词有准确的理解。为此，量表的研制者必须对量表的目的、关键词和术语进行清晰的描述。例如，世界卫生组织生存质量研究小组对量表将要包括的领域和方面都事先进行了准确清晰的定义和描述。

人们通过考察量表的翻译改造过程是否严格遵循翻译—回译程序，从而评价语义的等价性。语义等价性评价的结果可能提示有些条目容易翻译，有些条目较难翻译，需要对某些词语进行修改。极端的情况是某些条目无法进行直接翻译。这时需要采用其他等价的条目替换无法直接翻译的条目，或者将无法直接翻译的条目删去。

（三）操作等价性

操作等价性（operational equivalence）指使用相似的问卷格式、说明、调查模式和测量方法。另外需要考虑的重要因素包括问卷调查的时间框架。如果这些方面不影响到研究的结果，就可以认为操作的等价性达到了。例如：不同文化层次水平会影响自填量表的完成情况；电话的普及程度影响到电话调查的可行性；在有的地方，让年轻人去问老年人一些问题是不合适的。因此需要研究者熟悉被调查人群的风俗习惯。

常用评价方法包括组织核心工作组进行调查和专家咨询等。操作的等价性评价的结果可能提示量表的操作方法可以在不同的语言文化版本间使用；可能提示某些操作方法需要修改，例如：将患者自填方式改为在调查员帮助下填写的方式，将电话访问的方式改为邮寄访问的方式等。这时需要有证据说明不同的调查方式得到的结果具有可比性。

（四）条目等价性

生存质量的各个领域与总的生存质量的关系在不同文化背景下可能不同。同样，对特定领域进行测量的条目的有效性在不同文化背景下可能存在差异。条目等价性（item equivalence）关心的是条目的有效性在不同的语言文化背景下是否相同。例如，在 WHOQOL-OLD 中文版研制过程中，关于亲情条目的理解就可能存在文化差异。在有些文化背景下父母认为子女孝顺更重要的表现为其能自食其力，而另外一些文化背景下父母则期待子女孝顺最重要的表现为多花些时间陪伴他们。不同文化背景下大家对“孝顺”“照顾”的理解可能截然相反。因此“您感觉儿女对您孝顺吗？”“你经常照顾儿孙吗？”等 4 个关于亲情的条目被建议定为中文版专用条目（national item）。评价条目的等价性时，不仅要考虑条目的有效性，还要考虑条目的可接受性。因为有些条目在一些文化背景下被认为是不礼貌的、冒犯的，例如：在一些国家或地区，询问人们性生活情况的条目被认为是不适宜的。只有当在不同的文化背景下条目测量了相同的领域参数、具有同等的有效性和可接受性时，条目等价性才存在。

常用的评价方法包括复习地方文献、德尔菲评价法、组织核心讨论组等。通过复习各个地方的相关文献，特别是人类学、社会学等方面的文献，了解当地的文化特点、民俗特征；通过德尔菲评价法了解专家对条目有效性的评价；另外，对目标人群进行抽样，组成核心讨论组，通过采用对条目进行重要性排序等方法了解人们对条目有效性的评价。从统计学角度来看，条目的等价性是指条目测量了相同的潜在因子，而且条目之间的相关性在不同文化之间是相同的。Rasch 条目分析（Rasch item analysis）方法，也即单维项目反应理论模型中的单参数 logistic 模型可以用来评价一个给定的问题条目对潜在因子的测量的好坏程度。克朗巴赫（Cronbach）α 系数可以用来评价条目之间测量结果的一致性和相关性。因此，当使用量表的测试版进行预调查后，可以采用 Rasch 条目分析和克朗巴赫 α 系数法对数据进行分析，评价条目的等价性。

评价的结果可能有 4 种：①条目具有较好的等价性，条目可以从一种语言翻译成另一种语言直接使用；②条目基本具有等价性，只是需要从一种语言翻译成另一种语言时做细小的调整；③条目不具有等价性，需要用其他的条目替换；④条目不具有等价性，而且条目被认为是不礼貌的或禁忌的。此时可以删除该条目，并对量表的效度、信度等计量心理学特征进行重新考察。

（五）测量等价性

测量等价性（measurement equivalence）的目的是保证量表不同的语言版本的计量心理学特征达到可接受的水平，特别是量表的信度、效度和反应度。

测量的等价性可以分为 3 种水平的等价：①第一水平的等价性指不同语言版本之间具有相似的因子结构；②第二水平的等价性指在第一水平等价的基础上，相应的因子负荷相等；③第三水平的等价性指在第二水平等价的基础上，各个因子的平均水平相等。3 个水平的等价的强度是逐级递增的。

（六）功能等价性

功能等价性（functional equivalence）可以定义为量表在 2 种或多种文化中达到上述各种等价性的程度。提出功能的等价性的目的是突出上述各种等价性在获得具有跨文化等价性的量表的过程中的重要性。评价功能的等价性可以归结为评价其他各种等价性达到的程度。

功能等价性评价的结果大致可分为 3 类：①各种等价性都达到较好的程度，量表测量的结果是可比的和可合并的；②具有概念的等价性，但是其他方面的等价性较差。这时量表测量的结果不能直接进行比较和合并，应该对结果进行适当的转换以便比较；③虽然其他方面的等价性达到可接受的水平，但是不具备概念的等价性。这时结果不具有可比性，而且对概念的测量是失败的，因为生存质量的概念以及所包含的内容在不同文化之间是不同的。

上面提出了六种类型的等价性，目的在于从不同的方面理解量表等价性的问题。概念的等价性非常重要，它要求研究者在准备引进一份现成的量表之前慎重考虑引进的有效性和必要性。如果认为引进是不合适的，研究者应该考虑建立适合自己特定语言文化的量表。目前一些研究者过分依赖于翻译—回译程序，而忽略对各种等价性的考察。要使国际间的研究成为真正的跨文化研究，就必须认真考察量表的等价性，而不是简单地将健康和生存质量的概念和语言文化背景相割裂。

第二节 如何评价量表和问卷质量

测量工具（包括量表和问卷）在广泛应用前必须经过考核，以确定测量工具所得结果是否有效和可信。要回答这 2 个问题，就需要对测量工具进行效度和信度的评价。效度主要包括表面效度、内容效度和结构效度，分别可以采用专家评价、相关系数和因子分析来评价。信度主要包括重测信度和内部信度，分别可以采用组内相关系数、克朗巴赫 α 系数来衡量。

对生存质量的测量，主要通过普适性和特异性量表进行。普适性量表包括世界卫生组织生存质量测量量表（World Health Organization Quality of Life Assessment，WHOQOL-100）、世界卫生组织生存质量测量简表（World Health Organization Quality of Life Assessment-Brief，WHOQOL-BREF）、医学结局研究 36 条目简表（Medical Outcomes Study 36-Item Short Form，SF-36）等。特异性量表则是针对老年人、残疾人、儿童、艾滋病患者等特殊群体。其中针对老年人的特异性量表 WHOQOL-OLD 是由世界卫生组织生存质量研究小组（WHOQOL Group）于 2002 年在 WHOQOL-BREF 的基础上开发研制，其中文版采用标准国外量表引进方法，按照翻译、回译、文化调试等步骤进行。

本节仍以 WHOQOL-OLD 为例，介绍信度、效度评价以及项目反应理论及其应用。中文版 WHOQOL-OLD 最终版本包括 6 个维度，每个维度 4 个条目，共计 24 个条目，具体结构如表 6-1。一般在量表初步确定后，通过现场调查考核其信度和效度。按照条目数的 10～20 倍考虑样本量，同时预留 10% 的无效样本（应答率小于 20% 的问卷）。通常至少选取 300 名受访者，男女各半。

表 6-1 WHOQOL-OLD 结构

领域	序号	条目
感觉功能	1	您的感觉功能的退化影响您的日常生活吗（如听、视、味、嗅或触觉等）？
	2	您的感觉功能（如听、视、味、嗅或触觉等）的退化影响您参与活动的能力吗？
	10	您的感觉功能（如听、视、味、嗅或触觉等）的问题影响您和他人交往的能力吗？
	20	您如何评价您的感觉功能（如听觉、视觉、味觉、嗅觉、触觉）？
自主能力	3	您有自己作决定的自由吗？
	4	您觉得自己能控制将来的生活吗？
	5	您觉得周围的人尊重您的自由吗？
	11	您能做自己想做的事情吗？
过去、现在和将来行为	12	您对于自己继续取得成功的机会满意吗？
	13	您觉得自己得到了应得的认可了吗？
	15	您对于自己生命中已有的成就满意吗？
	19	您对于自己能够期望的事情高兴吗？
社会能力	14	您每天都有足够的事情做吗？
	16	您对自己支配时间的方式满意吗？
	17	您对于自己的活动程度满意吗？
	18	您对于自己参加社区活动的机会满意吗？
死亡观	6	您在乎自己以何种方式去世吗？
	7	您担心不能控制自己的死亡吗？
	8	您害怕死亡吗？
	9	您害怕临死之前遭受痛苦吗？
亲密关系	21	在生活中您有得到伴侣的感受吗？
	22	在生活中您经历过爱情吗？
	23	在您的生活中，您有机会去爱别人吗？
	24	在您的生活中，您有机会被别人爱吗？

一、效度评价

WHOQOL-OLD 是否真正测量了老年人的生存质量？衰老态度量表是否真正测量了老年人对衰老所持的态度？这需要评价量表的有效性，即效度（validity），它是指量表是否测量了我们希望测量的内容。例如，生存质量量表老年人模块效度可分为以下 3 种：

（一）表面效度

表面效度（face validity）是指从字面上看量表的条目能否反映调查目的，主要通过专家的主观评价，如请专家阅读问卷，根据研究目的来评判该问卷可达到研究预期目的的程度。

（二）内容效度

内容效度（content validity）是指从内容上看量表的条目能否反映调查目的，或量表是否包含足够的条目来反映所测特征。内容效度的具体测评方法是计算每个条目的得分与其所属领域得分的相关性，相关系数越大，说明该量表的内容效度越好。

（三）结构效度

结构效度（construct validity）是指量表的条目设置是否符合设计时的理论构想。比如，在WHOQOL-OLD研制过程中，研究者希望量表能够真正地测量出“受试者生存质量高吗？”这个问题。这就涉及对抽象构想（construct）的估计与检验。

结构方程模型（structural equation modeling，SEM）的一个重要特性即是估计检验抽象构想。结构方程模型包括2个部分：第一部分是测量模型（measurement model），反映观测变量（observed variable）与潜变量（latent variable）之间的关系，其构成的数学模型是验证性因子分析（confirmatory factor analysis，CFA）；第二部分是结构模型（structural model），采用类似通径分析的方法建立潜变量之间的结构关系。

例如：上述中针对“受试者生存质量高吗？”这一抽象的概念，必须由核心讨论组给出一个可操作化的定义，以便能够透过该过程得到具体的数据，用以反映不同受试者在该概念上的强度。核心讨论组成员经过文献回顾、广泛讨论提出老年人的生存质量，包含感觉功能，自主能力，过去、现在和将来行为，社会能力，死亡观和亲密关系6个维度，而每一维度又由具体的条目构成。比如“死亡观”这一维度包括“您在乎自己以何种方式去世吗？”“您担心不能控制自己的死亡吗？”“您害怕死亡吗？”“您害怕临死之前遭受痛苦吗？”4个条目。这里我们所具体测量的变量即每个条目的得分为观测变量。这些可以直接获得数据的变量，若是受到同一个潜在构想的影响，则会具有共同性，反映在变量之间的共变关系上。如果针对这些观测变量之间的共同性加以估计，得到的一个能够反映该潜在构想的强度的数据，即潜在变量，对应于这里的“死亡观”。

在研究中具体用来估计或检验潜在变量的策略，最典型的方法是因子分析（factor analysis）。因子分析分为探索性因子分析（exploratory factor analysis，EFA）和验证性因子分析（confirmatory factor analysis，CFA）。EFA事前并不知道哪几个观测变量对应于哪一个潜在变量，直到数据搜集完成后，进行变量间的共变关系分析，抽取出最适当的因素，估计出一个最佳的因子结构模型，将潜在因子加以命名。EFA得到的潜在因子是一种经验性的潜在变量，基于数据的潜在变量。而在CFA中，潜在变量的概念与内涵是基于理论的推导，且潜在变量与观察变量的关系是在资料搜集完成之前即事先提出的假设性概念。然后透过实际所搜集的数据，分析对比假设模型与观察到的数据之间的差异性，决定研究者对于潜在变量所提出的假设性看法是否恰当。CFA是检验事前假定的因子结构，是基于理论的潜在变量检验。相比之下，在SEM中，我们通常用CFA来检验结构效度。研究者在设计量表时实际上是假设有某种理论结构存在的，通过因子分析可以根据实际测量数据考察所用的量表是否能反映事先假定的理论结构，反过来也可验证研究者的假设是否成立。

因子分析的主要功能是从量表所度量的一系列变量中提取出一些公共因子，这些因子与一般显在的可观测的变量（称为显在变量，如量表中问题条目的得分）不同，它们是潜在的、不可观测的。但是它们与现在变量之间的联系则是可以进行研究的。通常是利用统计方法把量表中有高度关联性的条目按某种规则分成几群，每一群条目共享一个公共因子，也就是说该群条目与这个公共因子有高度的关联。这几个公共因子也就代表了量表的基本结构。

下面以WHOQOL-OLD为例，说明如何考核测量工具的效度，即该测量工具是否能够测量老年人的生存质量。将每一条目得分与各领域得分、量表总得分之间分别进行简单相关分析来考核量表的内容效度，可以利用证实性因子分析来考核结构效度。常用的拟合指标包括：

1. χ^2 值是反映模型与数据拟合程度最直接的指标，χ^2 值越小，说明观测值与模型预测值越接近，模型拟合效果越好。但 χ^2 值容易受到样本量 n 影响，即在样本量 n 较大时，χ^2 值也越大。

2. χ^2/df 为 χ^2 自由度比，可以校正样本量 n 较大时，对模型拟合效果评价的偏差。χ^2/df 小于 3 代表模型拟合效果较好。

3. 近似误差均方根（root mean square error of approximation，RMSEA），小于 0.05 代表拟合效果很好，0.05～0.10 表示拟合效果一般，大于 0.10 说明拟合效果不好。在众多指数中，RMSEA 受样本量 n 的影响较小，对错误模型比较敏感，是比较理想的指数。

4. 规范拟合指数（normed fit index，NFI）取值为 0～1，大于 0.90 认为拟合效果好，但 NFI 受到样本量 n 的影响明显，因而不是理想的拟合指数。

5. 不规范拟合指数（non-normed fit index，NNFI）在计算中使用自由度进行校正。与 NFI 不同，NNFI 的取值范围不是 0～1，可能超过这个范围，一般地说，NNFI 超过 0.90 认为模型可以接受。

6. 比较拟合指数（comparative fit index，CFI）取值为 0～1，超过 0.90 认为模型可以接受。CFI 的缺点在于没有惩罚复杂模型，即其不能根据参数模型多少而作调整，因而不能惩罚参数多的模型。

7. 拟合优度指数（goodness of fit index，GFI）取值为 0～1，类似于回归中的 R^2，大于 0.90 认为拟合好，它同样会受到样本量 n 的影响。虽然拟合指标众多，但每一个指标都有其优缺点，没有一个指标可以作为完全确定的标准来检验理论模型拟合成功与否。因此建议最好结合多个指标报告结果。

以下为量表的因子结构图（图 6-1）及结构效度拟合情况（表 6-2）。因子结构图呈现了 WHOQOL-OLD 的 6 个维度及各自包含的条目，利用数据对整份量表的结构效度进行考核。结果显示，除了 χ^2/df 这个指标外，其余拟合指标均达到或接近模型拟合良好的标准，可以认为 WHOQOL-OLD 具有良好的结构效度。

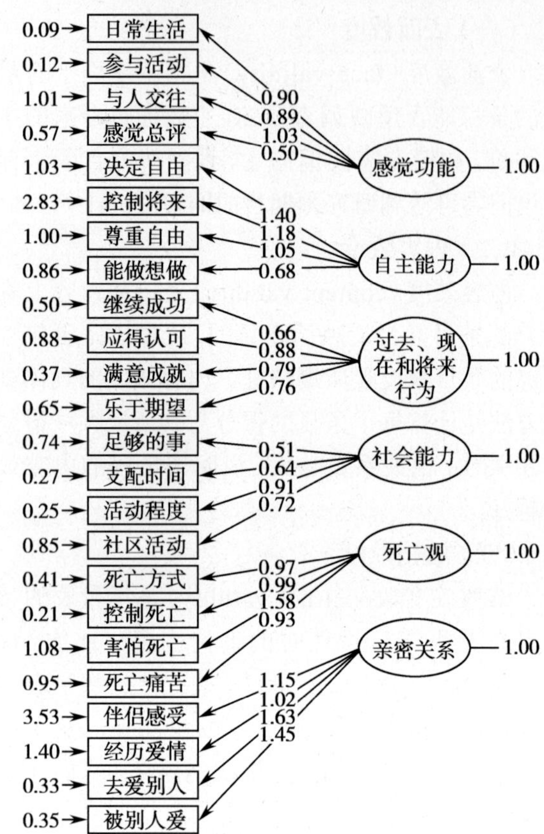

图 6-1 WHOQOL-OLD 的因子结构图

表 6-2 WHOQOL-OLD 结构效度拟合情况

χ^2	χ^2/df	RMSEA	NFI	NNFI	CFI	GFI
1 614.95	6.81	0.084	0.94	0.94	0.95	0.86

二、信度评价

信度（reliability）是指测量的可靠性。例如，在 WHOQOL-OLD 的“死亡观”领域，第 3 个条目的问题为“您害怕死亡吗？”选项包括“根本没”“很少”“一般”“比较”“极”五个尺度。为判断受访者答题的真实性，研究者间隔性地重复提问同样的问题，并记录下每次提问的答案，以判断答案是否一致、是否可靠。答案的变异越大，信度越低；反之，信度越高。有时，测量的变异虽然不大，但却是无效的。例如：如果要在 WHOQOL-OLD 中加入这样一个条目“您出生在几月份？”，答案为 1～12 共计 12 个选项。重复测量多次，每位受试者的结果基本不变，说明信度较高，但该条目却不可能测量到老年人的生存质量，因此该条目为可信但无效的条目，不应该纳入 WHOQOL-OLD。当然，这只是一个显而易见的无效条目，更多时候研究者需要通过必要的统计分析来确定每一条目及整个量表是否有效。

对问卷、试卷的结构、有效性进行考核，从而测量受试者的能力、态度、知识和性格特质属于心理测量学的研究范畴。心理测量的理论源于心理学。关于信度理论的基本公式为：

$$x_i = \tau_i + e_i \quad \text{（公式 6-1）}$$

其中，x_i 是第 i 个条目的得分，e_i 是误差项，τ_i 是关于 x_i 的真实分数。假定真实分数和误差项之间不相关，误差项的均数等于零，即 $COV(\tau_I, e_i)=0$，$E(e_i)=0$。按照经典的测量理论，各个条目的误差项是不相关的，条目得分之间的相关是他们真实得分之间的相关造成的。

信度定义为：

$$\text{信度} = \frac{VAR(\tau_i)}{VAR(x_i)} \quad \text{（公式 6-2）}$$

信度是真实分数的方差和实际测量得分的方差之比，它等于实际得分和真实分数相关系数的平方。目前，测量信度的方法较多，最常用的是重测信度和内部信度。

（一）重测信度

在不同的时间点用同一个问卷对同一组被调查者作重复测定的结果之间的一致程度称为重测信度（test-retest reliability）。2 次测验相距时间不能过长，并且假定在这段时间内被调查者的情况没有发生变化。用 2 次测验各项得分间的相关分析或差异的统计学检验来说明该量表 2 次测量结果的差异无统计学意义，则具有一定的信度。这种方法特别适用于事实性的量表。由于同一受试者 2 次回答相同条目的得分并不独立，需要用组内相关系数（intra-class correlation, *ICC*）而不是 Pearson 积矩相关系数来计算重测信度。判断标准为：$ICC>0.75$ 为好，$0.75 \geqslant ICC \geqslant 0.4$ 为较好，$ICC<0.4$ 为差。

重测信度要求对同一样本测定 2 次，在实施中有一定的困难。另外，被调查者的情况可能随时间发生变化，那么 2 次测量的变异就不会单纯由随机误差造成；重复测定受前一次测定的影响，即被调查者在接受第 2 次调查时会记忆前一次调查时填写的答案，因而第 2 次测定结果不一定能反映被调查者的真实情况。因此，重复测量的间隔时间不宜过长，也不宜过短，视具体研究情况而定。多数学者认为一般以 2～4 周为宜。

（二）内部信度

内部信度（internal reliability）反映量表中条目之间的相关程度，又称为内部一致性。若量表包含几个维度，则要分别计算每部分内容的内部信度。通常用克朗巴赫 α 系数（Cronbach's α coefficient）和分半信度系数 r 反映量表的内部信度。

在不可能进行重复调查的情况下，常用的方法是将调查的问题条目分成两半，计算这两半得分的相关系数 r；不过这只是原半个量表的信度，整个量表的信度可以利用如下的斯皮尔曼 - 布朗公式求得

$$R = \frac{2r}{1+r} \quad \text{（公式 6-3）}$$

R 称为分半信度 / 折半信度（split-halves reliability），一般要求 R 大于 0.7。

问题的难度在于如何分成两半。一般事实性的问题是不太容易分半的。例如：半个量表含有年龄的条目，另一半却含有教育程度，无法相比。因此，事实性量表一般不适合于分半。对于态度式量表，一般都围绕某个主题进行多种正、反面的陈述，由被调查者对陈述作选择。例如，“很不满意”“不满意”“既非满意也非不满意”“满意”“很满意”中的一个，对以上 5 种选择分别赋予 1～5 分的得分；然后将该量表的全部题项分成尽可能相当的两半，例如：按前后两部分或按题号的奇偶性分半，只是要注意两部分的内容、形式以及条目数等要相当。

采用分半信度测量信度的优点在于：分半信度法只在一个时间点上进行，不受记忆效应的影响；从实用的角度来看，分半信度法比较经济和简便。分半信度法的不足在于：将所有的问题条目分成两半的方法有些武断。不同的分半方法可能会得到不同的结果。

分半信度是建立在两半问题条目分数的方差相等这一假定上，但实际数据并不一定满足这一假定。如果两半的方差不相等，信度往往被低估。克朗巴赫（Cronbach）在 1951 年提出用以下公式来测量信度：

$$\alpha = \frac{k}{k-1}\left(1 - \frac{\sum_{i=1}^{k} s_i^2}{s_T^2}\right) \quad \text{（公式 6-4）}$$

其中，k 表示量表中问题条目的总数，s_i^2 为第 i 条目的方差，s_T^2 为总得分的方差。全部条目的方差之和与总得分的方差之比反映条目的独立程度，1 减去这个比值则反映条目间关联的程度。这是目前最常用的信度系数，人们称之为克朗巴赫 α 系数。一般认为该系数应该在 0.7 以上，也有学者认为应该在 0.9 以上，下文以 0.7 为克朗巴赫 α 系数的判定界值。在计算克朗巴赫 α 系数的时候，应该注意有些调查量表测量的内容包含几个领域，这时宜分别计算各个领域的克朗巴赫 α 系数。

实际上，分半信度和克朗巴赫 α 系数描述的都是量表的内部一致性（internal consistency）。前者指的是两半量表所测分数间的一致性，后者指的是量表中条目与条目间的一致性。如果条目间没有一致性，那么条目得分累加的做法就是没有根据的。为了提高量表的信度，在设计量表时要注意各种陈述间的同质性：是否都在同一方向（或相反方向）上描述了某种特征的程度。对于可能表现一致性的条目要尽量加以排除。

这里仍采用 WHOQOL-OLD 为例，利用 α 系数评价量表的内部一致性，组内相关系数 ICC 评价重测信度。WHOQOL-OLD 从感觉功能，自主能力，过去、现在和将来行为，社会能力，死亡观和亲密关系 6 个维度评价老年人生存质量，需要分别计算各个维度的克朗巴赫 α 系数。这里以死亡观维度为例计算克朗巴赫 α 系数。死亡观维度包含 4 个条目，各个条目的内容、平均得分和方差如表 6-3 所示。

表 6-3 死亡观领域各个条目得分情况

死亡观	平均得分	方差
您在乎自己以何种方式去世吗？	3.860	1.215
您担心不能控制自己的死亡吗？	3.951	1.078
您害怕死亡吗？	3.970	1.092
您害怕临死之前遭受痛苦吗？	3.154	1.532
死亡观领域总得分*	14.941	13.252

*死亡观领域总分等于 4 个条目得分相加

$$\alpha = \frac{k}{k-1}\left(1-\frac{\sum_{i=1}^{k} s_i^2}{s_T^2}\right) = \frac{4}{3}\left(1-\frac{1.215+1.078+1.092+1.532}{13.252}\right) = 0.839$$

以上结果表明，死亡观领域克朗巴赫 α 系数大于 0.7，可认为信度较好。按照同样方法计算其他 5 个领域及量表总分的克朗巴赫 α 系数如表 6-4 所示。各个领域及量表总分的克朗巴赫 α 系数均大于 0.70，提示量表的内部一致性较好。

关于评价重测信度的 ICC 可使用 SPSS 中的度量分析（Scale）直接计算，结果见表 6-4。各个领域及量表总分的 ICC 均大于 0.75，表明量表具有良好的重测信度。

表 6-4 WHOQOL-OLD 各领域 α 系数

领域	克朗巴赫 α 系数	ICC（95%CI）
感觉功能	0.842	0.77（0.67～0.84）
自主能力	0.712	0.85（0.79～0.90）
过去、现在和将来行为	0.756	0.91（0.86～0.94）
社会能力	0.711	0.86（0.80～0.90）
死亡观	0.839	0.90（0.85～0.93）
亲密关系	0.817	0.90（0.86～0.93）
总分	0.892	0.88（0.82～0.92）

经检验，ICC 的 P 值均小于 0.001

一份调查量表经评价后有一定的信度和效度，但如果不能检测出细微的、有临床意义的、随时间推移而出现的变化，还不能算是一个有效的测量工具。反应度（responsibility to change）常被视为效度的一个侧面，又称敏感度，指内外环境变化时，若被测对象有所变化，则测量结果必须敏感地对此作出反应。通常总是利用现有知识，确定理论上被测对象应当有所变化的若干个不同条件；然后考察该不同条件下的测量结果，看是否确有差异。例如：分别在治疗前后或施加干预措施前后使用同一量表测定研究对象；进而使用配对资料的 t 检验分析得分的差别是否具有统计学意义，从而判断量表的反应度如何。

三、运用项目反应理论筛选及评价条目

测量工具的答案条目中最常见的是等级形式，如受访者回答对某一个问题的感受时，答案有五个等级程度的选项，例如分为“很差”“差”“不

好也不差”“好”和“很好”。常见的利克特量表（Likert scale）的答案条目通常是由3、5、7个选项的等级分类构成。有时采用5分类、7分类选项定量地反映答案的程度；但有时被测试者可能很难区分5分类、7分类选项，造成选择的困难，此时用3分类的选项可能比5分类、7分类选项更为合适。如何确定评价条目等级的划分是否合理，项目反应理论（item response theory，IRT）较好地回答了该类问题，IRT的主要目的在于指导条目筛选和量表的编制。

项目反应理论，也称潜在特质模型（latent trait model），是一系列用于心理和教育测量的统计模型的总称，该模型是通过研究受访者对量表或问卷调查的应答结果来分析和确定条目与受访者潜在特质之间的关系（在有的学科中也将这种潜质特质称为潜在能力）。对于被测试对象的特质虽然不可以直接观察到，但是可以通过对量表的应答的结果反映出来。为此，研究者通过编制由若干个项目组成的量表或问卷给受访者回答，其中每一个条目都应能反映被测试对象在某一方面的特质大小。

由上可知，受试者的特质与某个条目选项的概率之间存在一定的函数关系。根据两者间曲线的形状，分为正态卵形曲线（normal ogive curve）和logistic型曲线。另外，根据条目类型不同分为不同的IRT模型，如用于评价无序多分类条目的名义分类模型（nominal categories model，NCM）、等级分类条目的等级反应模型（grade response model，GRM）和分部评分模型（partial credit model，PCM）。

根据参数数目不同，IRT模型又可分为单参数、两参数及三参数模型。如当条目为两分类时，三参数模型logistic模型为：

$$P_1 = P(y_i = 1) = c_i + (1 - c_i)\frac{e^{Da_i(\theta - b_i)}}{1 + e^{Da_i(\theta - b_i)}} \quad \text{（公式 6-5）}$$

公式中a、b、c 3个参数在测量理论中分别称为区分度参数（item discrimination）、难度参数（item difficulty）和猜测参数（guessing parameter）；D是常数1.702，θ表示潜在特质，$P(\theta)$表示特质为θ的被测试者选择条目为1的概率。当$c=0$时，模型为两参数模型；当$c=0$且$a=1$时，参数为单参数模型（又称为Rasch模型）。

现以WHOQOL-OLD死亡观维度为例来诠释这些参数的意义。如果i为4，即对应第4个项目“您害怕临死之前遭受痛苦吗？”假定只有两个选项（0=不害怕，1=害怕）。特质参数θ说明了死亡观得分，P则为死亡观得分为θ时害怕痛苦条目中选择害怕的人群的概率。项目区分度参数a是指用某个条目鉴别不同受试者特质（死亡观得分）的一种度量，此处可以认为是用该条目鉴别不同人在所研究的死亡观得分高低的度量。难度参数b在教育测量中是受试者在某个条目答对试题的概率，难度越大的试题能答对的受试者越少。在死亡观维度中，难度参数越大，表示害怕临死之前遭受痛苦的人数越少，如果出现了害怕则死亡观得分可能越高。猜测参数c在教育测量中表示即使被测试的对象的能力水平很低，对被测的项目作出正确反映的概率大小。在对死亡观的IRT模型分析中，不考虑猜测参数。

当条目为有序等级指标时（如5分类形式），Samejima提出了等级反应模型：

$$P_{ik}^* = P_{ik}^*(y_i \geqslant k \mid \theta) = \frac{\exp[Da_i(\theta - b_{ik})]}{1 + \exp[Da_i(\theta - b_{ik})]},\ k = 1, 2, 3, 4, 5 \quad \text{（公式 6-6）}$$

因此，条目中选择选项为1～5的概率分别为：$P_{i1} = P_{i1}^* - P_{i2}^*$，$P_{i2} = P_{i2}^* - P_{i3}^*$，$P_{i3} = P_{i3}^* - P_{i4}^*$，$P_{i4} = P_{i4}^* - P_{i5}^*$，$P_{i5} = P_{i5}^*$。

利用R语言并应用GRM模型对WHOQOL-OLD的死亡观维度进行分析，可得到参数如表6-5。

一般而言，区分度系数小于0.3认为区分度较差。从结果看，4个条目的区分度均在0.3以上，说明其区分度较为理想。通常认为难度系数介于−3～3之间较为合适，若$b>3$或$b<-3$，则认为该条目过难或过于容易。从难度系数来看，这4个条目的难度系数均介于−2～2之间，可认为这4个条目的难度适中。

表6-5 死亡观维度等级反应模型的参数估计值

条目	区分度系数 a	难度系数 b			
		b_1	b_2	b_3	b_4
您在乎自己以何种方式去世吗？	3.422	−1.955	−1.115	−0.431	0.336
您担心不能控制自己的死亡吗？	4.603	−1.977	−1.181	−0.510	0.282
您害怕死亡吗？	3.466	−1.929	−1.389	−0.497	0.262
您害怕临死之前遭受痛苦吗？	1.830	−1.603	−0.683	0.358	1.148

IRT 研究的一个很重要的工作是确定项目的特征曲线。如果 X 轴为特质值，分别将不同特质 θ 选择 1～5 的概率画在 Y 轴上，称此曲线为类别反应曲线（category response curve，CRC），或称为类别特征曲线（category characteristic curve）。当只有 2 个选择项时，称为特征曲线（item characteristic curve，ICC）。对死亡观的 4 个条目分别作出 CRC 曲线如下：

现代测量理论将难度参数和特质参数定义在同一个度量上，因此这 2 个参数反映在特征函数曲线图上的横轴是一致的，当条目是有序等级指标时，特征函数曲线图是一组曲线。图 6-2 中共有 5 条曲线，其分别对应的是不同特质的人群选择 1～5 的概率。每一个等级的特征曲线与其邻近等级的特征曲线有一个交点，所对应的横坐标称为阈值（threshold），纵坐标是该阈值的概率。从图 6-2 中可以看出，在 4 个条目的 CRC 图中，每个条目的阈值都是单调上升的，不存在逆反阈值，说明条目等级间的划分较为合理。如果存在逆反阈值，或阈值非常接近，则说明条目选项等级间的划分不合理，这时有必要对量表条目选项重新划分。

在项目反应理论中另一个重要统计量为信息，它是指不确定性的消除度量。信息函数包括条目信息函数（item information function，IIF）与测试信息函数（test information function，TIF）。条目信息函数是为了说明条目对测试（量表）提供的信息有多大，每个条目所提供的信息量是关于特质的函数（图 6-3）。测验信息函数值是所有条目信息函数的累加，也随特质取值的不同而变化。

在项目反应理论中，希望得到条目提供有效的信息量，信息量越高则估计越准确，可作为特质估计精确度的判断。条目信息量的大小由项目参数和被测个体特质决定，条目提供的信息量越

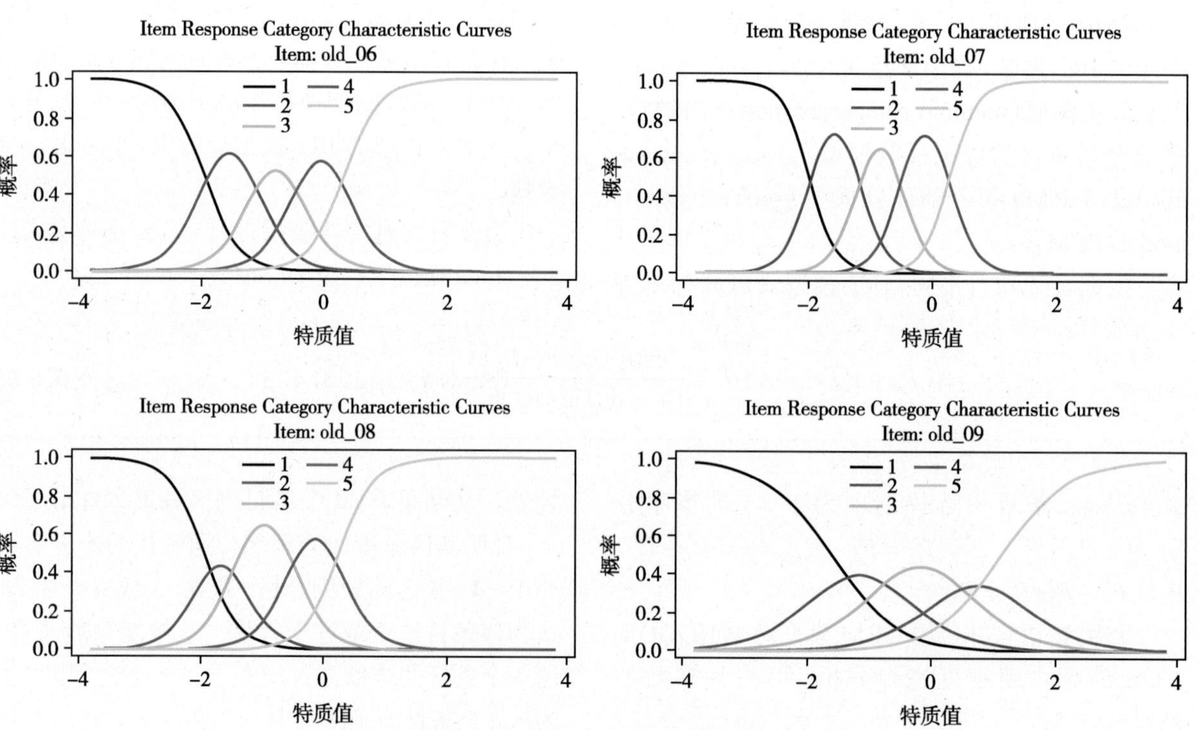

图6-2 死亡观的类别反应曲线图

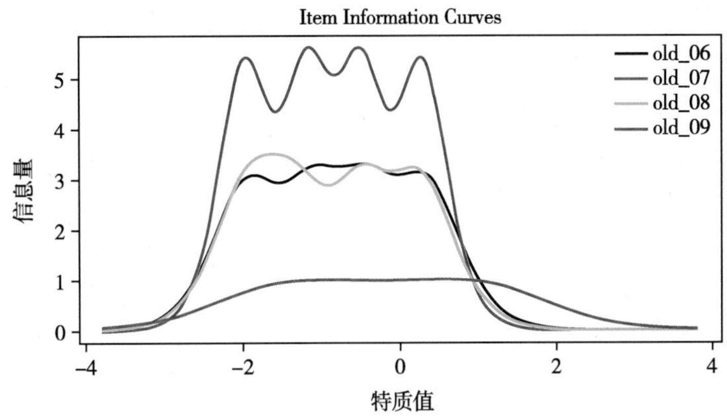

图 6-3　死亡观的条目信息函数图

大，表明这个条目在评价被测个体特质时越有价值。从 4 个条目的 IIF 图 6-3 中可见，“您担心不能控制自己的死亡吗？”条目的信息量最大，也就是说在死亡观的评价中，可认为该条目是最有价值的。最小的是“您害怕临死之前遭受痛苦吗？”，而且峰值较为平坦，该条目的价值是最差的。项目反应理论分析的假设是：①单维性假设，是指在同一个测试中所有的测验条目，假定都是为了测量同一个特质。因此，在量表 IRT 模型分析时，应对每个方面进行相应分析。②局部独立性假设，是指对被测试对象来说，测验的项目间不存在相关关系。③项目特征曲线的假设，每一个条目存在函数（如 logistic 或正态函数），可以用来描述被测验者选择某个选项的概率与被测验者的特质之间存在的函数关系。对于 IRT 模型分析的软件较多，有 Multilog、Parsale、R 语言、MPLUS 及 SAS 中的 NLMIXED。

第三节　如何分析量表和问卷数据

量表应用范围十分广泛，不仅应用于精神疾病诊断领域，也经常应用于慢性疾病临床治疗的评价，如西雅图心绞痛调查量表（Seattle Angina Questionnaire，SAQ）用于冠心病心绞痛的评价和美国国立卫生研究院卒中量表（NIH Stroke Scale，NIHSS）用于脑梗死患者预后的评价等。量表数据有其自身特点，既有不同维度的得分，也有综合得分；既可比较不同特征人群或不同治疗方案的得分差异，也可运用多因素方法分析分值的影响因素等。

本节以 SAQ 评价冠心病心绞痛的数据为例，简要介绍如何分析量表数据。冠心病心绞痛是冠状动脉供血不足、心肌急剧的暂时性缺血、缺氧引起的以发作性胸痛为主要表现的临床综合征。对于慢性疾病，以往单纯反映临床治疗效果的指标，已经难以评价客观指标以外患者身心受到的折磨，这时应进行慢性疾病患者的生活质量评价。

在一项关于冠心病心绞痛的随机、双盲双模拟、阳性药平行对照、多中心临床试验中，采用 SAQ 对两组患者的生存质量进行比较。分别于入组时、治疗 8 周及治疗 20 周采用 SAQ 进行 3 次测量。在整个试验中，共纳入 736 例冠心病患者，研究过程中剔除或失访的病例有 39 例，为了避免缺失值的问题，我们以符合方案集进行分析，共 697 例冠心病病例。

SAQ 包含 5 个维度，共 19 个条目，所有的条目得分均为 1～5 分或 1～6 分，病情越轻，得分越高，该条目的状态越好。五个维度分别为躯体活动受限程度（PL）、心绞痛稳定状态（AS）、心绞痛发作情况（AF）、治疗满意程度（TS）、疾病认识程度（DS）。躯体活动受限程度由过去 4 周内由于胸痛、胸部压榨感和心绞痛所致自行穿衣（PL1）、室内散步（PL2）、淋浴（PL3）、爬小山或上一段楼梯（PL4）、户外活动或提携杂物（PL5）、轻快步行一条街段（PL6）、慢跑（PL7）、提起或移动重物（PL8）、剧烈运动（PL9）九个条目受限程度构成，心绞痛稳定状态由发作情况一个条目构成，心绞痛发作情况由平均发作次数（AF1）、服用硝基药物（如硝酸甘油）平均次数（AF2）2 个条目构成，治疗满意程度由服药带来的烦恼（TS1）、各种措施的满意程度（TS2）、医生解释满意程度（TS3）、总治疗满意程度（TS4）4个条目构成，疾病认识程度由影响生活乐趣的程度（DS1）、感觉满意程度（DS2）、对心脏病发作和突然死亡的担心程度（DS3）3个条目构成。

量表数据往往具有一些特点，例如：①多维性。条目是量表最基本的构成元素，若干个特定的条目可以构成领域或方面，量表则包含若干领域或方面。因此，它具有多维性，如SAQ总共有19个条目，我们可以将每个条目当成一个变量，则一个条目就是一个维度。如果将SAQ按五个方面来划分，那么量表就具有5个维度。②重复测量。在现状调查中，利用量表仅进行一次横断面测量，此时是单一的一次测量，但有时（如疾病治疗）将进行多次测量，以比较不同时期量表所测量特征的变化，如治疗不同时间内冠心病的生存质量变化等，此时它属于重复测量数据。③多组性。量表研究中可将研究对象按不同处理因素分成若干组，比较其测量特征的差异。如试验组与对照组两组冠心病的生存质量的比较，Ⅰ、Ⅱ、Ⅲ级高血压患者生存质量的比较等。④综合分值。量表评价的特征是难以直接观察的主观构造，需通过多个条目的测定来综合评价。如SAQ的躯体活动受限程度是由9个条目构成，我们需要计算该领域的综合分值。当然，根据需要也可以计算整个量表的综合分值。

一、量表各维度综合分值的计算

量表条目较多，一般需要把多个条目综合为少数几个维度的分值后再进行分析，常用的综合方法有两种：直接累加法和加权累加法。

直接累加法是人为地将某些条目的得分累加，代表量表某一维度的综合得分，甚至将整个量表条目得分相加得到总分。在SAQ中，PL、AS、AF、TS、DS的得分均由直接累加得到，如疾病认识程度由3个条目直接累加得到该领域的得分，将19个条目相加可得到SAQ的总分。评分越高，患者生活质量及机体功能状态越好。当然，由于某些条目上的较高得分会被较低的得分拉平，或有些方面的条目较多，从而造成该方面的总分较高，总体将19个条目放在一起的分析方法常常遭到非议。因此，量表的统计分析往往是按各领域或维度分别进行分析。

有时由于各个维度条目数不一样，得分相差较大，这时可以计算维度的标准得分，计算公式如下：

$$\text{标准得分} = \frac{\text{实际得分} - \text{最低得分}}{\text{最高得分} - \text{最低得分}} \times 100$$

（公式6-7）

将原始评分转换成0～100的范围。对于DS领域，原始总分为15分，最低得分为3分，如有1名患者DS得分为12分，则其标准得分为（12－3）/（15－3）×100＝75。

直接累加法可能会忽视各条目的相对重要性，缺乏区别能力。如果有些条目相对重要，可使用加权累加法。它是每个条目给1个权重系数累加而得，权重的确定可通过因子分析找出几个主要的综合变量（因子），各条目在因子上的因子载荷作为权重。除了上述2种方法外，还可用第十九章介绍的综合评价方法获得综合分值。

量表的统计分析与一般的统计分析方法一样，包括统计描述与统计推断2个部分。同时也可以考虑横向数据和纵向数据的分析。当仅进行一次测定或虽在不同时点进行了多次测量，但各时间点的量表得分分别进行分析时，仍属横向数据的分析。横向数据分析目的在于比较某个特定时间点不同组别的特征是否存在差异。纵向数据分析通常关心2个问题：一是分析总体的平均增长趋势，另一个是用来描述不同个体之间增长趋势的差异。

二、量表横向数据的分析

（一）单变量分析

量表的横向分析对应的统计方法有单变量和多变量分析，常用的主要是单变量分析。对于量表的统计描述可计算各维度和合计等指标的统计量及统计图表，其对应的统计量可以是均数、标准差、中位数、四分位间距、极差等。在统计推断上常采用t检验、方差分析、秩和检验。单变量分析方法简单，但需注意的是，量表指标常常是多维度的，即要比较多个维度的得分，因此需做多个假设检验，且量表的各个维度常存在一定的相关性，这将增加犯Ⅰ型错误的概率。

例如：如果对 SAQ 的五个维度的标准得分分别进行 t 检验，可以获得如下结果（表 6-6）。

表 6-6 试验组与对照组 20 周时 SAQ 五个维度标准得分的比较

方面	试验组（$n_1=350$）		对照组（$n_2=347$）		t	P
	均数	标准差	均数	标准差		
PL	80.67	13.44	78.46	14.30	2.10	0.035 9
AS	84.43	20.83	79.90	22.60	2.75	0.006 1
AF	77.91	19.36	71.79	20.21	4.09	<0.000 1
TS	77.54	17.28	71.90	18.27	4.18	<0.000 1
DS	62.69	19.45	58.55	19.30	2.82	0.004 9

上述分析进行了 5 次比较，就增大了犯Ⅰ型错误的概率，我们可以用 Bonferroni 校正法，通过改变检验水准的大小以达到控制Ⅰ型错误的目的，具体做法如下：假定单变量比较的次数为 m 次，总的犯Ⅰ型错误的概率为 α，则每次比较的检验水准为 α/m。在 SAQ 的分析中，取 $\alpha=0.05$，进行了 5 次比较，则其检验水准为 0.01。从结果上看，除 PL 检验的 $P=0.035\,9$ 外，其他 4 个维度的概率均小于 0.01，说明试验组与对照组在 AS、AF、TS、DS 方面的差异均有统计学意义，但还不能认为 PL 两组间的差异有统计学意义。

（二）多变量分析

对量表分析时，需要分析各个领域或维度的得分，同时也要做出整体的结论，这时可用多变量分析。常用的多变量分析方法有 Hotelling T^2 检验和多元方差分析（MANOVA），是将量表的每一个领域或维度当成一个变量进行分析。多变量分析的目的在于回答“从整体上看（综合各个领域），各组间生存质量的差异是否有统计学意义”。对于两组多变量的比较可采用 Hotelling T^2 检验，多组则采用多元方差分析。

在本例中，要比较试验组与对照组在第 20 周时冠心病患者的整体生存质量是否存在差异，应用 Hotelling T^2 检验得到 $T^2=23.79$，$F=4.73$，$P=0.000\,3$，结果表明两组冠心病患者的整体生存质量存在差异，试验组患者的生存质量高于对照组。关于 Hotelling T^2 检验或多元方差分析可使用 SPSS 中 general linear model 的 multivariate 或 SAS 的 GLM 过程直接计算获得。

此外，也可根据具体研究目的和需要运用其他一些统计方法，如 O'Brien 非参数及参数综合检验法、优劣解距离法（TOPSIS 法）、层次分析法、模糊综合评价法等。O'Brien 非参数法是将不同组不同指标混合起来共同编秩，然后对同一个人在指标间进行累加得到秩和，秩和是综合了各指标后得到的一个综合变量，再对其作方差分析或秩和检验。O'Brien 参数综合法是对各变量的标准正态离差用协方差阵的逆矩阵进行加权处理，得到一个新的综合变量，再对综合变量作单变量方差分析（或 t 检验），后者适用于多变量正态或渐近正态分布的资料。

三、量表纵向数据的分析

在实际测量中，根据研究目的对研究对象在不同的时间点上进行多次测量，获得的是重复测量的纵向数据。纵向数据的统计分析目的主要从 3 个方面考虑：①同一人群不同时间测量特征的比较，这主要是说明测量特征在时间上的变化规律。②比较两组或多组人群量表的测量值在时间上的变化规律是否相同，即多个时间点作为一个整体的组间比较。③比较不同组间、不同时点测量特征的变化规律，这实际上是以上 2 种情况的组合。

对于纵向数据的统计描述可以对各组各时间点的量表测量结果进行描述（表 6-7），其描述主要是以均数与标准差为主，同时可以将各组在时间上测定值的均数绘制曲线，放在一张图上以便于直观地反映各组时间上的变化趋势，如图 6-4 所示。

表 6-7 试验组与对照组 3 个时间点 SAQ 总分的标准得分的描述

时间点	试验组（$n_1=350$）		对照组（$n_2=347$）	
	均数	标准差	均数	标准差
基线	57.40	12.42	58.00	12.28
第 8 周	73.78	12.41	70.86	12.39
第 20 周	77.05	12.06	73.28	12.92

重复测量数据由于对同一对象进行多次测量，在同一受试者的多次测量结果间往往存在一定程度的相关性，传统的统计方法不能充分揭示其内在的特点。对于同一人群不同时间测量特征的比较，如果用随访的各时点得分与基线得分进行配对 t 检验比较，对于多组多时点的量表结果比较，如果在

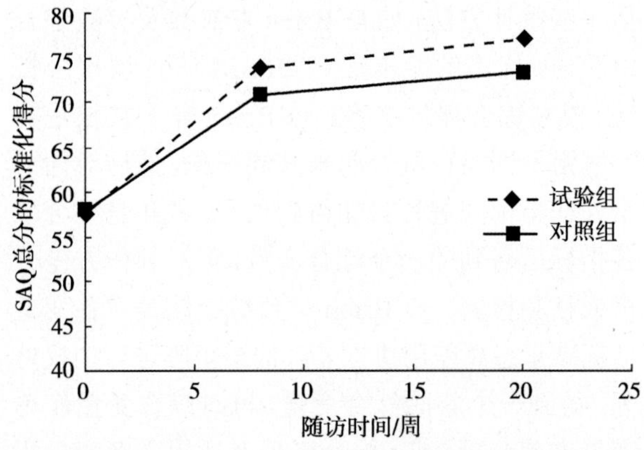

图 6-4 两组冠心病患者治疗后 SAQ 总分的标准得分均数的变化趋势

每个时间点分别用 t 检验、方差分析或秩和检验进行比较，可能会存在如下几个问题：①各检验是不独立的，当时点的变动趋势不一致时，结果难以解释。②由于进行了多次检验假设，可能会增大犯Ⅰ型错误的概率。③多组多时点各时间点的分别比较不能给出整体的结论。因此，对于同一人群不同时间测量特征比较可以采用单组重复测量和 Hotelling T^2 检验等方法分析。对于多时点多组的重复测量数据分析主要有重复测量方差分析、多元方差分析、轮廓分析以及混合模型等方法。

本例分析中，研究者所关心的是 2 种治疗的生存质量是否存在差异？治疗后不同时间内受试者的生存质量有无不同？治疗前后的生存质量是否存在差异？重复测量方差分析可以较好地回答上述几个问题，该方法的计算可以在 SAS 的 GLM 过程或在 SPSS 的 general linear model 的 repeated measures 进行分析。通过 SAS 软件可以获得如下结果（表 6-8）。

在表 6-8 中可以看到处理、时间点（即重复测量）及处理 × 时间点 3 个 F 值。①处理组效应：处理效应的无效假设为所有组的总体均值相等，它与重复测量因素（时间点）无关。$F_{处理}=6.01$，$P=0.014\ 5$，拒绝无效假设，可以认为两组平均水平上的差异具有统计学意义。②时间点效应：它是时间点间的比较，其无效假设为各时间点的总体均数相等。由于时间点是重复测量因子，$F_{时间}$ 的分布受到协方差矩阵类型的影响。因此，采用 Mauchly 方法对协方差球对称性进行检验，结果显示，$\chi^2=363.42$，$P<0.000\ 1$，表明球对称性不满足。故需要对分子及分母进行自由度校正，校正的方法有 Greenhouse-Geisser（G-G）、Huynh-Feldt（H-F）及 lower-bound 3 种方法。如采用 H-F 法，分子自由度为 $2\times0.712\ 5=1.425\ 0$，分母自度为 $1\ 390\times0.712\ 5=990.375$，然后以 $F_{0.05,(1.425,\ 990.375)}$ 作为界值。从表中可见，以 H-F 法得到 $P<0.000\ 1$，可认为 3 个时间点的生存质量量表总得分（即两组合并的总得分）的平均水平上差异有统计学意义。③处理与时间的交互作用：其无效假设为处理与时间点上无交互作用。由于交互作用也涉及时间点这一重复因子，也需对分子与分母进行校正，H-F 法得到 $P<0.000\ 1$，故拒绝处理与时间点上无交互作用的无效假设。

需要注意的是，在进行重复测量方差分析时，可能会存在交互作用有统计学意义，而处理组间的比较没有统计学意义的情况。我们应先考虑交互作用，这种情况下对处理效应的比较意义不大。因为不同组别在不同时间点的生存质量均数不同就说明组间是存在差异的。只有交互作用无统计学意义时，才对处理组做进一步分析。

如果组别与时间之间存在交互作用，说明不同组别在时间上的变化趋势有所不同。此时，可进一步分析不同时间点的生存质量得分是否存在差异。在程序中加入 contrast（1），说明以第 1 次为基准，第 8 周与 20 周分别与基线进行比较（表 6-9）；如果

表 6-8 方差分析结果表

变异来源	离均差平方和（SS）	自由度（v）	均方（MS）	F	P	调整概率	
						G-G 法	H-F 法
处理	2 221.83	1	2 221.83	6.01	0.014 5		
组间（受试者间）	256 864.19	695	369.59				
时间点	121 697.38	2	60 848.69		<0.000 1	<0.000 1	<0.000 1
处理 × 时间点	1 781.86	2	890.93	1 309.46	<0.000 1	<0.000 1	<0.000 1
组内误差（时间点）	64 591.23	1 390	46.47	19.17			

*Mauchly 球对称性检验（sphericity tests）：$\chi^2=363.42$，$P<0.000\ 1$，Greenhouse-Geisser $\varepsilon=0.710\ 4$，Huynh-Feldt$\varepsilon=0.712\ 5$

表 6-9　以基线为参照时间点上的比较

时间	变异来源	自由度	*SS*	*MS*	*F*	*P*
第 8 周	平均值(mean)	1	95 157.59	95 157.59	1 456.93	<0.000 1
	组别(group)	1	1 446.40	1 446.40	22.15	<0.000 1
	误差(error)	695	45 393.06	65.31		
第 20 周	平均值(mean)	1	26 539.80	26 539.80	960.78	<0.000 1
	组别(group)	1	335.46	335.46	12.14	0.000 5
	误差(error)	695	19 198.17	27.62		

不加这个选项，则以最后一个时间为基准值。另外，也可用 polynomial 选项对时间点的趋势进行比较。

表 6-9 中平均值(mean)在 2 个时间的概率均小于 0.05，说明了第 8 周及第 20 周时两组的平均值(不考虑组别)与基线是不相等的。组别(group)效应在各时间点上的 *P* 值也小于 0.05，反映了两组生存质量在第 8 周与第 20 周的差异也有统计学意义。

在多元方差分析或重复测量方差分析中，要求纵向数据的每一个时间点上均有生存质量的观察值，即不存在缺失的数据。如果在某些点上未进行观察，则整个观测对象是完全舍弃，从而造成了数据信息的丢失，这时可利用混合模型进行相应分析，它能充分利用具有缺失数据观测对象的资料。

四、量表分值的影响因素分析

上面介绍了量表的横向和纵向数据的比较和分析，这仅能说明 1 个因素的 2 个或多个水平上是否存在差异，如不同治疗组、不同病情程度等是否存在差异。但生存质量往往受到很多因素的影响，如要同时考虑多个因素，可采用多因素分析方法。

(一) 多重线性回归

将影响因素作为多个自变量，量表总得分或各个维度得分作为因变量进行多重线性回归(multiple linear regression)，从而分析相应的影响因素。多重线性回归是分析一个因变量与多个自变量间关系的一种统计分析方法，涉及的自变量往往较多，其中有一些自变量可能对因变量影响很小。因此，筛选自变量是多重线性回归分析中一个非常重要的问题。筛选的方法有全局择优法、向前筛选法、向后剔除法、逐步法等。逐步法既考虑纳入又考虑剔除，从理论上讲效果最好，实际工作应用也较多。由于多重线性回归分析多用于因素筛选，因此不必对 $\alpha_{入}$及 $\alpha_{出}$规定很严格，如对于小样本，$\alpha_{入}$及 $\alpha_{出}$可取为 0.10 与 0.15，对于大样本，两者分别取为 0.05 与 0.10。

本例中以第 20 周冠心病患者的生存质量为因变量，以组别(0＝试验组，1＝对照组)、性别(1＝男，2＝女)、年龄、入组前是否接受过药物治疗(0＝否，1＝是)、心绞痛分级(1＝Ⅰ级，2＝Ⅱ级，3＝Ⅲ级，4＝Ⅳ级)、是否患有其他疾病(0＝否，1＝是)等因素为自变量，进行多重线性回归分析，结果见表 6-10。

采用逐步回归分析得到，年龄、组别、心绞痛分级、是否接受过药物治疗对冠心病患者第 20 周

表 6-10　第 20 周的生存质量的多重线性回归分析结果

变量	回归系数	标准差	标准化回归系数	*t*	*P*
常数项	99.98	3.49	—	28.68	<0.000 1
年龄	−0.17	0.06	−0.10	2.75	0.006 2
组别	−3.46	0.88	−0.14	3.91	0.000 1
心绞痛分级	−6.53	0.92	−0.27	7.11	<0.000 1
入组前是否接受过药物治疗	−2.88	0.92	−0.11	3.12	0.001 9

—表示空缺

的生存质量具有影响。年龄越大，心绞痛等级越高，其对应的生存质量越差，而对照组的生存质量要比试验组的生存质量差。入组前接受过药物治疗的患者生存质量要比没接受药物治疗患者的生存质量低。从标准化回归系数可以看出，患者的心绞痛分级对第 20 周生存质量影响最大，其次是不同的治疗、入组前是否接受过药物治疗与年龄。

（二）logistic 回归分析

如果将量表按得分高低归类后，可将其划分为两分类或多分类资料，这时可以用 logistic 回归来分析其影响因素。如在 SAQ 中，将 PL、AS、AF、TS 与 DS 的标准得分分别上升 8、25、20、12、16 分的病例定义为生存质量改善，则以改善与未改善两分类变量为因变量，组别、性别、年龄、入组前是否接受过药物治疗、心绞痛分级等因素作为影响因素，就可进行相应的 logistic 回归分析以分析生存质量改善的影响因素。关于 logistic 回归分析方法在第九章有详细的介绍。

（三）其他分析方法

1. 判别分析 若将个体按生存质量量表得分高低归类后，则可采用判别分析选出对这些类别的判定贡献较大的因素。

2. 主成分回归分析 量表的各个维度常常不是独立的，可通过主成分分析将各个维度综合成主成分，再利用主成分进行多重线性回归。

3. 典型相关分析 这是研究 2 个变量群间关系的一种多元统计方法，可以将量表的各个维度作为变量群，然后研究 2 个量表变量群间的关系。如研究青少年行为与青少年生活事件间的关系，可用青少年行为自评量表（简称 YSR，涵盖社交、思维、违纪、攻击等方面）与青少年生活事件量表（简称 ASLEC，涵盖人际关系、学习压力、受惩罚等方面）进行典型相关分析；如分析社会支持与癌症患者生存质量间的关系，社会支持可以使用社会支持评定量表，而癌症患者生存质量测定量表可用癌症患者生存质量测定量表（QLQ-C30）。

4. 生存时间分析 量表的生存分析可从 2 个方面考虑：第 1 种情况是将随访的量表结果转化为生存分析的资料，第 2 种情况是把量表的得分作为协变量加入到生存分析资料中。第 1 种情况是将量表划分成 2 类（如生存质量改善、未改善），将改善视为结局，如果随访的次数较多，我们就可以得到生存质量改善的生存时间，再用生存分析的统计方法进行分析。如 log-rank 检验用于比较两组的生存质量改善时间，用 Cox 比例风险模型分析生存质量改善的影响因素。生存分析是考虑生存时间与结局的一种统计方法，它被广泛应用于肿瘤及慢性疾病预后的影响因素等医学随访资料的分析。随着生存质量研究的深入，在考虑生存时间与结局的同时还可以考虑量表得分（如生存质量得分），即在分析生存资料时，将生存质量作为协变量，用 Cox 比例风险模型控制生存质量后再进行生存时间的比较。

第四节 如何对敏感问题进行调查与分析

所谓敏感问题（sensitive question）是指在一定时期或一定调查目的基础上为获取信息所提出的涉及被调查者秘密、禁忌等令其不愿回答或不愿真实回答的问题。这类问题往往与个人或单位的隐私或利益有关，广泛存在于社会和个人的各个领域，如涉及性生活、性取向、性交易、性伙伴、婚外情以及个人经济收入和政治态度等问题。敏感问题按其特征可分为 2 类，即属性特征的敏感问题和数量特征的敏感问题。属性特征的敏感问题是指被调查者是否具有敏感问题的特征，一般是估计具有敏感特征的人在总体中所占的比例，又称为敏感性比例问题，如估计大学生人群中发生过性行为的比例；数量特征的敏感问题是指调查的人群中敏感指标量的“多少”，一般是估计总体中具有敏感特征的人其观测指标的平均数量，即求平均值，如估计有过性行为的未婚女大学生人群发生意外妊娠的平均次数等。在医学与公共卫生科研领域，研究者经常需要调查一些敏感问题，例如：在艾滋病疫情或高危人群估计以及预防干预策略或措施效果评估等研究中，常涉及敏感问题的调查与分析。

对于敏感问题，如果采用直接询问的方式，被调查者往往会产生抵触情绪而拒绝回答或者给出不真实的信息，这样会导致调查数据失去真实性、调查结果不可信。那么，采用什么样的调查方式才能获得真实信息呢？针对敏感问题的调查，关键就是要保护被调查者的隐私，消除他们的顾虑。只有得到被调查者的配合，自愿给出真实的信息，才能避免或减少应答偏倚。本节主要介绍如何设计问卷中敏感问题的提问方式以及基于随机应答技术（randomized response technique，RRT）的几种随机应答模型，这有助于敏感问题调查中获取研究者所需的真实信息。

一、如何设计问卷中敏感问题提问方式

对问卷中敏感问题的提问，往往需要运用语言艺术采取委婉的文字进行询问，尽量不让调查对象有泄露隐私或真实想法的感觉，从而获得被调查者的真实信息。常用的方式有释疑法、人称代换法、数值归档法等，但这种提问方式一般只能应用于敏感性较低问题的调查，理想的方法仍是后面将要介绍的随机应答模型方法。

（一）释疑法

例如，了解未婚女大学生对性行为的态度，这是较为敏感的，若直接询问，可能得到较多的阴性结果。我们可以将问题设计为："有些同学认为性行为对身心健康有益，而有些同学认为性行为对身心健康有害，你认为呢？"。这即所谓释疑法，就是运用无假定规范性（或对与错倾向性）意见的策略，让调查对象不认为自己的选择会有违反社会规范或道德而给出真实的看法与态度。

（二）人称代换法

例如，了解未婚大学生是否有过性冲动，我们可以将问题设计为："多数同学承认他们有过性冲动，你有过吗？"。此即所谓人称代换法，就是运用调查者自己或他人想法或行为（即使可能违反社会规范或道德但也可能是一种比较正常的现象）的策略，让调查对象不会为自己的选择感到难堪，而给出真实的回答。

（三）数值归档法

所谓数值归档法，就是将一个敏感问题分解成若干个不敏感且容易回答的关联小问题，利用归档策略对调查对象进行一种不经意的隐蔽测量。例如，研究者想了解在校大学生1个月的日常花销情况，可以在问卷中这样设计：

问题1：你认为自己1个月的日常花销水平在周围同学中属于哪一个层次？

A. 上等　B. 中上等　C. 一般　D. 中下等　E. 很低

问题2：你认为每个月的日常花销为多少就可以达到下面的这几种水平？

A. 上等__元　B. 中上等__元　C. 一般__元　D. 中下等__元　E. 很低__元

问题3：以你1年的日常总花销来计算，相当于你1年学费的几倍？

A. 二分之一　B. 1倍　C. 2倍　D. 3倍　E. 4倍及以上

二、如何设计随机应答模型

通常在调查中，研究者感兴趣的敏感问题可以分为两大类：一类是定性的，另一类是定量的。定性的问题诸如了解未婚女大学生是否发生过性行为，答案为"是或否"二项分类的。定量的问题诸如了解未婚女大学生意外妊娠的次数、夫妻每个月性生活次数或男男同性恋者每周性行为次数，以及医生每个月工资外收入或花费情况等。所谓随机应答模型就是基于RRT技术的一种既能保护被调查者个人秘密，又能使其如实回答，并在敏感问题调查中获得某类人数所占比例或某敏感指标均值估计量的方法，这种方法多用于敏感性较高问题的调查。当调查的主要目的在于估计某种行为的发生概率时，随机应答模型是一种比较理想的方法。

这里针对二项分类敏感问题介绍如何运用沃纳模型和西蒙斯模型估计某种敏感行为的发生率及其置信区间，针对数值特征敏感问题介绍如何运用4种相应的随机应答模型估计其数值特征及误差范围。

（一）二项分类数据的随机应答模型

1. 沃纳模型　现欲调查未婚男大学生的性行为发生情况，拟抽取1 000名未婚男大学生进行调查。设置一个装有100张卡片的盒子，其中80张写有"你发生过性行为吗？"另外20张写有"你未发生过性行为吗？"在调查时，把盒中卡片摇匀，在没有调查员的情况下，被调查者采用有放回的方式从中随机抽出1张，而后根据卡片上的内容如实回答"是"或"否"。调查结果为400人回答"是"，600人回答"否"。如何估计未婚男大学生性行为的发生率？

（1）沃纳模型的设计：沃纳模型的设计原则是根据敏感性特征设计2个相互对立的问题，让被调查者按预定的概率从中选择1个回答，调查者无权过问被调查者究竟回答的是哪一个问题，从而起到为被调查者保密的效果。

设总体具有互不相容的2类，具有敏感性特征的一类A和不具有敏感性特征的一类$\bar{A}$。即总体中的每一个个体或者具有敏感性特征A（属于A），或者不具有敏感性特征$\bar{A}$（属于$\bar{A}$）。调查的目的是估计具有敏感性特征的人在总体中所占的比例π_A。

从总体中随机抽取n个观察单位，然后对这n个观察单位进行随机化回答调查，所使用的随机化装置设计如下：外形相同的卡片上写有问题"你属于A吗？"或"你属于$\bar{A}$吗？"。卡片以预定的比例混合后放入1个盒子中，调查时，被调查者从盒中任意抽取1张卡片，根据卡片上的提问进行回答。回答完后，仍将卡片放回盒子，供其他被调查者抽取使用。

（2）参数估计：设p是随机化装置中预先设计的写有问题"你属于A吗？"的卡片所占的比例，若调查结果中有n_1人回答"是"，则有$n-n_1$人回答"否"。此时π_A的极大似然无偏估计及其方差为：

$$\pi_A=\frac{\frac{n_1}{n}-(1-p)}{(2p-1)} \qquad \text{（公式 6-8）}$$

$$Var(\pi_A)=\frac{\frac{n_1}{n}\left(1-\frac{n_1}{n}\right)}{n(2p-1)^2} \qquad \text{（公式 6-9）}$$

π_A的95%置信区间为：

$$\pi_A\pm1.96\sqrt{Var(\pi_A)} \qquad \text{（公式 6-10）}$$

（3）发生率p的设定及样本量n的确定：沃纳模型设计中一个需要重点考虑的问题就是p的设定。如果p等于0或者1，就变成了直接提问法。公式6-8中，p也不能等于0.5，否则π_A无法计算。从公式6-9看，$Var(\pi_A)$受到抽中A卡片的概率p的影响，p越接近0或1，$Var(\pi_A)$越小；p越接近0.5，$Var(\pi_A)$越大。但是如果为了使$Var(\pi_A)$减小而使p接近0或者1，另一个问题又凸现出来，因为这时2个问题分别被抽中的概率失衡，对被调查者的隐私保护力度减小，容易失去被调查者的信任，随机化回答的作用降低，增加了收集到真实数据的难度。一般来说，p的取值介于0.7～0.8之间比较合适，但也可根据实际调查问题的敏感程度而定，敏感程度较高则p的取值较小，反之亦然。同时可以看出，$Var(\pi_A)$也受到样本量n的影响，小样本甚至中等大小的样本都可能造成对π_A的错误估计。如果要取得问卷调查同等的统计学效能，沃纳模型需要通常问卷调查4倍的样本量。

在实际操作过程中，一般要在一定精度下对π_A进行估计，因此就存在样本量n的大小问题。由于存在如下关系式：

$$Var(\pi_A)=\frac{\frac{n_1}{n}\left(1-\frac{n_1}{n}\right)}{n(2p-1)^2}=\frac{\pi_A(1-\pi_A)}{n}+\frac{p(1-p)}{n(2p-1)^2}\leqslant\frac{1}{4n}+\frac{p(1-p)}{n(2p-1)^2}$$

对预先给定的精度要求，如方差不超过α，则有：

$$Var(\pi_A)\leqslant\frac{1}{4n}+\frac{p(1-p)}{n(2p-1)^2}\leqslant\alpha$$

因此，样本量为：

$$n\geqslant\left[\frac{1}{4}+\frac{p(1-p)}{(2p-1)^2}\right]\Big/\alpha \qquad \text{（公式 6-11）}$$

本例中，$n=1\,000$，$n_1=400$，$p=80/100=0.8$。由公式6-8～公式6-10有：

$$\pi_A=\frac{\frac{400}{1\,000}-(1-0.8)}{(2\times0.8-1)}=0.333\,3$$

$$Var(\pi_A)=\frac{\frac{400}{1\,000}\times\left(1-\frac{400}{1\,000}\right)}{1\,000\times(2\times0.8-1)^2}=0.000\,67$$

总体π_A的95%置信区间为：

$$0.333\,3\pm1.96\times\sqrt{0.000\,67}=0.282\,6\sim0.384\,0$$

即有33%的未婚男大学生发生过性行为，总体未婚男大学生性行为发生率的95%置信区间为28.26%～38.40%。

2. 西蒙斯模型 现欲调查未婚女大学生的性行为发生情况，拟抽取1 000名未婚女大学生进行调查。设置一个装有100张卡片的盒子，其中有 80 张写有“你发生过性行为吗？”另外 20 张写有“你是大三的学生吗？”调查时，将盒中卡片摇匀，在没有调查员的情况下，被调查者采取有放回的方式从中随机抽出 1 张，而后根据卡片上的内容如实回答“是”或“否”。调查结果为 300 人回答“是”，700 人回答“否”。那么如何估计未婚女大学生性行为的发生率？

（1）西蒙斯模型的设计：西蒙斯模型的设计原理仍是基于沃纳模型的随机应答思想，不同的是，在设计中用无关的问题 Y 代替了沃纳模型中敏感问题 A 的对立问题。这里，敏感问题为“你发生过性行为吗？”沃纳模型中的对立问题是“你未发生过性行为吗？”而在西蒙斯模型中则是用一个与该敏感问题无关的问题来代替，即“你是大三的学生吗？”具体设计如下：

制作一个随机装置，如 2 套外形一致的卡片，一套卡片上写有敏感问题“你属于 A 吗？”（比如“你发生过性行为吗？”）称为 1 号卡片；另一套卡片上写有一个无关问题“你属于 Y 吗？”，其中 Y 是与 A 无关的非敏感问题，比如“你是大三的学生吗？”称为 2 号卡片。将 1 号卡片和 2 号卡片按预定比例混合后，放入一盒子中，调查时，被调查者只需从摇匀的盒子中任意抽取 1 张卡片，根据卡片上的问题作出真实回答，但调查者并不知道被调查者回答的是哪一个问题。

（2）参数估计：采取有放回的简单随机抽样方式，设样本量为 n，π_A 是具有敏感性特征的人所占的比例，π_Y 是已知的具有无关特征的人所占的比例。为了模型参数估计的方便，设计无关问题时应尽量考虑可以通过已知的经验分布或文献资料或其他途径获得 π_Y。记 p 是 1 号卡片出现的概率，若调查结果中有 n_1 人回答“是”，则 π_A 的极大似然无偏估计及其方差为：

$$\pi_A = \frac{\frac{n_1}{n} - (1-p)\pi_Y}{p} \qquad \text{（公式 6-12）}$$

$$Var(\pi_A) = \frac{\frac{n_1}{n}\left(1-\frac{n_1}{n}\right)}{np^2} \qquad \text{（公式 6-13）}$$

π_A 的 95% 置信区间为：

$$\pi_A \pm 1.96\sqrt{Var(\pi_A)} \qquad \text{（公式 6-14）}$$

在本例中，$n=1\,000$，$n_1=300$，$p=0.8$，大三学生比例 $\pi_Y=1/4$。则由公式 6-12～公式 6-14 有：

$$\pi_A = \frac{\frac{300}{1\,000} - (1-0.8)\times\frac{1}{4}}{0.8} = 0.312\,5$$

$$Var(\pi_A) = \frac{\frac{300}{1\,000}\times\left(1-\frac{300}{1\,000}\right)}{1\,000\times 0.8^2} = 0.000\,33$$

总体 π_A 的 95% 置信区间为：

$$0.312\,5 \pm 1.96\times\sqrt{0.000\,33} = 0.276\,9 \sim 0.348\,1$$

即有 31.25% 的未婚女大学生发生过性行为，总体未婚女大学生性行为发生率的 95% 置信区间为 27.69%～34.81%。

（二）数量特征的随机应答模型

1. 单样本单问题的随机应答模型　现欲对某高校 1 000 名未婚女大学生发生意外妊娠的情况进行调查。研究者预计意外妊娠次数最多不超过 5 次，现在盒中装入红球与白球各 40 个，写有“0”“1”“2”“3”的白球各 8 个，写有“4”“5”的白球各 4 个。在周围无人的条件下，让女生从盒中摸球，凡摸到红球的人，则无记名的回答“你发生过几次意外妊娠？”，按照实际情况回答“几次”，没有即回答“0”。若摸到白球，则依照白球上的数字回答即可（非实际情况）。调查结果见表 6-11。这时如何估计这些女生中发生第 i 次意外妊娠的学生所占比例？

表 6-11　某高校 1 000 名未婚女大学生发生意外妊娠次数的随机应答结果

	意外妊娠次数（i）					
	0	1	2	3	4	5
回答人数	451	175	149	122	52	51
比例 λ_i	0.451	0.175	0.149	0.122	0.052	0.051

（1）模型设计：设计一个随机装置，其中放两种颜色的球（比如红色和白色球），红球上没有任何数字，白球上有一个数字，可为 0，1，2，…，K。K 是预计被调查人群中具有该敏感特征人的最高程度。被调查者在无人的条件下，进行摸球后不记名地回答。若摸到红球，被调查者就根据自己实际情况如实回答；若摸到白球，则回答白球上的数字。

（2）参数估计：红球的比例以 P 表示，以 P_i 表示写有数字 i（$i=0$，1，2，…，K）的白球的比例，

以 n 代表样本量，以 π_i 表示人群中具有第 i 类敏感特征的人所占比例，以 λ_i 表示回答数字 i 的人占总调查人数的比例，则根据概率论可得：

$$\lambda_i=\pi_i\times P+P_i \quad (i=0,1,2,\cdots,K)$$

从而有：

$$\pi_i=\frac{\lambda_i-P_i}{P} \qquad \text{（公式 6-15）}$$

π_i 的方差为：

$$Var(\pi_i)=\frac{\lambda_i(1-\lambda_i)}{nP^2} \qquad \text{（公式 6-16）}$$

π_i 的 95% 置信区间为：

$$\pi_i\pm1.96\sqrt{Var(\pi_i)} \qquad \text{（公式 6-17）}$$

本例中，$P=40/80=0.5$，$P_0=P_1=P_2=P_3=8/80=0.10$，$P_4=P_5=4/80=0.05$，$n=1\ 000$。则由公式 6-15 到公式 6-17 可计算得到估计结果（表 6-12）。

表 6-12 未婚女大学生中发生第 i 次意外妊娠的学生所占比例估计

参数	意外妊娠次数（i）					
	0	1	2	3	4	5
π_i	0.702	0.150	0.098	0.044	0.004	0.002

（3）模型的优缺点：该模型的优点是适用范围较广，可用于上述数量特征敏感问题的调查，也可用于多分类敏感问题的调查，所获得的估计值为无偏估计，且操作方便，易理解，计算简单。缺点是所需样本量必须足够大，否则 π_i 的估计值可能出现负数，导致无法解释。

2. 随机截尾的随机应答模型 现欲调查某地 1 000 对 40～45 岁夫妻每个月的性生活次数。研究者假定夫妻每个月性生活次数的取值范围为 0～30 次，在随机装置中装入 31 张卡片，卡片上分别标记 0，1，2，⋯，29，30 的数字。在无人的条件下，让被调查者从盒中摸卡片，若抽到的卡片上所写的数字大于或等于自己每个月性生活次数则回答“1”，相反则回答“0”。结果显示，回答“1”的有 357 人。这时应该如何估计这 1 000 对夫妻每个月的性生活次数？

（1）模型设计：确定敏感问题特征值 x 的取值范围 $(a,a+d)$，将该取值范围按一定的间距均匀地分割成 n 个数值，例如确定 x 的取值范围为 0～1 000，可按 100 为间距将该取值范围分割为 0、100、200、300⋯、900、1 000。设计一个随机装置，内置一套卡片，将上述 n 个数值写在卡片上。被调查者在无人的条件下从随机装置中摸卡片后不记名回答。若摸到的卡片所写的数字大于或等于自己敏感问题特征量则回答“1”，若摸到的卡片所写的数字小于自己敏感问题特征量则回答“0”。由于别人不知道被调查者敏感问题的特征量，也不知道卡片上所写的数值，故能有效起到保护隐私的目的。

（2）参数估计：设被调查者敏感问题特征的数值为 x，取值范围的全距为 d，回答“1”的人比例为 λ，n 为 x 的取值范围被分割成数据的个数（即随机装置的卡片数），则有 x 的总体参数估计为：

$$\mu_x=d\times\lambda \qquad \text{（公式 6-18）}$$

其方差为：

$$Var(\mu_x)=\mu_x(d-\mu_x)/n \qquad \text{（公式 6-19）}$$

在本例中，$d=30$，$\lambda=357/1\ 000=0.357$，$n=31$。由公式 6-18、公式 6-19 可得：

$$\mu_x=30\times0.357=10.7$$

$$Var(\mu_x)=10.7\times(30-10.7)/31=6.7$$

其标准差为：

$$\sqrt{Var(\mu_x)}=\sqrt{6.7}=2.6$$

即这 1 000 对夫妻每个月的性生活次数为（10.7±2.6）次。

（3）模型的优缺点：该模型优点是适用范围较广，既可以调查确定数值变量的敏感问题，也可以用来调查不确定数值变量的敏感问题，且操作简单，易理解，计算简单。缺点是精确性较差，置信区间范围较宽。

3. 无关联问题的随机应答模型 现欲调查主治医生每个月的工资外收入。随机抽取两个独立样本，样本量均为 100。样本 1 所用的随机装置中红球和白球的比例为 0.4∶0.6，样本 2 所用的随机装置中红球和白球的比例为 0.6∶0.4。结果显示，样本 1 的医生回答的收入的平均数为 6 750 元，标准差为 45；样本 2 的医生回答的收入的平均数为 7 860 元，标准差为 75。那么如何估计医生每个月的工资外收入是多少？

（1）模型设计：该模型可用来调查不确定数值变量的敏感问题。设计 2 个无关联的问题，其中一个为敏感问题，另一个为非敏感问题，比如问题A“你每个月工资外收入是多少？”，问题B“你的月工资是多少？”。注意非敏感问题的度量单位应与敏感问题相同，数值大小应与敏感问题接近。

设计两套随机装置，每套装置中放有一定比例的红球和白球，两套随机装置中的红球比例不能相等。以红球代表敏感问题，白球代表非敏感问题。从调查人群中随机抽取两个独立的样本，样本量分别为 n_1 和 n_2，为每个样本随机选择一套随机装置。采取有放回的方式，每个被调查者在别人看不到的情况下摸球，摸到红球回答敏感问题，摸到白球回答非敏感问题。调查员从样本1和样本2中分别获得 n_1 和 n_2 个大小不同的数值。被调查者回答完问题后把球放回原装置中并混匀供其他被调查者摸取。

（2）参数估计：设样本1中红球比例为 P_1，样本2中红球比例为 P_2（注意 $P_1 \neq P_2$），用 μ_x 表示被调查人群中敏感问题特征的平均值（如平均每个月工资外收入），用 μ_y 表示非敏感问题特征的平均值（如平均每个月工资）。记 μ_1 为样本1所有被调查对象回答的数值的平均数，μ_2 为样本2所有被调查对象回答的数值的平均数。则有：

$$\mu_1 = P_1 \times \mu_x + (1-P_1) \times \mu_y \qquad \text{（公式 6-20）}$$

$$\mu_2 = P_2 \times \mu_x + (1-P_2) \times \mu_y \qquad \text{（公式 6-21）}$$

由上述两式可求得：

$$\mu_x = \frac{(1-P_2) \times \mu_1 - (1-P_1) \times \mu_2}{P_1 - P_2} \qquad \text{（公式 6-22）}$$

$$\mu_y = \frac{P_2 \times \mu_1 - P_1 \times \mu_2}{P_2 - P_1} \qquad \text{（公式 6-23）}$$

μ_x 和 μ_y 的方差为：

$$Var(\mu_x) = \frac{1}{(P_1 - P_2)^2} \times [(1-P_2)^2 \times Var(\mu_1) + (1-P_1)^2 \times Var(\mu_2)] \qquad \text{（公式 6-24）}$$

$$Var(\mu_y) = \frac{1}{(P_1 - P_2)^2} \times [P_2^2 \times Var(\mu_1) + P_1^2 \times Var(\mu_2)] \qquad \text{（公式 6-25）}$$

在本例中，$n_1 = n_2 = 100$，$P_1 = 0.4$，$P_2 = 0.6$，$\mu_1 = 6\,750$，$Var(\mu_1) = 45^2$，$\mu_2 = 7\,860$，$Var(\mu_2) = 75^2$。由公式6-22、公式6-23可得：

$$\mu_x = \frac{(1-0.6) \times 6\,750 - (1-0.4) \times 7\,860}{0.4 - 0.6} = 10\,080$$

$$\mu_y = \frac{0.6 \times 6\,750 - 0.4 \times 7\,860}{0.6 - 0.4} = 4\,530$$

由公式6-24、公式6-25可得：

$$Var(\mu_x) = \frac{1}{(0.4-0.6)^2} \times [(1-0.6)^2 \times 45^2 + (1-0.4)^2 \times 75^2] = 58\,725$$

$$Var(\mu_y) = \frac{1}{(0.4-0.6)^2} \times [0.6^2 \times 45^2 + 0.4^2 \times 75^2] = 40\,725$$

结果表明，医生平均每个月工资外收入为10 080元。

（3）模型的优缺点：该模型的优点是计算简单，而且是无偏估计，另外计算时无须考虑数据的具体分布形式，因为该模型具有较好的大样本性质（服从渐进正态分布）。缺点是需要抽取2个独立样本，所需样本量较大，另外非敏感问题的选择比较困难，如选择不当则达不到保密效果，导致模型应用效果不佳。

4. 基于加法和乘法的随机应答模型　现有一项调查欲了解高校女生的月花销情况，另一项研究欲调查某地男男同性恋者在最近1周的性行为情况，均属较为敏感的问题。下面分别介绍如何运用基于加法和乘法的随机应答模型进行估计。

（1）模型设计：设计一个随机装置，内装小球或卡片，上面写有随机变量的数值，并完全混匀。从被调查人群中随机抽取一个样本，让每个被调查者在别人看不到的情况下摸球（或抽卡片），然后将本人敏感问题特征的数值与球上的数值相加（加法模型）或相乘（乘法模型），被调查者将相加或相乘后的结果（应答值）报告给调查员，并把球（或卡片）放回随机装置中混匀供其他被调查者使用。由于从随机装置中摸到的数字只有被调查者本人知道，故可起到保密作用。

（2）参数估计：设被调查者敏感问题特征的数值为 x，小球或卡片上随机变量的数值为 y，用 z 代表 x 与 y 的和或积。记 μ_x 表示所有被调查者的敏感问题特征值 x 的平均值，μ_y 表示所有随机变量 y 的平均值，μ_z 表示所有被调查者所回答的数值 z 的平均值，S_z^2 表示所有被调查者所回答的数值 z 的方差，n 为样本量。则有：

1）加法模型：

$$\mu_x = \mu_z - \mu_y \quad \text{（公式 6-26）}$$

其方差为：

$$Var(\mu_x) = \frac{S_z^2}{n} \quad \text{（公式 6-27）}$$

2）乘法模型：

$$\mu_x = \frac{\mu_z}{\mu_y} \quad \text{（公式 6-28）}$$

其方差为：

$$Var(\mu_x) = \frac{S_z^2}{n \times \mu_y} \quad \text{（公式 6-29）}$$

调查某高校三年级女生的月花销情况（单位：元），采用加法模型对抽取的 100 名女生进行调查。若所用的随机变量的均数为 435，这 100 名女生应答值的平均数为 1 386，标准差为 110，那么估计大三女生的月花销是多少？

在本例中，$n = 100$，$\mu_y = 435$，$\mu_z = 1\ 386$，$S_z^2 = 1\ 10^2$，则根据公式 6-26、公式 6-27 可得：

$\mu_x = 1\ 386 - 435 = 951$

$$Var(\mu_x) = \frac{110^2}{100} = 121$$

标准差为：

$$\sqrt{Var(\mu_x)} = \sqrt{121} = 11$$

即被调查大三女生的月花销估计值为（951±11）元。

调查某地同性恋酒吧 52 名男男同性恋者在最近 1 周的性行为情况（次 / 周），采用乘法模型进行调查和估计。若所用的随机变量的均数为 9，这 52 名被调查对象应答值的平均数为 45，标准差为 24。那么如何估计男男同性恋者在最近 1 周的性行为是多少次？

在本例中，$n = 52$，$\mu_y = 9$，$\mu_z = 45$，$S_z^2 = 24^2 = 576$，则根据公式 6-28、公式 6-29 可得：

$$\mu_x = \frac{45}{9} = 5$$

$$Var(\mu_x) = \frac{576}{52 \times 9} = 1.2$$

标准差为：

$$\sqrt{Var(\mu_x)} = \sqrt{1.2} = 1.1$$

即男男同性恋者在最近 1 周的性行为次数估计为（5±1.1）次。

（3）模型的优缺点：该模型的优点是所需样本量较小，设计也较简单，模型的方差也明显小于无关联问题的 RRT 模型，另外 x 的分布无论是离散型还是连续型，均可估计其均值。其缺点为 μ_x 的方差易受 y 取值的影响，当 y 比较分散（即 y 的方差较大）时，$Var(\mu_x)$ 明显增大，但 y 取值过于集中时，保密性较差。

由上述敏感问题的调查与分析可见，对于随机应答模型的选择，应该对调查问题的敏感程度、问题的性质及其取值、可获得的样本量大小、是否能够选择恰当的匹配问题包括非敏感问题和无关问题以及数据的分布形式等加以综合考虑。

（郝元涛 尹 平）

第七章　如何进行横断面研究的设计与分析

第一节　横断面研究设计要点

一、横断面研究设计的定义

横断面研究（cross-sectional study）又称为现况研究，是通过搜集某特定时间断面的资料进行研究的设计。搜集资料的内容根据研究目的确定，如暴露、健康状况、卫生服务利用等。在研究对象的规模上，横断面研究多采用抽样调查的统计设计。普查一般仅用于人口普查、疾病的三级预防，对人口规模足够小的人群的研究或对小范围突发事件的研究。

二、横断面研究设计的用途与资料的特征

横断面研究设计主要用于获得某个时点某特征的均值或率的水平（如暴露率、患病率、卫生服务利用率、吸烟率等）、"病例"及高危人群。若非全部混杂因素已知，或工具变量已知，依据横断面研究设计的资料很难得出关于因果关系的结论。

一般来说，对于一次横断面研究设计的资料，其中确定的病例受生存选择的影响，难以确定其对总体的代表性。暴露资料一般通过回忆获得，需要考虑回忆偏性的影响，确定测量时的暴露水平与事件发生以前暴露水平之间的关系。另外，多数情况下，暴露与疾病状态在时间上的顺序关系比较难以确定。对比组之间的可比性难以判断，因果推断的证据不够充分。

对单一横断面确定的研究对象在多个时点追踪的设计资料称为纵向数据，同一总体中多个研究时点各横断面研究对象不同的设计资料称为面板数据。

三、横断面研究的设计要点

统计学强调研究设计的重要性，要求样本在数量和主要特征方面对总体有代表性，要求对比组之间有可比性；强调根据研究目的、研究设计类型、变量类型和数据特征等，选用适宜的统计描述指标与统计推断方法进行研究，强调误差控制的重要性，目的是得出准确、可靠的研究结论。所有内容的设计应与研究目的相一致。

（一）研究目的的确定

研究目的的确定包括确定研究问题（如具体的 1 种或多种疾病、健康问题、暴露等）、地域（全国、全省、全市、全县、全乡、全村）、人群（常驻 / 流动、年龄、性别、民族 / 种族、城乡等），以及预期结果（率、病例、高危人群、相依关系等）。

（二）总体和研究规模的确定

总体是指根据研究目的确定的全体同质研究对象或全体同质研究对象某（几）项指标的测量值。任何一项研究均需要首先明确研究的总体。总体的界定包括对地域范围及最小研究单位及特征的界定。例如，我国第六次全国人口普查的总体对象普查标准时点在中华人民共和国境内的自然人以及在中华人民共和国境外但未定居的中国公民，不包括在中华人民共和国境内短期停留的港澳台居民和外籍人员。"境内"指我国海关关境以内，"境外"指我国海关关境以外。研究规模是指拟采用普查还是抽样调查的方法进行研究。

（三）研究对象的确定

研究对象是指一项研究的抽样和统计分析的最小单位或基本单位，可以是个体、群体、机构、社区等。研究对象的确定应与研究目的相一致，需要对研究对象的具体特征进行规定。例如，可根据研究目的对研究对象的户籍、民族、年龄、性别、职业、居住地、疾病状态等进行规定。必要时，需要提供诊断标准、纳入及排除标准等。

（四）研究的内容与预期结果

研究内容与预期结果应与研究目的相一致，

在文献研究的基础上确定，回答仍然没有解决或仍然缺乏资料的问题。例如，我国第六次全国人口普查的内容包括性别、年龄、民族、受教育程度、行业、职业、迁移流动、社会保障、婚姻生育、死亡、住房情况等。

（五）获得数据的工具与方法的确定

选用的获得数据的工具与方法，如疾病或健康状态的诊断方法 / 工具 / 量表应为业内所公认。如拟进行因素与疾病间关系的相依研究，除研究变量外，应包括其他已知的病因和危险因素作为控制变量，以消除混杂因素的影响。或者通过设计有效的工具变量以满足对因果推断的需要。

一项研究需要的测量工具与研究目的和研究内容密切相关，可能需要用到专门的仪器（如血压仪），可能需要采集生物标本，可能需要用到专门的量表，可能需要研究者设计本研究所需的专门问卷等。无论何种测量，均需将测量的信息记录下来并作为进一步分析的资料。对于较小范围的研究，可采用纸笔记录原始资料，后期将数据录入为计算机数据文件的方法；对于较大范围的研究，一般采取计算机辅助的资料收集技术，利用预先设计的测量与数据录入一体化的计算机软件，在数据采集过程中边采集边进行信息记录，是一种在多个方面更有优势的方法。计算机辅助的资料收集技术可提供在线的数据清理，便于在现场对错误进行及时的更正，可对采集过程录音、录像，可随时将数据传回数据管理中心，可即时打印预设的管理和研究报告，能够更好地进行质量控制和进度管理，可节省储存纸版研究资料所需的空间等，已为越来越多的研究所采纳。

（六）抽样设计

抽样设计包括确定抽样方法、确定样本量、抽取样本和样本评估 4 个方面的设计。

1. 抽样方法 在医学统计学中主要采用概率抽样的方法进行研究。概率（probability）是表示总体中某事件发生可能性大小的统计学指标。概率抽样是指按照概率理论和随机的原则客观地确定样本的抽样方法。概率抽样的原则是使总体中的每个抽样单位均有 1 个已知且不为零的概率进入样本，此概率称为抽样概率。如果每个抽样单位的抽样概率相等，则称为等概率抽样或简单随机抽样；如果每个抽样单位的抽样概率不等，则称为不等概率抽样。基本的概率抽样方法包括简单随机抽样（又称为纯随机抽样）、系统抽样、分层抽样和整群抽样。在实际应用中，常采用多阶段抽样的方法，1 项研究可涉及不止 1 种基本抽样方法，多阶段抽样又称为复杂抽样。概率抽样的目的是保证样本对总体的代表性。

2. 确定样本量 样本量是指一项研究的样本中研究对象的数量，样本量的确定是医学统计学的重要内容。每一项研究均需要足够大的样本量，以获得准确、可靠的研究结果和结论。样本量的大小可由所用统计方法专用的样本量估计公式计算所得。如果目的是估计均数和率的水平，则样本量受测量值与真值之间允许误差和检验水准的影响。如果目的是进行均数或率的比较，则样本量除受允许误差和检验水准的影响外，还受把握度的影响。样本量通常需要根据应答率进行调整，在多阶段整群抽样时，还需要根据抽样效率进行调整。样本量以适宜为佳，并非越大越好。

简单随机抽样设计时率的估计的样本量计算公式为：

$$n=\frac{z_{\alpha/2}^2\times p(1-p)}{\delta^2} \text{ 或 } n=\frac{z_{\alpha/2}^2\times(1-p)}{\varepsilon^2\times p} \quad \text{（公式 7-1）}$$

简单随机抽样设计时均值估计的样本量公式为：

$$n=(\frac{z_{\alpha/2}\times\sigma}{\delta})^2 \text{ 或 } n=(\frac{z_{\alpha/2}\times\sigma}{\varepsilon\times\bar{x}})^2 \quad \text{（公式 7-2）}$$

上述两式中，n 为样本量，α 为假阳性错误概率，$z_{\alpha/2}$ 为双侧概率为 α 时标准正态分布曲线的临界值，$z_{0.05/2}=1.96$，δ 为绝对容许误差，ε 为相对容许误差。公式 7-1 中的 p 为预期的样本率的水平，$\delta=p-\pi$，$\varepsilon=\delta/p$。公式 7-2 中的 $\bar{x}$ 为预期的样本均值，$\delta=\bar{x}-\mu$，$\varepsilon=\delta/\bar{x}$。

当总体是个体数 N 已知的有限总体时，可用公式 7-1 和公式 7-2 计算得到的样本量 n 除以 1+（n/N）进行调整。

对于系统抽样的设计，可采用简单随机抽样设计的样本量估计方法，对于整群抽样或多阶段整群抽样，可首先根据简单随机抽样设计估计出样本量，一般乘以 2 倍或 2 倍以上的抽样效率进行调整。若研究目的为获得某变量各层的估计，则每一层均需要有足够的样本量。此外，实际调查的接触样本量需要除以预期的应答率获得。经费和人力等是样本量大小的限制因素。

3. 抽取样本　样本的抽取建议优先考虑借助现有的抽样框架 / 样本点，如中国疾病预防控制中心（Centers for Disease Control and Prevention，CDC）慢性非传染性疾病预防控制中心（以下简称“慢病中心”）的全国代表性样本点。这些样本点的代表性已获国家级论证认可，而且有相应的人员保证可行性。如确实需要重新抽取样本，则需要借助现有行政体系建立抽样框，采用多阶段抽样方法实现，如县、乡、村、户、个人的 5 阶段抽样。根据样本量在最后一个阶段的分配，确定各级的单位数。

4. 样本评估　样本评估一般在资料搜集完成以后，抽样权重及无应答权重加权以后进行。为满足不同资料之间的可比性，对全国性的代表性样本，可选用相近年或某特定年的人口普查资料进行事后分层权重的加权。抽样权重等于每一阶段抽样比倒数的乘积。

（七）资料搜集时点的确定

资料搜集的时点可根据习惯或研究问题的性质确定。例如，我国第六次全国人口普查的标准时点为 11 月 1 日零时。人口普查主要调查人口和住户的基本情况。

（八）研究队伍的建立及培训

研究队伍是完成一项研究所必备的，需根据研究的性质、规模及工作量等确定人员的数量和特征，例如对疾病的诊断需要由一定数量的专科医生进行，对少数民族地区的调查需要熟练使用相应方言的访员等。对所有的访员均需要进行研究内容、调查步骤及调查技术的培训，实地考核合格后方可参加正式研究。由培训合格的人员进行资料收集，以控制研究的系统误差。

（九）研究进度及研究质量管理

一项研究需要在预计的进度下进行，如无法完成预定的进度，则需发现和解决其中的问题，如交通障碍、人员不足等，以确保研究按时完成。

研究过程中任一环节的错误均有可能导致违背事实的研究结果，因此，质量控制应贯穿研究设计和研究计划实施的全过程。只有减小随机误差和避免系统误差，才能获得准确、可靠的研究结论。研究方案需有专家审核合格后方可执行。资料搜集过程需搜集过程变量、采用对访谈进行录音核查、小规模二次调查等技术进行数据的质量控制。对资料分析指标、统计分析及统计结果表达的质量均需由专家审核确认。

（十）预实验（预试验或预调查）

预实验是指在正式研究开始以前，在研究对象范围以外的小规模相似研究对象中按照研究方案和实施手册实施的研究。其目的是发现和纠正研究方案和实施手册中存在的问题，完善研究设计与实施方案，保证研究高质量、按时完成。

（十一）案例：中国精神卫生与卫生服务利用调查

1. 研究设计及研究总体　2013 年中国精神卫生调查（China Mental Health Survey，CMHS）是一项全国范围内对各种精神障碍患病率、相关因素及卫生服务利用的现况研究，研究总体为居住在中国大陆 31 个省、自治区、直辖市（不包括香港特别行政区、澳门特别行政区和台湾省）的 18 岁及以上，接受调查 1 年内在现住址居住累计 6 个月及以上，且拥有中国国籍的常住社区居民。抽样框架中未包括居住在功能社区（如企业和事业单位、施工区、军队、学校、医院、养老院等）中的居民以及听力障碍者与妊娠女性。

2. 研究内容

（1）第一阶段

1）获得心境障碍、焦虑障碍、酒精药物使用障碍、间歇性爆发性障碍、进食障碍、物质躯体疾病所致精神障碍（不含物质躯体疾病所致精神病性障碍）等六类障碍的诊断结果。

2）获得精神分裂症及其他精神病性障碍的筛查结果。

3）获得年龄为 65 岁及以上受访者的痴呆的筛查结果。

（2）第二阶段

1）获得精神分裂症和其他精神病性障碍的诊断。

2）获得年龄为 65 岁及以上受访者的痴呆的诊断。

3. 抽样设计、样本量估计及研究样本

（1）第一阶段

1）抽样设计：本研究借助了我国 CDC 慢病中心组织的 2013 年中国慢性病及其危险因素监

测（简称慢病监测）研究的抽样框架及抽样设计。该设计除在样本户中个体的抽样采用了 Kish 表完全随机的方法获得外，其他各阶段的样本采用了分层多阶段与人口规模成比例的无替换系统不等概率抽样的方法获得。具体为在根据 2000 年的人口资料，依据地理位置（东、中、西），经济发展水平（高、中、低），城乡和人口规模（高、中、低）对全国的县 / 区形成的 54 个层中，以随机抽取县、乡、村、户和个体的步骤获得最终样本进行研究。共确定 161 个样本县 / 区，每个样本县 / 区确定 4 个样本乡镇 / 街道，每个样本乡镇 / 街道确定 3 个样本村 / 居，每个样本村 / 居确定 1 个 50 个家户的居民小组，每个样本户中确定 1 名研究对象组成研究样本。

本研究在 CDC 慢病监测确定的 161 个样本县 / 区中排除了位于西藏地区的难以实施资料搜集的 4 个样本县 / 区后，在 157 个疾病监测点完成。每一样本县 / 区中确定的 4 个样本乡镇 / 街道与慢病监测系统相同；村 / 居抽样为在慢病监测每一样本乡镇 / 街道中随机抽取的 3 个村 / 居中，再次随机确定 2 个村 / 居进行研究；在每一样本村 / 居中，根据样本村的应答率，在慢病监测确定的每一居民小组中随机抽取 28～50 户作为接触样本。与慢病监测系统相同，每个样本户中确定 1 名研究对象组成研究样本，并根据抽样权重、无应答权重及事后分层权重的加权，获得全国代表性的样本资料进行患病率的估计（本段引自 Liu 等于 2016 年发表的文章 *The China Mental Health Survey: II. Design and field procedures*）。

2）样本量估计：以各类精神障碍中患病率较低且具有重要性的精神分裂症的患病率 0.6% 为参数、95% 的置信度以及 15% 的相对误差，采用完全随机抽样设计率的样本量估计公式，估计的有效样本量约为 30 000 人。按照 75% 的平均应答率水平进行调整，本研究的接触样本量设计约为 40 000 人。

3）研究样本：根据上述研究设计，本研究获得的随机样本分布在全国 157 个县 / 区、628 个乡镇 / 街道、1 256 个村 / 居、40 964 个住址内。符合调查资格的 38 593 个家户中，实际应答样本 28 140 人，应答率为 72.9%。

（2）第二阶段：用美国精神病学学会《精神障碍诊断和统计手册》（第 4 版）轴Ⅰ诊断定式临床访谈诊断表（SCID-Ⅰ）对精神分裂症与重性精神病性障碍进行诊断。SCID-Ⅰ访谈样本包括所有复合性国际诊断交谈量表（Composite International Diagnostic Interview，CIDI）筛检阳性和可疑阳性的全部研究对象和部分筛检阴性的研究对象。筛检阳性的研究对象包括：①第一阶段 CIDI 筛查可疑有精神分裂症与重性精神病性障碍的所有研究对象；②因严重躯体疾病拒绝 CIDI 调查的所有研究对象；③因重病或住院无法接受 CIDI 调查的所有研究对象；④因智力问题无法接受 CIDI 调查的所有研究对象；⑤因可疑精神障碍中断 CIDI 筛查的所有研究对象。筛检阴性的研究对象包括：① 4% CIDI 筛检阴性的研究对象；②与因可疑精神障碍拒访者相同人数的非可疑精神障碍拒访者，占非可疑精神障碍拒访者的 16.5%；③与因可疑精神障碍中断者相同人数的非可疑精神障碍中断者，占非可疑精神障碍中断者的 54.5%。

4. 权重与加权 本研究依据抽样权重、无应答权重以及事后分层权重对样本数据进行加权。

（1）抽样权重

1）第一阶段：本研究的抽样权重为县 / 区、乡镇 / 街道、村 / 居一级抽样、村 / 居二级抽样、居民小组、户和户内个体 7 级抽样的抽样概率倒数的乘积。

2）第二阶段：① CIDI 筛查精神分裂症和重性精神病筛查阴性者 SCID 诊断的个体权重为 4% 抽样概率的倒数；②对阴性样本，按 SCID 检查比例的倒数作为第 8 级抽样的权重。老年期痴呆研究对象仅包括 65 岁及以上的研究样本。

（2）无应答权重：由于无应答导致样本量减少，估计精度降低，需要进行相应的无应答调整。无应答包含单元无应答和项目无应答两类，加权调整主要针对单元无应答进行无应答调整。

单元无应答可能包含各个步骤的无应答，例如县 / 区、乡镇 / 街道、村 / 居、地址、家户、个体层次的无应答，包含的无应答类型有无法到达访谈区域、无法入户调查、无法联系、拒绝访谈、受访者身体原因无法回答等。在问卷层面同样包含上述无应答以及由于数据传输、数据清理导致的数据丢失和数据无效等无应答。

在本研究中，根据可获得辅助信息和无应答

的类型采用不同的无应答加权方法。在实际调查中，由于县/区、乡镇/街道不存在无应答，在村/居层面，由于特殊原因，有一个村/居没有进行任何调查，因此本研究的无应答包含村/居层面的无应答、Kish过滤（住户层面的无应答、地址层面的无应答和Kish问卷层面的无应答合并处理为住户层面的无应答1）和CIDI问卷层面的无应答，其中在村/居Kish过滤阶段由于没有更多详细的辅助信息，采用加权组调整的方法。CIDI阶段由于有一些家庭层面和住户层面的辅助信息，采用基于Logistic回归的倾向应答的方法进行加权调整。各阶段的无应答权重等于相应应答率的倒数，联合无应答权重等于各阶段无应答权重的乘积。

（3）事后分层权重：在本研究中，以性别、年龄、城乡为指标。城乡分为城市和农村，性别分为男性和女性，年龄变量分为18～29岁、30～39岁、40～49岁、50～59、60～69岁、70岁以上，共6类，进行完全事后分层调整。对于问卷数据的年龄、性别极少数据的项目的缺失，采用中位数插补方法填补。

（4）权数的极端值调整：在实际利用权数进行目标变量的估计过程中，由于复杂抽样设计、抽样框误差、无应答调整、事后分层调整等，导致权数差异太大，造成过大的方差，影响估计的效率，因此需要对最终的权数进行极值调整。但是，权数的极值调整会带来一定的偏差，导致均方误差发生变化，因此一方面要进行极值调整，同时要使均方误差降低。

极值权数调整的方法有很多，本研究采用简单的利用分位数进行调整的方法。通过对最终的事后分层调整权数分布的分析以及经验研究，用事后分层权数分布的0.01和0.99分位数作为最小最大值的极值点。

5. 资料搜集

（1）第一阶段：2013年7月至2014年9月，由824名培训合格的访员，使用计算机辅助入户面访调查技术（computer assisted personal interviewing，CAPI）进行第一阶段的任务，目标是完成家户问卷、CIDI、受访者无法访谈原因列表（简称A1问卷）、受访者中途退出原因列表（简称A2问卷）和社区痴呆筛查表（Community Screening Interview for Dementia，CSID）信息的搜集。

（2）第二阶段：2013年9月至2015年3月，由83名培训合格的精神科医生采用SCID获得精神分裂症及其他精神病性障碍、物质躯体疾病所致精神病性障碍的诊断；采用10/66痴呆诊断工具获得老年期痴呆的诊断。

第二节　横断面研究数据分析

在横断面研究中，当研究2个或2个以上分类变量之间的关系时，可以采用对数线性模型（log-linear model）。对数线性模型主要研究分类变量之间的关联性和依赖性，在本章以二维和三维列联表资料为例来介绍对数线性模型。

一、二维2×2列联表的对数线性模型

详见表7-1。

表7-1　2×2表资料的一般形式

因子X	因子Y		合计
	水平1	水平2	
水平1	A_{11}	A_{12}	$n_{1\cdot}$
水平2	A_{21}	A_{22}	$n_{2\cdot}$
合计	$n_{\cdot 1}$	$n_{\cdot 2}$	n

设单元格的理论频数为T_{ij}（i=1，2，j=1，2），饱和模型用（XY）表示为：

μ_{ij} = 常数 × 因子X主效应 × 因子Y主效应 × 因子X和因子Y交互效应，两边取对数，可得：ln（T_{ij}）=ln（常数）+ln（因子X主效应）+ln（因子Y主效应）+ln（因子X和因子Y交互效应）。

设ln（常数）为μ，ln（因子X主效应）为λ_i^X，ln（因子Y主效应）为λ_j^Y，ln（因子X和因子Y交互效应）为λ_{ij}^{XY}，则其对数线性饱和模型为：

$$\ln T_{ij} = T_{..} + \lambda_i^X + \lambda_j^Y + \lambda_{ij}^{XY}(i=1,2;\ j=1,2)$$

（公式7-3）

其中$T_{..}$，λ_1^X，λ_1^Y，λ_{11}^{XY}是二维对数线性模型的4个独立参数，且满足$\sum_{i=1}^{2}\lambda_i^X=\sum_{j=1}^{2}\lambda_j^Y=0$，$\sum_{j=1}^{2}\lambda_{ij}^{XY}=0,(i=1,2)$，$\sum_{i=1}^{2}\lambda_{ij}^{XY}=0,(j=1,2)$。

如果因子X与因子Y无关，则因子X水

平 1 和水平 2 的因子 Y 的水平 1 与水平 2 的优势比等于 1，即$\frac{T_{11}/T_{12}}{T_{21}/T_{22}}=1$。由（公式 7-3）可得 $\ln(OR)=\ln(\frac{T_{11}/T_{12}}{T_{21}/T_{22}})=\ln(T_{11})+\ln(T_{22})-\ln(T_{12})-\ln(T_{21})=4\lambda11XY=0$，故针对其研究目的，在对数线性模型中相当于对其交互项效应是否为 0 进行假设检验，$H_{0:}\ \lambda_{ij}^{XY}=0,(i=1,2;j=1,2)$。若不拒绝 $H_{0:}$，则对数线性模型简化为：$\ln T_{ij}=T_{..}+\lambda_i^X+\lambda_j^Y(i=1,2;j=1,2)$，其中模型 3 个参数为 $T_{..},\lambda_1^X,\lambda_1^Y$。

检验 H_0 是否为真，假设检验方法是似然比检验，统计量为：

$$G=2\sum_{i=1}^{2}\sum_{j=1}^{2}A_{ij}ln\frac{A_{ij}}{\widehat{T_{ij}}}\qquad（公式 7-4）$$

其中 $\widehat{T_{ij}}$ 是第 i 行第 j 列的理论频数，当 H_0 真时，$\widehat{T_{ij}}=\frac{T_{i.}T_{.j}}{n}$，$(i=1,2;j=1,2)$。统计量 G 近似服从自由度为 1 的 χ^2 分布。

若假设检验结果拒绝 H_0，则对数线性模型适合饱和模型：$\ln T_{ij}=T_{..}+\lambda_i^X+\lambda_j^Y+\lambda_{ij}^{XY}(i=1,2;j=1,2)$，其中 $T_{..}$，λ_1^X，λ_1^Y，λ_{11}^{XY} 4 个参数采用最大似然法进行估计。

根据多项式分布的原理，构造似然函数：

$$L=\prod_{i=1}^{2}\prod_{j=1}^{2}\frac{(\lambda_{ij})^{A_{ij}}}{A_{ij}!}e^{(\lambda_{ij})}\qquad（公式 7-5）$$

然后，将（公式 7-5）两边分布对 $T_{..}$，λ_1^X，λ_1^Y，λ_{11}^{XY} 求导数并等于 0，再通过迭代法求出参数估计值。

例 7-1 研究 2011—2017 年湖南省孕产妇人类免疫缺陷病毒（HIV）感染者中发生早产的影响因素，其中产次与早产之间的数据见表 7-2，分析产次对孕产妇 HIV 感染者发生早产是否有关。

表 7-2 780 例湖南省孕产妇 HIV 感染者产次与发生早产的分布情况 单位：例

产次	早产		合计
	是	否	
初产妇	19	243	262
经产妇	43	475	518
合计	62	718	780

本例用 SAS 程序中的 CATMOD 过程实现，结果见表 7-3、表 7-4 和表 7-5。

从表 7-3 中可得：$T_{11}=20.83$，$T_{12}=241.17$，$T_{21}=41.17$，$T_{22}=476.83$，根据（公式 7-2）计算可得：$G\approx0.26<\chi^2_{(3)}=7.82$，其计算结果与 SAS 运行结果一致，见表 7-4。$p>0.05$，不拒绝 H_0，说明湖南省孕产妇 HIV 感染者产次与发生早产之间交互效应无统计学意义，对数线性模型适合于采用简化模型。

表 7-3 频数的最大似然理论值

产次	早产	实际值		理论值		残差
		人数	标准误	人数	标准误	
初产妇	是	19	4.305 5	20.825 6	2.745 6	−1.825 6
初产妇	否	243	12.934 3	241.174 4	12.404 5	1.825 6
经产妇	是	43	6.374 1	41.174 4	5.125 3	1.825 6
经产妇	否	475	13.628 5	476.826	13.137 8	−1.825 6

表 7-4 对数线性饱和模型最大似然法参数估计的结果

参数	自由度	估计值	标准误	χ^2	P
产次	1	−0.371 8	0.071 6	26.94	<0.000 1
早产	1	−1.237 7	0.071 6	298.64	<0.000 1
产次×早产	11	−0.036 6	0.071 6	0.26	0.609 1

表 7-5 对数线性简化模型最大似然参数估计的结果

参数	自由度	估计值	标准误	χ^2	P
产次	1	−0.340 8	0.037 9	80.84	<0.000 1
早产	1	−1.224 7	0.066 2	342.41	<0.000 1

从表 7-5 可得模型的独立参数 $\lambda_1^X=-0.340\ 8$，$\lambda_1^Y=-1.224\ 7$，再根据表 7-3 中的理论频数可以计算得到：$T_{..}=4.601\ 9$，故其仅包含主效应的对数线性简化模型：

$$\ln T_{ij}=4.601\ 9+\lambda_i^X+\lambda_j^Y\ (i=1,2;\ j=1,2)$$

结论：在 α=0.05 检验水准下，孕产妇 HIV 感染者中初产妇与经产妇的早产率差异无统计学意义，说明产次与早产两变量间相互独立。

二、三维联列表对数线性模型

设 3 个分类变量分别为 X, Y, Z, 则三维联列表对数线性模型的通式为：

$$\ln T_{ijk}=T_{...}+\lambda_i^X+\lambda_j^Y+\lambda_k^Z+\lambda_{ij}^{XY}+\lambda_{ik}^{XZ}+\lambda_{jk}^{YZ}+\lambda_{ijk}^{XYZ}$$

（公式 7-6）

其中 $i=1,\cdots,n_{i..}$; $j=1,\cdots,n_{.j.}$; $k=1,\cdots,n_{..k}$

例 7-2 利用 2010—2012 年中国居民营养与健康状况监测工作中 6～17 岁儿童青少年调查资料，分析中国 6～17 岁儿童青少年地区、性别与中心性肥胖之间的关系。详见表 7-6～表 7-8。

本例地区、性别和中心性肥胖分别记为变量 X、Y 和 Z。从表 7-8 可见，关于二阶交互效应的检验统计量：$\chi^2=33.10$，$P<0.000\ 1$，故认为地区、性别与肥胖之间存在二阶交互效应。由于包含二阶交互效应，故采用饱和模型来拟合。

对数线性模型的独立参数为：$T_{...}=7.950\ 96$，$\lambda_1^X=0.058\ 7$，$\lambda_1^Y=-0.011\ 9$，$\lambda_1^Z=-1.036\ 9$，$\lambda_{11}^{XY}=0.028\ 9$，$\lambda_{11}^{XZ}=0.074\ 9$，$\lambda_{11}^{YZ}=-0.028\ 0$，$\lambda_{111}^{XYZ}=0.048\ 4$。其饱和模型为：

表 7-6 中国 6～17 岁儿童青少年不同地区、不同性别的中心性肥胖情况 单位：例

地区	男		女		合计
	是	否	是	否	
城镇	1 194	7 850	1 108	7 903	18 055
农村	783	8 430	990	7 852	18 055
合计	1 977	16 280	2 098	15 755	36 110

表 7-7 频数的最大似然理论值

地区	性别	肥胖	实际值		理论值		残差
			人数	标准误	人数	标准误	
城镇	男	是	1 194	33.978 22	1 194	33.978 25	5.481×10^{-8}
城镇	男	否	7 850	78.380 34	7 850	78.380 39	3.613×10^{-7}
城镇	女	是	1 108	32.771 97	1 108	32.771 99	5.132×10^{-8}
城镇	女	否	7 903	78.570 71	7 903	78.570 76	3.637×10^{-7}
农村	男	是	783	27.677 10	783	27.676 21	-1.630×10^{-6}
农村	男	否	8 430	80.386 49	8 430	80.386 49	3.878×10^{-7}
农村	女	是	990	31.029 95	990	31.029 95	4.526×10^{-8}
农村	女	否	7 852	78.387 55	7 852	78.387 55	3.614×10^{-7}

表 7-8 模型参数的最大似然估计结果

参数	自由度	估计值	标准误	χ^2	P
地区	1	0.058 7	0.008 41	48.74	<0.000 1
性别	1	−0.011 9	0.008 41	2.02	0.155 7
地区×性别	11	0.028 9	0.008 41	11.84	0.000 6
肥胖	1	−1.036 9	0.008 41	15 199.36	<0.000 1
地区×肥胖	11	0.074 9	0.008 41	79.35	<0.000 1
性别×肥胖	11	−0.028 0	0.008 41	11.10	<0.000 9
地区×性别×肥胖	111	0.048 4	0.008 41	33.10	<0.000 1

$\ln T_{ijk}=7.950\,96+\lambda_i^X+\lambda_j^Y+\lambda_k^Z+\lambda_{ij}^{XY}+\lambda_{ik}^{XZ}+\lambda_{jk}^{YZ}+\lambda_{ijk}^{XYZ}$，(i=1, 2; j=1, 2; k=1, 2)，其中：$\sum_{i=1}^{2}\lambda_i^X=0$，$\sum_{j=1}^{2}\lambda_j^Y=0,\sum_{k=1}^{2}\lambda_k^Z=0$

$$\sum_{i=1}^{2}\lambda_{ij}^{XY}=\sum_{j=1}^{2}\lambda_{ij}^{XY}=0,\sum_{j=1}^{2}\lambda_{jk}^{YZ}=\sum_{k=1}^{2}\lambda_{jk}^{YZ}=0,$$

$$\sum_{i=1}^{2}\lambda_{iK}^{XZ}=\sum_{K=1}^{2}\lambda_{iK}^{XZ}=0$$

$$\sum_{i=1}^{2}\lambda_{ijk}^{XYZ}=\sum_{j=1}^{2}\lambda_{ijk}^{XYZ}=\sum_{k=1}^{2}\lambda_{ijk}^{XYZ}=0$$

模型拟合优度用似然比检验，统计量为：$G=2\sum_{i=1}^{2}\sum_{j=1}^{2}\sum_{k=1}^{2}A_{ijk}ln\frac{A_{ijk}}{\widehat{T_{ijk}}}$，本例中理论频数等于实际频数，见表7-7，所以 $G=0<\chi_{(8)}{}^2$，$P>0.05$，即饱和模型成立。

由此得到地区、性别与中心性肥胖之间有关系：

1. **地区与中心性肥胖有关**

$$\ln\left(\frac{T_{1j1}/T_{1j2}}{T_{2j1}/T_{2j2}}\right)=4\lambda_{11}^{XZ},\quad \therefore\frac{T_{1j1}/T_{1j2}}{T_{2j1}/T_{2j2}}=e^{(4\lambda_{11}^{XZ})}=$$

$e^{4\times(-0.074\,9)}\approx0.74$，说明城镇居民中心性肥胖的风险是农村居民的0.74倍。

2. **性别与中心性肥胖有关**

同理可得，$\frac{T_{i11}/T_{i12}}{T_{i21}/T_{i22}}=e^{(4\lambda_{11}^{YZ})}=e^{4\times(-0.028\,0)}\approx0.89$，说明男性居民中心性肥胖是女性居民的0.89倍。

第三节 多次横断面数据分析

在横断面研究中，当研究多次横断面数据的关系时，可以考虑采用面板数据分析（panel data analysis），也称时间序列截面数据分析（time series and cross section data analysis）或混合数据分析（pooled data analysis）。面板数据具有截面和时间上的二维数据，从横截面上看，是由若干个体在多次横断面观测值构成，从纵剖面上看是多个时间序列。

面板数据可以记为：

$$y_{it}(i=1,2,\cdots,n;t=1,2,\cdots,k)$$

其中n为面板数据中含有的个体数，k为时间序列最大长度。若固定时间t，$y_{it}(i=1,2,\cdots,n)$是横断面上的n个随机变量；若i确定，则$y_{it}(i=1,2,\cdots,k)$是纵剖面上的一个时间序列。如果从横断面上看，每个变量都有观测值；从纵剖面上看，每一时间点都有观测值，则称之为平衡面板数据，否则为不平衡面板数据。

例7-3 根据2014－2017年《中国卫生和计划生育统计年鉴》、2018年《中国卫生健康统计年鉴》，将我国吉林省、浙江省、湖北省、广西省、四川省在2013－2017年居民死亡率、每千人口医疗卫生机构床位数、每千人口卫生技术人员数汇总整理，见表7-9。时间是5年，每年都有5个数据，每个观察指标都有25组观测值。居民死亡率、每千人口医疗卫生机构床位数、每千人口卫生技术人员数都是平衡面板数据，各有5个个体。

一、面板数据的模型

面板数据模型的一般表达式是：

$$y_{it}=\alpha_{it}+\sum_{j=1}^{m}\beta_{itj}x_{itj}+u_{it}(i=1,2,\cdots,n;t=1,2,\cdots,k)$$

（公式7-7）

其中$y_{it}(i=1,2,\cdots,n;t=1,2,\cdots,k)$是应变量，表示个体$i$在$t$时的观测值；$x_{itj}(i=1,2,\cdots,n;t=1,2,\cdots,k)$表示第j个自变量对于个体i在t时的观测值；$\alpha_{it}(i=1,2,\cdots,n;t=1,2,\cdots,k)$，$\beta_{itj}(i=1,2,\cdots,n;j=1,2,\cdots,m;t=1,2,\cdots,k)$表示待估计参数；$u_{it}(i=1,2,\cdots,n;t=1,2,\cdots,k)$表示随机误差。

表7-9 2013—2017年中国5个省份居民死亡率(‰)和卫生配置的2个指标水平情况

年份	每千人口医疗卫生机构床位数/张					每千人口卫生技术人员数					居民死亡率/‰				
	吉林	浙江	湖北	广西	四川	吉林	浙江	湖北	广西	四川	吉林	浙江	湖北	广西	四川
2013	4.84	4.18	4.97	3.97	5.26	5.45	7.30	5.01	4.44	4.68	5.37	5.52	6.12	6.31	6.92
2014	5.12	4.46	5.46	4.24	5.65	5.50	6.82	5.77	5.44	5.55	6.22	5.51	6.96	6.21	7.02
2015	5.25	4.92	5.86	4.47	5.96	5.80	7.30	6.30	5.70	5.80	5.53	5.50	5.83	6.15	6.94
2016	5.53	5.19	6.13	4.64	6.28	6.10	7.70	6.50	6.00	6.00	5.60	5.52	6.97	5.95	6.99
2017	5.66	5.54	6.37	4.94	6.79	6.20	8.10	6.80	6.20	6.40	6.50	5.56	7.01	6.22	7.03

二、常见面板数据估计模型

面板数据的常见模型有混合估计模型（pooled estimator model）、固定效应模型（fixed effect model）、随机效应模型（random effect model）、确定系数面板数据模型、随机系数模型（random coefficient model）和平均数据模型等6类，以下主要介绍混合估计模型、固定效应模型和随机效应模型。

（一）混合估计模型

若从时间上看，个体之间差异没有统计学意义；从截面上看，截面之间差异无统计学意义，那么直接可以把面板数据混在一起，采用普通最小二乘法（ordinary least square，OLS）估计参数，及估计模型为：

$$y_{it} = \alpha + \sum_{j=1}^{m} \beta_{itj} x_{itj} + u_{it} (i=1,2,\cdots,n; t=1,2,\cdots,k)$$

（公式7-8）

或者 $Y = \alpha + X\beta + U$　（公式7-9）

其中Y、U分别为应变量和误差项的 nk 行1列的向量，X为自变量的 nk 行m列的向量，β 为m行1列回归系数向量。

1. 模型假设　为了得到模型参数理想估计，模型（7-8）（即公式7-8）必须满意以下条件：

P1：$E(U_i)=0$；

P2：$E(U_i U_i')=\sigma^2 I_k$，其中 σ^2 是 u_{it} 的方差，I_k 是k阶方阵；

P3：$E(U_i U_j')=0, i \neq j$；

P4：$E(X'U)=0$；

P5：$rank(X'X)=rank(X)=k$，其中 $rank(\cdot)$ 表示矩阵的秩；

P6：自变量是非随机的，且当 $n, k \to \infty$ 时，$T^{-1}X'X \to Q$，其中Q是一个有限的非退化矩阵。

2. 混合效应模型参数估计　如果模型（7-8）满足假设P1-P6，则存在模型（7-8）的有效无偏估计

$$\hat{\beta} = (X'X)^{-1} X'Y$$　（公式7-10）

混合估计模型假设了所有自变量对应变量的影响与个体和时间无关，Swamy（1971）认为此假设不恰当，在实际问题的研究中，模型（7-8）中有前 m_1 个自变量与个体无关，后 m_2 个自变量与个体有关，即模型（7-10）（即公式7-10）可以表达为：

$$Y = \alpha + X_1\beta_1 + X_2\beta_2 + U$$　（公式7-11）

类似地，如果模型满足假设7.1-7.6，可以使用OLS或广义最小二乘法（generalized least squared，GLS）估计模型（7-11）（即公式7-11）的参数。

3. 模型假设检验

H_0：$\beta_{21}=\beta_{22}=\cdots=\beta_{2n}$ 即模型为混合模型

H_0：β_{21}、β_{22}、$\cdots$、β_{2n} 中至少2个不等

Chow检验的F统计量：

$$F = \frac{(RRSS - URSS)/(nm_2 + m_1 - m)}{URSS/(nk + m_1 - nm_2)} \sim F(nm_2 + m_1 - m, nk + m_1 - nm_2)$$　（公式7-12）

其中，RRSS和URSS分别为约束模型（7-9）（即公式7-9）和无约束模型（7-11）的残差平方和，$m_1 + m_2 = m$ 为自变量个数。

（二）固定效应模型

若对于不同时间序列或不同截面，只是截距不同，模型的回归系数相同，则采用固定效应模型。固定效应模型分为个体固定效应模型（individual fixed effect model）、时间固定效应模型（time fixed effect model）和时间个体固定效应模型（time and individual fixed effect model）。

固定效应模型的通式为：

$$y_{it} = \alpha + \lambda_i + \gamma_t + \sum_{j=1}^{m} \beta_{itj} x_{itj} + u_{it} (i=1,2,\cdots,n; t=1,2,\cdots,k)$$　（公式7-13）

当 $\lambda_i \neq 0, \gamma_t = 0 (i=1,2,\cdots,n; t=1,2,\cdots,k)$ 时，模型（7-13）（即公式7-13）为个体固定效应模型：

$$y_{it} = \alpha + \lambda_i + \sum_{j=1}^{m} \beta_{itj} x_{itj} + u_{it} (i=1,2,\cdots,n; t=1,2,\cdots,k)$$　（公式7-14）

当 $\lambda_i = 0, \gamma_t \neq 0 (i=1,2,\cdots,n; t=1,2,\cdots,k)$ 时，模型（7-13）为时间固定效应模型：

$$y_{it} = \alpha + \gamma_t + \sum_{j=1}^{m} \beta_{itj} x_{itj} + u_{it} (i=1,2,\cdots,n; t=1,2,\cdots,k)$$　（公式7-15）

当 $\lambda_i \neq 0, \gamma_t \neq 0 (i=1, 2, \cdots, n; t=1, 2, \cdots, k)$ 时，模型(7-13)为时间个体固定效应模型。其中个体固定效应模型和时间固定效应模型也称为单因素固定效应模型(one-way fixed effect model)，时间固定效应模型也称为双因素固定效应模型(two-way fixed effect model)。

1. 固定效应模型参数估计 固定效应模型参数估计有 2 种方法：①最小哑变量估计(least square dummy variable estimate，LSDV)法；②协方差估计(analysis of covariace estimate，ANCOVA)法。

(1) LSDV 法

1) 模型假设：为了得到模型参数无偏有效估计量，模型(7-14)(即公式 7-14)必须满意以下条件：

F1: $E(U_i)=0$;

F2: $E(U_iU_i')=\sigma^2 I_n$，其中 σ^2 是 u_{it} 的方差；

F3: $E(U_iU_j')=0, i \neq j$;

F4: $E(X'U)=0$;

F5: $rank(X'X)=rank(X)=k$，其中 $rank(\cdot)$ 表示矩阵的秩；

F6：自变量是非随机的，且当 $n, k \to \infty$ 时，$T^{-1}X'X \to Q$，其中 Q 是一个有限的非退化矩阵。

2) LSDV 估计：若模型(7-14)满足假设 F1-F6，则模型(7-14)就是包含 n 个哑变量的多元回归模型，可以用 OLS 法估计参数。

(2) ANCOVA 法：Mundlak(1961，1963)等提供协方差分析模型，使得 λ 随个体变化而不随时间变化的不可测因素对应变量的纯个体效应(net individual effect)，U 表示随时间和个体变化因素对应变量的剩余随机效应(remaining random effect)，并且采用 ANCOVA 法得到较理想的参数估计，估计方法介绍见参考文献。

2. 模型假设检验 固定效应模型的 3 种类型的模型假设检验 H_0 和统计量计算公式见表 7-10。

(三) 随机效应模型

Maddala(1971)将混合估计模型的随机误差项分解成截面随机误差、时间随机误差和个体时间随机误差三部分：

$$y_{it} = \alpha + \sum_{j=1}^{m} \beta_{ijt} x_{ijt} + u_i + v_t + \omega_{it} (i=1,2,\cdots,n; t=1,2,\cdots,k) \quad \text{(公式 7-16)}$$

其中 $u_i \sim N(0, \sigma_u^2)$ 表示个体随机误差或截面随机误差；$v_t \sim N(0, \sigma_v^2)$ 表示时间随机误差；$\omega_{it} \sim N(0, \sigma_\omega^2)$ 表示个体时间随机误差。一般称模型(7-16)(即公式 7-16)为随机效应模型或双因素误差分解模型(two-way error component regression model)。若模型中只有个体随机或时间随机误差，则分别称为个体随机效应模型和时间随机效应模型，统称为单因素误差分解模型(one-way error component regression model)。

1. 个体随机效应模型估计及假设检验

(1) 个体随机效应模型参数估计：当协方差矩阵 Ω 已知时，采用 GLS 估计模型参数。

$$\hat{\beta}_{GLS} = (Z\Omega^{-1}Z)^{-1} Z\Omega^{-1} Y \quad \text{(公式 7-17)}$$

其中 $Z=[I_{nk}\ X]$。

表 7-10 固定效应模型的 3 种模型假设检验*

固定效应模型	H_0	统计量
个体固定效应模型	$\lambda_i=0, (i=1, 2, \cdots, n-1)$	$F=\dfrac{(RRSS-URSS)/(n-1)}{URSS/(nk-n-k+1)} \sim F(n-1, nk-n-k+1)$
时间固定效应模型	$\gamma_t=0, (t=1, 2, \cdots, k-1)$	$F=\dfrac{(RRSS-URSS)/(k-1)}{URSS/(nk-n-k+1)} \sim F(k-1, nk-n-k+1)$
时间个体固定效应模型	$\lambda_i=0, (i=1, 2, \cdots, n-1)$, $\gamma_t=0 (t=1, 2, \cdots, k-1)$	$F=\dfrac{(RRSS-URSS)/(n+k-2)}{URSS/[(n-1)(k-1)-k+1]} \sim F[n+k-2, (n-1)(k-1)-k+1]$
	$\lambda_i=0, (i=1, 2, \cdots, n-1)$, $\gamma_t \neq 0 (t=1, 2, \cdots, k-1)$	$F=\dfrac{(RRSS-URSS)/(n-1)}{URSS/[(n-1)(k-1)-k+1]} \sim F[n-1, (n-1)(k-1)-k+1]$

*拒绝 H_0 时，模型是合理的

当协方差矩阵 Ω 未知时，Fuller 和 Battese（1973）提出两步法估计 Ω，再采用 GLS 估计模型参数，相应方法叫可行的广义二乘法（Feasible Generalized Least Square estimation，FGLS）法，计算公式为：

$$\hat{\beta}_{GLS}=(Z\hat{\Omega}^{-1}Z)^{-1}Z\hat{\Omega}^{-1}Y \qquad \text{（公式 7-18）}$$

其中 $Z=[I_{nk}\ X]$。

但是，FGLS 法不便计算，Fuller 和 Battese（1977）建议基于拟差分变换数据的 $y_{it}-\lambda\overline{y_t}$ 关于 $x_{it}-\lambda\overline{x_t}$ 的回归估计模型的参数，其中

$$\lambda=1-\sqrt{\left(\frac{\hat{\sigma}_\omega^2}{\hat{\sigma}_\omega^2+k\hat{\sigma}_u^2}\right)}。$$

若随机误差分量 u_i 和 ω_{it} 服从正态分布，Amemiya（1971）给出了极大似然法来估计模型参数。

（2）个体随机效应模型假设检验

H_0: $\sigma_u=0$（混合估计模型）

H_1: $\sigma_u\neq 0$（个体随机效应模型）

Breusch 和 Pagen（1980）基于 Lagrange 乘数方法提出的个体随机效应模型的检验统计量：

$$\mathrm{LM}=\frac{nk}{2(n-1)}\left[\frac{\sum_{i=1}^{n}\left(\sum_{t}^{k}\hat{\varepsilon}_{it}\right)^2}{\sum_{i=1}^{n}\sum_{t}^{k}\hat{\varepsilon}_{it}^2}-1\right]^2 \qquad \text{（公式 7-19）}$$

其中 $\hat{\varepsilon}_{it}$ 是混合模型 OLS 估计残差。

在零假设下，LM ～ $\chi^2_{(1)}$。

2. 个体时间随机效应模型估计及假设检验

（1）个体时间随机效应模型参数估计

假定个体时间随机效应模型（7-13）的随机误差满足以下假设：

RIT1: $E(u_i)=0, E(u_i^2)=\sigma_u^2, E(u_iu_j)=0, i\neq j, i, j=1,2,\cdots,n$

RIT2: $E(v_i)=0, E(v_i^2)=\sigma_v^2, E(v_iv_j)=0, i\neq j, i, j=1,2,\cdots,k$

RIT3: $E(\omega_{it})=0, E(\omega_{it}^2)=\sigma_\omega^2, E(\omega_{it}\omega_{js})=0, i\neq j, i, j=1,2,\cdots,n$或 $t\neq s$, $t, s=1, 2, \cdots, k$

RIT4: $E(\omega_{it}u_j)=0, i, j=1,2,\cdots,n; t=1,2,\cdots,k$

RIT5: $E(\omega_{it}v_t)=0, i=1,2,\cdots,n; t=1,2,\cdots,k$

RIT6: X_{it} 与 u_i、v_t 和 ω_{it} 不相关，$i=1, 2, \cdots, n$; $t=1, 2, \cdots, k$

即同时假定 u_i、v_t 和 ω_{it} 之间互不相关，各自分别不存在截面自相关、时间自相关和混合自相关，$\sigma^2=\sigma_u^2+\sigma_v^2+\sigma_\omega^2$。

当方差 σ_u^2、σ_v^2 和 σ_ω^2 已知时，使用 GLS 估计模型参数：

$$\hat{\beta}_{GLS}=(Z\Omega^{-1}Z)^{-1}Z\Omega^{-1}Y \qquad \text{（公式 7-20）}$$

其中 $Z=[I_{nk}\ X]$。

当协方差矩阵 Ω 未知时，Wallace 和 Hussian（1969）基于混合估计模型 OLS 估计残差 $\hat{\varepsilon}_{it}$ 给出方差 σ_u^2、σ_v^2 和 σ_ω^2 的估计值，类似于个体随机效应模型，借助协方差矩阵的估计矩阵 $\hat{\Omega}$，得到模型（7-13）的 FGLS 估计模型参数：

$$\hat{\beta}_{GLS}=(Z\hat{\Omega}^{-1}Z)^{-1}Z\hat{\Omega}^{-1}Y \qquad \text{（公式 7-21）}$$

其中 $Z=[I_{nk}\ X]$。

（2）个体时间随机效应模型的假设检验

H_0: $\sigma_u^2=\sigma_\upsilon^2=0$（混合估计模型）

H_1: $\sigma_u^2\neq 0$ 或 $\sigma_\upsilon^2\neq 0$（随机效应模型）

Breusch 和 Pagen（1980）提出的 Lagrange 乘数检验统计量：

$$\mathrm{LM}=\frac{nk}{2}\left\{\frac{1}{k-1}\left[\frac{\sum_{i=1}^{n}\left(\sum_{t}^{k}\hat{\varepsilon}_{it}\right)^2}{\sum_{i=1}^{n}\sum_{t}^{k}\hat{\varepsilon}_{it}^2}-1\right]^2+\frac{1}{n-1}\left[\frac{\sum_{t=1}^{k}\left(\sum_{i}^{n}\hat{\varepsilon}_{it}\right)^2}{\sum_{i=1}^{n}\sum_{t}^{k}\hat{\varepsilon}_{it}^2}-1\right]^2\right\} \qquad \text{（公式 7-22）}$$

其中$\hat{\varepsilon}_{it}$是混合模型 OLS 估计残差。

在零假设下，LM ～ $\chi^2_{(2)}$。

（四）固定效应模型的假设检验

H_0: 随机效应模型

H_1: 固定效应模型

Hausman（1978）、Hausan 和 Taylor（1981）基于随机效应模型的 GLS 估计量 $\widehat{\beta}_{GLS}$、固定效应模型的组内估计量 $\widehat{\beta}_{\omega}$ 和组间估计量 $\widehat{\beta}_b$ 之间的差，即：$\hat{q}_1=\widehat{\beta}_{GLS}-\widehat{\beta}_{\omega}$，$\hat{q}_2=\widehat{\beta}_{GLS}-\widehat{\beta}_b$ 和 $\hat{q}_3=\widehat{\beta}_{\omega}-\widehat{\beta}_b$，构造统计量：

$$m_i=\hat{q}_i[Var(\hat{q}_i)]^{-1}\hat{q}_i \quad (i=1,2,3) \qquad \text{（公式 7-23）}$$

在零假设下，$m_i \sim \chi^2_{(m)}$，其中 m 为回归系数个数。

（五）面板数据模型的应用

面板数据模型分析的基本步骤：

1．基于随机效应模型的固定效应模型 Hausman 检验。

2．基于混合估计模型的随机效应模型 Breusch Pagan 检验。

3．确定面板数据模型，并进行模型参数估计。

4．面板数据模型的拟合优度检验。

例 7-3 的数据用 SAS 程序中 PANEL 过程实现。基于随机效应模型的固定效应模型 Hausman 检验结果显示模型为随机效应模型（$m=0.00$，$P=0.998$），但是，基于混合估计模型的随机效应模型 Breusch Pagan 检验结果表明采用混合估计模型更加合理（$LM=0.25$，$P=0.618$）。混合效应模型的参数估计结果见表 7-11，模型拟合效果很好（$R^2=0.998\,1$）。

表 7-11 混合效应模型的参数估计结果

变量	自由度	估计值	标准误	t	P
截距	1	0.038 493	0.000 484	79.61	<0.000 1
x_1	1	0.000 138	0.000 074	1.87	0.075 5
x_2	1	0.006 356	0.000 061	104.24	<0.000 1

x_1：每千人口医疗卫生机构床位数；x_2：每千人口卫生技术人员数；$y=\sqrt{\arcsin(p)}$，其中 P 为居民死亡率（‰）

从表 7-3 可见，控制了个体与时间的影响，发现居民死亡率与每千人口医疗卫生机构床位数之间统计关联无统计学意义（$t=1.87$，$P=0.075\,5$），但是，发现居民死亡率与每千人口卫生技术人员数每增加 1 人，居民死亡率的平方根反正弦函数值平均增加 0.006 356 弧度（相当于 4.04/10 万）（$t=104.24$，$P<0.05$）。（注：为了说明方便，本实例取得省份和年份均很少，仅以此为例说明面板数据模型的分析思路）。

（王 红 李秀央）

第八章 如何进行病例对照研究设计与分析

第一节 病例对照研究设计要点

病例对照研究（case-control study）是根据研究对象目前是否患病将其分为病例组和对照组，然后回顾性地询问或调查研究对象过去危险因素的暴露接触史，通过对比两组人群过去暴露于某个或某些可疑危险因素（或保护因素）的比例，来判断疾病结局与暴露因素是否有关联及关联程度大小。病例对照研究作为分析流行病学中"由果溯因"的回顾性研究（retrospective study），属于观察性研究范畴，是现代流行病学最重要的研究方法之一。研究过程的示意图见图 8-1。

一、病例对照研究的类型

（一）病例与对照不匹配

又称为成组设计，将设计所规定的患有某病的人群作为病例组，不患有该疾病的人群作为对照组，一般对照组数目应大于或等于病例人数。这种设计简单、方便，但容易产生混杂偏倚，从而影响结果的准确性。

（二）病例与对照匹配

匹配是为了控制某些混杂因素从而提高研究效率。主要分为：

1. 频数匹配 指病例组与对照组中匹配的因素所占的比例一致。

2. 个体匹配 指以病例和对照的个体为单位进行匹配。如 1∶M 的匹配方法，M 值越大，效率越高。但 M 值不宜超过 4，否则将得不偿失。

用于匹配的因素应该是已知的混杂因素，或者至少也应有充分的理由怀疑是混杂因素，否则不能配比。把非混杂因素加入配比的情况，则称为"匹配过头"。

二、研究步骤

病例对照研究的步骤主要为：①作出假设，拟定题目；②拟定研究设计；③现场调查以及建立数据库；④撰写研究报告或论文。

研究设计中需要明确研究类型，确定样本量以及进行病例与对照的选择等等。病例对照研究设计不能随机分组，应首先确定病例组，然后根据设计寻找对照组。病例和对照的选择必须有严格的纳入标准以及排除标准，以提高研究设计的可靠性。病例与对照的来源主要有以下 2 种。

1. 以医院为基础 即收集 1 所或几所医院的住院或门诊确诊的病例，一般选择一个时期内

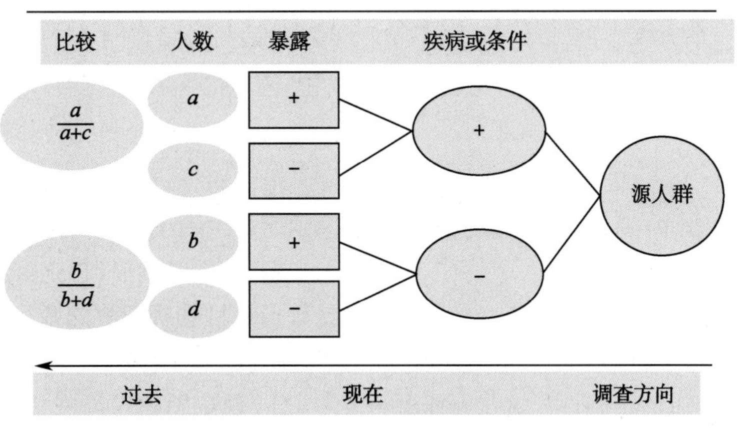

图 8-1 病例对照研究过程的示意图

符合要求的连续病例，从医院同期收治的其他患者中随机抽取一部分作为对照，但这种方法容易产生选择性偏倚，因为患者所患的疾病也可能与研究因素有关。

2. 以社区（人群）为基础 以某地区某时期内某种疾病的全部病例或其中的一个随机样本作为研究对象，可通过社区的疾病监测资料或居民健康档案选择合格的病例，也可以从现况调查资料或人群队列中发生的某种疾病的患者中获得病例。

三、确定样本量

在实际工作中，样本量的估计是病例对照研究成败的一个重要因素。样本量太小，组间差异可能就不能充分表现出来；样本量过大，又会造成人力、物力上的不必要的浪费。在临床实际工作中，样本量的大小经常会受到许多因素的影响，如病例和对照的来源、财力、人力、完成日期等限制。

（一）样本量估计的条件

1. 希望达到的统计学检验假设的显著性水平，即第Ⅰ型错误的概率（α），一般取 $\alpha=0.05$，α 值越小所需样本量越大。

2. 希望达到的统计学检验假设的效能或把握度（$1-\beta$），β 为第Ⅱ型错误的概率，通常取 $\beta=0.1$ 或 0.2，β 值越小，检验效率越高，所需样本量也就越大。

3. 研究因素在对照组或人群中的暴露率（用 P_0 表示）。

4. 研究因素与疾病关联强度的估计值，即优势比（OR）。

（二）样本量估计

非匹配和不同匹配方式的样本量计算方法不同，如果采取匹配设计，估计样本量时还要考虑病例和对照的比例。样本量可利用公式计算，也有现成的表可查。

1. 成组设计的样本量估计

$$n=\frac{\left[Z_{1-\alpha/2}\sqrt{2\overline{P}(1-\overline{P})}+Z_{\beta}\sqrt{P_0(1-P_0)+P_1(1-P_1)}\right]^2}{(P_1-P_0)^2}$$

（公式 8-1）

其中：$P_1=(OR\times P_0)/(1-P_0+OR\times P_0)$ （公式 8-2）

$\overline{P}=0.5\times(P_1+P_0)$ （公式 8-3）

上式中 P_1 为病例组的暴露率，P_0 为对照组的暴露率，$Z_{1-\alpha/2}$ 和 Z_β 为 α 和 $1-\beta$ 所对应的标准正态分布临界值，可查表得到。

2. 1∶1 配对病例 - 对照研究的样本量估计

$$m=\frac{\left[Z_{1-\alpha/2}/2+Z_{\beta}\sqrt{P(1-P)}\right]^2}{(P-0.5)^2}$$ （公式 8-4）

其中：$P=OR/(1+OR)\approx RR/(1+RR)$ （公式 8-5）

m 为暴露状况不一致的对子数（在 1∶1 匹配设计中对子数即为所需样本量）。

因此，需要的总对子数 M 为：

$$M=\frac{m}{P_0(1-P_1)+P_1(1-P_0)}$$ （公式 8-6）

P_0 和 P_1 分别代表目标人群中对照组与病例组的估计暴露率，计算方式同成组设计。

3. 1∶r 配对病例 - 对照研究的样本量估计 可用以下公式计算 1∶r 匹配的病例 - 对照研究所需要的病例数，对照数为 $r\times n$。

$$n=\left[Z_{1-\alpha/2}\sqrt{(1+1/r)\overline{P}(1-\overline{P})}+Z_{\beta}\sqrt{P_1(1-P_1)/r+P_0(1-P_0)}\right]^2/(P_1-P_0)^2$$ （公式 8-7）

其中：

$P_1=(OR\times P_0)/(1-P_0+OR\times P_0)$ （公式 8-8）

$\overline{P}=(P_1+rP_0)/(1+r)$ （公式 8-9）

四、偏倚及控制

病例 - 对照研究是一种回顾性观察研究，可能引入各种偏倚而影响结果的正确性。这些偏倚可以通过严谨的设计和分析从而加以减少和控制。

（一）选择偏倚

由于研究对象与非研究对象间的特征有系统区别而产生的误差。可分为：

1. 入院率偏倚（Berkson 偏倚） 设计阶段宜尽量随机选择研究对象，在多个医院选择对象等方法从而减少偏倚程度。

2. 现患病例 - 新发病例偏倚（Neyman 偏倚） 调查时应该明确规定纳入病例为新发病例，

可减少偏倚程度。

3. 检出症候偏倚(暴露偏倚) 在收集的病例中应该同时包括早、中、晚期的患者，则可以改善这一类偏倚带来的影响。

4. 时间效应偏倚 在调查中采用敏感性高的疾病早期检查技术，可以尽可能地控制时间效应偏倚。

(二)信息偏倚

又称为测量偏倚或者观察偏倚，是指在收集整理资料的过程中由于测量者或者仪器带来的系统误差，可分为：①回忆偏倚；②调查偏倚。其控制方法就是要在研究的不同阶段控制和消除影响信息准确性的各种因素。

(三)混杂偏倚

由于1个或多个外来因素的存在，掩盖或夸大了研究因素与疾病的联系，从而改变了两者之间的真实联系，称为混杂偏倚。常用的控制方法包括限制、匹配、分层分析、随机化和盲法、SMR分析和多因素分析等。

五、资料的整理与分析

(一)资料的整理

在资料采集过程中获得的原始资料和数据是庞杂和无序的，需要经过整理和加工，使之系统化、条理化，这就是资料的整理过程。资料的整理是资料采集工作的延续，也是统计分析的前提。

(二)资料的分析

1. 描述性统计 描述研究对象的一般特征，如年龄、性别、职业、居住地、家族史等，从而对资料的一般情况有一定的了解。

2. 均衡性检验 比较病例组和对照组在研究因素之外的其他可能影响研究结果的基本特征是否相似或齐同，从而鉴定两组对象是否具有较好的可比性。如果两组在某些特征方面的差异有统计学意义，则在推断性分析阶段应充分考虑到其对研究结果的可能影响并加以控制。

3. 推断性分析 即通过比较病例组与对照组对某些研究因素暴露率的差异，分析暴露于疾病有无关联，如果暴露与疾病有关联，则进一步分析关联的强度。

(1)成组设计的病例对照研究：这是病例对照研究的基本设计资料，这种设计简单易行，但容易受到混杂因素的干扰而使分析结果不够稳定。当考虑的因素较多时，可采用分层设计或多因素模型分析，以控制混杂因素的影响。将资料整理成四格表，如表8-1所示。

表8-1 成组设计的病例对照设计资料四格表

暴露或特征	疾病		合计
	病例	对照	
有	a	b	$a+b=n_1$
无	c	d	$c+d=n_0$
合计	$a+c=m_1$	$b+d=m_0$	$a+b+c+d=t$

从上述四格表即可采用公式$OR=ab/bc$计算成组设计病例对照研究的OR。需要注意的是，因为病例对照研究是回顾性的，所以不能计算发病率，也不能计算相对危险度(RR)，只能用OR作为反映关联强度的指标。OR的含义与RR类似，指暴露者的疾病危险程度为非暴露者的多少倍，$OR>1$说明暴露与疾病之间为正相关；$OR<1$说明暴露与疾病之间为负相关。

OR的假设检验采用χ^2检验，检验病例组与对照组两组的暴露率有无统计学的显著差：

$$\chi^2=\frac{(ad-bc)^2n}{(a+b)(c+d)(a+c)(b+d)}$$

(公式8-10)

OR的95% CI可采用Miettinen法：

$$OR^{1\pm1.96/\sqrt{\chi^2}}$$ (公式8-11)

(2)配对设计的病例对照研究

1)1∶1配对资料的分析：在可疑暴露因素为二分类时，可将病例和对照两组的暴露情况归纳为配对四格表，如表8-2所示。

表8-2 1∶1配对病例对照设计资料四格表

病例暴露水平	对照暴露水平		合计
	+	−	
+	a	b	$a+b$
−	c	d	$c+d$
合计	$a+c$	$b+d$	$n=a+b+c+d$

从上述四格表即可采用公式$OR=b/c$计算其配对病例对照研究的OR。需注意：b是病例暴露、对照不暴露的对子数，c是病例不暴露、对照暴露的对子数。针对上述列表形式两者不可颠倒。

OR 的假设检验采用 McNemar 公式：

$$\chi^2=\frac{(b-c)^2}{b+c}\quad（当 b+c\geqslant 40）\qquad（公式 8-12）$$

$$\chi^2=\frac{(|b-c|-1)^2}{b+c}\quad（当 b+c<40）\qquad（公式 8-13）$$

OR 的 95% CI 可采用 Miettinen 法。

2）1∶M 配对资料的分析：如果设计为 1 个病例和 M 个对照匹配，数据的表达方式则比较复杂，可将每个匹配组看作一层，利用 Mantel-Haenszel 分层分析思想来分析 1∶M 匹配设计资料。当可疑暴露因素为二分类时，1∶M 匹配的可能结果有 2（M+1）种。设全部资料共有 b 个匹配组，第 i 个匹配组的结果表达如表 8-3 所示。

表 8-3 第 i 个匹配组的资料格式

组别	暴露于危险因素	未暴露于危险因素	小计
病例	Y_i	$1-Y_i$	1
对照	X_i	$M-X_i$	M

其中 Y_i 为一指示变量，当病例接触危险因素时，令 $Y_i=1$，否则令 $Y_i=0$；X_i 表示在 M 个对照中接触危险因素的例数。将 b 个匹配组视为 b 个层，可以推导出 1∶M 匹配设计的公共 OR 计算公式为：

$$OR=\frac{\sum_{i=1}^{b}Y_i(M-X_i)}{\sum_{i=1}^{b}X_i(1-Y_i)}\qquad（公式 8-14）$$

其 OR 假设检验统计量的计算公式为：

$$\chi^2_{MH}=\frac{(\sum MY_i-\sum X_i)^2}{\sum(1+M)(X_i+Y_i)-\sum(X_i+Y_i)^2},v=1$$

（公式 8-15）

若将各匹配组的资料合并，可以整理成表 8-4。

表 8-4 合并 b 个匹配组的资料格式

病例	对照暴露数			
	0	1	…	M
暴露（1）	n_{10}	n_{11}	…	n_{1M}
未暴露（0）	n_{00}	n_{01}	…	n_{0M}

则其公共 OR 的计算公式为：

$$OR=\frac{\sum_{i=1}^{M}(M-i+1)n_{1,i-1}}{\sum_{i=1}^{M}i\cdot n_{0,i}}\qquad（公式 8-16）$$

相应 OR 假设检验统计量的计算公式为：

$$\chi^2_{MH}=\frac{\left[\sum_{i=1}^{M}(M-i+1)n_{1,i-1}-\sum_{i=1}^{M}i\cdot n_{0,i}\right]^2}{\sum_{i=1}^{M}i(n_{1,i-1}+n_{0,i})(M-i+1)},v=1$$

（公式 8-17）

同样，OR 的 95%CI 可用 Miettinen 法估计。

3）多变量分析：本研究的 1∶1 配对病例对照研究数据，可采用条件 logistic 回归进行多变量统计分析。1∶1 配对病例对照研究是常见 1∶M 匹配病例 - 对照研究中最为简单的一种。它常按一些需要控制的重要混杂因素如母亲年龄、新生儿性别等将病例和对照进行匹配，形成多个匹配组（每个匹配组可视为一层）。

下面以 1∶M 匹配病例对照研究为例简单说明其 logistic 回归的基本原理。设有匹比组 i 个（i=1，2，…，b），每个匹配组第 1 个观察对象为病例（1 个），另有 j 个对照（j=1，2，…，M），k 个相关因素向量（k=1，2，…，m）。用 X_{ijk} 表示第 i 个匹配组第 j 个观察对象第 k 个危险因素的观察值（其中 j=0 为病例）。1∶M 匹配资料的数据格式如表 8-5。

表 8-5 1∶M 匹配病例对照研究条件 logistic 回归的数据格式

匹配组号	组内编号	结局变量	危险因素			
i	j^*	Y	X_1	X_2	…	X_m
1	0	1	X_{101}	X_{102}	…	X_{10m}
	1	0	X_{111}	X_{112}	…	X_{11m}
	⋮	⋮	⋮	⋮	⋮	⋮
	M	0	X_{1M1}	X_{1M2}	…	X_{1Mm}
⋮	⋮	⋮	⋮	⋮	⋮	⋮
b	0	1	X_{b01}	X_{b02}	…	X_{b0m}
	1	0	X_{b11}	X_{b12}	…	X_{b1m}
	⋮	⋮	⋮	⋮	⋮	⋮
	M	0	X_{bM1}	X_{bM2}	…	X_{bMm}

*j=0 为病例，其他为对照

条件 logistic 回归模型可表示为：

$$\ln\left(\frac{P}{1-P}\right)=\mathrm{logit}(P)=\beta_1X_1+\beta_2X_2+\cdots+\beta_mX_m$$

其中 β_1，β_2，…，β_m 为待估参数。匹配病例对照研究的条件 logistic 回归模型的条件似然函数可表示为：

$$L=\prod_{i=1}^{b}\frac{\exp(\sum_{k=1}^{m}\beta_k X_{i0k})}{\sum_{j=0}^{M}\exp(\sum_{k=1}^{m}\beta_k X_{ijk})}=\prod_{i=1}^{b}\frac{1}{1+\sum_{j=1}^{M}\exp[\sum_{k=1}^{k}\beta_k(X_{ijk}-X_{i0k})]}$$（公式 8-18）

从上式可看出，对于任何匹配因素，由于病例与对照具有相同的暴露观察值，($X_{ijk}-X_{i0k}$)为零，故其相应参数不能被估计出来，因此条件 logistic 回归模型与非条件 logistic 回归模型相比少了常数项β_0，但仍能够估计交互作用项参数。

回归模型参数的估计仍然采用极大似然法，通常用 Newton-Raphson 多次逼近迭代求解。由于回归模型中参数的估计是基于条件概率的，故其 logistic 回归被称为条件 logistic 回归。参数的意义和假设检验，模型中变量的设置同非条件 logistic 回归，此处不再赘述。

第二节 如何分析病例对照研究数据

现有一项关于低出生体重危险因素的配对病例对照研究。低出生体重（活产儿体重不满 2 500g）是新生儿死亡的重要原因，也是婴儿发病和死亡的重要原因。为探讨孕前和孕期各种因素与低出生体重的关联性，为预防低出生体重提供科学依据，有研究者以低出生体重儿作为病例组，以同期出生的正常新生儿作为对照组进行配对病例对照研究。

1. 研究对象的选取 2010 年 7 月至 2011 年 10 月在北京市某妇幼保健院分娩的新生儿。病例组纳入标准：①单胎、活产；②出生体重<2 500g。对照组纳入标准为：①单胎、活产；②出生体重为 3 000～4 000g；③母亲孕周为 37～41 周。两组的排除标准：①人工催产或意外引起的早产儿；②染色体变异或有先天性心脏病、唐氏综合征、神经管畸形等的出生缺陷儿；③母亲孕期合并有严重急性或者慢性疾病（如活动性病毒性肝炎、心脏病、重度营养不良、性传播疾病、风疹等）的新生儿；④母亲有诸如子宫畸形等生殖道畸形的新生儿；⑤体外受精或试管婴儿。

研究采用 1∶1 匹配即配对病例对照研究，考虑到母亲年龄、分娩时间和新生儿性别为可疑混杂因素，故按照如下标准每出生 1 例低出生体重儿选择正常体重新生儿作为对照：①新生儿性别相同；②新生儿的母亲年龄相差在 3 岁以内；③新生儿母亲的分娩时间相差 3d 以内。研究内容与数据收集：新生儿母亲（产妇）及新生儿基本情况（如产妇的年龄、职业、文化程度、生育史、孕前身高和体重、吸烟及被动吸烟情况、孕前及孕早期补服叶酸情况等；新生儿性别，身长，头围、阿氏评分等），产妇月经生育史，产妇孕期健康状况以及部分临床资料摘录。数据通过问卷和医院信息系统（HIS）收集。

2. 研究目的 探索分析孕前和孕期各种因素与低出生体重的关联性，采用 1∶1 的配对病例对照设计。对这种类型资料的统计分析通常先作简单的统计描述，再进行统计推断。即先作单变量分析，而后再作多变量分析。根据分析变量、资料类型等可使用均数 ± 标准差、率和构成比等指标进行统计描述，同时需要计算关联强度指标 *OR* 及其 95%*CI*。统计推断中单变量分析主要采用配对 t 检验、配对 χ^2 检验、Mantel-Haenszel χ^2 检验等方法，多变量分析则主要采用条件 logistic 回归筛选影响因素。

一、研究对象基本情况描述

本研究共收集配对病例对照 276 对，女婴 158 对，男婴 118 对。病例组新生儿平均出生体重为（2 143.37±317.21）g，对照组为（3 433.55±244.82）g，两组差异有统计学意义。低出生体重组产妇平均年龄为（29.09±3.97）岁，对照组为（29.07±3.41）岁，两组差异无统计学意义。两组产妇均无既往病史，孕期无主动吸烟、饮酒、用药、射线、化学物质等危险因素接触史。配对比较具体结果如表 8-6 所示。

二、低出生体重的单因素分析

将该资料中收集到各个因素整理成配对四格表进行分析，将有统计学意义单个影响因素的 *OR* 值和 95%*CI*、*OR* 值的 McNemar 检验和相应 *P* 值列入表 8-7。

表 8-6 病例组和对照组出生体重和产妇年龄的配对比较

组别	例数	出生体重/g			产妇年龄/岁		
		$\bar{X}\pm S$	t	P	$\bar{X}\pm S$	t	P
病例组	276	2 143.37±317.21	−55.210	<0.001	29.09±3.97	0.227	0.821
对照组	276	3 433.55±244.82			29.07±3.41		

表 8-7 1:1 配对病例对照设计资料四格表 *OR* 值及配对 χ^2 检验

影响因素	病例(1)*	对照(0)*		OR(95% CI)	χ^2	P
		是(1)*	否(0)*			
剖宫产	是(1)*	84	75	2.34(1.57～3.50)	17.280	<0.001
	否(0)*	32	85			
本科及以上学历	是	175	32	0.64(0.41～0.99)	3.951	0.047
	否	50	19			
人均居住面积≥20m²	是	133	32	0.53(0.35～0.81)	8.522	0.004
	否	60	51			
日常膳食结构均衡	是	189	25	0.46(0.29～0.74)	10.646	0.001
	否	54	8			
孕期体重增加≤10kg	是	7	52	4.73(2.62～8.52)	26.683	<0.001
	否	11	206			
孕早期增补叶酸	是	225	16	0.52(0.29～0.93)	4.787	0.029
	否	31	4			
产前检查≥8次	是	187	17	0.27(0.16～0.44)	26.450	<0.001
	否	63	9			
孕早期先兆流产	是	17	50	1.67(1.07～2.61)	5.000	0.025
	否	30	179			
每天看电脑电视>4h	是	98	43	0.56(0.39～0.82)	9.151	0.003
	否	76	59			
妊娠高血压	是	4	58	4.83(2.76～8.48)	30.228	<0.001
	否	12	202			
胎膜或胎盘异常	是	21	85	2.13(1.47～3.07)	16.200	<0.001
	否	40	130			

*括弧内为变量取值，其他变量同

由表 8-7 可见，剖宫产、孕期体重增加≤10kg、孕早期先兆流产、妊娠高血压、胎膜或胎盘异常均与低出生体重的风险增加有关（$P<0.05$，*OR* 均大于 1）；而本科及以上学历、人均居住面积≥20m²、日常膳食结构均衡、孕早期增补叶酸、产前检查≥8 次、每天看电视电脑>4h 均与低出生体重的风险减少有关（$P<0.05$，*OR* 均小于 1）。

三、多变量分析

本研究中，如每次仅纳入 1 个变量进行单变量的条件 logistic 回归分析，也即对所有因素建立多个条件 logistic 回归模型，其分析结果见表 8-8 所示。

由表 8-8 可知，单因素的条件 logistic 回归模型计算出的 *OR* 值与表 8-7 中配对四格表计算结果相同，如可疑暴露因素剖宫产与低出生体重的 $OR=e^{0.8515}=2.34$；其 $z^2=4.03^2=16.2409\approx17.280$，等价于表 8-7 的 McNemar 检验计算的 χ^2 值；其 *OR* 的 95%*CI* 与 Miettinen 法计算结果很接近。因此采用条件 logistic 回归对单一变量估计的 *OR* 等价于单变量配对四格表所直接计算的值，但 95%*CI* 近似而不相等。

将上述单变量分析有统计学意义的变量作为多因素条件 logistic 回归分析的候选变量，采用向前进入的逐步回归法，结果见表 8-9。

表 8-8 1∶1 配对病例对照资料单因素条件 logistic 回归分析结果

影响因素	回归系数 b_i	标准误 $SE(b_i)$	Z	P	OR	95%CI
剖宫产	0.851 8	0.211 1	4.03	0.000	2.34	1.55～3.55
本科及以上学历	−0.446 3	0.226 4	−1.97	0.049	0.64	0.41～0.997
人均居住面积≥20m²	−0.628 6	0.218 9	−2.87	0.004	0.53	0.35～0.82
日常膳食结构均衡	−0.770 1	0.241 9	−3.18	0.001	0.46	0.29～0.74
孕期体重增加≤10kg	1.553 3	0.331 9	4.68	0.000	4.73	2.47～9.06
孕早期增补叶酸	−0.661 4	0.307 8	−2.15	0.032	0.52	0.28～0.94
产前检查≥8 次	−1.309 9	0.273 3	−4.79	0.000	0.27	0.16～0.46
孕早期先兆流产	0.510 8	0.230 9	2.21	0.027	1.67	1.06～2.62
每天看电脑电视>4h	−0.569 5	0.190 8	−2.98	0.003	0.56	0.39～0.82
妊娠高血压	1.575 5	0.317 1	4.97	0.000	4.83	2.60～9.00
胎膜或胎盘异常	0.753 8	0.191 7	3.93	0.000	2.13	1.46～3.09

表 8-9 1∶1 配对病例对照资料多因素条件 logistic 回归分析结果

影响因素	回归系数 b_i	标准误 $SE(b_i)$	Z	P	OR	95%CI
剖宫产	0.814 7	0.268 1	3.04	0.002	2.26	1.34～3.82
日常膳食结构均衡	−0.769 3	0.292 8	−2.63	0.009	0.46	0.26～0.82
孕期体重增加≤10kg	1.411 8	0.392 2	3.60	0.000	4.10	1.90～8.85
产前检查≥8 次	−1.265 1	0.332 8	−3.80	0.000	0.28	0.15～0.54
孕早期先兆流产	0.887 7	0.298 5	2.97	0.003	2.43	1.35～4.36
每天看电脑电视>4h	−0.606 1	0.247 2	−2.45	0.014	0.55	0.34～0.89
妊娠高血压	1.786 8	0.383 9	4.86	0.000	5.97	2.81～12.67
胎膜或胎盘异常	0.865 7	0.239 8	3.61	0.000	2.38	1.49～3.80

结果显示，通过多因素条件 logistic 回归分析提示，妊娠高血压、孕期体重增加≤10kg、孕早期先兆流产、胎盘或胎膜异常、剖宫产均可增加低出生体重的风险，说明健康孕产妇妊娠期间体重应该在一个合理的范围内，孕期体重过低会导致胎儿发育障碍并导致低出生体重，相反孕期增重较多也可能导致巨大儿出现。妊娠并发症和孕期先兆流产、胎盘胎膜异常等会导致子宫胎盘血流量减少，胎儿宫内长期慢性缺氧，胎儿发育迟缓而低出生体重。产前检查≥8 次、日常膳食结构均衡和每天看电视电脑>4h 则减少了低出生体重的发生风险，说明母亲营养合理均衡，正规、系统的产前检查和更多地从电脑电视获取孕产期相关健康教育知识有助于胎儿从母体获取营养，及时正确处理合并症、并发症，减少妊娠不良结局，可以降低低出生体重儿的发生。

关于变量的选择需注意：本研究目的是探索孕前和孕期各种因素与低出生体重的关联性，为探索性研究，事先没有给予明确的假设，此时可先采用单变量分析筛选出有统计学意义的影响因素变量，在此基础上采用多变量逐步回归的方法进行变量筛选得到最终结果。

如果研究属验证性研究时，即根据以往文献提出了明确假设，可先将明确假定的主要暴露因素变量放入模型进行拟合，并在此基础上增加可疑混杂因素变量，然后观察可疑混杂因素对主要暴露因素影响大小，如暴露因素的 OR 变化较大，超过了 0.5（当 $OR>1$ 时）或 0.1（当 $OR<1$ 时），模型中就应当保留可疑混杂因素变量。完成此步后，再进一步考虑是否将交互作用变量放入模型。需注意的是：不能根据假设检验结果来判断混杂因素变量的取舍，而交互作用变量的取舍则需根据假设检验结果来判断。

四、拓展实例及其分析

本节中匹配病例对照研究数据采用条件 logistic 回归进行分析，对于横断面研究资料和成组病例对照研究资料的统计分析则采用非条件

logistic 回归进行分析，这两种情况其结局变量均为两分类的情形。在研究工作中，常常会遇到结局变量为多分类情况，即有一个病例，多个对照或反过来一个对照，多个病例。

例 8-1 近年来孕产妇死亡监测结果发现，占全国孕产妇死亡的首位原因仍然是产科出血，而产科大出血往往和人工流产和妊娠高血压等有着密切关联。为探讨产后大出血（出血量≥400ml）与人工流产史和妊娠高血压之间的关系，研究者设计了有 2 个病例和 1 个对照的病例对照研究并搜集了如表 8-10 资料。对于这种情形应该如何进行统计分析？

这类资料的结局变量为无序多分类，如仍然采用前述两分类变量的 logistic 回归方法处理，对每两类结果作两两比较，可能会增加犯Ⅰ型错误的概率，将本来无差别结果判为有差别。对这种无序多分类结果的资料，可以采用多分类的 logistic 回归（polytomous logistic regression）进行分析。

多分类 logistic 回归其模型为一组方程。本研究中 3 类结果的 logistic 回归有 2 个方程，如以无大出血的对照作为参照组，则 3 类结果的 logistic 回归模型可以表示为：

$$\text{logit } P_{1/0} = \ln[\frac{P(y=1/x)}{P(y=0/x)}] = \alpha_1 + \beta_{11}x_1 + \beta_{12}x_2 + \cdots + \beta_{1p}x_p = g_1(x)$$

$$\text{logit } P_{2/0} = \ln[\frac{P(y=2/x)}{P(y=0/x)}] = \alpha_2 + \beta_{21}x_1 + \beta_{22}x_2 + \cdots + \beta_{2p}x_p = g_2(x)$$

（公式 8-19）

上式中 y 为结果变量，其取值为 0（对照），1 和 2；$x_1, x_2, \cdots, x_p$ 为自变量。第 1 个方程为宫缩乏力性大出血与对照相比的模型，第 2 个方程为胎盘因素大出血与对照相比的模型。采用统计分析软件可算得：

$$\text{logit } P_{1/0} = -1.555 + 0.948x_1 - 0.388x_2$$

$$\text{logit } P_{2/0} = -3.549 + 1.597x_1 + 0.937x_2$$

在宫缩乏力性产后大出血与无大出血相比模型中，得到妊娠高血压的 $OR_1(x_1) = e^{0.948} = 2.58$，95%$CI$ 为 1.29～5.15；人工流产史的 $OR_1(x_2) = e^{-0.388} = 0.68$，95%$CI$ 为 0.42～1.09。在胎盘因素产后大出血与无大出血相比模型中，得到妊娠高血压的 $OR_2(x_1) = e^{1.579} = 4.94$，95%$CI$ 为 1.85～13.21；人工流产史的 $OR_2(x_2) = e^{0.937} = 2.55$，95%$CI$ 为 1.23～5.28。从结果来看，有妊娠高血压的产妇发生宫缩乏力性产后大出血及胎盘因素性产后大出血的危险性分别是无妊娠高血压患者的 2.58 倍和 4.94 倍。有人工流产史的产妇发生胎盘因素性产后大出血的危险性是无人工流产史患者的 2.55 倍，还不能认为人流史对宫缩乏力性产后大出血有影响。

第三节 如何分析巢式病例对照研究数据

巢式病例对照研究（nested case-control study）是 1973 年由美国流行病学家 Mantel 提出，该研究是在病例对照研究和队列研究进行组合后形成的一种新的研究方法，即在对一个事先确定好的队列进行随访观察的基础上，再应用病例对照研究（主要是匹配病例对照研究）的设计思路进行研究分析。

一、基本概念及研究设计

该研究设计是在建立随访队列时，采集基线信息和有关生物标本备用，当随访到事件结局能满足病例对照研究的样本量时，从队列中按照病例的

表 8-10 两类产后大出血与人工流产史和妊娠高血压的关系 单位：例

组别	无妊娠高血压（$x_1=0$）		有妊娠高血压（$x_1=1$）		合计
	无人工流产史（$x_2=0$）	有人工流产史（$x_2=1$）	无人工流产史（$x_2=0$）	有人工流产史（$x_2=1$）	
对照（无产后大出血，$y=0$）	575	143	18	9	745
宫缩乏力大出血（$y=1$）	121	21	10	3	155
胎盘因素大出血（$y=2$）	18	9	1	5	33
合计	714	173	29	17	933

情况进行对照的匹配，构成匹配的病例组和对照组，比较分析两组暴露（如生物学标志物）情况，探讨暴露与结局发生的相关性。由于病例和对照的暴露因素是在基线时或随访过程中获得，故不存在回忆偏倚，并且暴露与结局发生的时间先后顺序清楚，因果关系明确，是一种高效的研究设计。其原理如图 8-2 所示。

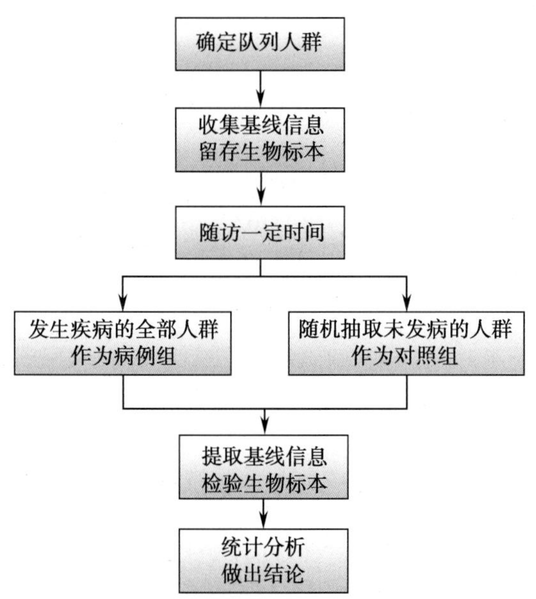

图 8-2 巢式病例对照研究过程的示意图

二、巢式病例对照研究的类型

（一）前瞻性巢式病例对照研究

研究是从现在开始的，选择某一人群作为队列，此时研究的结局并没有出现，通过前瞻性随访一定时间，直到发生足够的病例数，将其作为病例组，再匹配相应的对照进行分析，时间顺序为从现在到未来。

（二）回顾性巢式病例对照研究

队列是在研究开始之前的某个时点就已经建立好了，研究者已经掌握了该队列人群的基线特点和随访信息，研究开始时已经发生了结局事件，此时将现在已发病的研究对象作为病例组，再匹配未发病的作为对照组，时间顺序是由过去到现在。

三、巢式病例对照研究实例

现有一项中国妇女妊娠早期胆汁酸代谢水平与妊娠糖尿病（GDM）风险的巢式病例对照研究。胆汁酸代谢在糖、脂及能量代谢中起着重要作用，而目前还不确定妊娠早期的胆汁酸代谢水平是否与妊娠期糖尿病的发病风险有关。故进行了 1∶1 的巢式病例病例对照研究，具体描述如下：

2010 年 10 月至 2012 年 8 月在天津建立了 2 万多名孕妇及其后代的大型研究队列。该研究是利用此队列开展了的按照年龄 ±1 岁为条件的 1∶1 匹配的巢式病例对照研究。

（一）研究对象的纳入标准

①孕早期存留血样者；②葡萄糖筛查实验结果完整者；③若为葡萄糖筛查试验结果阳性者，应具备口服葡萄糖试验结果。此时，符合纳入标准的妊娠糖尿病和非妊娠糖尿病孕妇共计 2 764 人，其中妊娠糖尿病孕妇 243 人，非妊娠糖尿病孕妇 2 521 人。据此，根据年龄 ±1 岁的标准，为妊娠糖尿病孕妇随机匹配 243 名非妊娠糖尿病孕妇。最终，进入研究的对象总计 486 例。该研究已通过天津市妇女儿童保健中心伦理委员会的审批，并获得所有参与者的知情同意。

（二）数据获取

通过问卷和天津市妇幼保健信息系统数据库中获取。收集的数据包括母亲年龄、一级亲属的糖尿病家族史、孕周、种族、受教育程度、妊娠前或妊娠期间吸烟、饮酒情况、受教育程度等。最后还检测了纳入研究的 486 名孕妇的 9 种胆汁酸代谢水平。具体研究指标见表 8-11，详细指标及其分组描述请见参考文献 108。

（三）数据分析思路

巢式病例对照研究资料的分析与传统的病例对照研究相同，分为匹配的巢式病例对照研究和不匹配的巢式病例对照研究。资料的分析上分为统计描述和统计推断。不匹配的巢式病例研究资料整理表格同成组设计的病例对照研究（表 8-1），多因素分析时采用非条件 logistics 回归分析；匹配的巢式病例对照研究资料整理同表 8-4，多因素分析时采用条件 logistics 回归分析。

通常先进行简单的统计描述，再进行统计推断。即先作单变量分析，而后再作多变量分析。定量资料描述根据数据分布情况，可采用均数 ± 标准差（$\bar{X}$ ±S）或中位数（四分位数间距）［Median（IQR）］，定性资料可采用例数和构成比［例（%）］等指标进行统计描述；关联强度指标为 OR（95%CI）。统计推断中单变量分析主要采用

配对 t 检验、Wilcoxon 符号秩和检验、McNemar χ^2 检验等方法，多变量分析则主要采用条件 logistic 回归筛选影响因素。

本次研究探索分析中国妇女妊娠早期胆汁酸代谢水平与 GDM 发病的风险，采用的是 1∶1 配对的巢式病例对照研究设计。这种类型的资料统计分析与本章第二节中给出的 1∶1 匹配病例对照研究设计统计分析方法和分析思路基本相同，故具体计算公式见本章第二节，本节不再赘述。

四、结果分析

（一）研究对象基本情况描述

本研究共收集病例对照 243 对，患有妊娠糖尿病的妇女与年龄 ±1 岁的非妊娠糖尿病匹配。病例组平均年龄为（29.2±2.7）岁，对照组为（29.2±3.3）岁，差异无统计学意义。具体见表 8-11。

表 8-11 研究人群特征分布及比较

因素	无妊娠糖尿病（n=243）	妊娠糖尿病（n=243）	P
年龄 / 岁	29.2±3.3	29.2±2.7	1.000
身高 /cm	163.2±4.6	163.1±5.0	0.280
体重 /kg	58.2±9.6	63.7±10.5	<0.001
体重指数 /（kg/m^2）	21.8±3.6	23.9±3.6	<0.001
体重指数分组			<0.001
24.0～<28.0kg/m^2	45（18.5）	77（31.7）	
≥28.0kg/m^2	12（4.9）	31（12.8）	
孕周（周）	10.1±2.0	10.1±2.1	0.943
舒张压（DBP）/mmHg	67.9±7.7	70.6±8.0	<0.001
收缩压（SBP）/mmHg	104.0±10.5	108.3±10.5	<0.001
汉族人群比例	234（96.3）	238（97.9）	0.285
一级亲属糖尿病家族史	14（5.8）	30（12.4）	0.014
教育年限>12 年	132（54.3）	135（55.6）	0.780
产次≥1	12（4.9）	14（5.8）	0.683
吸烟史	13（5.4）	15（6.2）	0.695
饮酒史	57（23.5）	72（29.6）	0.742
丙氨酸转氨酶 /（U/L）	16.0（10.7，21.0）	19.0（14.0，26.0）	<0.001
胆汁酸水平			
胆酸（CA）/（nmol/ml）	0.10（0.08，0.15）	0.10（0.09，0.13）	0.146
≤0.155nmol/ml	184（76.7）	196（84.5）	0.017
鹅去氧胆酸（CDCA）/（nmol/ml）	0.09（0.05，0.21）	0.08（0.04，0.13）	0.198
≤0.160nmol/ml	159（65.4）	194（80.5）	<0.001
脱氧胆酸（DCA）/（nmol/ml）	0.26（0.15，0.45）	0.20（0.10，0.32）	0.002
<0.280nmol/ml	129（53.1）	161（66.8）	0.003
甘氨熊脱氧胆酸（GUDCA）/（nmol/ml）	0.03（0.02，0.06）	0.02（0.01，0.03）	<0.001
≤0.070nmol/ml	190（78.5）	220（95.65）	<0.001
糖元脱氧胆酸（GCDCA）/（nmol/ml）	0.36（0.17，0.71）	0.20（0.12，0.39）	<0.001
≤0.800nmol/ml	189（78.8）	232（95.5）	<0.001
甘氨脱氧胆酸（GDCA）/（nmol/ml）	0.12（0.06，0.27）	0.08（0.04，0.14）	<0.001
≤0.200nmol/ml	168（69.1）	206（85.1）	<0.001
牛磺酰脱氧胆酸（TCDCA）/（nmol/ml）	0.10（0.05，0.20）	0.06（0.04，0.10）	<0.001
≤0.200nmol/ml	183（75.3）	221（91.0）	<0.001
甘胆酸（GCA）/（nmol/ml）	0.08（0.04，0.14）	0.05（0.03，0.09）	0.010
≤0.160nmol/ml	193（79.4）	222（91.4）	<0.001
牛磺胆酸（TCA）/（nmol/ml）	0.05（0.04，0.09）	0.06（0.05，0.08）	0.325
≤0.10nmol/ml	190（79.5）	209（88.6）	0.005

1mmHg=0.133kPa

由表 8-11 得知，在体重、体重指数、血压、丙氨酸转氨酶、一级亲属家族史方面，两组差异有统计学意义（$P<0.05$）。与无妊娠糖尿病的妇女相比，有妊娠糖尿病的妇女更容易超重或肥胖，有一级亲属糖尿病家族史、丙氨酸转氨酶含量水平高。而身高、汉族人群比例、教育年限、产次、习惯性吸烟和饮酒方面，两组人群情况相似（$P>0.05$）。

（二）胆汁酸水平与妊娠糖尿病发生的单因素及多因素分析

各胆汁酸水平与妊娠糖尿病发病的条件 logistic 回归分析结果见表 8-12。

由表 8-12 可以看出，妊娠糖尿病患者体内多种胆汁酸显著低于对照组，且 9 种低水平的胆汁酸与妊娠糖尿病发生显著相关。对每个胆汁酸与妊娠糖尿病发生分别进行多变量的条件 logistic 回归模型分析，发现校正 BMI、一级糖尿病家族史、收缩压、舒张压、习惯性吸烟、饮酒、孕周、教育年限（>12 年）、产次≥1 次、汉族、丙氨酸转氨酶含量因素后，除胆酸（CA）之外，其他各胆汁酸水平与妊娠糖尿病呈显著相关。

五、巢式病例对照研究的特点

（一）与传统病例对照研究相比

巢式病例对照研究的主要优点在于：①有一个明确定义的可供抽样的人群，病例和对照皆来自同一队列，可以显著降低选择偏倚的可能性；②在研究中的暴露资料是在随访开始时或者疾病发生前已经收集好的，可以减少回忆偏倚，并且因果推断的时序性较强；③巢式病例对照研究的统计效率和检验效率高于传统的病例对照研究。

（二）与队列研究相比

主要优点在于可以选择较少数量的研究对象，减少人力、物力和财力，并且还可以用于罕见病的研究。当然，巢式病例对照研究在统计效率上会比队列研究略有损失，并且其收集资料往往是在过去的时间完成，难免会产生测量偏倚和信息偏倚。

表 8-12　各胆汁酸水平与妊娠糖尿病发病的条件 logistic 回归分析结果

	回归系数 b_i	标准误 SE (b_i)	χ^2	P^a	OR（95% CI）[a]
单因素分析结果					
CA≤0.155nmol/ml *vs.* CA>0.155nmol/ml	0.62	0.26	5.55	0.019	1.86（1.11～3.13）
CDCA≤0.160nmol/ml *vs.* CDCA>0.160nmol/ml	0.77	0.22	12.26	0.001	2.17（1.10～4.28）
DCA≤0.280nmol/ml *vs.* DCA>0.280nmol/ml	0.57	0.19	8.91	0.003	1.77（1.07～2.92）
GUDCA≤0.070nmol/ml *vs.* GUDCA>0.070nmol/ml	2.17	0.47	21.23	<.000 1	8.80（1.24～62.64）
GCDCA≤0.800nmol/ml *vs.* GCDCA>0.800nmol/ml	1.85	0.38	23.73	<.000 1	6.38（1.18～34.49）
GDCA≤0.200nmol/ml *vs.* GDCA>0.200nmol/ml	0.90	0.23	15.00	0.000	2.46（1.11～5.47）
TCDCA≤0.200nmol/ml *vs.* TCDCA>0.200nmol/ml	1.17	0.28	17.90	<.000 1	3.24（1.14～9.22）
GCA≤0.160nmol/ml *vs.* GCA>0.160nmol/ml	1.12	0.31	13.30	0.000	3.07（1.16～8.16）
TCA≤0.1nmol/ml *vs.* TCA>0.1nmol/ml	0.77	0.28	7.68	0.006	2.16（1.07～4.36）
多因素分析结果[*]					
CA≤0.155nmol/ml *vs.* CA>0.155nmol/ml	0.59	0.33	3.32	0.068	1.81（0.96～3.42）
CDCA≤0. 160nmol/ml *vs.* CDCA>0. 160nmol/ml	0.83	0.27	9.55	0.002	2.30（1.10～4.81）
DCA≤0.280nmol/ml *vs.* DCA>0.280nmol/ml	0.74	0.23	10.34	0.001	2.10（1.10～3.99）
GUDCA≤0.070nmol/ml *vs.* GUDCA>0.070nmol/ml	1.86	0.51	13.40	0.000	6.42（1.31～31.37）
GCDCA≤0.800nmol/ml *vs.* GCDCA>0.800nmol/ml	1.66	0.42	15.75	<.000 1	5.25（1.26～21.81）
GDCA≤0.200nmol/ml *vs.* GDCA>0.200nmol/ml	0.93	0.28	11.10	0.001	2.52（1.15～5.55）
TCDCA≤0.200nmol/ml *vs.* TCDCA>0.200nmol/ml	1.20	0.32	14.44	0.000	3.32（1.15～9.56）
GCA≤0.160nmol/ml *vs.* GCA>0.160nmol/ml	1.43	0.38	14.25	0.000	4.17（1.25～13.97）
TCA≤0.1nmol/ml *vs.* TCA>0.1nmol/ml	0.98	0.34	8.35	0.004	2.65（1.08～6.54）

[*] 指校正了 BMI、一级糖尿病家族史、收缩压、舒张压、吸烟史、饮酒史、孕周、受教育年限（>12 年）、产次≥1、汉族、丙氨酸转氨酶含量。[a] P 及 95%CI 采用了 Ryan-Holm step-down Bonferroni 方法进行了校正

（吴思英　李长平）

第九章　如何进行队列研究的设计与分析

第一节　队列研究设计要点

队列研究（cohort study）的循证医学证据等级仅次于随机对照试验。最早用于研究与疾病发生有关的病因或危险因素，选取未患某研究疾病的代表性研究对象，按是否暴露于某个可疑因素分为暴露组（或不同暴露水平的亚组）和非暴露组，随访观察一段时间后，比较不同组之间疾病的发病率或死亡率的差异，从而判定暴露因素与疾病有无关联及关联大小的一种研究方法。队列研究属于观察性研究，暴露测量时间是现在，疾病发生时间是将来，即暴露在疾病结局（发病或死亡）发生之前，因此，队列研究是先因后果的前瞻性研究（prospective study），故它在人群研究设计中，对暴露与疾病结局的因果关系具有很强的论证性。

一、队列研究的类型

根据研究对象进入队列时间及终止观察时间不同分为前瞻性队列研究、回顾性队列研究和双向性队列研究。研究开始时暴露因素已经存在，但疾病尚未发生，研究的结局要前瞻一段时间才能得到，这种设计模式称为前瞻性队列研究（prospective cohort study）。研究开始时，回顾性的收集研究对象在过去某个时点的暴露状况，也可以根据当时的暴露状况资料分组，追访到现在，观察其疾病结局发生情况，称为回顾性队列研究（retrospective cohort study）。在回顾性队列研究之后，继续进行一段时间的前瞻性队列研究，称为双向性队列研究（ambispective cohort study），当基本具备进行历史性队列研究的条件下，如果从暴露到现在的观察时间还不能满足研究的要求（人时不够，未满足效应期），还需继续前瞻性观察一段时间时，则选用双向性队列研究。3 种队列研究类型如图 9-1 所示。

二、队列研究的目的

队列研究主要用于：

1. 验证病因假设　多数情况下，队列研究用来研究一种暴露与一种疾病的关联，但它也可同时观察某种暴露因素对人群健康的多方面影响，检验多个假说。

2. 评价预防措施的自发预防效果　在随访

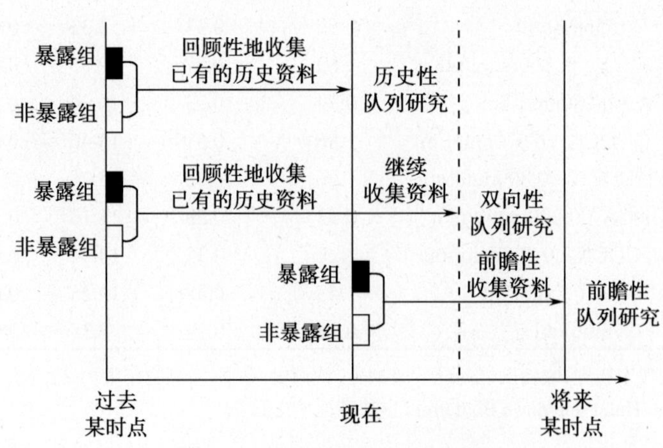

图 9-1　3 种队列研究类型示意图

人群中研究对象可能受各种因素的影响而自行采取一种与暴露致病作用相反的措施，出现预防效果，这种现象称为“人群的自然实验”。

3. 描述疾病的自然史　队列研究可观察到疾病的自然史，即疾病从易感期、潜伏期、临床前期、临床期到结局的整个自然发展过程。

三、队列研究的设计与实施

（一）确定暴露因素

暴露因素一般是在描述性研究和病例对照研究的基础上确定的。在研究中一般应对暴露因素进行定量，除了暴露水平以外，还应考虑暴露的时间，以估计累积暴露剂量。同时还要考虑暴露的方式，如间歇暴露或连续暴露、直接暴露或间接暴露、一次暴露或长期暴露等。暴露的测量应采用敏感、精确、简单和可靠的方法。随着科学进步，暴露因素的概念和测量技术手段得到发展和完善，从单纯的生物学因素，发展到心理社会方面，不仅仅是危险因素，还有保护因素，测量手段大大改善，暴露水平的测量已经从宏观群体水平发展到个体水平和分子水平。

队列研究除了要确定主要的暴露因素外，还应同时收集其他可能影响结局的其他因素，包括各种可疑的混杂因素及研究对象的人口学特征，以利于对研究结果作深入分析。

（二）确定研究结局

结局（outcome）是指随访观察中将出现的预期结果事件，也即研究者希望追踪观察的事件。结局是队列研究观察的自然终点，它与观察期的终止不是一个概念。

研究结局的确定应全面、具体、客观。结局不仅限于发病、死亡，也有健康状况和生命质量的变化；既可是终极的结果（如发病或死亡），也可是中间结局（如分子或血清的变化）；结局变量既可是定性的，也可是定量的，如血清抗体的滴度、尿糖及血脂达到一定水平等。

结局变量的测定，应给出明确统一的标准，并在研究的全过程中严格遵守。考虑疾病的诊断标准时要注意一种疾病往往有多种表现，如轻型和重型、不典型和典型、急性和慢性等区别。因此，妥善的解决办法是，尽量按国际或国内统一的标准判断结局。

队列研究可以同时收集到多种结局资料，研究一因多果的关系，故在队列研究中除确定主要研究结局外，可考虑同时收集多种可能与暴露有关的结局。

（三）确定研究现场与研究人群

1. 研究现场　由于队列研究的随访时间长，因此研究现场的选择除要求有足够数量的符合条件的研究对象外，还应选择那些人口相对稳定，便于随访，预期研究结局发生率较高，有较好的组织管理体系，研究能够获得当地政府重视、群众理解和支持的现场，最好是当地的文化教育水平较高，医疗卫生条件较好，交通较便利。选择符合这些条件的现场，将使随访调查更加顺利，所获资料更加可靠。依据不同的研究目的，队列研究既可以在医院进行，又可以在人群现场进行。当然，也要考虑现场的代表性。

2. 研究人群　研究人群包括暴露组和对照组，暴露组中有时还有不同暴露水平的亚组。根据研究目的和研究条件的不同，研究人群的选择有不同的方法。

（1）暴露人群的选择：暴露人群即对待研究因素有暴露的人群。根据研究的方便与可能，通常有下列4种选择。

1）职业人群：如果要研究某种可疑的职业暴露因素与疾病或健康的关系，必须选择相关职业人群作为暴露人群；另外，由于职业人群有关暴露与疾病的历史记录较为全面、真实和可靠，故如果做历史性队列研究，也常选择职业人群为暴露人群。

2）特殊暴露人群：指对某因素有高的暴露水平的人群。如果暴露因素与疾病有关，则高度暴露的人群中疾病的发病率或死亡率就可能高于其他人群，这将有利于探索暴露与疾病之间的联系。在研究暴露与疾病的关联时，常常首选特殊暴露人群。

某些职业中常存在特殊暴露因素，可能与某些疾病有关。所以某些职业人群也是特殊暴露人群。

特殊暴露人群是研究某些罕见的特殊暴露的唯一选择，如选择原子弹爆炸的受害者，接受过放射线治疗的人，以研究射线与白血病的关系。

由于对某些职业暴露和某些特殊暴露的危

险作用多半不是一开始就认识到的，一旦认识到了，大多都采取了防护措施以减少暴露，所以一般不易进行前瞻性队列研究，而常使用历史性队列研究。

3）一般人群：即某行政区域或地理区域范围内的全体人群，选择其中暴露于研究因素的人做暴露组。在一般人群中选择暴露组，通常考虑2点：一是不打算观察特殊人群发病的情况，而着眼于在一般人群中的防治，使研究结果具有普遍意义；二是所研究的因素和疾病都是一般人群中常见的，不必要或没有特殊人群可寻，特别是在研究一般人群的生活习惯或环境因素时。

医疗或人寿保险的资料可作为选择对象的来源之一。保险资料可看作是一般人群资料的特殊形式，西方国家几乎是人人参加这类保险的，我国随着城镇医疗体制的改革，参加保险的人数与日俱增。保险资料的优点是有详细可靠的医疗与保健记录，有利于追踪观察。

4）有组织的人群团体：该类人群可看作是一般人群的特殊形式，如医学会会员，工会会员，机关、社会团体、学校或部队成员等。选择这样的人群的主要目的是利用他们的组织系统，便于有效地收集随访资料。而且他们的职业和经历往往是相同的，可增加其可比性。如Doll和Hill选择英国医师会员以研究吸烟与肺癌的关系，就是一个好例子。缺点是研究结果有一定的局限性。

（2）对照人群的选择：设立对照的目的是为了比较，为了更好地分析暴露的作用。选择对照组的基本要求是尽可能保证与暴露组的可比性，即对照人群除未暴露外，其他各种因素或人群特征（如年龄、性别、民族、职业、文化程度等）都应尽可能与暴露组相同，即具有可比性。选择对照人群的常用形式有下列4种。

1）内对照：即选择一组研究人群，将其中暴露于所研究因素的对象作为暴露组，其余非暴露者即为非暴露组。也就是说在选定的一群研究对象内部既包含了暴露组，又包含了对照组，不需到另外的人群中去找。这样做的好处是，选取对照比较省事，并可以无误地从总体上了解研究对象的发病率情况。队列研究应尽量选用内对照，因为除暴露因素外，它与暴露人群的可比性好。但研究环境或职业暴露时难以实施，非暴露组被“污染”。

当研究的暴露变量不是定性变量，而是定量变量时，可按暴露剂量分成若干档次，以最低档次暴露的人群为对照组。

2）外对照：当选择职业人群或特殊暴露人群作为暴露人群时，往往不能从这些人群中选出对照，需在该人群之外去寻找对照组，所以叫做外对照。如果以放射科医生为研究射线致病作用的暴露对象时，可以将不接触射线或接触射线极少的五官科医生为外对照。选用外对照的优点是随访观察时可免受暴露组的影响，即暴露组的“污染”，缺点是需费力气去另外组织一项人群工作。

3）总人口对照：这种对照可认为是外对照的一种，但也可看作不设对照，因为它实际上并未与暴露组平行地设立一个对照组，而是利用整个地区的现成的发病或死亡统计资料，即以全人口率为对照。如利用全国的或某省（区）、市、县的统计资料进行比较。它的优点是，对比资料容易得到，缺点是资料比较粗糙，往往不十分精确或缺乏欲比较的细目，人群可比性差，对照中可能包含有暴露人群。在利用总人口作对照时，尽量应用与暴露人群在时间、地区及人群构成上相近的总人群为对照，以减少偏倚。

在实际应用时，并不以暴露组和总人口的发病率直接作比较，而是采用标准化法。

4）多重对照：即用上述2种或2种以上的对照形式同时作对照，以减少只用一种对照所带来的偏倚，增强结果的可靠性。

（四）确定样本大小

1. 计算样本量时需考虑的几个问题

（1）抽样方法：队列研究往往需要从实际人群（actual population）中抽取一定数量的样本，而很少将全部符合条件的对象都包括进来。队列研究中抽取样本的方法与现况研究相同。而选择不同的抽样方法，将有不同的样本量估计方法。

（2）暴露组与非暴露组的比例：一般说来，非暴露组的样本量不宜少于暴露组的样本量。通常采取等量的做法。如果某一组太少，将会要求总样本增大。

（3）队列研究通常要追踪观察相当长一段时间，这期间内研究对象的失访几乎是难免的。因此在计算样本量时，需要预先估计一下失访率，适当扩大样本量，防止在研究的最后阶段因数量不足而影响结果的分析。通常假设失访率为10%，故按计算出来的样本量再加10%作为实际样本量。

2. 影响样本量的几个因素

（1）一般人群（对照人群）的发病率 p_0：p_0 越接近0.5，所需样本量越大。

（2）暴露组与对照组人群发病率之差：用 p_1 表示暴露组人群的发病率，$d=p_1-p_0$ 为两组人群发病率之差，d 值越大，所需样本量越小。如果暴露组人群发病率 p_1 不能获得，可设法取得其相对危险度（RR）的值，由式 $p_1=RR\times p_0$ 求得。

（3）第Ⅰ型错误的概率（α）：有单侧和双侧之分，α 越小所需样本量越大，一般取 $\alpha=0.05$。

（4）把握度（power）$1-\beta$：β 为第Ⅱ型错误的概率，只有单侧，通常取 $\beta=0.1$ 或0.2，β 值越小，把握度越高，所需样本量也就越大

3. 样本量的计算　在暴露组与对照组样本等量的情况下，可用下式计算出各组所需的样本量：

$$N=\frac{\left[Z_\alpha\times\sqrt{2\overline{p}(1-\overline{p})}+Z_\beta\times\sqrt{p_1(1-p_1)+p_0(1-p_0)}\right]^2}{(p_1-p_0)^2}\qquad（公式9-1）$$

式中 p_1 与 p_0 分别代表暴露组与对照组的预期发病率，$\overline{p}$ 为2个发病率的平均值，Z_α 和 Z_β 为标准正态分布的界值，可查表求得。

（五）资料收集与随访

1. 基线资料的收集　在研究对象选定之后，必需详细收集每个研究对象在研究开始时的基本情况，包括暴露的资料及个体的其他信息，这些资料一般称为基线资料（baseline data）。这些信息可作为判定暴露组与非暴露组的依据。基线资料一般包括暴露因素的暴露情况，疾病与健康状况，年龄、性别、职业、文化、婚姻等个人状况，家庭环境、个人生活习惯及家族疾病史等。获取基线资料的方式一般有下列4种：①查阅医院、工厂、单位及个人健康保险的记录或档案；②访问研究对象或其他能够提供信息的人；③对研究对象进行体格检查和实验室检查；④环境调查与检测。

2. 随访　研究对象的随访是队列研究中复杂细致又至关重要的工作，随访的对象、内容、方法、时间、随访者等都直接与研究工作的质量相关，因此，应事先计划、严格实施。

（1）随访对象与方法：所有研究对象，不论是暴露组还是对照组都应采用相同的方法进行随访，并坚持追踪到观察终止期。有时还需对失访者进行补访。未能追访到的，应尽量了解其原因，进行失访原因分析，还要比较失访者与继续观察者的基线资料，以估计有无产生偏差。

随访方法包括对研究对象的直接面对面访问、电话访问、自填问卷、定期体检，环境与疾病的监测、医院医疗与工作单位的出勤记录的收集等。随访方法的确定应根据随访内容、随访对象及投入研究的人力、物力等条件来考虑。应该强调的是，对暴露组和对照组应采取相同的随访方法，且在整个随访过程中，随访方法应保持不变。

（2）随访内容：一般与基线资料内容一致，但此处收集的重点是结局变量。将各种随访内容制成调查表在随访中使用，并贯彻始终。有关暴露情况的资料也要不断收集，以便及时了解其变化。

（3）观察终点：观察终点（end-point）就是指研究对象出现了预期的结果，达到了这个观察终点，就不再对该研究对象继续随访。

一般情况下，观察终点是疾病或死亡，但也可是某些指标的变化，如血清抗体的出现、尿糖转阳及血脂升高等，根据研究目的不同而不同。对观察终点的判断应在设计中制定出明确的标准，这种标准自始至终不能改变，即使是实际医疗工作中已有所改变，但在本研究中也不能改变，以免造成疾病错分的误差。发现终点的方法要敏感、可靠、简单、易被接受。

（4）观察的终止时间：观察终止时间是指整个研究工作截止的时间，终止时间直接决定了观察期的长短，而观察期长短是以暴露因素作用于人体至产生疾病结局的时间，并且还应考虑所需的观察人年数。在此基础上尽量缩短观察期，以节约人力、物力。观察时间过短，可能得不出预

期的结果；但追踪时间太长，失访率越高，消耗越大，对结果也会造成不良影响。

（5）随访的间隔：如果观察时间较短，在观察终止时一次搜集资料即可。但如果观察时间较长，则需多次随访，其随访间隔与次数以研究结局的变化速度、研究的人力、物力等条件而定。一般慢性病的随访间隔可定为1～2年。

（6）随访者：根据随访内容的不同，调查员可以是普通的询问调查者，也可以是实验室的技术人员、临床医生等，但随访者必须认真进行培训。因为研究者随访易于带来主观的偏倚，故研究者最好不亲自参与随访，不知情的局外人反而能够获取更客观的信息。

（六）质量控制

队列研究费时、费力、消耗大，在实施过程中，尤其是资料收集过程中的质量控制特别重要，一般的质量控制措施包括下列几点：

1. 调查员的选择 调查员应有严谨的工作作风和科学态度，诚实可靠是调查员应具备的基本品质。一般认为，具有高中或大学毕业文化程度的30～40岁的女性是较好的人选。另外，调查员的年龄、性别、种族、语言、社会经济地位等最好与研究对象相匹配，应具有调查所需的专业知识。

2. 调查员培训 调查员的调查技巧、技术与经验等将直接影响调查结果的真实性和可靠性。因此，在资料收集前，应对所有参加调查者进行严格的培训，掌握统一的方法和技巧，并要进行考核。

3. 制定调查员手册 由于队列研究所涉及的调查员多，跨时长，因此编一本调查员手册，内列全部操作程序、注意事项及调查问卷的完整说明等是十分必要的。

4. 监督 常规的监督措施包括：①由另一名调查员做抽样重复调查；②人工或用计算机及时进行数值检查或逻辑检错；③定期观察每个调查员的工作；④对不同调查员所收集的变量分布进行比较；⑤对变量的时间趋势进行分析；⑥在访谈时录音等。应注意将监督结果及时反馈给调查员。

四、队列研究的偏倚及控制

队列研究在设计、实施和资料分析等各个环节都可能产生偏倚，包括选择偏倚、信息偏倚和混杂偏倚。为保证研究结果的真实性，获得正确的结论，需要在各阶段采取措施，预防和控制偏倚的发生。

1. 选择偏倚 常发生于最初选定参加研究的对象中有人拒绝参加或失访；或在进行历史性队列研究时，部分档案丢失或记录不全；或研究对象由志愿者组成，他们往往是具有某些特征或习惯；某些早期患者在研究开始时未能发现；暴露与疾病的定义不严格、执行不当等。

队列研究的要点之一就是要对暴露组和对照组的全部成员进行随访，但要做到这一点是非常困难的。在长期的随访期间，暴露组和对照组成员中有些人总会由于对参加该研究不感兴趣，或因身体不适不便继续参加研究，或移居外地，或死于非终点疾病等原因而退出研究。我们称这种退出为失访。由于队列研究的随访时间长，失访往往是难以避免的。如果暴露组和对照组的失访率相近，各组中失访者和未失访者的基本特征和结局发生率相似，则可以认为通过该研究获得的各组发病率可以反映该研究人群的实际情况，失访对研究结果没有影响；否则，暴露与结局之间的关系可能因失访而被歪曲，这种情况称为失访偏倚（lost to follow-up bias），它是队列研究中最常见的选择偏倚。如果暴露组失访者的发病率高于未失访者，这样会使暴露与结局的联系被低估；如果暴露组失访者的发病率低于未失访者，则其偏倚效应相反。

选择偏倚一旦产生，往往很难消除，因此应采取预防为主的方针，严格按规定的标准选择便于随访的人群；研究对象一旦选定，必须尽可能提高其依从性，克服困难，坚持对每个研究对象随访到整个研究结束。一项队列研究的失访率最好不超过10%，否则应慎重解释结果和推论，即在资料分析时，对失访者和已完成随访者的基线特征进行比较，并从各种途径尽可能了解失访者最后的结局，与已完成随访者的最后观察结果作比较，以推测失访可能对研究结果产生的影响，做出恰如其分的结论。

2. 信息偏倚 队列研究中的信息偏倚常是由于使用的仪器不精确、询问技巧不佳、检验技术不熟练、对暴露组和对照组成员随访方法不一致、诊断标准不明确或不统一等造成暴露错分、疾病错分以及暴露与疾病的联合错分所致。

选择精确稳定的测量方法、调准仪器、严格实验操作规程、同等地对待暴露组和对照组成员或采取盲法随访、提高临床诊断技术、明确各项标准并严格执行是防止信息偏倚的重要措施。此外，还应认真做好调查员培训，提高调查技巧，统一标准，并要求调查员有一定的责任心。

3. 混杂偏倚　在队列研究中，如果暴露组和对照组在一些影响研究结果的主要特征（如性别、年龄等）上不一致，就会产生混杂偏倚。

在研究设计阶段可通过对研究对象的条件作某种限制，以便获得同质的研究样本，或者采用匹配的办法选择对照，以保证暴露组和对照组在一些重要变量上的可比性；在资料分析阶段可采用标准化率分析、分层分析和多变量分析等方法来控制混杂偏倚。

五、队列研究的优点与局限性

1. 优点

（1）由于研究对象暴露资料的收集在结局发生之前，而且由研究者亲自观察得到，所以资料可靠，回忆偏倚（recall bias）较小。

（2）可以直接获得暴露组和非暴露组的发病率或死亡率，直接计算出 *RR* 等指标，充分而直接地分析暴露的病因作用。

（3）由于暴露在前，疾病发生在后，因果时间顺序明确，故其检验病因假说的能力较强。

（4）随访观察过程有助于了解人群疾病的自然史。

（5）能对 1 种暴露因素所致的多种疾病同时进行观察，分析 1 种暴露与多种结局的关系。

2. 局限性

（1）研究耗费的人力、物力、财力和时间较多，其组织与后勤工作亦相当艰巨，不易实施。

（2）不适于发病率很低的疾病的研究。

（3）由于随访时间较长，容易发生失访偏倚。

（4）对研究的设计要求严密，资料的收集和分析难度大，特别是暴露人年的计算较繁重。

（5）在随访过程中，未知变量引入人群，或人群中已知变量的变化等，都可使结局受到影响，使分析复杂化。

第二节　队列研究数据分析

一、弗雷明汉心脏队列研究简介

弗雷明汉心脏队列研究（Framingham Heart Study，FHS）是美国第 1 个研究心血管疾病（cardiocerebral vascular disease，CVD）流行病学的纵向大型队列，现在包括一个基于社区的自由生活的多代成人队列。通过这项研究确定了心血管疾病的危险因素，形成了 CVD 风险及弗雷明汉卒中风险预测等工具，撰写了预防 CVD 的公共卫生指南。FHS 已经延续了三代，截至目前，标题或关键词含有“Framingham Heart Study”近 2 381 篇文章。

1948 年，FHS 的调查人员随机抽取了马萨诸塞州弗雷明汉镇 2/3 的家庭，这些家庭的成员年龄在 30～59 岁之间，他们被要求每隔 2 年随访 1 次。在 6 507 名联系者中，有 4 494（69%）名男性和女性同意参加。此外，另一组志愿者（$n=715$）也加入到这项研究中，总共 5 209 名参与者（男性：$n=2\ 336$，女性：$n=2\ 873$）构成了初始队列。1948 年开始的初始研究队列的成功为预防心脏病的进一步流行病学研究铺平了道路。

研究表明，家族因素在 CVD 的发展中起着十分重要的作用，因此在原始队列中登记家庭成员后将其子女登记为 FHS 后代队列的一部分，有利于研究 CVD 表型的家族聚集性，以及共同的环境因素与遗传因素在促成这种聚集中的作用。为了进一步研究 CVD 的遗传作用和相关的危险因素，FHS 于 1971 年开始招募第二代队列。在原始队列中 1 644 对夫妻的 2 656 名子女中，患有冠心病的原始队列成员（$n=899$）和这些子女的配偶（$n=1\ 580$）被纳入第二代队列（总数 $n=5\ 124$）。

第三代队列研究开始于 2002 年，目的是扩大 CVD 研究的表型和基因型谱。在这一队列中，要求参与者的年龄不小于 20 岁且父母中至少有一方是第二代队列的参与者，优先考虑大家庭。在 6 553 名符合条件的个人中，4 095 名参与者被纳入研究，见表 9-1。

表 9-1 弗雷明汉心脏队列三代队列研究情况

	新纳入对象	样本例数	开始年份
第一代队列	弗雷明汉镇的居住者	5 209	1948
第二代队列	原队列子女或子女的配偶	5 124	1972
第三代队列	父母中至少有一个是第二代队列的参与者	4 095	2002

此外，由于以上提到的三代 FHS 参与者中欧洲血统的白人占多数，心脏研究分别于 1994 年和 2003 年招募了 OMNI1 和 OMNI2 队列，旨在反映当前弗雷明汉镇种族和民族多样性。研究开始以来，大约每 2～4 年对所有 FHS 队列进行一次随访，到 2015 年共计已进行 32 次随访，这些随访从数据方面来看可分为 3 期：第一期（1948—1978 年）：致力于传统心血管病研究，如临床观察、血液生化、心电图、胸片等。第二期（20 世纪 70 年代后期至 80 年代）：引进新的技术与方法进行观察，如超声心动图、颈动脉斑块测定、运动试验、动态心电图。第三期（20 世纪 80 年代后期至目前）：致力于分子遗传学，定位与危险因素及心血管病相关的特殊基因，并进而研究其他常见疾病与基因的关系。FHS 从 2002 年开始扩展到其他领域，研究衰老、卒中、老年痴呆、骨质疏松症、关节炎、营养、糖尿病、眼病、听力障碍、肺部疾病以及一些其他常见疾病。FHS 在 2015 年开展了健康心脏研究预试验，利用智能手机 eFHS app 和可穿戴设备收集血压、心率、体力活动等相关数据。

下面以 FHS 第一代队列研究中的部分数据为例说明队列数据的分析。

二、描述性分析

在确定了分析用的统计数据后，先不要急于拟合模型，首先要进行描述性分析，即对队列样本进行描述，让读者了解研究样本的基本情况；另外，还须对因变量和每个自变量进行描述，了解他们的分布情况。连续性变量用均数、中位数、几何均数、众数描述其集中趋势，用标准差、方差、极差、四分位数、变异系数描述其离散趋势；分类资料用构成比、百分比、累积百分比描述。在 FHS 中，研究对象的最长随访时间长为 24 年，平均随访 21 年，3 201 名观察对象的结局为：704 人（22.79%）发生了 CVD，在队列初期平均年龄为（48.59±8.29）岁，最小为 32 岁，最大 70 岁。

前瞻性人群研究结局的测量指标是，即某事件（发病、死亡或疾病并发症等）发生的概率。常用累积发生率和发生速率 2 个指标表示，此外，流行病学还有多个依据率的危险性指标，如绝对危险性、相对危险性、超额危险性、归因危险度（率差）等。

（一）危险度指标

1. 累积发生率（cumulative incidence，CI） 累积发生率是一种概率或危险性，是指一定时期内某人群中某事件新发生人数占期初人群总数的比例，如果事件为发生疾病时称为累积发病率。计算公式为：

$$CI=\frac{\text{同时期在随访的该人群中新发生的病例数}}{\text{某时期初处在危险状态下的观察总人数}}\times 100\% \quad \text{（公式 9-2）}$$

累积发生率无单位，用百分率表示，还可以为千分率、十万分率或百万分率。累积发生率的分子和分母为同一人群，一般计算某地区、某年龄组和性别的累积发生率。计算累积发生率时，初期处在危险状态下的观察人数未考虑每个观察对象观察时间的长短，累积发生率取决于观察期的长短，因此，用于描述特定时间内的发病风险，在报告 CI 时必须同时报告观察时间。

2. 发生密度（incidence density，ID） 测量某地区人群中在单位时间内目标事件的发生速度，是真正意义上的发生率，也称为发生速率（incidence rate，IR）或人时发病率（person-time incidence rate），如果目标事件为发生疾病时称为发病密度。计算公式为：

$$ID=\frac{\text{同时期研究人群中新发生的病例数}}{\text{某时期处在危险状态下的研究人群总观察人时数}}\times 100\% \quad \text{（公式 9-3）}$$

人时是每个个体的观察时间，即从观察开始到研究的疾病发生、退出研究、死于其他原因或研究截止的时间间隔。ID 的单位为时间（年、月、周、日）的倒数，取值在[0，∞），如时间为年时，单位为人 /100 人年；它是一种速率而非概率，可反映某人群在“发病力”的作用下，从无病状态转为患病状态的瞬时速率，不能理解为该人群中个体发生某病的概率。发生密度用于随访时间不固定的队列研究，如进入队列时间不一、出现截尾等造成观察时间不一致。发生密度的优点是不受生存因素和竞争风险的影响。

对于 FHS 的数据，按不同性别与年龄别考虑 CVD 的风险，每个年龄的观察人年数，累积发病率（CI）= 事件数 / 例数 × 100%，发病速率（ID）= 事件数 / 人年数 × 1 000‰，详见表 9-2。

表 9-2 结果表明，211 名基线年龄为 30～39 岁的男性在 24 年随访中有 31 例发生 CVD，其累积发病率为 14.69%。而这 211 名男性总共随访了 4 753 人年，在 1 000 人年内有 6.52 人发生 CVD。从复合条图（图 9-2）可见，所有年龄段男性 CVD 发病密度均高于女性。

（二）相对危险度的区间估计

用危险性测量前瞻性人群研究的结局，最常用的危险性指标是相对危险度（relative risk，*RR*）或危险性比（risk ratio，*RR*）。*RR* 的计算公式如下：

$$RR=\frac{\text{暴露人群累积发病率（发病密度）}}{\text{非暴露人群累积发病率（发病密度）}}$$

（公式 9-4）

如果计算相对危险度用的不是累积发病率而是发病密度，此时称为率比（rate ratio，*RR*）；相对危险度和率比的英文首字母缩写都是 *RR*，虽然计算用的指标不一样，但他们的解释是等价的。*RR* 是表示暴露与疾病关联的强度及其在病因学上意义大小的指标，表明暴露组发病或死亡的危险是非暴露组的多少倍。

RR = 1，暴露与研究疾病无联系；*RR* > 1，暴露是研究疾病的危险因素；*RR* < 1，暴露是研究疾

表 9-2　弗雷明汉第一代心脏队列中不同性别与年龄下 CVD 累积发病率与发病密度

年龄 / 岁	例数	人年数	事件数	累积发病率 /%	发病密度 /（人 /1 000 人年）
男性					
30～39	211	4 753	31	14.69	6.52
40～49	576	12 252	146	25.35	11.92
50～59	401	7 575	160	39.90	21.12
≥60	164	2 815	72	43.90	25.58
女性					
30～39	275	6 437	14	5.09	2.17
40～49	750	17 116	76	10.13	4.44
50～59	583	12 402	113	19.38	9.11
≥60	241	4 602	92	38.17	19.99

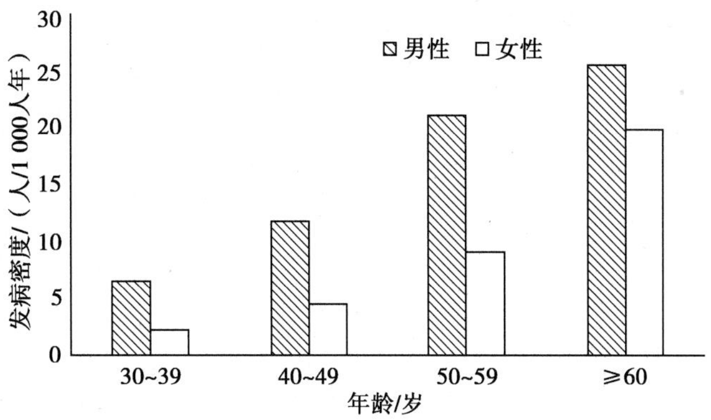

图 9-2　弗雷明汉第一代心脏队列中不同年龄段男性与女性 CVD 发病密度的复合条图

病的保护因素。*RR* 的区间估计分以下 2 种情况。

1. 以累积发病率计算 *RR* 的区间估计 以 30～39 岁不同性别 CVD 发生的情况说明 RR 的区间估计，研究资料可整理为表 9-3。

表 9-3 不同性别 CVD 累积发病率的四格表（考虑累计发病率）

	发生	未发生	累积发病率 /%
男（M）	31（*a*）	180（*b*）	14.69
女（F）	14（*c*）	261（*d*）	5.09

男性组累积发病率为 $p_M=\dfrac{a}{a+b}=14.69\%$；而女性组累积发病率为 $p_F=\dfrac{c}{c+d}=5.09\%$。$RR=\dfrac{p_M}{p_F}=\dfrac{a/(a+b)}{c/(c+d)}=\dfrac{0.146\,9}{0.050\,9}=2.89$，表示在 30～39 岁人群中，男性发生 CVD 的危险是女性的 2.89 倍。

对于 *RR* 值可用 Wald 法计算 95% 置信区间，其中 ln *RR* 的方差为：

$$Var(\ln RR)=\left[\frac{1-p_M}{n_M p_M}+\frac{1-p_F}{n_F p_F}\right]=\left[\frac{b}{a(a+b)}+\frac{d}{b(b+d)}\right] \quad \text{（公式 9-5）}$$

RR 的 95% 置信区间（CI）为：

$$RR\times\exp[\pm Z_{\alpha/2}\sqrt{Var(LnRR)}] \quad \text{（公式 9-6）}$$

由（公式 9-5）可得 ln *RR* 的方差为 0.095 3，再由（公式 9-6）可得 *RR* 的 95% 置信区间：$2.89\times\exp(\pm1.96\sqrt{0.095\,3})=(1.58,5.29)$。由于 *RR* 的 95%CI 不包含 1，说明 30～39 岁男女发生 CVD 风险的差异有统计学意义。

2. 以发病密度计算的 *RR* 区间估计 以发病密度计算危险比（*RR*）资料可整理如下，T_1 和 T_0 分别是男性（暴露人群）和女性（非暴露人群）的观察人时数，*T* 是两组总观察人时数。

表 9-4 弗雷明汉第一代随访中基线年龄 30～39 岁人群不同性别 CVD 发生情况四格表（考虑发病密度）

随访人群	发病人数	观察人年数	发生密度 /（人 /1 000 人年）
男	31（d_1）	4 753（T_1）	6.52
女	14（d_0）	6 437（T_0）	2.17

对形如表 9-4 的资料（人时资料），由（公式 9-5）可得危险性比为 3.00，此时，ln（RR）的方差为：

$$Var(\ln RR)=\left[\frac{1}{d_0}+\frac{1}{d_1}\right] \quad \text{（公式 9-7）}$$

由（公式 9-7）可得 ln *RR* 的方差为 0.322 0，再由（公式 9-6）可得 *RR* 的 95% 置信区间：$3.00\times\exp(\pm1.96\sqrt{0.322\,0})=(1.60,5.29)$。

三、多因素分析

（一）生存分析方法

1. 生存分析资料的特点 对于队列数据，疾病的结局变量是研究人群是否死于所研究的疾病，属二分类变量。在随访研究中，研究者不仅关心事件发生的结局，同时还关心发生这种结局所经历的时间。例如，不仅要考虑患者是否发生 CVD，还要考虑其生存时间。因此，可以采用统计分析方法中的生存分析，同样地，生存分析的主要内容也包括统计描述与统计推断两方面。

生存分析中起点事件是反映随访特征起始的事件，终点事件是反映处理效果特征的事件，又称为死亡事件或失效事件，终点事件与起点事件是有联系的 2 个事件。生存时间（survival time）是某种病的患者从发病到死亡所经历的时间。从广义上而言，生存时间是指随访研究对象从起点事件到终点事件间的时间间隔。FHS 资料中起点事件是进入队列，终点事件是 CVD 发生，从队列开始至 CVD 发生所间隔的时间为生存时间。在随访研究中，若能准确知道每个研究者的起点事件与终点事件，就能获得确切的生存时间，这类数据称为完全数据（complete data），并用 t 表示生存时间。但在实际工作中，由于某种原因部分患者难以观察到终点事件，以致不能获得确切的生存时间，这类数据称为截尾（或删失）数据（censored data），用 t+ 表示截尾数据从起点到截尾时点所经历的时间。产生截尾数据的主要原因有 3 种：①失访，指中途失去联系，如信访无回信、上门访视不见人、电话采访不答理、外出或搬迁未留地址等；②退出，指退出研究，如因意外死亡、死于其他与研究疾病无关的原因等而中途退出研究；③随访截止，指研究时限（本次数据随访

24 年）已到但未发生终点事件（如 CVD）而终止观察。生存率（survival rate），又称为累积生存率，指观察对象生存时间 T 大于或等于某个时间 t 的概率，用 $S(t)=P(T\geqslant t)$ 表示。以 CVD 发生为终点事件，这时生存率为没有发生 CVD 的概率。

2. 生存分析的基本方法　生存分析的统计描述强调生存过程，除了估计中位生存时间、生存率及其标准误，还要绘制反映生存过程的生存曲线；统计推断除了估计总体生存率的置信区间外，还有比较生存曲线间差异的假设检验。

（1）参数法：这类方法要求观察对象的生存时间服从于某一特定的分布，然后通过估计该分布的参数获得生存率的估计及统计推断。常见的生存时间的分布有指数分布、Weibull 分布、对数正态分布等。

（2）非参数法：不论资料是何种分布，只需根据样本提供的生存时间的前后顺序统计量来估计生存率。其主要方法有乘积限法（product-limit method）与寿命表法（life table method）。分析一个协变量对生存时间的影响，即两组与多组的生存率的比较，不论其生存时间的分布具有何种分布，而是假设其分布是相同的，常见的方法有对数秩检验（log-rank test）。

以发生 CVD 为结局，对不同性别绘制生存率曲线。生存曲线是以生存时间 t 为横轴，生存率为纵轴，绘制而成的连续的阶梯形曲线，用以说明生存时间与生存率间的关系。从图 9-3 中可见，女性的生存曲线图要高于男性，利用对数秩检验得到 $\chi^2=100.78$，$P<0.000\,1$，结果表明：男性 CVD 的发生率要高于女性。

（3）半参数法：如要分析多个协变量对生存时间和结局的影响，可利用 Cox 比例风险回归（Cox's proportional hazard regression）建立暴露与结局的关系，该模型中，风险函数不需要指定分布类型。而预后因素函数为指数函数，它具有参数模型形式，因此该模型是一种半参数模型。

设模型中有 n 例患者，m 个预后因素，用 $X=(X_1, X_2, \cdots, X_m)$ 记之。第 $i(i=1, 2, \cdots, n)$ 例患者的生存时间为 t_i，其预后因素 $X_i=(X_{i1}, X_{i2}, \cdots, X_{im})$。该患者生存到时间 t_i 时的危险函数（hazard function）$h(t, X_i)$ 等于基准风险函数 $h_0(t)$ 与预后因素函数的乘积。死亡风险函数是指在 t 时生存的个体在该时刻的瞬间死亡率，$h_0(t)$ 为当所有预后因素都处于 0（或基准）状态下的风险函数。Cox 比例风险回归模型可写为：

$$h(t, X_i)=h_0(t)\times\exp(\beta_1 X_{i1}+\cdots+\beta_m X_{im}) \quad （公式 9-8）$$

模型参数 $\beta_j(j=1, 2, \cdots, m)$ 称回归系数。$\beta=(\beta_1, \beta_2, \cdots, \beta_m)$ 是模型中的回归系数，一般建立偏似然函数，应用最大似然法估计这组回归系数。回归系数的假设检验方法有似然比检验、Wald 检验和得分检验。

将（公式 9-8）$h_0(t)$ 移至等式左边并取自然对数后可得到：

$$\ln[h(t, X_i)/h_0(t)]=\beta_1 X_{i1}+\beta_2 X_{i2}+\cdots+\beta_m X_{im} \quad （公式 9-9）$$

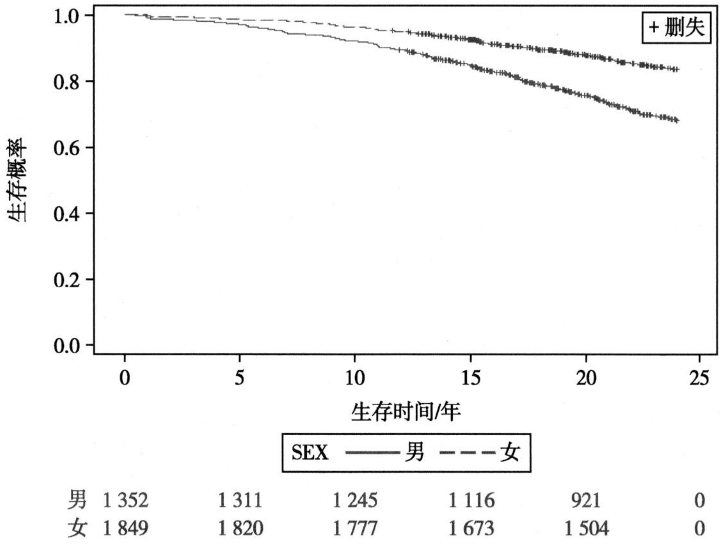

图 9-3　弗雷明汉第一代随访中不同性别的生存曲线图（以发生 CVD 为结局）

从（公式 9-9）可看出第 j 个回归系数 β_j（$j=1, 2, \cdots, m$）与 $h(t, X_i)$ 间的关系：当 $\beta_j>0$ 时，预后因素 X_j 越大，$h(t, X_i)$ 也越大，患者死亡风险越大；当 $\beta_j<0$ 时，患者死亡风险越小；当 $\beta_j=0$，该预后因素与结局事件无关。（公式 9-9）中的线性部分 $\beta_1X_{i1}+\beta_2X_{i2}+\cdots+\beta_mX_{im}$ 称为预后指数（prognostic Index，PI）。

具有 2 个不同预后因素 X_i 与 X_j 的个体，其风险函数之比称为危险性比（risk ratio，*RR*）或危险比（hazard ratio，*HR*）。RR 的意义如下。

当协变量为二分类变量，即 x_j^* 取值为 1（暴露）和 x_j 取值为 0（非暴露）时，其他协变量保持不变，暴露（$x_j^*=1$）的危险函数与非暴露（$x_j=0$）的危险函数之比，即相对危险度：

$$HR=RR=\frac{h_0(t)\,e^{(\beta_1x_1+\beta_2x_2+\cdots+\beta_jx_j^*+\cdots+\beta_mx_m)}}{h_0(t)\,e^{(\beta_1x_1+\beta_2x_2+\cdots+\beta_jx_j+\cdots+\beta_mx_m)}}=e^{\beta_j}$$

（公式 9-10）

当协变量 x_j 为连续变量时，表示当其他协变量不变的情况下，连续性协变量 x_j 增加一个单位的 *HR* 或 *RR*。

如果仅考虑年龄（定量）与性别 2 个因素，则回归方程为：

$$h(t, X_i)=h_0(t)\times\exp(0.070age-0.819sex)$$

对于年龄因素，固定性别时年龄每增加 1 岁，发生 CVD 的危险增加 exp（0.070）=1.072 倍。对于性别因素，固定年龄时，女性发生 CVD 的危险为男性的 exp（−0.819）=0.441 倍。在通常情况下，将连续型变量转换为定性资料处理更合适。对于 FHS 数据我们考虑表 9-5 的几个因素，并将连续型变量转换为定性资料处理。

将性别、年龄、吸烟、糖尿病、总胆固醇、高密度脂蛋白、收缩压作为影响因素，利用 COX 回归进行分析，见表 9-6。

表 9-6 结果表明，在控制吸烟、糖尿病、年龄、总胆固醇、高密度脂蛋白及收缩压的情况下，女性与男性相比发生 CVD 的危险比为 0.486，其 95%*CI* 为 0.410～0.575。对于收缩压而言，是控制其他因素情况下，收缩压在 120～129mmHg 人群发生 CVD 的危险是收缩压＜120mmHg 人群的 1.360 倍。

在数据分析中，如果是无序分类变量一定要生成哑变量进行分析。对于等级资料可以当成连续变量处理，也可用哑变量进行分析。但如果当成连续变量处理，即表示假定该资料的回归系数是线性增加的，如对于年龄分段其 3 个回归系数为 0.515、1.074、1.558，呈线性增加趋势，因此，也可以将该变量当成连续性资料进行分析。但是收缩压，Cox 回归系数为 0.308、0.299、0.779 及 0.988，不呈线性增加趋势，则不适合当成连续资料进行分析。

模型中可以采用 C-index 评价模型拟合度，C-index 即一致性指数（index of concordance），用来评价模型的预测能力，本质上是估计了预测结果与实际观察的结果一致的概率。在 logistic 回归中，C-index 值就等于非参数方法下 ROC 曲线下面积。C-index 在 0.5～1 之间，0.5 为完全不一致，说明该模型没有预测作用，1 为完全一致，说明该模型预测结果与实际完全一致。一般认为 C-index 在 0.50～0.70 为较低准确度，在 0.71～0.90 之间为中等准确度，而高于 0.90 则为高准确度。对于本例，C-index=0.741，即认为模型的预测在中等准确度。

表 9-5 CVD 的危险因素与赋值说明

因素	变量标签	赋值
SEX	性别	1='男'，2='女'
AGE_GRP	年龄 / 岁	1='30～39'，2='40～49'，3='50～59'，4='≥60'
SMOKE	吸烟	0='无'，1='有'
DIAB	糖尿病	0='无'，1='有'
TOTCHOL_GRP	总胆固醇 /（mg/dl）	1='＜160'，2='160～199'，3='200～239'，4='240～279'，5='≥280'
HDLC_GRP	高密度脂蛋白 /（mg/dl）	1='＜35'，2='35～44'，3='45～49'，4='50～59'，5='≥60'
SYSBP_GRP	收缩压 /mmHg	1='＜120'，2='120～129'，3='130～139'，4='140～159'，5='≥160'

表 9-6　弗雷明汉第一代心脏队列中发生 CVD 情况的多变量 Cox 回归分析结果

因素	赋值	回归系数	标误差	χ^2	P	HR（95%CI）
性别		−0.723	0.086	70.291	<.000 1	0.486（0.410～0.575）
吸烟		0.310	0.086	12.995	0.000 3	1.363（1.152～1.614）
糖尿病		0.772	0.110	49.539	<.000 1	2.164（1.745～2.683）
年龄 / 岁	30～39					
	40～49	0.515	0.167	9.490	0.002 1	1.674（1.206～2.324）
	50～59	1.074	0.166	41.608	<.000 1	2.926（2.112～4.055）
	≥60	1.558	0.178	76.611	<.000 1	4.748（3.350～6.731）
总胆固醇 /（mg/dl）	<160					
	160～199	0.270	0.277	0.948	0.330 3	1.310（0.761～2.254）
	200～239	0.381	0.269	2.002	0.157 1	1.463（0.864～2.479）
	240～279	0.529	0.272	3.768	0.052 2	1.697（0.995～2.894）
	≥280	0.569	0.280	4.121	0.042 3	1.767（1.020～3.061）
高密度脂蛋白 /（mg/dl）	<35					
	35～44	−0.210	0.109	3.684	0.054 9	0.811（0.655～1.004）
	45～49	−0.385	0.134	8.230	0.004 1	0.681（0.523～0.885）
	50～59	−0.556	0.127	19.136	<.000 1	0.574（0.447～0.736）
	≥60	−0.812	0.140	33.816	<.000 1	0.444（0.338～0.584）
收缩压 /mmHg	<120					
	120～129	0.308	0.174	3.126	0.077 1	1.360（0.967～1.913）
	130～139	0.299	0.170	3.101	0.078 3	1.348（0.967～1.880）
	140～159	0.779	0.153	25.907	<.000 1	2.178（1.614～2.940）
	≥160	0.988	0.157	39.738	<.000 1	2.687（1.976～3.653）

需要注意的是，在进行 Cox 比例风险模型分析时，需首先确定该生存资料是否满足 Cox 比例风险模型的比例风险假定，即任 2 个个体风险函数之比不随时间而改变，即 PH（proportional hazards）假定。对于 PH 的假定的判定可通过以下 2 种方法：①生存率曲线法：如果两组（或多组）生存曲线趋势基本一致，且无交叉，表明满足 Cox 比例风险模型的 PH 假定。图 9-3 表明不同性别 CVD 发生的生存曲线并无交叉，因此，性别满足 PH 假定。② log[−logS（t）]曲线法：PH 假设满足时，做 log[−logS（t）]对 t 的图，2 条曲线大致平行或等距。图 9-4 表明性别满足 PH 假定。

在数据集中总共有 3 201 例，而实际分析的样本例数为 2 967 例，缺失所占比重为 7.3%。主要是由于协变量的缺失所造成。在进行统计分析时，如果数据中缺失比例过大时需要考虑数据填补的问题。

（二）Poisson 回归法

前面介绍了 CVD 发病密度 $IR=d/T$，其中 d 为发病或死亡人数，而 T 为观察的人时数。

对于单位时间、单位面积、单位空间内某事件发生数（count）通常服从 Poisson 分布，用 d～P（λ）表示，其概率函数为：

$$p=\frac{\lambda^d e^{-\lambda}}{d!} \quad \text{（公式 9-11）}$$

λ 为相应的单位时间内发病或死亡人数均数，对于 Poisson 分布，均数与方差相等。如果对应的协变量 $X_1, X_2, \cdots, X_m$，则 Poisson 回归方程为：

$$\ln(\lambda)=\beta_0+\beta_1x_1+\beta_2x_2+\cdots+\beta_mx_m \quad \text{（公式 9-12）}$$

由于发病密度 $IR=d/T$，其均数为 λ/T，则 IR 的 Poisson 回归方程为：

$$\ln(\lambda)=\beta_0+\beta_1x_1+\beta_2x_2+\cdots+\beta_mx_m+\ln(T) \quad \text{（公式 9-13）}$$

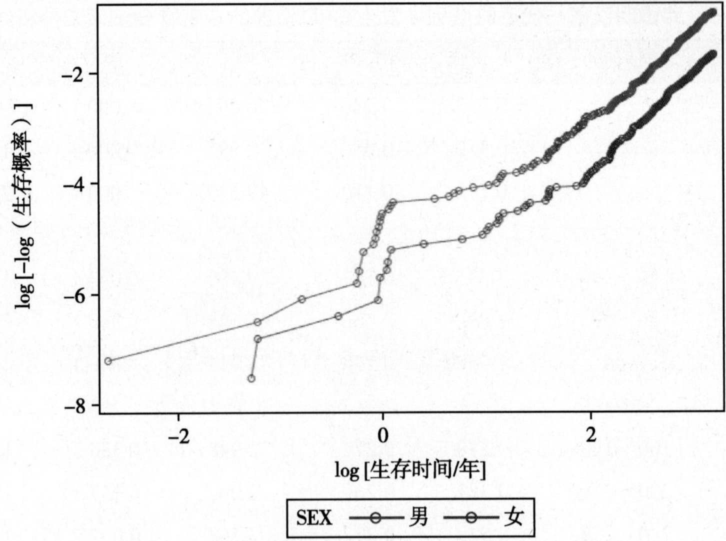

图 9-4 第一代随访中不同性别的 log[-logS(t)]图

或 $\frac{\lambda}{T}=e^{\beta_0+\beta_1x_1+\beta_2x_2+\cdots+\beta_mx_m}$ （公式 9-14）

其中，ln(T)称为偏移或分支（offset）。

β_j 意义为当其他协变量保持不变，第 j 个协变量为 x_j^* 的发病密度 IR 与第 j 个协变量为 x_j 的 IR 之比，即相对危险度。

$$RR=\frac{\lambda_1/T_1}{\lambda_2/T_2}=\frac{e^{(\beta_1x_1+\beta_2x_2+\cdots+\beta_jx_j^*+\cdots+\beta_mx_m)}}{e^{(\beta_1x_1+\beta_2x_2+\cdots+\beta_jx_j+\cdots+\beta_mx_m)}}=e^{\beta_j(x_j^*-x_j)}$$

（公式 9-15）

当协变量 x_j 为连续变量时，表示当其他协变量不变的情况下，连续性协变量 x_j 增加一个单位的相对危险度 $RR=\exp(\beta_j)$。当 x_j 取为暴露（$x_j^*=1$）的与非暴露（$x_j=0$）时，表示其他协变量不变的情况下，暴露组的发病密度与非暴露发病密度之比为 $\exp(\beta_j)$。因此，从 Poisson 回归看，回归系数是从发病密度比值所计算的 RR 值进行解释；而 Cox 回归中，回归系数是从 t 时累积发病率比值所计算的 RR 值进行解释，两者虽都是 RR 值，但计算方式却不同。

在线性模型中要求因变量是正态分布，广义线性模型可将因变量的形式扩展到非连续性，如二项分布、Poisson 分布、负二项分布等。广义线性回归模型由三部分构成：(1) 线性预测，即 $\eta=\sum_{j=0}^{m}\beta_jx_j=\beta+\beta_1x_1+\beta_2x_2+\cdots+\beta_mx_m$；(2) 随机部分（random component）：$\mu=\hat{y}$；(3) 连接函数（Link function）：$\eta=g(\mu)$。常见的几种连接函数如表 9-7。

表 9-7 广义线性模型中常见的连接函数

回归	连接函数	$\eta=g(\mu)$
线性回归	恒等	μ
logistic 回归	logit	$\ln(\frac{p}{1-p})$
Poisson 回归	Log	$\ln(\lambda)$
probit 回归	probit	$\Phi^{-1}(\mu)$

在 SAS 或 SPSS 等软件实施上，Poisson 回归均在广义线性模型模块中执行分析。因此，需要指定数据分布类型与连续函数。如果数据整理为人时数格式时，还需要指定 offset。结果见表 9-8。

模型拟合度检验：

1. 偏差统计量 Poisson 回归模型拟合好坏可用偏差统计量（deviance）表示，偏差统计量实际上是对数似然比统计量，它是饱和模型（saturated model）和拟合模型对数似然值差的 2 倍，其在 Poisson 分布条件下的计算公式为：

$$G^2=2\sum\left[d_i\ln(\frac{d_i}{\hat{\lambda}_i})-(d_i-\hat{\lambda}_i)\right]$$ （公式 9-16）

G^2 服从于自由度为 $n-p$ 的 χ^2 分布（n 为格子数，p 为模型中参数个数）。如果样本例数较大时，χ^2 通常也会过大，此时可以通过 G^2/DF 来判断模型拟合度，小于 4 则认为模型拟合较好。

表 9-8　弗雷明汉第一代心脏队列中发生 CVD 情况的多变量 Poisson 回归结果

因素	赋值	参数	标误差	χ^2	P	RR(95%CI)
性别		−0.665	0.087	58.440	<.000 1	0.514(0.434～0.610)
吸烟		0.310	0.087	12.730	0.000 4	1.363(1.150～1.616)
糖尿病		0.706	0.111	40.490	<.000 1	2.026(1.630～2.518)
年龄 / 岁	30～39					
	40～49	0.479	0.168	8.170	0.004 3	1.614(1.162～2.241)
	50～59	0.981	0.167	34.530	<.000 1	2.667(1.923～3.699)
	≥60	1.400	0.179	61.420	<.000 1	4.056(2.858～5.757)
总胆固醇 /(mg/dl)	<160					
	160～199	0.253	0.277	0.830	0.362 0	1.288(0.748～2.218)
	200～239	0.389	0.269	2.090	0.148 0	1.476(0.871～2.502)
	240～279	0.511	0.273	3.500	0.061 2	1.666(0.976～2.844)
	≥280	0.550	0.281	3.820	0.050 7	1.732(0.998～3.006)
高密度脂蛋白 /(mg/dl)	<35					
	35～44	−0.206	0.111	3.420	0.064 4	0.814(0.655～1.012)
	45～49	−0.362	0.136	7.120	0.007 6	0.696(0.533～0.908)
	50～59	−0.516	0.129	16.120	<.000 1	0.597(0.464～0.768)
	≥60	−0.740	0.140	27.750	<.000 1	0.477(0.362～0.628)
收缩压 /mmHg	<120					
	120～129	0.310	0.177	3.070	0.080 0	1.364(0.964～1.930)
	130～139	0.319	0.172	3.430	0.064 0	1.375(0.982～1.927)
	140～159	0.773	0.156	24.700	<.000 1	2.166(1.597～2.939)
	≥160	0.963	0.159	36.630	<.000 1	2.620(1.918～3.580)

本例中，G^2 = 2 245.28，自由度 DF 为 2 931，G^2/DF = 0.766 0，小于 4，可认为模型拟合度较高。

2. **Pearson χ^2 统计量**　模型的拟合度也可用每个格子的实际发生数与期望数的 χ^2 统计量来表示。本例中，χ^2 = 4 632.78，自由度（DF）为 2 931，χ^2/DF = 1.58，可以认为模型拟合度较高。

第三节　纵向数据分析

一、纵向数据特点

我们先来看 2 个例子。

例 9-1　Stokes 数据：一项临床试验比较了两种呼吸系统疾病的治疗方法，有 2 个研究中心，符合条件的患者被随机分配到阳性治疗组或安慰剂组，有 111 例患者（54 例阳性治疗患者，57 例安慰剂患者）。在 4 次随访过程中测定呼吸状态（0 = 差，1 = 好）。以中心、性别和基线时呼吸状态（0 = 差，1 = 好）以及年龄为协变量，考虑测定呼吸状态的影响因素。

例 9-2　Reisby 数据：抑郁症通常分为两种：第 1 种是非内源性或反应性抑郁症，主要与一些悲惨的生活事件有关；第 2 种是内源性抑郁症，不是任何特定事件的结果，是自发的。有些研究显示抗抑郁药物对内源性抑郁症更有效，Reisby 对 66 例抑郁症患者的治疗效果进行随访。在基线（第 0 天）进行安慰剂治疗 1 周后（7d），患者接受 225mg/d 剂量的丙咪嗪治疗 4 周后（14、21、28、35d）分别用汉密尔顿抑郁量表测量。

例 9-1 数据中每一名患者均测量了 4 次随访过程中呼吸状态，例 9-2 中共有 6 次汉密尔顿抑郁量表的测量。从数据上看，2 个研究均是对同一个人的连续测量采集的数据，我们称之为纵向数据（longitudinal data），它已经越来越多地用于检测结果随时间变化的趋势。以上 2 个数据也属于重复测量数据（repeated measurements data），重复测量数据是多个场合（如时间）或不同条件下的观测结果。与评估单个时间点上的结果的横断面研究相比，纵向数据可提供个人和群体平均结果随时间变化的相关信息。纵向研究设计已被用于许多队列试验，如弗雷明汉心脏研究和多中心艾滋病队列研究，这些研究为心血管疾病和艾滋病的自然史和治疗进展提供了知识基础。

从 20 世纪 50 年代开始，统计学家开始纵向数据统计方法的研究，Scheffe 于 1956 年提出了重复测量方差分析，Greenhouse 与 Geisser 于 1959 年提出了校正，Doanford 于 1960 年将 HotelligT^2 及多元方差分析应用于纵向数据资料的分析。Laird 和 Ware 于 1982 年提出用于分析纵向数据资料的线性混合效应模型（linear mixed model），Liang 与 Zeger 于 1986 年提出广义估计方程（generalize estimating equations，GEE）分析纵向数据资料。

对于经典、传统的纵向数据方法主要有重复测量方差分析、多元方差分析和配对 t 检验方法。在第六章已经介绍了重复测量方差分析对量表的纵向数据分析。但这些数据仅局限于正态分布的数据，适用于分析测量时间点的均数。但是以上经典的纵向数据方法无法对偏态、两分类或等级等数据类型的分析，如例 9-1 的数据是两分类的。

纵向数据的特点在于：①非独立性：多个时间点测量值间存在较强的相关性；②缺失值问题：由于纵向数据需要进行多次随访，缺失数据的比例可能较高；③可能存在多个协变量。广义估计方程（GEE）和混合效应模型（线性或非线性）是相对较新和较高级的方法，允许数据间存在相关性或异方差，不仅可分析数据的均值，还可以考虑方差和协方差，同时允许存在缺失值等。因此，GEE 和混合效应模型方法足够灵活以分析纵向设计的特点。

二、广义估计方程

（一）广义估计方程模型

广义估计方程是在广义线性模型的基础上发展起来的、专用于处理纵向数据的统计模型。广义估计方程可以对符合正态分布、二项分布、Poisson 分布等多种分布的应变量拟合相应的统计模型，解决了纵向数据中应变量相关的问题，得到稳健的参数估计值。

假定 y_{ij} 为第 i 个个体的第 j 次测量的变量（$i=1,\cdots k, j=1,\cdots t$），$Y_i=(y_{i1}, y_{i2}, \cdots, y_{it})'$，$X_{ij}=(x_{ij1}, x_{ij2}, \cdots, x_{ijm})$ 为对应于 y_{ij} 的 m 个解释变量向量。如果解释变量在各个观察时刻不变（比如性别），则 $x_{i1m}=x_{i2m}=\cdots=x_{ijm}$）。假设个体间是独立的，但同一个体内的重复观察值间存在相关。

指定 y_{ij} 的边际期望（marginal expectation）：边际期望是协变量 X_{ij} 线性组合的函数。实际上这部分就是前节介绍过的广义线性模型。

$$E(Y_{ij})=\mu_{ij}, g(\mu_{ij})=\beta_0+\beta_1 x_{ij1}+\beta_2 x_{ij2}+\cdots+\beta_p x_{ijm} \quad \text{（公式 9-17）}$$

式中 g(.) 称为联接函数；$\beta=(\beta_1\cdots\beta_m)'$ 为模型需要估计的参数向量。

指定 y_{ij} 边际方差（marginal variance）是边际期望的函数。

$$Var(y_{ij})=V(\mu_{ij})\varphi \quad \text{（公式 9-18）}$$

式中 $V(.)$ 为已知函数；φ 为尺度参数（scale parameter），表示 Y 的方差不能被 $V(\mu_{ij})$ 解释的部分。这个参数在模型是待估计的，对二项分布和 Poisson 分布而言，$\varphi=1$。

指定 y_{ij} 协方差是边际期望和相关参数 α 的函数。

$$Cov(y_{is}, y_{it})=c(\mu_{is}, \mu_{it}; \alpha) \quad \text{（公式 9-19）}$$

上式中，$c(.)$ 为已知函数，α 又叫相关参数（correlation parameter），s 和 t 分别表示第 s 次和第 t 次测量。

构造如下广义估计方程为：

$$S(\beta;\alpha,\varphi)=\sum_{i}^{n}\left(\frac{\partial\mu_i}{\partial\beta}\right)' V_i^{-1}(\alpha)(Y_i-u_i)=0_p \quad \text{（公式 9-20）}$$

其中 V_i 表示作业协方差矩阵（working covariance matrix），并有

$$V_i=A_i^{1/2}R_i(\alpha)A_i^{1/2}/\varphi \quad \text{（公式 9-21）}$$

这里，A_i 为对角矩阵，其对角线上的元素为 $h(\mu_{ij})=v_{ij}\varphi$，它表示 y 的均数 μ 与方差 v 间的函数关系。

$R_i(\alpha)$ 是 Y_{ij} 的作业相关矩阵（working correlated matrix）。它是广义估计方程中的一个重要概念，表示的是因变量的各次重复测量值两两之间相关性的大小，是 $t\times t$ 维对角阵，t 是总测量次数。

（二）作业相关矩阵

作业相关矩阵的形式常见的有等相关、自相关、不相关、非确定相关等。其中最常用的是等相关与自相关。

1. 等相关　最简单的组内相关是等相关，又称为可交换的（exchangeable），或复对称的（compound symmetry）。以5次呼吸状态为例，等相关的组内相关结构为：

$$R_i=\begin{bmatrix}1 & \rho & \rho & \rho & \rho\\ \rho & 1 & \rho & \rho & \rho\\ \rho & \rho & 1 & \rho & \rho\\ \rho & \rho & \rho & 1 & \rho\\ \rho & \rho & \rho & \rho & 1\end{bmatrix}\qquad(公式9\text{-}22)$$

当s=t时相关系数为1，当$s\neq t$时$\rho_{st}=\alpha$。

2. 自相关（autocorrelation）　相关与间隔次数有关，相邻的2次观察值间相关为ρ，相隔次数越长，相关关系越小，以5次重复测量为例，其组内相关结构为

$$R_i=\begin{bmatrix}1 & \rho & \rho^2 & \rho^3 & \rho^4\\ \rho & 1 & \rho & \rho^2 & \rho^3\\ \rho^2 & \rho & 1 & \rho & \rho^2\\ \rho^3 & \rho^2 & \rho & 1 & \rho\\ \rho^4 & \rho^3 & \rho^2 & \rho & 1\end{bmatrix}\qquad(公式9\text{-}23)$$

这种相关称为1阶自相关（first order autocorrelation）。

3. 独立（independent）或不相关（uncorrelated）　当$s=t$时相关系数为1，当$s\neq t$时$\rho_{st}=0$。就是假设因变量之间不相关。

4. 不确定型相关（unstructured correlation, general structure）　相关矩阵的非对角线上的元素均不等。

作业相关矩阵的形式在拟合模型之前预先设定好，模型拟合完毕时会计算出具体的相关矩阵。虽然组内相关矩阵结构的选择可借助于统计学方法进行判断，但对具体资料，建议按专业知识来确定其结构。

（三）结果解读

以Stokes数据为例说明GEE估计方程模型，4次随访过程中测定呼吸状态（0=差，1=好）。以治疗方式（1=阳性治疗，0=安慰）、中心、性别（1=男，2=女）和基线时呼吸状态（0=差，1=好）以及年龄为协变量，考虑测定呼吸状态的影响因素。

以等相关的作业矩阵进行拟合GEE模型，相关系数为0.333 6。表9-9结果表明，阳性治疗的疗效比安慰剂呼吸状态好；男女性别的疗效差异无统计学意义；随着年龄的增加，治疗后呼吸状态的结果更差；基线的呼吸状态好的患者其治疗后呼吸状态也较好。在随访2、随访3、随访4与随访1的差异无统计学意义。

GEE模型是一簇模型，上例中由于随访结局变量为两分类，GEE模型中采用logistic联接函数，称之为GEE-logistic模型。如果随访的数据为计算的资料（如每2周癫痫发作次数），数据服从于Poisson分布且采用log联接函数，可称之GEE-Poisson模型。

三、混合效应模型

（一）混合效应模型

在纵向数据分析中，以每个个体重复的观测值为水平1，而每个个体为水平2，因此，它属于

表9-9　呼吸系统疾病患者治疗后呼吸状态的广义估计方程

变量		系数	标准误	Z	P
截距		−0.710	0.495	−1.44	0.151 1
治疗方式		1.246	0.346	3.6	0.000 3
中心		0.663	0.353	1.88	0.060 5
性别		0.137	0.439	0.31	0.755 1
年龄		−0.019	0.013	−1.43	0.151 6
基线时呼吸状态		1.829	0.346	5.28	<.000 1
随访	1				
	2	−0.245	0.251	−0.98	0.328 9
	3	0.000	0.270	0.00	1.000 0
	4	−0.342	0.250	−1.36	0.172 4

层次结构(hierarchical strcture)的数据。对于 i 个个体,j 次重复测量,一般线性混合效应模型的表达式为:

水平 1:

$$y_{ij} = \beta_{0j} + \sum_{p=1}^{P} a_p x_{pij} + \sum_{q=1}^{Q} \beta_{qj} z_{qij} + e_{ij}$$

(公式 9-24)

水平 2:

$$\beta_{0j} = \gamma_{00} + \sum_{m=1}^{M} \gamma_{0m} w_{mj} + u_{oj} \qquad \text{(公式 9-25)}$$

$$\beta_{1j} = \gamma_{10} + \sum_{m=1}^{M} \gamma_{1m} w_{mj} + u_{1j}$$

$$\vdots$$

$$\beta_{Qj} = \gamma_{Q0} + \sum_{m=1}^{M} \gamma_{Qm} w_{mj} + u_{Qj}$$

如果用矩阵的形式表达线性模型为:

$$Y = X\beta + ZU + e \qquad \text{(公式 9-26)}$$

$$\begin{pmatrix} u \\ e \end{pmatrix} \sim N\left[\begin{pmatrix} 0 \\ 0 \end{pmatrix}, \begin{pmatrix} G & 0 \\ 0 & R \end{pmatrix}\right] \qquad \text{(公式 9-27)}$$

上式中,G 是水平 2 的协方差矩阵,R 为水平 1 的协方差矩阵,水平 1 与水平 2 是独立的。设计矩阵 X(design matrix)为非随机参数(固定参数)β 的设计矩阵;Z 为随机参数 U 的设计矩阵;Z 和 X 可以是连续变量或哑变量。由于模型中有固定参数 β 也有随机参数 U,所以称之为混合模型。如果 U 的设计矩阵 Z 为 0,则模型为一般线性模型。

对于一般的线性混合效应模型的估计方法有极大似然估计方法(maximum likelihood estimation,MLE)、EM 算法、带有限制的极大似然估计(REML)等。常用的估计方法是极大似然估计。

(二)数据初探

例 9-2 中在基线、7 天、14 天、21 天、28 天、35 天分别用汉密尔顿抑郁量表得分变量为(*Y1*、*Y2*、*Y3*、*Y4*、*Y5*、*Y6*)表示,grp 代表组别(0=非内源性,1=内源性)。

表 9-10 为原始数据与整例删除(listwise deletion)下的样本例数、均数与标准差。整例删除是指如果 6 个时间点中只要有一个数据缺失,则这 1 例整体删除,不进入分析。从表 9-10 看,2 种方法分析得到的均数与标准差相差不大。重复测量方差分析对缺失数据的处理是采用整例删除法,最终仅 46 例数据进行分析,此时这种方法存在一定不足。在 logistic 回归、多元线性回归、Poisson 回归、Cox 回归等方法中对缺失数据的处理均采用整例删除法。

表 9-10 原始数据与整例删除下的 6 个时间点的汉密尔顿量表得分的描述

变量	原始数据			整例删除		
	n	均值	标准差	n	均值	标准差
Y1	61	23.44	4.53	46	23.15	4.41
Y2	63	21.84	4.70	46	21.83	4.92
Y3	65	18.31	5.49	46	18.07	5.17
Y4	65	16.25	6.38	46	16.61	6.31
Y5	63	13.62	6.97	46	13.46	6.78
Y6	58	11.95	7.22	46	12.15	7.57

表 9-11 为成对删除(pairwise deletion)下的 6 次汉密尔顿量表得分的相关系数矩阵,计算相关系数时 2 个变量只要有 1 个缺失则删除。第 1 行为相关系数,第 2 行为 P 值,第 3 行为样本例数。表 9-12 为整例删除法下的相关系数矩阵。从数据上看 2 种方式下所得的相关系数值有差异。

图 9-5 是以时间为 X 轴,汉密尔顿量表得分为 Y 轴,每个个体做一条折线图,从图中可见,绝大多数患者汉密尔顿量表随时间呈下降趋势,但有部分数据呈现上升趋势。也就是说如果以每个个体进行回归,其回归系数并不是一固定的数,在混合效应模型中,将回归系数当成随机变量进行分析。

(三)混合效应模型构建

1. 模型 9-1 考虑不同疾病类型,构建线性混合效应模型:

$$y_{ij} = \pi_{0i} + \pi_{1i} t_{ij} + \varepsilon_{ij} \qquad \text{(公式 9-28)}$$

其中:

$$\pi_{0i} = \gamma_{00} + \gamma_{01} g_i + \xi_{0i} \qquad \text{(公式 9-29)}$$

$$\pi_{1i} = \gamma_{10} + \gamma_{11} g_i + \xi_{1i}$$

合并方程为:

$$y_{ij} = \gamma_{00} + \gamma_{01} g_i + \gamma_{10} t_{ij} + \gamma_{11} g_i t_{ij} + \xi_{0i} + \xi_{1i} t_{ij} + \varepsilon_{ij}$$

(公式 9-30)

其中水平 2 的协方差矩阵 G 矩阵为:

$$G = \begin{pmatrix} \sigma_0^2 & \sigma_{01} \\ \sigma_{10} & \sigma_1^2 \end{pmatrix} \qquad \text{(公式 9-31)}$$

水平 1 的协方差矩阵 R 取为对角阵:

表 9-11 成对删除法 6 次汉密尔顿量表得分的相关系数

变量	指标	*Y1*	*Y2*	*Y3*	*Y4*	*Y5*	*Y6*
Y1	相关系数	1.000 0	0.493 0	0.410 1	**0.269 5**	0.226 8	0.183 8
	P		<.000 1	0.001 1	0.037 3	0.086 9	0.187 6
	例数	61	58	60	60	58	53
Y2	相关系数	0.493 0	1.000 0	0.494 3	0.412 3	0.308 3	0.217 9
	P	<.000 1		<.000 1	0.000 9	0.015 7	0.11
	例数	58	63	62	62	61	55
Y3	相关系数	0.410 1	0.494 3	1.000 0	0.664 5	0.668 5	0.460 8
	P	0.001 1	<.000 1		<.000 1	<.000 1	0.000 3
	例数	60	62	65	64	62	57
Y4	相关系数	0.269 5	0.412 3	0.664 5	1.000 0	0.817 0	**0.575 5**
	P	0.037 3	0.000 9	<.000 1		<.000 1	<.000 1
	例数	60	62	64	65	62	57
Y5	相关系数	0.226 8	0.308 3	0.668 5	0.817 0	1.000 0	**0.654 4**
	P	0.086 9	0.015 7	<.000 1	<.000 1		<.000 1
	例数	58	61	62	62	63	55
Y6	相关系数	0.183 8	0.217 9	0.460 8	0.575 5	0.654 4	1.000 0
	P	0.187 6	0.11	0.000 3	<.000 1	<.000 1	
	例数	53	55	57	57	55	58

表 9-12 整例删除法 6 次汉密尔顿量表得分的相关系数（n=46）

变量	指标	*Y1*	*Y2*	*Y3*	*Y4*	*Y5*	*Y6*
Y1	相关系数	1.000 0	0.493 9	0.417 6	**0.444 5**	0.303 4	0.221 1
	P		0.000 5	0.003 9	0.002	0.040 4	0.139 8
Y2	相关系数	0.493 9	1.000 0	0.492 5	0.513 2	0.347 4	0.227 3
	P	0.000 5		0.000 5	0.000 3	0.018	0.128 8
Y3	相关系数	0.417 6	0.492 5	1.000 0	0.731 0	0.680 3	0.527 2
	P	0.003 9	0.000 5		<.000 1	<.000 1	0.000 2
Y4	相关系数	0.444 5	0.513 2	0.731 0	1.000 0	0.779 6	**0.622 7**
	P	0.002	0.000 3	<.000 1		<.000 1	<.000 1
Y5	相关系数	0.303 4	0.347 4	0.680 3	0.779 6	1.000 0	**0.723 0**
	P	0.040 4	0.018	<.000 1	<.000 1		<.000 1
Y6	相关系数	0.221 1	0.227 3	0.527 2	0.622 7	0.723 0	1.000 0
	P	0.139 8	0.128 8	0.000 2	<.000 1	<.000 1	

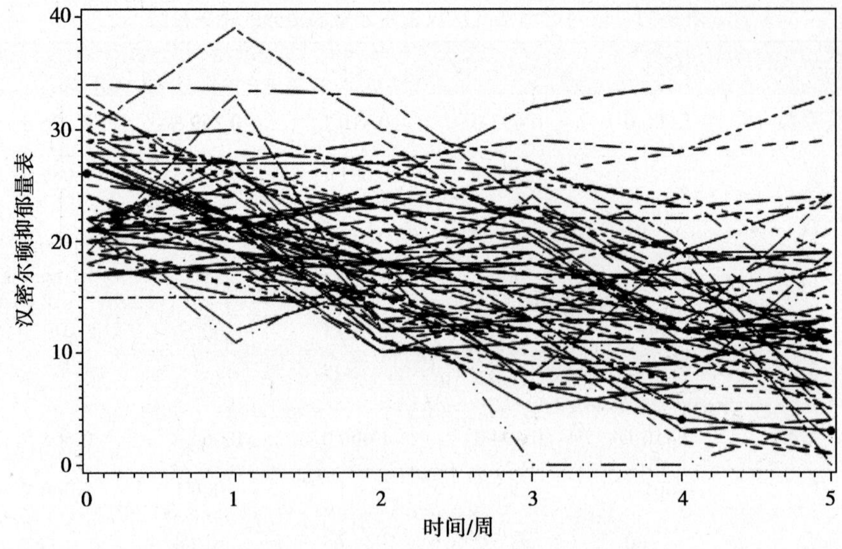

图 9-5 每个个体随时间变化的汉密尔顿量表得分

$$R=\begin{pmatrix}\sigma_\varepsilon^2 &&&&& \\ & \sigma_\varepsilon^2 &&&& \\ && \sigma_\varepsilon^2 &&& \\ &&& \sigma_\varepsilon^2 && \\ &&&& \sigma_\varepsilon^2 & \\ &&&&& \sigma_\varepsilon^2\end{pmatrix} \quad \text{（公式 9-32）}$$

上式中，γ_{00} 代表在第 0 周时非内源性患者汉密尔顿量表平均得分；γ_{01} 代表在第 0 周时内源性患者与非内源性患者量表得分平均差值，即内源性患者基线平均得分 $\gamma_{00+}\gamma_{01}$。γ_{10} 代表非内源性患者平均每周量表得分的改变值；γ_{11} 代表内源性患者与非内源性患者每周量表得分改变的平均值，即内源性患者每周量表得分改变的平均值 $\gamma_{10+}\gamma_{11}$。

表 9-13 模型 9-1 固定效应量的参数值

	回归系数	标准误	t	P
截距	22.48	0.79	28.3	<.000 1
时间 / 周	−2.37	0.31	−7.59	<.000 1
组别	1.99	1.07	1.86	0.067 6
时间 × 组别	−0.03	0.42	−0.06	0.948 8

表 9-13 结果表明，第 0 周时非内源性患者量表平均得分为 22.48，而内源性患者与非内源性在基线时得分差值平均为 1.99，即内源性患者平均得分为 22.48 + 1.99 = 24.47。对于非内源性患者得分每周平均下降 2.37，内源性患者得分每周平均下降 2.37 + 0.03 = 2.40，两者平均改变值间差异无统计学意义（P = 0.948 8）。

2. 模型 9-2 由于模型 9-1 中显示两者平均改变值间差异无统计学意义，将其从固定效应中删除。因此，将（公式 9-29）修改为：

$$\pi_{0i}=\gamma_{00}+\gamma_{01}g_i+\xi_{0i} \quad \text{（公式 9-33）}$$
$$\pi_{1i}=\gamma_{10}+\xi_{1i}$$

合并方程为（公式 9-33），并重新拟合方程：

$$y_{ij}=\gamma_{00}+\gamma_{01}g_i+\gamma_{10}t_{ij}+\gamma_{11}g_it_{ij}+\xi_{0i}+\xi_{1i}t_{ij} \quad \text{（公式 9-34）}$$

表 9-14 模型 9-2 固定效应量的参数值

参数	回归系数	标准误	t	P
截距	22.49	0.75	30.06	<.000 1
时间 / 周	−2.38	0.21	−11.41	<.000 1
组别	1.96	0.95	2.06	0.043 6

表 9-14 结果显示，第 0 周时非内源性患者量表平均得分为 22.49，内源性患者平均得分为 24.45。内源性患者量表平均与非内源性在基线时得分差值为 1.96，差异具有统计学意义（P = 0.043 6）。对于内源性患者与非内源性患者得分每周平均下降 2.38。

在表 9-15 结果中，σ_{01} = − 1.40，说明了对于抑郁症患者基线值越高，在治疗过程中其斜率越小，也就是分值改变越快。

此外，如果在模型 9-2 的固定效应中加入二次项（week* week）后，其值为 0.049，P = 0.507 5，说明了对于抑郁症患者治疗的得分仅是线性下降，并不存在二次项的曲线变化趋势。

表 9-15　模型 9-2 随机效应量的方差估计值

参数	估计值	标准误	Z	P
σ_0^2	11.64	3.36	3.47	0.000 3
σ_{01}^2	−1.40	1.02	−1.38	0.167 8
σ_1^2	2.08	0.52	4.02	<.000 1
σ_ε^2	12.22	1.12	10.92	<.000 1

对于模型 9-1 与模型 9-2，水平 1 的协方差矩阵 *R* 取为简单的对角线矩阵。Detry 指出如果测量的时间间隔不长，每个测量之间的关联趋于相同，可以选用“符合对称 CS”结构。如果测量的时间间隔越长，测量之间的关联越低，则应该选择“自回归 AR”结构。关联模式没有任何约束，可以选择“非确定型 UN”相关，但是与其他方法相比，不确定型相关的模型拟合需要更大的数据集。

（陈炳为　王立芹）

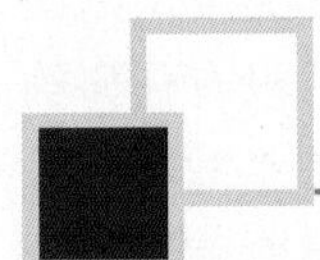

第十章 如何进行社区干预试验设计与分析

第一节 社区干预试验

一、社区干预试验

社区干预试验（community intervention trials）属于实验流行病学（experimental epidemiology）范畴，是以社区自然人群（正常人、高危人群或某病患者）为研究对象的实验性研究（experimental study）。在试验者控制的条件下，对研究对象施以干预措施，前瞻性地观察研究对象某疾病发生或死亡、健康结局以及行为危险因素的改变，以评价干预措施的有效性。

社区干预试验是以人群为研究对象，在现场环境下进行的干预研究（intervention study），其目的是评价干预措施的效果、评估危险因素、评价卫生服务质量和卫生政策实施情况。它是将符合条件的研究对象随机分到干预组（或不同水平的干预组）和对照组，干预组的研究对象施加 1 种或多种干预措施，对照组不施以干预措施，前瞻性地随访观察疾病或健康结局。其特点可概括为：①前瞻性随访观察；②施加 1 种或多种人为干预措施；③有平行可比的对照组；④研究对象随机分配到干预组和对照组。如新甲型流感（甲流）疫苗免疫保护反应评价、冠状动脉粥样硬化性心脏病（CHD）预防试验、某地区自来水加氟预防龋齿的效果观察、糖尿病前期人群综合干预效果、社区干预对高血压的预防效果以及对老年糖尿病患者遵医行为改变的影响，这些都是典型的社区干预试验。

社区干预试验的干预措施人为施加，强调研究对象的随机化分组。在社区试验中，依随机化单元的不同分为个体随机化（individual randomization）和群随机化（cluster randomization）。如果社区干预试验接受干预措施的基本单位是个体，称为个体随机试验（individual randomization trials）；如果接受干预措施的基本单位是群组（城市、学校、工厂）或某一人群的各个亚人群（城市的街道、学校的班级或工厂的车间）为群随机试验（cluster randomization trials）。个体随机试验和群随机试验分别采用个体随机化和群随机化分组方式。

实验性研究还包括临床试验（clinical trials），即随机化临床试验（randomized clinical trials，RCT），也称随机化对照试验（randomized controlled trials，RCT）以医疗机构患者个体为单位进行随机分组，干预措施施加给住院和未住院的患者，一般用来评价某种药物、治疗方法和医疗器械的有效性；而社区干预试验常用于对干预措施或预防措施的评价，包括一级预防、二级预防和三级预防措施。

二、社区干预试验设计

社区干预试验设计包括提出研究假设、明确研究目的、确定干预试验类型、确定干预措施、计算样本量、选择研究现场、选择研究对象、随机化分组、确定是否应用盲法、确定试验观察时间、选择结局变量及其测量方法、收集基线数据、随访研究对象和确定统计方法。

研究现场的选择要求现场人口流动性小，相对稳定，并且有足够的受试者数量；研究地区的疾病有较高而稳定的发生率，通常选择高危人群，以期能有足够的发病人数提高统计分析效率；评价疫苗的免疫学效果时，宜选择近期内未发生该疾病流行的地区；研究现场要有良好的协作条件，如领导重视和群众愿意接受，以及较好的医疗卫生条件、医疗机构诊断水平达标、疾病登记报告系统较完善和医疗卫生机构较健全。选择依从性好的研究对象，他们能够将试验坚持到底；还要选择对干预措施有效、预期发病率较高以及干预措施对其无害或无不良反应的受试对象。

社区干预试验要遵循实验设计原则：对照、随机和重复。但在实际运用中，由于研究对象多、范围广而实际情况无法做到随机分组和/或没有平行对照，产生了所谓的准实验设计（quasi-experimental design）或类实验设计。实际上，很多个体随机试验和群随机试验都属于类试验，主要包括前后比较试验设计（before and after experimental design）、中断时间序列设计（interrupted time-series design）、回归中断设计（regression discontinuity design）、阶梯楔入设计（stepped wedge design）和回归点置换设计（regression point displacement design）等。类实验设计的研究对象没有随机化分组，但干预措施是人为施加的；观察性研究既没有随机化分组，也不人为施加干预措施，是在自然状态下研究暴露因素与疾病的关系。这是观察性实验研究与类实验研究的主要区别。

在过去的30年间，许多开展的社区干预试验重点关注癌症和重大慢性病的预防和控制。临床试验是评价治疗措施的有效性，目的是减少疾病的复发、并发症和死亡的发生。在人群中进行的筛查试验（screening trials）通过对疾病的早期发现和有效的治疗，目的是降低疾病的死亡率。在人群中进行的癌症和心血管疾病的人群预防试验（prevention trials），主要用来评价疾病一级预防措施的有效性，目的是降低疾病的发病率。

与临床试验和筛查试验相比，社区干预试验的角色和作用面临更大的挑战。在社区干预试验设计时，要考虑以下几点：第一，社区干预试验需要有干预措施产生作用的假设。假设可来源于研究因素的临床试验，通常是基础生物学研究并结合药物筛选实验，尤其化学干预试验；观察性研究也是重要的社区干预试验的假设来源，如增加体力活动、减少脂肪摄入、戒烟和限酒的生活方式干预，其降低心血管疾病发病机制的假设来自于观察性研究，主要是队列研究。第二，心血管疾病和癌症的预防通常发病率以每年1%或更低水平的降低，效果需要几年时间方可显现，因此社区干预试验常常需要几年甚至十几年时间才能验证研究假设。第三，纳入对干预措施有反应的受试对象，有时也在高危人群中实施社区干预试验。第四，就样本量而言，人群预防试验需要成千或上万的研究对象，对项目管理有巨大的挑战，并需要相当大的资金保证，如美国多个危险因素干预试验（MRFIT）纳入了12 866名男性研究对象。进一步，如果社区干预试验要观察不良事件的发生，加上长时间的随访，研究对象的依从性降低而造成的失访，需要的样本量可能会增加。第五，在社区干预试验中，非常罕见的副作用都可影响人群预防措施或干预措施的应用，这与临床试验不同，这点在设计社区干预试验时需要重点考虑并提出相应的处理方案，另外，还要加强社区干预试验副作用的监测与报告。

三、社区干预试验分析

个体随机试验随机单元是个体，分析单位也是个体，可用经典的统计方法。由于个体随机试验的随机化分组，有理由认为混杂因素或协变量在基线均衡，因此，在观察一段时间后检验结果变量的统计学差异。如果结果变量为连续资料使用 t 检验或方差分析，如果结果变量是分类资料使用 χ^2 检验。混杂因素或协变量在基线不均衡的情况下，结果变量为连续变量和分类变量可分别使用多重线性回归和logistic回归来控制混杂因素或处理两组基线不均衡的情况。本章对于个体随机试验，除介绍随机化试验的分析方法外，还介绍类实验的分析方法：倍差法和中断时间序列分析，因为在公共卫生领域的干预试验设置对照组和随机化分组有时很难做到或不可行。

对于群随机试验，阐述结果变量为计量资料和二分类资料2种情况下的分析方法和样本量的估计方法。最后，针对多中心干预试验，应用甲型流感疫苗预防试验的例子说明多水平模型在多中心干预试验中的应用。社区随机试验采用群随机化的分组方式，其样本量估计和分析方法有别于个体随机试验使用的经典统计方法，因为群随机化主要特点是群内的个体有一定的相关性，在样本量相等的情况下，群随机试验统计推断的效能低于个体随机试验，因为相同群内的个体反应比不同群内的个体反应有更大的相似性。

第二节 个体随机试验的数据分析

一、随机化试验

（一）"合作管理"干预高血压研究

例 10-1 高血压"合作管理"社区干预试验为一项个体随机试验。国内外经验表明，控制高血压最有效的措施是社区防治。尽管我国高血压防治已有多年，但仍存在高血压知晓率、治疗率和控制率低的现状。研究表明，提高高血压患者的自我保健意识和遵医行为，落实高血压的非药物治疗措施，合理有效用药，可以提高高血压患者的血压管理质量，降低心脑血管疾病发生的风险。因此，本研究目的是通过医患"合作管理"模式，落实该病的综合性管理措施，解决目前高血压管理中的薄弱环节，逐步提高高血压知晓率、治疗率和控制率，探索出一条适合中国国情的高血压社区控制的经济有效途径。研究设计：选取北京市某社区为研究现场，以 740 名年龄在 40～60 岁的男性高血压患者为研究对象，按高血压病情Ⅰ期、Ⅱ期和Ⅲ期分层，每层内按个体随机化的原则分配研究对象到干预组或对照组，每组 370 名。对照组采用常规的管理模式；干预组在常规的管理模式基础上，试行"医患合作"管理模式，即经培训的全科医生实施一对一的"合作管理"方式，发给高血压患者健康教育及随访监测手册，全科医生每个月随访患者，落实高血压的非药物治疗措施，个体化指导以改变患者不良生活方式，监测药物治疗。随访 1 年后，观察并比较干预组和对照组对高血压认知、态度、行为以及血压水平的改变。

（二）数据分析过程

1. 试验组和对照组基线特征描述及均衡性比较 表 10-1 列出了干预组和对照组基线特征的比较结果，年龄、收缩压、舒张压、高血压病程、文化程度、医疗保险类型和高血压分期两组比较差异无统计学意义，说明两组在这些特征上均衡。

2. 高血压认知、态度和行为比较 随访观察 1 年后，干预组和对照组高血压认知、态度和行为比较见表 10-2，变量均为二分类变量，编码：是 *vs.* 否。从表中可见知晓正常血压标准、高血压需要终生服药等认知情况，遵医嘱规律服药、知晓近期血压值、注意少盐、每周运动 5 次以上等态度行为干预组明显好于对照组，差异有统计学意义，干预措施明显提高了高血压患者的认知和态度，并改变了其行为；虽然干预组不吸烟率高于对照组，但是差异无统计学意义。

表 10-1 干预组和对照组基线特征的比较

变量	干预组（n=370）	对照组（n=370）	t/χ^2	P
年龄（$\bar{X}\pm S$）/ 岁	53.2±8.8	53.7±8.6	0.782	0.435
收缩压（$\bar{X}\pm S$）/ mmHg	150.5±17.6	151.1±18.0	0.458	0.647
舒张压（$\bar{X}\pm S$）/ mmHg	91.9±8.9	92.1±9.4	0.297	0.766
高血压病程（$\bar{X}\pm S$）/ 年	11.5±3.1	11.9±3.3	1.699	0.090
文化程度 /［例（%）］			0.093	0.993
小学及以下	138（37.3）	135（36.5）		
初中	112（30.2）	115（31.1）		
高中或中专	84（22.7）	85（23.0）		
大专及以上	36（9.8）	35（9.4）		
社会医疗保险类型 /［例（%）］			0.675	0.411
城镇职工基本医疗保险	108（29.2）	97（26.2）		
城镇居民基本医疗保险	262（70.8）	273（73.8）		
高血压分期 /［例（%）］			0.202	0.904
Ⅰ期	233（63.0）	232（62.7）		
Ⅱ期	84（22.7）	81（21.9）		
Ⅲ期	53（14.3）	57（15.4）		

表 10-2　随访观察 1 年干预组和对照组高血压认知、态度和行为比较[n(%)]

变量	干预组/%（n=370）	对照组/%（n=370）	χ^2	P
知晓正常血压标准	238(64.3)	172(46.5)	23.824	<0.001
高血压需要终生服药	343(92.7)	299(80.8)	22.771	<0.001
遵医嘱规律服药	342(92.4)	302(81.6)	19.151	<0.001
知晓近期血压值	346(93.5)	264(71.4)	62.746	<0.001
注意少盐	308(83.2)	223(60.3)	48.176	<0.001
每周运动 5 次以上	260(70.3)	140(37.8)	78.353	<0.001
不吸烟	263(71.1)	245(66.2)	2.034	0.154

3. 干预组和对照组血压水平比较　在随访观察 1 年后，干预组的收缩压和舒张压比对照组分别下降 11.1mmHg 和 7.3mmHg，因年龄、文化程度、高血压分期和高血压病程等协变量在两组基线均衡，所以用两独立样本比较的 t 检验。检验结果显示，差异有统计学意义（$P<0.000\,1$），即"合作管理"模式显著地降低了干预组患者的收缩压和舒张压，结果见表 10-3。

由于随机化分组，两组基线特征均衡，可以用 t 检验比较两组收缩压或舒张压的均值。有时，虽进行了随机化，但两组某些基线指标仍不均衡，须用多变量分析处理或控制混杂因素。因变量为连续变量可用多重线性回归进行分析，因变量为分类变量可用 logistic 回归。另外，即使两组基线某些混杂因素或协变量均衡的情况下，也可使用多变量分析控制这些混杂因素或协变量的影响，使干预措施与效果之间关系的估计更准确。

（三）延伸讨论

本文为随机化分组，并经过基线特征检验协变量在干预组和对照组间均衡，因此在这里没有用多变量回归分析处理两组不均衡或控制混杂因素。在评价干预措施的独立作用、联合作用以及作用机制时，因为有混杂因素的存在，在分析干预措施的效果时，需要在控制多个混杂因素或协变量的影响后来阐述干预措施的效果。多变量回归分析可控制混杂因素或协变量的影响，探讨干预措施与因变量的关联、确定自变量的相对贡献和进行预测分析。常用的多变量回归分析包括多重线性回归、logistic 回归、Cox 比例风险回归和 Poisson 回归。

根据结果变量的类型选取回归模型，结果变量为连续变量（血压、胆固醇、肺活量）选用多重线性回归，如某现况调查，要探讨性别、年龄、胆固醇、体重指数、腰围与血压的关联，可使用多重线性回归，因为因变量血压为连续变量；结果变量为二分类变量（糖尿病：是 / 否；肝癌：是 / 否）选用 logistic 回归；结果变量为计数资料（跌倒性伤害发生次数、哮喘发作次数）选用 Poisson 回归，如结果变量为跌倒性伤害发生次数（0、1、2、3 …），自变量为要研究的影响跌倒发生的因素；生存分析资料，结果变量为二分类，但有明确的生存时间，此时使用 Cox 比例风险回归。多变量回归分析的自变量可以为连续变量（年龄、收入、身高），分类变量（职业、血型、婚姻状况）和 / 或等级变量（病情的轻、中、重）。根据变量类型和专业要求确定自变量以何种形式纳入模型，分类变量必须以哑变量的形式纳入模型。

多变量回归的拟合步骤包括分析方法的选择、确定自变量纳入模型的形式、模型应用条件检验、单因素分析、多因素分析、模型诊断及评价、模型修改、确定最终模型和得出统计结论。在拟合多变量回归模型时，可按这个过程进行和遵循这些程序性的东西。其中，单因素分析显著的变量、需要控制的混杂因素以及协变量如何纳入模型，即自变量的筛选策略，一般采取下述的 3 种策略。

1. 关注研究变量的策略　这种策略是有明

表 10-3　随访观察 1 年干预组和对照组血压水平比较

变量	干预组（$\bar{X}\pm S$）	对照组（$\bar{X}\pm S$）	干预组与对照组相比下降值	t	P*
收缩血压 /mmHg	142.1±14.6	153.2±19.1	11.1	8.881	$P<0.000\,1$
舒张血压 /mmHg	86.0±9.8	93.3±9.5	7.3	10.288	$P<0.000\,1$

*P 由两独立样本比较的 t 检验得到

确的要关注的研究因素，如某一新危险因素，在这种情况下，单因素分析之后，将关注的因素加上要控制的混杂因素或协变量一起纳入模型。这里感兴趣的是研究因素，检验研究因素的统计学意义，其他变量是调整变量，其统计学意义不是我们关注的。结果的报告以关注的研究变量为主，其他变量的结果也可报出。

2. 逐步回归选择法 逐步回归多用于变量的筛选，开始时模型中无任何自变量，然后按自变量对因变量的贡献大小依次将其引入方程。每引入一个变量，对已在模型里的变量进行逐个检验，如无统计学意义，将其剔除。每一次引入或剔除变量都要进行统计学检验，以保证模型中所有变量都有统计学意义。反复进行这个过程，直到没有统计学意义的变量引入，模型中也没有无统计学意义的变量保留为止。

3. 最佳模型组合筛选法 如单因素分析确定有 8 个因素要进行多变量分析，先以关注变量与其他 7 个变量分别组成有 2 个自变量的 7 个回归模型，按模型的拟合优度判断出一个最佳模型；再以有 2 个自变量的最佳回归模型与其他 6 个变量分别组成有 3 个自变量的 6 个回归模型，按模型的拟合优度判断出一个最佳模型；依次进行下去，直到没有统计学意义的变量进入模型为止。这里需要指出的是，不但考虑拟合优度判断模型的拟合好坏，更重要的是在进行模型组合时，要考虑变量的专业意义。最后，可以将各种最佳模型组合结果都呈现出来，详细观察研究因素是如何受混杂因素和协变量的影响。

总之，在经过多变量的拟合步骤后，得到统计学有意义和专业上能解释的模型。在这个过程中，可以加入交互项，以增加模型的拟合优度。一个好的统计模型的构建一定是统计分析和专业人员的紧密结合，其过程并非纯粹的统计学或数学问题，必须充分考虑所研究的问题及所涉及的专业知识，经过多次讨论修改确定最终模型。

二、非随机化试验

（一）倍差法

在前面的高血压“合作管理”干预措施的效果评估实例中，采用个体随机化将研究对象分为干预组和对照组。有时社区干预试验不能采用随机化分组方式，即使采用随机化分组，干预组和对照组在某些基线特征变量上不均衡，这需要在分析时予以考虑。未随机化分组或两组不具可比性的干预试验称为准实验设计，是公共卫生领域常用的设计方法之一。一般情况下，准实验设计干预组和对照组的可比性是指两组基线特征均衡，然而它也指两组干预期间变化趋势一致。非随机化试验，当两组受试对象基线存在差异时，群体结果的差异可能因此产生，而与干预措施无关。另外，选取志愿者为干预组，某些个体成员较其他成员更有兴趣参与项目而进入干预组，造成干预组和对照组的不均衡。对于非随机化或志愿者造成的两组基线特征不均衡，可用差中差法（difference-in-differences，DID）处理，或称倍差法（double differences，DD）。倍差法可很好地处理干预组和对照组基线特征的不均衡，并可控制作用于两组混杂因素或协变量的影响，估计干预效果。

1. 倍差法原理 倍差法设计原理见图 10-1。干预前或基线有 1 个非随机对照组，干预前两组的效果变量存在差异 d_1，干预后两组又存在一个差异 d_2，实际干预效果是 d_2-d_1，而不是 d_2，因为要考虑基线已有的差异 d_1。

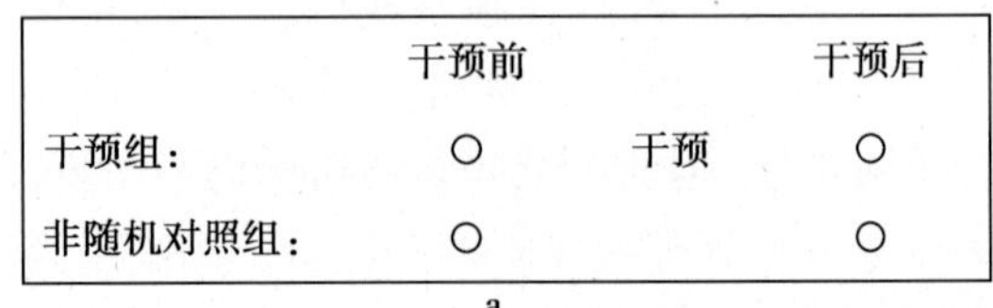

a

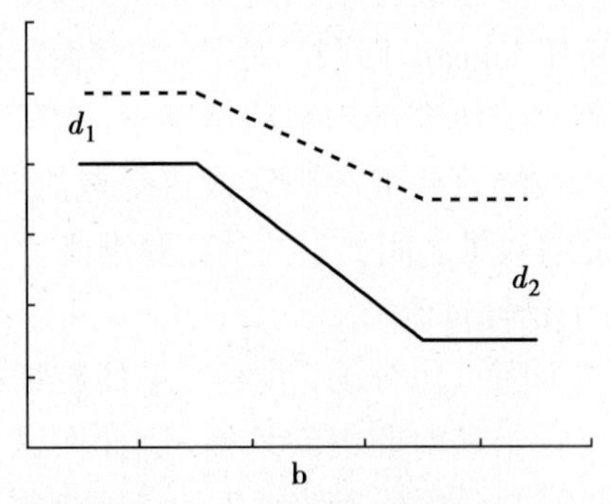

b

图 10-1 倍差法设计原理

a. 干预前非随机对照组；b. 两组的效果在干预前存在差异

2. 倍差法应用条件 倍差法假设干预组和对照组的趋势或斜率相同，即 2 条线平行，见图 10-2。检验这一假设，至少需要干预前 2 个时间点数据。实际上，很难获得干预前的第 1 个观察点数据，因为大多数干预项目是从基线开始收集资料的，即第 2 个观察点。如果无法获得第 1 个观察点数据，假设两组变化趋势一致，对干预效应的估计会有偏差。

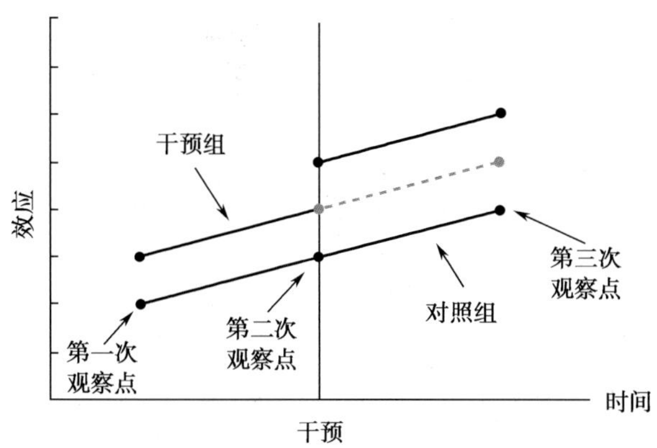

图 10-2 倍差法应用条件

图 10-3 为倍差法分析原理示意图，图中 a 为未考虑平行对照的平均干预效应，b 为有平行对照，但未考虑基线差异的平均干预效应；c 显示干预前干预组与对照组不平行，两组有差异。干预后，干预组按实线平行上移，其效应不是图所示的“平均干预效应”，因模型假设干预前干预组和对照组平行，干预组效应按虚线变化所示，则效应为“估计的平均干预效应”。干预组和对照组干预前后结果变量的改变量之差，即干预效应，用数学式表达倍差法的模型为：

$$干预效应 = (\overline{Y}_{S_1} - \overline{Y}_{S_0}) - (\overline{Y}_{C_1} - \overline{Y}_{C_0})$$

上式中，S 代表干预组，C 代表对照组，S_1、C_1 表示干预后，S_0、C_0 表示干预前。干预组每个受试对象干预后的值减干预前的值（差值）取平均值 $\overline{d}_1$，对照组每个受试对象干预后的值减干预前的值（差值）取平均值 $\overline{d}_0$，这是第 1 个差；再计算 $\overline{d}_1 - \overline{d}_0$，这是第 2 个差，即差中差为干预效应。

多变量分析可拟合一般线性模型（general linear model，GLM），表达式为：

$$Y = \beta_0 + \beta_g \times group + \beta_t \times time + \beta_{effect} \times group \times time + \sum_{j=1}^{k} \beta_j X_j + \varepsilon$$

上式中，Y 为结果变量，$group$ 为组别，$group \times time$ 为交互项，β_{effect} 表示干预效应，即差中差，X_j 表示一组协变量，β_j 为对应 X_j 的回归系数，ε 表示随机误差。

据上面的 GLM，对于干预组（$group = 1$）而言，干预后（$time = 1$）与干预前（$time = 0$）的回归方程分别为（公式 10-1）和（公式 10-2），如下：

$$\overline{Y}_{S_1} = \beta_0 + \beta_g + \beta_t + \beta_{effect} + \sum_{j=1}^{k} \beta_j X_j \quad （公式 10-1）$$

$$\overline{Y}_{S_0} = \beta_0 + \beta_g + \sum_{j=1}^{k} \beta_j X_j \quad （公式 10-2）$$

上式中，S 代表干预组，S_1 表示干预后，S_0 表示干预前，设干预前后协变量取值相同，干预后与干预前之差，即（公式 10-1）-（公式 10-2）为：

$$\overline{Y}_{S_1} - \overline{Y}_{S_0} = \beta_t + \beta_{effect} \quad （公式 10-3）$$

对于对照组（$group = 0$）而言，干预后（$time = 1$）与干预前（$time = 0$）的回归方程分别为（公式 10-4）和（公式 10-5），如下：

$$\overline{Y}_{C_1} = \beta_0 + \beta_t + \sum_{j=1}^{k} \beta_j X_j \quad （公式 10-4）$$

$$\overline{Y}_{C_0} = \beta_0 + \sum_{j=1}^{k} \beta_j X_j \quad （公式 10-5）$$

上式中，C 代表对照组，C_1 表示干预后，C_0 表示干预前，设干预前后协变量取值相同，干预后与干预前之差，即（公式 10-4）-（公式 10-5）为：

$$\overline{Y}_{C_1} - \overline{Y}_{C_0} = \beta_t \quad （公式 10-6）$$

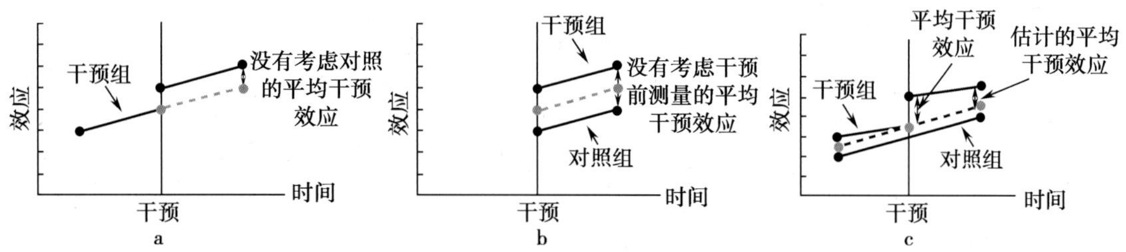

图 10-3 倍差法分析原理

a. 未考虑对照时的效应；b. 未考虑基线时的效应；c. 同时考虑对照和基线时的效应

（公式 10-3）为干预组干预后与干预前之差，（公式 10-6）为对照组干预后与干预前之差，两者之差，即差中差为（公式 10-3）-（公式 10-6）：

$$(\overline{Y}_{S_1}-\overline{Y}_{S_0})-(\overline{Y}_{C_1}-\overline{Y}_{C_0})=(\beta_t+\beta_{effect})-\beta_t=\beta_{effect}$$

（公式 10-7）

可见，干预效应为交互项的系数 β_{effect}，此系数为正说明干预组提高的幅度比对照组要高。倍差法很好地处理了两组基线差异，同时用 GLM 控制了混杂因素的影响。

3. 倍差法实例

例 10-2 为评价实施临床路径对计划剖宫产患者住院治疗费用的影响。某研究者在试点的三甲医院收集了临床路径开展前 36 名计划剖宫产患者住院治疗费用，又收集了开展临床路径后 36 名计划剖宫产患者住院治疗费用，试点后收集的计划剖宫产患者按年龄和病情轻重与试点前患者配对，以保证实施前后的均衡。同时以该市另一家未开展临床路径的三甲医院作为外对照，收集与试点医院同期、相同数目的计划剖宫产患者住院治疗费用，试点后收集的数据也按患者年龄和病情轻重与试点前患者配对。

本研究假设为实施临床路径可有效地控制计划剖宫产患者住院治疗费用。通过开展临床路径的医院和未开展临床路径的医院对比，评价实施临床路径后，计划剖宫产患者住院治疗费用的降低情况。图 10-4 显示了本研究的设计模式。

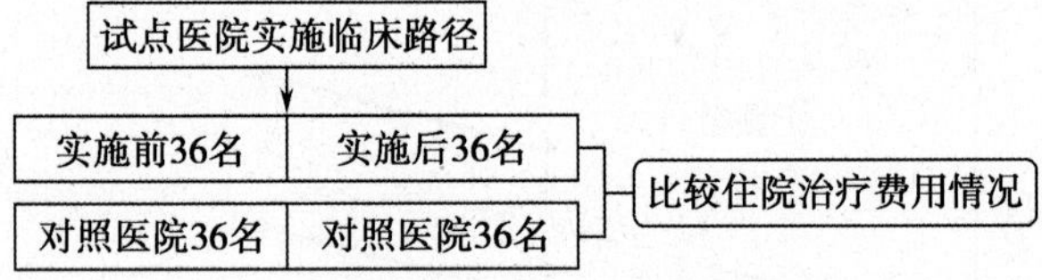

图 10-4 本研究设计模式

从上述设计过程和设计模式不难发现，本研究干预措施为实施临床路径，但由于医院是非随机化选取且患者非随机化分组，是一个非随机化对照的前后比较类实验设计。试点医院和对照医院的计划剖宫产患者基线特征可能存在差异，本例用倍差法平衡由于非随机化造成的两组基线差异后，比较试点医院和对照医院计划剖宫产患者的住院治疗费用。数据见表 10-4，试点医院编码为 1，对照医院为 0；干预前编码为 0，干预后为 1。

（1）资料的统计描述：表 10-5 中试点医院和

表 10-4 试点和对照医院试点前后计划剖宫产患者住院治疗费用

对子数	医院	干预前	费用 / 元	干预后	费用 / 元
1	1	0	3 083	1	1 186
2	1	0	9 019	1	2 378
3	1	0	6 479	1	592
4	1	0	6 088	1	866
5	1	0	4 129	1	2 666
6	1	0	4 331	1	4 137
7	1	0	5 844	1	1 032
8	1	0	1 895	1	4 033
9	1	0	1 449	1	2 770
10	1	0	1 993	1	3 899
11	1	0	1 535	1	3 792
12	1	0	1 711	1	4 323
13	1	0	5 712	1	3 667
14	1	0	7 697	1	1 455
15	1	0	1 943	1	983
16	1	0	4 267	1	1 192
17	1	0	2 156	1	1 192
18	1	0	2 168	1	1 019
19	1	0	1 648	1	1 236
20	1	0	1 217	1	1 193
21	1	0	1 452	1	1 317
22	1	0	1 216	1	4 387

续表

对子数	医院	干预前	费用 / 元	干预后	费用 / 元
23	1	0	1 846	1	3 708
24	1	0	1 781	1	1 071
25	1	0	1 371	1	1 147
26	1	0	2 023	1	3 485
27	1	0	6 514	1	846
28	1	0	6 016	1	3 890
29	1	0	7 075	1	3 553
30	1	0	6 777	1	3 934
31	1	0	1 123	1	1 189
32	1	0	5 553	1	1 028
33	1	0	3 656	1	1 019
34	1	0	2 393	1	1 144
35	1	0	1 251	1	1 153
36	1	0	1 617	1	416
1	0	0	3 688	1	2 410
2	0	0	3 717	1	4 485
3	0	0	3 372	1	4 665
4	0	0	1 859	1	1 738
5	0	0	5 067	1	2 025
6	0	0	2 194	1	3 127
7	0	0	6 029	1	2 370
8	0	0	2 375	1	7 840
9	0	0	2 135	1	2 126
10	0	0	2 631	1	2 363
11	0	0	2 388	1	6 421
12	0	0	946	1	1 934
13	0	0	2 567	1	2 263
14	0	0	1 376	1	2 233
15	0	0	2 056	1	2 034
16	0	0	2 229	1	4 762
17	0	0	2 209	1	453
18	0	0	2 428	1	1 694
19	0	0	2 547	1	2 132
20	0	0	5 818	1	6 139
21	0	0	2 316	1	2 762
22	0	0	5 493	1	2 359
23	0	0	2 380	1	5 532
24	0	0	2 479	1	5 999
25	0	0	2 751	1	5 646
26	0	0	2 160	1	2 146
27	0	0	2 456	1	2 985
28	0	0	3 646	1	7 606
29	0	0	5 428	1	1 913
30	0	0	2 179	1	2 930
31	0	0	6 567	1	2 092
32	0	0	7 018	1	656
33	0	0	2 539	1	1 942
34	0	0	4 681	1	3 520
35	0	0	5 407	1	3 758
36	0	0	5 355	1	1 838

表 10-5　试点医院和对照医院计划剖宫产患者住院治疗费用比较　　单位：元

	试点前(n=36)		试点后(n=36)		试验前后均数的差值	差中差(DID)
	均数(标准差)	中位数	均数(标准差)	中位数		
试点医院	3 500.8(2 312.2)	2 162.0	2 136.1(1 356.1)	1 214.5	−1 364.7	−1 265.1
对照医院	3 346.8(1 604.5)	2 543.0	3 247.2(1 875.6)	2 366.5	−99.6	

对照医院各 36 名计划剖宫产患者，试点前平均治疗费用分别为 3 500.8 元和 3 346.8 元，标准差为 2 312.2 元和 1 604.5 元；试点后平均治疗费用分别为 2 136.1 元和 3 247.2 元，标准差为 1 356.1 元和 1 875.6 元。

计算试点前、后配对个体治疗费用差值的平均值，试点医院与对照医院差值平均值的差值，即差中差为：

$$DID=\bar{d}_1-\bar{d}_0=-1\,364.7-(-99.6)=-1\,265.1$$

（2）差中差的假设检验：将表 10-4 数据变换一下，形成有医院、试点前后（时间）和费用 3 个变量的数据库（did_data）。以费用（*cost*）为因变量，医院 *group*（1＝试点医院，0＝对照医院），试点前后 *time*（1＝试点后，0＝试点前）作自变量，同时纳入 group 与 *time* 的交互项 *group*×*time*。*group* 和 *time* 以哑变量的形式纳入模型，对照组（*group*=0）和干预前（*time*=0）为参考组。在数据库 did_data 中产生 *group*×*time* 交互项，即生成一个新的变量 *effect*，*effect* 是 *group* 和 *time* 直接相乘产生的。拟合多重线性回归方程的 SAS 语句为：

```
PROC REG DATA = did_data;
MODEL cost = group time effect;
RUN;
```

拟合结果如下：

$$\hat{y}=3\,346.833-153.944\times group-99.667\times time-1\,265.056\times group\times time$$

模型中的 $\hat{\beta}_E=-1\,265.056$ 元就是差中差，$\hat{\beta}_E$ 的假设检验 $P=0.039$，差异有统计学意义，说明干预组差值均值（$\bar{d}_1$）低于对照组差值均值（$\bar{d}_0$），可以认为临床路径有效地控制了计划剖宫产患者住院治疗的费用。

费用的数据不呈正态分布，自然对数转换后满足了正态性；以 ln（*cost*）为因变量，*group*，*time* 和 *group*×*time*（*effect*）为自变量，$\hat{\beta}_E$ 假设检验的结果，P=0.048，虽然差异有统计学意义，但较未作自然对数变换的 P 值增大，说明满足模型的应用条件后，结果趋于保守，犯Ⅰ型错误的概率降低。如果需要控制混杂因素，如年龄、性别和受教育程度等，按多变量分析方法，将这些变量纳入模型中。如果本例有年龄为连续变量，受教育程度为等级变量，假设 *age* 和 *education* 与 *cost* 线性关系存在，并符合模型应用条件。如果模型交互项（*effect*）差异有统计学意义，说明在控制了年龄和受教育程度后，干预组差值均值（$\bar{d}_1$）仍低于对照组差值均值（$\bar{d}_0$）。

4. 结果为二分类变量的倍差法　倍差法一般应用于结果变量为连续变量，当结果变量为二分类变量，如伤害（有 *vs.* 无）、哮喘（有 *vs.* 无）、心电图（异常 *vs.* 正常）等，应拟合 logistic 回归模型。此时，干预前通常是观察一段时间，如 1 年，干预后再观察一段时间，测量结果变量。干预前观察期与干预后观察期一致，具有可比性，否则要处理为相等。另外，二分类倍差法应用不多，究其原因是二分类结果变量多不会重复发生，如冠心病、脑卒中的发生，尤其是在对同一人群观察的时候。

设干预组 *group* 编码为 1，对照组 *group* 编码为 0；干预前 *time*=0，干预后 *time*=1，*group* 和 *time* 的交互项（*effect*）产生同前，2 个协变量为 *age* 和 *education*，拟合 logistic 回归方程为：

$$\ln\left(\frac{P}{1-P}\right)=\text{logit}P=\beta_0+\beta_1\times time+\beta_2\times group+\beta_3\times time\times group+\sum_{j=1}^{k}\beta_jX_j+\varepsilon$$

对于干预前，*time*=0，则有：

$$\text{干预组：}\ln\left(\frac{P}{1-P}\right)=\text{logit}P=\beta_0+\beta_2+\sum_{j=1}^{k}\beta_jX_j+\varepsilon \qquad \text{（公式 10-8）}$$

$$对照组：\ln\left(\frac{P}{1-P}\right)=\text{logit}P=\beta_0+\sum_{j=1}^{k}\beta_jX_j+\varepsilon \quad （公式 10-9）$$

对于干预后，$time=1$，则有：

$$干预组：\ln\left(\frac{P}{1-P}\right)=\text{logit}P=\beta_0+\beta_1+\beta_2+\beta_3+\sum_{j=1}^{k}\beta_jX_j+\varepsilon \quad （公式 10-10）$$

$$对照组：\ln\left(\frac{P}{1-P}\right)=\text{logit}P=\beta_0+\beta_1+\sum_{j=1}^{k}\beta_jX_j+\varepsilon \quad （公式 10-11）$$

干预组，干预后与干预前之差，即（公式 10-10）-（公式 10-8）为：

$$\ln\left(\frac{P_{time=1}}{1-P_{time=1}}\right)-\ln\left(\frac{P_{time=0}}{1-P_{time=0}}\right)=\ln\left(\frac{odds_{time=1}}{odds_{time=0}}\right)=\ln(OR_{time=1/time=0})=\beta_1+\beta_3 \quad （公式 10-12）$$

对照组，干预后与干预前之差，即（公式 10-11）-（公式 10-9）为：

$$\ln\left(\frac{P_{time=1}}{1-P_{time=1}}\right)-\ln\left(\frac{P_{time=0}}{1-P_{time=0}}\right)=\ln\left(\frac{odds_{time=1}}{odds_{time=0}}\right)=\ln(OR_{time=1/time=0})=\beta_1 \quad （公式 10-13）$$

进而，（公式 10-12）-（公式 10-13）差中差=（干预组的干预后与干预前之差）-（对照组的干预后与干预前之差），表达式如下：

$$\ln(OR_{time=1/time=0})_{group=1}-\ln(OR_{time=1/time=0})_{group=0}=\ln\left[\frac{(OR_{time=1/time=0})_{group=1}}{(OR_{time=1/time=0})_{group=0}}\right]=\beta_3$$

β_3 为交互项系数，可解释为：干预组干预后与干预前发生某事件风险和对照组干预后与干预前发生某事件风险比值的自然对数值，表达式可写为：

$$\frac{(OR_{time=1/time=0})_{group=1}}{(OR_{time=1/time=0})_{group=0}}=e^{\beta_3} \quad （公式 10-14）$$

通常情况下，分母对照组在干预前后变化不大，OR 比值接近 1。分子干预组，如果干预有效（某事件发生率降低），$OR<1$，则 $e^{\beta_3}<1$；如果干预无效（某事件发生率不变），$OR=1$，则 $e^{\beta_3}=1$；如果干预使某事件发生率增加，$OR>1$，则 $e^{\beta_3}>1$。另外，倍差法考虑了基线两组的差异，e^{β_3} 可以理解为在控制了混杂因素后，干预后干预组某事件发生风险与对照组某事件发生风险的差异，此差异表示为 2 个 OR 值的比值（e^{β_3}）。

5. 延伸讨论 简单试验前后比较设计不能得出正确的因果关系的推论，因为前后比较控制了可观察到的个体内在的混杂因素，并没有控制许多外部混杂因素或协变量的影响。计算干预前后同一个个体的结果变量差值，即单差，它控制了个体可观察的变量（如出生日期、居住地区的经济水平和父亲的受教育程度等）和不随时间改变变量的影响（如一个人的智力、家族疾病史、情绪和自我约束力等）。比较干预组与对照组的结果变量差值，即双差，不但控制了个体可观察到的和不随时间变化特性的影响，而且也控制了个体没有观察到的不随时间变化变量和外部混杂因素或协变量的影响，有效地估计干预效应。

结果变量为连续变量时，按一般线性回归的应用条件线性、独立性、正态性和方差齐性拟合多变量模型。倍差法假设干预组和对照组没有观察到的差异随时间变化趋势一致，要检验这一假设，需要干预前 2 个时间点数据。但干预设计一般只收集基线资料，通常假设两组斜率相同，这对效应估计会有一定的偏差。

上述提到的倍差法为干预组和对照组，有时还可有 3 组（干预组 1、干预组 2 和对照组）探讨干预前后的变化。将组变量按哑变量处理，以对照组为参考组，形成 2 个哑变量 $group1$ 和 $group2$：即 $group1=0$ 和 $group2=0$ 代表对照组，$group1=1$ 和 $group2=0$ 代表干预组 1；$group1=0$ 和 $group2=1$ 代表干预组 2；同时在模型中形成时间变量（干预前，$time=0$；干预后，$time=1$）与 $group$ 哑变量的交互项，用交互项系数解释干预效应。另外，试验分干预组和对照组两组，干预时间可为干预前、干预后时间 1、干预后时间 2

和干预后时间 3，时间变量按哑变量处理，以干预前为参考组，形成 3 个哑变量：即 *time*1 = 0 和 *time*2 = 0 和 *time*3 = 0 代表干预前；*time*1 = 1 和 *time*2 = 0 和 *time*3 = 0 代表干预后时间 1；*time*1 = 0 和 *time*2 = 1 和 *time*3 = 0 代表干预后时间 2，*time*1 = 0 和 *time*2 = 0 和 *time*3 = 1 代表干预后时间 3；同时在模型中构建 *time* 哑变量与 *group* 变量的交互项，用交互项系数解释干预效应。

倍差法拟合一般线性回归和 logistic 回归，控制的变量可为个体水平变量，如年龄和受教育程度等，此外，还有一些其他因素（家庭环境特征指标、地区 GDP、地区人口数和医疗服务利用水平等）会影响干预效果，也可在模型中加入这些变量以调整他们的影响。

（二）中断时间序列

在干预措施效果评价中，某些事件在干预前已存在下降或上升趋势，如传染性疾病发病率，这种上升或下降趋势在估计干预效果时必须予以考虑。中断时间序列（interrupted time series，ITS）是控制干预前回归趋势对序列的影响，通过比较和检验序列在干预点上干预前后结果变量的即刻水平改变（immediate change in level）和干预前后两段回归线斜率改变（change in slope），进而评价干预措施的有效性。

1. ITS 原理 图 10-5 展示了单组 ITS 设计原理，横坐标为时间，纵坐标为结果变量的测量值，可为事件数、测量值均数、构成比或率；垂直线为干预时间，干预实施后，时间序列被中断，ITS 分析可检验干预是如何影响序列的。ITS 要求收集时间间隔相等的观察点数据，据经验，ITS 要收集 40～50 个数据点，或至少 20 个点在干预前、20 个点在干预后，并且干预前后的观察点呈线性或近似线性。如果只有几个观察点，不适合用 ITS 分析，可改为重复测量方差分析、多重 *t* 检验、广义估计方程、Poisson 回归或面板数据模型。

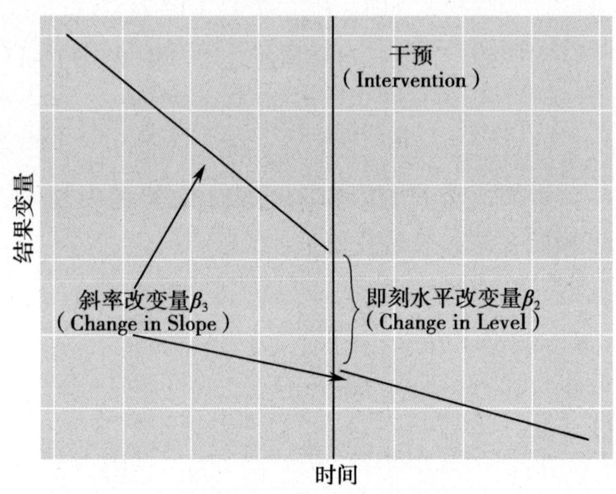

图 10-5 单组 ITS 设计原理

对于干预前后数据点呈线性或近似线性的序列，ITS 分析采用分段线性回归（segmented linear regression，SLR），分段的含义是“事件”或“干预”将序列分为干预前和干预后 2 段，拟合线性回归模型，模型如下：

$$Y_t = \beta_0 + \beta_1 \times time + \beta_2 \times intervention + \beta_3 \times posttime + \varepsilon_t \qquad \text{（公式 10-15）}$$

time 是时间计数变量，从第 1 个观察点开始一直计数到最后一个观察点，*time* = 0，1，2，……，$n-1$，其中 *n* 为观察点的个数；*intervention* 为干预指示变量，干预前观察点取值为 0，干预后观察点取值为 1；*posttime* 为干预后时间计数变量，干预前的观察点 *posttime* 取值为 0，干预后第 1 个观察点 *posttime* 取值为 0，第 2 个观察点 *posttime* 取值为 1，依此类推。ε_t 为 *t* 时刻的残差，表示没有被回归模型解释的变异。

拟合线性回归模型，最小二乘法得到参数 β_1、β_2 和 β_3 的估计值。β_1 为长期趋势（secular trend），这里具体为干预前（第一段回归方程）的斜率；β_2 为第二段回归方程在第 1 个干预点的预测值与干预前线性方程延伸至第 1 个干预点的预测值之差，称为即刻水平改变量；β_3 为斜率改变量或趋势改变量，即干预后斜率与干预前斜率之差。

2. ITS 应用实例

例 10-3 某市综合医院 2015 年 1 月—2017 年 12 月期间共 36 个月专家门诊量的月统计结果见表 10-6，2016 年 4 月（第 15 个观察点）该院进行专家挂号费减半试点。试探讨试点前后专家门诊量的变化情况。

其中，*amount* 是门诊量（人次 / 月），*time* 是时间计数变量（编码为 0～35），*intervention* 干预指

表 10-6　某市综合医院 2015—2017 年看专家门诊患者的数量　　单位：人次

年代（*year*）	月份（*month*）	门诊量（*amount*）	时间变量（*time*）	干预（*intervention*）	干预前时间变量（*pretime*）	干预后时间变量（*posttime*）
2015	1	5 361	0	0	0	0
2015	2	4 525	1	0	1	0
2015	3	4 620	2	0	2	0
2015	4	4 709	3	0	3	0
2015	5	4 632	4	0	4	0
2015	6	4 743	5	0	5	0
2015	7	5 118	6	0	6	0
2015	8	5 245	7	0	7	0
2015	9	4 857	8	0	8	0
2015	10	4 075	9	0	9	0
2015	11	3 983	10	0	10	0
2015	12	3 953	11	0	11	0
2016	1	4 602	12	0	12	0
2016	2	5 418	13	0	13	0
2016	3	6 302	14	0	14	0
2016	4	5 750	15	1	15	0
2016	5	5 773	16	1	15	1
2016	6	5 900	17	1	15	2
2016	7	6 922	18	1	15	3
2016	8	7 064	19	1	15	4
2016	9	6 160	20	1	15	5
2016	10	7 008	21	1	15	6
2016	11	8 202	22	1	15	7
2016	12	8 022	23	1	15	8
2017	1	6 059	24	1	15	9
2017	2	6 189	25	1	15	10
2017	3	6 852	26	1	15	11
2017	4	5 991	27	1	15	12
2017	5	6 115	28	1	15	13
2017	6	5 807	29	1	15	14
2017	7	5 803	30	1	15	15
2017	8	6 607	31	1	15	16
2017	9	7 094	32	1	15	17
2017	10	6 699	33	1	15	18
2017	11	6 614	34	1	15	19
2017	12	5 772	35	1	15	20

示变量（干预前＝0，干预后＝1），*posttime* 干预后时间计数变量（干预前＝0，干预后＝0～20）。本研究假设 2016 年 4 月医院专家挂号费减半后，专家门诊量可能上升。以 *time* 为横坐标，*amount* 为纵坐标，绘制线图（图 10-6）。从图中可见，2016 年 4 月专家挂号费减半后，前后两段门诊量变化趋势近似呈线性，可用 SLR 分析干预前后的趋势改变和即刻水平改变。

用表 10-6 的数据和编码，拟合线性回归模型，得回归方程如下：

$$amount = 4\,677.358 + 18.882 \times time + 1\,579.933 \times intervention - 23.396 \times posttime$$

其中，4 677.358 为回归方程的截距，18.882 为干预前斜率，1 579.933 为即刻水平改变量，−23.396

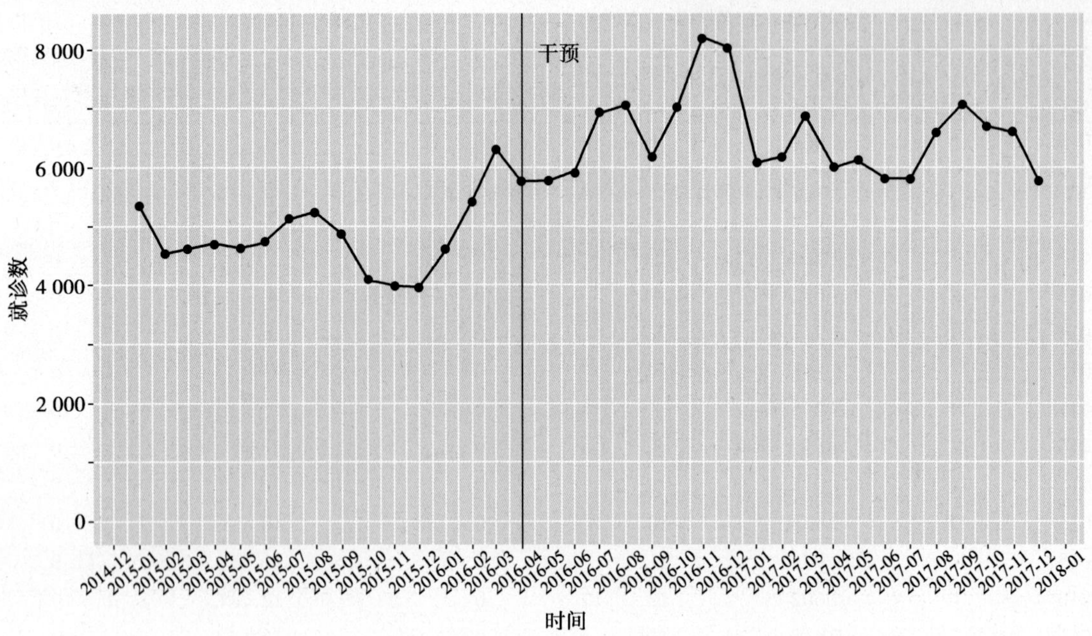

图 10-6 某市一综合医院专家门诊患者的数量随时间变化曲线

是斜率的改变量。模型拟合优度 $R^2=0.617$，$R^2_{adj}=0.581$，Durbin-Watson（DW）=1.233，说明模型拟合优度尚可，但序列存在一阶自相关。通常情况下，DW=2 或接近 2 提示序列无一阶自相关，ρ=0；DW=0 提示序列存在完全一阶自相关，ρ=1；也可绘制序列与残差散点图判断序列自相关，如果残差呈随机分布，则序列无自相关。因此，这里先不对结果进行解释，对结果校正后再解释。

序列存在一阶自相关，最小二乘估计不能使用，改用广义最小二乘估计（generalized least square estimator，GLSE），用 Prais-Winsten 法实现，Stata 提供了该方法，语句如下：

TSSET　TIME

PRAIS　amount time i. *intervertion* posttime

第一个语句用安装时间序列模块，第二个语句用 Prais-Winsten 法拟合线性回归模型，其中 i.*intervention* 中的 i 指示 *intervention* 为哑变量（设 0 为参考组），结果如下：

amount=4 586.979+73.683×*time*+364.541×*intervention*−50.585×*posttime*

模型拟合优度检验 $R^2=0.344$，$R^2_{adj}=0.282$，Durbin-Watson（transformed）=1.613，序列一阶自相关有所改善。其中：73.683 为干预前斜率，在干预前每个月有 74 次专家门诊量增加（P=0.282），当计算干预效应时，它用来平衡干预前已存在的趋势。−50.585 为斜率改变量，即干预后斜率减去干预前斜率（P=0.573），负值表明干预后斜率变小（上升缓慢），斜率改变量测量了由干预引起的斜率改变，表示干预的长期效果。进一步，可计算干预后斜率=−50.585+73.683=23.098，表明干预后每个月有 23 次专家门诊量增加。在没有一阶自相关校正情况下，干预后的斜率为−23.396+18.882=−4.514，可见校正的重要性。364.541 为即刻水平改变量，干预后线性回归方程在第一个干预点的预测值与干预前线性趋势在第 15 个观察点的预测值的差值（P=0.577），表示干预的直接或短期效果。

3. ITS 应用的扩展

（1）拟合干预后斜率的 ITS 模型：在例 10-3 中，计算出干预后斜率，但并没有其显著性检验，可以拟合带干预后斜率的线性回归模型，线性回归方程如下：

$$Y_t=\gamma_0+\gamma_1\times pretime+\gamma_2\times intervention+\gamma_3\times posttime+\varepsilon_t \quad \text{（公式 10-16）}$$

上式中，Y_t 为专家门诊量 *amount*（人次 / 月）；*pretime* 为干预前时间计数变量，干预前编码为 0～14，干预后编码全部为 15；*intervention* 为干预指示变量（干预前=0，干预后=1）；*posttime* 为干预后时间计数变量（干预前=0，干预后=0～20），详见表1。γ_0 为截距项，γ_1 为干预前斜率，γ_2 为即刻水平改变量，γ_3 为干预后斜率。斜率改变量为 $\gamma_3-\gamma_1$，或 $\beta_3=\gamma_3-\gamma_1$。例10-3数据，按（公式10-16）拟合线性回归，结果如下：

amount=4 677.358+18.882×*pretime*+1 579.933×*intervention*－4.514×*posttime*

模型拟合优度检验 $R^2=0.617$，$R^2_{adj}=0.581$，Durbin-Watson=1.233

干预前斜率为18.882，即刻水平改变量为1 579.933，干预后斜率为－4.514，斜率改变量为－4.514－（+18.882）=－23.396，结果与（公式10-15）拟合的结果一致。注意结果没有校正一阶自相关，需用Stata校正一阶自相关。

（2）拟合先后存在两种干预措施的ITS模型：干预实施一段时间后停止，又实施了一个新的干预措施，如在上例中，专家挂号费减半措施实施半年后停止，2016年10月开始（第21个观察点）实施专家挂号费全免措施。在这种情况下，可拟合依次的两种干预措施的ITS模型：

$$Y_t=\beta_0+\beta_1 time+\beta_2 intervention+\beta_3 posttime+\beta_4 intervention2+\beta_5 secondtime+\varepsilon_t \quad \text{（公式 10-17）}$$

Time、*intervention* 和 *posttime* 与（公式10-15）的含义与解释相同；*intervention2* 是第2个干预指示变量，0为干预前，1为干预后；*secondtime* 为第2次干预时间计数变量，第2次干预前的 *secondtime* 编码取值为0，第2次干预的第1个观察点 *secondtime* 取值为0，第2个观察点 *secondtime* 取值为1，依此类推。ε_t 为 t 时刻的残差，表示结果变量没有被模型解释的变异。

用最小二乘法拟合线性回归模型，得到参数 β_1、β_2、β_3、β_4 和 β_5 的估计值。β_1、β_2 和 β_3 的解释同前；β_4 为第2次干预的即刻水平改变量；β_5 为第2次干预前后的斜率改变量。读者可用上例的数据自行验证。

4. 扩展讨论　ITS拟合的是线性回归模型，因此也要检验模型是否满足线性、独立、正态和方差齐（LINE）的条件，尤其要关注残差正态性假设。由于ITS拟合分段线性模型，线性回归模型的诊断需要分段进行。本文根据数据特点拟合分段线性回归模型，结果变量为某一时点的汇总数据而非个体数据，如每个月的发病数、均数、率或构成比，同时，控制的协变量也要用汇总数据，但是很多情况下这类数据可能缺少或不完全。对率或构成比，一般不要小于5%～10%或大于90%～95%；对计数资料，数值不要接近0；如果这些情况发生，需改用Poisson回归或负二项回归模型拟合数据，否则可能得出错误的结论。对于二分类结果变量，可用logit模型。对于结果变量与时间不呈线性关系，可将结果变量进行线性变换，在线性框架下拟合模型。

实际上，通常有两种形式的干预：一次性点干预和持续性干预。一次性点干预是给予一次性干预后即停止，如某天的高温、一次性防癌讲座、广告宣传、室内甲醛处理和促销活动；持续性干预是在一段时间内持续给予干预措施后，评价干预效果。在使用ITS分析数据前，先确定干预是一次性点干预还是持续性干预，其各自拟合的模型编码和解释不同，本ITS探讨的是持续性干预。另外，对干预效果有影响的协变量可纳入模型，常规的混杂因素如年龄、性别分布或社会经济状况对ITS分析影响很小，因为这些变量在很长时间内保持不变；但时变混杂因素（time-varying confounders）能够对ITS产生影响，如季节性、传染性疾病暴发和气象事件等，这些变量应放入模型进行控制，进一步阐述在控制混杂因素的情况下干预措施的独立作用。

中断时间序列分析是通过控制序列在干预前已有的上升或下降趋势，检验斜率改变量和即刻水平改变量差异的统计学意义，从而评价干预措施效果，其在公共卫生领域项目评价和真实世界数据分析中有着广泛的应用。

第三节　群随机试验的数据分析

一、群随机试验

（一）群随机试验设计

群随机试验（cluster randomization trials，CRT）是在社区人群进行的干预试验，将研究对象以群组（如街道、学校、工厂、医院）的方式而非个体随机分配到不同的干预组或对照组，也称成组随机试验（group randomization trials）。在生活方式改变、教育项目和卫生服务模式评价中的应用越来越多，如城市多危险因素干预预防糖尿病发病的群随机化试验和小学生开展的近视预防健康教育群随机化试验。

有些社区干预试验，若以个体为随机分配单元，同一村庄或同一社区的个体可能被随机分配到干预组或对照组，对照组的研究对象可能与干预组的研究对象有沟通，造成对照组的研究对象接受干预措施（如治疗措施、健康知识、政策措施等），对照组出现了“沾染”（contamination），失去了对照设置的意义。如果试验有足够多的村庄，将随机分配单位改为村庄，一个村庄的研究对象全部接受干预措施，对照村的研究对象不接受任何干预措施，这在某种程度上可减少或避免“沾染”现象的发生，使干预措施效果估计更准确。群随机化试验是评价具有群体效应的干预效果有效的研究方法之一，如健康教育、政策措施效果评价。此外，群随机化试验满足伦理学要求，在实际中易于实施，可降低干预试验费用，还可提高个体的依从性。尽管如此，在同一个群内的个体反应有相似性，因此群随机化相对于个体随机试验研究效率降低。这在群随机化试验设计和统计分析要考虑的问题。

研究者在设计群随机试验时也与个体随机试验一样，要考虑 3 个问题：选择研究因素即干预措施、确定个体和群的纳入标准和干预效果的评价指标。群随机试验主要有 3 种类型：完全随机设计、配对设计和分层设计。这些群随机试验设计类型与个体随机试验相类似，完全群随机设计是不考虑基线特征，按完全随机化的方法将观察群随机分配到试验组和对照组；群配对设计是将群在基线时的 1 个或几个特征配对，在配好的一对中随机地分配一个群到试验组，另一个群到对照组；群分层设计是将群按基线时的 1 个或几个特征分层，然后在每一层里将群随机分为试验组或对照组。一般情况下，群数较多时采用完全群随机设计，群数较少和 / 或群的大小明显不同，并且群的大小与研究结果有关，此时群的大小常是要考虑的分层因素，另外，按群的大小分层也可增加统计效能。常用的分层因素是地理区域、社区大小、事件率在基线时的水平和社会经济指标。其他群随机试验设计还有析因设计和交叉设计，读者可参考有关专著。

（二）群随机试验数据分析

群随机试验干预措施施加给整个社区或某一人群的各个亚人群，群随机化单位可大到社区、工厂、学校和医院；小到小区、班级、车间、病房、邻里和家庭。如老年疾病医疗服务模式社区干预试验效果的评估，随机化单位是社区卫生服务站，而统计分析单位为年龄、性别、医疗保障类型、职业、受教育水平等个体指标。统计推断单位和随机化单位间的不一致是群随机试验和传统的个体随机试验间的主要区别。Fisher 经典的实验设计理论假设随机化单位就是分析单位，显而易见，群随机试验与这一假设相悖。就统计分析而言，如果我们把分析单位定在群水平，那么群随机试验的样本量估计和分析方法与个体随机化试验相仿。群随机化后，由于群内的个体间存在相关性，观察不独立，因此，群随机化试验的个体水平分析不能采用通常的样本量计算方法和统计分析方法。使用通常的样本量估计将低估实际所需的样本量，致使研究的把握度降低而不能得出预期的结果（Ⅱ型错误增大）。采用普通的分析方法分析群随机化的个体数据，估计的标准误偏小，将产生一个偏小的 P 值，这种误差为分析性偏倚，可导致有统计学显著性差异的错误结论（Ⅰ型错误增大）。

群随机试验的统计分析效率要比个体随机试验低，因为同一群内个体反应有很大相似性，群内各个体间是非独立的。针对这一特性，群随机试验的个体水平分析和样本量计算首先估计群内相关系数，然后利用群内相关系数调整样本量的估计。在进行显著性检验时，计算调整 χ^2 值和调整 t 值，以解决样本量的低估和假设检验产生偏小 P 值的问题。下面分别介绍完全群随机试验设计，结果变量为二分类和计量资料时的样本量估算和分析方法。

二、完全群随机试验数据分析

（一）结果为定性资料的分析

例 10-4 某市进行以学校为单位的吸烟有害健康的干预，旨在降低刚入学初一学生的吸烟率。按完全随机化方法将全市248所初中学校随机分到干预组或对照组，干预学校发放宣传册、健康教育宣讲、视频和个别对象重点健康教育等干预手段，每个月进行一次干预活动。对照学校则不给予任何干预措施。1年后从各学校随机抽取1个初一班作为评价对象，用吸烟率评价干预措施的效果。这是一项评价指标为定性数据的群随机试验研究。

1. 样本量估计　由于群内个体往往具有一定的相关性，在样本量相等的情况下，群随机试验统计推断的效率低于个体随机试验，因为同一群内的个体反应与不同群内的个体反应有更大的相似性。具有一定显著性水准和把握度的样本量估计是评估社区干预试验效果有效性的基础，这一原则对个体随机化和群体随机化都适用。一般情况下，考虑了群间变异后，有效样本量将减少，传统方法计算的样本量达不到检验效能的要求。在群随机试验样本量估算中，群数目对检验效能的影响要大于群的规模（群内个体数）。采用完全随机化方法，说明本研究评估吸烟率时样本量的计算方法。

该市初中学校吸烟率群内相关系数估计为$\hat{\rho}=0.01$（意义和计算见例10-5），初一每个班级平均有60人，对照组的吸烟率预期为8.0%，试验组的吸烟率预期为4.0%。评价试验组和对照组的吸烟率有无统计学差异，应抽取多少所学校？

假设将每群有m个个体的k个群随机分配到试验组（$i=1$）或对照组（$i=2$），检验假设H_0：$\pi_1=\pi_2$，p_1和p_2为其相应的样本率。令检验水准$\alpha=0.05$，把握度$1-\beta=0.80$，即$\beta=0.20$，则完全群随机试验两组吸烟率比较的样本含量计算公式：

$$n=\frac{(Z_{\alpha/2}+Z_{\beta})^2[p_1(1-p_1)+p_2(1-p_2)][1+(m-1)\rho]}{(p_1-p_2)^2}$$

$$=\frac{(1.96+0.84)^2\times(0.04\times0.96+0.08\times0.92)\times[(1+(60-1)\times0.01]}{(0.04-0.08)^2}=872.6 \qquad \text{（公式 10-18）}$$

上式中，n为每组的样本量，$Z_{\alpha/2}$和Z_{β}为标准正态分布的临界值，当$\alpha=0.05$时，$Z_{\alpha/2}=1.96$；当$\beta=0.20$时，$Z_{\beta}=0.84$。若每所学校初一班级平均有60人，则试验组和对照组分别需要的班级数也就是抽取的学校数（因每所学校抽取一个班级）：$k=n/m=873/60=15$（所）。注意：$1+(m-1)\rho$为方差膨胀因子（VIF），学校吸烟率群内相关系数估计为零，即$\rho=0$，上述公式即退化为两组独立样本率比较的样本量计算公式。

2. 个体水平上的分析 - 调整的 Pearson χ^2 检验　例10-4中，某市以学校为单位的吸烟有害健康干预，1年后随机抽取了15所学校，每所学校随机抽取1个初一班级进行干预效果评价，学校学生吸烟情况如表10-7所示，如何评价干预措施是否有效？

（1）组内相关系数的计算：对于二分类变量，假定有k个群被随机分配到第i个试验组（$i=1$）或对照组（$i=2$），p_{ij}代表第i组第j群的样本率，p_i代表第i组的样本率；m_{ij}代表第i组第j群的样本数，m_i代表第i组的样本数；m为观察对象的总例数，k为抽取的总群数。两组率比较的组间均方（MS_B）和组内均方（MS_W）计算如下：

$$MS_B=\frac{\sum_{i=1}^{2}\sum_{j=1}^{k_i}m_{ij}(p_{ij}-p_i)^2}{(k-2)} \qquad \text{（公式 10-19）}$$

$$MS_W=\frac{\sum_{i=1}^{2}\sum_{j=1}^{k_i}m_{ij}p_{ij}(1-p_{ij})^2}{(m-k)} \qquad \text{（公式 10-20）}$$

组内（群内）相关系数计算公式为：

$$\hat{\rho}=\frac{S_B^2}{S_B^2+S_W^2}=\frac{MS_B-MS_W}{MS_B+(m_0-1)MS_W} \qquad \text{（公式 10-21）}$$

其中，$m_0=\dfrac{m-\sum_{i=1}^{2}\overline{m}_{A_i}}{(k-2)}$，令：$\overline{m}_{A_i}=\dfrac{\sum_{j=1}^{k_i}m_{ij}^2}{m_i}$

例10-4的计算如下：

$$\overline{m}_{A_1}=\frac{\sum_{j=1}^{k_i}m_{ij}^2}{m_i}=\frac{62\ 292}{962}=64.75,$$

$$\overline{m}_{A_2}=\frac{\sum_{j=1}^{k_i}m_{ij}^2}{m_i}=\frac{63\ 601}{975}=65.23$$

表 10-7　吸烟有害健康干预组和对照组吸烟情况

学校（班级）	干预组		对照组	
	吸烟人数	不吸烟人数	吸烟人数	不吸烟人数
1	1	60	2	59
2	2	56	5	55
3	2	70	6	62
4	0	55	2	59
5	5	70	11	61
6	0	56	10	58
7	2	63	3	57
8	6	60	2	60
9	2	62	2	64
10	4	67	6	66
11	1	58	7	60
12	0	57	6	61
13	2	60	6	58
14	5	64	2	63
15	6	66	1	61
合计	38	924	71	904
吸烟率 /%	3.95%		7.28%	

$$m_0=\frac{m-\sum_{i=1}^{2}\bar{m}_{A_i}}{(k-2)}=\frac{1\,937-(64.75+65.23)}{30-2}=64.54$$

$$MS_B=\frac{\sum_{i=1}^{2}\sum_{j=1}^{ki}m_{ij}(p_{ij}-p_i)^2}{(k-2)}=\frac{0.811\,8+1.742\,1}{30-2}=0.091\,2$$

$$MS_W=\frac{\sum_{i=1}^{2}\sum_{j=1}^{ki}m_{ij}p_{ij}(1-p_{ij})^2}{(m-k)}=\frac{33.537\,1+57.966\,6}{1\,937-30}=0.048\,0$$

假定组内相关系数 ρ 相等，则 ρ 的合并估计值：

$$\hat{\rho}=\frac{S_B^2}{S_B^2+S_W^2}=\frac{MS_B-MS_W}{MS_B+(m_0-1)\ MS_W}=\frac{0.091\,2-0.048\,0}{0.091\,2+63.54\times0.048\,0}=0.013\,75。$$

（2）调整 χ^2 值的计算：用 Donner 和 Donald 提出的调整 χ^2 检验方法，其公式为：

$$\chi_a^2=\sum_{i=1}^{2}\frac{m_i(p_i-p)^2}{C_i p(1-p)}\qquad（公式 10-22）$$

其中，m_i、p_i 和 C_i 分别为试验组和对照组的观察单位数、样本率和设计效应（指由于群内相关导致率的方差变大），$i=1$ 为试验组，$i=2$ 为对照组；p 为两组的合计率，这里 $p=\frac{38+71}{962+975}=0.056\,3$。

C_i 的计算公式为：$C_i=1+(\bar{m}_{A_i}-1)\times\hat{\rho}, i=1,2,$ 则：

$$C_1=1+(\bar{m}_{A_1}-1)\times\hat{\rho}=1+63.75\times0.013\,75=1.876\,6$$

$$C_1=1+(\bar{m}_{A_2}-1)\times\hat{\rho}=1+64.23\times0.013\,75=1.883\,2$$

本例 $\hat{\rho}=0.013\,75$，$C_1=1.876\,6$，$C_2=1.883\,2$，说明试验组和对照组的方差由于群效应各自膨胀了近 2 倍。

$$\chi_a^2=\sum_{i=1}^{2}\frac{m_i(p_i-p)^2}{C_i p(1-p)}=\frac{962\times(0.039\,5-0.056\,3)\,^\wedge 2}{1.876\,6\times0.056\,3\times(1-0.056\,3)}+\frac{975\times(0.072\,8-0.056\,3)\,^\wedge 2}{1.883\,2\times0.056\,3\times(1-0.056\,3)}=5.376$$

两组比较的 χ^2 检验，自由度 $\nu=1$，故 $P<0.05$，试验组吸烟率明显地低于对照组，某市初一学生实施吸烟有害健康干预1年效果明显。

3. 群水平上的分析 个体水平上的分析是对一般 χ^2 值的经验校正，这一方法直观且简单，如果群内相关系数 $\rho=0$，（公式10-22）就简化为一般的 χ^2 检验。除此之外，（公式10-22）还可以推广到多组间比较，并且对数据分布没有要求。除了个体水平的分析外，还可进行群水平上的分析，检验2个样本率是否有差异的 t 检验，即把每个群计算的"率"当成连续资料。

假定有 k 个群被随机分配到第 i 个试验组（$i=1$）或对照组（$i=2$），试验组和对照组的平均样本率分别为 p_1 和 p_2，p_{ij} 代表第 i 组第 j 群的样本率，p_i 代表第 i 组的平均样本率，$s_{p_1}^2$ 和 $s_{p_2}^2$ 分别为试验组和对照组的方差。计算公式如下：

$$p_i=\sum_{j=1}^{k_i}\left(\frac{p_{ij}}{k_i}\right),\ (\mathrm{i}=1,2)$$

$$s_{p_i}^2=\sum_{j=1}^{k_i}\left[\frac{(p_{ij}-p_i)^2}{k_i-1}\right],\ (\mathrm{i}=1,2)$$

在社区水平上检验 H_0: $\pi_1=\pi_2$ 是否成立。t 检验统计量为：

$$t_u=\frac{p_1-p_2}{\sqrt{\dfrac{(k_1-1)s_{p_1}^2+(k_2-1)s_{p_2}^2}{k_1+k_2-2}\left(\dfrac{1}{k_1}+\dfrac{1}{k_2}\right)}},\nu=k_1+k_2-2=k-2 \quad \text{（公式 10-23）}$$

k_1, k_2, k 分别为试验组群数、对照组群数和总群数。t 检验应用条件为：两组 p_{ij} 分别服从正态分布或近似正态分布，并且两组总体方差相等。然而，当两组的群数少，并且当群的大小不等时，这一假设不能满足。如果群数足够大，可精确估计 ρ 值，用 $W_{ij}=\dfrac{m_{ij}}{1+(m_{ij}-1)\times\rho}$ 作权数计算 p_i 加权率，可提高统计效能；还可通过 arc sin $\sqrt{p_{ij}}$ 变换使数据服从或近似服从正态分布；最后，可使用对总体分布无要求的非参数方法来检验干预效果，如 Wilcoxon 秩和检验或 Mann-Whitney U 检验。

（二）结果为定量资料的分析

例 10-5 老年疾病医疗服务模式社区干预试验效果评估。老年人慢性疾病患病率高，身体活动能力下降，活动范围减少，尤其需要社区卫生服务。老年疾病医疗服务模式社区干预试验包括建立老年医疗服务组织、开发老年医疗服务信息系统、制定老年医疗服务规范、建立双向转诊制度等4项主要干预措施。本项目研究对象为年龄在60岁及以上的北京市社区老年常住人口（在该社区连续居住时间在6个月以上）且建有老年健康档案的慢性病患者（高血压和糖尿病）。排除在1年内有外出超过半年或医学上认为无行为能力的老年人。随机选取北京市22个社区卫生服务站作为社区干预试验现场，随机分配到试验组和对照组，每个社区卫生服务中心符合条件的全部老年慢性病患者为研究对象，于2015年12月进行了基线调查，2016年12月完成了随访问卷调查。项目干预效果指标主要包括健康知识掌握情况、健康行为和医疗服务满意度等3个方面。

这是一项以社区卫生服务中心为基本单位的群随机化社区干预试验，其目的是评估干预措施对试验人群在老年相关疾病的知、信、行及医疗服务满意度方面的变化。

1. 样本量估计 将每群中有 m 个个体的 k 个群随机分配到第 i 组，$i=1$ 代表试验组，$i=2$ 代表对照组，用 Y 表示连续的因变量，并假定 Y 为正态分布，方差是 σ^2；μ_1 和 μ_2 分别是试验组和对照组样本均数 $\bar{Y}_1$ 和 $\bar{Y}_2$ 的总体均数。当 $\bar{Y}_1-\bar{Y}_2$ 近似正态分布时，Donner 于1981年提出群随机化试验每组需要的样本含量：

$$n=\frac{(Z_{\alpha/2}+Z_\beta)^2(2\sigma^2)^2[1+(m-1)\rho]}{(\mu_1-\mu_2)^2} \quad \text{（公式 10-24）}$$

其中，$\rho=\frac{\sigma_B^2}{\sigma_B^2+\sigma_W^2}$为群内相关系数，$\mu_1-\mu_2$为试验组和对照组的总体均数之差，$Z_{\alpha/2}$为$1-\alpha$正态分布双侧临界值，当$\alpha=0.05$时，$Z_{\alpha/2}=1.96$；$Z_\beta$是$1-\beta$正态分布单侧临界值，当$1-\beta=0.80$时，$Z_\beta=0.84$。

$1+(m-1)\rho$为方差膨胀因子，当$\rho=0$时，上述公式就是普通的两组均数比较的样本量计算公式。根据上述公式，每组需要的群数为：

$$k=\frac{(Z_{\alpha/2}+Z_\beta)^2(2\sigma^2)^2[1+(m-1)\rho]}{m(\mu_1-\mu_2)^2} \quad （公式 10-25）$$

本研究样本量的估计：设每个社区卫生服务中心大约有30名符合条件的老年高血压和糖尿病患者，干预1年后老年患者对医疗服务的满意度（0～100分，分数越高越满意）。以"服务模式"满意度计算样本量，表10-8中第1个评价内容，试验组为85.6分，对照组为80.5分，群内相关系数$\hat{\rho}=0.037\ 28$（见下面的计算），总方差$\hat{\sigma}^2=2\ 092.3$（详见本例假设检验），计算完全随机设计均数比较的样本量。按（公式10-25），则每组需要的群数为：

$$k=\frac{(Z_{\alpha/2}+Z_\beta)^2(2\sigma^2)[1+(m-1)\rho]}{m(\mu_1-\mu_2)^2}=\frac{(1.96+0.84)^2(2\times 2\ 092.3)\times(1+29\times 0.037\ 28)}{30\times(85.6-80.5)^2}=11$$

上述的样本群数估计适合群内的个体数相等的情况，如均为30例；当群内的样本量不等时，可用估计的群平均样本量$\bar{m}$代替公式中的m。然而，用$\bar{m}$代替m经常会低估样本量，如果群内的样本量相差不大，这种低估可以忽略不计，如本例和例10-4的样本量计算。

2. 干预效果的评估 本例干预效果的评价指标有计量资料和定性资料，计量资料有老年疾病健康相关知识得分（骨关节病、骨质疏松、痛风）和调查对象对医疗服务满意度（0～100分，分数越高越满意）；也包括一些定性指标如吸烟、饮酒、不良饮食习惯和不注重锻炼的老年患者比例。医疗服务满意度是评估老年疾病患者对社区干预试验效果的指标之一，包括服务模式、方便性、首诊负责制、双向转诊、候诊时间和服务态度等11项指标，本例以老年疾病患者对医疗服务满意度为例，说明群随机化个体水平两样本均数比较的调整t检验，结果见表10-8。

（1）群内相关系数的计算：群随机试验的显著特性是群内个体有一定的相似性，这可能由于这些个体具有相同的特征或处于一个共同的环境。相似程度大小可用群内相关系数ρ来测量。若σ_B^2为群间方差，σ_W^2为群内方差，σ^2为总方差，则ρ可计算为：

$$\rho=\frac{\sigma_B^2}{\sigma^2}=\frac{\sigma_B^2}{\sigma_B^2+\sigma_W^2} \quad （公式 10-26）$$

表10-8 老年疾病患者对医疗服务满意度得分

评价内容	试验组（n, $\bar{X}\pm S$）	对照组（n, $\bar{X}\pm S$）	t^*	P
服务模式	227（85.6±10.3）	214（80.5± 8.6）	1.037	0.312
方便性	257（97.0±11.2）	234（88.0± 9.4）	2.830	0.001
首诊负责制	248（93.6± 9.4）	231（86.8± 9.1）	2.153	0.041
双向转诊	221（84.4± 8.5）	184（69.2± 9.9）	1.100	0.226
候诊时间	227（86.3± 8.9）	231（86.8±10.3）	0.146	0.877
服务态度	252（95.5± 9.6）	258（90.0±11.2）	2.460	0.003
技术水平	228（86.4± 9.0）	234（88.0±10.5）	1.456	0.125
随访服务	218（82.6± 8.1）	229（86.1± 9.8）	0.947	0.362
服务价格	226（89.3± 9.3）	230（90.2±10.1）	1.253	0.260
药品价格	211（87.4±11.9）	215（87.7±11.1）	0.460	0.714
规范化管理	226（85.3±10.5）	218（82.0± 9.7）	0.223	0.765

* 为调整后的t值

对连续变量应用方差分析，可用样本 $\hat{\rho}$ 作为总体 ρ 的估计值，其计算公式：

$$\hat{\rho}=\frac{S_B^2}{S_B^2+S_W^2}=\frac{MS_B-MS_W}{MS_B+(m_0-1)MS_W}$$

上式 MS_B 和 MS_w 为组间均方和组内均方；S_B^2 和 S_W^2 分别为 σ_B^2 和 σ_B^2 的估计值；m_0 为校正观察单位数，由式 $m_0=(MS_B-MS_W)/S_B^2$ 获得。

两组均数比较 MS_B 和 MS_W 的计算公式：

$$MS_B=\frac{\sum_{i=1}^{2}\sum_{j=1}^{ki}m_{ij}(\bar{X}_{ij}-\bar{X}_i)^2}{k-2} \quad \text{（公式 10-27）}$$

$$MS_W=\frac{\sum_{i=1}^{2}\sum_{j=1}^{ki}\sum_{l=1}^{m_{ij}}(X_{ijl}-\bar{X}_{ij})^2}{m-k} \quad \text{（公式 10-28）}$$

其中，X_{ijl} 代表第 i 组第 j 群中第 l 个观察值；$\bar{X}_{ij}$ 为第 i 组第 j 群的均数；$\bar{X}_i$ 为第 i 组的均数。

例 10-5 资料表 10-8 中第 1 个评价内容“服务模式”满意度为例计算。用方差分析组间和组内方差公式或使用 SAS 软件 Proc Varcomp 程序中的 ANOVA 选项，算得组间方差 $S_B^2=78.0$，组内方差 $S_W^2=2\,014.3$，则合并方差 S_P^2（总方差的估计值 $\hat{\sigma}^2$）和群内相关系数：

$$S_P^2=S_B^2+S_W^2=78.0+2\,014.3=2\,092.3$$

$$\hat{\rho}=\frac{S_B^2}{S_B^2+S_W^2}=\frac{78.0}{2\,092.3}=0.037\,28$$

（2）调整 t 检验：按式 $C_i=\sum_{j=1}^{k_i}m_{ij}\frac{1+(m_{ij}-1)\hat{\rho}}{m_i}=1+(\bar{m}_{A_i}-1)\hat{\rho}$ 计算方差膨胀因子，其中 $\bar{m}_{A_i}=\frac{\sum_{j=1}^{k_i}m_{ij}^2}{m_i}$。

计算得试验组的方差膨胀因子 $C_1=1.32$，对照组的方差膨胀因子 $C_2=1.23$（计算仿例 10-4）。“服务模式”满意度得分（$\bar{Y}_1-\bar{Y}_2$）的标准误：

$$S_{(\bar{Y}_1-\bar{Y}_2)}=S_P\sqrt{\frac{C_1}{m_1}+\frac{C_2}{m_2}}=45.74\times\sqrt{\frac{1.32}{227}+\frac{1.23}{214}}=4.918$$

m_1，m_2 分别是试验组和对照组的样本例数。检验假设 H_0: $\mu_1=\mu_2$，计算调整 t 检验统计量：

$$t_a=\frac{\bar{Y}_1-\bar{Y}_2}{S_{(\bar{Y}_1-\bar{Y}_2)}}=\frac{85.6-80.5}{4.918}=1.037,\ \nu=k-2=22-2=20,\ P=0.312$$

“服务模式”满意度得分总体均数之差的 95% 置信区间：

$(\bar{Y}_1-\bar{Y}_2)\pm t_{\alpha/2}S_{(\bar{Y}_1-\bar{Y}_2)}=5.10\pm2.086\times4.918$，即（$-5.159$，$15.359$）。

式中 $t_{\alpha/2}$ 是 $1-\alpha$ 双侧 t 分布自由度为 $k-2=20$ 时的 t 值，即 2.086。由上得出：干预后试验组老年患者对“医疗服务模式”满意度提高了 5.10 分，但无统计学差异，说明干预没有明显提高老年患者对“服务模式”满意度。表 10-8 还给出了被调查者对社区医疗服务其他方面满意度的检验结果。结果可见，干预实施 1 年后，老年患者对服务方便性、首诊负责制和服务态度满意度得分显著提高，差异有统计学意义。

三、延伸讨论

结果变量为连续资料的群水平分析也可参考前述的二分类结果变量的分析，即用群均数 $\bar{Y}_{ij}$ 代替 p_{ij}，进行两样本均数的 t 检验。在进行 t 检验时要满足正态、独立和方差齐的应用条件。如果数据不满足 t 检验条件，可进行数据变换，改用非参数方法以避免 t 检验对总体分布的要求。

著名生物统计学家 Pocock 早在 1996 年预言：群随机试验将广泛应用于干预措施的效果评价中，特别是在发展中国家。20 多年来，群随机试验在公共卫生领域中得到了非常广泛的应用，它已形成了一套完整的方法学。从设计角度来看，群随机试验涉及单个因素，常用 3 种设计方法：完全随机设计、配对设计和分层设计；如果考虑 2 个或 2 个以上因素以及它们的交互作用，可用析因设计。本节对完全随机设计的计量资料和二项分类资料的样本量估计和分析作了介绍，其他类型设计样本量估计和分析方法，读者可参阅其他文献资料。

个体水平分析应排除群内个体相关性的影响，从而分析干预措施的效果。二分类数据的个体水平分析还可应用比估计法、β- 二项分布模型、扩展 logistic 回归（广义估计方程，GEE）和两水平 logistic 统计模型。计量资料分析除介绍的

调整两样本 t 检验外，混合效应线性回归模型，多水平 logistic 回归模型，也是常用的分析计量资料的方法。本章第四节应用甲流疫苗人群预防试验的实例，阐述多水平的方差成分模型、logistic 回归模型和重复测量资料的多水平模型，以丰富群随机试验的分析方法。

第四节 多中心干预试验的数据分析

一、多中心干预试验

多中心干预试验（multi-center intervention trials）涉及 2 个或 2 个以上的研究现场，按统一方案实施的干预研究，并使用一个数据管理中心协调、收集、处理和分析试验数据。研究现场可以是医院、门诊或社区（区县、街道、学校、工厂等），如美国 CARET（Beta-Carotene and Retinol Efficacy Trial）是一项预防试验，受试者为肺癌高危人群，涉及 6 个研究现场；我国 2009 年甲流 H1N1 流感疫苗预防试验涉及 10 个研究现场。有时多中心干预试验现场可多达几十个甚至数百个，对试验的管理工作和质量控制有很大的挑战。

多中心干预试验实施的原因有以下几点：第一，要在很短的时间内招募足够的受试者，Ⅲ期临床试验常采用多中心临床试验，疫苗效果评价常采用多中心预防试验（multi-center prevention trials）。第二，多中心干预试验可能招募到异质性大的研究对象，研究的疾病谱更广，虽然在内部有效性有所损失，但增强了外部有效性，即研究结果的外推性。第三，尽管Ⅲ期临床试验的药物没有上市，但已初步证明了其安全性和有效性，与标准治疗相比，一般可以提高患者目前的治疗质量，加上多中心干预试验组织严格和规范，患者在整个治疗期间通过管理、检查、治疗和随访可以受益。第四，参加研究的医生或其他卫生服务提供者都可从多中心干预试验中提升自己的业务能力和水平，有机会学到新技术和新疗法，以及治疗和管理患者的技巧。

二、多中心干预试验的数据分析

（一）多中心干预试验数据分析方法

墨西哥和美国于 2009 年 4 月先后发生甲型 H1N1 流感，在数日内疫情扩散至 11 个国家，造成甲型流感全球大流行。我国确诊首例甲型 H1N1 流感输入性病例后，又诊断了国内首例本土甲型 H1N1 流感病例。之后，病例发生数不断增加，在全国各地扩散流行。我国科技人员从 6 月上旬获得甲型流感疫苗株起，迅速完成了疫苗株三级种子库建立与检定、病毒传代扩增条件优化与确定、病毒纯化与裂解工艺建立、疫苗质量检定体系建立、动物实验等疫苗研制工作，在国际上率先成功研制出符合国际标准的甲型流感病毒裂解疫苗。

之后，国家疾病预防控制中心组织实施了全球规模最大、时间最早、品种最多的双盲、随机、对照的多中心预防试验。最终证实了 1 剂次病毒裂解无佐剂 7.5μg 抗原疫苗的安全性和有效性，在 2009 年 8 月 21 日于北京召开的国际会议上首先向世界宣布：1 剂次 7.5μg 抗原疫苗接种 2 周后就有显著的免疫保护反应，小于 12 岁儿童需要 2 剂次 7.5μg 抗原疫苗。这一研究结果为全球疫苗生产和使用提供了重要的、基础性科学依据。2009 年 9 月初，我国在世界上率先完成了甲型 H1N1 流感疫苗的注册和使用，成为全球第一个批准甲型流感疫苗上市的国家。按照“联防联控机制专家委员会”要求与部署，成功地在重点人群和地区优先开展接种，全国累计接种 1.05 亿剂次，首次证实新疫苗的保护效果达到 87%。通过疫苗大规模接种，有效遏制了甲型流感疫情蔓延。

例 10-6 甲型 H1N1 流感疫苗保护效果多中心干预试验由中国疾病预防控制中心组织，在省级疾病预防控制中心协作下，在我国 7 个省 10 个中心（区县）进行，共纳入 3 岁及以上研究对象 12 691 人。该多中心干预试验采用随机分组、双盲和安慰剂对照的人群干预试验，于 2009 年 7 月 22 日开始，2009 年 9 月 18 日结束。参与试验的各省疾病预防控制中心伦理审查委员会分别批准了人群干预试验方案，研究对象签署了知情同意书。

本试验使用统一的实施方案，根据纳入与排除标准纳入健康的研究对象，每个中心按 4 个年龄组（儿童：3～<12 岁，青少年：12～<18 岁，成年人：18～60 岁，老年人：>60 岁），在每个年龄组下又分 6～10 个剂量组，每组至少 100 名符合条件的研究对象。每个研究对象在注射疫苗前（0 天），第 1 次注射疫苗后第 21、35、42 天至少采血 3 次。甲型 H1N1 流感疫苗由国内 10 个厂家提供，分为有佐剂和无佐剂、裂解和全病毒及不同抗原剂量的组合，即无佐剂 7.5、15、30μg 裂解疫苗，有佐剂 7.5、15、30μg 裂解疫苗，有佐剂 5、10μg 全病毒疫苗，共 8 种剂型，每个年龄组设一组安慰剂对照。全部疫苗和安慰剂由中国药品和生物制品检定检验所（NICPBP）进行定性和定量检测，所有疫苗符合国家标准。

多中心干预试验设计流程见图 10-7。在每个中心以年龄组分层，研究对象被随机分配到不同的剂量组。图 10-7 显示了 10 个中心放在一起的设计框架，如 3～<12 岁年龄组有 5 个不同剂型组（2 708 例）和一个安慰剂组（120 例），共 6 组。实施时，在每个中心按照随机数字表，使用区组方法产生的序列号标在 6 种剂型标签上，区组大小随研究中心和年龄组不同。按受试者的入组顺序，分配给

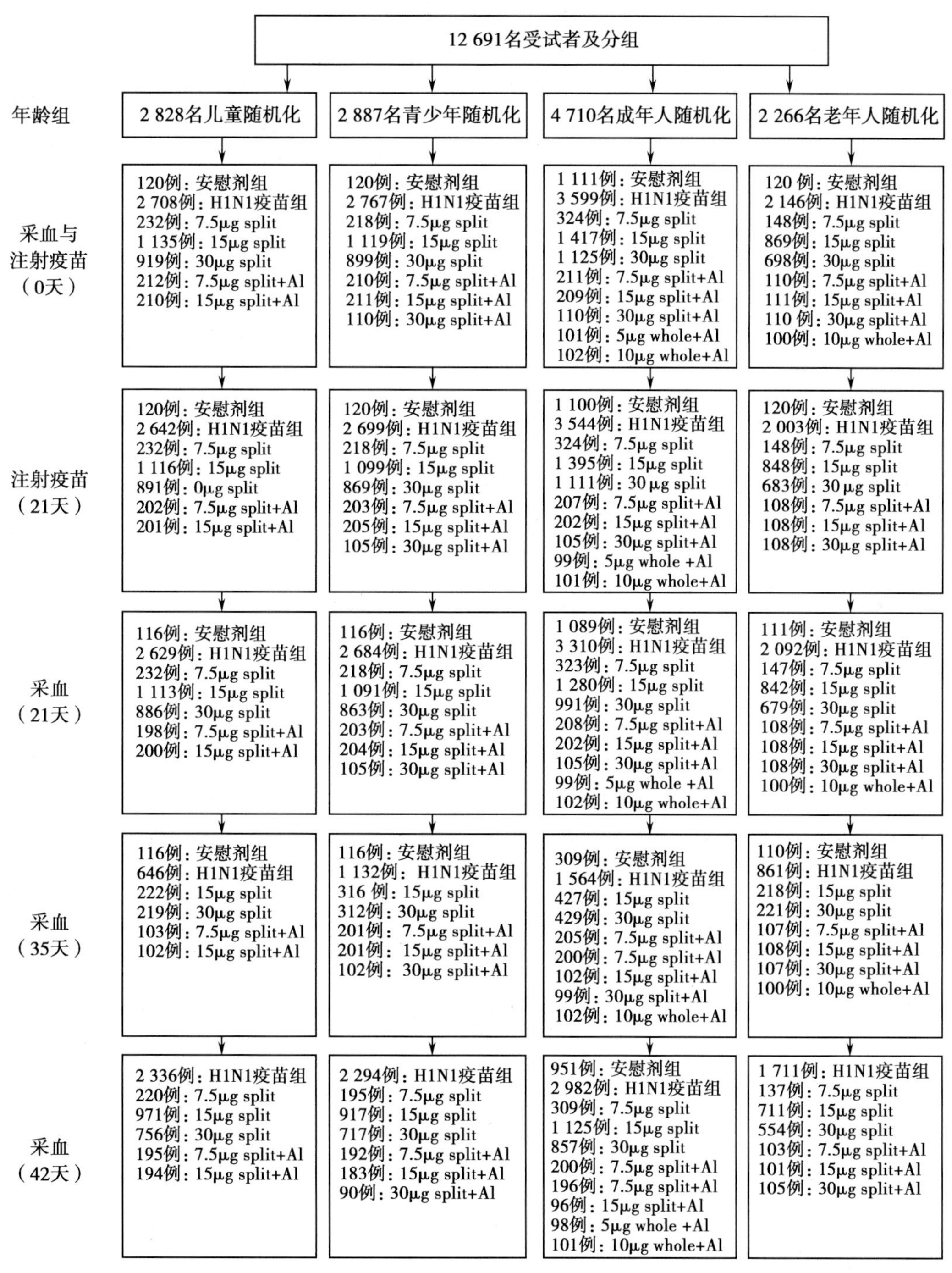

图 10-7 多中心干预试验设计流程

Split：无佐剂病毒裂解疫苗；Split + AI：有佐剂病毒裂解疫苗；Whole + AI：有佐剂全病毒疫苗

他们同一个序列号，研究对象按其序列号进入 6 个剂量组中的一个。用锡箔纸掩盖所有的标签。

1. 二水平方差成分模型

例 10-6：甲流 H1N1 疫苗干预试验在 10 个中心进行，其数据为多水平数据（multilevel data）或具有层次结构数据（hierarchical data），个体是 1 水平单位，中心为 2 水平单位。数据主要特点是反应变量的分布在受试者间不具独立性，可能存在研究中心内的聚集性（clustering）或相似性（similarity）。换句话说，受试者的副作用（有 *vs*. 无）、血凝抑制抗体滴度（连续变量）和血清保护率（有保护 *vs*. 无保护）作为反应变量不具独立性。重复测量（repeated measures）数据也是非独立数据，在个体（2 水平单位）下的连续观察数据（1 水平单位）具有相关性，如下面的例 10-7 有佐剂甲型 H1N1 流感疫苗保护效果的例子。

在例 10-6 和例 10-7 中，研究中心是在全国总体中得到的随机样本，可按随机效应对待，用于推断中心来自的总体情况；8 种可能的流感疫苗剂型，此处理因素为固定效应。

多水平模型考虑了数据的层次结构，将误差分解到不同的水平上，为处理反应变量在高水平单位（如中心）内聚集性或相似性提供了新方法。连续型反应变量拟合的多水平模型称为方差成分模型，又分为随机截距和随机系数模型。随机截距模型将截距项处理为随机变量，并假设 2 水平单位内解释变量与反应变量斜率相同。随机系数模型将截距项和解释变量同时处理为随机变量，即在 2 水平单位内除将截距处理为随机变量，同时考虑解释变量与反应变量斜率不同。简单地说，单水平模型（普通模型）不区分 2 水平的作用，所有数据合在一起，拟合一条回归线（图 10-8a）；2 水平随机截距模型区分 2 水平的作用，认为每个 2 水平单位下，回归线的截距不同但斜率相同（图 10-8b）；2 水平随机系数模型区分 2 水平的作用，认为每个 2 水平单位下，回归线的截距和斜率都不同（图 10-8c）。实际上，对于层次结构的数据随机截距和随机系数模型更符合实际情况。

例 10-6 中，研究中心为水平 2 单位，受试者为水平 1 单位，两水平随机截距模型基本结构为：

$$y_{ij} = \beta_{0j} + \beta_1 x_{ij} + e_{0ij} \qquad \text{（公式 10-29）}$$

$i = 1, 2, \cdots, n_j$，表示 1 水平单位（受试者），$j=1, 2, \cdots, J$，表示 2 水平单位（研究中心）。y_{ij} 和 x_{ij} 分别为第 j 个研究中心的第 i 个受试者的反应变量（血凝抑制抗体滴度）和解释变量（疫苗剂型），疫苗剂型为固定效应。β_{0j} 为截距，表示模型可估计 j 个截距值，β_1 为解释变量疫苗剂型 x（1＝疫苗剂型组，0＝安慰剂）作用的回归系数，e_{0ij} 为随机误差项（残差），即受试者个体水平的随机误差，对个体水平残差 e_{0ij}，假定 $e_{0ij} \sim N(0, \sigma_{e_0}^2)$ 正态分布变量。β_{0j} 有一个下标 j，表示其取值在研究中心间的变化，而同一研究中心不同受试者间其取值相同；β_1 没有下标，表示对于所有研究中心和所有受试者，其取值恒定，即设置疫苗剂型 x 为固定效应。

（公式 10-29）与一般回归模型的区别在于截距项 β_{0j}，一般回归模型中的截距为 β_0，为固定效应，随机截距模型 β_{0j} 为随机变量（随机效应）。进一步，将 β_{0j} 分解为 $\beta_{0j}=\beta_0+u_{0j}$，$u_{0j}$ 为随机变量，并假定服从 $u_{0j} \sim N(0, \sigma_{u_0}^2)$ 的正态分布。（公式 10-29）可改写为：

$$y_{ij}= (\beta_0 + \beta_1 x_{ij}) + (u_{0j} + e_{0ij}) \qquad \text{（公式 10-30）}$$

β_0 为平均截距，即当所有解释变量取值为 0 时，所有 y_{ij} 平均估计值（平均截距）。u_{0j} 为随机变量，表示第 j 个中心的 y 平均估计值 β_{0j} 与平均截距 β_0 的离差，反映第 j 个中心对 y 的随机效应，称水平 2 残差项。u_{0j} 的方差 $\sigma_{u_0}^2$ 反映中心基线水平在中心间的变异，称之为随机效应参数。可见，

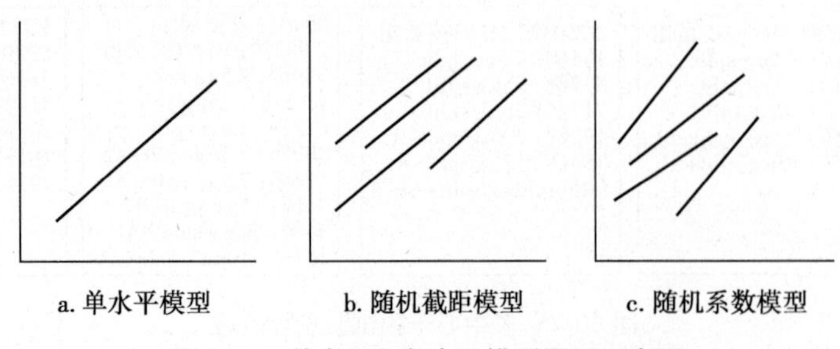

图 10-8 单水平和多水平模型原理示意图

随机截距模型拟合的是 j 条平行的回归线（每个中心一条），因为各条回归线截距不同（β_{0j}），而斜率相同（β_1）。模型还假定两水平的残差相互独立，即 $Cov(u_{0j}, e_{0ij})=0$。反应变量 y_{ij} 可表达为固定部分（$\beta_0+\beta_1x_{ij}$）与随机部分（$u_{0j}+e_{0ij}$）两部分之和。回归系数 β_0 和 β_1 描述模型的固定效应（fixed effects）；随机部分 u_{0j} 和 e_{0ij} 的方差 $\sigma_{u_0}^2$ 和 $\sigma_{e_0}^2$ 描述模型的随机效应（random effects）。（公式 10-30）可进一步引入 1 水平和 2 水平上的解释变量，连续、分类和等级变量遵循多变量回归分析的自变量纳入模型策略。

（公式 10-29）随机截距模型假设 2 水平单位下的截距不同但斜率相同，如果有理由认为 2 水平单位下的截距和斜率都不相同，可构造两水平随机系数模型。表达式为：

$$y_{ij}=\beta_{0j}+\beta_{1j}x_{ij} \quad \text{（公式 10-31）}$$

$$\beta_{0j}=\beta_0+u_{0j},\ \beta_{1j}=\beta_1+u_{1j}$$

模型中 u_{0j} 和 u_{0j} 为水平 2 上的随机变量，且有：

$$E(u_{0j})=E(u_{1j})=0, Var(u_{0j})=\sigma_{u_0}^2, Var(u_{1j})=\sigma_{u_1}^2, Cov(u_{0j},u_{1j})=\sigma_{u_{01}}=0 \quad \text{公式（10-32）}$$

其中，u_{1j} 为随机变量，表示第 j 个中心的 y 平均估计值 β_{1j} 与平均斜率 β_1 的离差，u_{1j} 的方差 $\sigma_{u_1}^2$ 反映解释变量的斜率在中心间的变异，称之为随机系数。

2. 二水平 logistic 回归模型　二分类的因变量拟合多水平 logistic 回归模型，也分为随机截距和随机系数 logistic 回归模型。在例 10-6 中，个体血凝抑制抗体滴度 1∶40 或更高判断为有血清保护作用，每个受试者都可判断血清保护作用有或无，为二分类反应变量。受试者副反应有或无（局部、全身或全部副反应）也为二分类反应变量。血清保护作用和受试者副反应都可用二水平 logistic 回归模型处理。例 10-6 的研究中心为 2 水平单位，受试者为 1 水平单位，两水平随机截距的 logistic 回归模型表示为：

$$\text{logit}(P_{ij})=\beta_{0j}+\beta_1x_{ij} \quad \text{（公式 10-33）}$$

$$\beta_{0j}=u_{0j}+\beta_0$$

$$u_{0j}\sim N(0,\sigma_{u_0}^2), Var(P_{ij})=\delta\pi_{ij}(1-\pi_{ij})/n_{ij}$$

其中，β_1 为处理因素疫苗剂型 $\boldsymbol{x}$（1 = 疫苗剂型组，0 = 安慰剂）效应的回归系数 logit 值，为固定效应参数。u_{0j} 为水平 2 单位的 logit 均值 β_{0j} 与总均值 β_0 之差，称为随机效应或高水平的残差，其方差 $\sigma_{u_0}^2$ 称为随机参数，反映了高水平单位间率的差别。$\sigma_{u_0}^2$ 越大说明数据在高水平单位内的聚集性越强。模型中需要估计的随机参数仅有 $\sigma_{u_0}^2$，为随机截距 logistic 回归模型。

δ 为尺度参数，当反应变量确定服从二项分布，则尺度参数 δ 应该为 1 或接近 1，即当模型的固定效应参数 β_1 和随机效应参数 $\sigma_{u_0}^2$ 的估计值确定后，反应变量方差估计值为 $\hat{\pi}_{ij}(1-\hat{\pi}_{ij})/n_{ij}$。

二分类两水平随机系数 logistic 回归模型表示为：

$$\text{logit}(P_{ij})=\beta_{0j}+\beta_{1j}x_{ij} \quad \text{（公式 10-34）}$$

$$\beta_{0j}=\beta_0+u_{0j},\ \beta_{1j}=\beta_1+u_{1j}$$

模型中 u_{0j} 和 u_{1j} 为水平 2 上的随机变量，且有：

$$E(u_{0j})=E(u_{1j})=0, Var(u_{0j})=\sigma_{u_0}^2, Var(u_{1j})=\sigma_{u_1}^2, Cov(u_{0j},u_{1j})=\sigma_{u_{01}}=0$$

（二）甲型 H1N1 流感疫苗保护效果评价

1. 研究对象的基线特征描述

例 10-6 基线时 10 个研究中心共纳入 12 691 名研究对象，分为儿童（3～＜12 岁）、青少年（12～＜18 岁）、成年人（18～60 岁）、老年人（＞60 岁）组，各年龄组分别有 2 828、2 887、4 710、2 266 人，596 人在观察期间失访。甲流 H1N1 疫苗多中心干预试验研究对象的基线特征描述见表 10-9。

2. 甲型 H1N1 流感疫苗研究对象副反应评价　甲型 H1N1 流感疫苗安全性评价指标包括局部反应（疼痛、硬结、红肿等）和全身反应（发热、过敏、头痛等）的副反应率，副反应的观察时间从疫苗接种后 3d。在研究期间 12 691 人在第 0 天注射了第 1 针疫苗，12 348 人在第 21 天注射了第二针疫苗，这些研究对象完成注射后，观察并记录 3d 的安全性评价指标，不包括接种的当天，即 0d 和 21d，见表 10-10。最多见的局部反应是注射部位的疼痛，严重系统反应很少见，多为发热，无严重副反应吉兰 - 巴雷综合征事件报告。副反应事件多为轻中度或自我限制性。从表 10-10 可

表 10-9 甲流 H1N1 疫苗多中心干预试验研究对象的基线特征

剂型		儿童（n=2 828）			青少年（n=2 887）			成年人（n=4 710）			老年人（n=2 266）			合计（N=12 691）		
		n	Age/岁	F	n	Age/岁	F	n	Age/岁	F	n	Age/岁	F	n	Age/岁	F
无佐剂病毒裂解疫苗	7.5μg	232	7.2±2.5	105（45）	218	14.1±1.7	103（47）	324	44.1±13.4	191（59）	148	66.3±4.5	79（53）	922	31.3±23.2	478（52）
	15μg	1 135	7.2±2.5	528（47）	1 119	14.0±1.6	559（50）	1 417	42.8±12.0	807（57）	869	66.4±4.7	445（51）	4 540	31.3±23.4	2 339（52）
	30μg	919	7.1±2.6	454（49）	899	13.9±1.6	461（51）	1 125	43.0±12.1	662（59）	698	66.3±4.9	367（53）	3 641	31.2±23.5	1 944（53）
有佐剂病毒裂解疫苗	7.5μg	212	7.2±2.5	104（49）	210	14.2±1.6	104（50）	211	41.6±11.3	119（56）	110	65.3±3.3	55（50）	743	27.6±21.8	382（51）
	15μg	210	7.3±2.7	109（52）	211	14.3±1.5	109（52）	209	41.2±11.7	114（55）	111	64.8±2.9	55（50）	741	27.4±21.7	387（52）
	30μg	—	—	—	110	14.0±1.6	55（50）	110	40.8±13.8	55（50）	110	65.4±3.4	55（50）	330	40.0±22.6	165（50）
有佐剂全病毒疫苗	5μg	—	—	—	—	—	—	101	41.3±10.0	58（57）	—	—	—	101	41.3±10.0	58（57）
	10μg	—	—	—	—	—	—	102	41.1±9.9	62（61）	100	66.4±4.2	44（44）	202	53.6±14.8	106（52）
合计		2 708	7.2±2.5	1 300（48）	2 767	14.0±1.6	1 391（50）	3 599	42.4±11.9	1 531（43）	2 146	66.1±4.6	1 100（51）	11220	32.3±22.7	5 859（52）
*安慰剂		120	7.1±2.5	60（50）	120	13.3±1.4	60（50）	1 111	41.6±11.3	667（60）	120	65.0±4.3	60（50）	1 471	38.4±17.2	624（42）

*安慰剂：磷酸盐缓冲液或生理盐水；Age：年龄（均值±标准差）；F：女性[例（%）]；—表示该组未试验

表 10-10　接种甲型 H1N1 流感疫苗后研究对象出现副反应情况

	安慰剂	无佐剂病毒裂解疫苗			有佐剂病毒裂解疫苗			有佐剂全病毒疫苗		合计
		7.5μg	15μg	30μg	7.5μg	15μg	30μg	5μg	10μg	
$n1/n2$	1 471 /1 460	922/922	4 540/4 458	3 641/3 554	743/720	741/716	330/318	101/99	202/101	11 220/10 888
Total	233（15.8；14.0～17.1）	96（10.3；8.3～12.3）	949（20.9；19.7～22.1）	968（26.6；25.2～28.0）	207（27.9；24.6～31.1）	200（27.0；23.8～30.2）	135（40.9；35.6～46.2）	17（16.8；9.4～24.3）	23（11.4；7.0～15.8）	2 594（23.1；22.3～23.9）
第 1 针剂	145（9.9；8.3～11.4）	68（7.4；5.7～9.1）	685（15.1；14.0～16.1）	708（19.5；18.2～20.8）	115（15.5；12.9～18.1）	123（16.6；13.9～19.3）	78（23.6；19.0～28.2）	14（13.9；7.1～20.6）	22（10.9；6.6～15.2）	1 813（16.2；15.5～16.8）
第 2 针剂	107（7.3；6.0～8.7）	35（3.8；2.6～5.0）	387（8.7；7.9～9.5）	403（11.3；10.3～12.4）	127（17.6；14.9～20.4）	105（14.7；12.1～17.3）	76（23.9；19.2～28.6）	5（5.1；50.7～9.4）	5（5.0；0.7～9.2）	1 143（10.5；9.9～11.1）
轻度副反应	208（14.1；12.4～15.9）	89（9.7；7.7～11.6）	847（18.7；17.5～19.8）	814（22.4；21.0～23.7）	178（24.0；20.9～27.0）	183（24.7；21.6～27.8）	114（34.5；29.4～39.7）	15（14.9；7.8～21.9）	21（10.4；6.2～14.6）	2 261（20.2；19.4～20.9）
中度副反应	25（1.7；1.0～2.4）	8（0.9；0.3～1.5）	109（2.4；2.0～2.8）	160（4.4；3.7～5.1）	24（3.2；2.0～4.5）	15（2.0；1.0～3.0）	13（3.9；1.8～6.0）	2（2.0；0～4.7）	3（1.5；0～3.2）	334（3.0；2.7～3.3）
重度副反应	1（0.1；0～0.2）	0	15（0.3；0.2～0.5）	29（0.8；0.5～1.1）	6（0.8；0.2～1.5）	6（0.8；0.2～1.5）	12（3.6；1.6～5.7）	1（1.0；0～3.0）	0	69（0.6；0.5～0.8）
儿童	15（12.5；6.5～18.5）	34（14.7；10.1～19.2）	284（25.0；22.5～27.5）	303（33.0；29.9～36.0）	58（27.4；21.3～33.4）	47（22.4；16.7～28.1）	—	—	—	726（26.8；25.1～28.5）
青少年	16（13.3；7.2～19.5）	29（13.3；8.8～17.8）	309（27.6；25.0～30.2）	299（33.3；30.2～36.3）	56（26.7；20.6～32.7）	56（26.5；20.5～32.5）	49（44.5；35.1～54.0）	—	—	798（28.8；27.2～30.5）
成年人	195（17.6；15.3～19.8）	26（8.0；5.1～11.0）	256（18.1；16.1～20.1）	247（22.0；19.5～24.4）	64（30.3；24.1～36.6）	63（30.1；23.9～36.4）	44（40.0；30.7～49.3）	17（16.8；9.4～24.3）	20（19.6；11.8～27.4）	737（20.5；19.2～21.8）
老年人	7（5.8；1.6～10.1）	6（4.1；0.8～7.3）	100（11.5；9.4～13.6）	119（17.0；14.3～19.8）	29（26.4；18.0～34.7）	34（30.6；21.9～39.3）	42（38.2；29.0～47.4）	—	3（3.0；0～6.4）	333（15.5；14.0～17.1）
局部副反应	41（2.8；1.9～3.6）	1（0.1；0～0.3）	265（5.8；5.2～6.5）	313（8.6；7.7～9.5）	136（18.3；15.5～21.1）	126（17.0；14.3～19.7）	100（30.3；25.3～35.3）	9（8.9；3.3～14.6）	10（5.0；1.9～8.0）	960（8.6；8.0～9.1）
系统副反应	199（13.5；11.8～15.3）	94（10.2；8.2～12.2）	783（17.2；16.1～18.3）	794（21.8；20.5～23.1）	103（13.9；11.4～16.4）	103（13.9；11.4～16.4）	50（15.2；11.3～19.0）	12（11.9；5.5～18.3）	14（6.9；3.4～10.5）	1 953（17.4；16.7～18.1）

$n1$：受试者接受第 1 针剂或安慰剂的人数；$n2$：受试者接受第 2 针剂或安慰剂的人数；—表示该组未试验。数据为受试者有副反应的病例数［例（%；95%CI）］

见第1针剂和第2针剂合计疫苗总副反应率（局部反应+全身反应），安慰剂组为15.8%；疫苗组不同剂型的副反应率为10.3%～40.9%，平均为23.1%；7.5μg无佐剂病毒裂解疫苗的副反应率最低为10.3%，最高为30μg有佐剂病毒裂解疫苗的副反应率为40.9%。无论是有佐剂或无佐剂，副反应率均随疫苗抗原含量增加而增加。无论第1针剂和第2针剂接种都是7.5μg无佐剂病毒裂解疫苗的副反应率最低，分别为7.4%（安慰剂组9.9%）和3.8%（安慰剂组7.3%）。

为控制研究中心内受试者的聚集效应，将第1针剂（*time*=1）和第2针剂（*time*=2）接种数据纵向连接，使用随机截距logistic回归模型分析副反应发生*outcome*（1=发生，0=未发生）与解释变量的关系。年龄分4个年龄组*age group*（1=3～<12岁，2=12～<18岁，3=18～60岁，4=>60岁），性别*gender*（1=男性，2=女性），剂型（*form*）是疫苗类型*vaccine*（1=无佐剂，2=有佐剂，3=全病毒灭活疫苗，6=PBS或注射用生理盐水）和疫苗抗原剂量*antigen*的组合（1=5μg，2=7.5μg，3=10μg，4=15μg，5=30μg，6=45μg，7=0μg。组合如表10-11。

表10-11 甲型H1N1流感疫苗剂型

剂型（*form*）	疫苗类型（*vaccine*）	疫苗抗原剂量（*antigen*）
1	1	2
2	1	4
3	1	5
4	2	2
5	2	4
6	2	5
7	3	1
8	3	3
9	6	7

共有9种疫苗剂型*form*（编码为1～9），其中1为无佐剂7.5μg病毒裂解疫苗，9为安慰剂。研究中心为2水平变量，个体为1水平变量，年龄组、性别、剂型和注射剂次为固定效应，中心*center*为随机效应，使用SAS PROC GLIMMIX模块（SAS Version 9.20）拟合2水平随机截距logistic模型。

二水平logistic回归模型拟合结果见表10-12，可见二水平（研究中心）协方差参数估计值为0.250 0（标准误0.119 8），z=2.087（P<0.05）表明研究中心间（2水平单位）变异有统计学意义，应采用随机截距模型，将2水平的变异分解出来是合适的。在控制了年龄、性别和注射剂次后，与安慰剂组相比，7.5μg无佐剂病毒裂解疫苗的副反应*OR*值为0.656，差异有统计学意义（P=0.008 3），该剂型组的副反应要比安慰剂组低34.4%。

3. 甲型H1N1流感疫苗保护效果评价 表10-13描述了基线时分年龄组的试验组和安慰剂组的血凝抑制抗体几何均数滴度（GMT，95%置信区间），以及血凝抑制抗体滴度≥1∶10和≥1∶40的血清保护率（95%置信区间）。血清保护率在3～<12岁年龄组低，如≥1∶40的血清保护率试验组为0.6%，安慰剂组为0.8%，其他3个年龄组血清保护率差别不大。血凝抑制抗体滴度GMT测量值试验组为6.3，安慰剂组为6.4，4个年龄组分别考虑，试验组和安慰剂组的GMT值差别也不大。

在第0、21、35、42天分别有12 686、12 147、4 854、10 274人抽取了血样。免疫原性评价指标为血凝抑制抗体滴度（GMT）和血清保护率。个体血凝抑制抗体滴度1∶40或更高被定义为具有血清保护作用，人群血清保护率达到70%可以确认具有甲型H1N1流感人群保护作用。血凝抑制

表10-12 甲流H1N1流感疫苗不同剂型副反应二水平logistic回归模型拟合结果

效应	参数估计	标准误	*t*	*P*	*OR*	95% *CI*
固定效应						
截距	−3.044 2	0.185 7	−16.39	<0.000 1		
年龄组						
1（3～<12岁）	0.854 6	0.068 2	12.54	<0.000 1	2.350	2.044～2.703
2（12～<18岁）	0.889 1	0.066 8	13.30	<0.000 1	2.433	2.121～2.791
3（18～60岁）	0.457 0	0.066 9	6.83	<0.000 1	1.579	1.377～1.812
4（>60岁）					1.000（ref.）	

续表

效应	参数估计	标准误	t	P	OR	95% CI
性别						
1（男性）	−0.190 3	0.039 4	−4.83	0.000 9	0.827	0.756～0.904
2（女性）					1.000（ref.）	
剂型						
1（Split＋7.5μg）	−0.421 5	0.143 0	−2.95	0.008 3	0.656	0.486～0.885
2（Split＋15μg）	0.135 8	0.080 0	1.70	0.105 9	1.145	0.969～1.354
3（Split＋30μg）	0.383 7	0.080 6	4.76	0.000 1	1.468	1.240～1.738
4（Split＋Al-OH＋7.5μg）	0.534 3	0.114 0	4.69	0.000 2	1.706	1.344～2.166
5（Split＋Al-OH＋15μg）	0.462 0	0.115 1	4.01	0.000 7	1.587	1.247～2.020
6（Split＋Al-OH＋30μg）	0.765 5	0.130 5	5.87	＜0.000 1	2.150	1.636～2.825
7（Whole＋Al-OH＋5μg）	0.837 6	0.263 9	3.17	0.005 0	2.311	1.330～4.014
8（Whole＋Al-OH＋10μg）	0.843 2	0.229 0	3.68	0.001 6	2.324	1.439～3.753
9（Placebo）					1.000（ref.）	
接种剂次						
1（第 1 针剂）	0.503 0	0.039 6	12.71	＜0.000 1	1.654	1.513～1.810
2（第 2 针剂）					1.000（ref.）	
随机效应						
水平 2（中心）$\sigma_{u_0}^2$	0.250 0	0.119 8	z＝2.087	＜0.05		

Split：无佐剂病毒裂解疫苗；Al-OH：氢氧化铝佐剂；Split＋Al-OH：有佐剂病毒裂解疫苗；Whole＋Al-OH：有佐剂全病毒疫苗；Placebo：安慰剂

表 10-13　不同年龄组血凝抑制抗体滴度和血清保护率

	试验组	安慰剂组
儿童（3～＜12 岁）		
N	2 706	120
GMT	5.3（5.2～5.4）	5.1（5.0～5.3）
Titre≥1∶10	160（5.9；5.0～6.8）	3（2.5；0.5～7.1）
Titre≥1∶40	16（0.6；0.3～1）	1（0.8；0～4.6）
青少年（12～＜18 岁）		
N	2 767	120
GMT	7.0（6.8～7.2）	6.2（5.6～6.8）
Titre≥1∶10	703（25.4；23.8～27.1）	22（18.3；11.9～26.4）
Titre≥1∶40	174（6.3；5.4～7.3）	5（4.2；1.4～9.5）
成年人（18～60 岁）		
N	3 598	1 110
GMT	6.4（6.3～6.6）	6.6（6.3～6.8）
Titre≥1∶10	741（20.6；19.3～22.0）	232（20.9；18.5～23.4）
Titre≥1∶40	136（3.8；3.2～4.5）	52（4.7；3.5～6.1）
老年人（＞60 岁）		
N	2 145	120
GMT	6.3（6.2～6.5）	6.3（5.7～7.0）
Titre≥1∶10	393（18.3；16.7～20.0）	23（19.2；12.6～27.4）
Titre≥1∶40	79（3.7；2.9～4.6）	5（4.2；1.4～9.5）
合计		
N	11 216	1 470
GMT	6.3（6.2～6.3）	6.4（6.2～6.6）
Titre≥1∶10	1 997（17.8；17.1～18.5）	280（19.0；17.1～21.2）
Titre≥1∶40	405（3.6；3.3～4.0）	63（4.3；3.3～5.5）

N：样本例数；GMT：几何均数滴度［均值（95% CI）］；Titre：血凝抑制抗体滴度［n（%；95% CI）］；疫苗组 11 220 名受试者、安慰剂组 1 471 名受试者在第 0 天采集了血样，然而少量血样在运输过程中损坏，不能用于检测

抗体滴度 GMT 取以 10 为底的对数使数据趋近正态分布。

表 10-14 描述了不同年龄组的受试对象接种第 1 剂甲型流感 H1N1 疫苗或安慰剂后 21d 免疫原性情况，所有剂型的 1 针剂疫苗均诱导了稳定的免疫反应，表中合计行显示，第 1 次注射后第 21 天血清保护率从最低 69.5%（7.5μg 有佐剂病毒裂解）到最高 92.8%（30μg 无佐剂病毒裂解）。接种 1 针剂 7.5μg 无佐剂病毒裂解疫苗的受试者，其保护率为 86.5%，显著高于安慰剂组 9.8%，差异有统计学意义（$P<0.000\,1$）。

表 10-15 呈现了不同年龄组的受试对象接种第 2 针剂甲型流感 H1N1 疫苗或安慰剂后 21d 免疫原性情况，表中合计行显示，接受第 2 针剂疫苗 21d 后，7.5μg 无佐剂病毒裂解疫苗的受试者，其保护率提高到 97.0%，显著高于安慰剂组 10.8%，差异有统计学意义（$P<0.000\,1$）。从表 10-15 还可发现，第 2 剂甲型流感 H1N1 疫苗的所有剂型显著提高了疫苗保护率，尤其在 3～<12 岁年龄组。

分析甲流 H1N1 疫苗接种第 1 针剂后 21d 血凝抑制抗体滴度 GMT 和血清保护率时，采用随机截距方差成分模型和随机截距 logistic 回归模型，研究中心为 2 水平变量，个体为 1 水平变量。以 GMT 取以 10 为底的对数为因变量 *logGMT*，年龄组（*age group*）、性别（*gender*）和疫苗剂型（*form*）为固定效应变量，研究中心为随机效应变量。使用 SAS 程序 PROC MIXED 拟合连续变量 *logGMT* 和 PROC GLIMMIX 拟合血清保护率。拟合二分类变量的多水平 logistic 回归在前面已介绍，这里不再赘述。

从表 10-16 可见，在控制了年龄和性别后，与对照组相比所有剂型组血凝抑制抗体滴度 GMT 均显著高于对照组，差异有统计学意义（均 $P<0.000\,1$）。

4. 延伸讨论 含有 7.5μg 血凝素抗原 1 针剂无佐剂病毒裂解苗与含血凝素抗原量更高的疫苗产生几乎相同水平的免疫反应，也显示了最低的副作用发生的风险，因此，这种剂型似乎有最好的免疫效果。进一步分析结果显示，儿童接种第 2 针剂无佐剂 7.5μg 血凝素抗原病毒裂解苗免疫可显著提高血凝抑制抗体滴度和血清保护率，保护效果更好。与无佐剂病毒裂解苗相比，有佐剂病毒裂解剂型苗和全病毒剂型苗有低的免疫原性和高的副反应率。据此证据推荐：在 2009 年甲流 H1N1 大流行期间对于青少年和成年人采用含有 7.5μg 血凝素抗原 1 针剂无佐剂病毒裂解苗，对于儿童使用 7.5μg 血凝素抗原 2 针剂无佐剂病毒裂解苗。

面对新型流感带来的巨大防控压力，我国卫生工作者对甲流有效防控取得了显著成效。从公共卫生效果来看，延缓了疫情在我国的扩散速度，降低了疫情对公众健康的危害，大幅度降低了人群发病率和病死率。在经济社会效果方面，防控效果减少了甲流疫情对我国社会经济发展的影响，保持了正常的生产生活秩序，疫情防控过程中社会稳定，各界对疫情防控工作成效普遍满意，政府公信力和国际形象显著提升。

甲流疫苗上市后，国家疾病预防控制中心迅速启用了疫苗上市后的安全性监测网络系统，建立了全球规模最大甲流疫苗接种个案数据库（7 000 万个案）。实时监测疫苗接种进展和处置疫苗接种异常反应。研究证明了国产甲流疫苗具有较好的安全性，且无证据显示疫苗接种增加吉兰 - 巴雷综合征的发生风险，其他不良反应发生率也不高于季节性流感疫苗，为世界各国评价甲流疫苗提供了大规模接种的安全性依据。这是社区干预试验结果直接转化为卫生决策证据，应用到公共卫生实践的典型范例。

更为重要的是，本干预试验建立了规范的、标准的、系统的甲流疫苗不良反应监测标准和方法，推动了全国疫苗上市后安全性监测，监测的范围和数量大幅度提升，为我国疫苗产业做大做强，提升产业竞争力，实施“走出去”的国际发展战略迈出了重要一步。

（三）添加佐剂的甲型 H1N1 流感疫苗保护效果分析

例 10-7 甲型 H1N1 流感疫苗保护效果人群干预试验结果显示：含有 7.5μg 血凝素抗原无佐剂病毒裂解苗 1 针剂具有很好的免疫原性和保护率。在前述研究中的江苏现场（研究中心之一），将受试对象按年龄分层（3～7 岁，8～12 岁，13～18 岁，19～40 岁，41～60 岁，>61 岁），随机分配受试者到试验组和对照组，每组有 1 760 名研究

表 10-14　不同年龄组的受试对象接种第 1 针剂甲型流感 H1N1 疫苗或安慰剂后 21d 免疫原性情况

	无佐剂病毒裂解疫苗			有佐剂病毒裂解疫苗			有佐剂全病毒疫苗		安慰剂
	7.5μg	15μg	30μg	7.5μg	15μg	30μg	5μg	10μg	
儿童（3～<12 岁）									
N	232	1 113	886	198	200	—	—	—	116
GMT	78.6（64.2～96.2）	85.1（78.5～92.3）	107.1（98.1～116.8）	38.4（33.3～44.2）	52.2（45.2～60.3）	—	—	—	6.3（5.4～7.2）
Titre≥1:40	178（76.7；70.7～82.0）	902（81；78.5～83.2）	777（87.7；85.4～89.8）	111（56.1；48.8～63.1）	145（72.5；65.8～78.6）	—	—	—	6（5.2；1.9～10.9）
青少年（12～<18 岁）									
N	218	1 091	863	203	204	105	—	—	116
GMT	578.1（465.1～718.6）	522.9（476.6～573.7）	696.9（627.9～773.5）	99.9（83.7～119.2）	166.7（137.5～201.9）	234.6（177.3～310.5）	—	—	7（6～8.1）
Titre≥1:40	211（96.8；93.5～98.7）	1 061（97.3；96.1～98.1）	847（98.1；97～98.9）	172（84.7；79～89.4）	186（91.2；86.4～94.7）	100（95.2；89.2～98.4）	—	—	6（5.2；1.9～10.9）
成年人（18～60 岁）									
N	323	1 280	991	208	202	105	99	102	1 089
GMT	316.6（260.8～384.3）	330.4（302～361.5）	414.2（372.2～461）	77.6（64.1～94）	121.2（98.1～149.7）	187.5（143.6～244.7）	87.6（65.4～117.3）	155.7（117～207.1）	8.6（8～9.2）
Titre≥1:40	289（89.5；85.6～92.6）	1 207（94.3；92.9～95.5）	932（94；92.4～95.4）	153（73.6；67～79.4）	168（83.2；77.3～88.1）	93（88.6；80.9～94）	76（76.8；67.2～84.7）	93（91.2；83.9～95.9）	116（10.7；8.9～12.6）
老年人（>60 岁）									
N	147	842	679	108	108	108	—	100	111
GMT	105.7（80.5～138.6）	162.8（144.9～182.9）	244.2（215～277.3）	44.3（34～57.8）	85.3（64.2～113.4）	95.7（71～129.1）	—	37.8（29.3～48.8）	8（6.7～9.6）
Titre≥1:40	118（80.3；72.9～86.4）	710（84.4；81.8～86.8）	616（90.7；88.3～92.8）	62（57.4；47.5～66.9）	81（75；65.7～82.8）	83（76.9；67.8～84.4）	—	54（54；43.7～64）	12（10.8；5.7～18.1）
合计									
N	920	4 326	3 419	717	714	318	99	202	1 432
GMT	215.6（191.4～242.9）	228（216.6～240）	299.6（282.8～317.4）	63.1（57.2～69.5）	99.4（89.5～110.4）	160.7（136～189.9）	87.6（65.4～117.3）	77.3（62.4～95.7）	8.2（7.7～8.6）
Titre≥1:40	796（86.5；84.1～88.7）	3 880（89.7；88.7～90.6）	3 172（92.8；91.9～93.6）	498（69.5；65.9～72.8）	580（81.2；78.2-84）	276（86.8；82.6～90.3）	76（76.8；67.2～84.7）	147（72.8；66.1～78.8）	140（9.8；8.3～11.4）

N：样本例数；GMT：几何均数滴度［均值（95% *CI*）］；Titre：血凝抑制抗体滴度［*n*（%；95% *CI*）］；—表示该组未试验

表 10-15 不同年龄组的受试对象接种第 2 针剂甲型流感 H1N1 疫苗或安慰剂后 21d 免疫原性情况

	无佐剂病毒裂解疫苗			有佐剂病毒裂解疫苗			有佐剂全病毒疫苗		安慰剂
	7.5μg	15μg	30μg	7.5μg	15μg	30μg	5μg	10μg	
儿童（3～<12 岁）									
N	220	971	756	195	194	—	—	—	—
GMT	273.4（233.1～320.5）	273.7（254.4～294.4）	314.6（290.7～340.4）	94.9（83.6～107.7）	121.1（107.3～136.7）	—	—	—	—
Titre ≥ 1∶40	215（97.7；94.8～99.3）	955（98.4；97.3～99.1）	747（98.9；97.9～99.5）	181（92.8；88.2～96.0）	188（96.9；93.4～98.9）	—	—	—	—
青少年（12～<18 岁）									
N	195	917	717	192	183	90	—	—	—
GMT	513.4（425.7～619.2）	561.5（516.3～610.7）	711.1（644.1～785.1）	114（98.0～132.5）	188.3（157.4～225.2）	310.3（242.1～397.6）	—	—	—
Titre ≥ 1∶40	195（100.0；98.1～100.0）	917（100.0；99.6～100.0）	716（99.9；99.2～100.0）	179（93.2；88.7～96.3）	175（95.6；91.6～98.1）	90（100.0；96.0～100.0）	—	—	—
成年人（18～60 岁）									
N	309	1 125	857	200	196	96	98	101	951
GMT	320.7（277.3～371.0）	328.4（303.4～355.4）	403（367.3～442.1）	95.5（81.3～112.1）	141.9（120.1～167.6）	236.3（187.7～297.5）	81.1（63.9～103.1）	140.4（109.9～179.5）	9.1（8.5～9.8）
Titre ≥ 1∶40	304（98.4；96.3～99.5）	1 094（97.2；96.1～98.1）	837（97.7；96.4～98.6）	166（83；77.1～87.9）	187（95.4；91.5～97.9）	96（100.0；96.2～100.0）	79（80.6；71.4～87.9）	95（94.1；87.5～97.8）	10.8（8.9～13.0）
老年人（>60 岁）									
N	137	711	554	103	101	105	—	—	—
GMT	163.3（129.2～206.4）	232.2（210.6～256 .0）	288.8（260.0～320.8）	77.9（64.9～93.5）	114.3（88.9～147.0）	202.9（161.8～254.4）	—	—	—
Titre ≥ 1∶40	121（88.3；81.7～93.2）	687（96.6；95～97.8）	540（97.7；96.0～98.7）	92（89.3；81.7～94.5）	90（89.1；81.3～94.4）	101（96.2；90.5～99.0）	—	—	—
合计									
N	861	3 724	2 884	690	674	291	98	101	951
GMT	307.6（281.2～336.5）	334.5（320.6～349 .0）	408（388.7～428.2）	97.1（89.9～104.9	141.7（130.0～154.5）	243.3（212.5～278.6）	81.1（63.9～103.1）	140.4（109.9～179.5）	9.1（8.5～9.8）
Titre ≥ 1∶40	835（97.0；95.6～98）	3 653（98.1；97.6～98.5）	2 840（98.5；98.0～98.9）	618（89.6；87.0～91.7）	640（95.0；93.0～96.5）	287（98.6；96.5～99.6）	79（80.6；71.4～87.9）	95（94.1；87.5～97.8）	10.8（8.9～13.0）

N：样本例数；GMT：几何均数滴度[均值（95% *CI*）]；Titre：血凝抑制抗体滴度[*n*（%；95% *CI*）]；—表示该组未试验

表 10-16 甲型 H1N1 流感疫苗不同剂型血凝抑制抗体滴度二水平方差成分模型拟合结果

效应	参数估计	标准误	t	P
固定效应				
截距	1.651 1	0.112 9	14.62	<0.000 1
年龄组				
1（3～<12 岁）	−0.600 2	0.043 37	−13.84	<0.000 1
2（12～<18 岁）	1.045 7	0.043 04	24.29	<0.000 1
3（18～60 岁）	0.600 1	0.040 87	14.68	<0.000 1
4（>60 岁）	ref.			
性别				
1（男）	−0.135 4	0.027 13	−4.99	0.000 7
2（女）	ref.			
剂型				
1（Split+7.5μg）	3.243 6	0.076 98	42.13	<0.000 1
2（Split+15μg）	3.547 5	0.048 79	72.70	<0.000 1
3（Split+30μg）	3.904 0	0.051 86	75.27	<0.000 1
4（Split+Al-OH+7.5μg）	2.510 8	0.077 48	32.40	<0.000 1
5（Split+Al-OH+15μg）	2.965 0	0.077 66	38.18	<0.000 1
6（Split+Al-OH+30μg）	3.564 0	0.076 65	46.50	<0.000 1
7（Whole+Al-OH+5μg）	2.414 5	0.161 4	14.96	<0.000 1
8（Whole+Al-OH+10μg）	2.593 2	0.123 0	21.09	<0.000 1
9（Placebo）	ref.			
随机效应				
水平 2（中心）$\sigma_{u_0}^2$	0.096 0	0.046 35	z=2.07	0.019 2
水平 1（个体）$\sigma_{e_0}^2$	2.207 4	0.028 32	z=77.95	<0.000 1

Split：无佐剂病毒裂解疫苗；Split+Al-OH：有佐剂病毒裂解疫苗；Whole+Al-OH：有佐剂全病毒疫苗；Placebo：安慰剂

对象。受试者接受 2 剂含 15μg 血凝素抗原的病毒裂解苗，试验组疫苗添加 Al-OH 佐剂，对照组疫苗未添加 Al-OH 佐剂。疫苗接种第 0 天（疫苗接种前）、第 21 天（第 2 针剂前）、第 35 天（第 2 针剂后 14d）、第 42 天（第 2 针剂后 21d）采血液样本，用血凝素抑制抗体滴度评价疫苗的免疫原性。

1. 基线特征的描述 基线时无 Al-OH 佐剂和有佐剂组分别纳入 1 760 名受试者，年龄分布见表 10-17。

2. 甲型 H1N1 流感疫苗的免疫原性评价 本例为重复测量，因变量为连续变量 GMT，4 个测量点为 1 水平，个体为 2 水平，将总方差分解到 1 水平和 2 水平中。分析前，将 GMT 取以 10 为底的对数使数据在每个测量点近似正态分布。采用随机截距二水平模型控制重复测量数据间的相关性后，分析添加 Al-OH 佐剂疫苗的作用。*Al-OH* 设置为固定效应，个体变异设置为随机效应。模型 10-1 拟合只有 *Al-OH* 佐剂一个变量，模型 10-2 拟合了 *Al-OH* 佐剂变量、时间哑变量以及时间哑变量与 *Al-OH* 佐剂变量的交互作用，模型 10-3 放入了 *Al-OH* 佐剂变量和年龄组哑变量，模型 10-4 拟合了 *Al-OH* 佐剂变量、时间哑变量、年龄组哑变量以及时间哑变量与 *Al-OH* 佐剂变量的交互作用。

本研究受试对象共 3 520 名，变量 *ID*（*ID*=1～

表 10-17 研究对象的人口基线特征

年龄组 / 岁	无佐剂病毒裂解苗			有佐剂病毒裂解苗		
	N	Age/ 岁	F	*N*	Age/ 岁	F
3～7	268	5.3±1.6	128（47.8）	236	4.9±1.4	124（52.5）
8～12	260	10.6±1.3	128（49.2）	252	10.2±1.3	112（44.4）
13～18	360	14.7±1.4	184（51.1）	420	14.7±1.4	208（49.5）
19～40	212	30.7±6.2	112（52.8）	196	31.3±6.6	108（55.1）
41～60	220	52.1±6.0	108（49.1）	216	51.7±6.3	108（50.0）
>61	440	65.0±3.2	220（50.0）	440	64.8±2.9	220（50.0）
合计	1 760	31.8±23.9	880（50.0）	1 760	31.7±23.8	880（50.0）

N: 样本例数; Age: 年龄（均值 ± 标准差）; F: 女性［例（%）］

3 520）; *Al-OH* 佐剂变量的编码：1 = 有佐剂，0 = 无佐剂; 时间 *time*（4 个测量点，*time* = 1～4）设置为 3 个哑变量（0d 为参考组），*time*_2，*time*_3，*time*_4; 6 个年龄组（*age* = 1～6）设置 5 个哑变量（3～7 岁为参考组），*age*_2，*age*_3，*age*_4，*age*_5，*age*_6; *Al-OH* 变量与时间的交互项：*Al-OH* × *time*_2，*Al-OH* × *time*_3，*Al-OH* × *time*_4。反应变量为血凝素抑制抗体滴度 GMT 以 10 为底的对数（变量为 *lgGMT*）。按上述编码，模型 10-1、模型 10-2、模型 10-3 和模型 10-4 二水平随机截距模型的表达式如下：

$$y_{ij} = \beta_0 + \beta_1 Al-OH_{ij} + u_{0j} + e_{0ij} \quad \text{模型 10-1}$$

$$y_{ij} = \beta_0 + \beta_1 Al-OH_{ij} + \beta_2 time_{2_{ij}} + \beta_3 time_{3_{ij}} + \beta_4 time_{4_{ij}} + \beta_{12} Al-OH \times time_{2_{ij}} + \beta_{13} Al-OH \times time_{3_{ij}} + \beta_{14} Al-OH \times time\_4_{ij} + u_{0j} + e_{0ij} \quad \text{模型 10-2}$$

$$y_{ij} = \beta_0 + \beta_1 Al-OH_{ij} + \beta_5 age\_2_{ij} + \beta_6 age\_3_{ij} + \beta_7 age\_4_{ij} + \beta_8 age\_5_{ij} + \beta_9 age\_6_{ij} + u_{0j} + e_{0ij} \quad \text{模型 10-3}$$

$$y_{ij} = \beta_0 + \beta_1 Al-OH_{ij} + \beta_2 time_{2_{ij}} + \beta_3 time_{3_{ij}} + \beta_4 time_{4_{ij}} + \beta_{12} Al-OH \times time_{2_{ij}} + \beta_{13} Al-OH \times time_{3_{ij}} + \beta_{14} Al-OH \times time\_4_{ij} + \beta_5 age\_2_{ij} + \beta_6 age\_3_{ij} + \beta_7 age\_4_{ij} + \beta_8 age\_5_{ij} + \beta_9 age\_6_{ij} + u_{0j} + e_{0ij} \quad \text{模型 10-4}$$

4 个模型的拟合结果见表 10-18。

从模型 10-1 可见，接受 2 剂含 15μg 血凝素抗原病毒裂解苗的受试者，有佐剂（*Al-OH* = 1）与无佐剂（*Al-OH* = 0）疫苗相比，4 次重复测量的血凝抑制抗体滴度预测值（以 10 为底的对数）差值为－0.147，说明添加 Al-OH 佐剂的疫苗显著降低血凝抑制抗体滴度，$P<0.05$。在控制年龄因素后，模型 10-3 显示：接受 2 剂含 15μg 血凝素抗原无佐剂病毒裂解苗的血凝素抑制抗体滴度显著高于抗原含量相同有佐剂的病毒裂解苗。

模型 10-2 纳入时间以及时间与 *Al-OH* 的交互项，模型 10-4 纳入时间、年龄，以及时间与 *Al-OH* 的交互项，*Al-OH* 的作用系数分别为 0.002 和 0.141，说明：有佐剂与无佐剂的疫苗相比，4 次重复测量的血凝抑制抗体滴度预测值（以 10 为底的对数）要高，但差异无统计学意义（$P>0.05$），见表 10-18。

3. 血凝抑制抗体滴度 GMT 4 次重复测量的结果 表 10-19 提供了由年龄分组和不同时间观察点的 GMT 值，在第 1 针剂疫苗注射后 21d 和第 2 针剂疫苗注射后 21d（第 42 天），除第 2 针剂疫苗注射后 21d（第 42 天）3～7 岁年龄组外，结果均显示：无 Al-OH 佐剂的疫苗组 GMT 值显著高于有 Al-OH 佐剂组，差异有统计学意义。

综上结果，可以认为：Al-OH 佐剂的甲型流感疫苗没有增加受试对象的血凝素抑制抗体滴度水平，反而显著地降低了受试者的血凝素抑制抗体滴度水平。

表 10-18　添加佐剂(Al-OH)H1N1 流感疫苗血凝抑制抗体效应

效应		参数估计	模型 10-1	回归系数(标准误)		模型 10-4
				模型 10-2	模型 10-3	
固定效应	β_0	截距	2.052(0.045)	0.812(0.053)	1.880(0.053)	0.412(0.110)
	β_1	Al-OH	−0.147(0.028)*	0.002(0.033)	−0.158(0.027)*	0.141(0.071)
采血时间		time_1(0d, ref.)		—	—	—
	β_2	time_2(21d)		1.665(0.051)*		1.666(0.051)*
	β_3	time_3(35d)		1.700(0.052)*		1.702(0.052)*
	β_4	time_4(42d)		1.679(0.053)*		1.682(0.053)*
交互作用	β_{12}	Al-OH*time_2		−0.257(0.032)*		−0.257(0.032)*
	β_{13}	Al-OH*time_3		−0.162(0.033)*		−0.163(0.033)*
	β_{14}	Al-OH*time_4		−0.165(0.033)*		−0.166(0.033)*
年龄组		age_1(3～7 岁, ref.)		—	—	—
	β_5	age_2(8～12 岁)			0.168(0.050)*	0.433(0.150)*
	β_6	age_3(13～18 岁)			0.415(0.046)*	0.747(0.138)*
	β_7	age_4(19～40 岁)			0.216(0.054)*	0.515(0.158)*
	β_8	age_5(41～60 岁)			0.179(0.053)*	0.498(0.156)*
	β_9	age_6(>61 岁)			0.114(0.045)*	0.273(0.133)*
随机效应						
水平 2(个体)	$\sigma_{u_0}^2$		0.013(0.009)	0.135(0.008)*	0.000(0.000)	0.114(0.007)*
水平 1(时间测量点)	$\sigma_{e_0}^2$		0.618(0.018)*	0.112(0.003)*	0.613(0.015)*	0.112(0.003)*
似然函数值对数的 −2 倍(−2LL)			7 866.311	3 629.048	7 774.000	3 520.733

*$P \leqslant 0.05$

表 10-19　接种有佐剂和无佐剂的受试者在 4 个测量点上血凝抑制抗体滴度

年龄组 / 岁	0 天		21 天		35 天		42 天	
	无佐剂	有佐剂	无佐剂	有佐剂	无佐剂	有佐剂	无佐剂	有佐剂
3～7	5.27	5.20	—	—	—	—	166.33	172.57
8～12	5.27	5.77	—	—	—	—	242.17*	134.05
13～18	6.96	8.26	317.85*	109.43	—	—	451.10*	215.04
19～40	6.32	7.07	248.33*	136.56	168.43	—	249.19*	141.51
41～60	6.15	6.10	250.91*	144.45	204.19	—	284.50*	160.00
>61	6.23	6.71	—	160.00	—	—	186.38*	111.69
合计	6.14	6.68	282.64*	123.96	481.15	—	272.54*	162.56

*$P \leqslant 0.05$；—：没有收集到血样

（于石成）

第十一章 如何进行筛查的设计与分析

第一节 筛查概念、意义及原则

筛查（screening）也称为“筛检”，是运用快速简便的试验或检查方法，将普通人群中那些表面“健康”但却可能有疾病或缺陷的个体同那些可能无疾病的个体区别开来，其主要目的是从无症状人群中早期发现可疑患者，当筛查出具有“阳性结果”的个体后，通常需要采用“诊断试验”对疾病进行确诊。如果确定为患病，则需要对患者尽快采取干预或治疗措施，以达到早发现、早诊断、早治疗的“三早”预防目的，防止疾病发生或进一步恶化。筛查与诊断的逻辑关系见图 11-1。

如某市农村开展适龄妇女宫颈癌筛查，其目的在于根据该疾病的特点，在宫颈癌无症状的临床前期，通过早期肿瘤标志物或人乳头瘤病毒（HPV）感染检测等，如液基薄层细胞学检查（thin-prep cytology test，TCT）、DNA 倍体定量分析技术、HPV 检查等，筛出疑似患者或高危对象，并经过进一步的细胞病理学诊断，明确对象的疾病状态，为进一步的医学干预（定期随访、治疗等）奠定基础，以达到控制疾病的发展，改善疾病预后的目的。

一、筛查试验与诊断试验的区别

筛查试验（screening trials）与第三篇第十六章介绍的“诊断试验”密不可分、相互关联，正因为如此，不少书籍常常将两者放在一起进行介绍。但筛查试验并非诊断试验，筛查试验只是一个初步的检查，而诊断试验目的在于明确对象的真实疾病状态。两者之间具体的区别见表 11-1。

二、筛查的主要用途

筛查通常有以下几个用途。

1. 早期发现处于临床前期或临床初期的可疑患者，做到早发现、早诊断、早治疗，提高治愈率或延缓疾病的发展，改善预后，实现疾病的二级预防。

2. 及时发现某些疾病的高危个体，以便实施相应的干预措施，降低人群的发病率，实现疾病的一级预防。例如在农村适龄妇女“两癌”筛查中，对发现的 HPV 感染者，虽然并未发生癌变，

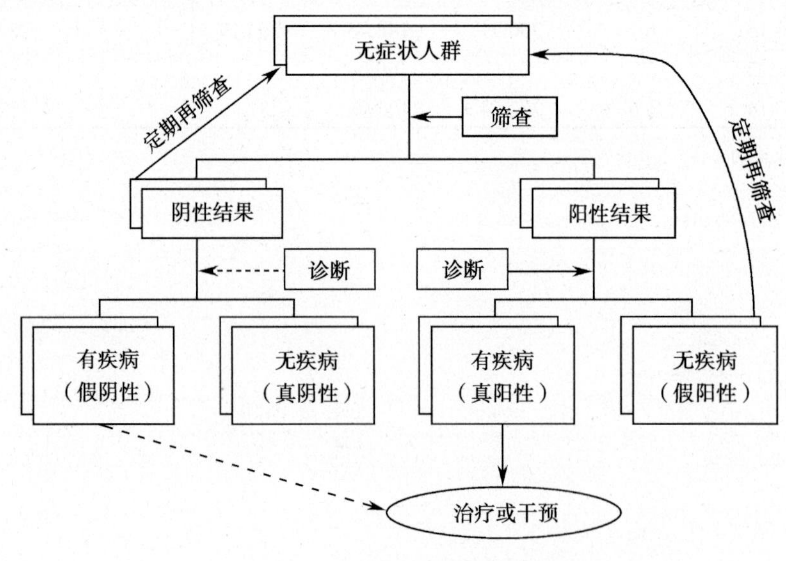

图 11-1 筛查与诊断的逻辑关系

表 11-1 筛查试验与诊断试验的区别

	筛查试验	诊断试验
目的	尽早发现可疑患者	确诊有无疾病
目标人群	大量无症状、但有患病可能的人	有症状者，或无症状但筛查阳性者
试验方法	简单，受试者与工作人员均易接受	很可能有创伤、价格昂贵，但为了确诊又是必要的、合理的
阳性结果阈值	通常选择高敏感性方法，尽可能减少漏诊	通常选择高特异性，尽可能减少误诊
阳性结果	通常与其他危险因素相结合提示可能患有某种疾病或缺陷	提供一个明确的诊断
成本	较低，通常需要考虑成本效益	较高，但为了确诊是值得的

但作为高危人群，可通过早期发现后的相应治疗，来降低其发生癌症的危险性。

3. 开展流行病学监测，了解疾病的患病率及其趋势，为公共卫生决策提供科学依据。

4. 了解疾病发展的自然史。

三、筛查的临床时段

尽管临床前期疾病无明显症状，但通常会出现一些可以识别的异常体征，如肿瘤发展过程中的早期生物标志物（biomarkers）等，可使用 1 种或多种方法将其查出。这个时段最适合进行疾病的筛查。如果疾病的自然发生史分为易感期、临床前期（潜伏期）、临床期、伤残与死亡期，那么筛查的最佳时段为临床前期（图 11-2）。

四、筛查的方法与分类

筛查中所使用的方法应简单易行，灵敏价廉，安全有效。通常采用的筛查方法有病史询问、体格检查、内镜检查、X 线检查、血清学检查、生化检查、基因检查等。

筛查的形式可因研究目的而异，根据筛查对象的范围可将筛查分为整群筛查（mass screening）和选择筛查（selective screening）。整群筛查是指当疾病的患病率较高时，需要从该范围内的整个人群中将患该病可能性较大的人筛查出来的一种方法；选择筛查是指在某范围内重点选择高危人群进行筛查，最大限度地发现那些无临床症状的病例，以取得最大的筛查效益。如某市农村适龄妇女“宫颈癌”筛查，选择 25～64 岁发病的高危年龄进行筛查，即为选择筛查。

筛查又可根据所用筛查方法的数量分为单项筛查（single screening）和多项筛查（multiple screening），后者是指采用几种方法筛查同一疾病。例如选择 TCT、DNA 倍体定量分析技术、HPV 检查等 3 种方法筛查宫颈癌，即为多项筛查。

五、筛查的应用原则

是否需要进行筛查，通常需要从科学性、社会效益、伦理学几个方面来全面考虑。应用原则如下.

1. 被筛查的疾病或缺陷是当地重大的公共卫生问题。

2. 对被筛查的疾病或缺陷有进一步确诊的方法与条件。

3. 对发现并确诊的患者及高危人群有条件进行有效的治疗和干预。

4. 被筛查的疾病或缺陷或某种危险因素有

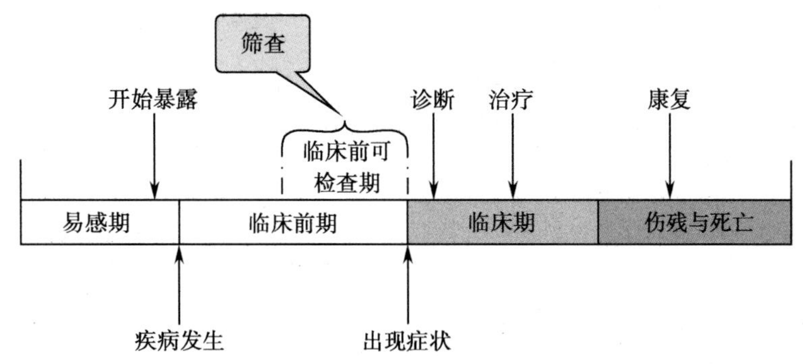

图 11-2 疾病自然发生史与筛查时段

可供识别的早期症状和体征或某种测量标志。

5. 了解被筛查疾病或缺陷的自然史，包括从潜伏期发展到临床期的全部过程。所筛查疾病应有足够长的领先时间，即筛查出潜伏期或临床初期的患者比筛查出临床后期的患者更具有临床价值与实际意义。

6. 筛查试验必须快速、简便、经济、可靠、安全、有效，易被受试者与筛查工作人员所接受。

7. 有保证筛查计划顺利完成的人力、物力、财力和良好的社会环境条件。

8. 有连续而完整的筛查计划，能按计划定期进行。

9. 要考虑整个筛查、诊断和治疗的成本和效益问题。所筛查的疾病或缺陷应该有比较高的流行率，对筛查疾病或缺陷的治疗或干预效果及其副作用应该有清楚认识，以便使筛查达到最大的社会效益与经济效益。

10. 筛查计划应能为目标人群接受，有益无害，尊重个人隐私权，有明确的保密计划与措施，公正、公平、合理地对待每一位社会成员。

以上应用原则满足越多，说明所进行的筛查试验越有必要，筛查试验实施后所取得的收益也将越大。

第二节　筛查试验设计要点

目前现场筛查应用非常广泛，例如子宫颈涂片筛查宫颈癌，空腹血胆固醇化验筛查心脏病，空腹血糖化验筛查糖尿病，血压测量筛查高血压，乳腺检查筛查乳腺癌，前列腺特异抗原测量筛查前列腺癌，粪便潜血检查筛查结肠癌，眼压检查筛查青光眼，新生儿检查筛查先天性甲状腺功能减退症和苯丙酮尿症等。

不同的筛查有不同的设计要求，下面以某市农村适龄妇女“两癌”筛查为例说明制订筛查计划的设计要点。“两癌”指宫颈癌与乳腺癌，是妇女常见的恶性肿瘤。由于宫颈癌的发病是“正常宫颈—宫颈上皮内瘤变—宫颈癌”的渐进性过程，存在间隔时间较长且可逆转的癌前病变期，如在此期发现病例并及早进行干预及治疗，将取得良好效果。

一、筛查对象

采取整群抽样方法，按照自愿参与原则，对某市辖区内居住的25～64岁已婚农村户籍妇女在经知情同意后进行宫颈癌筛查。在2011年1月1日至2012年6月30日期间，某市宫颈癌筛查人数为170 401。该市辖区内此年龄段已婚农村户籍妇女总人数为563 386人，筛查率为30.25%。

二、筛查方法

由经过专门培训的49家宫颈癌初筛机构的妇产科医生进行妇科检查和标本采集。采用TCT、DNA倍体定量分析技术、HPV检查对宫颈脱落细胞进行检测，报告系统采用TBS（the Bethesda system）。初筛TCT阳性、DNA倍体定量分析阳性者或发现HPV均判为初筛阳性。

根据2001年修订的TBS，可能的TCT结果有：①在正常范围或未见癌细胞；②微生物；③反应性细胞改变；④上皮细胞异常[a. 意义不明确的非典型鳞状上皮细胞（ASCUS）、不能排除高度鳞状上皮内病变的非典型鳞状上皮细胞（ASC-H），b. 低度鳞状上皮内病变（LSIL），c. 高度鳞状上皮内病变（HSIL），d. 鳞状细胞癌（SCC），e. 不典型腺上皮细胞（AGC），f. 原位腺癌（AIS），g. 腺癌（ACA）]；⑤其他恶性肿瘤。凡TCT结果报告为ASC-H、LSIL、HSIL、SCC、AIS、ACA，无论有无>5C异倍体细胞者，均建议阴道镜检查及病理组织活检；ASCUS或AGC应结合DNA倍体定量分析结果，如伴有>5C异倍体细胞者建议阴道镜检查及病理组织活检；ASCUS或AGC无>5C异倍体细胞者建议3～6个月后复查。

所有DNA染色片用全自动细胞DNA定量分析系统进行扫描，每张玻片扫描5 000个以上细胞核，系统根据不同细胞核所具有的不同特征参数自动完成细胞分类和计数。自动DNA定量分析中，发现有>5C异倍体细胞为阳性。若发现1～2个>5C异倍体细胞，结合临床病史及TCT结果，建议3～6个月后复查或阴道镜检查或活检；若发现有3个以上（含3个）>5C异倍体细胞，或者发现>5C倍体细胞、倍体≥9倍以上，建议立即阴道镜下病理组织活检。

三、确诊方法及随访

初筛阳性的妇女到指定机构进行免费复诊，

采取阴道镜下取宫颈活体组织病理检查，选择宫颈鳞-柱交界部的3、6、9、12点处进行组织活检，结合临床表现、细胞学检查结果及组织病理结果确诊。病理诊断采取双盲诊断。病理诊断分为：正常、宫颈炎、宫颈上皮内瘤变（cervical intraepithelial neoplasia，CIN）Ⅰ（轻度非典型增生）、CINⅡ（中度非典型增生）、CINⅢ（重度非典型增生以及原位癌）及浸润癌。督促初筛阳性者及时复诊，对所有未按期进行复诊者进行电话追踪，未能进行电话追踪的通过妇联和乡镇卫生院进行追踪，了解其病情进展及诊疗情况。

四、质量控制

通过“两癌”检查专用筛查-诊断信息共享平台，按照各地每天实际筛查人数的10%复核妇科检查情况；在宫颈细胞学检测中，对标本的采集、制作及结果诊断等过程严格把关，对不合格标本（信息错误、漏液）及不合格制片（染色、细胞数不合格）进行重取，对初筛结果阴性标本抽查10%进行复核，对初筛出的所有阳性标本均进行复核；宫颈复查病理诊断按照5%的比例由2家三甲医院病理科同时进行盲法复核。

具体筛查工作流程见图11-3。

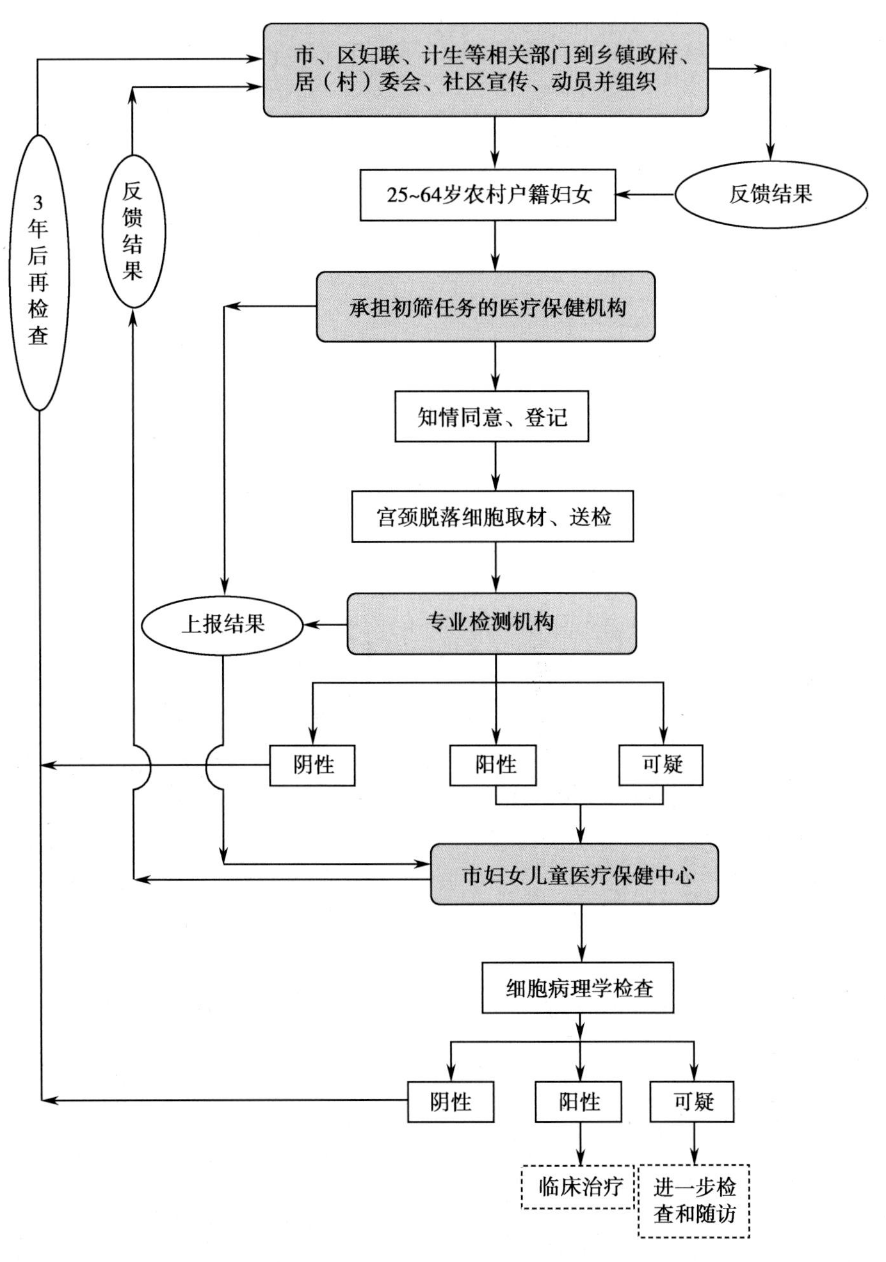

图11-3　某市宫颈癌筛查工作流程图

一项现场筛查工作是非常复杂的工程，除事先需要重点考虑上述的几个问题外，还经常需要考虑如下问题：①如何组织实施。如某市人民政府办公厅和某市卫生局分别下发了《关于转发全市农村适龄妇女“两癌”免费检查工作方案的通知》和《关于印发 ×× 市农村适龄妇女“两癌”检查工作实施方案的通知》。②筛查人员培训。包括宫颈脱落细胞的取材方法及 DNA 定量细胞学报告解读、宫颈上皮内瘤变与宫颈癌的病理学诊断与处理、宫颈疾病及宫颈癌的诊治、某市农村适龄妇女宫颈癌免费检查计算机信息管理及相关报表上报要求等需要集中培训、统一操作。此外，筛查设计时还应考虑样本量的估计、筛查的成本收益核算、筛查数据的整理与分析等问题。乳腺癌的筛查设计十分类似，这里不再赘述。

第三节 筛查试验数据分析

在筛查过程中，筛查试验本身的特性对整个筛查成败有着十分重要的影响。如某市农村适龄妇女“宫颈癌”筛查中，利用了 TCT、DNA 倍体定量分析技术、HPV 检查等 3 种方法进行宫颈癌的筛查，3 种方法的准确性如何？筛查结果的稳定性如何？筛查结果如何去解释？收益如何？这都需要通过筛查试验的评价加以说明。

筛查试验和诊断试验评价的统计分析方法基本相同，但筛查试验不是诊断试验，因此统计分析方法的侧重点也有所不同。筛查试验除关心一项试验的准确度、精确度等指标外，更关心试验的成本效益的问题。本教材第六章就测量的准确度和精确度等指标进行了详尽阐述，第十九章“如何进行卫生决策相关研究的定量分析与评价”就成本效益等评价问题亦进行了详尽阐述，本章仅就筛查试验所涉及的相关概念和方法作一简述。

一、真实性与可靠性评价

（一）真实性

真实性（validity）也称准确度（accuracy）或效度，是指测量值与真实值（“金标准”测量值）符合的程度，即正确地判定受试者有病与无病的能力，如宫颈癌患者判定为阳性，而非宫颈癌患者判定为阴性的能力。评价试验真实性的指标有敏感性、特异性、假阳性率（即误诊率）、假阴性率（即漏诊率）、阳性预测值、阴性预测值、阳性似然比、阴性似然比、约登指数、ROC 曲线下面积等。

为了获得上述指标，必须首先确定诊断的“金标准”(gold standard)，常见的“金标准”有跟踪随访、活组织检查、尸体解剖、手术探查、微生物培养、影像诊断等。“金标准”应比被评价的筛查试验更准确可靠，且与被评价的筛查试验无关。如在某市农村适龄妇女“宫颈癌”3 种筛查方法的评价中，可采用阴道镜下宫颈活体组织病理检查作为“金标准”。

采用“金标准”，先将受试者分类为对照（无病或正常）与病例（有病或异常），分别记为 D_+ 与 D_-，对于同一批受试者再采用筛查试验进行检查，并在一定的标准下将结果表达为阳性与阴性，记为 T_+ 与 T_-。资料可列成四格表形式（表 11-2），表中有 4 个可能结果，其中 2 个是正确的，即病例被诊断为阳性（真阳性）和对照被诊断为阴性（真阴性）；2 个是错误的，即病例被诊断为阴性（假阴性）和对照被诊断为阳性（假阳性）。

表 11-2 筛查试验 2×2 四格表

筛查结果（T）	“金标准”（D）		合计
	病例（D_+）	非病例（D_-）	
阳性（T_+）	a（真阳性，TP）	b（假阳性，FP）	$a+b$
阴性（T_-）	c（假阴性，FN）	d（真阴性，TN）	$c+d$
合计	$a+c$	$b+d$	n

为评价 3 种方法的筛查效果，共纳入某市 1 955 名研究对象，经阴道镜下组织活检确诊宫颈癌患者 554 例，非宫颈癌患者 1 401 例。

敏感性（sensitivity）是指“金标准”确诊的病例中被筛查试验判断为阳性者所占的百分比，即真阳性率。筛查试验将病例错判为阴性（假阴性）者所占的百分比为漏诊率。敏感性＋漏诊率＝1。

特异性（specificity）是指“金标准”确诊的非病例中被筛查试验判断为阴性者所占的百分比，即真阴性率。筛查试验将非病例错判为阳性（假阳性）者所占的百分比为误诊率。特异性＋误诊率＝1。

约登指数（Youden's index）、似然比（likelihood ratio，LR）、预测值（predictive value）、ROC 曲线下面积（area under the ROC curve）都是在敏感性和特异性基础上所建立起来的指标，其计算参见表 11-3 及第三篇第十六章的相关内容。

表 11-3　常用真实性指标的计算

名称	指标	标准误	95% 置信区间	备注
敏感性	$Sen=P(T_+\|D_+)=TPR=TP/(TP+FN)$	$SE_{Sen}=\sqrt{\dfrac{Sen\times(1-Sen)}{TP+FN}}$	$Sen\pm1.96SE_{Sen}$	与病例组有关
特异性	$Spe=P(T_-\|D_-)=TN/(TP+TN)$	$SE_{Sen}=\sqrt{\dfrac{Spe\times(1-Spe)}{FP+TN}}$	$Spe\pm1.96SE_{Spe}$	与对照组有关
约登指数	$J=Sen+Spe-1=TPR-FPR$	$SE_J=\sqrt{SE_{Sen}^2+SE_{Spe}^2}$	$J\pm1.96SE_J$	取值范围为(−1，1)，越接近 1 越好
阳性似然比	$LR_+=TPR/FPR=Sen/(1-Spe)$	$SE_{LR+}=\mathrm{e}^{\sqrt{\frac{1-Sen}{TP}+\frac{Spe}{FP}}}$	$\dfrac{Sen}{1-Spe}\mathrm{e}^{\pm1.96\sqrt{\frac{1-Sen}{TP}+\frac{Spe}{FP}}}$	取值范围为(0，∞)，值越大越好
阴性似然比	$LR_-=(1-Sen)/Spe=(1-TPR)/(1-FPR)$	$SE_{LR-}=\mathrm{e}^{\sqrt{\frac{Sen}{FN}+\frac{1-Spe}{TN}}}$	$\dfrac{1-Sen}{Spe}\mathrm{e}^{\pm1.96\sqrt{\frac{Sen}{FN}+\frac{1-Spe}{TN}}}$	取值范围同上，值越小越好
优势比	$OR=\dfrac{Sen/(1-Sen)}{(1-Spe)/Spe}=\dfrac{TP\times TN}{FP\times FN}=\dfrac{LR_+}{LR_-}$	$SE_{OR}=\mathrm{e}^{\sqrt{\frac{1}{TP}+\frac{1}{FP}+\frac{1}{TN}+\frac{1}{FN}}}$	$OR\times\mathrm{e}^{\pm1.96\sqrt{\frac{1}{TP}+\frac{1}{FP}+\frac{1}{TN}+\frac{1}{FN}}}$	与非病例相比，病例的阳性优势大小
阳性预测值	$PV_+=P(D_+\|T_+)=TP/(TP+FP)$ $=1\bigg/\left[1+\dfrac{(1-Spe)(1-P_0)}{SenP_0}\right]$	$SE_{PV+}=\sqrt{\dfrac{PV_+\times(1-PV_+)}{TP+FP}}$ （左侧 P_0 为患病率，或称先验概率）	$PV_+\pm1.96SE_{PV+}$	取值范围为(0，1)，值越接近 1 越好
阴性预测值	$PV_-=P(D_-\|T_-)=TN/(TN+FN)$ $=1\bigg/\left[1+\dfrac{(1-Sen)P_0}{Spe(1-P_0)}\right]$	$SE_{PV-}=\sqrt{\dfrac{PV_-\times(1-PV_-)}{TN+FN}}$ （左侧 P_0 为患病率，或称先验概率）	$PV_-\pm1.96SE_{PV-}$	同上

宇传华 . Excel 与数据分析 . 第 3 版 . 北京：电子工业出版社，2013

（二）可靠性

可靠性（reliability）亦称精确度（precision），是指一项试验在相同条件下重复检测获得相同结果的稳定程度。影响试验可靠性的因素有：①受试对象自身生物学差异；②观察者差异；③筛查试验方法的差异。因此，可靠性指标不像敏感性、特异性等真实性指标，其值越大筛查试验不一定越好，它们值的大小除与筛查试验本身有关外，还与受试者、测试者有关。可靠性可采用粗一致率、Kappa 值来测量，其计算参见表 11-4。

二、联合试验评价

联合筛查试验有两种方法，即并联（或平行）试验（parallel test）和串联（或系列）试验（serial test）。当多个筛查试验并联使用时，任何一个筛查试验结果为阳性，则判断为阳性；只有全部试验结果为阴性才判断为阴性。当多个筛查试验串联使用时，前一个试验结果阳性才进行下一个试验，一旦出现阴性结果则停止试验，并判断为阴性；只有全部试验阳性时才判断为试验阳性。

并联试验的结果是敏感性增加，不易漏诊，阴性预测值提高，有利于排除其他诊断。但其代价是特异性降低，假阳性率升高，容易造成误诊。

串联试验多用于慢性病的诊断，当误诊会造成严重后果时，用此种类型的试验较好。另外，当诊断方法价格昂贵或有危险性时，先考虑简便、安全的试验，提示有病的可能性时，才进一步做价格昂贵的试验。串联试验使特异性和阳性预测值增加，其代价是敏感性降低，漏诊率增加。

下面以某市 1 955 名宫颈癌筛查患者的检测情况说明筛查试验的联合试验评价。

以阴道镜下组织活检作为“金标准”，筛查试验包括：

TCT：正常为阴性，ASCUS、均归为阳性。

DNA 检测：所有判读出现异倍体数 ≥1 均归为阳性。

HPV 检测：检查发现 HPV 归为阳性，未发现则归为阴性。

1 955 名高危妇女均经过了 DNA、TCT、HPV 3 种方法筛查，且最终每一个体均经阴道镜下组织活检进行确诊。具体筛查结果见表 11-5。

表 11-4 常用可靠性指标的计算

名称	指标	标准误	95%*CI*	备注
粗一致率	$Acc=\frac{TP+TN}{N}\times100\%$	$SE_{Acc}=\sqrt{\frac{Acc\times(1-Acc)}{N}}$	$Acc\pm1.96SE_{Acc}$	依赖于患病率
诊断一致性 Kappa 值	$\kappa=\frac{p_O-p_E}{1-p_E}$（$P_O=Acc$，观察正确率，$P_E$ 期望正确率）	$SE_\kappa=\frac{1}{(1-p_E)\sqrt{N}}\times\sqrt{p_E+p_E^2-\frac{\sum R_iC_i(R_i+C_i)}{N^3}}$ $P_E=\sum R_iC_i/N^2$	$\kappa\pm1.96SE_\kappa$（左侧 R_i、C_i 分别为第 i 行合计、第 i 列合计，N 为总例数）	一般只在“金标准”缺乏情况下使用，取值范围为（−1，1）

表 11-5 1 955 名高危妇女的筛查结果

组织学检测		DNA 检测人数		TCT 人数		HPV 检测人数	
筛查人数	（+）554	（+）	454	（+）	284	（+）	261
						（−）	23
				（−）	170	（+）	154
						（−）	16
		（−）	100	（+）	86	（+）	81
						（−）	5
				（−）	14	（+）	12
						（−）	2
	（−）1 401	（+）	883	（+）	287	（+）	192
						（−）	95
				（−）	596	（+）	222
						（−）	374
		（−）	518	（+）	376	（+）	166
						（−）	210
				（−）	142	（+）	27
						（−）	115

由表 11-5 数据可获得 3 种检测方法的各自单独检测的筛查效果（表 11-6），该结果表明：HPV 检测的敏感性、特异性、阳性预测值、发现病例数及约登指数 5 个指标均优于 DNA 检测与 TCT。因此，单独筛查试验以 HPV 检测为最佳。

表 11-6 DNA 检测、TCT、HPV 检测筛查效果比较

方案	敏感性 /%	特异性 /%	阳性预测值 /%	发现病例数	约登指数
DNA 检测	81.95	36.97	33.96	454	0.189 2
TCT	66.79	52.68	35.82	370	0.194 6
HPV 检测	91.70	56.67	45.56	508	0.483 7

由表 11-5 数据也可获得 3 种检测方法的两两串联或两两并联的筛查效果（表 11-7）。例如 DNA 与 TCT 串联检测的真阳性数 = 284，假阴性数 = 270，假阳性数 = 287，真阴性数 = 1 114，分别得到敏感性、特异性、阳性预测值、发现病例数、约登指数分别为 51.26%、79.51%、49.74%、284、0.307 8。其他联合试验的结果见表 11-7。

比较表 11-6 与表 11-7 可见，联合筛查效果并没有比单独筛查好。约登指数最好的是 HPV 单独检测，为 0.483 7。联合筛查以“DNA 串联 HPV”为好，但约登指数也只有 0.453 6。所以，HPV 单独筛查是较好的筛查方案。

表 11-7　DNA 检测、TCT、HPV 检测联合筛查的结果比较

方案	敏感性 /%	特异性 /%	阳性预测值 /%	发现病例数	约登指数
DNA 检测串联 TCT	51.26	79.51	49.74	284	0.307 8
DNA 检测串联 HPV 检测	74.91	70.45	50.06	415	0.453 6
TCT 串联 HPV 检测	61.73	74.45	48.86	342	0.361 8
DNA 检测并联 TCT	97.47	10.14	30.02	540	0.076 1
DNA 检测并联 HPV 检测	98.74	23.20	33.70	547	0.219 3
TCT 并联 HPV 检测	96.75	34.90	37.02	536	0.316 5

三、筛查试验的决策树分析

在筛查中，有多种筛查试验可供选择时，到底如何进行选择，如何进行顺序的安排，也是需要考虑的问题。此时可选择决策树（decision tree）分析。

某市对 1 955 名受检者均进行了 DNA、TCT、HPV 3 种检查，并均经阴道镜下组织活检确诊。如果“1”表示“阳性”或“宫颈癌”，“0”表示“阴性”或无病，则上述表 11-5 的 SPSS 数据格式见表 11-8。

表 11-8　某市 1 955 名受检者 SPSS 数据格式

DNA	TCT	HPV	GOLDEN
1	1	1	1
1	1	1	1
⋮	⋮	⋮	⋮
0	1	1	1
0	1	1	1
⋮	⋮	⋮	⋮
0	0	0	0
0	0	0	0

采用 SPSS 软件的“Analyze → Classify → Tree...”进行分类树分析，以“金标准”“GOLDEN”为 Target 因变量，其余 3 种检测为自变量，选用 CRT 方法，可以获得图 11-4 的分类树。

由图 11-4 的分类树分析结果表明，与 DNA 检测和 TCT 相比，HPV 检测的信息增益（Improvement = 0.039）最大，其次是 DNA 检测，TCT 最次。如果采用 3 种检测联合筛查，可考虑采用图 11-4 的顺序。如果只采用单个筛查方法可优先考虑 HPV 检测。

结 3（Node 3）、结 5、结 7、结 8、结 9、结 10 为终末结，即不再细分的结点，终末结的总例数加起来正好等于 1 955，结 3、结 5、结 7、结 8、结 9、结 10 各结点的例数（n）及构成比（%）分别为 332（17.0%）、286（14.6%）、390（19.9%）、118（6.0%）、376（19.2%）、453（23.2%），且都没有完全正确分类。如结 3、结 5、结 7、结 8、结 9、结 10 中仍有 2.1%（Predicted = 0.021）、32.5%、4.1%、19.5%、41.0%、57.6% 为“宫颈癌”患者。当只有单独 HPV 检测时，结 1 只有 5.5%，结 2 有 45.6% 为“宫颈癌”患者。与单独 HPV 检测相比较，尽管 3 种检测联合试验提高了结的纯度，但提高幅度不大。

那么，究竟采用单独 HPV 筛查还是采用联合筛查，可考虑采用下面的决策分析的思路和方法进行分析。

四、筛查试验的决策分析

在实际工作中，除应考虑筛查试验本身的特性外，还需考虑实际应用中能否获得较好的收益，权衡漏诊与误诊引起的损失，进行进一步的决策分析。下面以颅骨骨折后筛查试验是否必要为例，说明决策分析的方法。

用患者失去知觉时间、头部表面外伤程度和神经检查结果作为筛查有无颅骨骨折（有记为阳性，无记为阴性）的标准；所有患者最终用拍片检查作为“金标准”进行确诊。5 850 例头部外伤到医院急诊者，经医生按筛查标准进行检查，得到颅骨骨折阳性者 2 522 例，经拍片确诊实际有颅骨骨折 99 例（其中颅内血肿 6 例，死亡 3 例），无颅骨骨折者 2 423 例（其中颅内血肿 1 例，无死亡）；筛查颅骨骨折阴性者 3 328 例，经拍片确诊实际有颅骨骨折 23 例（其中颅内血肿 0，无死亡），无颅骨骨折者 3 305 例（其中颅内血肿 1 例，生死不明）。

为了完成决策分析，还根据数据特征和相关专业知识作如下假定：①无颅内血肿死于头部外伤的概率为零；②有、无颅骨骨折都有可能

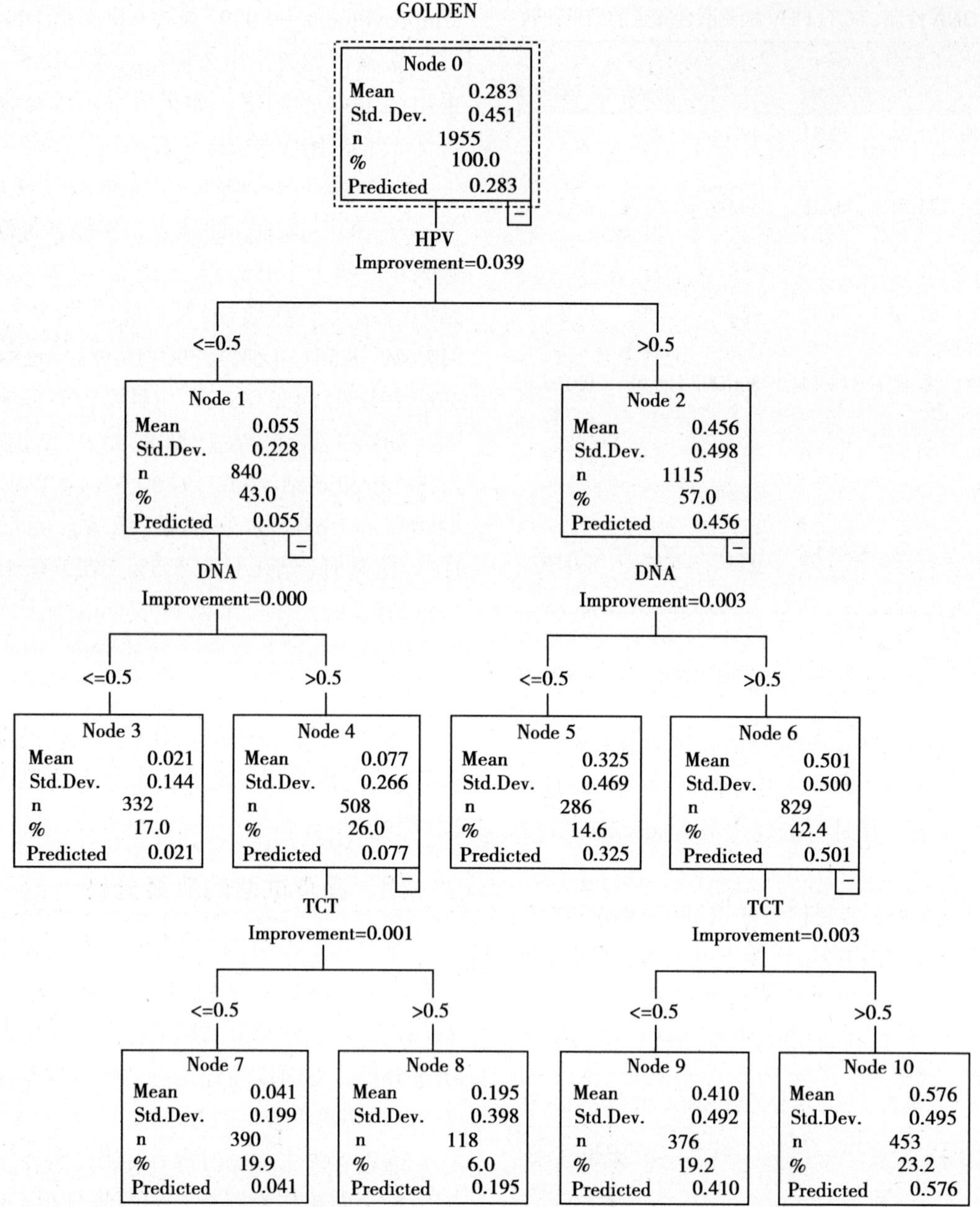

图 11-4 某市 1 955 名受检者的分类树

出现颅内血肿；③假设筛查阴性出现颅内血肿（图 11-5），或拍片确诊无颅骨骨折出现颅内血肿（图 11-6）的 1 例生死不明者的生、死概率各当作 0.5；④规定损失值：筛查 = 1，拍片 = 9，颅内血肿 = 1 000，死亡 = 50 000。

现在的问题是，筛查阳性者再进行拍片诊断（图 11-5）与直接对所有受检者进行拍片诊断（图 11-6）相比较，哪种策略更优？

按以上假定，可分别计算图 11-5 和图 11-6 的平均损失 L，令 $L=\sum p_i c_i$，其中 p_i 为决策树中每个分枝的概率，c_i 为每个分枝的损失值。

图 11-5 共有 12 个分枝，第 1 个分枝的概率为 $p_1 = 3/5\ 850 = 0.000\ 5$，损失值为 $c_1 = 1 + 9 + 1\ 000 + 50\ 000 = 51\ 010$；第 2 个分枝的概率为 $3/5\ 850 = 0.000\ 5$，合计损失值为 $c_2 = 1 + 9 + 1\ 000 = 1\ 010$。其他各分枝的概率 p_i、损失值 c_i 及 $p_i c_i$ 见表 11-9。

因此，由表 11-9 获得筛查阳性再拍片方案的平均损失值为

$$L_1 = 26.159\ 0 + 0.517\ 9 + \cdots + 0.568\ 7 = 36.16$$

按同样方法可以获得对所有受检者拍片方案（图 11-6）对应的各分枝概率 p_i、损失值 c_i 及 $p_i c_i$，结果见表 11-10。

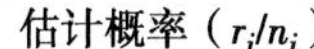

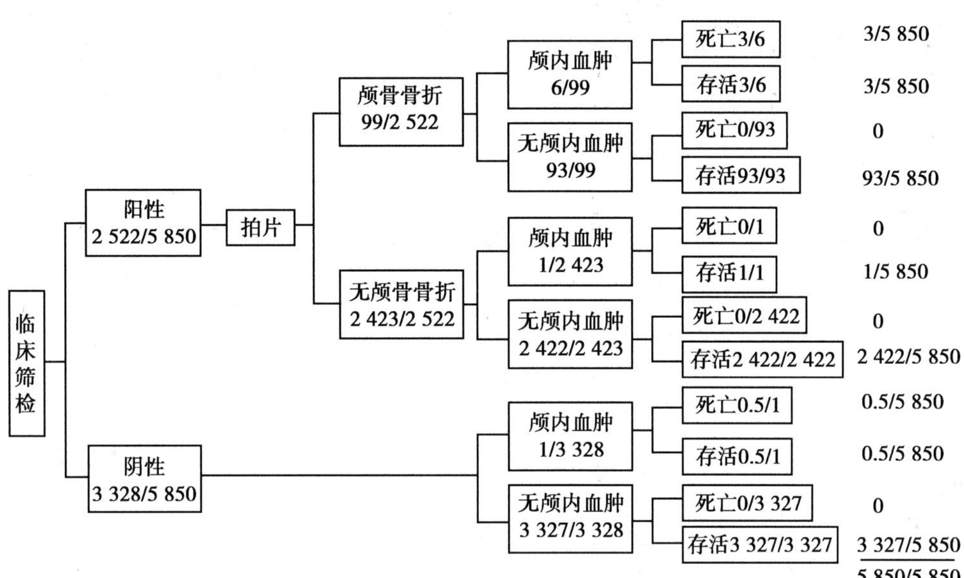

图 11-5 筛查阳性再拍片的方案

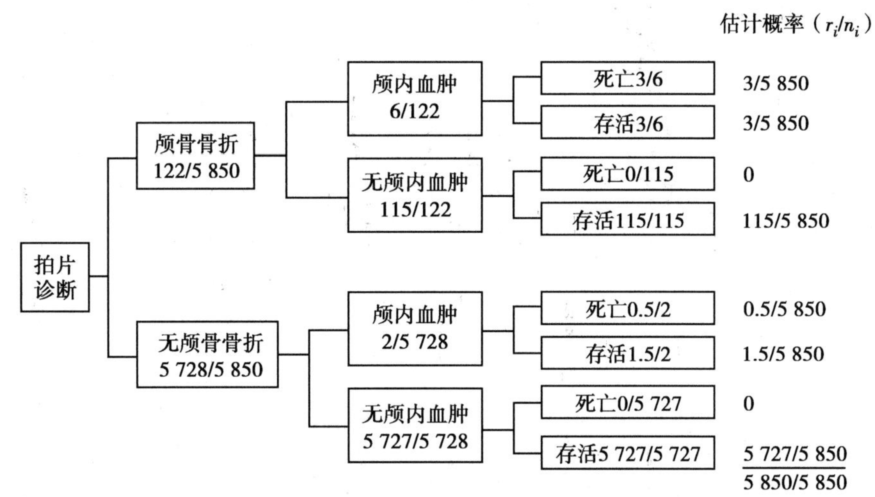

图 11-6 对所有受检者拍片的方案

表 11-9 筛查阳性再拍片方案的概率 p_i 与损失值 c_i

分枝（i）	1	2	3	4	5	6	7	8	9	10	11	12
概率（p_i）	0.000 5	0.000 5	0.000 0	0.015 9	0.000 0	0.000 2	0.000 0	0.414 0	0.000 1	0.000 1	0.000 0	0.568 7
损失值（c_i）	51 010	1 010	50 010	10	51 010	1 010	50 010	10	51 001	1 001	50 001	1
p_ic_i	26.159 0	0.517 9	0.000 0	0.159 0	0.000 0	0.172 6	0.000 0	4.140 2	4.359 1	0.085 6	0.000 0	0.568 7

表 11-10 对所有受检者拍片方案的概率 p_i 与损失值 c_i

分枝（i）	1	2	3	4	5	6	7	8
概率（p_i）	0.000 5	0.000 5	0.000 0	0.019 7	0.000 1	0.000 3	0.000 0	0.979 0
损失（c_i）	51 009	1 009	50 009	9	51 009	1 009	50 009	9
p_ic_i	26.158 5	0.517 4	0.000 0	0.176 9	4.359 7	0.258 7	0.000 0	8.810 8

因此，由表 11-10 获得对所有受检者拍片方案的平均损失值为

$$L_2 = 26.158\,5 + 0.517\,4 + \cdots + 8.810\,8 = 40.28$$

比较两种方案的平均损失值 L_1 与 L_2 的结果可见，“筛查阳性再拍片”的筛查方案优于“对所有受检者拍片”方案，前者的损失值比后者少 9。如果这里的损失值仅仅指经济损失，那么前面的筛查方案还免去了 3 328 名筛查颅骨骨折阴性者的 X 线拍片的照射。因此该结果表明，颅骨骨折的临床筛查是有必要的。

（宇传华）

第十二章　如何基于公共卫生监测数据进行分析

随着我国疾病预防控制体系及其功能的不断完善，国家和地方各级疾病预防控制机构逐步建立和完善了许多公共卫生监测系统，如婴儿和孕产妇死亡监测系统、死因监测系统、出生缺陷监测系统、慢性病监测系统、艾滋病哨点监测系统、传染病监测系统、传染病网络直报系统以及突发公共卫生事件监测系统等，并积累了大量的动态监测数据（dynamic monitoring data）。这些监测数据蕴含了丰富的信息，对其进行有效分析、挖掘和利用可以为公共卫生问题的危险因素探索、预测预警、防控策略制定、干预措施效果评估以及卫生决策等提供重要线索。公共卫生监测数据分析作为桥梁，将公共卫生监测结果与公共卫生决策进行了有机结合，而统计分析方法则在其中扮演了不可或缺的角色。本章将聚焦公共卫生监测数据所解决的主要科学问题，结合具体实例，详细阐明解决每一科学问题所涉及的主流统计分析方法的基本原理及其实现过程。

第一节　公共卫生监测解决的主要科学问题

公共卫生监测解决的主要科学问题与监测数据自身特性密不可分，目前，利用公共卫生监测数据解决的主要科学问题主要集中于以下 3 点：①公共卫生监测数据时间趋势及空间插值分析，时间趋势分析主要涉及分析时间序列数据的时间拐点，如分析严重急性呼吸综合征（SARS）暴发以来我国传染病的死亡率变化趋势，目的在于对比分析时间拐点前后公共卫生政策的变化情况，为后续公共卫生政策的制定提供依据；空间插值分析主要利用已知监测区域的数据对整个区域进行插值，如对未监测区域 $PM_{2.5}$ 浓度的插值预测，目的在于获得监测数据的完整空间分布。②公共卫生监测数据预测分析，主要利用历史时间序列数据建立预测模型，如根据某个区域肺结核发病情况的历史数据建立模型预测肺结核未来发病情况，目的在于预防和控制不良公共卫生事件大范围暴发。③公共卫生监测数据关联分析，如每天空气 $PM_{2.5}$ 浓度与居民非意外伤害死亡风险之间的关联，目的在于为不良健康结局的干预提供宏观线索。

一、公共卫生监测数据时间趋势及空间插值分析

公共卫生监测数据的时间趋势分析主要用于卫生部门对某健康干预策略进行有效的评估。如研究者分析非洲卢旺达实施五价轮状病毒疫苗后，通过主动监测捕捉到的因特定轮状病毒的入院人数下降了 61%～70%；秘鲁在全国开展的卫生条件和居民营养水平的改善措施以来，2000—2013 年 5 岁以下儿童死亡率监测数据显示，5 岁以下儿童死亡率下降了 58%。监测数据往往仅来自于目标空间的个别站点，无法获得全部目标空间的实测值，为了解监测区域内观测变量的完整空间分布，也需要更多复杂的分析方法，通过已知的监测空间点结果来预测未知空间点结果。如目前我国空气污染物的监测站点主要集中在城市地区，而对未监测区域空气污染物暴露水平的估计往往采用空间插值的方法。

二、公共卫生监测数据预测分析

公共卫生监测目的之一是预防和控制不良公共卫生事件大范围暴发，在了解公共卫生事件发生发展趋势后，对不良公共卫生事件进行预测预警是实现该目的的有效手段。如对 1980—2010 年世界上主要国家疫苗覆盖率的历史数据分析预测显示，在 2015 年，53 个国家有超过 50% 的概率不能实现全球疫苗行动计划的目标；利用比利

时2001—2012年沙门氏菌病、1993—2013年弯曲杆菌病和2011—2013年李斯特菌病每个月发病数的时间序列数据，预测了2012—2020年3种细菌的疾病负担；利用2009—2015年陕西省手足口病的历史发病数据，预测了2016—2017年陕西省手足口病发病人数；利用2011—2016年我国肺结核发病数据，预测了2017—2018年我国肺结核发病情况；利用世界各国和地区的历史5岁以下儿童死亡率、孕产妇死亡率的数据，预测了世界各国和地区在2030年能否按计划实现联合国可持续发展目标中关于妇幼发展规划要求。

三、公共卫生监测数据关联分析

不同公共卫生监测数据之间存在着明显的关联性，对其关联性进行分析，将会为疾病的防控提供线索。如对美国、加拿大和格陵兰岛土著居民的结核病患病率与该地区的一般经济、健康、卫生等指标的关联性分析结果显示，该地区婴儿卡介苗的接种率和结核病筛查率与结核病的发病率存在明显的负相关关系；分析每天监测的降雨数据和登革热、疟疾发病数据得出，降雨量与登革热、疟疾的发病存在明显的关联；对每天监测的大气污染物浓度数据和常见的健康结局如入院、门诊、急救和死亡等数据分析发现，大气污染的短期暴露会明显增加不良健康结局的发生。

第二节 公共卫生监测数据时间趋势和空间插值分析

长期大面积监测数据既包含时间信息又包含空间属性，研究者和卫生决策者往往不仅关注某一时间点的某监测站点的数据，更关心监测范围内疾病或暴露的整体发展趋势和空间分布，如此才能发现更多数据背后的规律以指导卫生决策。例如，有研究者利用全国传染病直报系统数据讨论了我国自2003年严重急性呼吸综合征（SARS）暴发以来全国登记传染病死亡的时间趋势，通过传染病死亡率的连接点回归（joinpoint regression）确定了2009年为我国传染病死亡率发展的重要转折点，从而对比该年前后传染病防控政策提出进一步控制传染病发生、发展的策略；除掌握区域内疾病或暴露的整体发展趋势外，探明区域内疾病或暴露的具体地理分布状况对发现疾病或暴露可能存在的聚集性至关重要，而地图（disease maps）则是目前反映地理分布状况最为有效的手段，但由于离散的监测站点并不能反映连续平面，在绘制地图时往往需要进行空间插值。本节将向读者介绍目前研究中常用的几种时间趋势分析和空间插值方法。

一、时间趋势分析

对于一份监测数据，研究者在时间维度往往会关心2个问题：①监测结局是否随时间规律性变化或者是否有一定的发展趋势；②若存在一定的发展趋势，这种趋势能否量化。欲揭示时间序列数据背后的规律性，最为简单的方法就是绘制时间序列图，通过图形判断观测结局的发展模式；而要量化这一发展趋势，一般可采用年均变化百分比（annual percentage change，APC）、平均年均变化百分比（average annual percentage change，AAPC）等指标。以下通过2个实例介绍处理以上问题的常用方法。

某研究者收集了某市2010—2017年的急救呼叫数据，欲探究该市急救服务能力的发展情况以及急救负担较重的时点，该研究者首先绘制了急救呼叫量随时间变化的折线图，如图12-1所示。由图可知，该市急救车调度量波动较大，呈逐年上升的长期趋势（secular trend），在每年内存在一定的季节性（seasonality），夏季需求量较高，但难以看出更为细致的时间规律。

由于每天急救呼叫量受到多方面因素的影响，其中大部分因素的作用都比较微弱，最终表现为急救呼叫量的随机波动。对为了进一步探索急救车量调度的时间规律，我们需要剥除这些随机波动的影响，从而更加凸显出长期趋势和年内季节性，其中最为常用的方法就是移动平均（moving average）。该方法的实质是以一定时间窗平移求得的测量值的平均值，以消除不规则变动甚至季节性或周期性的影响，其消除何种时间特性，本质上取决于时间窗口的大小。设t时刻急救车调度量为y_t，由于每周人群活动特点，往往工作日中暴露的危险因素更多，而每周的活动规律具有相似性，且相邻天数内的暴露因素具有相似性，为了消除这种星期效应（day of week，DOW）的影响，可将时间窗口设为7d，则t时刻

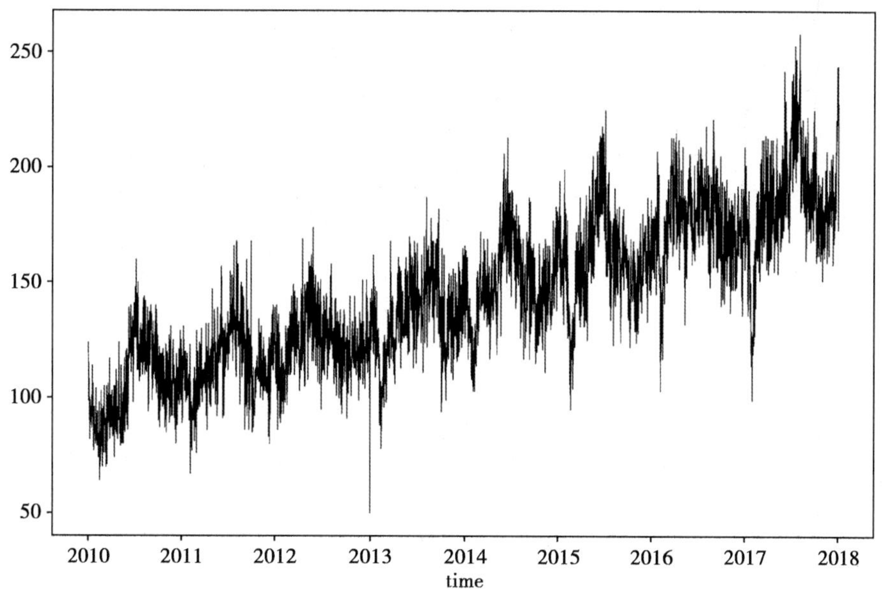

图 12-1　某市 2010—2017 年每天急救车调度量

急救车调度量的移动平均值见公式 12-1。由于随机波动不具有方向性，它使观测值在真实值上下随机波动，所以求均值的方法可以一定程度上消除随机波动的影响。图 12-2 为以 7d 为时间窗口的急救车调度移动平均量，可以发现随机波动被减小，每年内的季节性更加突出。

$$\hat{T}_t = \frac{y_{t-3} + y_{t-2} + y_{t-1} + y_t + y_{t+1} + y_{t+2} + y_{t+3}}{7}$$

$t = 1, 2, \cdots$

（公式 12-1）

若扩大时间窗口为 30d，即仅绘制每个月平均调度量的时间序列图，可发现该市每年 6～9 月是急救需求的高峰期（图 12-3）。

时间序列曲线往往只能定性回答监测事件的发展趋势问题，而研究者和卫生管理部门需要对监测结局的前后趋势进行比较、对不同监测结局的发展趋势进行比较甚至对结局事件进行预测，这就需要以年度变化百分比等指标定量反映监测结局的发展趋势和速度。以全死因死亡率为例，图 12-4 为美国密苏里州 1999—2017 年按 2000 年人口标化后的全死因死亡率时间序列曲线，可知密苏里州全死因死亡率整体呈下降趋势。

对于此类多时间点的时间序列数据，可采用以时间为自变量的回归模型（如 logistic 回归、对

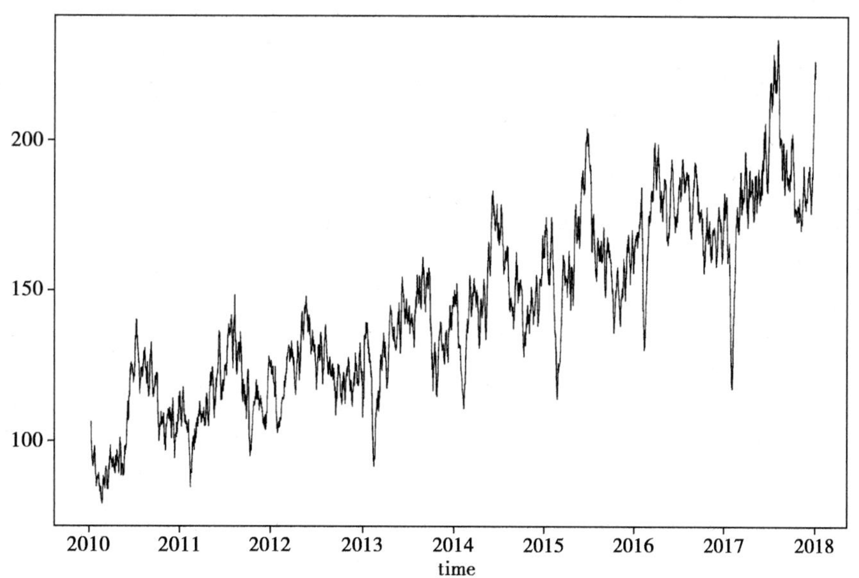

图 12-2　某市 2010—2017 年每天急救车调度 7d 移动平均量

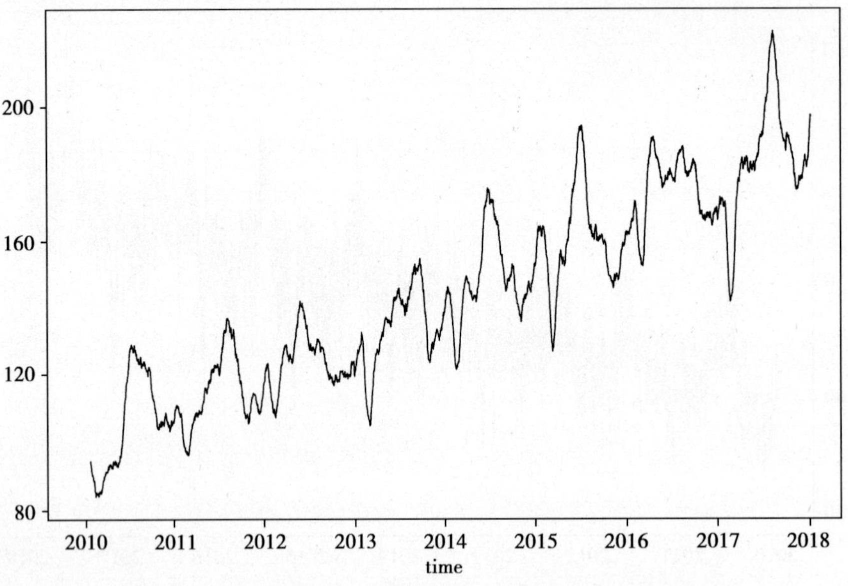

图 12-3 某市 2010—2017 年每天急救车调度 30d 移动平均量

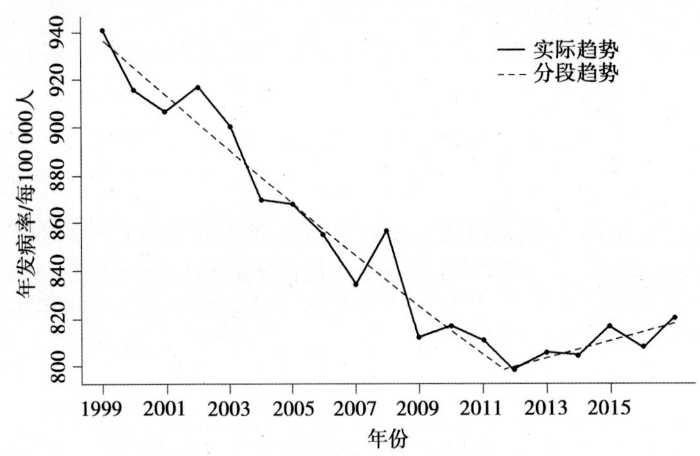

图 12-4 美国密苏里州 1999—2017 年全死因死亡率

数线性回归、Poisson 回归等)，定量揭示监测结局发展的长期趋势。但这些传统回归模型假设监测值在观察时间范围内的长期趋势服从线性或广义线性变化，例如分析死亡监测数据时往往假设死亡率服从 Poisson 或 Negative-Binomial 分布，将各年份数据经年龄校正后采用线性或广义线性模型估算有关年份的系数，从而计算年度变化百分比。但本数据并不服从单调线性变化的假设，应考虑将时间分段分析，定量估计个时间段内的变化情况。目前，分段分析的思想已在肿瘤及死亡监测中广泛实践，其中连接点回归模型(joinpoint regression model)应用最为广泛。若观察时段 $[a,b]$ 可被 k 个转折点(transition points) τ_j, $j=1,2,\cdots,k$，划分为 $k+1$ 个时段，且 $\tau_1<\tau_2<\cdots<\tau_k$，则肿瘤发生率的连接点回归模型可表示为:

$$\log(\gamma_i)=\alpha+\beta_1 t_i+\delta_1(t_i-\tau_1)^+ +\cdots+\delta_k(t_i-\tau_k)^+ \quad \text{(公式 12-2)}$$

其中若 $a>0$ 则有 $a^+=a$，否则 $a^+=0$，并且限制各链接点 τ_j 处函数连续。公式 12-2 的实质就是在 $k+1$ 个时段内分别拟合回归直线，仅加入了整体回归线需连续的限制。其中 β_1 反映了第 1 个时段内的时间趋势，$\beta_1+\delta_1$ 表示第 2 个时间段的趋势，以此类推。通过对各个 δ 的统计学检验，可回答不同时间段的时间发展趋势是否相同，常用的检验方法包括置换检验(permutation test)和贝叶斯方法(Bayesian method)。获得参数估计值后，可通过公式 12-3 求得各时间段内监测结局的分段年度变化百分比(segmented annual per cent change，sAPC)来定量反映结局随时间变化的趋势。

$$sAPC_j = [\exp(\beta_1 + \sum_m^j \delta_m) - 1] \times 100\%$$

（公式 12-3）

表 12-1 列出了美国密苏里州 1999—2017 年全死因死亡率长期趋势的连接点回归系数估计值及各时间段分段 sAPC，结果显示，监测时间范围内死亡率趋势可以 2012 年为转折点划分为 2 个时间区段，其中 1999—2011 年全州死亡率呈下降趋势，年均下降幅度为 1.251%；2012—2017 年全州死亡率并无明显上升或下降趋势。这提示密苏里州卫生事业发展态势良好，全死因死亡率以 1.25% 的幅度逐年下降，但今年来全死因死亡率进入了平台期，需进一步分死因别分析，从而在原有卫生政策基础上探索新的有针对性的卫生干预策略，进一步降低该州的全死因死亡率。

不论是处理随机波动的移动平均还是探究长期趋势的回归模型，研究者对监测结局时间序列的产生机制都有一个共同的假设——时间序列中的长期趋势、季节或周期效应和随机波动各项可加。基于该假设，t 时刻监测结局 y_t 即可简单表述为：

$$y_t = T_t + S_t + e_t$$

（公式 12-4）

其中 T_t 为长期趋势部分，S_t 为季节或周期效应部分，e_t 为随机波动部分，采用该类假设的模型可统称为相加模型（additive model）。另一类常见的模型是假设观测结局是长期趋势、季节或周期效应和随机波动的乘积，此类模型统称为相乘模型（multiplicative model）。关于时间序列的模型分析详见本章后续内容。

二、空间插值分析

如本节开篇所述，探明区域内疾病或暴露的具体地理分布状况对发现疾病或暴露可能存在的聚集性至关重要，但由于客观条件限制，监测数据往往仅来自于监测范围内有限的监测站点，即便监测站点数量较多时，监测数据也不能完全反映一个连续监测平面内疾病或暴露的整体分布特点。以 $PM_{2.5}$ 为例，某地区共设有 1 436 个监测站，其中大部分分布在东部地区，如图 12-5 所示。要了解监测区域内观测变量的完整空间分布，就需要首先进行空间插值（spatial interpolation）。

总体而言，空间插值的基本思想都是相近相似假设，即与未观测点 s_0 与样本观测点 s_i 的距离越近，2 点的取值越相似。基于这个假设，学者建立了多种空间插值方法，如反距离加权法（inverse distance weighted，IDW）、克里金插值法（Kriging）、薄板样条插值法（thin plate spline，

表 12-1　1999—2017 年美国密苏里州全死因死亡率长期趋势

时间区段 / 年	系数估计	95%*CI*	分段年度变化百分比（sAPC）/%	sAPC 95%*CI*
1999—2011	−0.013	−0.018～−0.007	−1.251	−1.779～−0.720
2012—2017	0.005	−0.013～0.022	0.455	−1.329～2.271

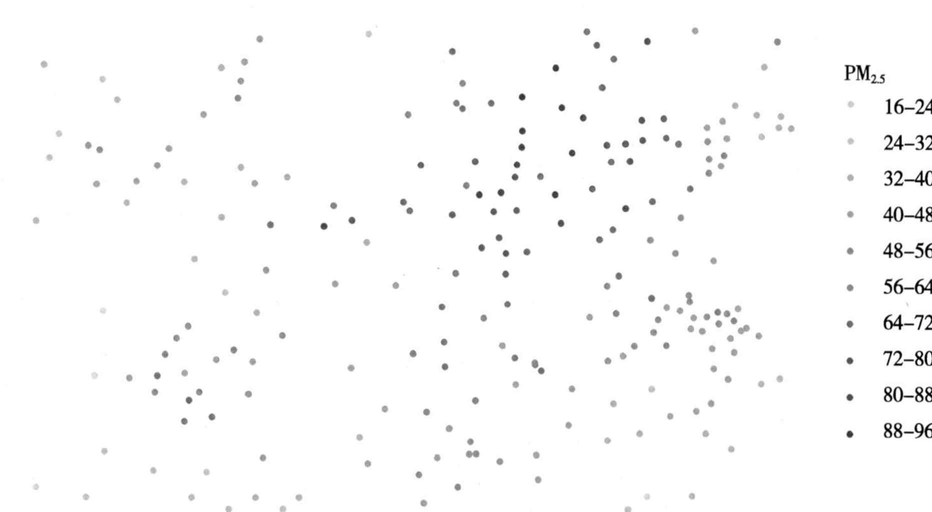

图 12-5　某地区 2016 年监测点 $PM_{2.5}$ 年均浓度

TPS）等，以下介绍两种最为常用的方法。

（一）反距离加权法

反距离加权法是目前运用最为广泛的插值方法之一，基于相近相似的假设，其以插值点 s_0 与样本点 s_i 间的距离为权重计算插值点处的加权平均值，离插值点越近的样本点赋予的权重越大。

$$\hat{Z}(s_0)=\frac{\sum_{i=1}^{n} w(s_i)Z(s_i)}{\sum_{i=1}^{n} w(s_i)} \quad \text{（公式 12-5）}$$

公式 12-5 为插值点 s_0 处取值的计算公式，其中 $Z(s_i)$ 为样本点 s_i 处的观测值，$w(s_i)$ 为样本点 s_i 对插值点 s_0 取值所贡献的权重，可通过 2 点之间的欧氏距离（Euclidean distance）获得

$$w(s_i)=\|s_i-s_0\|^{-p} \quad \text{（公式 12-6）}$$

其中，p 为反距离加权的幂指数，其保证了较近点的贡献大于较远点，取值一般默认为 2。采用 R 程序中 gstat 包可实现反距离加权插值，图 12-6 为某地区 $PM_{2.5}$ 年均浓度的插值地图，可见该地区右上方是高污染区域。绘制该图的原理是在地图边界范围内生成一定数量的正方形栅格，再通过 IDW 方法计算每一个栅格内的填补值，栅格的大小（或数量）决定了地图的精细程度。图 12-7 采用了更大的输出栅格，小区域内浓度的

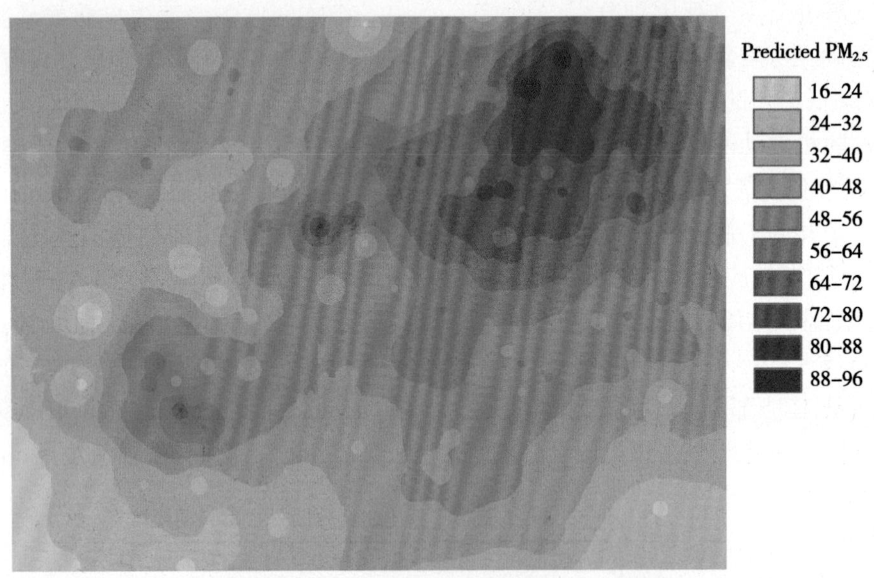

图 12-6 某地区 2016 年 $PM_{2.5}$ 年均浓度 IDW 插值 -1

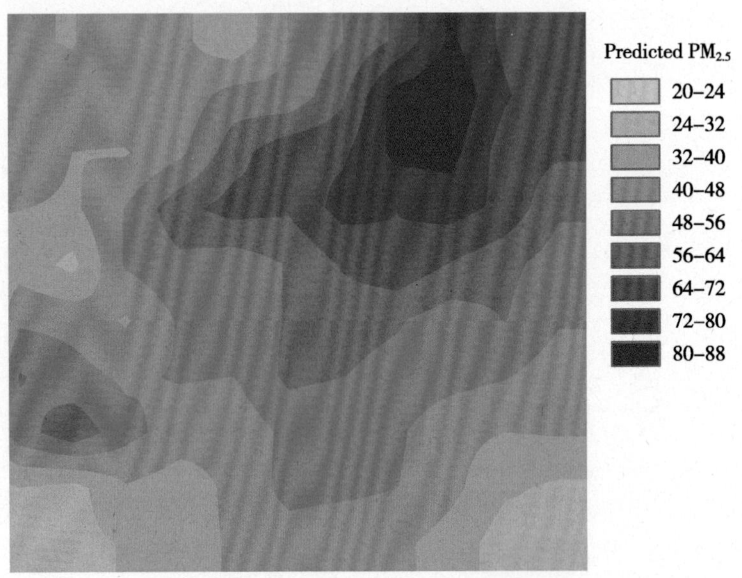

图 12-7 全国大部分地区 2016 年 $PM_{2.5}$ 年均浓度 IDW 插值 -2

变化则无法在图形里体现出来。而栅格越小图形越平滑，但由于每个栅格都需计算插补值，大量的栅格会增大计算负担，尤其是在采用克里金插值时，可能需花费几小时甚至更多。但由于 IDW 仅根据距离求的插补值，若距离取值全距过大，大部分区域会获得相同取值，在站点分布系数的地点会出现陡然变化。

（二）克里金插值法

IDW 方法的插补值完全来自于基于距离的数学运算，并没有考虑各地区疾病或暴露发生的潜在机制和地区间的相关性，这种完全基于数学运算的方法也成为确定性插值（deterministic interpolation）。与之对应的还有一类统计插值（statistical interpolation）的方法，通过对空间平面建模，然后利用模型预测值作为未观测点的插补值，这一类方法中最为重要的一种就是克里金插值（Kriging）。

以某地区 $PM_{2.5}$ 年均浓度为例，假设全国范围内任意观测点 x_i 上的 $PM_{2.5}$ 浓度 y_i 都满足 $y_i = S(x_i)+Z_i: i=1,\cdots,n$，其中 $\{S(x): x\in\mathbb{R}^2\}$ 服从多元高斯分布，其类似于普通线性回归中因变量的总体均值，它可以是一系列因素的组合，例如 $PM_{2.5}$ 的浓度水平可能与当地的污染物排放量、交通尾气、大气环境等有关，可由这些因素共同决定 x_i 点处 $PM_{2.5}$ 总体平均浓度 $S(x_i)$ 的取值，而这种指定平面趋势的克里金插值也叫泛克里金（universal Kriging）。在实际中，连续平面上各个 x_i 点上与 $PM_{2.5}$ 浓度有关的因素往往是不可能获得的，所以一般会以观测点的经纬度坐标简单表示疾病或暴露的总体平面趋势。另一种简单处理方式是假设各点 $PM_{2.5}$ 浓度的均值相同，类似于线性回归中仅有截距项，这种不指定平面趋势的插值也叫普通克里金（ordinary Kriging）。另一种常见的插值是简单克里金（simple Kriging），其与普通克里金的区别在于是否指定参数，或采用参数估计值，其异同点不在此处详述，感兴趣的读者可阅读相关专著。

与线性回归不同的是，由于相似的污染源、气候条件等因素，相邻空间点上的 $PM_{2.5}$ 浓度具有相关性。在克里金插值中通过 $\{S(x): x\in\mathbb{R}^2\}$ 的方差协方差阵 $\sigma^2\mathbf{V}$ 来反映这种空间上的相似性，其中 $\sigma^2=\mathrm{Var}\{S(x)\}$ 为方差部分，$\mathbf{V}$ 中非对角线上的元素为 $\rho(u)$，它是一个关于观测点和插值点之间距离的函数，其中最为常用的就是 Matérn 相关家族，即

$$\begin{aligned}\rho(u) &= \mathrm{Corr}\{S(x), S(x')\}\\ &= \{2^{k-1}\Gamma(k)\}^{-1}(2\sqrt{ku\phi})^k K_k(2\sqrt{ku\phi})\end{aligned}$$

（公式 12-7）

其中，参数 ϕ 和参数 k 分别控制空间点相关性随距离增大的衰减速度和平面的平滑性。在实际工作中，指定插值平面的趋势后就需估计控制平面衰减速度和平滑性的参数。首先，估算样本监测点中反应 $PM_{2.5}$ 浓度空间相关性的样本变异函数（variogram）；然后建立变异函数模型找到拟合变异函数最优的变异函数模型，即拟合数据最优的参数 ϕ 和 k。图 12-8 展示了某地区 2016 年 $PM_{2.5}$ 年均浓度的样本变异函数（红点）和变异函

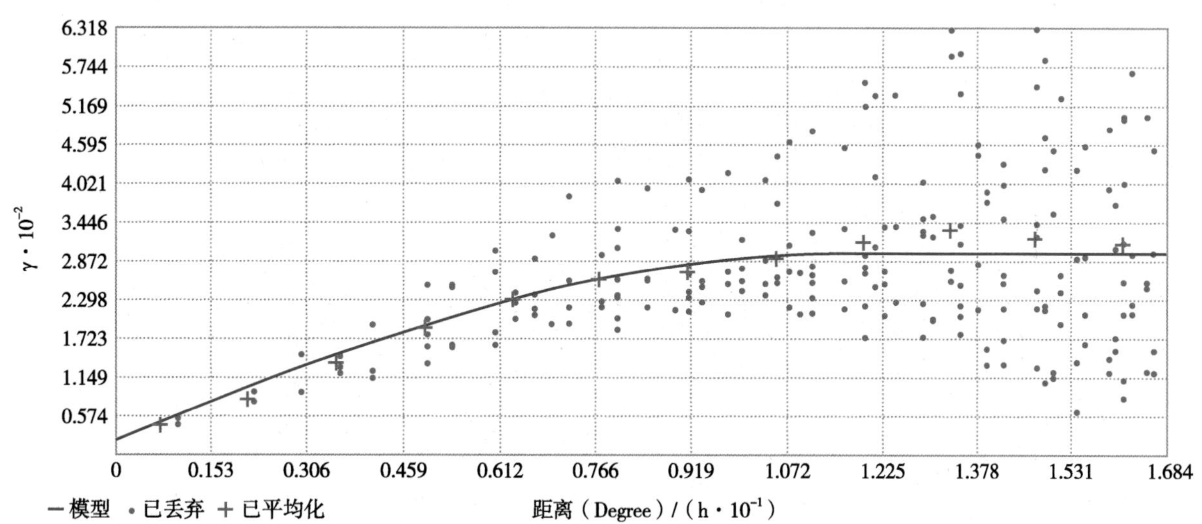

图 12-8　样本变异函数和变异函数拟合模型

数模型（蓝线），随着距离增加，模型取值逐渐趋平，且样本变异系数函数落在模型估计值附近，说明该变异函数模型可行。

平面趋势和协方差结构共同构成的 $\{S(x): x \in \mathbb{R}^2\}$ 在地统计学中成为空间随机场（spatial random field）。上述模型中 Z_i 类似于传统线性模型中的误差项，用于反映 $PM_{2.5}$ 浓度在空间变异上不能由空间相关性解释的部分，也就是传统线性回归模型中的随机误差，在地统计学中将其成为块金效应（nugget effect），实际工作中一般假设它相互独立地服从 $N(0, \tau^2)$。

空间随机场和块金效应加上适当的方向性假设（如各向同性）即构成了一个完整的克里金插值模型，统计学中也称其为高斯过程回归（Gaussian process regression，GPR）。模型构建完成后，即可采用模型在未观测点的预测值最为插补值，可以证明这种插补值是原始观测值的线性组合，由于其方差估计量最小，所以称其为最优线性无偏预测（best linear unbiased prediction）。图 12-9 展示了基于上述变异函数模型的某地区 2016 年 $PM_{2.5}$ 年均浓度普通克里金插值地图，可知与 IDW 相比，插值平面变化更加平滑，并未出现散在的点状图形。

第三节　公共卫生监测数据预测分析

公共卫生监测目的之一是预防和控制不良公共卫生事件大范围暴发，在了解公共卫生事件发生发展趋势后，对不良公共卫生事件进行预测预警是实现该目的的有效手段。典型的案例是传染病的早期预警，它是指对传染病发生的相关信息（如病例信息，症状监测信息等）进行连续的动态监测，在积累一定数据后总结得到其规律并结合新的数据进行分析，从而识别传染病的早期异常增加，并将此危险信号向疾病预防控制机构或政府部门报告，以便及时采取有效的防控措施，避免传染病在不知情或者准备不足的情况下在更大范围的人群中扩散和流行，从而降低传染病流行所造成健康危害和经济损失。

一、预测基本思路

对传染病发病进行监测的目的之一是预防和控制传染病大范围流行和传播，采取措施把传染病控制在较低水平，对传染病发病进行预测是重要手段之一。

基于现有时间序列数据，挖掘并提取其中趋势和周期信息，建立模型，推断未来发病情况是传染病发病预测的基本思想。基于此预测思想，本节将利用 2005 年 1 月至 2014 年 12 月的重庆肺结核月发病人数作为建立预测模型的建模数据集，用 2015 年 1 月至 2015 年 12 月的重庆肺结核发病人数作为验证预测效果的验证数据集，分别介绍 ARIMA 模型和 State-space 模型在统计预测中的作用。

二、ARIMA 模型

ARIMA 是由 Box 和 Jenkins 提出的一种著名

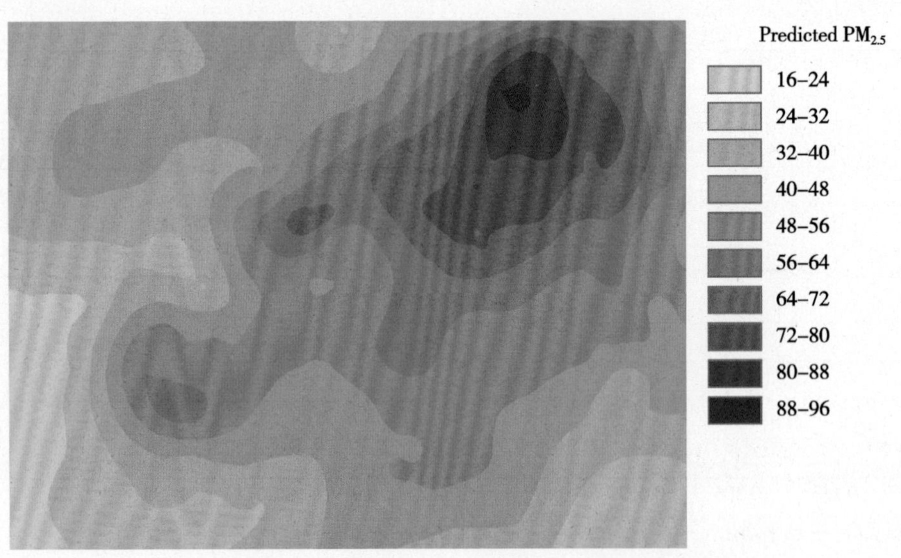

图 12-9　我国某地区 2016 年 $PM_{2.5}$ 年均浓度克里金插值

的时间序列预测方法。其基本思想是对时间序列数据的相关性结构进行建模，该方法特别强调差分方法的使用。根据原时间序列是否平稳以及回归中所含部分的不同，ARIMA 模型又可以细分为移动平均模型（MA）、自回归模型（AR）、自回归移动平均模型（ARMA）以及 ARIMA 模型。

ARIMA 模型分析中包含若干基本步骤：数据预处理（主要为作时间序列图和数据转换）、确立模型结构、参数估计、模型诊断、模型选择等。这些基本步骤之间不是完全独立的，往往需要在这些基本步骤中反复迭代以寻求最优模型。从大量的候选模型中寻找最优模型是一项复杂的工程，本次分析以解释其中基本原则为目的，重点阐释其中关键技术内容。

（一）数据预处理

数据应满足以下几个条件：①肺结核月发病数 y_t 满足或经过差分运算后满足平稳性；②平稳性的差分序列可用自回归移动平均模型（autoregressive moving average model，ARMA）建模；③模型中的误差为白噪声。正如均值与方差是决定正态分布的 2 个未知参数需通过样本推断，②与③也是包含未知参数的理论模型。

1. 平稳性　如图 12-10a 重庆肺结核月发病人数时间序列图所示，由于肺结核数据呈现出明显的以年为周期的季节性，因此肺结核原始数据不满足条件①。平稳性是时间序列分析的基础，通常有以下两种定义，根据限制条件的严格程度，分为严平稳（strictly stationary）序列和弱平稳（weak stationary）序列。通常假定的是平稳性的一个较弱的形式，称为弱平稳。所谓弱平稳，只要求肺结核发病数在时间序列任意时间点上的均值、方差相同，并且任意 2 个时间点上的相关性只依赖于时间段的长度而与时间的起止点无关。严平稳要求在任意 k 个时间点上，$y_{t_1+\nabla t}, y_{t_2+\nabla t}, \cdots, y_{t_k+\nabla t}$ 的联合分布在时间的平移变换下保持不变，即经过了任意 Δt 时间段以后，$y_{t_1}, y_{t_2}, \cdots, y_{t_k}$ 与 $y_{t_1+\nabla t}, y_{t_2+\nabla t}, \cdots, y_{t_k+\nabla t}$ 的联合分布是相同的。严平稳性是一个很强的条件，难以用经验方法验证，因此实际数据分析中很少用。

2. 差分运算　如图 12-10a 重庆肺结核月发病人数时间序列图所示，由于肺结核数据呈现出明显的以年为周期的季节性，一般先采用差分运算得到基本平稳的序列数据，再采用季节性差分。所谓差分运算，是将时间序列数据与之前的数据求差值，其中最常见的为一阶差分，其定义为：$\nabla y_t = y_t - y_{t-1}$。高阶差分则是在差分的基础上再差分，例如二阶差分为 $\nabla^2 y_t = \nabla y_t - \nabla y_{t-1} = y_t - 2y_{t-1} + y_{t-2}$。而当需要考虑周期性时，如肺结核数据一阶差分后仍存在明显周期性（图 12-10b），再进行季节性差分，得到无明显的长期趋势与季节性的基本平稳序列数据（图 12-10c），为 $\nabla_{12}\nabla_{yt} = (y_t - y_{t-1}) - (y_{t-12} - y_{t-13})$。另外，应当注意差分运算的次数并不是越多越好。因为差分运算是一种对信息的提取、加工过程，每次差分都会有信息的损失，所以在实际应用中差分运算的阶数要适当，应当避免过度差分，简称过差分现象。

（二）模型拟合、诊断与预测

1. 模型拟合

（1）ARMA 模型：本例中，如果时间序列数据 y_t 满足 $y_t = \alpha_1 y_{t-1} + \alpha_2 y_{t-2} + \cdots + \alpha_p y_{t-p} + w_t$，其中 w_t 是一个白噪声序列，则称其是一个 p 阶自回归模型，记为 AR（p），该模型的解释为某一时刻的肺结核发病数 y_t 依赖于前面 p 个时刻的肺结核发病数和一随机扰动 w_t。另一方面，如果 y_t 满足 $y_t = w_t + \beta_1 w_{t-1} + \beta_2 w_{2-1} + \cdots + \beta_q w_{t-q}$，则称其为 q 阶移动平均模型，记为 MA（q），该模型的解释为某一时刻的肺结核发病数 y_t 依赖于当前随机扰动 w_t 和前面 q 个随机扰动。将 2 类模型同时考虑，将得到 ARMA（p，q）模型，其一般表达式为 $y_t = \alpha_1 y_{t-1} + \alpha_2 y_{t-2} + \cdots + \alpha_p y_{t-p} + w_t + \beta_1 w_{t-1} + \beta_2 w_{2-1} + \cdots + \beta_q w_{t-q}$，该模型中有 2 个参数决定模型形式，分别是 p 和 q。前述 ARMA 模型的时间间隔为 1，当考虑数据周期性时，ARMA 模型也可调整后移算子的基本后移单位，例如周期为 S 的二阶自回归模型的具体模型形式为 $y_t = \alpha_{1s} y_{t-s} + \alpha_{2s} y_{t-2s} + w_t$。周期为 S 的 ARMA（P，Q）模型，其一般表达式为：$y_t = \alpha_{1s} y_{t-1s} + \alpha_{2s} y_{t-2s} + \cdots + \alpha_{Ps} y_{t-Ps} + w_t + \beta_{1s} w_{t-1s} + \beta_{2s} w_{2-1s} + \cdots + \beta_{Qs} w_{t-Qs}$：

（2）ARIMA 模型：由图 12-11a 重庆肺结核月发病人数时间序列图可知，肺结核原始时间序列数据存在明显趋势性和周期性，是非平稳序列，因此不可直接运用 ARMA 模型，此时可以使用 ARIMA 模型。所谓 ARIMA 模型，是指先将非平稳时间序列转化为平稳时间序列，然后

a

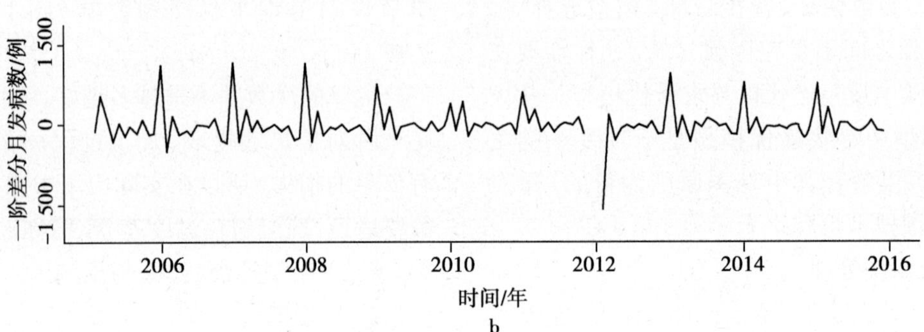

b

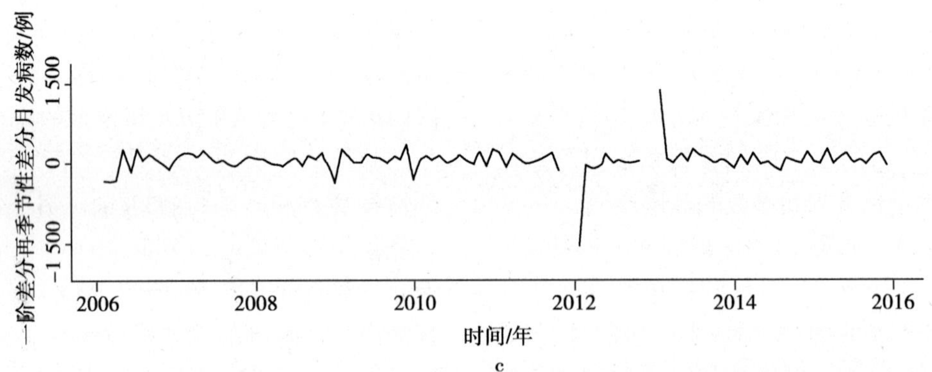

c

图 12-10　2005 年 1 月至 2015 年 12 月重庆肺结核月发病人数时间序列数据、一阶差分及一阶差分再季节性差分

a. 月发病人数时间序列数据图；b. 一阶差分；c. 一阶差分再季节性差分

对其采用 ARMA 模型建模。ARIMA 模型根据原序列是否平稳以及回归中所含部分的不同常用 ARIMA（p, d, q）来表示。p 为自回归阶数，q 为移动平均项阶数，d 为时间序列成为平稳时所做的差分次数。基本的 ARIMA 模型中尚未考虑季节趋势，针对季节性或周期性波动，可以通过季节 ARIMA 模型（seasonal autoregressive integrated moving average model，SARIMA）研究季节性或周期性对时间序列的影响。其基本思想与 ARIMA 模型完全一致，不同之处仅在于差分运算和 ARMA 模型中的时间间隔不再是 1，而是给定周期 S。例如周期 S＝12 时，一阶差分运算为 $\nabla_{12}y_t=y_t-y_{t-12}$。同时考虑常规的时间间隔 1 和季节性的周期间隔 S，可得到最终季节性 ARIMA 模型 SARIMA（p, d, q）（P, D, Q）s，该模型的解释为将原始的时间序列数据做 d 阶差分，再以周期 S 做 D 阶差分，最后拟合同时包含非季节性与季节性部分的 ARMA 模型，非季节性 ARMA 模型的阶数分别为 p 和 q，而季节性 ARMA 模型的阶数分别 P 和 Q。例如 SARIMA（0，1，1）（0，1，1）$_{12}$，其中季节性波动的周期为 12，其对应具体模型为 $y_t=y_{t-1}+y_{t-12}-y_{t-13}+w_t+\beta_1 w_{t-1}+\beta_{12}w_{t-12}+\beta_1\beta_{12}w_{t-13}$。

（3）模型定阶：阶数的选定可以采用自相关函数（autocorrelation function，ACF）和偏自相关函数（partial autocorrelation function，PACF）的图

像来确定。类似于一般相关系数的定义，自相关函数在肺结核序列分析中用以描述肺结核在 2 个不同时点之间的相关程度，称 y_t 和 y_{t-l} 的相关系数为 y_t 的间隔为 l 的自相关函数，通常记为 ρ_l。形象地讲就是度量肺结核过去的发病水平对现在发病情况的影响。自相关函数 ρ_l 得到的并不是 y_t 和 y_{t-l} 之间单纯的相关关系，因为 y_t 同时还受到中间 $l-1$ 个时间点上的发病率 $y_{t-1}, y_{t-2}, \cdots, y_{t-l+1}$ 的影响，而这 $l-1$ 个时间点上的发病率又都和 y_{t-l} 具有相关关系，所以自相关函数 ρ_l 实际上掺杂了其他时间点上的发病率对 y_t 和 y_{t-l} 的相关影响。为了能单纯测量 y_t 对 y_{t-l} 的影响，引进偏自相关函数的概念。对于时间间隔 l，所谓滞后 l 偏自相关函数就是指在给定中间 $l-1$ 个变量 $y_{t-1}, y_{t-2}, \cdots, y_{t-l+1}$ 的条件下，或者说，在剔除了中间 $l-1$ 个变量 $y_{t-1}, y_{t-2}, \cdots, y_{t-l+1}$ 的影响之后，y_{t-l} 对 y_t 影响的相关程度。一阶差分后数据的自相关和偏自相关系数如图 12-11 所示，利用自相关和偏自相关函数的对 ARMA 模型的定阶原则如表 12-2 所示。

表 12-2　自相关和偏自相关函数的定阶原则

自相关函数	偏自相关函数	模型定阶
拖尾	p 阶截尾	AR(p)
q 阶截尾	拖尾	MA(q)
拖尾	拖尾	ARMA(p, q)

季节性 ARMA 模型的定阶原则与表 12-2 完全一致，区别仅在自相关和偏自相关函数只考虑周期性（本分析中周期 S＝12）时间点，如 1S，2S，3S…。本分析的定阶过程如下：①由于以 12 个月为周期建立模型的肺结核数据有 10 个周期，季节性部分仅考虑一阶模型。从图 12-11 可知，肺结核月发病数序列具有明显的周期特征。从图 12-12 可以发现，对于一阶差分数据，在滞后 12 月的时间点，其自相关函数和偏自相关函数均一阶截尾，所以季节性部分考虑 $P=1, Q=1$。②考察第 1 个周期内部的自相关和偏自相关函数，自相关函数和偏自相关函数均一阶截尾，所以非季节性部分有 $p=1, q=1$。③由于样本自相关和偏自相关函数的随机性，还可根据自相关和偏自相关函数考虑其他可能的模型，例如可认为图 12-12 的一一阶差分数据，在滞后 12 月的时间点，其自相关函数拖尾，偏自相关函数一阶截尾，所以季节性部分考虑 $P=1, Q=0$。另外，R 中的 auto.arima 函数可利用信息最小原则自动识别模型阶数，并估计模型参数，模型为 SARIMA$(1, 0, 0)(2, 1, 0)_{12}$。综上，本次分析同时拟合这 3 个模型 SARIMA$(1, 1, 1)(1, 1, 1)_{12}$、SARIMA$(1, 1, 1)(1, 1, 0)_{12}$ 和 SARIMA$(1, 0, 0)(2, 1, 0)_{12}$，并利用赤池信息准则（Akaike information criterion，AIC）、贝叶斯信息准则（Bayesian information criterion，BIC）等同时考虑了模型拟合度与模型复杂度的指标进行

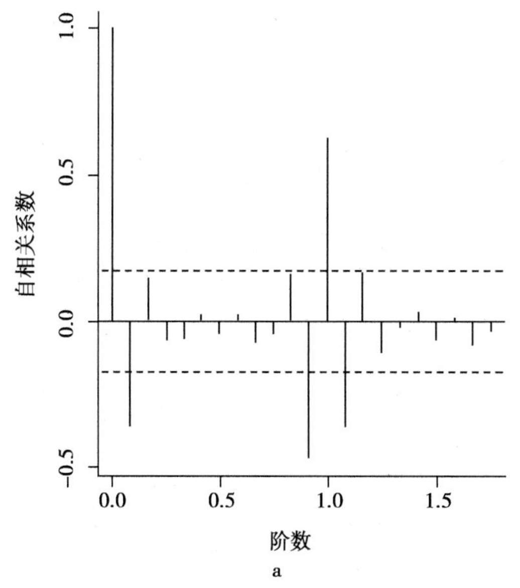

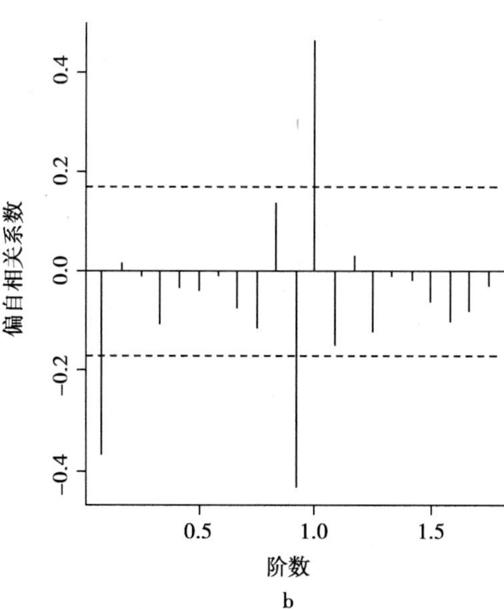

图 12-11　重庆 2005 年 1 月至 2015 年 12 月一阶差分肺结核月发病数自相关和偏自相关函数图

a. 自相关函数图；b. 偏自相关函数图

模型选择，其中模型拟合度是利用了模型的对数似然值，而模型的复杂度是利用模型用到参数个数对复杂的模型（参数较多）进行惩罚。2 个模型的估计均采用极大似然估计的方法。

3 个模型的估计结果如表 12-3 所示：

表 12-3 模型拟合优度结果

模型	AIC	BIC
SARIMA $(1,1,1)(1,1,1)_{12}$	1 442.34	1 455.659
SARIMA $(1,1,1)(1,1,1)_{12}$	1 466.74	1 477.392
SARIMA $(1,0,0)(2,1,0)_{12}$	1 467.50	1 478.187

可以发现，模型 SARIMA $(1,1,1)(1,1,1)_{12}$ 的 AIC 和 BIC 均更小，所以其为更优的模型，其参数估计值如表 12-4 所示：

表 12-4 模型系数估计结果

系数	AR1	MA1	SAR1	SMA1
参数	0.557 0	−0.881 1	0.015 8	−1.000 0
标准误	0.149 7	0.089 3	0.108 9	0.186 4

SAR：季节自回归模型；SMA：季节移动平均模型

其模型表达如下：

$$(1-0.557\,0\mathbf{B})(1-0.015\,8\mathbf{B}^{12})\nabla_{12}\nabla_{yt}=(1-0.881\,1\mathbf{B})(1-1.000\,0\mathbf{B}^{12})w_t,\ w_t\sim N(0,330\,86)$$

其中：

$$\nabla_{12}\nabla_{yt}=(y_t-y_{t-1})-(y_{t-12}-y_{t-13})$$

$$y_{t-1}=\mathbf{B}y_t,\ w_{t-1}=\mathbf{B}w_t,$$

$$y_{t-12}=\mathbf{B}^{12}y_t,\ w_{t-12}=\mathbf{B}^{12}w_t$$

2. 模型诊断 对残差及其自相关分析和 Q-Q 图进行模型诊断，发现残差序列基本符合白噪声的要求（图 12-12）。此时，不同时间点的肺结核发病数是独立同分布的，解释为不同时间点的肺结核发病数彼此没有任何相关性，意味着该序列是一个没有记忆的序列，过去的肺结核发病数对将来的肺结核发病数没有丝毫影响，称为纯随机序列，也称为白噪声序列，表示为 $\{w_t\}$。从统计分析的角度而言，白噪声序列是没有任何确定性信息的序列。其意义在于模型假设的检验与诊断，正如线性回归中诊断残差分布是否符合正态分布，时间序列模型拟合完成后需要对其残差是否符合白噪声性进行考察。

3. 预测 利用拟合的模型对 2015 年 1 月—2015 年 12 月的重庆肺结核发病数进行预测，可发现预测值与真实值非常接近，且 95% 预测区间包含了真实的发病数（图 12-13）。

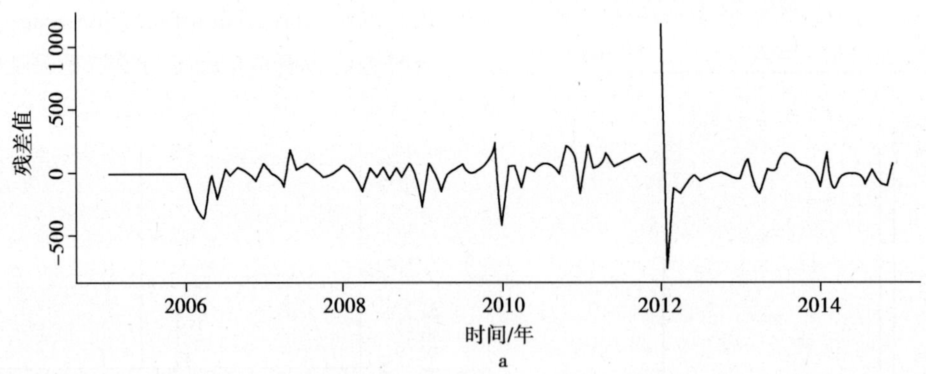

a

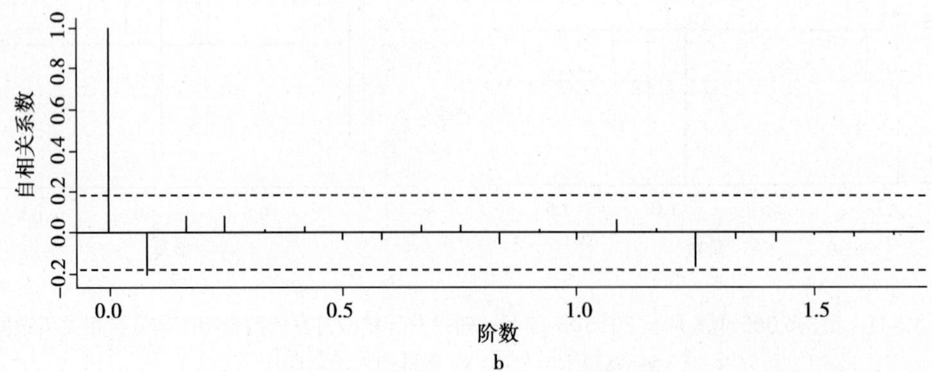

b

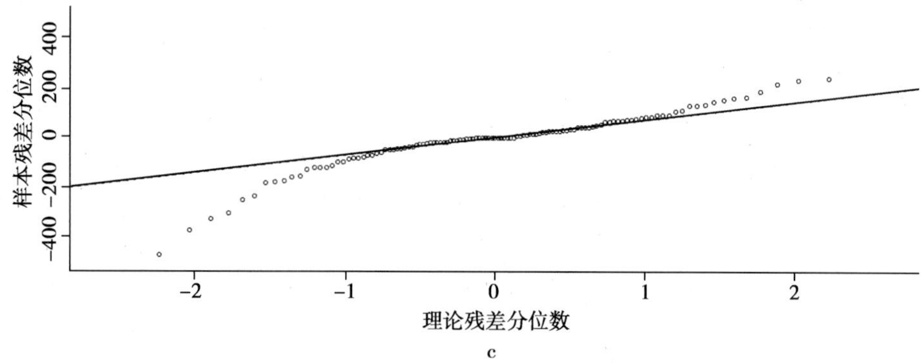

图 12-12　2005 年 1 月至 2014 年 12 月重庆肺结核月发病人数对数值拟合模型的残差诊断：残差序列及其自相关图、残差 Q-Q 图

a. 残差序列；b. 残差序列的自相关图；c. 残差的 Q-Q 图

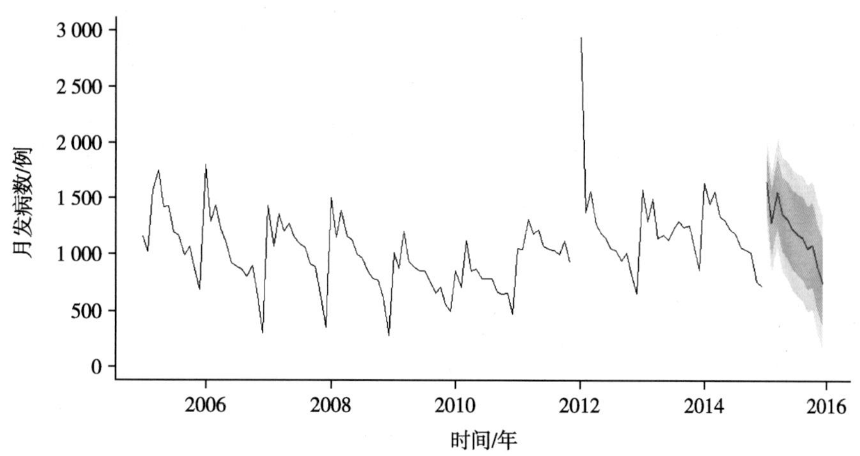

图 12-13　2015 年 1 月至 2015 年 12 月重庆肺结核月发病数的预测图

黑色实线为预实际值，蓝色实线为预测值，阴影为 95% 预测区间

三、状态 - 空间模型

状态 - 空间（state-space）模型，又称动态广义线性方程（dynamic generalized linear models，DGLM），是另一种处理时间序列数据的方法。其主要探索可观察到的测量值和一系列潜在状态变量（比如季节趋势）之间的关系，目前主要用来描述、解释和预测时间序列。

在这里，以 2005 年 1 月至 2015 年 12 月重庆肺结核发病数据来阐释状态 - 空间模型具体的使用方法。以 2005 年 1 月至 2014 年 12 月肺结核发病数据为建模数据集，预测其 2015 年的发病情况，并与实际情况对比以验证模型的预测准确性。图 12-14 为建模数据。

模型选择上，针对其为单个时间序列的数据特点，我们选择单变量状态 - 空间模型，残差 ε_t 服从均值为 0，方差为 σ_ε^2 的正态分布，其月份的周期波动和系数 β_t 也存在类似的扰动，其均数均为 0，方差分别为 σ_ω^2 和 σ_ζ^2。$\gamma_{1,t}$ 代表周期性趋势，$\beta_t{*}t$ 代表长期趋势，μ_t 代表去除周期性趋势和长期趋势后发病人数的平均值。这三者共同构成我们模型的潜在状态变量。

$$y_t = \mu_t + \gamma_{1,t} + \beta_t t + \varepsilon_t \qquad \varepsilon_t \sim NID(0,\sigma_\varepsilon^2)$$

$$\mu_{t+1} = \mu_t$$

$$\gamma_{1,t+1} = -\gamma_{1,t} - \gamma_{2,t} - \gamma_{3,t} + \omega_t \qquad \omega_t \sim NID(0,\sigma_\omega^2)$$

$$\gamma_{2,t+1}=\gamma_{1,t};\ \gamma_{3,t+1}=\gamma_{2,t};\ \gamma_{4,t+1}=\gamma_{3,t};\ \gamma_{5,t+1}=\gamma_{4,t};\ \gamma_{6,t+1}=\gamma_{5,t}$$

$$\gamma_{7,t+1}=\gamma_{6,t};\ \gamma_{8,t+1}=\gamma_{7,t};\ \gamma_{9,t+1}=\gamma_{8,t};\ \gamma_{10,t+1}=\gamma_{9,t};\ \gamma_{11,t+1}=\gamma_{10,t}$$

$$\beta_{t+1} = \beta_t + \zeta_t \qquad \zeta_t \sim NID(0,\sigma_\zeta^2)$$

当数据为多组时间序列时，我们将用到多变量状态 - 空间模型，在此不多提。

使用上述单变量状态 - 空间模型进行数据拟合，可得图 12-15。

之后对模型进行诊断，首先对残差进行独立性检验，见图 12-16。

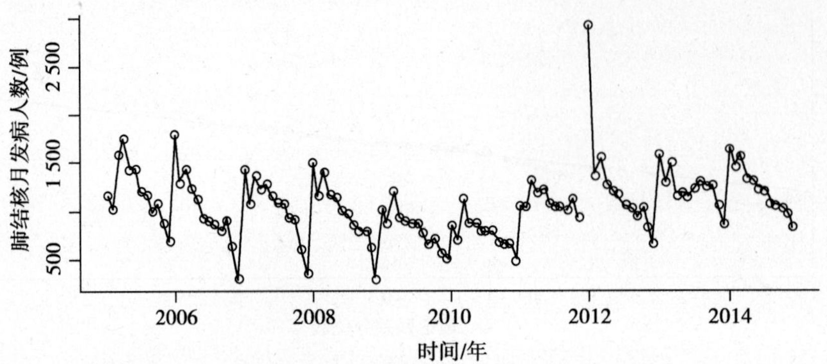

图 12-14　重庆 2005 1 月至 2014 年 12 月肺结核月发病人数

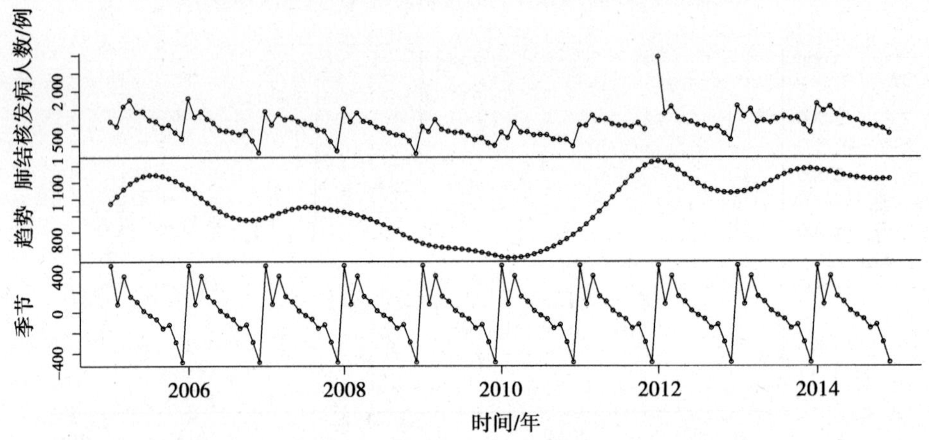

图 12-15　单变量状态 - 空间模型进行数据拟合

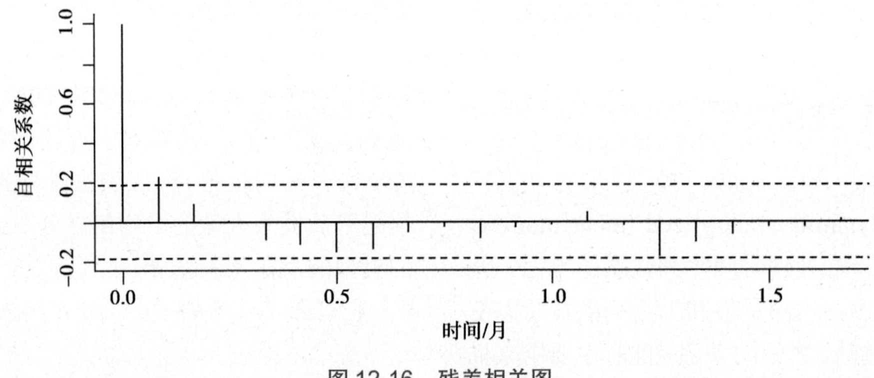

图 12-16　残差相关图

其次，对残差的方差齐性进行检验，检验统计量为：

$$H(h)=\frac{\sum_{t=n-h+1}^{n} e_t^2}{\sum_{t=d+1}^{d+h} e_t^2}$$

其中 d 为待估计变量个数。因为前 13 个残差用来估计 μ_t, $\gamma_{1-11,t}$, β_t, 故不纳入分析，也不在残差图显示。$H(h)$ 统计量是用来衡量前三分之一时间序列残差的方差与后三分之一时间序列残差的方差是否相同，其服从自由度为 h，h 的 F 分布。本次分析 $H(36)=3.387$, $P<0.05$，因此可认为残差的方差不齐。用该模型预测 2015 年肺结核发病数。其中红色点为预测值，蓝色线段为其 95% 置信区间的上下界，见图 12-17。可发现预测值与真实值较为接近，且 95% 预测区间包含了其真实值。

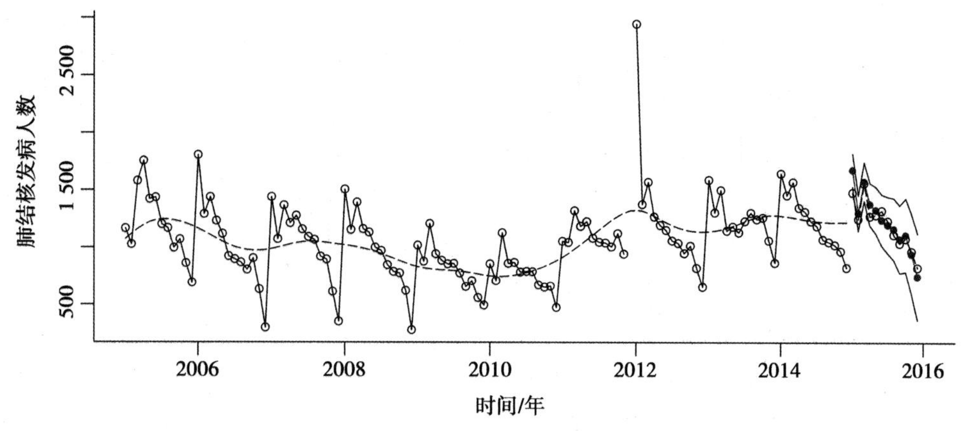

图 12-17　预测效果图

第四节　公共卫生监测数据关联分析

由于监测数据通常是对疾病或卫生事件进行长期动态监测获得的，因此往往表现出某种时间分布特征及变化趋势。监测数据可看作同一个群体（或目标或个体）的连续观察值，这些观察值就构成了时间序列数据（time series data）。

在公共卫生监测领域，许多数据都属于时间序列数据，如某疾病每天的发病人数、死亡人数、入院人数，每天的空气污染浓度数据，每天的温度、湿度、降雨量等。因此，如何对时序列数据进行探索分析，是公共卫生、医疗健康等领域的科研工作者、医疗工作者以及政策制定者所共同关注的重要问题。目前，时间序列数据的分析主要分为 2 个方向：一是时间序列数据预测分析，本章第二小节已对这类方法进行详细介绍；另一个则是不同时间序列数据之间的关联性分析。该类分析侧重于刻画不同变量之间动态变化的相关关系。常用的统计分析方法主要有相关系数法和回归模型构建。由于相关系数无法有效地控制混杂因素的干扰，仅能粗略地描述两变量之间的关联强度和方向，因此本节主要关注于如何对时间序列数据进行回归建模分析。

近年来，大气污染已成为全球面临的重大环境和公共卫生问题。大量流行病学研究文献表明，大气污染对人类健康存在多种不良影响。虽然大气污染导致的个体健康效应相对微弱，但考虑到数量庞大的室外人群暴露，在群体水平上大气污染相关的疾病负担是非常严峻的。自 2013 年 9 月国务院发布《大气污染行动计划》以来，$PM_{2.5}$ 被列入常规监测指标。目前，中国空气污染常规监测指标包括 $PM_{2.5}$、PM_{10}、SO_2、NO_2、O_3。中国是污染物高浓度暴露地区，探索污染物高暴露水平和人群健康关系，有助于我国大气污染物防治和公共卫生防御政策制定，可为大气污染健康风险评估和环境空气质量标准制修订提供重要科学依据。

本节接下来拟以“探究多城市 PM_{10} 颗粒物暴露与人群非意外死亡的两阶段时间序列分析”为例，以时间序列关联分析需考虑的三大关键统计学问题为切入点，来详细说明“探索和构建监测数据时间序列回归模型”的分析步骤。其中，三大关键统计学问题为：①时间序列数据混杂因素的控制；②时间序列分析中回归模型的应用；③时间序列数据滞后效应的纳入。最后，时间序列关联分析的另一个重要话题是多中心时间序列分析，本节将重点阐述多地点研究中两阶段层次模型的构建方法及分析策略。

一、需要考虑的三类关键统计学问题

大多数时间序列数据不同于横断面数据，有三大主要特征。

第一，数据在时间尺度上通常具有一定的长期趋势和季节变化。由于时间序列回归分析中混杂因素的调整是至关重要的。一方面，在通常情况下，对于暴露和结局的数据都是定期获得的（如每天污染物水平和每天非意外死亡人数），其目的是探索暴露与结局的短期联系。在原始数据中，包括季节性和天气在内的长期趋势可能会

主导时间序列数据。而研究中潜在的混杂因素也正是随时间而变化的因素，例如气温、湿度等气象因素和流感等疾病因素以及其他不易测量的因素。另一方面，对于时间序列数据中的各类成分，长期趋势和季节效应受混杂因素的影响较大，而变量的短期随机波动受到的混杂因素影响相对较小，因为很多混杂因素不太可能在较短时间尺度上发生有统计学意义的变化。因此，非常有必要在回归模型中对这些长期趋势和季节效应进行控制，从而排除大部分潜在混杂因素的影响，以探讨剩余的结局变异和感兴趣的暴露之间的效应关系。基于此，引出了时间序列回归中的第 1 个关键统计学问题，即如何控制混杂因素的影响？

第二，时间序列数据的发展趋势往往具有一定的惯性，这种惯性用统计语言来描述就是数据中存在一定自相关现象（autocorrelation），即在时间上接近的观察值之间存在某种相关性。而经典的统计回归模型如线性回归模型、logistic 回归模型或 Poisson 回归模型等均要求观察值之间满足独立同分布的假设。基于此，本研究的第 2 个关键统计学问题是时间序列关联分析应如何选择回归模型？

第三，由于时间序列数据具有时间维度，有时特定暴露因素的影响并不局限于它被观察到的时间，而是在时间上被延迟，即表现为当天的暴露会对未来某一天的结局变量产生影响，或者当天的暴露会对未来某个时间区间的结局变量产生影响。该现象即为滞后效应。这就引入了暴露事件发生与未来一系列结局事件之间关系的问题。因此，本研究的第 3 个关键统计学问题是在统计分析时应如何纳入时间序列数据的滞后效应。

二、时间序列数据混杂因素的控制问题

1. 混杂因素的影响 时间序列数据往往表现出一定的长期趋势和季节效应。在大气污染研究中，如每天非意外死亡人数的时间序列可能受到人口生存趋势（包括增加或减少获得医疗服务的机会），以及人口规模的变化和主要疾病发生的趋势的影响，从而表现出一定的长期趋势。流感和呼吸道感染被认为是最重要的、通常是无法测量的或不易得到的混杂因素，这些因素会造成死亡率的季节性变化。通常，流行性呼吸道感染发生在深秋至早春，流感流行间隔相同，但时间变化很大。呼吸道病毒的净效应是总体上增加死亡率，这解释了冬季有较高死亡率的问题。由于空气污染水平也具有强烈的季节性模式，这种流感和呼吸道病毒的流行可能会混淆空气污染与死亡率之间的关系。

在大气污染与人群健康效应的关联性分析中，健康结局的长期变化趋势往往受多种环境因素主导，例如气温、流感等可测因素和其他具有长期趋势或季节效应的不可测因素。如图 12-18 显示，PM_{10} 浓度水平和每天非意外死亡人数似乎都被每年的季节性模式所主导，PM_{10} 浓度在夏季最高，冬季最低，而死亡则相反。但是人们通常不会因此推断出：冬季的低 PM_{10} 含量是更高死亡率的“原因”。因为随着时间的推移，长期趋势和季节效应在许多时间序列中存在，导致大多数病例的相关性不太可能代表因果关系。正是出于这个原因，我们的目标是在控制了长期趋势和季节效应的情况下考虑相对短时间的联系，这更有可能代表真正的因果关系。此外，与众多环境因素相比，大气污染所致的健康效应相对微弱。因此分析的关键在于移除不可测混杂因素的长期趋势和季节效应，但同时保留足够的短期变异，以估计大气污染与健康结局的短期暴露反应关系。

2. 长期趋势和季节效应的控制方法 实现季节效应和长期趋势控制的方法有很多，一般有如下 3 种：时间分层模型、周期函数（傅里叶级数项）以及灵活的时间样条函数。它们的共同点是，时间函数是作为回归模型的一部分来拟合的。

调整季节性和长期趋势最广泛的方法是拟合一个时间样条函数。时间样条函数实际上是一些不同的多项式（最常见的是三次多项式）平滑地首尾相连，以覆盖整个周期。为了在实际中拟合样条函数，首先生成一组基变量，这些基变量是主时间变量的函数，然后将这些基变量包含在泊松模型中。为了生成样条基函数，需要确定在曲线中使用多少节点，以控制样条的平滑程度：节点太少无法捕捉主要的长期模式，而过多将导致一个非常不稳定的局面，可能与感兴趣的变量竞

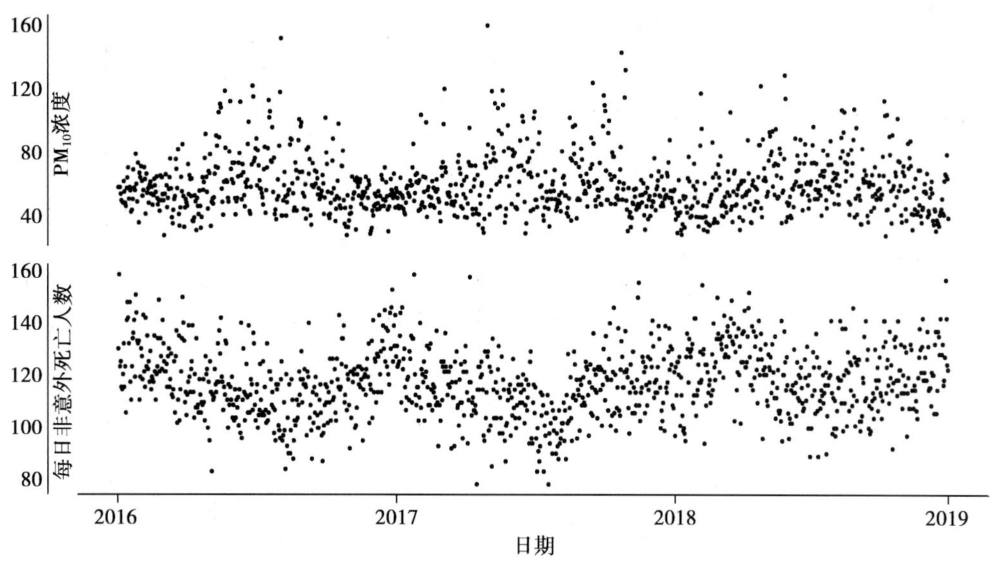

图 12-18 2016 年 1 月 1 日至 2018 年 12 月 31 日城市 A 每天非意外死亡人数即 PM_{10} 浓度的时间趋势图

争解释短期结局变量的变化，扩大相对风险估计的置信区间。目前选择平滑度的方法主要包括自动选择法和数据驱动法。

时间样条函数包括自然样条(natural splines)、惩罚样条(penalized splines)和平滑样条(smoothing splines)，均已得到了普遍应用。第 1 个是完全参数化的，而后 2 个则更加灵活。利用自然样条，我们构造了一个在数据范围内固定位置的节点样条基，节点位置的选择可以对结果的平滑产生实质性的影响。平滑样条和惩罚样条先构造一个非常大的样条基，再通过惩罚样条系数来减少有效自由度的数量，从而绕过了选择结点位置的问题。平滑样条曲线在每一个(唯一的)数据点上都有节点，有时也被称为全秩平滑样条(full rank smoothers)，样条基的数量等于观察值的数量。惩罚样条，有时称为低秩平滑样条(low rank smoothers)，定义更一般化，样条基的大小和节点的位置都可以被指定。当低秩平滑样条应用于大数据集时，通常能够表现出显著的计算优势。

三、时间序列分析中回归模型的应用

由于时间序列数据通常存在自相关性，因此相较于横断面数据，在回归模型选择的时候应更加慎重。一般情况下，若将时间序列中的长期趋势和季节效应都去除后，剩下的序列中仅含随机波动，自相关性会大大减弱。例如：在大气污染健康效应研究中，若控制了气温、流感等可测的混杂因素和其他具有长期趋势或季节效应的不可测混杂因素，可基本消除数据间的自相关性，此时仍可使用传统的广义线性模型或者广义加性模型来进行回归分析。但是还有一些时间序列数据，即使控制了长期趋势和季节效应，仍表现出较强的自相关性，如传染病监测数据，由于其固有的传播特性，前后时间点上的病例数常常表现出高度的正相关关系。这时，不满足传统回归模型数据之间独立同分布的假设，需要采用其他统计模型来进行回归分析，此类模型常见的有边际模型、条件模型等。相关内容可参考有关专著。

四、时间序列数据滞后效应的纳入

滞后效应在流行病学研究中并不陌生。仍旧以空气污染为例，大气污染对每天非意外死亡的影响具有一定滞后性。当天的空气污染对人体造成的诸如心脑血管系统、呼吸系统的健康危害通常不会马上显现，因为空气污染并不是非意外死亡的主要病因，其效果通常需要经过一段时间才能被观察到。

对于滞后效应简单的分析可以将某一天的暴露量与当天的结局变量联系起来。但很多情况下暴露和结局两者的依存关系常常不局限于某一个时间点。我们经常探索的是某一天的暴露在未来较长的一段时间的效应。此时通过创建暴露变量的时间位移副本并将其包含在模型中，我们可以探索今天的结局与前几天暴露之间的关系。

在时间序列研究中，分析暴露与结局的滞后关系通常有以下 3 种方法：①单滞后模型，即仅关心结局事件发生前特定某天的污染物浓度，这一模型假设将大气污染对健康结局的影响限定到事件发生前具体某一天。②滑动平均模型，即将结局发生前连续数天的污染物浓度均值纳入模型，该模型假设一定时间段累积暴露对结局事件发生均有影响，且计算累积暴露时设置各天权重相同。尽管前述两种模型简单易理解，但研究者不得不选取具体某段滞后时间，存在一定主观性。③分布滞后模型（distributed lag model），该模型的主要优点是仍以累积暴露为分析重点，但不假定结局事件前一段时间内各天权重相同，而是分别估计暴露期间每天的权重大小，并且通过模型参数约束使权重取值平稳变化。该方法一定程度上避免了主观选择滞后天数，且权重受约束而较为合理。传统的 DLMs 虽然适用于描述线性效应的滞后结构，但在表示非线性关系时存在一定的局限性。DLMs 扩展到分布式滞后非线性模型（DLNM），放宽了对暴露反应关系的假设，既能描述预测空间内的非线性关系，又能描述滞后效应的非线性关系。

五、多地点时间序列数据分析

在前面的研究中，我们仅探讨了在某个特定区域内时间序列数据间的相关分析，即单地点时间序列分析。但是单地点研究有着一定的局限性：首先，单地点研究所得的结论不具有很好的外推性。这是由于不同区域自然社会等条件不同，使得不同区域之间存在空间异质性。其次，若单地点研究中数据较少、回归模型中参数较多时，参数估计的效能不足，可能导致结果具有较大的不确定性。

近年来，单地点时间序列分析受到了越来越多的批评，多地点时间序列研究可以综合多个区域的研究结果，在一个共同的框架下汇集了多个区域的变量与结局信息，在一定程度上克服了单地点研究的局限性，已被越来越多的研究者所使用。层次模型结合了不同地点的信息，为多地点研究提供了一种统计方法。目前应用最广泛的是两阶段层次模型。第一阶段，先单个地点构建分析变量和结局的回归模型，得到某个地点特异的效应估计值。一般使用较多的是广义线性模型、广义加性模型和分布滞后线性或者非线性模型。第二阶段，将每个地点的效应估计值综合在一起，得到一个总体效应估计值，一般常用的方法是固定效应模型或者随机效应模型的 meta 分析，此外，近年来贝叶斯层次模型也得到了较广泛的应用。两阶段层次模型不仅探究了多地点的效应结果，还在考虑了空间异质性的情况下，将多地点的效应综合在一起，增大了效应估计的能力。

应用两阶段层次统计模型来估算大气 PM_{10} 浓度与每天非意外死亡人数的相关性。通常使用的两阶段分析方法是在第 1 步估计特定地点的污染物暴露对死亡的效应，然后再在第 2 步应用 meta 分析将每个地点的污染物效应综合在一起，得到一个总体效应估计值。在第 1 步，特定城市的效应估计通常使用泊松回归模型：

$$y_i \sim poisson(u_i)$$

$$\log(u_i) = \alpha + \beta x_i + f(t, df^{*}\#years) + Cov\ riates$$

其中，y_i 和 x_i 分别代表该城市的第 i 天的死亡人数和 PM_{10} 暴露浓度。$f()$ 项表示控制长期趋势的时间平滑函数，这里使用的是惩罚样条。*Cov riates* 表示协变量，包括其他已知的混杂变量，这里考虑了日平均温度和星期效应。在第 2 步，使用随机效应 meta 分析来得到总体效应估计值。

图 12-19 展示了大气污染物 PM_{10} 与每天死亡人数之间的暴露反应关系。表示为该污染物浓度每增加 10μg/m^3 所导致的非意外死亡风险增加百分比。可以看出，不同城市 PM_{10} 浓度每增加 10μg/m^3 所导致的非意外死亡风险是不一致的：城市 A 的超额死亡风险最小（*ER*：1.698；95%*CI*：1.355～2.041），城市 B 的超额死亡风险最大（*ER*：3.456；95%*CI*：2.530～4.382，城市 D 超额死亡风险的变异最大（*ER*：3.119；95%*CI*：2.119～4.119）。不同城市 PM_{10} 暴露所致的效应估计值的不同体现了城市之间的空间异质性，该空间异质性的产生可能与各地点人口学构成、人群易感性以及地形地貌有关。本研究采用 meta 分析的方法，假设各城市真实效应之间具有异质性，汇总了不同地区的估计效应，得到总体的非意外死亡风险增加 2.769（95%*CI*：2.206～3.332）。

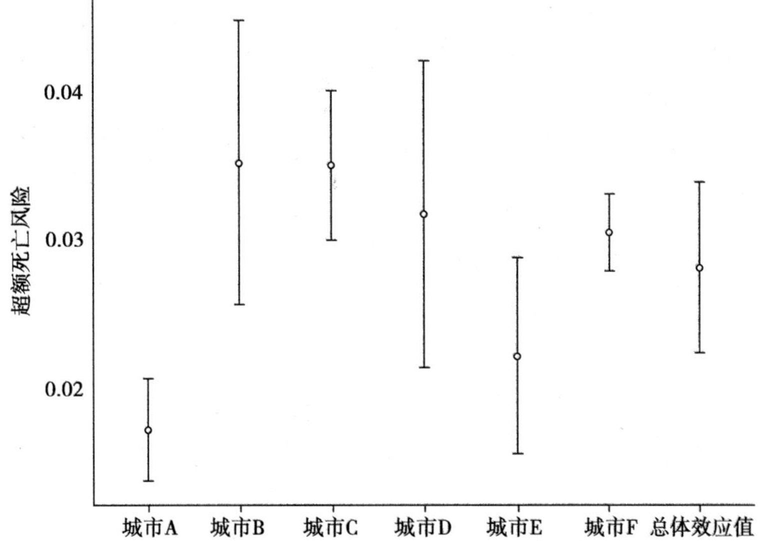

图 12-19　PM_{10} 浓度每升高 10μg/m^3 所引起的城市特异超额死亡风险估计值及总体超额死亡风险估计值

（李晓松　赵　星）

第三篇　常见实验与临床研究的设计与分析

第十三章　如何分析毒理学研究数据

毒理学实验目的主要是了解某个化合物作用于生物体后是否产生毒作用，并进一步了解其毒作用的大小与机制。毒作用主要取决于剂量(dosage)，其次还受到接触途径与靶器官及其效应终点(endpoint)的影响，故而会有不同实验方法、不同实验模型及不同剂量组的设计。其中剂量和效应终点是关键，故而针对于各种有害剂量的确定、剂量与终点效应的关系是其数据分析的主要内容。

第一节　如何通过组间比较进行毒性评价

除了与通常的医学研究设计类似的情况下所进行的组间比较，针对一些特殊的毒性实验也有毒理学中专用的一些方法，如微生物致突变实验的结果分析。

一、实际案例与数据特征

例 13-1　某化合物微生物致突变实验结果如表 13-1，对照组与该化合物每组 3 个平皿中的微生物突变数见下表，试分析该化合物有无致突变作用。

表 13-1　某化合物的微生物突变数

平皿编号(i)	对照组突变数 m_i	实验组突变数 M_i
1	2	6
2	3	5
3	1	2
合计	6	13

二、分析思路

1. 平皿中微生物平均存活数未知情况　在微生物致突变实验中，样本数涉及实验所用平皿中的微生物数目，其组间比较方法与通常把小鼠作为研究对象的实验不同。当每平皿中微生物平均存活数未知时，可利用如下统计量检验其致突变作用：

$$z=\frac{a(M-0.5)-b(m+0.5)}{\sqrt{ab(M+m)}} \qquad (公式 13\text{-}1)$$

原假设成立时，该统计量近似服从标准正态分布。式中 $m=\sum m_i$ 为对照组观察到的突变总数，m_i 为对照组第 i 平皿中观察到的微生物突变数；$M=\sum M_j$ 为实验组观察到的突变总数，M_j 为实验组第 j 平皿中观察到的微生物突变数；a 为对照组中平皿数目；b 为实验组中平皿数目。注意到此类检验是一个单侧检验(即实验组突变数大于对照组突变数可判断化合物有突变性)。本例假设检验过程：

H_0：该化合物无微生物致突变作用

H_1：该化合物有微生物致突变作用

$\alpha=0.05$(单侧)

$a=b=3$，$m=6$，$M=13$

$$z=\frac{a(M-0.5)-b(m+0.5)}{\sqrt{ab(M+m)}}$$

$$=\frac{3\times(13-0.5)-3\times(6+0.5)}{\sqrt{3\times3\times(13+6)}}=1.606$$

$z=1.606<z_{0.05}=1.645$，按单侧 $\alpha=0.05$ 水准不拒绝 H_0，故尚不能认为该化合物有微生物致突变作用。

2. 已知平皿中微生物平均存活数情况　当平皿中微生物平均存活数已知时，可采用下式计算统计量：

$$z=\frac{a(M-0.5)-Kb(m+0.5)}{\sqrt{Kab(m+M)}} \qquad (公式 13\text{-}2)$$

上式中，$K=\overline{N}/\overline{n}$，$\overline{N}$ 为实验组每平皿微生物平均存活数；$\overline{n}$ 为对照组每平皿微生物平均存活数。如本例对照组每平皿微生物平均存活数 $\overline{n}=0.933\times10^6$ 个，实验组存活数 $\overline{N}=0.693\times10^6$ 个，分析该化合物有无致突变作用的检验过程：

H_0：该化合物无微生物致突变作用

H_1：该化合物有微生物致突变作用

$\alpha=0.05$（单侧）

$$a=b=3,\ m=6,\ M=13,\ K=\frac{\overline{N}}{\overline{n}}=\frac{0.693\times10^6}{0.933\times10^6}=0.743$$

$$z=\frac{a(M-0.5)-Kb(m+0.5)}{\sqrt{Kab(M+m)}}=\frac{3\times(13-0.5)-0.743\times3\times(6+0.5)}{\sqrt{0.743\times3\times3\times(13+6)}}=2.042$$

$z=2.239>z_{0.05}=1.645$，故按按单侧 $\alpha=0.05$ 水准拒绝 H_0，可认为该化合物有微生物致突变作用。

三、结果解读

对例 13-1 数据使用不同的公式计算得出的结论不同，在平皿中微生物平均存活数未知时，两组致突变作用差异无统计学意义；而当平皿中微生物平均存活数已知时，两组致突变作用差异有统计学意义，说明实验中应尽量利用已知信息，从而有更高的检验效能。

四、实例拓展与适用范围

实际中，为初步判断某化合物的毒性，一般的毒理学实验研究至少会设 3 个剂量组：至少一个剂量组产生明显的毒作用甚至可能发生死亡；至少有另一剂量组产生轻度的毒性而不发生死亡；至少还有一个剂量组不产生可观察到的毒作用。如果对于实验的检测敏感性和实验系统的可靠性有较高要求，如 Ames 实验中，还会设置阳性对照组来验证标准阳性毒物是否导致特定的毒作用终点效应。多个剂量组比较的实验设计可根据效应指标的类别、数据分布等情况和设计方案使用不同的统计分析方法，如体重、食物消耗量、器官重量等指标可考虑 t 检验或者方差分析，神经行为体征或某些等级分数（或小样本非正态分布的终点效应指标）可考虑秩和检验，死亡率等可考虑 χ^2 检验或 Fisher 精确概率法，小样本微核实验中的微核计数可采用基于泊松分布的分析方法，慢性毒性实验中动物存活时间等可考虑 log-rank 检验等，具体内容可参见常见的医学统计学教材。

第二节 如何估计半数致死量

为探索毒物发生特定毒性反应的剂量，毒理学动物实验中通常会把实验动物分成若干组，每组给予一定剂量，该剂量与动物出现某种反应的反应率之间关系多数呈“S”型曲线，称为剂量反应曲线，如图 13-1 所示。图中可以看出，接近反应率两端所对应的剂量值不够稳定，而曲线中间的结果较为稳定（变异系数较小）。据此，常用测试物引起半数实验动物发生阳性反应的剂量，即半数效量（median effective dose，ED_{50}）表示药物作用强度的大小；若以死亡作为阳性反应的指标，则为半数致死量（median lethal dose，LD_{50}）。1927 年 Trevan 引入此概念来评价毒物的急性毒性，通常以有毒物质质量与实验动物体质量之比来表示，如 mg/kg。ED_{50} 和 LD_{50} 的测定原理、计算方法相同，后者可视为前者的一个特例。药物的治疗指数（therapeutic index，TI）等于两者的比值，即 $TI=LD_{50}/ED_{50}$，表示对半数动物有效的剂量增大多少倍可引起半数动物死亡，是药物评价的重要指标。由此可见，半数效量是毒理学研究中很重要的指标，本节将以 LD_{50} 为例介绍其常用估计方法。

例 13-2 用农药敌敌畏（DDV）做小鼠的急性毒性实验。将 60 只小鼠按照 6 个剂量组分成 6 组，实验结果如表 13-2，现需要计算 DDV 的 LD_{50}。

一、分析思路

（一）概率单位法

概率单位法的基本思路是对“S”型曲线的横纵坐标进行变换使图形直线化，之后利用回归分析等方法估计死亡率为 50% 所对应的剂量。对于横坐标的剂量，通常进行对数变换，对于纵坐标的死亡率 p，通常进行概率单位（probit）变换。所谓概率单位就是指标准正态曲线下面积相当于某一死亡率时所对应横轴上的某个尺度。为避免

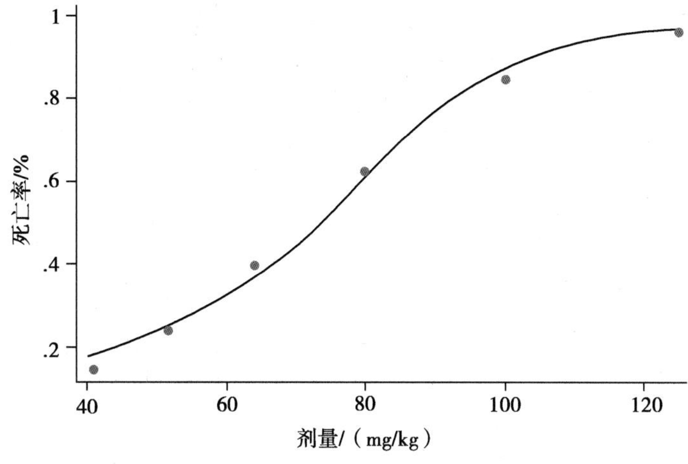

图 13-1 "S"型剂量 - 反应曲线

表 13-2 DDV 小鼠急性毒性实验

剂量/(mg/kg)	n	死亡数	对数剂量(X)	死亡率(p)	概率单位(Y)
125	10	10	2.096 9	1	6.96
100	10	8	2.000 0	0.8	5.84
80	10	6	1.903 1	0.6	5.25
64	10	4	1.806 2	0.4	4.75
51.5	10	2	1.711 8	0.2	4.16
40.96	10	2	1.612 4	0.2	4.16
合计	60	32	11.130 4	3.2	

出现负号从而方便计算，标准正态变量 z 值一律加 5，称为概率单位 y，即

$$y=z+5=\Phi^{-1}(p)+5 \qquad (公式 13-3)$$

此变换是将死亡率视为一个概率值，概率值可对应于标准正态曲线下某个面积，如标准正态曲线下左侧面积为 0.025 时，对应于标准正态变量 z 值近似为 −1.96 而概率单位等于 3.04；概率值等于 0.5 时（即相当于 50% 死亡率），z 值等于 0 而概率单位等于 5。概率单位变换就是利用概率值与 z 值的关系将死亡率转换为概率单位，变换前剂量与死亡率的关系就变成变换后的对数剂量与概率单位的关系，此关系如图 13-2 所示呈直线关

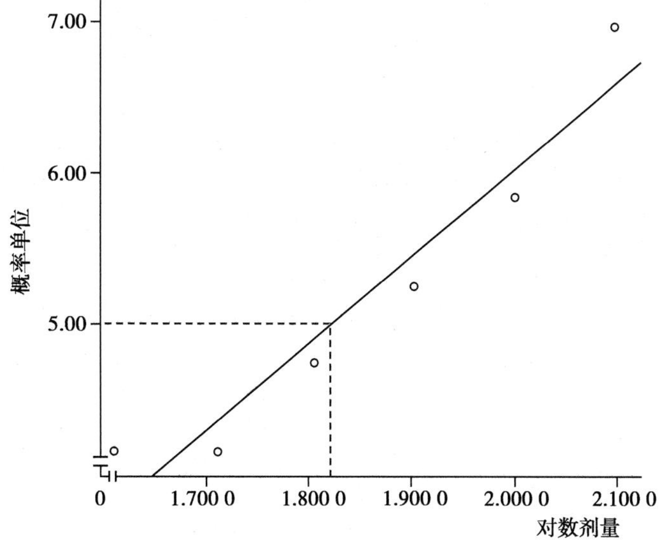

图 13-2 "S"型剂量 - 反应曲线的直线化

系，据此便可用回归法进行对数半数致死量的估计。常用方法有目测法、图解法、加权直线回归法和简化概率单位法。

1. 目测概率单位法　目测概率单位法简称目测法，又称为 Miller and Taninter 法。首先在半对数坐标纸上以对数剂量为横坐标，死亡率的概率单位为纵坐标，将试验结果所得散点绘制在图上，然后凭目测画出直线求 LD_{50}。若使用对数概率格纸，横坐标为对数值，纵坐标为概率单位，则不必换算，可按剂量及死亡率直接作图后目测，将纵坐标概率单位等于 5 所对应的横坐标位置估计为 LD_{50} 的对数值。本例目测 LD_{50} 的对数值约为 1.8。

2. 图解概率单位法　图解概率单位法简称图解法，又称为 Litchfield-Wilcoxon 法。与目测法相同，以剂量对数 X 和概率单位 Y 的实验结果 x、y 值在图上描点，然后按点子的分布趋势作一直线，使直线穿过各点中间（各点至直线的纵向距离尽量短些，并重点照顾 $y=5$ 附近的点子）。之后从纵轴概率单位为 5 处做一水平线，过水平线与直线的交点做垂线与横轴相交，此横坐标处读数即 $\lg LD_{50}$，取反对数得 LD_{50}。该法在做图时重点照顾了概率单位为 5 附近的数据，较之于目测法的结果更为稳定。

$\lg LD_{50}$ 的 95% 置信区间为 $\lg LD_{50} \pm S_{\lg LD_{50}}$，取反对数得到 LD_{50} 的区间。其中：

$$S=(x_2-x_1)/(y_2-y_1) \qquad \text{（公式 13-4）}$$

$$S_{\lg LD_{50}}=S/\sqrt{N'/2} \qquad \text{（公式 13-5）}$$

其中，$S_{\lg LD_{50}}$ 为 $\lg LD_{50}$ 的标准误；S 为标准差；x_1、x_2 分别为概率单位 $y_1=4$ 和 $y_2=6$ 时相应的剂量对数值；N' 为 y_1 和 y_2 2 个相应死亡率之间剂量组所用的动物数。本例的具体做法如下：

（1）据表 13-3 中数据绘制散点图，图的纵轴为概率单位，横轴为对数剂量，散点的分布基本上呈直线。沿各点的分布趋势，用直尺做出一条最适合于各点的直线。做直线时应多照顾靠近概率单位为 5 处的点子。从纵轴概率单位为 5 处引一水平线与直线相交，再从交点做一垂直线与横轴相交。交点数值即为 LD_{50} 的对数值。本例 $\lg LD_{50}=1.822$，$LD_{50}=66.37\text{mg/kg}$，这就是半数致死量的目测估计值。

（2）求剂量反应直线方程：取任意 2 点 $(x_1, y_1)=(2.000\,0, 5.84)$，$(x_2, y_2)=(1.903\,1, 5.25)$

$$\hat{y}=\left[y_1-\left(\frac{y_2-y_1}{x_2-x_1}\right)x_1\right]+\left(\frac{y_2-y_1}{x_2-x_1}\right)x=(5.84-12.18)+6.09x=6.09x-6.34$$

（3）进行拟合优度检验

H_0：实际频数符合估计频数

H_1：实际频数不符合估计频数

$\alpha=0.10$

（4）求 LD_{50} 的 95% 置信区间。将前述 2 点读数代入（公式 13-4）和（公式 13-5）：

表 13-3　回归直线的拟合优度检验

剂量对数 x (1)	受试动物数 n (2)	实际死亡数 r (3)	估计：概率单位 $\hat{y}$ (4)	估计：死亡率 $\hat{p}$ (5)	估计：死亡数 $\hat{r}$ (6)=(2)(5)	估计：存活数 $\hat{s}$ (7)=(2)-(6)	$\frac{n(r-\hat{r})^2}{\hat{r}\times\hat{s}}$ (8)
2.096 9	10	10	6.43	0.92	9.2	0.8	0.87
2.000 0	10	8	5.84	0.80	8.0	2.0	0.00
1.903 1	10	6	5.25	0.60	6.0	4.0	0.00
1.806 2	10	4	4.66	0.37	3.7	6.3	0.04
1.711 8	10	2	4.08	0.18	1.8	8.2	0.03
1.612 4	10	2	3.48	0.06	0.6	9.4	3.47

第（1）~（3）栏为原始数据，第（4）栏系将第（1）栏数据代入上述回归方程求得，第（5）栏系按第（4）栏数据由概率单位变换函数式（2-3）变换为 $p=\Phi(y-5)$ 算得，第（8）列合计 $\chi^2=4.41$。按 $\nu=6-2=4$，查 χ^2 界值表，$\chi^2_{0.10,4}=7.78$，故 $P>0.10$，按 $\alpha=0.05$ 水准不拒绝 H_0，可认为此直线拟合是好的

$$S=\frac{2-1.9031}{5.84-5.25}=0.1642$$

$$S_{\lg LD_{50}}=\frac{S}{\sqrt{N'/2}}=0.1642/\sqrt{10}=0.0519$$

故 95% 置信区间对数为（1.862±1.96×0.051 9）=（1.760 3，1.963 7），取反对数得（57.58，91.98）。该毒物的 LD_{50} 为 66.37mg/kg，其 95% 置信区间为 57.58～91.98mg/kg。

3. 加权概率单位法 加权法又称 Bliss 法，创建于 1938 年，后经 Finney 等改进。该法在拟合直线时较之于目测法也考虑了各组数据对估计值所起作用的权重大小，使 $y=5$（即死亡率 50%）附近的数据起主导作用（给予较大的权重），弱化极端率所起作用，同时考虑了各剂量组样本量对估计值的影响，较之于图解法更为准确地量化了各点所起的作用。具体步骤如下。

（1）在图解法的基础上用死亡率不等于 0 或 100% 的组别数据求出初始直线方程（经拟合优度检验无统计学意义），据此方程求出各剂量组的估计概率单位 $\hat{y}_e$。

（2）由估计概率单位 $\hat{y}_e=z+5$ 得到 $z=\hat{y}_e-5$，令标准正态变量 z 值左侧面积为 P，即 $P=\Phi(z)$，z 值对应的标准正态概率密度值（即标准正态分布密度函数曲线的纵坐标）为 $z=f(z)$，通过下式求出加权系数 w、极小值 m 和全距 R：

$$w=z^2/P(1-P) \qquad \text{（公式 13-6）}$$

$$m=\hat{y}_e-P/z \qquad \text{（公式 13-7）}$$

$$R=1/z \qquad \text{（公式 13-8）}$$

将各组实际死亡率 p 代入 $y_w=m+Rp$ 求出作业概率单位 y_w。

（3）用加权直线回归方法求加权直线回归方程 $\hat{y}_w=a+bx$。

为使结果稳定，加权法通常需要多次重复迭代计算。即以每次所得方程的应变量估计值 $\hat{y}_w$ 作为下一轮加权的估计概率单位 $\hat{y}_e$ 重复计算，直到各剂量组前后两轮估计概率单位之差均不超过 0.2 时停止。

（4）按公式 13-9 可计算任何死亡率（k%）时的致死剂量对数值 $\lg LD_k$，按公式 13-10 求其标准误 $S_{\lg LDk}$。按公式 13-11 求 LD_k 的 95% 置信区间的对数值，最后取其反对数。

$$\lg LD_k=\bar{x}+\frac{y_k-\bar{y}_w}{b} \qquad \text{（公式 13-9）}$$

上式中，y_k 为死亡率 k% 相应的概率单位。

$$S_{\lg LD_k}=\sqrt{\frac{1}{b^2}\left[\frac{1}{\sum nw}+\frac{(\lg LD_k-\bar{x})^2}{\sum nw(x-\bar{x})^2}\right]} \qquad \text{（公式 13-10）}$$

95% 置信区间为：

$$(\lg LD_k-1.96S_{\lg LD_k},\ \lg LD_k+1.96S_{\lg LD_k}) \qquad \text{（公式 13-11）}$$

本例使用加权概率单位法的计算过程如下。

（1）由前述图解法求得初估的剂量反应回归方程为 $\hat{y}_e=6.09x-6.34$

借助表 13-4 求出加权计算的基本数据。

表 13-4 第（1）～（3）栏为原始数据，第（4）栏由上述直线回归方程式 $\hat{y}_e=6.09x-6.34$ 求得，第（5）～（7）栏由式（4）～（6）求得，第（8）栏由 $y_w=m+Rp$ 算得，第（9）栏由第一轮加权直线回归方程式 $\hat{y}_w=a+bx$ 算得

$$\sum nw=27.7728$$

$$\sum nwx=51.645649,\ \sum nwy_w=138.356831$$

$$\sum nwx^2=96.604804,\ \sum nwxy_w=260.732686$$

（2）求加权直线回归方程：

$$\bar{x}=51.645649/27.7728=1.859577$$

表 13-4 加权计算的基本数据

剂量对数 x （1）	动物数 n （2）	死亡率 p （3）	估计概率单位 $\hat{y}_{e1}$ （4）	加权系数 w （5）	极小值 m （6）	全距 R （7）	作业概率单位 y_w （8）	估计概率单位 $\hat{y}_{e2}$ （9）
2.096 9	10	0.92	6.43	0.301 99	0.260 6	6.678 8	6.405 1	6.4
2.000 0	10	0.80	5.84	0.502 60	3.079 4	3.451 9	5.840 9	5.8
1.903 1	10	0.60	5.25	0.616 09	3.679 8	2.622 0	5.253 0	5.2
1.806 2	10	0.37	4.66	0.616 09	3.698 2	2.622 0	4.668 3	4.6
1.711 8	10	0.18	4.08	0.471 44	3.408 3	3.758 2	4.084 8	4.1
1.612 4	10	0.06	3.48	0.269 07	2.984 2	7.721 0	3.447 5	3.5

$$\bar{y}_w = 138.356\,831/27.772\,8 = 4.981\,739$$

$$\sum nw(x-\bar{x})^2 = 96.604\,804 - (51.645\,649)^2/27.772\,8 = 0.565\,763$$

$$\sum nw(x-\bar{x})(y_w-\bar{y}_w) = 260.732\,686 - 51.645\,649 \times 138.356\,831/27.772\,8 = 3.447\,561$$

$$b = 3.447\,561/0.565\,763 = 6.093\,6$$

$$a = 4.981\,739 - 6.093\,6 \times (1.859\,577) = -6.349\,8$$

$$\hat{y}_w = -6.349\,8 + 6.093\,6x$$

将表 13-4 第（1）栏数据代入上式得第（9）栏，第（4）栏与第（9）栏比较，最高剂量组$\hat{y}_{e1}-\hat{y}_{e2}=6.43-6.4=0.03$，比较满意，说明上式$\hat{y}_w=-6.349\,8+6.093\,6x$拟合较好。

（3）求 LD_{50} 及其 95% 置信区间：在第二轮计算中已求得：

$$\sum nw = 27.772\,8,\ \sum nw(x-\bar{x})^2 = 0.565\,763,\ \bar{x} = 1.859\,577,\ \bar{y} = 4.981\,739$$

按（公式 13-9）：

$$\lg LD_{50} = 1.859\,577 + \frac{5-4.981\,739}{6.093\,6} = 1.862\,57$$

$$LD_{50} = 72.87\text{mg/kg}$$

按（公式 13-10）：

$$S_{\lg LD_{50}} = 0.031\,15$$

按（公式 13-11）：

$$(1.862\,57 - 1.96 \times 0.031\,15,\ 1.862\,57 + 1.96 \times 0.031\,15) = (1.801\,516,\ 1.923\,624)$$

取反对数得（63.32，83.87）。

由于加权法计算结果准确，适用范围也较广，故最为常用。在图解法获得初值的基础上，估计此农药的 LD_{50} 为 72.87mg/kg，其 95% 置信区间为 63.32～83.87mg/kg。

为了使计算简单且结果也较精确，有学者提出简化加权概率单位法，适于 2～5 个剂量组，剂量分组取等比级数排列，每组动物数相同，一般用 10～20 只动物，较大动物每组至少需 5 只。$\lg LD_{50}$ 及其标准误的算式随剂量组数不同而异，具体方法可参见有关文献。

（二）面积法

对例 13-2 这类数据，若实验者在各组动物数相同的条件下，将各剂量组按照等比级数设置，是否可以换用一种更为简便的方法在允许牺牲一定准确性的条件下快速得到 LD_{50} 的估计值呢？

在一定条件下可采用面积法来回避加权法复杂的计算。面积法又称寇氏法（Kärber's method）或贝尔法，因由 Kärber 最先提出，后经 Finney 等修正。此法较之于前述加权概率单位法计算简便，故也较常用。其根据对数剂量与反应率的关系呈“S”型曲线的假设，由曲线包括的面积推导出与反应率 50% 相当的剂量。寇氏法要求：①各组剂量呈等比级数排列，可设 6～8 组；②各组动物数相同；③最大剂量组死亡率为 100%，最低剂量组死亡率为 0%。改进的寇氏法将适用范围放宽，最大剂量组死亡率可为 80%～100%，最低剂量组死亡率可为 0～20%。若最大剂量组的死亡率 $<80\%$，最小剂量组的死亡率 $>20\%$，则需改用其他方法计算。计算公式如下：

$$LD_{50} = \lg^{-1}[X_m - d(\sum p - 0.5)] \quad \text{（公式 13-12）}$$

$$S_{\lg LD_{50}} = d\sqrt{\sum \frac{p(1-p)}{n-1}} \quad \text{（公式 13-13）}$$

上式中，d 为相邻两剂量组对数剂量差值，即组距；X_m 为最大剂量组对数剂量；$\sum p$ 为各剂量组死亡率总和；n 为每组动物数。

对例 13-2 数据，因其符合上述面积法设计要求，故可按（公式 13-12）和（公式 13-13）直接求得：

$$LD_{50} = \lg^{-1}[X_m - d(\sum p - 0.5)] = \lg^{-1}[2.096\,9 - 0.096\,9(3.2 - 0.5)] = 68.44(\text{mg/kg})$$

$$S_{\lg LD_{50}} = d\sqrt{\sum \frac{p(1-p)}{n-1}} = 0.096\,9\sqrt{\frac{0.96}{9}} = 0.031\,6$$

$$\lg LD_{50} = 1.835\,3$$

LD_{50}的95%置信区间：

$lg^{-1}(1.835\,3 \pm 1.96 \times 0.031\,6) = (59.35, 78.92)$

即该毒物的LD_{50}为68.44mg/kg，其95%置信区间为59.35～78.92mg/kg。

（三）序贯法

例13-3　某研究者为估计一种预测有明显毒性试剂的急性经口途径LD_{50}，为节省动物数，使用序贯实验设计方案对小鼠进行急性经口毒性实验，得到该试剂的实验结果如表13-5，X表示对象死亡，O表示对象存活。

表13-5　序贯法实验结果

剂量	序贯实验结果
175	X
55	X
17.5	O
55	X
17.5	O
55	X
17.5	O

序贯法（sequential method）名称源于Wald在1948年发表的一本同名著作，它的研究对象是序贯实验方案，以及如何用这种方案得到的样本去作统计推断。Dixon和Mood将这种序贯实验设计方案应用在LD_{50}的计算上，称为上下法（up and down procedure，UDP）或阶梯法，1985年Bruce又对其进行了改进，目前是世界经济合作发展组织（Organisation for Economic Cooperation and Development，OECD）和美国国家环境保护局（Environmental Protection Agency，EPA）推荐的急性经口毒性评价方法之一。美国食品药品管理局（FDA）和我国原国家食品药品监督管理总局（CFDA）颁布的化学药物急性毒性试验技术指导原则也推荐使用该方法。由于所用剂量围绕在50%反应率的上下，比较集中，所以其最大的特点是节省实验动物，可用于作预实验摸索大致剂量范围，适用于能引起动物快速死亡的药物或短期内能判断效应的实验，不适用于有迟发型毒性反应特点的物质。这种方法在听觉、视觉和麻醉学研究中都有应用，可以同时估算LD_{50}及其置信区间。该方法分为限度实验和主实验，限度实验主要用于有资料提示受试物毒性可能较小的情形，在相关毒性信息很少或预测受试物有明显毒性时，应进行主实验。

传统的非序贯设计是在某几个设定好的实验品剂量每个水平上测试固定数量的动物中出现特定反应的比例来估计LD_{50}。而序贯设计常采用一个呈等比的剂量序列，将动物逐个序贯地进入实验，即第1只动物的给药剂量应采用与LD_{50}的估计值最接近且低一个级别的剂量；如果该动物存活，第2只动物给予高一级剂量，如果第1只动物死亡或出现濒死状态，第二只动物给予低一级剂量。当满足停止实验标准之一时，停止给药，同时根据终止时所有动物的状态计算LD_{50}的估计值及其置信区间。限度实验通常设定实验动物总数，主实验中停止标准如下：①连续3只动物存活；②任意连续6只实验动物中，有5只连续发生存活/死亡转换；③第1只动物发生存活/死亡转换之后至少3只动物进入实验，并且LD_{50}的估计值的范围超出临界值2.5倍。停止试验标准应在实验前确定。

序贯法计算LD_{50}最大似然估计的估计函数为：

$$L = \prod L_i$$

其中，L_i为第i个动物实验结果的似然值，存活时$L_i = 1 - \Phi(Z_i)$，死亡时$L_i = \Phi(Z_i)$（包括实验期间和之后被处死均算作死亡）。Φ为累积标准正态分布函数。

$$Z_i = \frac{\log(d_i) - \mu}{\sigma} \qquad \text{（公式13-14）}$$

上式中，d_i表示第i个动物接受的剂量，σ为剂量对数值的标准差，默认估计值可以为0.5。（公式13-14）中使似然函数L最大时的μ为$\lg LD_{50}$的估计值。

置信区间的估计分为以下两种情况：①若实验至少测试了3个不同的剂量且中间剂量组至少有一只动物存活一只动物死亡，则使用基于轮廓似然的方法计算其置信区间；②若所有动物在某个剂量组都存活且在高一级剂量组都死亡，则所有动物均存活的最高剂量作为区间下限，所有动物均死亡的剂量为区间上限，此区间称为近似区间。

AOT425是美国EPA开发的一个免费的专用计算软件，只需在软件界面中输入类似表13-6格式的实验数据，结果中就会报告序贯法LD_{50}的最大似然估计及标准误。利用 AOT425 软件可估计得到本例中该试剂的 LD_{50} 为 29.57，近似 95% 置信区间为 17.5～55.0。

二、实例拓展与适用范围

除上述方法外，Horn 法由于直接查表即可得到结果，在对准确性要求不高时也较常用。该法的基础是 Thompson（1947）提出的移动平均法（moving average method），Harris 在其基础上提出角变换法，Weil（1952）和 Horn 将其编成表格，使应用更为简便，但不够精准。在微生物学中，尤其在稀释分析中还可使用剂量反应累计法，该法由 Reed 和 Muench 于 1938 年提出，亦称 Behrens 法或 Reed-Muench 法。其计算方便，但结果不够精确，只可以作为实验过程中 LD_{50} 的粗略判断。设计上是用呈等比级数排列的剂量进行实验，要求每组动物数相等。具体应用可参见相关文献。

上述的 LD_{50} 是表示毒性大小的最常用指标，与之概念相似的还有半数致死浓度（LC_{50}），即能引起一组个体 50% 死亡所需的化合物浓度；半数耐受限量（median tolerance limit，TLM）也称半数存活浓度来表示一种环境污染物对某种水生生物的急性毒性。另外还有一些非致死剂量，如观察到有害作用的最低剂量（lowest observed adverse effect level，LOAEL），也叫阈剂量（toxic threshold level）、最小有作用剂量（minimal effect level，MEL）；未观察到有害作用的剂量（no observed adverse effect level，NOAEL），也叫最大无作用剂量（maximal no-effect level，MNEL）作为毒作用的评价参数。其中 LOAEL/NOAEL 主要根据亚慢性毒性试验或慢性毒性试验的结果来确定的，以 LOAEL/NOAEL 为基础，再除以安全因子（safe factor）或不确定因子（uncertainly factor）缩小若干倍后，可制订出某种外源性化学物的每天容许摄入量（acceptable daily intake，ADI）、参考剂量（reference dose，RfD）和最高容许浓度（maximal allowable concentration，MAC）等。

第三节　如何估计剂量反应关系曲线

前述 LD_{50} 等指标仅仅是发生特定毒性的一个点估计值，全面评价和描述化合物毒性还需要利用不同剂量与毒作用终点关系的全部数据来进行分析，剂量反应（dose-response）关系是对暴露剂量与毒效应发生概率之间关系的定量描述，根据对此关系的趋势描述和数据特点及分布假设可以有多种统计模型来对其评价，分为参数模型和非参数模型。参数模型常用的有 logistic 回归、probit 回归、Poisson 回归等，非参数回归常用样条回归（spline regression）等。

一、参数模型

例 13-4　试对表 13-6 小鼠毒性实验数据建立 logistic 回归方程对其进行剂量反应关系评价。

表 13-6　小鼠毒性实验数据

剂量	阳性数
120	9
100	7
80	4
60	4
40	3
20	1
10	1

logistic 回归方程形式为：

$$\ln(\frac{p}{1-p}) = a + bX$$

其中，p 为动物出现特定终点效应的阳性率，x 为剂量，a 为截距，b 为回归系数。对方程回归系数进行最大似然估计，得到 logistic 回归方程为：

$$\ln(\frac{p}{1-p}) = -2.646 + 0.035X$$

其假设检验结果如表 13-7 所示，按通常的 0.05 水准，方程有统计学意义。

表 13-7　logistic 回归方程假设检验结果

变量	估计值	标准误	Wald χ^2	P	$\exp(b)$
常数项	−2.646	0.660	16.056	<0.000 1	0.071
回归系数	0.035	0.009	16.389	<0.000 1	1.036

从表 13-7 可见，当剂量升高 1 个单位时，阳性效应风险将上升 3.6%。

将剂量进行对数变换对，对此例数据也可以进行 probit 回归，可得到如下回归方程及表 13-8 的结果：

$$\text{probit}(p) = -3.934 + 2.172\lg X$$

表 13-8　probit 回归方程假设检验结果

变量	估计值	标准误	z	P
常数项	−3.934	0.977	−4.026	<0.000 1
回归系数	2.172	0.550	3.948	<0.000 1

对于终点变量为二分类的剂量反应关系研究，logistic 和 probit 回归均为常用的方法。区别主要在于误差分布前者为 logistic 分布，后者为正态分布，而这 2 个分布形状也类似，只是前者的尾部面积稍大一些。对于一个具体数据，通常是通过拟合优度检验及 AIC 等统计量来比较哪一个模型更适合于当前数据，其中 AIC 数值越小表示拟合越好。

表 13-9　logistic 与 probit 回归的模型拟合比较

模型	拟合优度 χ^2	P	AIC
logistic 回归	1.609	0.900	76.495
probit 回归	4.323	0.504	79.236

此例数据的拟合优度结果显示 logistic 模型拟合较好（表 13-9），故可采用 logistic 回归结果。

另外，当终点为计数资料时，如毒理学中的遗传毒性实验常采用微核计数（micronucleus count）作为结果变量，此时的剂量反应关系评价还可以考虑使用 poisson 回归模型，可参见相关医学统计学教材。

二、非参数模型

样条回归是使用 1 个或多个连续性限制的虚拟变量模型，即利用样条节点将 2 条或多条回归线连接起来，避免回归线之间出现突然“跳跃”的情形下，来分段估计不同剂量范围内的非线性剂量反应关系。如果在整个剂量范围内回归线的斜率突然发生变化，但回归线本身不会出现断裂或者“跳跃”时，可以使用样条回归模型灵活地反应这种非线性关系。

以下以 3 个样条节点 a、b、c 为例介绍样条回归模型的构建：

第 1 步：构建一组特殊的虚拟变量 D_{1t}，D_{2t} 和 D_{3t}；

对第 1 个虚拟变量 D_{1t}，当 $X_t \leq a$ 时，$D_{1t}=0$，当 $X_t > a$ 时，$D_{1t}=1$；

对第 2 个虚拟变量 D_{2t}，当 $X_t \leq b$ 时，$D_{2t}=0$，当 $X_t > b$ 时，$D_{2t}=1$；

对第 3 个虚拟变量 D_{3t}，当 $X_t \leq c$ 时，$D_{3t}=0$，当 $X_t > c$ 时，$D_{3t}=1$。

第 2 步：生成虚拟变量相应的样条调节变量 Z_{1t}，Z_{2t} 和 Z_{3t}；

令 $Z_{1t}=D_{1t}(X_t-a)$，$Z_{2t}=D_{2t}(X_t-b)$，$Z_{3t}=D_{3t}(X_t-c)$

第 3 步：构建整体样条回归方程；

$$Y_t=a_0+b_0X_t+b_1Z_{1t}+b_2Z_{2t}+b_3Z_{3t}+e_t$$

a_0 是截距项，X_t 是自变量，b_1，b_2 和 b_3 是回归系数，e_t 是残差项。

第 4 步：假设自变量的取值范围为[0, d]，根据 3 个样条节点（a、b、c）将 X_t 分为 4 个阶段，可以得到每个阶段的方程；

第一阶段（0-a）：$Y_t=a_0+b_0X_t+e_t$

第二阶段（a-b）：$Y_t=(a_0-ab_1)+(b_0+b_1)X_t+e_t$

第三阶段（b-c）：$Y_t=(a_0-ab_1-bb_2)+(b_0+b_1+b_2)X_t+e_t$

第四阶段（c-d）：$Y_t=(a_0-ab_1-bb_2-cb_3)+(b_0+b_1+b_2+b_3)X_t+e_t$

例 13-5　为了探讨线粒体 DNA（mitochodrial DNA，mtDNA）拷贝数与高血压合并白蛋白尿的关系，研究者选取了某煤矿工人 677 人进行了研究。在 SAS9.2 软件中，采用限制性立方样条分析，实现 mtDNA 拷贝数与高血压合并白蛋白尿剂量反应关系的分析。其中样条回归是以 mtDNA 拷贝数为自变量，是否患高血压合并白蛋白尿为因变量，分析设置了 3 个节点，分别是 mtDNA 拷贝数 25%、50%、75% 分位数，结果显示，mtDNA 拷贝数与高血压合并白蛋白尿存在非线性关系，如图 13-3 所示。

该图结果提示，mtDNA 拷贝数在较低水平能够增加高血压合并白蛋白尿的风险，随着 mtDNA 拷贝数水平的增加，高血压合并白蛋白尿的风险降低，但由图形所见，两者之间并非简单的线性关系。

分析原始数据可知，mtDNA 拷贝数 25%、50% 和 75% 分位数分别为 11.93，13 和 14.37，即为自变量的 3 个样条节点。

首先构建 3 个的虚拟变量 D_{1t}，D_{2t} 和 D_{3t}，对第 1 个虚拟变量 D_{1t}，当 mtDNA ≤11.93 时，$D_{1t}=0$，当 mtDNA >11.93 时，$D_{1t}=1$；对第 2 个虚拟变量 D_{2t}，当 mtDNA ≤13 时，$D_{2t}=0$，当

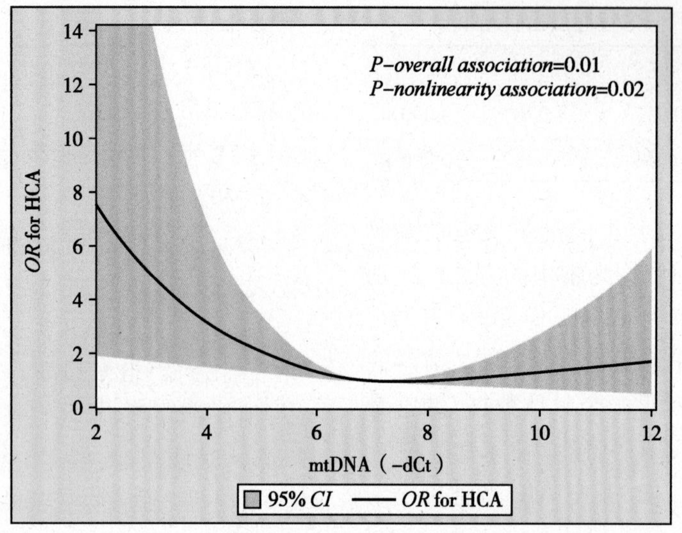

图 13-3 mtDNA 拷贝数与高血压合并白蛋白尿的样条回归示意图

mtDNA > 13 时，$D_{2t}=1$；对第 3 个虚拟变量 D_{3t}，当 mtDNA ≤ 14.37 时，$D_{3t}=0$，当 mtDNA > 14.37 时，$D_{3t}=1$。

其次，根据 3 个虚拟变量，生成相应的 3 个样条调节变量 Z_{1t}，Z_{2t} 和 Z_{3t}，且令 $Z_{1t}=D_{1t}$（mtDNA − 11.93），$Z_{2t}=D_{2t}$（mtDNA − 13），$Z_{3t}=D_{3t}$（mtDNA − 14.37）。

最后，构建样条回归方程如下：

$Y_t=a_0+b_0\text{mtDNA}+b_1Z_{1t}+b_2Z_{2t}+b_3Z_{3t}+e_t$

表 13-10 模型的参数估计

变量	参数估计	标准误	t	P
常数	0.951	0.497	1.913	0.056
mtDNA	0.057	0.043	1.319	0.188
mtDNA − 11.93	−0.139	0.090	−1.546	0.123
mtDNA − 13	0.144	0.114	1.256	0.210
mtDNA − 14.37	0.076	0.097	0.782	0.434

根据表 13-10 结果可知，回归方程为：

$$Y_t=0.951+0.057\text{mtDNA}-0.139(\text{mtDNA}-11.93)+0.144(\text{mtDNA}-13)+0.076(\text{mtDNA}-14.37)$$

第一段（0 < mtDNA ≤ 11.93）：

$$Y_1=0.951+0.057\text{mtDNA}$$

第二段（11.93 < mtDNA ≤ 13）：

$$Y_t=(0.951+11.93\times0.139)+(0.057-0.139)\text{mtDNA}=2.609-0.082\text{mtDNA}$$

第三段（13 < mtDNA ≤ 14.37）：

$$Y_t=(0.951+11.93\times0.139-13\times0.144)+(0.057-0.139+0.144)\text{mtDNA}=0.737+0.062\text{mtDNA}$$

第四段（14.37 < mtDNA）：

$$Y_t=(0.951+11.93\times0.139-13\times0.144-14.37\times0.076)+(0.057-0.139+0.144+0.076)\text{mtDNA}$$
$$=-0.355+0.138\text{mtDNA}$$

综上可知：mtDNA 的拷贝数低于 11.93 时，高血压合并白蛋白尿的数量逐渐升高；高于 11.93 后，数量持续升高，且速度加快，达到最快；直到 mtDNA 超过 13，上升的速度逐渐变得缓慢；当 mtDNA 超过 14.37，高血压合并白蛋白尿的数量随 mtDNA 的升高逐渐下降。

如果进一步把传统的参数模型和非参数方法相结合，可以利用各种广义加法模型（generalized additive model，GAM），在控制非参数项混杂因素的同时估计感兴趣毒物的剂量反应参数，可参见相关参考文献。

上述这些模型的分析结果中，剂量 - 反应关系的斜率对于刻画外源性化学物的毒性特征有重要意义。例如斜率绝对值较小而图形较为平缓的曲线，剂量的少量增加对终点效应影响不大，只有大幅度增加剂量才会出现效应的明显变化；对于斜率绝对值较大而图形陡峭的曲线，即使剂量的小幅变化也会引起终点效应的显著改变。尽管前述的 LD_{50}、ED_{50}、LOAEL 和 NOAEL 等可用来比较外源性化学物的毒性，但是由于这些数值没有用到全部数据的信息，虽然两种化合物的 LD_{50} 完全相同，但有可能其剂量反应曲线的斜率相差很大，其实际毒性也不同，故而剂量反应曲线可以克服半数效量的不足。另外，利用剂量 - 反应曲线还可估计毒物基准剂量，详见后述。

第四节 如何估计基准剂量

如前所述，危险度评定（risk assessment）传统上是基于 NOAEL/LOAEL 的一种方法，1984 年 Crump 提出了基准剂量（benchmark dose，BMD）作为替代方法以克服 NOAEL/LOAEL 的不足。基准剂量是指通过剂量反应曲线获得的引起某一特定的低水平反应时的剂量，该特定剂量水平所对应的反应称为基准反应（benchmark response，BMR）；BMD 的 95% 置信区间的下限值就是基准剂量下限值（benchmark dose lower confidence limit，BMDL），可用此来代替 NOAEL/LOAEL 进行危险度评定。低水平基准反应中的 BMR 水平通常为 1%、5% 或 10%，可以根据具体研究中毒理学和统计学的要求对不同情况进行调整。BMR 越低，BMDL 对于剂量反应模型的依赖性越大。例如欧洲食品科学委员会（SCF）提出，在动物研究中，分类资料预先设定的 BMR 为 10%，计量资料的 BMR 为 5%，而在计算黄曲霉毒素的 BMDL 时使用 1% 的 BMR。近些年，WHO、EPA、欧洲食品安全局（EFSA）等很多机构均在风险评估领域推广使用 BMD 法。传统的 NOAEL/LOAEL 方法易受实验设计剂量组及其组距的影响而不能全面地利用剂量反应关系；另外 NOAEL/LOAEL 法高度依赖样本量的大小，样本量小的实验因难以得到组间比较有统计学意义的结论，而会倾向于产生较大的 NOAEL/LOAEL 值；随着样本的增大，实验的可靠性增大，NOAEL/LOAEL 反而减小。BMD 法样本量小的时候模型估计结果的误差大，置信区间的范围也就越大，从而使相应的 BMDL 降低；较大的样本量由于误差小而使置信区间变窄从而产生较高的 BMDL。

BMD 分析的专用软件有美国 EPA 研发的 BMDS 软件和荷兰公共卫生与环境国家研究院（RIVA）研发的 PROAST 软件。2 个软件各有特点，以下介绍以 BMDS 结果为例。

例 13-6 某研究者为估计人群接触某化合物后对染色体损伤毒性的基准剂量，统计了 500 名职业暴露者的累计接触剂量（$mg \cdot m^{-3} \cdot year^{-1}$），取静脉血后进行胞质阻滞微核实验，记录双核淋巴细胞胞质中有微核的细胞数，将接触者微核率 ≥5‰判为发生染色体损伤，结果如表 13-11 所示，现要估计其 10%BMDL。

表 13-11 估计 BMDL 的剂量反应关系实验数据

剂量	暴露人数	反应人数
0	100	0
50	100	5
100	100	30
150	100	65
200	100	90

估计 BMD 可按照 5 个步骤来进行：①明确剂量反应终点效应变量的数据类型；②确定 BMR；③拟合候选的剂量反应模型；④确定最佳剂量反应模型；⑤估计 BMD 及 BMDL。

不同的结果变量和研究设计针对有不同的候选模型。在 BMDS 软件中，如果结果变量为连续型，候选模型包括线性 Hill、线性、多项式、幂函数、指数回归；如果是二分类变量，则有 Gamma、logistic、probit、Weibull 等 10 种备选模型；如果设计中考虑重复测量或者嵌套效应，也有专用的模型来估计。其中确定最佳模型也和前述估计剂量反应曲线类似，要考虑拟合优度等统计量来进行选择。

本例的估计过程如下。

（1）终点效应为分类变量，结合研究设计和散点图（略），可考虑 Gamma、logistic、probit、Weibull、log-logistic、log-probit 等几种备选拟合模型。

（2）基准反应 BMR 初步设定为 10%。

（3）拟合上述 6 种候选的剂量反应模型，其拟合优度结果列于表 13-12。

（4）从表中可见，Weibull 回归拟合效果较好。

（5）根据 Weibull 回归的剂量反应曲线，当反应率 BMR 为 10% 时，相应的 BMD 估计值为 64.242 0mg/m^3•year，基准计量 95% 下限 BMDL 为 55.214 1mg/m^3•year。

本例 Weibull 回归曲线及其 BMD 估计结果如图 13-4 所示。

需要指出的是，BMD 较之于传统的 NOAEL 同样有一定的缺点，例如由于计算复杂而需要专门的软件，而有时太过复杂的模型会使得估计参数个数多于实验组数而无法求解。另外，与 NOAEL 一样，将其用于估计参考剂量时仍然需要通过不确定因子外推。

表 13-12　6 种候选模型的拟合结果

模型	AIC	拟合优度 *P* 值	BMD	BMDL
Gamma	361.607	0.744 6	66.037 4	57.629 9
logistic	363.957	0.483 7	69.583 9	61.189 2
probit	362.057	0.758 7	66.883 3	58.323 5
Weibull	360.400	0.999 4	64.242 0	55.214 1
log-logistic	362.982	0.453 8	68.178 1	59.787 1
log-probit	364.271	0.265 2	66.144 8	58.675 5

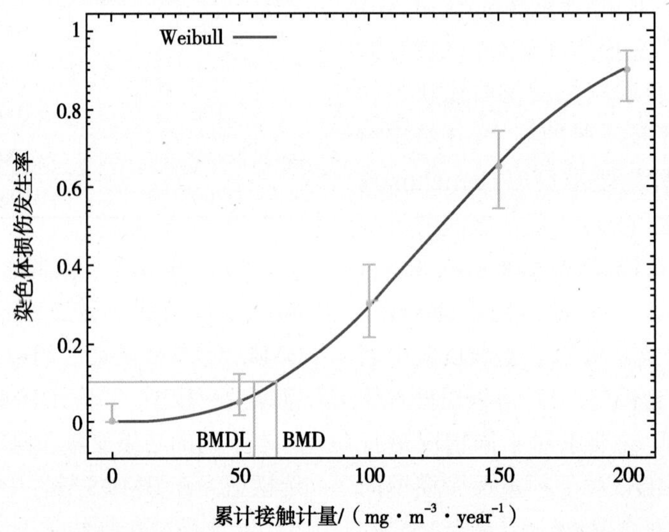

图 13-4　Weibull 回归曲线及 BMR 为 10% 时的 BMD 与 BMDL 图示

（王　彤）

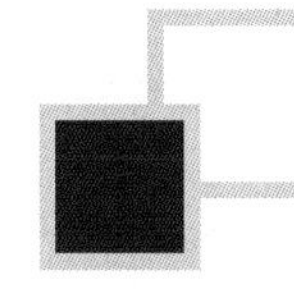

第十四章　如何进行常规临床试验的设计与分析

临床试验（clinical trial）是针对“人体”进行的有“干预”的医学研究，其目的是观察“干预”的效果或作用，是指任何在人体进行的药物或治疗方案的系统性研究，以证实或揭示其作用、不良反应和/或试验药物的吸收、分布、代谢和排泄，目的是确定试验药物或治疗方案的有效性和安全性。由于疾病的复杂性及受试者的个体差异，要验证一种新的治疗方法是否有效或比哪种疗法更有效，需进行科学、严格的临床试验设计与分析。

药物研发的本质在于提出有效性、安全性相关的问题，然后通过研究进行回答。临床试验作为在人体进行的研究，正是用于回答与研究药物预防、治疗或诊断疾病相关的特定问题。通常采用两类方法对临床试验进行描述。按研发阶段分类，可分为Ⅰ期、Ⅱ期、Ⅲ期和Ⅳ期临床试验，按研究目的分类，又可分为临床药理学研究、探索性临床试验、确证性临床试验和上市后研究。2 个分类系统各自都有一定的局限性，在实际应用中是互补共存的，形成一个动态的有实用价值的临床试验网络（图 14-1）。

本章将基于临床试验设计基本原则，以按研究目的分类为主线结合若干临床实例分别介绍各类研究的统计学设计与分析，并就临床试验统计分析中若干特殊问题的处理加以讨论。

第一节　临床试验设计基本原则

实验性研究一般由处理因素（experiment/treatment factor）、实验/受试对象（subject）和实验/试验效应（experiment/treatment effect）3 个要素组成。根据实验对象或受试对象的不同，实验常分为以下 3 类：①在实验室以动物或生物样品为实验对象的研究；②临床试验，其受试对象为患者或健康志愿者；③现场试验（field trial），其受试对象通常为自然人群。

例 14-1　某单位研发了一种胆碱能拮抗剂—苯环喹溴铵喷鼻剂，用于治疗感冒后急性鼻炎的卡他症状，经过前期的探索性临床试验，拟采用每喷 90μg 的剂量作进一步研究。

在这项研究中，处理因素即是否接受鼻喷剂治疗，是研究者根据研究目的施加给受试对象的特定干预措施；受试对象即根据试验纳入与排除标准筛选合格的适应证人群，是处理因素作用的对象；而试验效应是在处理因素作用下观察到的

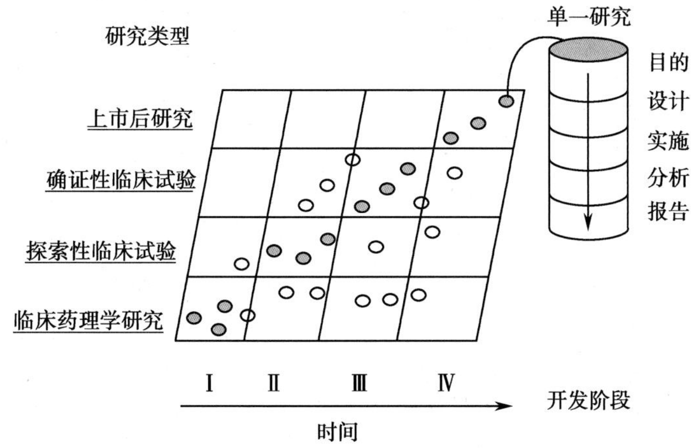

图 14-1　临床研发阶段与研究类型间的关系

实心圆代表某一研发阶段最常进行的研究类型；空心圆代表某些可能但较少进行的研究类型

受试对象的反应或结局，在这里即为鼻喷剂治疗后症状改善情况。但事实上，观察到的试验效应是包括处理因素在内的众多因素共同作用产生的综合效应，即

$$试验效应(E)=处理因素的效应(E_T)+非处理因素的效应(E_N) \quad (公式14\text{-}1)$$

在研究设计时，首先应分清处理因素和非处理因素。相对于处理因素，非处理因素指的是非本次研究所关注的，但可能对试验效应产生影响的因素，通常来源于：①研究对象的自身特征，如受试者性别、年龄、病情轻重，实验动物的雌雄、体重、遗传特性等；②实验过程中某些环境因素的波动，如实验室温度、湿度的变化、不同季节、不同昼夜的影响等；③效应观察者在知晓研究对象所接受的干预措施时的主观心理因素；④其他潜在的未知因素。

其次，处理因素应当标准化，即在同一处理组中应始终保持不变，包括处理因素的施加方式、频率和持续时间等。为了更好地凸显处理因素的作用或效应，应遵循实验性研究设计基本原则，最大限度地控制各种非处理因素对试验效应的影响。

一、试验设计基本原则

临床试验属于实验性研究，也遵循实验性研究设计的基本原则，包括对照（control）、重复（replication）和随机化（randomization），它们是保证组间均衡、减少偏倚的重要手段。

（一）对照

在例14-1的研究中，试验组使用苯环喹溴铵喷鼻剂，对照组给予等量且无药理作用的安慰剂。这就是对照的设立。

临床试验在设置接受干预措施的试验组（treatment group）的同时，应设立对照组（control group），即需设置不同量或强度的处理因素，这种不同的量或强度在统计学上称为因素的水平（level）。常见的水平设置方式有施加不同干预措施、不同剂量等。此时，若能保证非处理因素的效应在试验组和对照组中相同，即$E_{N_试验组}=E_{N_对照组}$，则试验组的效应$E_{试验组}$与对照组的效应$E_{对照组}$的差异即可认为是两组干预措施的效应$E_{T_试验组}$和$E_{T_对照组}$的不同引起，从而说明处理因素的作用。对此可用下式表达：

$$\begin{array}{l}E_{试验组}=E_{T\_试验组}+E_{N\_试验组}\\E_{对照组}=E_{T\_对照组}+E_{N\_对照组}\end{array}\xrightarrow{E_{N\_试验组}=E_{N\_对照组}}E_{试验组}-E_{对照组}=E_{T\_试验组}-E_{T\_对照组} \quad (公式14\text{-}2)$$

这里，$E_{N_试验组}=E_{N_对照组}$称为组间均衡性，指试验组和对照组除给予的处理不同外，非处理因素及其效应保持一致，且在整个试验过程中，试验组和对照组应始终处于同时同地进行效应的观察，以排除试验过程中环境因素波动的影响，即设立同期对照（concurrent control）或平行对照（parallel control）。相反，若某非处理因素在比较组间不具有可比性，则可能掩盖或歪曲处理因素与试验效应间的真实联系，从而作出错误的结论，此时称该非处理因素为混杂因素（confounder）。

对照的形式有多种，由于临床试验的研究对象是人，如何设立对照必须慎重考虑，不能违背伦理，不允许所设立的对照对受试者的健康构成危害。常用的对照形式有安慰剂对照、无治疗（空白）对照、阳性对照、剂量反应对照和外部对照等。

所谓安慰剂（placebo）是指除不包含试验药的有效成分外，在外观上例如剂型、形状、大小、颜色，以及重量、气味、味道等方面与试验药物尽可能保持一致且无药理作用的赋形剂或模拟剂（dummy）。安慰剂对照试验的优点在于能够证明疗效，同时可以区分是由于试验药还是由于潜在疾病等引起的不良事件，消除疾病自然进程的影响。当使用安慰剂对照不会延误病情治疗、不会有额外的、严重或不可逆伤害的风险时，才是合适的对照选择。如果已经存在有效的治疗方法，这时再用安慰剂对照就存在伦理问题，一般不予采用，除非有强有力的、科学合理的方法论支持的理由相信使用安慰剂以确认治疗的疗效及安全

性的必要性。

在临床试验中，无论是研究者或是受试者，如果知晓正在使用的是试验药或对照药，就可能有意无意地给试验结果带来偏倚。盲法（blinding）是药物临床试验中除随机化外控制上述偏倚的有效方法，简单来说就是使研究者和/或受试者不清楚接受的是何种处理，根据设盲程度分为双盲（double-blind）、单盲（single-blind）和非盲即开放（open-label）。开放试验不设盲，所有与试验相关的人，包括受试方（受试者及其亲属或监护人）、研究方（研究者、医务人员、监察员、数据管理人员和统计分析人员）都知道受试者接受的是何种处理，主观因素引起的偏倚较大。单盲试验只有受试方不知道治疗分组，双盲试验是指受试方和研究方都不知道受试者的分组情况。与单盲试验相比，双盲试验进一步地控制了试验参与人员可能引起的选择、测量或混杂偏倚，但执行较为复杂，需要有严格的管理制度和保密措施。安慰剂对照试验必须结合盲法实施，一般采用双盲设计。

无治疗（空白）对照是指对照组不施加任何处理措施，与安慰剂对照不同，由于采用的是开放设计，无法避免研究方和受试方主观期望效应形成的评价偏倚，在临床试验中很少采用，但可适用于：①由于处理手段非常特殊，安慰剂盲法试验无法执行，或者执行起来极为困难。例如试验组为放射治疗、外科手术等；②试验药的不良反应非常特殊，以至于无法使研究者处于盲态。对于第1种情况，在条件允许、有可操作性的前提下，有时也可采用假干预对照，例如“模拟照射”“模拟手术”等。

临床实践中研究关注的往往并不在于是否给予治疗，而是在不同治疗方式中进行选择。在一种新的治疗方法出现时，可以与公认有效的药物或标准的治疗方案进行比较，称之为阳性对照。因此这类试验相对于安慰剂对照试验考虑伦理学和实际可行性问题要少。试验药与阳性对照之间的比较需要在相同条件下进行，阳性对照药物使用的剂量、给药方案必须是该药最优剂量和最优方案，否则会导致错误的结论。阳性药物对照试验应尽可能达到双盲，由于不同药物的外观或用法用量可能也不同，实在难以做到试验药和对照药完全一致时，通常需借助双模拟（double dummy）技术，即为试验药与对照药各制备相应的安慰剂，试验组受试者服用试验药加上对照药的安慰剂，对照组受试者服用对照药加上试验药的安慰剂，各药及其安慰剂的服药方法相同，因此，试验组与对照组在用药的外观与给药方法上保持一致，每个入组受试者所服用的药物、每天次数、每次剂量都是一样的，这样能够保证双盲法的顺利实施。相对而言，安慰剂对照试验只需要制备试验药的安慰剂，采用的是单模拟技术。

将试验药物设计成几个剂量，受试者被随机分入其中一个剂量组中，安慰剂（即零剂量）组可有可无，随后观察结果，这样的对照形式称为剂量反应（dose-response）对照。剂量反应对照主要用于研究剂量和疗效/不良反应的关系，或者仅用于说明疗效，常用于探索性研究，一般采用双盲设计，通常也需要借助双/单模拟技术。

外部对照是一组接受试验药物的受试者与该试验以外的一组患者进行比较，可以由以前接受过治疗的一组患者或者在同一时间但是在另一个条件下的一组患者组成。历史对照是将过去的研究结果与试验药物进行比较，属于外部对照。外部对照试验的主要缺点是不能控制偏倚，只有两组间治疗作用差异显著、疾病过程可以预测、观察终点客观且基线和试验变量对终点的影响都相似时，外部对照才有说服力。常用于探索性研究，例如评价试验药物对无有效治疗方案且死亡率很高的新发疾病、恶性肿瘤的有效性和安全性等。另外，一些医疗器械的研究，因无法采用同期平行对照，常采用外部对照。

上述对照的基本类型在临床试验中会根据实际情况灵活应用。例如，在阳性对照临床试验中，增加一个安慰剂对照组，形成试验药物同时与安慰剂和阳性药物进行对照的三臂（three-arm）试验，可以同时评价试验药是否有效以及与阳性药物的疗效差别，常用于非劣效性试验中，具有较好的检验敏感性，不需要依赖外部试验就能进行非劣效统计学推断。在安慰剂对照试验中，如果试验方案是在所有受试者接受标准疗法的基础上，试验组加用试验药物，对照组加用安慰剂，又称为加载（add-on）试验。这里的标准治疗是已被证实能够降低死亡率或复发率，受试者经标准疗法治疗肯定获益，而且只能保持不宜中断的治疗。在抗肿瘤、抗癫痫和抗心力衰竭的药物研究中，一种标准疗法还不是完全有效，但已证实受试者不能脱离这种标准疗法时可采用加载试验。虽然加载研究所表达的疗效和安全性是一种联合疗法的结果，但是当试验药物和标准疗法具有完全不同的药理机制时，加载研究是非常有效的。

（二）重复

重复是指在相同实验条件下进行多次研究或观察，以提高实验结果的可靠性和科学性。广义的重复包括：①对同一受试对象进行重复观测，保证观察结果的精度，例如，在测量血压时一般测量 3 次，以 3 次的平均值作为最终观察值；②研究对象的重复，避免把个别情况误认为普遍情况、把偶然或巧合的现象当作必然的规律；③研究本身的重复，确保试验的重现性，提高试验的可靠性，一个不可重复的研究是没有科学性的。这其中，研究对象的重复需要“一定数量”，也就是样本量（sample size），使结果具有稳定性，使检验假设达到预定的检验效能。

尽管大多临床研究的目的主要体现在有效性和安全性评价 2 个方面，样本量估计作为临床试验设计中极为重要的环节常用于有效性评价，是为满足统计的可靠性（Ⅰ型错误的控制和足够的检验效能）估算出所需的样本量。《药物临床试验的生物统计学指导原则（2016）》指出：临床试验中所需的样本量应具有足够大的统计学检验把握度，以确保对所提出的问题给予一个可靠的回答，同时也应综合考虑监管部门对样本量的最低要求。样本量估计足够即可，过大的样本量会增加研究的可行性问题和质量控制的难度，同时也造成浪费。

在临床研究目的确定之后，首先考虑试验设计，包括对照的选择、比较类型、设计类型、评价指标等，然后根据效应量考虑相应统计分析方法，并根据试验特点定义统计特征，例如统计分布、检验水准、检验效能、单双侧检验和组间例数分配比例等，再应用合适的样本量估计方法计算出满足统计学要求的最少样本量，最后根据协变量、试验过程中的脱落率和依从性等具体情况进行适当调整。

1. 对照的选择与比较类型 对照的类型之前已详述，选择不同对照的临床试验中药物疗效的确认应具备一定的条件：以安慰剂或阳性药为对照的试验应至少显示出高于对照药的疗效以确认试验药优效于对照药，称为优效性（superiority）试验；以阳性药为对照的试验如果显示出试验药在一定的临床界值下不差于对照药，同时有证据表明试验药和对照药均优效于安慰剂（例如三臂试验），可确认试验药非劣效于对照药，称为非劣效性（non-inferiority）试验；以阳性药为对照的试验如果在满足试验药非劣效于对照药的基础上，同时还显示出在一定的临床界值下不优于对照药，可确认试验药等效于对照药，称为等效性（equivalence）试验。根据对照的选择和研究目的，临床试验中比较的类型，按统计学中的假设检验可分为优效性检验、非劣效性检验和等效性检验，将在后续章节详述。

2. 设计类型 临床试验的设计类型常用的有平行组设计、交叉设计、析因设计、成组序贯设计、适应性设计等。

平行组设计（parallel design）是最常见的设计类型，可为试验药设置 1 个或多个对照组，试验药也可设 1 个或多个剂量组，这完全取决于试验目的。对照组可以为阳性或阴性对照。阳性对照一般采用按所选适应证的当前公认的有效药物，阴性对照一般采用安慰剂，但必须符合伦理学要求。

交叉设计（crossover design）是按事先设计好的试验顺序，在各个时期对受试者逐一实施各种处理，以比较各处理间的差异。交叉设计是将自身比较和组间比较设计思路综合应用的一种设计方法，它可以较好地控制个体间的差异，以减少受试者人数。常用于药物的生物利用度、生物等效性研究或临床上目前尚无特殊治疗而病情进展缓慢的慢性病患者的对症治疗，但不适宜有自愈倾向或病程较短的疾病治疗研究。

最简单的交叉设计是 A、B 两种药物 2 个阶段的 2×2 交叉设计，即将每个受试者随机分配到 AB 或 BA 两个不同的试验顺序组中，其中，AB 顺序组的受试者在第一阶段接受 A 处理，在第二阶段接受 B 处理，而 BA 顺序组与 AB 顺序治疗恰好相反。由于每个试验阶段的用药对后一阶段有一定的延滞作用，称为延滞效应。采用交叉设计时为避免延滞效应一般要求每个受试者需经历如下几个试验过程，即准备阶段、第一试验阶段、洗脱期和第二试验阶段，其中第一试验阶段后需安排足够长的洗脱期或有效的洗脱手段，以消除其延滞效应。

采用交叉设计时应考虑延滞效应对试验数据分析评价的影响。2×2 交叉设计难以区分延滞效应与时期 - 药物的交互作用。如需进一步分析和评价延滞效应，则可考虑采用 2 个处理多个阶段的交叉设计（例如：2×4 的 ABBA/BAAB 交叉设计）。多种药物多个阶段的交叉设计也是经常用到的，例如：3×3 交叉设计，即 3 种处理（A、B、C）、3 个阶段、6 种顺序（ABC/BCA/CAB/ACB/CBA/BAC）的交叉设计（详见本章第二节）。由于每个受试者接受了所有处理组的治疗，提供了多个处理的效应，因此交叉试验中应尽量避免受试者的失访。

析因设计（factorial design）是通过处理的不同组合，对 2 个或多个处理同时进行评价。最简单的是 2×2 析因设计，将受试者随机分配到 A、B 两种处理的任一可能组合中，即只有 A、只有 B、既有 A 又有 B、既无 A 又无 B。在药物临床试验中常用于复方研究，探索两种药物不同剂量的适当组合。很多情况下，该设计主要用于检验 A 和 B 的交互作用，如果试验的样本量是基于检验主效应的目的而计算的，关于交互作用的假设检验，其检验效能往往是不足的。

传统的试验设计方法，例如上述的平行组设计、交叉设计和析因设计等，需要完成试验所需的所有样本量后再对药物的有效性和安全性进行评价，但临床研究者、申办方有时则希望在试验进行过程中进行监测和评价，期中分析的概念应运而生。它允许在试验过程中，根据已积累的试验信息对药物的有效性和安全性进行中期评价。在期中分析的基础上，成组序贯设计、适应性设计等临床试验设计方法也相应地被提出和应用于实际临床试验中。有关这些设计的详细介绍可参见本章第四节和第六节。

3. 观察指标　观察指标是指能反映临床试验中药物有效性和安全性的观察项目，分为定量指标和定性指标。观察指标必须在研究方案中有明确的定义和可靠的依据，不允许随意修改。对于观察指标，在研究的设计阶段，首先需要根据研究目的，严格定义与区分主要指标和次要指标，其次是根据主要指标的性质（定量或定性）和特征（1 个或多个、单一指标或复合指标、临床获益或替代指标、客观 / 主观指标或全局评价指标等），调整研究的统计设计策略，以达到研究的预期目的。

临床试验的样本量通常依据主要指标作出相应的假定后进行估计的。主要指标又称主要终点（primary endpoint），是与试验主要研究目的有本质联系的，能确切反映药物有效性或安全性的观察指标。在Ⅱ、Ⅲ期临床试验中主要指标一般是有效性指标，上市后 IV 期临床试验主要指标可以是有效性指标也可以是安全性指标，或兼而有之。如果样本量估计需要同时兼顾有效性和安全性，在设计时应针对主要有效性指标和主要安全性指标分别提出统计学假设，逐一计算样本量，取其较大者。

主要指标应根据试验目的选择易于量化、客观性强、重复性高，并在相关研究领域已有公认标准的指标。主要指标的详细定义包括指标类型、测量方法、统计分析模型等，都必须在试验设计阶段充分考虑，并在试验方案中明确规定。一般情况下，主要指标仅为 1 个，若 1 个主要指标不足以说明药物效应时，可采用 2 个或多个主要指标，此时样本量估计要考虑多重性问题（详见本章第六节）。

4. 效应量　在主要指标明确后，应根据指标类型进一步确定效应量（effect size），并考虑相应的统计分析方法。不同的指标类型相应的效应量有：均数的组间差值或标准化差值，率的组间差值或比值（RR、HR）、优势比（OR），或相关系数 ρ、回归系数 β 等。

效应量参数的确定一般通过以下途径：①首选内部证据，即本项目既往研究结果，例如将同一项目的预试验、探索性试验的研究结果作为确定参数的依据；②当本项目的既往研究无法提供确切的参数数据，或尚未开展研究时，可以参照外部证据，即他人公开发表的研究结果，若同类报道不止 1 个，最好是经 meta 分析所得合并效应量作为样本量估计参数；③如果本试验没有任何既往研究结果可以参照（内部或外部），或既往研究数据不能得到本试验设计所需的参数，例如评价指标不同、设计类型不同等，可以设定预期效应量，但应认识到效应量的大小直接关系到样本量的大小，受主观上对试验药物或器械信心程度影响大，应根据实际情况合理估计。有时，如果对所依据的参数数据有较大的不确定性，在试验设计时可以考虑通过期中分析对样本量进行再估计（详见本章第六节）。

5. 统计特征 样本量估计方法的选择与主要指标的统计分布密切相关，基于正态分布的假定会选择参数方法，基于非正态分布的假定会选择非参数方法，生存资料的样本量估计会因指数或 weibull 分布的假定而不同。

通常情况下，检验水准也就是Ⅰ型错误概率 α 以双侧 0.05 最为常用，如果采用单侧检验需要给出充足的理由，但对于一般意义的检验水准 0.05 而言，如果取单侧 0.025，其实质仍然是双侧 0.05；检验效能 $1-\beta$ 一般不得低于 80%。若涉及多重性问题，应考虑通过校正控制Ⅰ型错误的膨胀或检验效能的不足。

组间样本量的比例一般要求尽可能相同即平衡，此时效率最高、所需总样本量最小。有时处于伦理考虑，在安慰剂对照试验中会采用非平衡设计，试验组的样本量相对多一些，例如新药Ⅲ期临床试验，因为试验组的疗效相对可以确定，样本量设计相对要大一些，比如为安慰剂组的 2 倍或 3 倍。

样本量的估计通常是从检验统计量计算公式反推而来，故常用公式法，即根据研究目的、研究方案、统计分析方法及效应指标的本身变异性等参数选择合适的公式进行估计。

在例 14-1 中，通过比较试验组（90μg/ 喷）与安慰剂组治疗前后流涕症状严重程度评分变化值来说明苯环喹溴铵喷鼻剂治疗感冒后急性鼻炎症状的作用，可采用平行组设计，试验组和安慰剂组同期开始试验，平行推进。两组样本量的比例采用平衡设计 1∶1，双侧检验，每组例数的估计可选择两独立样本均数比较的样本量估计公式，即

$$n_1 = n_2 = 2 \times \left[\frac{(z_{1-\alpha/2} + z_{1-\beta})\,\sigma}{\delta}\right]^2 \qquad \text{（公式 14-3）}$$

上式中，$Z_{1-\alpha/2}$ 为标准正态分布的 $1-\alpha/2$ 分位数。α 常取 0.05，则 $Z_{1-\alpha/2}=1.96$；Z_β 为假设检验犯Ⅱ型错误概率 β 下的单侧 z 值，通常要求其不高于 0.20。两组样本量不等比的公式另见本章第四节公式 14-21。本例取 $\beta=0.1$，$Z_\beta=1.28$；σ 为效应指标的总体标准差，δ 为两组效应指标间的差异。根据文献，取 $\sigma=1$，$\delta=0.4$，代入公式得：

$$n_1 = n_2 = 2 \times [\frac{(1.96+1.28)\times 1}{0.4}]^2 = 131.2 \approx 132$$

即每组至少需要 132 例感冒后急性鼻炎患者，考虑到试验过程中可能出现脱落，增加 20%，故计划每组例数为 158 例，合计 316 例。

样本量的估计公式和方法众多，计算也较为复杂，目前有一些专门用于计算样本量的软件，例如 PASS、nQuery 等，需要注意的是，不同的软件使用的公式可能不同，所以计算出的结果也不一定相同。此处仅介绍两独立样本均数比较的样本量估计，其他资料类型比较的样本量估计详见后续章节。

（三）随机化

根据前期的样本量估算，本例计划纳入 316 名成年感冒后急性鼻炎患者作为受试对象，按 1∶1 的比例分别随机给予苯环喹溴铵喷鼻剂或安慰剂治疗，即通过随机分组，使参加试验的每名受试者都有相等的机会被分配到各处理组中，而不受研究者或受试者主观意愿的影响，保证除研究因素以外的其他可能产生混杂效应的非处理因素在组间分布均衡，例如本例中的性别、年龄、急性鼻炎的严重程度及其他未知的潜在非处理因素等基线，从而避免组间的系统误差。

随机化的意义在于可以使得各处理组的各种非处理因素，不论是已知或未知的、对疗效和安全性评价有或没有影响的因素，在组间分布皆趋近于相似，使组间基线具有可比性，是应用假设检验对试验数据进行比较分析的前提。随机化和盲法结合可有效避免处理分组的可预测性，控制对受试者分组的选择偏倚。按照随机分组的概率在试验中是否保持一致，可以分为固定随机化（fixed allocation procedure）和动态随机化（dynamic randomization）。

1. 固定随机化方法 固定随机化是按照事先确定的概率将受试者分配至不同的处理组别，并在整个研究过程中保持分配概率不变，常见的

有简单随机化、区组随机化、分层随机化、分层区组随机化。

简单随机化：除了对受试者数量及组间分配比例有所要求外，对随机化序列不强加任何限制，其分组常不均匀，在临床试验中很少应用。临床试验的随机化一般采用区组随机化法和/或分层随机化法。

区组随机化：的优点是在随机化过程中时刻保证各组人数的平衡。如果受试者的入组时间较长，区组随机化是临床试验所必须的，这样有助于减少季节、疾病流行等客观因素对疗效评价的影响，也可减少因方案修订（如纳入标准的修订）所造成的组间受试者的差异。区组（block）的大小要适当，太大易造成组间不均衡，太小则易造成同一区组内受试者分组的可猜测性，一般区组长度选取的范围在4～10之间，为试验组数的整数倍以上。研究者及其相关人员，应该对区组长度（block length）保持盲态，这在开放的临床试验中尤为重要。也可设定2个或多个区组长度，或采用中央随机化系统以尽可能减少分组的可预测性。

采用简单随机法中排序法对区组中的受试者进行分配，可以不受区组大小的影响，实现可变区组，对固定大小的区组也同样适用。例如，要将20例受试者分配到2个处理组，区组长度分别为4、6、4、2、4，在每个区组内分别按随机数字排序，顺序在前1/2的分到A组，后1/2分到B组，随机分组结果见表14-1。

分层随机化：有助于保持层内的组间均衡性，分层因素应根据试验目的和影响试验结果的因素来确定。多中心临床试验采用的随机化方法主要是分层区组随机化法，中心通常是一个分层因素。如果药物的效应会受到一些预后因素（如受试者的病理诊断、年龄、性别、疾病的严重程度、生物标志物等）的影响时，也应将其作为分层因素考虑。

当样本量、分层因素及区组长度决定后，由专业人员采用统计软件产生随机分配表，就是用文件形式写出对受试者的处理安排，即处理（在交叉试验中为处理顺序）的序列表。随机分配表必须具有重现性，即根据随机数种子、分层、区组长度等参数可以重现这组随机序列。

2. 动态随机化方法 动态随机化指在试验随机分组过程中，每位受试对象分到各组的概率非固定不变，而是根据一定条件进行调整，它能有效保证各试验组之间例数和某些重要的混杂因素或预后因素接近一致。当需要考虑多个分层因素，如肿瘤类临床试验，需考虑年龄、病理类型、基线水平等因素，采用分层随机化，可能导致试验无法进行，此时可采用动态随机，已入组的受试者特征将影响下一个受试者的分组，系统将根据各层面上的组间均衡性决定受试者的随机化组别。尽管动态随机可以实现多分层因素下的随机化，但不建议设计过多的分层因素，因为过多的分层因素可能造成其他因素在处理组间的不均衡，建议分层因素一般不宜超过3个。常见的动态随机化方法有偏性掷币（biased coin）法、瓮（urn）法、最小化（minimization）法、动态均衡随机化（dynamic balanced randomization）法等，近年来讨论较多的方法是最小化方法和动态均衡随机化法。

（1）偏性掷币法：又称偏币法，最早由Efron于1971年正式提出，是最简单的动态随机化方法之一。其基本思想是指各组受试对象数量相等或相差不超过允许范围时，新受试对象分到k个处理组的概率均为$1/k$。一旦各组入组受试对象数量出现较大偏差，超过允许范围，则其分到例数较少组的概率应升高，根据研究者预先设定的调整概率对新入组受试对象的分组进行调整，以纠正各组例数的不均衡。研究者需事前确定2个参

表14-1 排序法可变区组随机分配表

	随机区组																			
	1				2						3				4		5			
受试者编号	1	2	3	4	5	6	7	8	9	10	11	12	13	14	15	16	17	18	19	20
随机数字	59	72	40	23	63	18	50	26	9	96	92	85	3	79	25	98	43	89	37	14
区组内排序	3	4	2	1	5	2	4	3	1	6	4	3	1	2	1	2	3	4	2	1
组别	B	B	A	A	B	A	B	A	A	B	B	B	A	A	A	B	B	B	A	A

数：一是各组例数相差的允许范围，即各组例数相差超过此范围则需对下一受试对象的入组进行调整；二是调整概率，即如果各组例数相差达到或超过允许范围，下一例受试对象分入例数较少组的概率。该概率越大纠正不平衡越快，在两组试验中，该概率一般取介于0.5～1.0中的一个数值。

（2）瓮法：最早由Wei等提出，它与偏性掷币法目的和基本思想类似，即通过概率调整方法均衡各组纳入的例数。瓮法设计中有2个参数m和c，在装有各m个两种颜色圆球的瓮中每次随机抽取1个圆球，根据圆球的颜色进行分组，然后放回该球并加入c个另一颜色的圆球，继续上述过程重复抽样。现以40个受试对象分为两组（黑球代表A组，白球代表B组）为例进行说明，首先需确定2个参数m和c，m为各组例数，即抽样开始前瓮中黑球和白球的个数，此处$m=20$；c为调整数，即假定从瓮中抽出1个黑球（白球）后，在放回黑球（白球）后需要加入白球（黑球）的个数，本例c取2。抽样开始时，瓮中黑球和白球的个数相同，均为20，因此抽中黑球和白球的概率均为0.5，假如第1次抽出1个白球，则序号为1的受试对象分入B组，此时应将白球放回瓮中，同时加入2个黑球。继续抽样，这时抽中黑球和白球的概率分别为0.524和0.476；如果第2次抽出1个黑球，则序号为2的受试对象分入A组，此时应将黑球放回瓮中，同时加入2个白球，继续抽样，此时抽中黑球和白球的概率依然均为0.5；如此循环，直至分组完成，从而达到组间例数相同或相近（表14-2）。

（3）最小化法：首先由Taves于1947年在偏性掷币法的基础上提出来，后为Pocock和Simon改进完善。其原理是新入组受试对象要综合考虑已入组受试对象基线影响因素的分布情况，分别分析其进入各处理组时，重要混杂因素或预后因素分布不均衡造成的影响，使受试对象有更大概率进入目标组，以减小各处理组间混杂因素或预后因素的不均。此法能够从整体上综合考虑受试对象的重要混杂因素或预后因素，提高试验均衡性和检验效能，在样本量不大的情况下有其他随机化方法所不能匹及的优势，为许多统计专家推崇，甚至有人称之为临床试验的“铂金标准”。最小化法的实施通常有如下4个步骤。

第一，确定混杂因素或预后因素及其权重。混杂因素或预后因素的选定，由研究者根据实际工作经验与相关文献决定，主要选择那些可能影响或混淆研究结论或对研究结论影响较大的因素，然后根据预试验或实际经验，赋以相应权重。需要注意的是，在多中心临床试验中，中心应作为一个重要的混杂因素或预后因素参加分组，否则会导致结论的较大偏倚。

第二，处理组的分类与更新。假设试验中有k个处理组，i个混杂因素或预后因素，每个因素有j个水平，则n_{kij}表示k处理组中i因素j水平现有受试对象的例数。在试验处理分配时，第1例受试对象先按简单随机化分配，之后所有受试对象按照最小化法分配。如某研究将受试对象随机

表14-2 瓮法将40例受试对象分入两组的过程（以前10个受试对象为例）

序号	瓮中球数/个		抽中概率		抽中球	A组累计例数	B组累计例数
	黑球	白球	黑球（A）	白球（B）			
1	20	20	0.500	0.500	白	0	1
2	22	20	0.524	0.476	黑	1	1
3	22	22	0.500	0.500	黑	2	1
4	22	24	0.478	0.522	白	2	2
5	24	24	0.500	0.500	白	2	3
6	26	24	0.520	0.480	黑	3	3
7	26	26	0.500	0.500	黑	4	3
8	26	28	0.481	0.519	白	4	4
9	28	28	0.500	0.500	白	4	5
10	30	28	0.517	0.483	黑	5	5
⋮	⋮	⋮	⋮	⋮	⋮	⋮	⋮

分为试验组和对照组两组（$k=2$），混杂因素或预后因素有性别（$i=1$）、年龄（$i=2$）、病史（$i=3$）3个，需入组1名女性，35岁，无病史受试对象，则原有因素内受试对象数及累加情况如表14-3。

第三，计算各因素的不均衡性 D_{ij} 和总不均衡性 G_k。按照表14-4选择其中一种方法计算各混杂因素或预后因素的不均衡性 D_{ij}，然后根据赋予各混杂因素或预后因素的权重分别计算各组的总不均衡性 G_k。

$$G_k=\sum w_i D_{ij} \quad \text{（公式 14-4）}$$

上式中，w_i 为各混杂因素或预后因素的权重，将最小的 G_k 作为目标组；如果 k 组 G_k 值相等，则选择组中例数较少组；若例数相等，则进入每组的概率相同。这4种方法中以极差法和方差法较为常用。

第四，确定入组概率 P 值。计算入组概率 P 值的方法有3种（表14-5）。若受试对象分入目标组的概率为 P_s，进入其他非目标组的概率为 P_k，

表 14-3　受试对象入不同组累加情况

混杂因素或预后因素	受试对象入试验组因素内现有受试对象数（累加数）		受试对象入对照组因素内现有受试对象数（累加数）	
	试验组 $k=1$	对照组 $k=0$	试验组 $k=1$	对照组 $k=0$
性别 $i=1$				
男 $j=1$	5	7	5	7
女 $j=0$	7+1	6	7	6+1
年龄 $i=2$				
18岁～，$j=1$	4	4	4	4
29岁～，$j=2$	3+1	6	3	6+1
39岁～，$j=3$	5	3	5	3
病史 $i=3$				
有 $j=1$	8	6	8	6
无 $j=0$	4+1	7	4	7+1

表 14-4　不均衡性 D_{ij} 的计算

方法	计算公式	适用条件	说明
符号法则	$D_{Ai}=1, n_{Aij}\geqslant n_{Bij}$ $0, n_{Aij}<n_{Bij}$ $D_{Bi}=1, n_{Bij}\geqslant n_{Aij}$ $0, n_{Bij}<n_{Aj}$	两组试验	n_{Aij} 和 n_{Bij} 为受试对象分入A组和B组相应因素相应水平内的例数
极差法	$D_{ij}=\lvert n_{1ij}-n_{0ij}\rvert$	两组试验	n_{1ij} 和 n_{0ij} 假设为受试对象进入组和未进入组的例数
方差法	$D_{ij}=\mathrm{Var}(n_{1ij}, n_{2ij}, \cdots, n_{kij})$	两组及多组试验	对不均衡情况反映更灵敏，效率更高，在两组试验中与极差法类似
最大限值上限法	$D_{ki}=1, n_{kij}\geqslant S$ $0, n_{kij}<S$	两组及多组试验	S 为研究者根据试验需要设定的受试对象例数

表 14-5　入组概率 P 的计算

方法	计算公式	说明
（1）	$P_s=a$ $P_k=(1-p)/(g-1)$	a 为研究者人为选定的固定值，且 $P_k<a\leqslant 1$。当 $a=1$ 时，受试对象自动进入目标组。Sarah Brown 等通过模拟指出 $P_s=0.8$ 时，得到结果最为均衡。g 为处理组数
（2）	$P_k=q-2(gq-1)k/[g(g+1)]$	q 为设定值，其值越大则分配确定性越强，$1/g<q<2/(g-1)$ 分别为受试对象进入组和未进入组的例数
（3）	$P_k=\frac{1}{g-t}[1-\frac{tG_k}{\sum G_k}]$	t 为设定值，且 $0<t<1$。G_k 为分入 k 组的总不均衡性

其设定原则为使受试对象进入目标组的概率更大，即 $P_s > P_k$。

（4）动态均衡随机化：最先由 Signorini 等提出，后由 Heritier 等简化。其原理是根据试验需要，确定 m 个重要的混杂因素或预后因素作为分层因素，优先考虑最重要的分层因素，逐个计算各分层因素亚组中各处理组例数的差值大小，给予受试对象随机的或确定性的处理分配，逐步调整各重要混杂因素或预后因素在处理组间的分布，使之尽量达到均衡。动态均衡随机化的实现有以下步骤。

第一，确定分层因素及其权重：分组前由研究者或临床医生根据试验目的确定分层的混杂因素或预后因素。

第二，确定最大差值 η_i：确定各分层因素亚组中所能接受的各处理组入组人数的最大差值 η_i。

第三，分配第 1 例受试对象：采用简单随机化方法。

第四，分配其他受试对象：考察与欲分配受试对象具有相同因素水平的已入组受试对象在各组的分布情况。如性别是需考虑的分层因素，现要入组的受试对象是男性，则应计算已入组男性受试对象中接受 A、B 处理的各有多少例数，该值是否超过 η_i 值。分配处理因素时先考虑权重最大的分层因素，若此层处理组间例数相差超过或等于 η_i，则该受试对象分入此层例数较少组；如未超过，考虑下一个分层因素；如所有分层因素亚组的例数差值均未超过 η_i 值，则考虑 A、B 组的例数差是否超过 η_i 值，若仍未超过则随机分配。

如某临床试验中，研究者认为应考虑混杂因素的顺序为病史、性别、年龄和整体情况，其 η_i 值依次为 2、2、3、2。已入组 25 例受试对象的分层因素、处理组间分布如表 14-6 所示。现 1 名 37 岁女性有病史患者欲进入试验，考虑如何分组。

3. 双盲临床试验的随机化过程与盲态的执行 无论采用固定随机化还是动态随机化，双盲临床试验为了在随机化的过程中保持盲态，需由不参与临床试验的人员根据专业人员采用统计软件产生的随机分配表对试验用药物进行分配编码，该过程称为编盲，即按照随机分配表在外形完全一致的药盒上写上使用该药物的受试者的序号。按照例数分配情况把药物分发给参加研究的各中心。临床研究者根据受试者入组时间先后按照药盒上的序号，严格从小到大依次给受试者发放药物，注意先后顺序不得随意变动，否则会破坏随机化效果。随机数、产生随机数的参数及试验药物编码统称为双盲临床试验的盲底，用于编盲的随机数产生时间应尽量接近于药物分配包装的时间。编盲过程应有相应的监督措施和详细的编盲记录。完成编盲后的盲底应一式两份密封，分别交临床研究负责单位和申办者保存。试验未结束或未达到方案中揭盲规定，盲底不许打开。

应根据随机分配表为完成编盲的试验药物制作应急信件，该信件可以是为每一个受试者编号配备的包含该受试者处理信息、并加以密封不透光的纸质应急信件（与受试者编号一一对应），也可以是通过网络系统获取受试者处理信息的电子应急信件（与受试者编号无对应关系），内含揭盲密码，仅可对任一例受试者进行紧急揭盲，之后即失效。一一对应的纸质应急信件应随相应编号的试验药物发往各临床试验中心，由该中心负责保存，非必要时不得拆阅。电子应急信件应保证每个中心至少 1 份，使用后及时补充。在发生紧急情况如严重不良事件、意外妊娠或患者需要抢

表 14-6 已入组 25 例受试对象混杂因素的分布情况

混杂因素		η_i	试验组	对照组	组间差值	备注
病史	有	2	8	7	1	未超过 η_i 值
	无		4	6		考虑下一因素
性别	男		5	7		也未超过 η_i 值
	女	2	7	6	1	考虑下一因素
年龄 / 岁	18～		4	4		差值等于 η_i 值
	29～	3	3	6	3	故分入例数较
	39～48		5	3		少的试验组
整体		2	12	13	1	

救必须知道该患者接受的是何种处理时，由研究人员按试验方案规定的程序拆阅应急信件进行紧急揭盲。应急信件一旦被拆阅，该编号病例将中止试验，研究者应将中止原因记录在病例报告表中。

揭盲即编码的公开，在报告试验分析结果时需要公开各位受试者所接受的是哪一种处理。当试验组与对照组的例数不相等时，只有一次揭盲。当试验组与对照组的例数相等时，试验方案中一般规定采用 2 次揭盲法。2 次揭盲都由保存盲底的有关人员执行，并有其他有关人员参加。数据文件经过盲态审核（blind review）并认定正确无误后将被锁定，进行第 1 次揭盲。第 1 次揭盲是在统计分析前公开随机分配表的药物编码分类（如 A 药或 B 药），以便与数据文件进行连接后进行组间比较的统计分析。但此时还未公开药名的编码，还不知道哪一个编码对应哪一种药。第 2 次揭盲是统计分析结束并完成临床总结报告后公开药名的编码。此次揭盲标明 A、B 两组中哪一组为试验组，哪一组为对照组。

4. 中央随机化　在跨地域多中心的临床试验中，由于存在地域差异，各中心在受试者招募、随机入组、药物消耗等方面进度会不尽相同，从而导致临床试验超期、药物浪费等一系列问题，而传统的人工管理方式很难有效控制这些问题，为了解决这些问题，一些公司将计算机、网络技术和电信技术集成，成功地开发出各种多中心临床试验的中央随机化系统（central randomization system）。中央随机化系统是指在多中心临床试验中，各协作医院的随机化分配和药物配给集中由一个独立的机构或组织来安排和实施，各个协作医院通过交互式网络应答系统（interactive web response system，IWRS）或交互式语音应答系统（interactive voice response system，IVRS）进行联系和操作，一般包括受试者筛选、随机化、药物指定、药物供应管理、紧急揭盲和其他功能模块。利用中央随机系统，可以实施各种随机化方法，包括区组随机、分层随机、动态随机等；不同地理位置的研究者可以通过网络或语音随时进行受试者入组登记、筛选、随机、药物发放和紧急揭盲等操作；物流管理中心可以实时监控各中心药物分发情况和库存信息，并及时进行药物补给；申办者可以实时掌握各中心受试者入组进度并进行调整优化。

二、统计分析

（一）统计分析计划

统计分析计划（statistical analysis plan，SAP）是比试验方案中描述的分析要点更加技术性和有更多实际操作细节的一份独立文件，包括对主要和次要评价指标及其他数据进行统计分析的详细过程。一般由试验统计学专业人员起草，并与主要研究者商定，旨在全面而详细地陈述临床试验数据的分析方法和表达方式，以及预期的统计分析结果的解释。确证性试验要求提供详细分析原则及预期分析方法。探索性试验通常描述概括性的分析原则和方法。统计分析计划初稿应形成于试验方案和病例报告表确定之后，在临床试验进行过程中以及数据盲态审核时，可以进行修改、补充和完善，不同时点的统计分析计划应标注版本及日期，正式文件在数据锁定和揭盲之前完成并予以签署。如果试验过程中试验方案有修订，则统计分析计划也应作相应的调整。如果涉及期中分析，则相应的统计分析计划应在期中分析前确定。

（二）统计分析集

严谨科学的试验设计是数据分析的前提，根据不同的研究目的，用于统计分析的数据集应事先在方案中明确定义，即分析时应包括哪些受试者，不包括哪些受试者，并在盲态审核时确认每位受试者所属的分析集。一般情况下，临床试验的分析数据集包括全分析集（full analysis set，FAS）、符合方案集（per protocol set，PPS）和安全集（safety set，SS）。在定义分析数据集时，需遵循以下 2 个原则：①使偏倚减到最小；②控制 I 型错误率的增加。

意向性分析的原则（intention to treat principle，ITT）是指主要分析应包括所有随机化的受试者。这种保持初始的随机化的做法对于防止偏性是有益的，并且它为统计学检验提供了可靠的基础，这一基于所有随机化受试者的分析集通常被称为 ITT 分析集。理论上遵循 ITT 需要对所有随机化受试者的研究结局进行完整的随访，但实际中这种理想很难实现，因而也常采用全分析集（FAS）

来描述尽可能的完整且尽可能地接近于包括所有随机化的受试者的分析集。全分析集指尽可能接近符合意向性分析原则的理想的受试者集。该数据集是从所有随机化的受试者中，以最少的和合理的方法剔除后得到的。

符合方案集亦称为"可评价病例"样本。它是全分析集的一个子集。纳入符合方案集的受试者一般具有以下特征：①完成事先设定的试验药物的最小暴露量：方案中应规定受试者服用药物的依从性达到多少为治疗的最小量；②试验中主要指标的数据均可以获得；③未对试验方案有重大的违背。

对于确证性试验，宜同时采用全分析集和符合方案集进行统计分析。当两种数据集的分析结论一致时，可以增强试验结果的可信性。当不一致时，应对其差异进行讨论和解释。如果符合方案集被排除的受试者比例太大，则将影响整个试验的有效性。

ITT/全分析集和符合方案集在优效性试验和等效性或非劣效性试验中所起的作用不同。一般来说，在优效性试验中，应采用ITT/全分析集作为主要分析集，因为它包含了依从性差的受试者而可能低估了疗效，基于ITT/全分析集的分析结果是保守的。符合方案集显示试验药物按规定方案使用的效果，但与上市后的疗效比较，可能高估疗效。在等效性或非劣效性试验中，用ITT/全分析集所分析的结果并不一定保守，在统计分析时，可以用符合方案集和ITT/全分析集作为分析人群，2个分析集所得出的结论通常应一致，否则应分析并合理解释导致不一致的原因。

安全集通常应包括所有随机化后至少接受1次治疗且有安全性评价的受试者。对于每一位从分析数据集中排除的受试者，都应该在盲态审核时阐明理由，并在揭盲之前以文件形式写明。

（三）统计分析方法

临床试验中数据分析所采用的统计方法和软件应是国内外公认的；统计分析应建立在正确和完整的数据基础上，关于缺失数据的处理另见本章第六节；采用的统计模型应根据研究目的、试验方案和观察指标选择。分析之前对关键变量是否要进行变换，最好根据以前的研究中类似资料的性质，在试验设计时即做出决定。数据变换是为了确保资料满足统计分析方法所基于的假设，变换方法的选择原则应是公认常用的。拟采用的变换（如对数、平方根等）及其依据需在试验方案中说明。数据分析大致可概括为以下几个方面。

（1）描述性统计分析：一般多用于人口学资料、基线资料和安全性资料，包括对主要指标和次要指标的统计描述。

（2）参数估计、置信区间和假设检验：参数估计、置信区间和假设检验是对主要指标及次要指标进行评价和估计的必不可少的手段。试验方案以及统计分析计划中，应当说明检验假设、待估计的处理效应、统计分析方法以及所涉及的统计模型。若考虑应用统计模型控制基线以提高估计精度，或利用可能有差异的基线对估计值进行校正（如采用协方差分析方法），均需在试验方案或统计分析计划中事先说明。假设检验应说明所采用的是单侧还是双侧检验，如果采用单侧检验，应说明理由。单侧检验的Ⅰ型错误率往往选择为双侧检验的一半，以保证单双侧检验的一致性。主要指标效应分析采用固定效应模型还是随机效应模型，应在试验方案或统计分析计划中事先规定。统计分析方法的选择要注意考虑指标的性质及数据分布的特性。无论采用参数方法或非参数方法，处理效应的估计应同时给出效应大小、置信区间和假设检验结果。除主要指标和次要指标外，其他指标的汇总和报告也应在试验方案或统计分析计划中简要说明，如在整个试验过程中对安全性数据分析所采用的方法等。特别强调，在确证性试验中，只有方案或统计分析计划中事先规定的统计分析才可以作为确证性证据的依据，而其他的分析只能视作探索性研究。

（3）协变量分析：评价药物有效性的主要指标除药物作用以外，常常还有其他因素的影响，如受试者的基线情况、不同治疗中心受试者之间差异等因素，这些因素在统计学中可作为协变量处理。在试验前应认真考虑可能对主要指标有重要影响的协变量以及采用的可以提高估计精度的方法，补偿处理组间由于协变量不均衡所产生的影响。对于确证性分析，应事先在方案中规定在统计模型中校正哪些协变量，以及校正的依据。当采用分层随机时，分层因素应作为协变量进行校正。对于随机后测量的协变量，通常不应进行校正。对于事先没有规定校正的协变量，通常不应进行校正，或做敏感性分析，将校正后的结果作为参考，而不应该取代事先规定的分析模型。

（4）交互作用检验：交互作用是指一个因素的水平改变时，另一个或几个因素的效应也相应有所改变。当交互作用存在时，表示各因素不是相互独立的；反之，如果不存在交互作用，则表示各因素相互独立。

在多中心临床试验中，对主要指标进行统计分析时，除了需要分析各中心的效应外，还需检验中心与组别的交互作用，用于分析中心间结果的同质性。一般有两种可能性：①如果中心与处理间不存在交互作用，可认为各中心的研究结果一致，则在模型中包含交互作用项将会降低主效应检验的效能。如果不存在交互作用，说明各因素的作用效果相互独立，逐一分析各因素的主效应即可（主效应是指某一因素各水平间的平均差别）。因此，对主要指标的分析如采用考虑中心间差异的统计模型来分析处理的主效应时，不应包含中心与处理的交互作用项。②如果中心和处理之间存在交互作用，则说明各中心研究结果有差异，各因素的作用效果相互间是不独立的，需根据各中心疗效结果具体分析差异来源，找出原因。由于交互作用的存在，对处理效应的解释也将很复杂，而且会影响药物真实疗效和安全性结果的判定。对于交互作用的分析应该事先在试验方案或统计分析计划中说明。关于中心效应的评价详见本章第六节。

第二节　临床药理试验的设计与分析

临床药理学是研究药物与人体相互作用规律的一门学科，它以药理学和临床医学为基础，阐述药物代谢动力学（又称为药代动力学，简称药动学，pharmacokinetics，PK）、药物效应动力学（又称为药效动力学，简称药效学，pharmacodynamics，PD）、不良反应的性质和机制及药物相互作用规律等。新药上市申请应有临床药理学研究支持对药物的安全性和有效性的评估。研究内容主要包括药物对人体的效应（药效动力学和不良反应）、人体对药物的处置（药代动力学）、药物代谢及物质平衡、剂量 - 暴露量 - 效应关系、药物相互作用、药物基因组学、定量药理学、特殊人群的临床药理学、群体药代动力学等。临床药理学研究一般在早期临床试验阶段进行，也可以根据药物研发需要在其他阶段进行。在不同临床试验阶段，临床药理学的研究任务和内容又各不相同。临床药理学研究通常是非治疗目的，一般在健康志愿者中进行，以减少疾病本身对结果判定的影响。但是有些药物如细胞毒类药物，对健康人群有危害，只能在患者中进行研究。

早期（Ⅰ～Ⅱa）临床试验，几乎全部是临床药理学相关研究工作，承接药物非临床研究（主要指毒理学、药代动力学试验、药效动力学试验）的结果，转化到人体中开展耐受性试验、药代动力学试验和药效动力学试验。其主要目的在于：①对非临床研究的动物试验结果进行概念验证（proof of concept），并分析人和动物的种属差异；②初步评估药物在人体上的安全性和有效性，作出是否继续研发的决策；③若继续研发，为后期临床试验优化出能够平衡获益和风险的剂量和给药方案。本节主要结合实例介绍如何进行临床药理学试验中的耐受性研究、药代动力学研究和药效动力学研究的设计与分析。

一、如何进行人体耐受性试验的设计与分析

新开发的药物首次进入人体要进行人体耐受性试验，受试对象多为健康志愿者，但在抗肿瘤等具有显著潜在毒性药物情形下通常选择常规治疗失败的重病患者作为研究对象，主要任务是探索最大耐受剂量（maximum tolerated dose，MTD），即在不同剂量水平下，对患者建议的既安全又有效的剂量。

在物种差异尚未完全明确的情况下，本试验是安全性风险最高的一个临床试验，因而在试验设计和具体实施上要格外慎重。在进行人体耐受性试验前，应掌握 2 个方面的信息：一个是非临床研究评价结论，另一个是研究药物或类似药物已有的临床研究或文献信息。这些信息对于估算人体试验的安全起始剂量，选择监测临床不良反应的指标具有重要意义。在药物首次用于人体时，一般应首先计算和确定最大推荐起始剂量（maximum recommended starting dose，MRSD），

然后再进行该剂量的单次给药耐受性试验。人体首次临床试验的 MRSD 应是预期在人体不出现不良反应的剂量，根据动物毒性试验的结果或同类产品应用的剂量来确定，应起码相当于或略高于拟临床常用剂量的高限，具体算法可参考国内外相关的指导原则和相关方法（包括定量药理学方法等）。

一般情况下，多次给药耐受性试验通常在单次耐受性试验获得结果后再开展，并且通常在获得了单次给药的人体药代动力学试验结果后进行。单次耐受性试验和单次药代动力学试验结果应能够指导多次给药耐受性试验的设计，如剂量选择及给药方式的确定、给药与进餐的关系、不良反应的性质和程度等。许多情况下，在单次给药耐受性试验的同时可进行单次药代动力学研究，多次给药的药代动力学研究与多次给药的耐受性试验同时进行。耐受性试验属于临床早期的安全性探索试验，为获得更为可靠的研究结果，如果条件允许建议尽量采用随机、双盲、安慰剂对照的试验设计。

MTD 估计是否准确，将影响后期试验的成败，是整个新药研发中非常关键的环节。Ⅰ期临床试验的显著性特点是样本量小，如何在小样本的情况下，得到 MTD 的准确估计，并能保障受试者的安全，需要有相应可靠地研究设计和统计方法来确保其实施。

由于人体耐受性试验的任务是探索毒性水平，在安全性方面有较高的要求，常采用剂量递增的序贯方法进行。探索 MTD 的基本思路如下：设（d_1，…，d_J）为 J 个待研究的递增剂量水平，即 $d_1<\cdots<d_J$)，p_d 为剂量 d 时的毒性概率，通常可以认为，治疗效果是毒性概率的不减函数，即若 $d_j<d_j+1$，则 $p_{dj}<p_{dj}+1$。设 p_T 为 MTD 靶水平，即受试者中出现剂量极限毒性（dose limit toxicity，DLT）事件的概率最大为 p_T，人体耐受性试验的任务是探索出使得毒性概率最接近 p_T 的剂量 j^*，并且在试验过程中，试验设计方法至少应做到：①分配于剂量 j^* 下进行试验的受试者比例大以保证其有效性；②在高于剂量 j^* 下进行试验的受试者比例应很小应保证其安全性。一般的做法为：分配一组受试者于某个剂量 d_j 下进行试验，根据当前试验结果决定下一组受试者应分配到剂量 d_{j+1}、d_{j-1} 还是仍在 d_j 下进行试验，例如，若在剂量 d_j 下出现过高的毒性反应，则下一组受试者应被分配到低一级的剂量 d_{j-1} 下进行试验。每组受试者越多，试验进程就越快。应在试验开始前设定耐受性试验终止标准，即出现哪些不良事件或者达到什么暴露浓度时，剂量递增试验应终止。应根据药物拟定的目标适应证人群的特点，确定终止试验的标准，在健康志愿者进行试验时，尽量不要给受试者带来健康危害。当前确定 MTD 的方法主要有基于规则的设计（rule-based design）和基于模型的设计（model-based design）两大类。

（一）基于规则的设计

基于规则的设计确定 MTD 的方法包括传统 3+3 设计、成组增减设计（group up-and-down design）、偏倚硬币设计（biased coin design）、加速滴定设计（accelerated titration design）、PGDE（pharmacologically guided dose escalation）设计等。以传统 3+3 设计为例，如图 14-2 所示，最初在剂量 1（最低剂量）水平下，纳入一组 3 例受试者进行试验，观察毒性反应结果，3 人中：若超过 1 人出现 DLT，试验终止；若仅 1 人出现 DLT，则在此剂量水平下再纳入一组受试者；若没有人出现 DLT，则在高一级的剂量水平下重复以上步骤。当剂量 j 水平下已纳入两组受试者时，6 人中：超过 1 人出现 DLT，若该剂量为最低剂量，试验终止，否则降低一个剂量水平再纳入一组受试者，若该剂量水平 $j-1$ 下已有 6 例受试者，剂量 $j-1$ 即为 MTD；仅 1 人出现 DLT，若剂量 j 已是最高剂量或者来自高一级剂量水平的下调，剂量 j 即为 MTD，否则在高一级的剂量水平下重复以上步骤。此处，MTD 靶水平被定义为≤2/6DLT，即毒性概率小于 33%。

例 14-2 *Zeste* 基因增强子同源物 2（enhancer of zeste homolog 2，EZH2）是一种组蛋白甲基转移酶，如被异常激活，将导致控制细胞增殖的基因失调，从而可引起非霍奇金淋巴瘤及其他多种实体瘤细胞的无限制迅速生长。一种口服、首创、小分子 EZH2 抑制剂 Tazemetostat 可通过抑制 EZH2 酶活性而发挥抗肿瘤作用。近期，一项关于 Tazemetostat 治疗复发性或难治性 B 细胞非霍奇金淋巴瘤和晚期实体瘤的开放性Ⅰ期

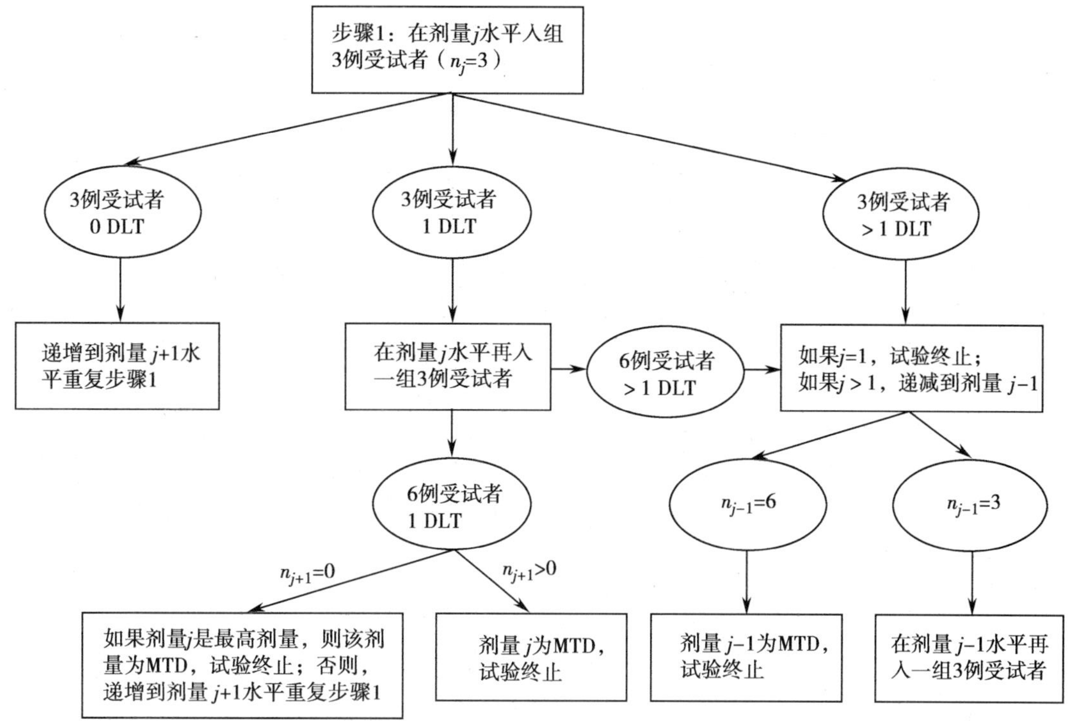

图 14-2 传统 3+3 设计示意图

临床试验在法国的 2 个中心开展，主要目的是明确 Tazemetostat 的最大耐受剂量 MTD 或推荐用于Ⅱ期试验的剂量。该研究招募了 64 例年满 18 岁、美国东部肿瘤协作组（Eastern Cooperative Oncology Group，ECOG）评分≤1 分、预期寿命至少 3 个月、器官功能能够耐受治疗的复发性或难治性 B 细胞非霍奇金淋巴瘤和晚期实体瘤患者，治疗方案为口服 Tazemetostat 2 次 /d，连续服用 28d 为一个周期。剂量爬坡采用传统 3+3 设计，起始剂量为 100mg，后续剂量阶梯分别为 200、400、800、1 600mg，计划在低于 MTD 的最高 2 个剂量水平扩大队列。

剂量爬坡进程见图 14-3。队列 1 在初始 100mg 剂量水平同时纳入 6 例受试者，其中 3 例服用片剂、3 例服用口服混悬剂，均未出现 DLT；之后仅对片剂进行剂量爬坡，直至在 1 600mg 剂量水平队列 5 中出现 1 例 DLT（血小板减少严重程度 4 级），因此在该剂量水平继续纳入 3 例受试者，未再出现 DLT，也即 1 600mg 剂量水平下毒性概率为 1/6，由于已爬坡到最高剂量，未探索到试验规定的 MTD，结合不良反应、药代动力学、药效动力学和临床疗效等其他评价指标综合判定 800mg 每天 2 次为Ⅱ期试验推荐剂量。

传统 3+3 设计是基于规则的临床试验设计方法的代表，有许多拓展和变形，它没有采用统计方法技术和模型，也不具有自适应性，操作简单，但该方法本身也粗糙，存在 MTD 估计不正确、过多受试者分配在低剂量下进行试验、不能灵活设定 MTD 靶水平等不足。尽管如此，由于临床研究者在无需生物统计学家的帮助下即可自行进行 MTD 的探索研究，3+3 设计仍在Ⅰ期临床试验实践中被广泛采用，所有提出的最新设计方法都是以能在实践中替代 3+3 为其目标。

（二）基于模型的设计

Bayes 统计方法可将前期试验结果用于当前的统计决策，具有天然的序贯决策的性质，且符合伦理要求，为 MTD 的探索提供了方法学。CRM（O'Quigley 等，1990）、TPI（Ji 等，2007）、CCD（Ivanova 等，2007）、BLRM（Neuneshwander 等，2008）、mTRI（Ji 等，2010、2013）、BOIN（Liu&Yuan，2015；Yuan 等，2016）、mTRI-2（Guo 等，2017）和 Keyboard（Yan 等，2017）等一系列基于模型的设计应运而生。

其中，连续重新评估方法（continual reassessment method，CRM）设计是最早提出的 Bayes 方法，CRM 假定第 j 个受试者服用药物后

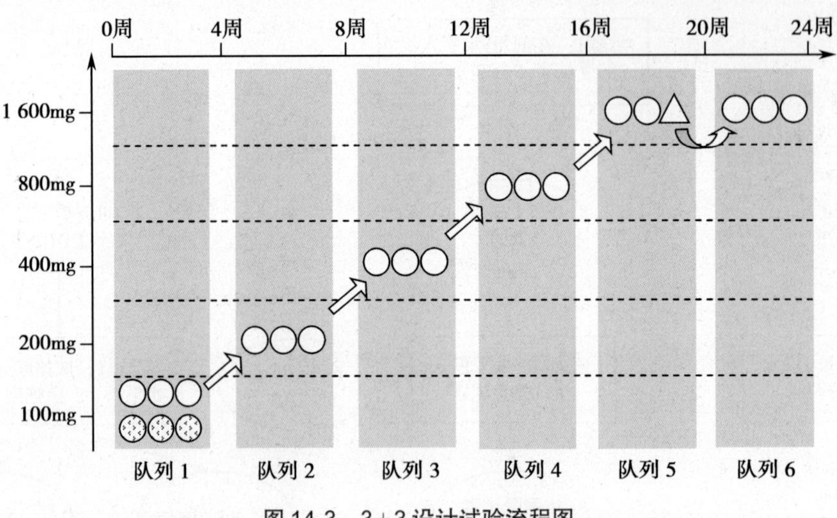

图 14-3 3+3 设计试验流程图

的反应为一个二元变量 Y_j(0=无毒性反应,1=出现毒性反应)。药物剂量与毒性反应间的关系用统计模型 $P(Y=1)=\varphi(d, \alpha)$ 表示。希望找到 MTD 使得 $\varphi(\text{MTD}, \alpha)$ 尽可能接近目标毒性 θ。该方法根据每次受试者服用药物获得的毒性反应信息来更新药物的剂量毒性反应曲线 φ(即更新参数 α),从而让受试者服用利用当前所有信息找到的毒性率 $\hat{\theta}$ 且同目标毒性率 θ 最为接近的药物剂量。与 3+3 设计比较,其优点在于它可以充分利用试验初期获得的关于药物剂量毒性反应关系的信息,估计 MTD 精度高,将患者分配到最优剂量下进行试验的比例高。但是,对于临床医生来说,CRM 设计就是一个黑盒子,决策规则基于复杂的建模和推理过程,通常难以评估,长期以来由于其复杂性在实践中很难被运用。尽管如此,CRM 方法开辟了运用 Bayes 模型进行临床试验设计的先河,之后基于模型的各类试验设计方法的发展多受其影响。

对毒性概率区间(toxicity probability intervals, TPI)方法进行改进,称之为改良的 TPI(modified toxicity probability intervals, mTPI)方法,即假设每个剂量水平上出现的毒性符合二项分布,然后根据每个受试者服药后出现毒性与否来判断下一个剂量。由于使用了不同于 CRM 的统计模型,mTPI 方法可以预先给出整个试验给药的流程表,在试验过程中,研究者只需知道当前剂量水平有几个受试者出现毒性反应,就可以根据流程表查到下一步的剂量。例如,若最大样本量为 30,MTD 靶水平为 30%,mTPI 计算结果如图 14-4 所示。以累计到第 7 个受试者时为例,若此时有 0 或 1 名受试者出现 DLT,则决策为 E,即下一组受试者应分配到高一级剂量下进行试验;若有 2 名或 3 名受试者出现 DLT,则决策为 S,即下一组受试者仍应在此剂量下进行试验;若有 4 名受试者出现 DLT,则决策为 D,即下一组受试者应分配到低一级剂量下进行试验;若有 4 名以上受试者出现 DLT,则决策为 DU,即下一组受试者应分配到高一级剂量下进行试验,且当前剂量和更高剂量都将因为毒性过大而不再参与试验研究。通过这个演示可以看到 mTPI 在实际应用中是较为方便的。mTPI-2 设计是 mTPI 设计的扩展,旨在解决 mTPI 实践中遇到的一些伦理问题,且已被证明优于现有设计。Keyboard 设计与 mTPI-2 设计原理相同,两种设计都基于严格的统计决策理论产生最佳决策,结合了 3+3 和 CRM 的优势,改进了 CRM 的不易操作性,同时在相同样本量的情况下,比 3+3 方法更安全(较少分配给患者高于 MTD 的剂量)。

贝叶斯优化区间(Bayesian optimal interval, BOIN)设计与 mTPI 机制类似,不同之处在于,mTPI 通过每次计算后验单位密度概率来确定下一批受试者应采用的剂量水平,而 BOIN 设计采用最优准则,通过最小化每一位受试者被分配到不恰当剂量上的概率来决定每批受试者应采用的剂量水平。因为这个准则针对的是每一位受试者,BOIN 设计体现了个性化治疗的理念,并最大可能地减少了高毒性剂量水平下的受试者人数。BOIN 方法在大样本理论下,最终选择剂量均在

当前剂量累积受试者人数

出现DLT人数	1	2	3	4	5	6	7	8	9	10	11	12	13	14	15	16	17	18	19	20	21	22	23	24	25	26	27	28	29	30
0	E	E	E	E	E	E	E	E	E	E	E	E	E	E	E	E	E	E	E	E	E	E	E	E	E	E	E	E	E	E
1	D	S	S	S	S	E	E	E	E	E	E	E	E	E	E	E	E	E	E	E	E	E	E	E	E	E	E	E	E	E
2		DU	D	S	S	S	S	S	S	S	E	E	E	E	E	E	E	E	E	E	E	E	E	E	E	E	E	E	E	E
3			DU	DU	D	S	S	S	S	S	S	S	S	S	S	E	E	E	E	E	E	E	E	E	E	E	E	E	E	E
4				DU	DU	DU	D	D	S	S	S	S	S	S	S	S	S	S	S	S	E	E	E	E	E	E	E	E	E	E
5					DU	DU	DU	DU	DU	D	S	S	S	S	S	S	S	S	S	S	S	S	S	S	S	E	E	E	E	E
6						DU	DU	DU	DU	DU	DU	D	S	S	S	S	S	S	S	S	S	S	S	S	S	S	S	S	S	E
7							DU	DU	DU	DU	DU	DU	DU	D	S	S	S	S	S	S	S	S	S	S	S	S	S	S	S	S
8								DU	DU	DU	DU	DU	DU	DU	DU	DU	D	S	S	S	S	S	S	S	S	S	S	S	S	S
9									DU	DU	DU	DU	DU	DU	DU	DU	DU	DU	DU	S	S	S	S	S	S	S	S	S	S	S
10										DU	DU	DU	DU	DU	DU	DU	DU	DU	DU	DU	DU	D	S	S	S	S	S	S	S	S
11											DU	DU	DU	DU	DU	DU	DU	DU	DU	DU	DU	DU	DU	DU	S	S	S	S	S	S
12												DU	DU	DU	DU	DU	DU	DU	DU	DU	DU	DU	DU	DU	DU	DU	DU	S	S	S
13													DU	DU	DU	DU	DU	DU	DU	DU	DU	DU	DU	DU	DU	DU	DU	DU	DU	S
14														DU	DU	DU	DU	DU	DU	DU	DU	DU	DU	DU	DU	DU	DU	DU	DU	DU
15															DU	DU	DU	DU	DU	DU	DU	DU	DU	DU	DU	DU	DU	DU	DU	DU
16																DU	DU	DU	DU	DU	DU	DU	DU	DU	DU	DU	DU	DU	DU	DU
17																	DU	DU	DU	DU	DU	DU	DU	DU	DU	DU	DU	DU	DU	DU
18																		DU	DU	DU	DU	DU	DU	DU	DU	DU	DU	DU	DU	DU
19																			DU	DU	DU	DU	DU	DU	DU	DU	DU	DU	DU	DU
20																				DU	DU	DU	DU	DU	DU	DU	DU	DU	DU	DU
21																					DU	DU	DU	DU	DU	DU	DU	DU	DU	DU
22																						DU	DU	DU	DU	DU	DU	DU	DU	DU
23																							DU	DU	DU	DU	DU	DU	DU	DU
24																								DU	DU	DU	DU	DU	DU	DU
25																									DU	DU	DU	DU	DU	DU
26																										DU	DU	DU	DU	DU
27																											DU	DU	DU	DU
28																												DU	DU	DU
29																													DU	DU
30																														DU

E =上升到高一级剂量
S =留在当前剂量
D =下调到低一级剂量
U =当前剂量毒性超出可接受范围
MTD=30%
样本量=30

图 14-4　mTPI 设计试验给药流程表

MTD 附近。这一特性的实际意义是使更多的受试者分配到最大耐受剂量或者附近，有利于最后选择出接近 MTD 的剂量。同样地，BOIN 方法也可以预先给出整个试验给药的流程表，例如，若样本量为 30，每组 3 名受试者，MTD 靶水平为 0.30，BOIN 计算结果如表 14-7 所示。与 mTPI 设计一样，操作简单，易被临床研究者所接受。

总体而言，传统设计方法易于为医生和临床试验参与人员所理解，便于执行，方法也具有一定程度的灵活性。基于统计模型的设计原理和运算较为复杂（此处因篇幅所限未能详述计算过程，具体可参考相关专业文献），如有简单可供使用的辅助程序的帮助，此种设计的应用可能会更为广泛。更重要的是，基于统计模型的设计会更加的灵活，可以适用于不同目标毒性的试验以及不同剂量毒性曲线的药物。此外，目前研究的趋势更希望在 I 期临床试验中测试安全性的同时加入对有效性的考虑，对此，基于统计模型的方法更具优势。

上述基于模型的各类设计软件大多可在 Integrated platform for designing clinical trials 网站免费获得，美国 MD 安德森癌症中也提供部分设计软件的免费下载以及 R 语言软件包的免费使用。

二、如何进行药代动力学和药效动力学试验的设计与分析

新药的临床药代动力学研究旨在阐明药物在

表 14-7　BOIN 设计决策表

	当前剂量受试者累积数									
	3	6	9	12	15	18	21	24	27	30
升剂量，如果出现 DLT 例数≤	0	1	2	2	3	4	4	5	6	7
降剂量，如果出现 DLT 例数≥	2	3	4	5	6	7	8	9	10	11
剂量过毒，如果出现 DLT 例数≥	3	4	5	7	8	9	10	11	12	14

n=30，MTD=30%，每组 3 名受试者

人体内的吸收、分布、代谢和排泄的动态变化规律。对药物上述处置过程的研究，是全面认识人体与药物间相互作用不可或缺的重要组成部分，也是临床制定合理用药方案的依据，贯穿整个研发计划，主要涉及如下内容：①健康志愿者药代动力学研究，包括单次给药的药代动力学研究、多次给药的药代动力学研究、进食对口服药物药代动力学影响的研究、药物代谢产物的药代动力学研究以及药物-药物的药代动力学相互作用研究。②目标适应证患者的药代动力学研究；③特殊人群药代动力学研究，包括肝功能损害患者的药代动力学研究、肾功能损害患者的药代动力学研究、老年患者的药代动力学研究和儿童患者的药代动力学研究。

与吸收过程有关的药代动力学参数主要有：①药时曲线下面积（area under the curve，AUC），反映药物吸收进入人体循环的药物相对量。由于 PK 研究中血药浓度只能观察至某时间点 t，因此一般 AUC 有 AUC_{0-t} 和 $AUC_{0-\infty}$ 两种表示方式，前者指从给药时刻至最后一个可测值时刻（末端）的曲线下面积，根据梯形面积法计算，后者指从给药时刻至药物全部消除的曲线下面积，计算式为：

$$AUC_{0-\infty}=AUC_{0-t}+\text{末端浓度}/\text{末端消除速率}$$

（公式 14-5）

②药峰浓度（C_{max}）和达峰时间（T_{max}），前者为给药后出现的血药浓度最高值，后者为给药后达到药峰浓度所需的时间，均反映药物吸收速度，一般为实测值；③生物利用度（F），反映药物吸收进入体内（全身血液循环）的程度和速度，除了血药浓度，生物利用度也可用尿中药物浓度-时间曲线来确定。一般来说，生物利用度可分为绝对生物利用度和相对生物利用度。前者以静脉制剂（通常认为静脉制剂生物利用度为 100%）为参比制剂，用于比较两种给药途径的吸收差异，计算式为：

$$F=\frac{AUC_{\text{血管外给药}}\times\text{静注给药剂量}}{AUC_{\text{静注给药}}\times\text{血管外给药剂量}}\times100\%$$

（公式 14-6）

后者以其他非静脉途径给药的制剂（如片剂和口服溶液等）为参比制剂，用于评价 2 种制剂的吸收差异，计算式为：

$$F=\frac{AUC_{\text{受试制剂}}\times\text{参比制剂剂量}}{AUC_{\text{参比制剂}}\times\text{受试制剂剂量}}\times100\%$$

（公式 14-7）

与分布过程有关的药代动力学参数主要为表观分布容积（Vd），即药物在体内达到动态平衡时体内药量与血药浓度的比值，单位一般为 L。Vd 是假想容积，不代表生理容积，反映了药物在体内分布的广窄程度，数值越高表示分布越广。

与消除过程有关的药代动力学参数主要有：①末端血药浓度消除速率常数 Kel（也记为 λ_z），一般为将血药浓度取对数后对时间作线性回归所得斜率值的负数；②消除半衰期（$t_{1/2}$），指药物在体内分布达到平衡后，血药浓度消除一半所需的时间，该参数直观反映药物从体内消除的速度，计算式为：

$$t_{1/2}=\ln2/Kel\approx0.693/Kel$$

（公式 14-8）

③总体清除率（CL），指单位时间内从体内清除的药物表观分布容积数，是肝清除率（CL_H）和肾清除率（CL_R）以及其他消除途径清除率的总和，由剂量与 AUC 的比值得到，也可以根据 Kel 与 Vd 的乘积计算，单位一般为 L/h，反映机体对药物处置特性，与生理因素有密切关系；④药物在体内平均驻留时间（MRT），表示从体内消除 63.2% 药物所需的时间，当药代动力学过程具有线性特征时计算该参数。

药代动力学可以通过多个独立研究进行评价，也可以作为药效动力学、安全性和耐受性研究的组成部分进行评价，在新药研发实践中，可结合新药临床试验分期分阶段逐步实施。药代动力学研究具体可参照相关指导原则。

根据开发药物特征，药效动力学研究可以在健康志愿者或患者中进行，可以是独立的试验，但更多采用药代动力学-药效动力学（PK-PD）结合模型进行研究。如果有适宜的测定方法，在患者中依据药效动力学数据可以对药物活性与潜在有效性进行早期评估，而且还能为随后开展的，在目标适应证人群中进行的给药剂量和给药方案的确定提供依据。选择在目标适应证患者中进行时，因疾病状态可能对药物的药代动力学产生重要影响，通常同时进行目标适应证患者的药代动力学和药效动力学研究。

（一）平行组设计

1. 研究设计 前述关于 Tazemetostat 治疗复发性或难治性 B 细胞非霍奇金淋巴瘤和晚期实体瘤的开放性Ⅰ期临床试验在探索最大耐受剂量的同时进行了药代动力学和药效动力学研究。其中药代动力学采样点 12 个，分别为首次给药前（周期 1 第 1 天）、首次给药后 0.5、1、2、4、6、8、10、12h，第 15 天第 1 次用药前，第 15 天第 1 次用药后 12h，第 29 天第 1 次用药前（周期 2 第 1 天），药代动力学参数有：C_{max}、t_{max}、$t_{1/2}$，首次给药后 12h 的血药浓度 - 时间曲线下面积 $AUC_{0\sim12h}$ 等。由于组蛋白甲基化酶 EZH2 能催化组蛋白 H3 第 27 位赖氨酸发生三甲基化（H3K27me3），从而触发或维持染色体的转录抑制状态，与肿瘤恶性进展关系密切，因此该研究将经皮穿刺活检 H3K27me3 阳性细胞比例作为 EZH2 抑制剂 Tazemetostat 的药效动力学评价指标，采样点分别在首次给药前和第 28 天第 2 次用药后（周期 1 全部用药结束后）。

为了解药物剂量与浓度的关系，一般应至少进行低、中、高 3 种剂量的单次和多次给药的药代动力学研究，剂量在 MRSD 与最大可耐受剂量之间。因此，本研究纳入剂量爬坡试验涉及的全部剂量组以及在 800mg 和 1 600mg 剂量水平扩大队列的全部受试者。

2. 统计分析及结果 最终 38 例受试者纳入药代动力学分析集，其中剂量爬坡试验 21 例、在 800mg 和 1 600mg 剂量水平分别扩大队列 11 例和 6 例。药代动力学参数采用 Phoenix WinNonlin（V6.3）专业软件非房室模型估计。Tazemetostat 片剂血药浓度中位达峰时间在首次给药后 1～2h，平均消除半衰期约为 3～4h，无论是单次给药还是重复给药，达峰浓度和 $AUC_{0\sim12h}$ 均随剂量增加而上升（图 14-5）。

仅 32 例受试者完成首次给药前和周期 1 全部用药结束后的经皮穿刺活检。根据每例受试者第 28 天全部用药结束后 H3K27me3 阳性细胞比例相对于首次给药前比例减少的百分比（以下简称第 28 天 H3K27me3 阳性比下降率）与相对应的第 15 天 Tazemetostat 血药浓度 $AUC_{0\sim12h}$ 的数据关联性可以观察到皮肤角质层中的 H3K27me3 存在剂量依赖性减少，其中，在 100mg 到 800mg 剂量间随着 $AUC_{0\sim12h}$ 的增大 H3K27me3 大幅下降，该趋势在 800mg 剂量达到平稳状态。采用统计专业软件 R Studio（V1.0.136）和 R（V3.2.1）调用 OpenBUGS 程序包（V3.2.3，rev 1012）对第 15 天 $AUC_{0\sim12h}$ 和第 28 天 H3K27me3 阳性比下降率两组数据进行建模预测（图 14-6），结果显示，800mg 剂量组最大可能抑制效果已超过预测最大值的 80%，这意味着当剂量增加 1 倍即上升到

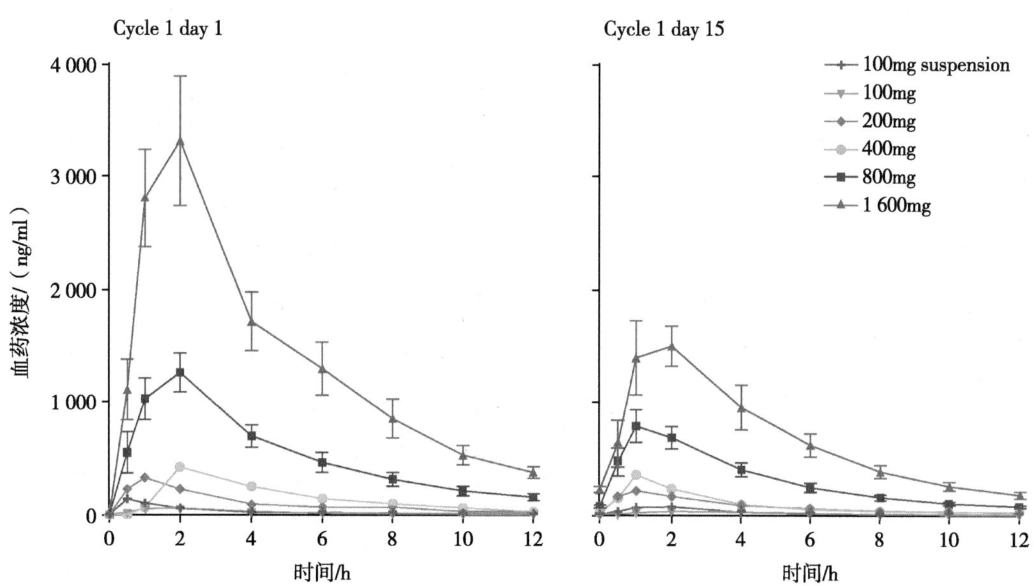

图 14-5 不同剂量组 Tazemetostat 血药浓度 - 时间线图

100mg、200mg、400mg 剂量组点估计值为中位血药浓度，800mg、1 600mg 剂量组点估计值为平均血药浓度，误差棒为标准误

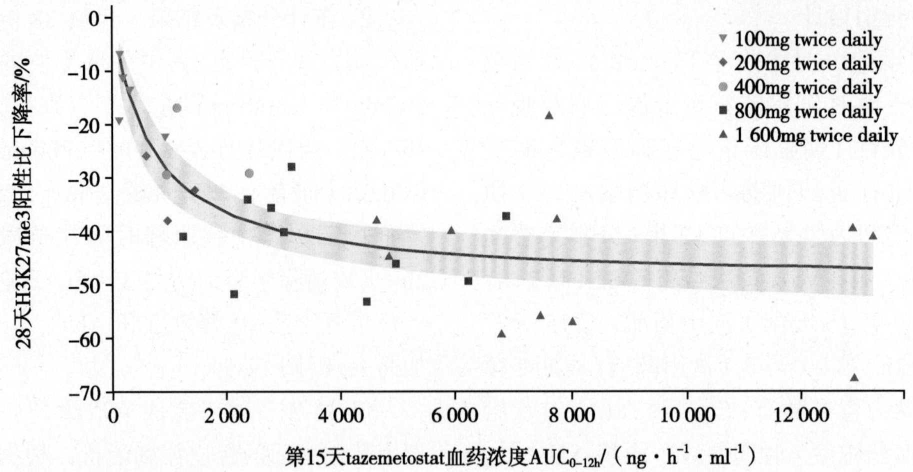

图 14-6　不同剂量组第 28 天 H3K27me3 阳性比下降率随第 15 天 $AUC_{0\sim12h}$ 变化散点图

实线和阴影分别为模型预测的中位最大可能抑制效果及其 95% 置信区间带

1 600mg 时抑制效果仅相应小幅增加。

根据上述药代动力学和药效动力学分析，结合前述的人体耐受性剂量爬坡试验结果、不良反应和临床疗效等评价指标，最终推荐Ⅱ期试验剂量选择 800mg 每天 2 次。

对于口服药物，一般均应研究食物对生物利用度的影响，这对于可能改变释放行为的药物更为重要。一般情况下，在单次给药药代动力学研究中，应选择一个合适的剂量进行食物对药物影响的研究。本研究在剂量爬坡和扩大队列之外单独设立了食物影响子研究队列，纳入 13 例受试者计划服用试验药物 400mg 每天 2 次，在治疗周期开始前 1d 和前 8d 分别随机给予全部受试者进食前或进食后口服 200mg（单片最高剂量）试验药物 1 次，观察口服药物在饮食前、后服药时对药物药代动力学，特别是对药物的吸收过程的影响，旨在为后续临床研究制订科学、合理的用药方案提供依据，具体研究结果此处不再详述。

此外，该研究还包含一个药物 - 药物药代动力学相互作用子研究，同样单独纳入 13 例受试者，选择Ⅱ期试验推荐剂量 800mg 每天 2 次作为该子研究试验药物口服剂量，探讨试验药物与 CYP3A4 酶底物咪达唑仑的潜在相互作用，为制订科学、合理的联合用药方案提供依据，具体研究结果此处不再详述。

（二）交叉设计

1. 研究设计　在药物剂量确定的早期临床药理试验中，对于安全性好的药物，在伦理允许情况下，经常会考虑 3 种以上处理的交叉设计，相比平行组设计节省样本量、采用自身对照减少个体间变异，具有更高的试验效率（交叉设计的介绍详见本章第一节）。多处理交叉设计是指一个试验中同时评价多种处理，受试者在多个不同阶段分别接受不同处理，而接受处理的顺序是随机的，例如 3 种处理（A、B、C），受试者在 3 个不同阶段分别接受不同处理，3 个组的顺序是随机的（6 种顺序：ABC、BCA、CAB、ACB、CBA、BAC），受试者随机分入 6 个顺序组之一，即三阶段三处理的交叉设计。

对于 k 个处理的交叉设计，用排列的方法不难算出应有 $k!$ 种顺序，即 3 种处理的交叉设计有 6 种顺序，4 种处理有 24 种顺序，5 种处理有 120 种顺序，…，随着处理组数的增多，顺序种数也大幅度增加，试验实施管理难度剧增。因而实际工作中 6 种及以上处理的交叉设计是很少见的，即使 4 种或 5 种处理的交叉设计也很少有完成全部顺序组的设计。

交叉设计通常需要考虑方差平衡（variance-balanced），即在对处理因素的任意两组之间比较时，期望检验都具有相同的自由度和相同的方差，然而不同的设计方差是不同的，最理想的设计是方差最小，这样在处理因素组间比较时具有相同且可能最优的精度。为了达到这个目的，要考虑这样一个平衡设计：①每种处理在每一个个体上仅出现 1 次；②每种处理在每一个阶段中出现次数相同；③每种处理在另外一种处理之前的次数应当等于另外一种处理在其之前的次数。如果限定阶段数等于处理数，为了获得平衡设计，可以采用正交的拉丁方设计（orthogonal Lain squares）。对于处理因素为奇数的设计，例如三因素设计，仅用一个 3×3 的拉丁方不是一个均衡的设计，此时在进行处理因素效应的估计时会受到延滞效应的而影响而诱骗。为了保持均衡，还需要再增加一个 3×3 的拉丁方，2 个 3×3 的拉丁方共构成 6 种用药顺序组，使得整个试验设计呈现出均衡安排。但是，处理数越多，序列数和受试者人数也就会越多，此时拉丁方设计实际操作更为困难。

Williams（1949）提出一种平衡设计（表 14-8），该设计来源于拉丁方设计，每种处理都将出现在各个阶段（拉丁方的列）、各个顺序（拉丁方的行），并且在行和列都是均衡的。例如，如果处理是偶数时，每种处理在各阶段均出现一次；如果处理是奇数时，每种处理在各阶段均出现 2 次。因此，在交叉设计的分析中，为了在设计阶段控制阶段、顺序等冗余因素的影响，仅考虑一阶延滞效应时，采用 Williams 设计能够减少或消除它们对处理因素效应评价的影响。由表 14-8 可见，对于三因素 Williams 设计没有显示出设计上的优势，而对于四因素 Williams 设计仅需要 4 个用药顺序组，对于五因素 Williams 设计需要 10 个用药顺序组，与拉丁方设计相比，Williams 设计能够大大减少样本量。目前临床试验中，凡涉及四因素、五因素的交叉设计，大都采用 Williams 设计。

表 14-8　不同处理因素数的 Williams 设计

三因素拉丁方设计	三因素 Williams 设计	四因素 Williams 设计	五因素 Williams 设计
ABC	ACB	ADBC	ABECD
BCA	BAC	BACD	BCADE
CAB	CBA	CBDA	CDBEA
CBA	BCA	DCAB	DECAB
ACB	CAB		EADBC
BAC	ABC		DCEBA
			EDACB
			AEBDC
			BACED
			CBDAE

即使采用 Williams 设计，当处理组数较多时，交叉设计试验往往存在如下问题：①当所比较的处理组较多时，多阶段设计耗时较多，因为每个阶段都需要洗脱期；②在有些试验中，多阶段意味着需要更多的采样，例如采血，是不符合伦理的；③由于试验时间长，采样次数多，受试者依从性可能受影响，容易造成受试者失访。因此，在多处理比较的试验中，有时需要受试者尽可能少地接受其中几种处理，即阶段数少于处理数，可采用平衡不完全区组（拉丁方）设计（balanced incomplete block design，BIB）。例如，对 4 种处理的交叉试验，可以从 Williams 设计中去掉 1 列就是 BIB（表 14-9），从试验阶段来看，比标准设计少了一个阶段，阶段数少于处理数；从个体来看，每个受试者均接受 3 种处理而不是 4 种，因此称为“不完全”；从处理来看，每个阶段 4 种处理均被试验，因此是“平衡”的，故这类设计称为平衡的不完全设计。对于 4 种处理，除了三阶段不完全设计，还可以采用二阶段不完全设计，每个受试者接受两种处理，但需要 12 种顺序。同理，5 种处理的交叉试验可以采用二、三、四阶段 3 种不完全设计（表 14-10）。

表 14-9　4 种处理交叉试验平衡不完全区组设计

Williams 设计	三阶段 BIB 设计	二阶段 BIB 设计
ADBC	ADB—	AD——
BACD	BAC—	BA——
CBDA	CBD—	CB——
DCAB	DCA—	DC——
		DB——
		AC——
		BD——
		CA——
		BC——
		CD——
		DA——
		AB——

一般来说，在二阶段不完全设计中，如果处理数 k 是偶数，需要 $k(k-1)$ 个顺序，如果处理数 k 是奇数，需要 $k(k-1)/2$ 个顺序。例如：对于 3 个处理，二阶段不完全设计的 3 个顺序是：AB、BC、CA。

表 14-10 5 种处理交叉试验平衡不完全设计

Williams 设计	四阶段 BIB 设计	三阶段 BIB 设计	二阶段 BIB 设计
ABECD	ABCD—	BCD——	EA———
BCADE	BCDE—	CDE——	AB———
CDBEA	CDEA—	DEA——	BC———
DECAB	DEAB—	EAB——	CD———
EADBC	EABC—	ABC——	DE———
DCEBA		ACD——	EB———
EDACB		CEA——	BD———
AEBDC		EBC——	DA———
BACED		BDE——	AC———
CBDAE		DAB——	CE———

例 14-3 一种新型质子泵抑制剂艾普拉唑（Ilaprazole）口服剂型已被多项临床试验证实能够通过抑制胃酸分泌有效治疗胃溃疡、十二指肠溃疡和反流性食管炎。近期，一项开放性、单次给药、四阶段交叉设计Ⅰ期临床试验对艾普拉唑3个静脉注射剂型（5、10、20mg）和1个口服剂型（10mg）的药代动力学和药效动力学进行了初步评价。整个试验过程分为筛选期、治疗期和安全性观察期3个部分，其中治疗期采用四阶段4处理的 Williams 设计，包括4种不同处理的4种不同顺序，相邻阶段间均设有洗脱期（图 14-7）。该研究招募了16例年龄为18～45岁、体重指数为19～25kg/m²、没有临床明显异常证据的健康受试者，男女各半，随机分入4种不同顺序组，统一于每个服药日早上8点空腹单次口服艾普拉唑肠溶片10mg，或单次静脉注射艾普拉唑5、10、20mg。其中静脉注射给药血样采集点14个，分别为给药前，给药后15、30、45、50min，1、2、3、4、5、8、12、16、24h，尿样采集点5个，分别为给药前，给药后0～3h、3～6h、6～9h、9～12h、12～24h；口服给药血样采集点15个，分别为给药前，给药后1、1.5、2、2.5、3、4、5、6、8、10、12、24、34、48h。药代动力学参数有：C_{max}、t_{max}、$t_{1/2}$、AUC_{0-t}、$AUC_{0-\infty}$、Vd 和 CL。由于艾普拉唑通过抑制胃酸分泌发挥药效，本研究将胃内 pH 值的变化作为质子泵抑制剂艾普拉唑的药效动力学评价指标，每位受试者均在首次给药前1d和每种处理给药后连续24h监测胃内 pH 值。

2. 统计分析及结果 15例受试者完成全部试验，1例男性受试者在第1个服药周期静脉注射10mg艾普拉唑后因凝血酶时间延长而提前退出试验。全部16例受试者至少接受1次试验药物，进入安全性分析集，15例完成全部试验的受试者进入药代动力学和药效动力学分析集。

药代动力学参数采用 WinNonlin（V6.3）专业软件非房室模型估计，其计算原理为对消除相3～5个点以最佳拟合的方式进行对数转换后的线性回归，回归系数的负值即为消除速率常数 λ_Z，通过该参数可以求出 $t_{1/2}=\ln 2/\lambda_Z$，AUC_{0-t} 用梯形法计算，$AUC_{0-\infty}=AUC_{0-t}+C_t/\lambda_Z$，其中 C_t 为最末时点可测样本的血药浓度；C_{max} 和 t_{max} 为实测值；绝对生物利用度 $F=AUC_{0-\infty,\text{口服 10mg}}/AUC_{0-\infty,\text{静脉 10mg}}$，$CL/F=Dose/AUC$，$Vd/F=CL/F/\lambda_Z$，

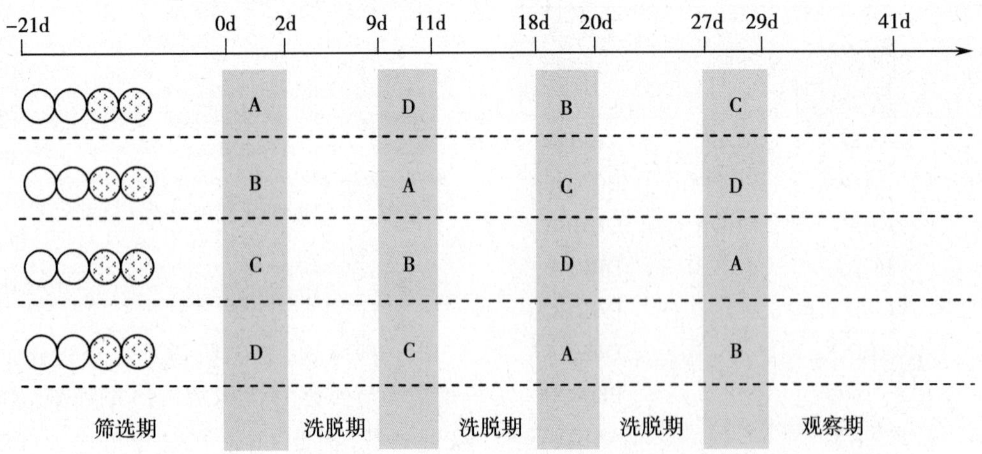

图 14-7 四阶段交叉设计试验流程图

○男 ⊙女 A. 5mg 静脉注射；B. 10mg 静脉注射；C. 20mg 静脉注射；D. 10mg 口服

如果为静脉制剂，F = 1。

采用置信区间法评价线性药代动力学特征，基于幂指数模型，认为药代动力学参数（y：AUC、C_{max}）和剂量（Dose）间存在指数曲线关系 $y = \beta_0 \times Dose^{\beta 1}$，对该式进行对数转换为 $\ln(y) = \beta_0 + \beta_1 \ln(Dose)$，计算对数剂量 Dose 和对数转换后 PK 参数 y 之间的回归系数及其 90% 置信区间，如果 AUC 回归系数的置信区间在 0.8～1.25 内，且 C_{max} 回归系数的置信区间在 0.7～1.43 内，即可判断线性关系成立（又称为剂量比例关系）。需要说明的是，对于线性药代动力学特征的判断需要指定判断界值，此处 AUC 的判断界值区间 0.80～1.25 参考了生物等效性试验中对 AUC 的等效标准。

15 例受试者药代动力学各参数估计值详见表 14-11。单次静脉输注 5、10、20mg 艾普拉唑后，C_{max} 和 AUC 随剂量增加而上升，$t_{1/2}$、CL 和 V 与给药剂量无关，艾普拉唑处置过程迅速（平均 $t_{1/2}$ 为 3.3h）。经幂指数模型估计，C_{max}、AUC_{0-t} 和 $AUC_{0-\infty}$ 几何均数及其 90% 置信区间分别为 0.893（0.831～0.96）、1.016（0.96～1.075）和 1.015（0.957～1.076），可以判断艾普拉唑静脉制剂在 5～20mg 剂量范围具有线性药代动力学特征。根据口服制剂与静脉制剂 10mg 的 $AUC_{0-\infty}$ 计算艾普拉唑绝对生物利用度（F）平均值为 55.2%（29.1%～83.3%）。

静脉注射 5、10 或者 20mg 试验药物后的累积尿排出总量分别为 330.6、838.2、1 599.9ng，也即分别占比药物剂量的 0.007%、0.008% 和 0.008%，平均肾清除率（CL_R）为 0.2L/h（0.1～0.6L/h），结果显示，肾脏排泄并非艾普拉唑的清除途径。

单次静脉输注 5、10、20mg，胃 pH 监测结果显示（表 14-12），无论何种剂量给药后，都可以升高胃 pH 值，抑制强度和持续作用时间与剂量相关；首次达到 pH > 6 且持续 0.25h 以上的起效时间随剂量升高而加快，静脉给药 20mg 后（输注 45min）起效时间明显快于 10mg（1.2h *vs.* 2.4h），

表 14-11 艾普拉唑静脉制剂与口服制剂在健康受试者中的药代动力学参数△

药代参数	静脉 5mg（n = 15）	静脉 10mg（n = 15）	静脉 20mg（n = 15）	口服 10mg（n = 15）
$t_{1/2}$/h	3.3±0.9	3.4±0.9	3.3±0.8	3.5±0.8
t_{max}/h	0.8±0.03	0.8±0.07	0.8±0.04	3.8±1.08
C_{max}/（ng·ml^{-1}）	482.2±65.8	834.3±101.2	1 718.9±255.1	347.9±176.3
AUC_{0-t}/（ng·h·ml^{-1}）	1 736.3±501.7	3 520.9±915.3	6 988.4±1 782.5	1 970.2±834.7
$AUC_{0-\infty}$/（ng·h·ml^{-1}）	1 754.8±511.3	3 562.6±947.8	7 056.6±1 833.2	1 984.2±836.6
Vd/L	13.7±2.6	14.0±2.2	13.6±1.8	29.1±12.2*
CL/（L/h）	3.1±0.9	3.0±0.9	3.0±0.8	5.9±2.5*

△均值 ± 标准差；* 口服制剂计算 CL/F、Vd/F

表 14-12 艾普拉唑静脉制剂与口服制剂在健康受试者中的药效动力学参数△

药效参数	基线	静脉 5mg	静脉 10mg	静脉 20mg	口服 10mg
24h pH 平均值	2.1±0.9	5.1±1.5	5.5±1.1	6.3±1.0	5.1±1.4
夜间 pH 平均值	1.8±0.9	5.0±1.9	5.2±1.4	6.1±1.3	5.4±1.8
pH > 4（%）	14.7±12.9	68.1±23.9*	79.9±17.8*	89.4±13.1*	71.3±27.1
pH > 5（%）	10.6±10.1	63.3±28.2*	72.2±21.9*	82.2±18.7*	62.9±31.1
pH > 6（%）	6.6±3.1	47.3±29.5*	52.8±25.3*	68.2±25.1*	47.5±30.4
首次达到 pH > 6 时间（h）		4.1±3.4	2.4±1.9	1.2±1.0	4.5±3.0

△均值 ± 标准差；夜间 pH 监测时点为 20：00- 次日 8：00；* 静脉制剂 5、10、20mg 之间比较，$P < 0.05$

表 14-13 艾普拉唑静脉制剂不同剂量的药代动力学参数性别差异△

药代参数	静脉 5mg		静脉 10mg		静脉 20mg	
	女	男	女	男	女	男
$t_{1/2}$/h	3.56±0.97	2.93±0.73	3.63±0.98	3.22±0.74	3.36±0.74	2.89±0.60
V_Z/L	12.79±2.11	14.63±2.84	13.32±1.61	14.74±2.56	13.14±1.75	14.21±1.87
CL/(L•h^{-1})	2.64±0.74	3.63±0.99	2.74±0.91	3.31±0.95	2.59±0.58	3.53±0.84
C_{max}/(ng•ml^{-1})*	497.90±77.55	464.25±48.90	844.01±102.87	824.62±105.47	1 848.90±224.14	1 570.48±212.03
AUC_{0-t}/(ng•h•ml^{-1})*	1 985.48±476.74	1 451.59±380.58	3 881.90±1 036.48	3 159.83±650.35	7 943.80±1 601.20	5 896.54±1 347.14
$AUC_{0-\infty}$/(ng•h•ml^{-1})*	2 010.60±487.53	1 462.49±381.84	3 940.26±1 083.84	3 184.85±651.19	8 042.04±1 633.21	5 930.34±1 356.41

△均值±标准差；*性别之间比较，$P<0.05$

而与口服制剂 10mg 相比，即使静脉制剂 10mg 的抑酸强度、起效时间和持续作用时间仍具有明显优势，前者仅与静脉制剂 5mg 相当。

研究发现，女性受试者的药代动力学参数 C_{max}、AUC_{0-t} 和 $AUC_{0-\infty}$ 显著高于男性受试者（$P<0.05$）（表 14-13）。为了确认性别效应，进一步对药代动力学参数作性别间生物等效检验，女性与男性的 C_{max}、AUC_{0-t} 和 $AUC_{0-\infty}$ 各参数经对数转换后差值几何均数及其 90% 置信区间分别为 1.09（1.0～1.18）、1.29（1.05～1.57）和 1.29（1.06～1.58），根据前述判断界值区间，可以判断 C_{max} 在性别间等效，而 AUC_{0-t} 和 $AUC_{0-\infty}$ 在性别间有统计学差异。对 24h pH 平均值、pH＞4、pH＞5、pH＞6 的时间比例作性别间比较，结果显示，在静脉制剂 5、10mg 剂量水平女性药效动力学表现明显优于男性（$P<0.05$），而在 20mg 剂量水平无性别间差异（$P>0.05$）。

三、如何进行生物等效性试验的设计与分析

药物制剂要产生最佳疗效，其药物活性成分应当在预期时间段内释放、吸收并被转运到作用部位达到预期的有效浓度。大多数药物是进入血液循环后产生全身治疗效果的，作用部位的药物浓度和血液中药物浓度存在一定的比例关系，因此可以通过测定血液循环中的药物浓度来获得反映药物体内吸收程度和速度的主要药代动力学参数，间接预测药物制剂的临床治疗效果，以评价制剂的质量。

生物利用度（bioavailability，BA）是指药物活性成分从制剂释放吸收进入体内（全身血液循环）的程度和速度。通常，吸收程度用 AUC 表示，不管曲线的形状如何，曲线下面积越大表示吸收越完全；吸收速度用 C_{max} 及 T_{max} 表示。生物等效性（bioequivalence，BE）研究是用生物利用度研究的方法，以药代动力学参数为终点指标，比较同一种药物的相同剂型或不同剂型的制剂，在相似的试验条件下单次或多次给予相同剂量的试验药物后，受试制剂（T）中药物活性成分吸收速度和程度与参比制剂（R）的差异是否在可接受范围内即具有生物等效的人体试验，可用于化学药物仿制药的上市申请，也可用于已上市药物的变更（如新增规格、新增剂型、新的给药途径）申请。对某些药物，当用药代动力学方法确实不可行时，也可以考虑以药效动力学指标、临床疗效指标或体外试验指标等进行等效性研究，但需充分证实所采用方法的科学性和可行性。

目前生物等效性研究通常推荐使用平均生物等效性（average bioequivalence，ABE）方法，该方法是以试验制剂与参比制剂的生物利用度参数的平均值作为考察指标。ABE 方法没有考虑参数分布类型和个体变异，也不能保证个体间生物利用度相近，因此提出群体生物等效性（population bioequivalence，PBE）和个体生物等效性（individual bioequivalence，IBE）概念。前者要求试验制剂与参比制剂分布特征相同，即在 ABE 基础上还要比较群体变异；后者要求试验制剂与参比制剂的生物利用度在大多数个体中都

十分相近，即在 ABE 基础上还要比较个体内变异及个体与制剂的交互作用。3 种方法在程度上 IBE＞PBE＞ABE，若两种制剂具有 IBE，则也具有 PBE 和 ABE；若两种制剂具有 PBE，则也具有 ABE。反之则不一定。

（一）研究设计

生物等效性研究根据药物特点，可选用 3 种设计类型：①两制剂、单次给药、交叉试验设计；②两制剂、单次给药、平行试验设计；③重复试验设计。对于一般药物，推荐选用第①种试验设计。在某些特定情况下（例如半衰期较长的药物），可选择第②种。平行组设计因个体间变异给试验带来的影响较交叉设计大，应有更严格的受试者入选条件，如年龄、性别、体重、疾病史等，且需使用合理的随机化方案确保组间的基线水平均衡以得到更好的组间可比性。如果需要准确估计某一制剂的个体内变异，可采用第③种。重复试验设计是将同一制剂重复给予同一受试者，包括部分重复（如两制剂、三周期、三序列）或者完全重复（如两制剂、四周期、两序列），适用于部分高变异药物（个体内变异≥30%），优势在于可以入选较少数量的受试者进行试验。

例 14-4　磺酰脲类药物是最常用的口服降糖剂，在不同人群中进行的格列齐特缓释剂型临床试验结果非常支持其在 2 型糖尿病中的一线应用，包括肥胖、老年和轻中度肾功能不全的患者。一项比较格列齐特（Gliclazide）缓释片（规格：60mg/片）不同制剂生物等效性的研究旨在确认受试制剂（T：Gliclazide MR）与参比制剂（R：Diamicron MR）是否生物等效。该研究采用标准的单次给药、两制剂、两周期、两序列交叉设计，招募了 48 例年龄为 19～40 岁的健康受试者，随机分入两种不同顺序组（TR/RT），统一于每个服药日在至少禁食 10h 后空腹给药，2 周期间设有 21d 洗脱期。每个周期血样采集点 31 个，分别为给药前、给药后 1、2、3、4、5、6、6.5、7、7.5、8、8.5、9、9.5、10、10.5、11、11.5、12、12.5、13、13.5、14、15、16、20、24、36、48、72、96h。药代动力学参数有：C_{max}、t_{max}、$t_{1/2}$、AUC_{0-t}、$AUC_{0-\infty}$、外推面积占整个 AUC 的百分比 AUC%Extrap。

（二）检验假设与推断

平均生物等效要求受试制剂和参比制剂的差异在一定可接受范围内，通过以下假设检验来进行统计推断：

原假设　H_0: $\mu_T-\mu_R\leqslant-\theta$ 或 $\mu_T-\mu_R\geqslant\theta$

备择假设　H_1: $-\theta<\mu_T-\mu_R<\theta$

其中，μ_T 为受试制剂对数变换后药代参数总体均数，μ_R 为参比制剂对数变换后药代参数总体均数，θ 为生物等效性界值。在设定的检验水准下，若拒绝原假设 H_0，则表明生物等效。通常设定 $\theta=\ln(1.25)$，$-\theta=\ln(0.8)$，即生物等效性要求受试制剂和参比制剂的几何均值比（geometric mean ratio，GMR）落在 80.00%～125.00% 范围内。关于等效的判断标准，我国 2005 年版《化学药物制剂人体生物利用度和生物等效研究技术指导原则》指出："一般规定，经对数转换后的受试制剂的 AUC_{0-t} 在参比制剂的 80%～125% 范围，受试制剂的 C_{max} 在参比制剂的 70%～143% 范围"。基于当时的历史情况，对 C_{max} 的要求偏低，2010 年版《中华人民共和国药典》附录中《药物制剂人体生物利用度和生物等效性试验指导原则》将 C_{max} 等效判定标准提高到 75%～133%。秉持提高仿制药质量要求的目标，2016 年版《以药动学参数为终点评价指标的化学药物仿制药人体生物等效性研究技术指导原则》建议提供 AUC_{0-t}、$AUC_{0-\infty}$、C_{max} 几何均值、算术均值、几何均值比值及其 90% 置信区间等，并要求生物等效的接受标准为：一般情况下上述参数几何均值比值的 90% 置信区间数值应不低于 80.00%，且不超过 125.00%，对于窄治疗窗药物，应根据药物的特性适当缩小 90% 置信区间范围。

统计推断时，构建 $\mu_T-\mu_R$ 的双侧 90% 置信区间，若此置信区间落在等效界值区间内，则可推断受试制剂和参比制剂满足生物等效。此方法等价于在 0.05 的检验水准下进行单双侧假设检验。应根据不同的试验设计选择恰当的置信区间计算方法。对于交叉设计，建议使用线性混合效应模型进行分析计算。对于平行组设计，建议采用基于正态分布均数差值的置信区间构建方法。计算出 $\mu_T-\mu_R$ 的双侧 90% 置信区间后，可通过逆对数变换（指数变换）得到受试制剂和参比制剂原始数据的 GMR 的双侧 90% 置信区间。

例 14-4 的药物动力学特征分析基于非房室模型，采用 WinNonlin（V5.2）专业软件估计，其他统计分析采用 SAS V9.1.3 专业软件。应用方差分析计算药代参数 C_{max}、AUC_{0-t} 和 $AUC_{0-\infty}$ 经对数转换后数据的最小二乘修正均数（least-squares mean，LSM），并计算受试制剂与参比制剂 LSM 差值的双侧 90% 置信区间，对区间上下限作反对数转换为比值的双侧 90% 置信区间，若在 80.00%～125.00% 范围内，则可判定受试制剂和参比制剂生物等效。

（三）数据集定义

数据集事先需要在方案中明确定义，包括具体的受试者剔除标准。一般情况下，BE 研究的数据集应至少包括药代动力学参数集（pharmacokinetics parameter set，PKPS）、生物等效性集（bioequivalence set，BES）。PKPS 包括接受过至少 1 次研究药物的受试者中获得的药代动力学参数数据集，作用在于描述性统计受试者的药代动力学参数数据。BES 通常包括至少 1 个周期且具有至少 1 个可评价药代动力学参数的统计分析集，是推断受试制剂和参比制剂是否生物等效的主要数据集。用于不同药代动力学参数分析的受试者数量可能不同。

例 14-4 入组 48 例受试者，最终仅有 41 例完成全部试验，进入 BES。禁食情况下血药浓度随时间变化趋势见图 14-8，各药代动力学参数描述见表 14-14。可见，两种不同制剂的药代动力学特征相当，受试制剂与参比制剂 C_{max}、AUC_{0-t} 和 $AUC_{0-\infty}$ 的 LSM 比值及其双侧 90% 置信区间分别为 104.58%（96.42%～113.42%）、99.55%（96.21%～103.01%）和 99.43%（96.16%～102.81%），均在等效界值范围内，可判定受试制剂 Gliclazide MR 与参比制剂 Diamicron MR 生物等效。

（四）样本量估计

试验前需充分估计所需的样本量，以保证足

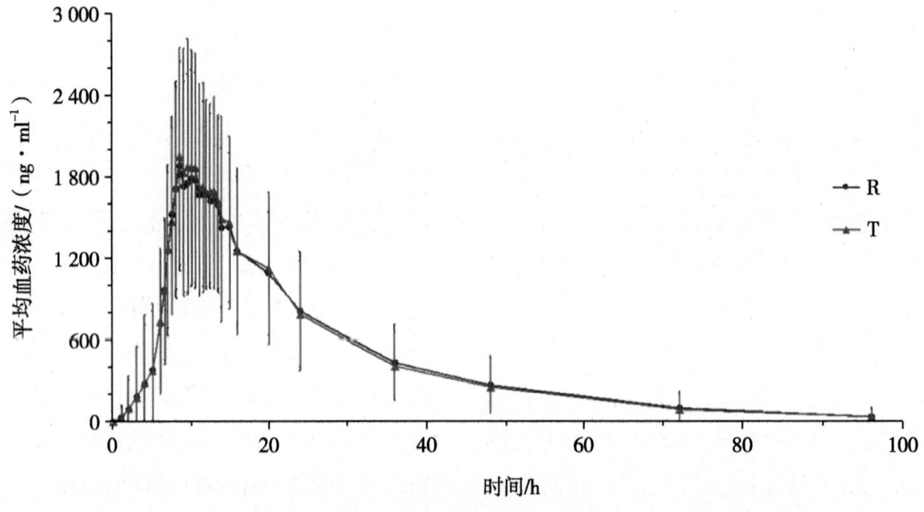

图 14-8 血药浓度 - 时间线图

表 14-14 禁食情况下服用 Gliclazide 缓释片 60mg 后的药代动力学参数（$n=41$）

药代参数	C_{max} /（ng·ml⁻¹）		AUC_{0-t} /（ng·h·ml⁻¹）		$AUC_{0-\infty}$ /（ng·h·ml⁻¹）		AUC % Extrap /（ng·h·ml⁻¹）		$t_{1/2}$/h		t_{max}/h	
	R	T	R	T	R	T	R	T	R	T	R	T
均值	2 124	2 225	42 810	42 439	44 697	44 212	3.9	3.9	15.1	15.1	9.6	9.4
标准差	774	925	21 833	20 347	23 493	21 534	1.8	1.8	4.9	4.7	2.8	2.4
最小值	910	994	16 601	16 735	17 629	17 949	1.5	1.4	8.6	8.5	4.0	4.0
最大值	3 772	4 950	117 333	92 541	12 8 787	10 0 743	8.9	8.1	25.2	25.5	20.0	16.0
几何均数	1 978	2 066	38 381	38 196	39 962	39 747	3.6	3.5	14.4	14.4		
CV% 几何均数	41	40	49	49	49	49	44.5	47.7	32.9	31.1		
90%*CI* 上限	820	667	6 046	8 178	5 139	7 951	1.0	0.9	6.9	7.3		
90%*CI* 下限	3 427	3 783	79 574	76 700	84 256	80 472	6.9	6.9	23.3	22.9		
中位数											8.5	8.5

够的检验效能，并在试验方案中详细说明样本量估计方法和结果。使用 ABE 方法进行生物等效性分析时，应基于明确的公式合理估计样本量。不同的设计，对应的样本量估计公式不同。交叉设计的样本量需考虑的因素包括：①检验水准 α，通常为双侧 0.1（双单侧 0.05）；②检验效能 1-β，通常不低于 80%；③个体内变异系数（within-subject coefficient of variation，CV_w%），可基于文献报道或预试验结果进行估计；④几何均值比（GMR）；⑤等效性界值。平行组设计的样本量估计可参考一般连续型变量的样本量计算公式。如果使用的分析方法没有明确的样本量计算公式，也可以采用计算机模拟的方法估计样本量。

以几何均值比（GMR）判定生物等效性的确切样本量需要迭代运算，此处给出等效范围取 80.00%～125.00% 时的样本量速查表（表 14-15），考虑到保持交叉设计不同序列例数的平衡性，凡计算结果为奇数的均舍入为偶数。

为了简化计算过程，也可采用下面介绍的公式法进行样本量近似估计：

$$\text{当 } GMR=1 \text{ 时，} n=2\left[\frac{(t_{1-\alpha,n-2}+t_{1-\beta/2,n-2})\,CV_w\%}{\ln 1.25}\right]^2 \quad \text{（公式 14-9）}$$

$$\text{当 } 1<GMR<1.25 \text{ 时，} n=2\left[\frac{(t_{1-\alpha,n-2}+t_{1-\beta,n-2})\,CV_w\%}{\ln 1.25-\ln GMR}\right]^2 \quad \text{（公式 14-10）}$$

$$\text{当 } 0.8<GMR<1 \text{ 时，} n=2\left[\frac{(t_{1-\alpha,n-2}+t_{1-\beta,n-2})\,CV_w\%}{\ln GMR-\ln 0.8}\right]^2 \quad \text{（公式 14-11）}$$

表 14-15　生物等效性评价确切样本量（α=0.05 双单侧）

检验效能	CV_w%	GMR							
		0.85	0.90	0.95	1.00	1.05	1.10	1.15	1.20
80%	5.0	12	6	4	4	4	6	8	22
	7.5	22	8	6	6	6	8	12	44
	10.0	36	12	8	6	8	10	20	76
	12.5	54	16	10	8	10	14	30	118
	15.0	78	22	12	10	12	20	42	168
	17.5	104	30	16	14	16	26	56	226
	20.0	134	38	20	16	18	32	72	294
	22.5	168	46	24	20	24	40	90	368
	25.0	206	56	28	24	28	48	110	452
	27.5	248	68	34	28	34	58	132	544
	30.0	292	80	40	32	38	68	156	642
90%	5.0	14	6	4	4	4	6	8	28
	7.5	28	10	6	6	6	8	16	60
	10.0	48	14	8	8	8	14	26	104
	12.5	74	22	12	10	12	18	40	162
	15.0	106	30	16	12	16	26	58	232
	17.5	142	40	20	16	20	34	76	312
	20.0	186	50	26	20	24	44	100	406
	22.5	232	64	32	24	30	54	124	510
	25.0	284	78	38	28	36	66	152	626
	27.5	342	92	44	34	44	78	182	752
	30.0	404	108	52	40	52	92	214	888

该方法估计的样本量总是大于或等于确切法，在实际应用中并不保守。

在例 14-4 中，48 例样本量估算基于以下假设：受试制剂与参比制剂药代参数比值为 95%～105%，预计受试者个体内变异系数在 30% 左右，80% 的检验效能和适当比例的脱落率。

（五）生物等效性与生物相似性

关于生物等效性的设计和分析均基于这样一个假设：如果两种药物的吸收率和吸收度相同，即生物等效，则他们的治疗效果也应该相同。因此，通过药代动力学参数分析可以证明具有生物等效性的化学药物，可以免去其临床试验，认为他们的疗效和安全性也是等效的。然而，化学药品的关于生物等效性和临床疗效的假设对生物制品并不成立。生物制品的复杂程度远远超过一般药物，生物仿制药物需要通过可比性研究证明与已上市参照药品在质量、安全性和有效性方面具有生物相似性（biosimilar）。可比性研究是一个逐步进行的过程，始于药代动力学和药效动力学研究，随后是疗效和安全性的临床试验，或者在某些情况下用来体现临床可比性的药代动力学 / 药效动力学的研究。目前各国对于生物仿制药的注册技术要求和程序存在明显差异，但均要求生物仿制药提供比化学仿制药更为严格的上市申请资料。

在生物等效性研究中，交叉设计时一种标准的设计方法。然而，在生物相似性研究中，常规的交叉设计并不适用于某些半衰期长的治疗用蛋白质，如治疗性抗体等，也不适用于可能产生抗药抗体的蛋白质。生物仿制品的药代动力学参数上得出等效性结论，其可接受的范围应当基于临床判断，且要综合考虑参照药品和生物仿制药物所有可以得到的有效性和安全性信息。因此，常规口服化学药物生物等效性研究中所用的标准可能并不适用于蛋白质类药物。

（六）需注意的问题

建议数据分析前对药代动力学参数（如 AUC 和 C_{max}）使用自然对数进行数据转换。选择的对数转换方式应在试验过程中保持一致，且需在方案中指明。在生物等效性研究中，由于样本量较少，难以确定数据的分布。因此，不建议以对数转换后数据不服从正态分布，或原始数据服从正态分布为由，而使用原始数据进行统计分析。

通常情况下，如果研究药物包含多个组分，则每个组分均应符合生物等效性标准。如果存在多种受试制剂和 / 或多种参比制剂，通常会有多个生物等效的假设检验。若多个假设检验需同时满足，则无需进行 I 型错误的调整；若不要求同时满足，则需对 I 型错误进行调整（详见后续章节）。

使用交叉设计进行 BE 研究通过每个受试者自身对照来增加比较的精度，其基本假设是所比较的制剂在下一周期试验时均不存在残留效应，或残留效应相近。如果交叉设计中存在不相等的残留效应，那么对于 GMR 的估计可能有偏。研究设计时应避免发生残留效应。如果发现存在残留效应，应当分析产生的可能原因，提供相应的判断依据，评估其对最终结论的影响。

第三节　探索性临床试验的设计与分析

临床试验早期通常需要进行一系列探索性试验，目的是探索试验药物是否安全有效，通过试验明确适应证，找出最佳治疗方案，包括治疗剂量、给药途径与方法、给药次数和疗程等，并对试验药物的安全性作出评价，根据探索性结果确定下一步研究计划。探索性试验常采用更为灵活的方法进行设计和分析，其结果为后期的确证性试验提供基础和参考依据。探索性试验的种类很多，如剂量探索、疗程探索等。本节主要结合实例介绍如何进行探索性试验中的剂量探索研究和多阶段研究的设计与分析。

一、如何进行剂量探索研究的设计与分析

感冒是一个普通的常见病，患病后一般会出现急性鼻炎症状，主要表现为黏膜卡他症状，如流涕、鼻痒、喷嚏、鼻塞等。根据病毒类型的不同，上述症状出现的频率为 60%～100%，平均持续时间 3～5d。合理使用对症治疗药物有助于改善症状，缩短病程。目前临床上使用的感冒对症治疗药物主要包括解热镇痛药、抗过敏药、减充血剂以及镇咳药、祛痰药等。在例 14-1 的前期研

究中，需进行一项探索性临床试验，初步观察苯环喹溴铵喷鼻剂不同剂量治疗感冒后急性鼻炎症状的有效性和安全性，以探索临床合适的剂量，为后续临床试验提供依据。拟分为三种给药剂量，分别为每喷 22.5、45、90μg，每次每鼻孔各 1 喷，3 次 /d。

受试者纳入标准：①经临床诊断为感冒，且在起病 48h 内，具有流涕、鼻痒、喷嚏、鼻塞等症状 2 项或 2 项以上，其中必须包括流涕，筛查期内流涕症状评分均值≥2 分；② 18～65 岁，性别不限；③生育年龄妇女在试验期间要采取避孕；男性受试者要避免配偶受孕；④受试者理解并愿意参与研究，签定知情同意书，能够坚持用药，坚持按试验计划随访，同意认真评估症状。排除标准：①非感冒所致急性鼻炎，如细菌性鼻炎、过敏性鼻炎；②合并鼻部其他疾病，如急慢性鼻窦炎、鼻中隔偏曲、鼻息肉、鼻部肿瘤；③合并明显的其他脏器疾病或全身性疾病；④过去的 3 个月内有鼻、眼部损伤或手术史；⑤对胆碱能拮抗剂类药物过敏者，或正在服用抗胆碱能类药物的患者；⑥妊娠、有妊娠意向或哺乳期妇女；⑦3 个月内参加过其他药物临床试验者。

（一）研究设计

探索性临床试验设计有平行组设计、交叉设计、析因设计等。本章第一节对此已有介绍，此处不赘。本例欲探索 3 个给药剂量哪个更安全、有效，可采用平行组设计，不同剂量组同期开始试验，平行推进。该研究分为 3 个阶段，筛选期 −1～0d，治疗期（4±1）d，随访期（4±1）d，如图 14-9 所示。

研究主要指标为用药前后每天流涕症状严重程度评分变化值，次要指标为用药前后每天打喷嚏、鼻痒、鼻塞症状严重程度评分变化值。安全性指标包括不良事件、实验室检查等。

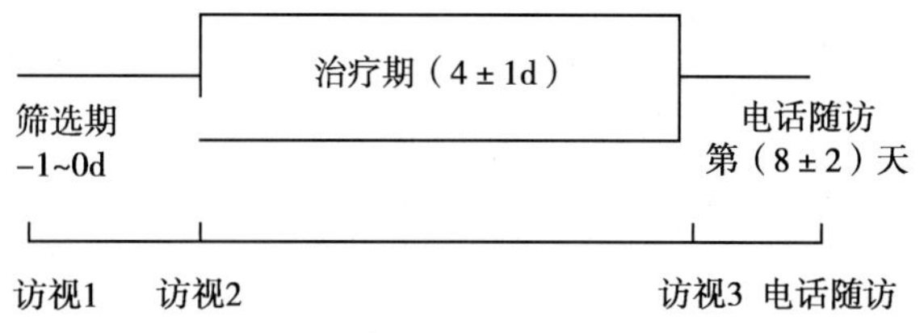

图 14-9　研究计划随访图

在剂量探索研究中，通常每组确定样本量不低于 20 例，考虑脱落、剔除等因素，常设计为每组 24 例或以上。本例进行 3 个不同剂量的探索，因为是新药，增加安慰剂对照组，采用剂量平行对照、随机、双盲、安慰剂对照、多中心临床试验设计方法。纳入成年感冒后急性鼻炎患者 96 例，共 4 家研究中心参与，采用中心分层区组随机化方法随机分为 4 组，即组 1（22.5μg 组）、组 2（45μg 组）、组 3（90μg 组）、组 4（安慰剂对照组），如图 14-10 所示，每组各 24 例。临床试验按表 14-16 所示方式给药，每次每个鼻孔各 1 喷。

表 14-16　给药安排表

序号	给药剂量（每喷）	每天使用实际次数	用药时间安排		
			8am	2pm	8pm
组 1	22.5μg	3 次	T	T	T
组 2	45μg	3 次	T	T	T
组 3	90μg	3 次	T	T	T
组 4	安慰剂对照	3 次	P	P	P

P 表示安慰剂对照；T 表示试验药

（二）统计分析及结果

探索性研究的数据分析以描述性统计分析为主。本例统计分析结果如表 14-17 所示。四组共入组患者 96 例，其中 22.5μg 组和 45μg 组各有 1 例患者脱落。22.5μg 组随机号为 19 号的患者因失访未完成试验，故仅纳入 FAS、SS 进行分析，不纳入 PPS 进行分析；45μg 组 25 号患者因丢失药物，未服用任何试验药物，因此 FAS、PPS、SS 3

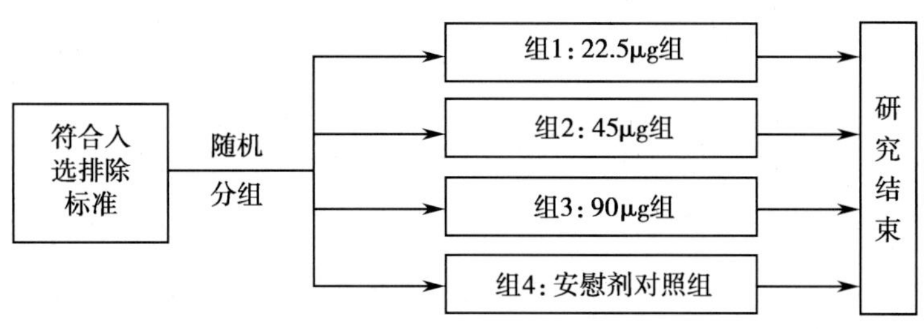

图 14-10　试验设计示意图

个分析集均不纳入。

表 14-17 各中心数据集情况 单位：例

组别	PPS 分析	FAS 分析	SS 分析
22.5μg 组	23	24	24
45μg 组	23	23	23
90μg 组	24	24	24
安慰剂对照组	24	24	24
合计	94	95	95

基线数据主要进行统计描述，如表 14-18 所示。

疗效数据主要进行统计描述。表 14-19 给出了主要指标流涕症状严重程度评分变化值情况。

安全性数据分析主要进行统计描述，包括不良事件、实验室检查等指标。表 14-20 给出了不良事件发生情况。

由数据可以看出，四组基线数据分布均衡，疗效显示随剂量增大而变好的趋势，但安全性并没有随剂量增大而恶化。因此，可以考虑后期确证性研究采用每喷 90μg 的剂量。本章第一节的实例正是基于该结果的进一步确证性研究。

表 14-18 基线数据情况

指标	22.5μg 组	45μg 组	90μg 组	安慰剂对照组
性别[n(%)]				
男	8(33.33)	9(39.13)	8(33.33)	10(41.67)
女	16(66.67)	14(60.87)	16(66.67)	14(58.33)
合计	24	23	24	24
年龄/岁				
例数(缺失)	24(0)	23(0)	24(0)	24(0)
均数±标准差	33±13	36±14	31±10	34±12
中位数(下四分位数～上四分位数)	26(22～45)	30(25～53)	27(24～34)	27(25～46)
最小值～最大值	20～65	20～60	21～50	20～60
身高/cm				
例数(缺失)	24(0)	23(0)	24(0)	24(0)
均数±标准差	164±7	164±7	165±7	164±9
中位数(下四分位数～上四分位数)	162(159～170)	164(160～170)	164(160～170)	161(160～172)
最小值～最大值	152～179	154～182	150～184	150～180
体重/kg				
例数(缺失)	24(0)	23(0)	24(0)	24(0)
均数±标准差	58±11	60±11	60±7	59±10
中位数(下四分位数～上四分位数)	56(51～67)	58(52～65)	59(52～65)	55(51～68)
最小值到最大值	42～84	44～93	48～82	40～80

表 14-19 流涕症状严重程度评分变化值情况

流涕症状严重程度评分变化值	22.5μg 组	45μg 组	90μg 组	安慰剂对照组
例数(缺失)	24(0)	23(0)	24(0)	24(0)
均数±标准差	1.38±0.77	1.39±0.99	1.67±1.13	1.21±0.98
中位数(下四分位数～上四分位数)	1.00(1.00～2.00)	1.00(1.00～2.00)	2.00(1.00～2.00)	1.00(1.00～2.00)
最小值～最大值	0.00～3.00	0.00～3.00	−1.00～3.00	−1.00～3.00

表 14-20 不良事件发生情况

组别	不良事件发生率/%	不良反应发生率/%	严重不良事件发生率/%
22.5μg 组	0.42	0.42	0.00
45μg 组	0.00	0.00	0.00
90μg 组	0.84	0.00	0.00
安慰剂对照组	2.52	1.26	0.00

二、如何进行单组多阶段研究的设计与分析

在创新药物早期研发阶段，往往要对多个适应证、多种剂量或不同用法分阶段逐步进行探讨。在探索性试验中，当某试验组疗效未达到预期效果时，研究者希望尽可能早地终止该试验组的研究，避免更多的受试者接受无效的治疗，也避免更多投入。此时可考虑多阶段不设同期对照的单组试验设计，简称多阶段设计（multi-stage design）。多阶段设计可用于初步评价某试验药物是否达到预先设定的有效标准，在试验进程中一旦发现试验药物疗效没有达到设定的有效标准，即可早期终止该试验，目的是早期淘汰无效剂量、筛选合适的适应证、探讨适宜的用法用量，以便决定下一步的研发计划，缩短研发周期。该设计简单易实施，在新药研发早期，尤其是肿瘤临床试验中有较为广泛的应用。

例 14-5　含铂化疗药物一直是治疗转移性非小细胞肺癌（NSCLC）的标准疗法，但没有证据证实其有明确的生存获益。培美曲塞是新型三代多靶向药物，2004 年 FDA 批准培美曲塞联合顺铂用于恶性胸膜间皮瘤的治疗，随后 FDA 又批准将培美曲塞作为局部晚期肺癌或转移性 NSCLC 的二线治疗药物。为此，某单位拟进行一项探索性临床试验，目的是初步评价培美曲塞联合卡铂治疗晚期 NSCLC 的有效性和安全性。

主要疗效指标为临床缓解率，次要指标包括疾病进展时间、总生存期等。受试者入组标准包括：ⅢB 期或Ⅳ期 NSCLC 且体力状态评分为 0 分或 1 分，中性粒细胞绝对计数高于 2×10^9/L，血小板高于 100×10^9/L，血红蛋白高于 90g/L，肌酐清除率高于 45ml/min，胆红素低于 1.5mg/dl，丙氨酸转氨酶低于正常上限 3 倍，至少经过 CT 或磁共振成像（MRI）证实没有脑转移，疾病可通过 RECIST 标准进行评估，签署知情同意书，排除已接受化疗治疗者。

（一）研究设计

多阶段试验只设试验组，不设置专门的同期对照组。假设 π 为所研究药物的有效率，π_0 和 π_1（$\pi_1>\pi_0$）是 2 个预先确定的界值，π_0 为最大的无效界值，π_1 为最小的有效界值。在临床试验中，如果发现药物的有效率 $\pi\leqslant\pi_0$，则认为该药物无效，试验可因无效而早期终止；如果发现药物的有效率 $\pi\geqslant\pi_1$，则认为该药物有效，也可因有效而准备下一阶段的试验。

多阶段设计对应的检验假设为：

$$H_0: \pi\leqslant\pi_0 \quad vs. \quad H_1: \pi\geqslant\pi_1$$

为单侧检验。$\alpha=P$（拒绝 $H_0|H_0$ 真），$\beta=P$（拒绝 $H_1|H_1$ 真），α 为假设检验水准，β 为第Ⅱ型错误。记 $b(x;n,\pi)$ 为二项分布的概率函数，表示 n 例受试者中恰好有 x 例有效的概率：$b(x;n,\pi)=\binom{n}{x}\pi^x(1-\pi)^{n-x}$，$B(r;n,\pi)$ 为二项分布的分布函数，表示 n 受试者中至多有 r 例有效的累积概率：$B(r;n,\pi)=\sum_{x\leqslant r}b(x;n,\pi)$。

多阶段设计包括单阶段设计、二阶段设计、三阶段设计等，其中单阶段设计思路为：一组进入研究的 n 个受试者中，如果试验药只对 r 个或更少的受试者有效，则终止研究。n 为样本量，r 为事先设定的恶灵界值，n 和 r 的确定需满足以下 2 个概率约束条件：P（拒绝 $H_0|H_0$ 真，r，n）$\leqslant\alpha$，P（拒绝 $H_1|H_1$ 真，r，n）$\leqslant\beta$。在满足条件的 n 和 r 的组合中，选择 n 最小者。

试验终止的概率（probability of early termination，PET）为

$$PET=B(r;n,\pi)=\sum_{x\leqslant r}b(r;n,\pi) \qquad \text{（公式 14-12）}$$

二阶段设计应用最为广泛。假设第一、二阶段的样本量为 n_1、n_2，总样本量 $N=n_1+n_2$，第一阶段和第二阶段相应的临界值分别为 r_1，r_2。第一阶段 n_1 个受试者中，如有 r_1 个或更少的受试者有效，则终止研究，如有多于 r_1 个受试者有效，则进入第二阶段；第二阶段另有 n_2 个受试者，如在 n_1+n_2 个受试者中共有 r_2 个或更少的受试者有效，则终止研究，如有多于 r_2 个受试者有效，则可计划进一步研究，估计有效率（图 14-11）。

试验在第一阶段结束后被早期终止的概率（PET_1）为：

$$PET_1=B(r_1;n_1,\pi)=\sum_{x=0}^{r_1}b(x;n_1,\pi) \qquad \text{（公式 14-13）}$$

在第二阶段结束后被终止的概率（PET_2）为：

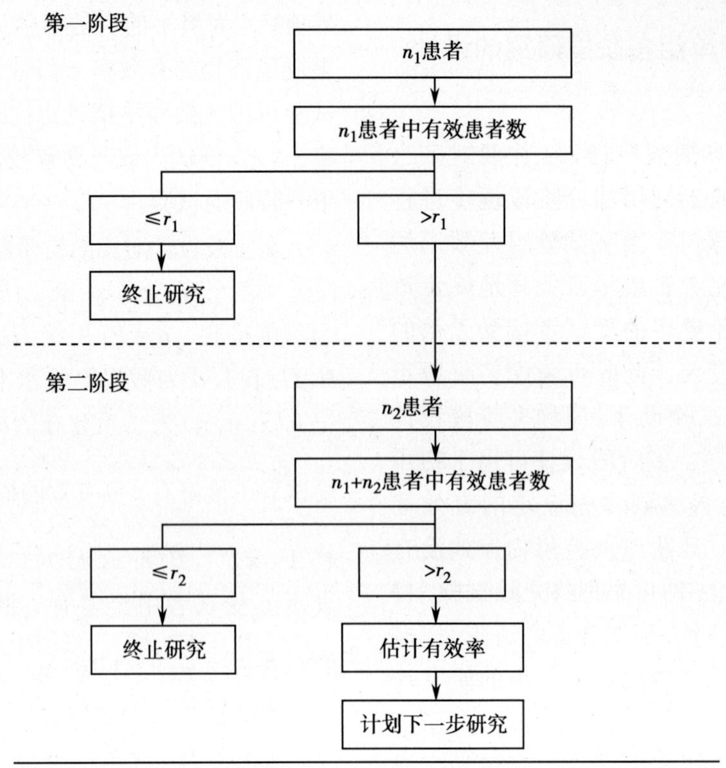

图 14-11 二阶段设计示意图

$$PET_2=\sum_{x=r_1+1}^{\min[n_1,r_2]} b(x;n_1,\pi)B(r_2-x;n_2,\pi)$$
（公式 14-14）

在（一阶段或二阶段）被终止的总概率为：

$$PET=PET_1+PET_2$$ （公式 14-15）

期望样本量（expected sample size，*EN*）为：

$$EN=n_1+(1-PET_1)n_2$$ （公式 14-16）

三阶段设计是二阶段设计的扩展。记第一、二、三阶段的样本量为 n_1、n_2、n_3，总样本量 $N=n_1+n_2+n_3$，各阶段相应的临界值分别为 r_1，r_2，r_3。基本思路与二阶段一致，当第二阶段有多于 r_2 个受试者有效，则另有 n_3 个受试者进入第三阶段，如在 $n_1+n_2+n_3$ 个受试者中共有 r_3 个或更少的受试者有效，则终止研究，否则可计划进一步研究，估计有效率。

试验在第三阶段结束后被终止的概率（PET_3）为：

$$PET_3=\sum_{x_1=r_1+1}^{\min[n_1,r_3]}\sum_{x_2=r_2+1-x_1}^{\min[n_2,r_3-x_1]} b(x_1;n_1,\pi)b(x_2;n_2,\pi)B(r_3-x_1-x_2;n_3,\pi)$$ （公式 14-17）

在（一阶段或二阶段或三阶段）被终止的总概率为：

$$PET=PET_1+PET_2+PET_3$$ （公式 14-18）

期望样本量（expected sample size，*EN*）为：

$$EN=n_1+(1-PET_1)n_2+(1-PET_1-PET_2)n_3$$
（公式 14-19）

多阶段试验要求试验组有一定的样本量，在给出 π_0、π_1、α 和 β 时，各阶段的样本量 n_i 和界值 r_i 的解是不唯一的。使总样本里 N 最小的解称为最大样本量最小化设计（minimax design）；使期望样本量 *EN* 达到最小的解称为最优化设计（optimal design）。最优化设计的总样本量虽然大于最大样本量最小化设计，但期望样本量最小，在第一阶段结束后，如果试验真是无效，则早期终止试验的概率大于最大样本量最小化设计。因此，当对试验药物信心不足，希望在真的无效时早点终止试验，可以选择最优化设计；反之，对试验药物有信心时可以选择最大样本量最小化设计。不同的思路和准则形成了不同的方法，常用的有代表性的方法有 Simon 法（1989）、Gehan

(1961)、Fleming(1982)和 Ensign 法(1993)等，具体可参考相关专业文献或书籍，一般可通过计算机软件计算获得。

需要注意的是，多阶段试验不是针对有效性而设计的，在试验中如果有效人数已经大于既定界值时，只能说明疗效可能大于预先设定的最小有效界值，有进一步研究的价值，虽然理论上可以考虑因有效率大于最小有效界值而终止试验，但除非是针对“孤儿药”的试验，从更符合伦理学要求的角度考虑一般不建议终止试验，而是继续将试验完成，以保证有足够的样本量来估计有效率及其置信区间，当然该置信区间往往较宽，需要通过进一步的确证性临床试验更精确的估计。由于多阶段设计中没有设置同期对照，难以控制主观偏倚，因此，对有效率的判断和解释需要慎重。

本例探索培美曲塞联合卡铂治疗晚期 NSCLC 的有效性和安全性，采用二阶段、开放、单中心试验设计，若试验药物缺乏疗效或有无法接受的毒性，则可早期终止试验。试验设计规定，如果临床缓解率小于 15%，则没有进一步研发的必要，可提前终止试验；如果临床缓解率 > 35%，则有进一步研发的价值。

检验假设为：H_0：$\pi \leqslant 15\%$ *vs.* H_1：$\pi \geqslant 35\%$。采用二阶段设计。第一阶段 21 名受试者，若有多于 5 人临床缓解，则进一步研究，若有 5 名或更少，则终止试验；第二阶段再入组 29 名受试者，两阶段共 50 名受试者，若在 50 个受试者中共有 14 名或更少的受试者临窗缓解，则终止研究。由此推算出 $\alpha=0.011$，$1-\beta=0.84$。如果临床缓解率 ≤15%，则在第一阶段有 80% 的可能被终止；如果临床缓解率 ≥35%，则在第一阶段只有 9% 的可能被终止。该研究从 2002 年 4 月至 2003 年 2 月共筛选 55 名患者，其中 50 人进入试验。

给药方案：第 1 天给药，培美曲塞 500mg/m^2，静脉滴注 10、30min 后，静脉滴注卡铂 30min，血药浓度 - 时间曲线下面积为 6mg/(ml•min)。3 周为 1 个周期，共 6 个周期。若有必要可增加治疗周期。化疗前至少口服 5d 叶酸(350～1 000μg/d)，治疗过程中持续口服叶酸(350～1 000μg/d)。化疗前维生素 B_{12}(1 000μg/ 剂)2 周 1 次，治疗过程中每 9 周 1 次。为了减少出现严重皮疹的风险，滴注培美曲塞前 1d、当天、后 1d，口服地塞米松 4mg 每天 2 次。

(二)统计分析及结果

基线数据主要进行统计描述，列出例数、中位数等。本例基线数据结果见表 14-21。

表 14-21　患者基线数据

特征	例数 / 统计量
入组患者	50
年龄 / 岁	
中位数	62
最小值～最大值	31～80
性别	
男	31
女	19
体力状态评分	
0	6
1	44
疾病分期	
Ⅲb 期	1
Ⅳ期	48
缺失	1
组织学	
腺癌	32
混合鳞腺癌	1
鳞癌	6
其他	11

有效性分析结果：本例主要疗效指标为临床缓解率，次要指标有疾病进展时间、总生存期，采用 Kaplan-Meier 法估计生存率，绘制生存曲线(图 14-12)。疗效分析 12 人(24%)部分缓解，25 人(50%)疾病稳定，无人完全缓解。截至分析时，17 人(34%)仍存活。中位生存时间为 13.5 个月(95%*CI*：10.1～17.1 个月)。1 年生存率为 56%(95%*CI*：42.2%～69.8%)。中位无疾病进展生存时间是 5.4 个月(95%*CI*：3.4～8.0 个月)，11 名患者删失(图 14-13)。

安全性分析结果：本例中位治疗周期是 6 个周期。15 名患者接受了 8 个及以上周期的治疗。11 人(22%)发生 3 度中性粒细胞减少症，2 人(4%)发生 4 度中性粒细胞减少症；1 人(2%)发生 3 度血小板减少症，无人发生 4 度血小板减少症；3 人(6%)发生 3 度非血液系统不良反应(腹泻、疲乏等)。

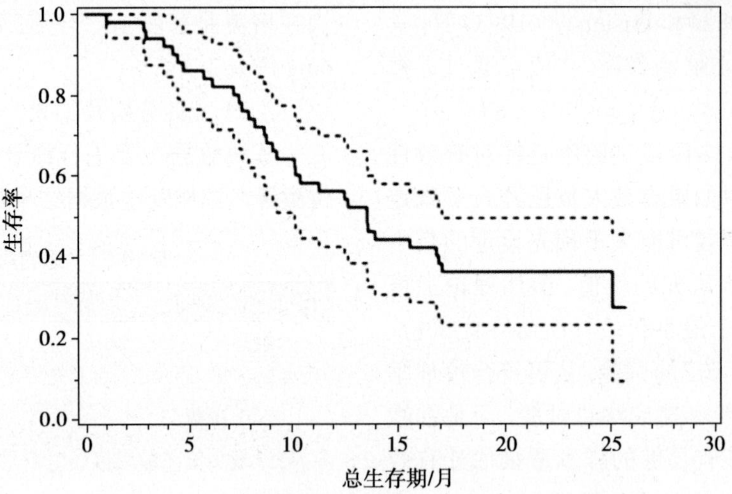

图 14-12 总生存率生存曲线(虚线为 95% 置信区间)

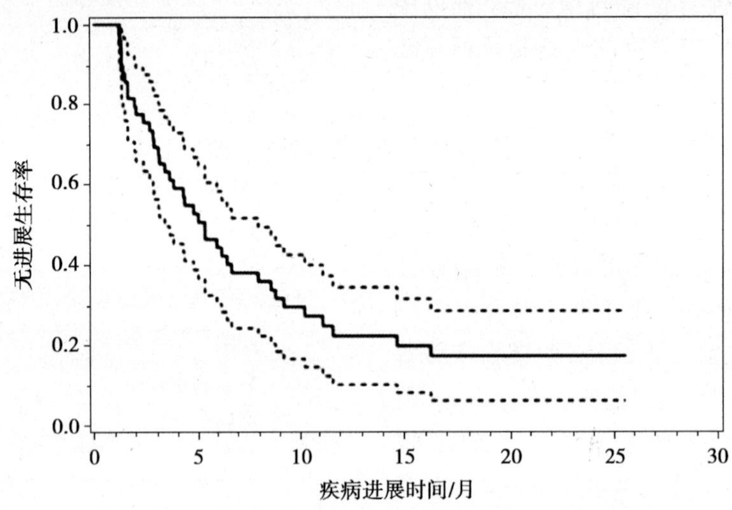

图 14-13 疾病进展时间生存曲线(虚线为 95% 置信区间)

第四节 确证性临床试验的设计与分析

确证性临床试验是药物研发过程中，考察药物有效性和安全性的关键性步骤，因此确证性临床试验的设计必须严格遵循科学和严谨的原则，为药物评审提供高质量的证据。证据的强度由试验质量以及试验结果的内、外部一致性决定。内、外部一致性由试验结果体现，而试验质量很大程度上由研究者把控。试验质量可通过如下几个方面考察：试验设计应与试验目的相适应，执行环节符合要求，高质量的数据，充足的把握度，Ⅰ型错误的控制，偏倚和混杂的控制，统计分析方法合理性和研究结果的正确阐释。

评价试验药物的有效性一般采用优效性试验设计，多采用安慰剂对照、空白对照或阳性药物对照。其中，安慰剂对照是最直接和高效的对照方式，其目的是通过试验组与对照组疗效的比较，排除疾病的自然转归效应，并通过安慰剂对照，排除心理作用的影响，从而说明药物的有效性。但在某些临床实践中直接采用安慰剂对照存在伦理学风险，如已有治疗某适应证的有效药物，且可预知由于延误治疗可能导致受试者死亡、病情进展、残疾或不可逆的医学损伤发生，则不宜单纯采用安慰剂对照，此时可采用阳性对照，即以目前公认有效的治疗方法作为对照，研究的目的在于评价新药是否能在疗效、安全性或药物经济学等方面替代对照药物。虽然采用阳性对照避免了伦理学风险，但评价试验药物优于公认的阳性对照存在一定困难，也可采用阳性对照的非劣效性试验设计，其试验目的在于明确在给定的评价标准下（非劣效性界值），所评价药物在疗效或安全性上是否非劣于阳性对照。除了优效性和非劣效性试验设计，还有一种等效性试验设计，这种试验设计用于检验一种新的药物是否与现存的药物疗效“相等”，即两种药物疗效差异不超过一个给定的界值。等效性试验可用于研究仿制药疗效是否接近原药，小剂量或者疗程短的药物能否替代大剂量或者疗程长的药物等，试验多应用于同一活性成分的生物等效性和血浆无法测定时的临床等效性验证。这些设计中阳性对照的选择、界值的确定、样本量的估计、统计推断方法等方面均涉及若干统计学问题。

此外，并非所有的临床试验都在试验结束后才进行统计分析，在正式完成临床试验前，按照事先制定的分析计划比较处理组间的有效性和安全性所作的分析称期中分析（interim analysis）。期中分析的目的之一是用于决策是否及早终止试验还是继续试验，例如在以死亡或其他严重的不可逆转的发病作为主要疗效指标的临床试验中，当期中分析已累积数据能够说明治疗组的有效性，或者试验药物的不良反应事件发生率显著高于对照组，根据期中分析的结果可以决定提前终止试验。Pocock 于 1977 年提出了成组序贯设计（group sequential design）的试验，将整个临床试验划分为若干个连贯的时间段，每个时间段的试验完成后进行一次期中分析。对于多个时间点进行假设检验需要考虑多重性问题以避免Ⅰ型错误膨胀，如何设置每次期中分析的检验水准也是期中分析的主要问题。

本节结合临床实例，主要介绍如何进行确证性临床试验中最为常用的优效性试验、非劣效性试验、等效性试验以及成组序贯设计这 4 类临床试验。

一、如何进行优效性试验的设计与分析

国际协调会议（International Conference on Harmonization，ICH）提出的临床试验统计指导原则（ICH E9）指出，优效性试验（superiority trial）是指主要目的为显示试验药物的疗效优于对照药物的一种临床试验。早期脱离（early escape）机制是优效性试验中常用的一种试验设计方法，它是指在以安慰剂为对照的平行组对照临床试验中，为保护受试者利益，符合伦理学要求，允许受试者在试验过程中在认为缺乏疗效（lack of efficacy，LOE）时提前退出试验接受治疗，但这些病例仍可按无效病例纳入符合方案数据集进行统计分析，并可以通过计算因缺乏疗效提前退出试验者的比例进行疗效评价。该设计方法主要适用于高血压、哮喘、糖尿病等需要长期控制和维持治疗的慢性病，而不适用于治疗期较短的急性发作疾病。

这里以环索奈德粉吸入剂配合沙丁胺醇气雾剂治疗支气管哮喘的优效性试验为例，阐述在试验设计和分析过程中的统计学考虑。这一试验最好采用安慰剂对照的优效性设计方法，但另一方面，如果采用安慰剂治疗的患者出现病情恶化或疗效不佳时仍继续进行安慰剂治疗的话，又是不符合伦理的。因此，基于以上 2 点考虑，在环索奈德粉吸入剂治疗支气管哮喘的安慰剂对照试验中，加入早期脱离机制，允许患者在试验过程中因疗效不佳而提前退出试验，既可以保证试验的科学性，也满足伦理学的需要。

（一）试验设计

例 14-6　环索奈德粉吸入剂配合沙丁胺醇气雾剂治疗支气管哮喘有效性和安全性的多中心、随机、双盲、安慰剂平行对照的临床试验中，因采用安慰剂对照，从伦理学的角度考虑，为保护受试者利益，试验过程中采取早期脱离机制，当受试者被研究者按下列规则判定为缺乏疗效时可退出本试验，此病例仍作为符合方案病例进行统计，并记录受试者退出试验的日期；另一方面，为减少受试者暴露于安慰剂组的比例，试验组与安慰剂组的样本比例取 2∶1。其中，试验方案中规定，当至少发生以下情况之一时，可认为受试者因缺乏疗效提前退出试验：①哮喘病情恶化，指受试者哮喘症状加重，需要接受除试验药外的其他治疗者；②第 1 秒用力呼气量（forced expiratory volume in first second，FEV1）较基线（0d）值降低 20% 及以上者，或 FEV1 较预计值＜50% 者；③在随访前的近 7d 内连续 2 次清晨或傍晚呼气

流量峰值(peak expiratory flow，PEF)下降≥20%平均基线值(－7～0d的平均值)；④在随访前的近7d内，夜间哮喘症状评分>2分(至少4晚)或3分(至少2晚)；⑤在随访前的近7d内，白天哮喘症状评分≥3分，至少4d；⑥受试者自我感觉无效，符合LOE评价标准提出退出临床试验者。

试验清洗期为－28～0d，统一采用丙酸氟替卡松进行清洗治疗；治疗时间为0～84d，试验组和对照组分别采用环索奈德粉吸入剂和安慰剂；试验期间受试者可应急使用沙丁胺醇气雾剂，并在日记卡中记录下使用沙丁胺醇的喷数和次数。研究者分别在对肺功能指标、早晚PEF、哮喘症状评分以及缓解药物使用情况等有效性评价指标进行评估，安全性评价指标中血压、心率、呼吸等生命体征指标分别在各次访视时进行观测，实验室检查指标在治疗前和治疗结束时进行评估，整个试验过程中记录不良事件。整个试验流程见图14-14。

(二)疗效评价指标

在采用早期脱离机制的优效性临床试验中，除从临床医学的角度选择合适的疗效评价指标对试验药物的疗效进行评价外，也可同时采用缺乏疗效者所占比例(LOE%)作为主要疗效指标反映试验药物的疗效。一般来讲，如果试验药确实有效，试验组的LOE%应低于安慰剂组。因此，环索奈德粉吸入剂临床试验的主要疗效指标，采用FEV1和LOE%。由于该试验要求只有当FEV1和LOE%均得到阳性结果时，才可以认为试验药物优于安慰剂，因此，不需要对2个主要疗效指标进行α分配。

(三)建立检验假设

从科学性的角度上来讲，优效性试验可以提供试验药物有效性的最强证据。从药物审评的角度上来讲，优效性试验的推断过程则是通过2步完成的。假定T和C分别代表试验组和对照组的总体疗效，且该试验的主要疗效指标为高优指标。那么，优效性检验的第1步是在双侧$\alpha=0.05$的检验水准下建立假设检验，并进行统计学检验：

H_0: $T=C$，即试验组和对照组的总体疗效相当

H_1: $T\neq C$，即试验组和对照组的总体疗效有差异

当在$\alpha=0.05$水准下拒绝零假设后($P<\alpha$)，则进行优效性检验的第2步，若$T-C$的估计值大于0，则可认为试验组优效于对照组。

ICH E9同时说明，两步法优效性检验的方法与计算($T-C$)的95%置信区间进行统计推断的结果是一致的。置信区间的方法可以准确地估计试验组与对照组之间的疗效差异，当($T-C$)的95%置信区间不包含0，且下限大于0时，也可下优效性结论。

同样，两步法优效性检验也等价于在单侧$\alpha=0.05$的水准下进行假设检验：

H_0: $T\leqslant C$，即试验组总体疗效与对照组相当或劣于对照组

H_1: $T>C$，即试验组总体疗效优于对照组

也就是说，上述优效性检验是在单侧$\alpha=0.05$的水准下证明了试验药物的优效性，而不是在一

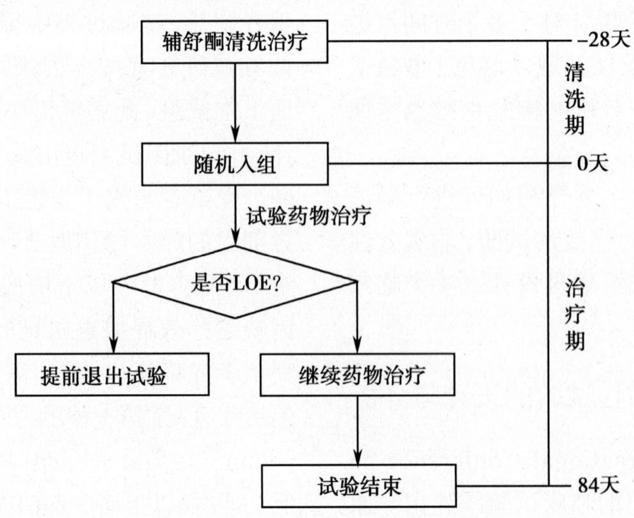

图14-14 环索奈德临床试验流程图

般的双侧 $\alpha=0.05$ 的水准下。关于是采用单侧检验还是双侧检验的方法对优效性检验进行统计推断一直存在着一些争议。从药物审评的角度来讲，采用双侧检验的合理性在于在药物研发过程中，无法获知试验组与对照组之间是否存在统计学差异。因此，需要首先在双侧 $\alpha=0.05$ 的水准下证明试验药与对照药之间存在统计学差异。如果两者之间差异无统计学意义（$P\geqslant\alpha$），可直接认为优效性结论不成立；而当两者之间存在统计学差异时，则进一步对差异的方向进行判断是否试验组优效于对照组，若疗效的方向相反，则试验组劣效于对照组。

（四）样本量估计

优效性试验的样本量估计应当根据试验方案中所指定的主要疗效指标进行。样本量的具体计算方法以及计算过程中所需用到的统计量的估计值及其依据应在临床试验方案中列出，同时需要提供这些估计值的来源依据。Ⅰ型错误概率常用双侧 $\alpha=0.05$，Ⅱ型错误概率 β 应不大于 0.2。其中，二分类资料率差的优效性试验样本量估计公式为：

$$n_c=\frac{(Z_{1-\alpha/2}+Z_{1-\beta})^2}{\delta^2}[\frac{T(1-T)}{K}+C(1-C)]$$

（公式 14-20）

其中，n_c 为对照组样本量，则 Kn_c 为试验组样本量。T 为试验组率的估算值，C 为阳性对照组率的估算值，δ 为试验组与对照组率估算值之差，K 为分组比例。

定量资料均数之差的样本量估计公式为：

$$n_c=\frac{(Z_{1-\alpha/2}+Z_{1-\beta})^2}{\delta^2}\sigma^2[1+\frac{1}{K}]$$ （公式 14-21）

其中，σ^2 为合并方差的估算值，δ 为试验组与对照组均数估算值之差。

据相关文献报道，主要疗效评价指标 FEV1 安慰剂组 12 周末较基线值下降 50ml 以上，估计标准差 $\sigma=100$ml，且假定试验组 12 周末 FEV1 较基线无变化。取Ⅰ型错误 $\alpha=0.05$（双侧），Ⅱ型错误 $\beta=0.1$，即把握度 $1-\beta=90\%$，试验组与安慰剂组样本比例 2∶1。根据 PASS 软件计算共需样本量 192 例，其中试验组 128 例，安慰剂组 64 例。同时，考虑试验 10% 的脱落率的情况下，试验计划入组样本量 216 例。

需要说明的是，如上述公式所示，优效性试验中的样本量估计与试验中事件发生率或合并方差相关。如果在新试验中事件发生率过低或方差过大会导致试验的实际检验效能偏低，此时样本量再估计是解决这一问题的有效方法。一般推荐在试验过程中，在非揭盲状态下对试验中的总事件率或合并方差进行估计并重新估算样本量。如果采取在揭盲状态下进行样本量重新估算，必须在试验方案中预先对样本量重新估算方法和执行步骤进行详细说明并推荐设立独立的数据监察委员会对数据进行揭盲分析和样本量重新估计。这一问题将在本章第六节中进行详细介绍。

同时，本节所介绍的优效性试验是指在统计学上证明试验组优效于对照组（即 $T-C>0$），而并不代表这一结果具有临床意义。如果想要证明试验组临床上优效于对照组，则需要进一步结合临床相关知识结果（$T-C$）的 95% 置信区间进行判定。一般情况下，在给定临床优效性界值 Δ 的情况下，若（$T-C$）的 95% 置信区间的下限大于优效性界值 Δ，则可以认为试验组在临床上优效于对照组。

（五）统计分析方法

在采用早期脱离机制的优效性试验的统计数据集划分中，所有因缺乏疗效而提前退出试验的受试者仍可进入符合方案数据集，缺失的疗效数据采用最差观测结果向后结转（worst observation carried forward，WOCF）方法进行数据结转；其他脱落病例则不可进入符合方案数据集，而仅可进入全分析数据集，缺失的疗效数据采用最后一次观测结果向后结转（last observation carried forward，LOCF）方法进行数据结转。

主要疗效指标 FEV1 评价的主要统计分析方法：治疗前后变化值的组间比较采用协方差分析模型，分析时以治疗前后变化值作为因变量，组别为自变量，基线值作为协变量，并考虑中心效应，即在模型中校正中心分组变量，详细的中心效应的评估过程将在本章第六节中阐述。根据模型计算各组最小二乘均数（LSMEANS）及组间最小二乘均数差值的 Tukey 法校正的 95% 置信区间，用以比较组间的统计学差异。

主要疗效指标 LOE% 的统计分析方法：采用 Kaplan-Meier 法分别估计治疗后不同时间无效

退出病例发生率（R_{LOE}），并计算组内治疗时间的25%、50%、75%分位数，采用log-rank检验进行组间比较。

（六）主要分析结果

试验实际入组215例。其中，2例受试者未服用试验药物，未进入FAS数据集；33名受试者未进入PPS数据集（2例未服用试验药物，3例治疗时间超出时间窗，10例试验期间失访，18例违背试验方案）（表14-22）。

1. 主要疗效指标FEV1　治疗前后FEV1变化值，经协方差分析，分组间差异有统计学意义（FAS：$P=0.035\,6$，PPS：$P=0.021\,8$）；环索奈德与安慰剂组间校正的差值均数（95%置信区间）FAS结果为130.22（8.87～251.56），PPS结果为162.11（23.84～300.37），组间差异均有统计学意义（表14-23）。

2. 其他指标LOE%　环索奈德中位无效退出病例发生时间大于112d（FAS）、大于112d（PPS），安慰剂中位无效退出病例发生时间为86.00d（FAS）、86.00d（PPS）；经log-rank检验，组间无效退出病例发生率差异有统计学意义（FAS：$\chi^2=25.63$，$P<0.000\,1$；PPS：$\chi^2=24.53$，$P<0.000\,1$）（表14-24～表14-26，图14-15、图14-16）。

表14-22　入组病例及安全性、有效性分析人群　单位：例（%）

	环索奈德	安慰剂	合计
随机入组	143（100.0）	72（100.0）	215（100.0）
完成试验	107（74.83）	30（41.67）	137（63.72）
试验期间脱落	36（25.17）	42（58.33）	78（36.28）*
非LOE脱落	15（10.49）	11（15.28）	26（12.09）**
不良事件	1（0.70）	1（1.39）	2（0.93）
违背试验方案	9（6.29）	4（5.56）	13（6.05）
失访	4（2.80）	4（5.56）	8（3.72）
其他	1（0.70）	2（2.78）	3（1.40）
缺乏疗效	21（14.69）	31（43.06）	52（24.19）
安全性分析人群	142（99.30）	71（98.61）	213（99.07）
有效性分析人群			
FAS	142（99.30）	71（98.61）	213（99.07）
PPS	122（85.31）	60（83.33）	182（84.65）

*组间脱落率比较$P<0.000\,1$；**非LOE脱落率组间比较$P=0.309\,0$

表14-23　治疗前后第1秒用力呼气量(ml)的协方差分析结果

	FAS		PPS	
	F	*P*	*F*	*P*
分组	4.48	0.035 6	5.35	0.021 8
基线	12.96	0.000 4	12.75	0.000 5
中心	0.04	0.998 8	0.12	0.987 3
	环索奈德			
差值均数（95%置信区间）	−0.33（−73.41～72.76）		4.91（−78.23～88.06）	
	安慰剂			
差值均数（95%置信区间）	−130.54（−232.11～−28.97）		−157.19（−273.42～−40.97）	
	环索奈德与安慰剂			
间差值均数（95%置信区间）	130.22（8.87～251.56）		162.11（23.84～300.37）	

均数采用按模型调整的最小二乘估计，均数之差的95%置信区间用Tukey法校正

表 14-24　各时点无效退出病例发生率的 Kaplan-Meier 估计

治疗时间	FAS		PPS	
	环索奈德(*Se*)	安慰剂(*Se*)	环索奈德(*Se*)	安慰剂(*Se*)
0d	0.00(0.00)	0.00(0.00)	0.00(0.00)	0.00(0.00)
14d	0.74(0.73)	1.54(1.53)	0.82(0.82)	1.67(1.65)
28d	7.44(2.26)	20.30(5.03)	8.20(2.48)	20.00(5.16)
42d	9.72(2.56)	34.80(6.01)	10.66(2.79)	35.00(6.16)
56d	12.82(2.91)	44.83(6.33)	13.11(3.06)	45.00(6.42)
70d	12.82(2.91)	44.83(6.33)	13.11(3.06)	45.00(6.42)
84d	13.69(3.01)	44.83(6.33)	14.03(3.16)	45.00(6.42)
98d	22.24(6.12)	0(0.00)	0(0.00)	0(0.00)
112d	22.24(6.12)	0(0.00)	0(0.00)	0(0.00)
N(删失率)/[例(%)]	139(84.89)	65(52.31)	122(84.43)	60(50.00)

表 14-25　无效退出病例发生时间分布的四分位数

四分位数	FAS		PPS	
	环索奈德(95%*CI*)	安慰剂(95%*CI*)	环索奈德(95%*CI*)	安慰剂(95%*CI*)
25%	NA(91.00, NA)	29.00(21.00, 43.00)	NA(91.00, NA)	29.50(21.00, 43.00)
50%	NA(NA, NA)	86.00(43.00, NA)	NA(NA, NA)	86.00(43.00, NA)
75%	NA(NA, NA)	NA(NA, NA)	NA(NA, NA)	NA(NA, NA)
N(删失率)/[例(%)]	139(84.89)	65(52.31)	122(84.43)	60(50.00)

NA 代表缺失值，由于受试者最长观察时间为 112d，环索奈德组未能在 112d 观察到 50% 患者的 LOE 时间，故环索奈德组的中位 LOE 时间无法估计。其他缺失值同理

表 14-26　组间无效退出病例发生率比较的 log-rank 检验

	FAS		PPS	
	χ^2	*P*	χ^2	*P*
log-rank 检验	25.63(1)	<0.000 1	24.53(1)	<0.000 1

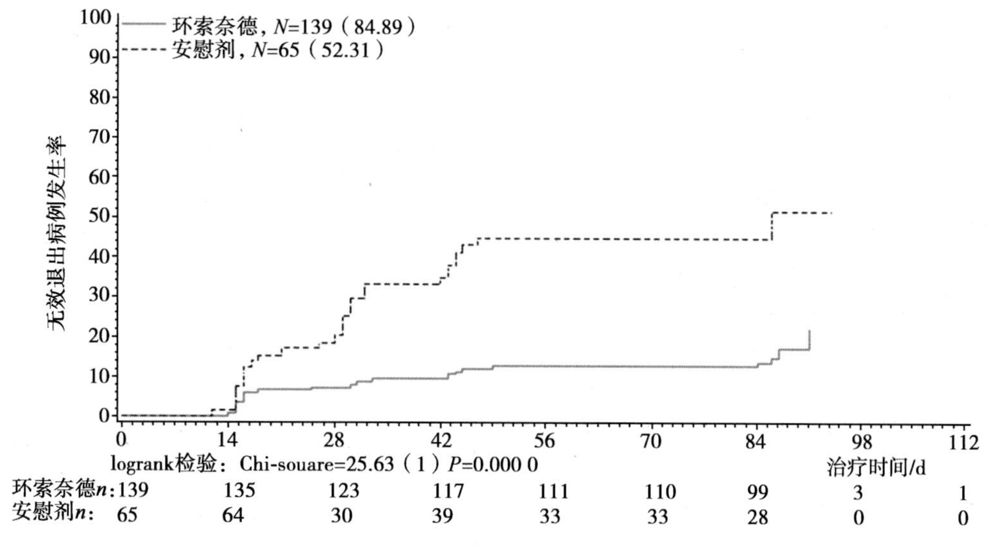

图 14-15　各时点无效退出病例发生率的 Kaplan-Meier 估计(FAS)

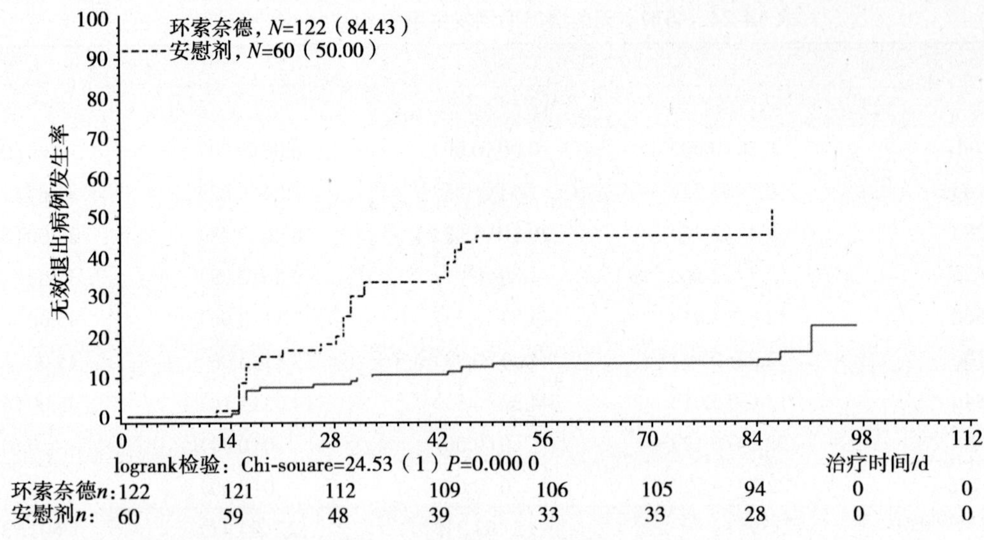

图 14-16 各时点无效退出病例发生率的 Kaplan-Meier 估计（PPS）

综上，主要疗效指标治疗前后 FEV1 变化差值和 LOE% 结果显示试验组均优于安慰剂组，可认为试验药物环索奈德优效于安慰剂。

（七）需注意的问题

由实例可见，早期脱离机制的临床试验可以在更大程度上满足伦理学要求的情况下客观评价试验药物的有效性，但这类临床试验在设计中需要注意：①由于 LOE% 作为疗效评价指标对试验药物的有效性进行评价，试验方案中必须对受试者早期脱离的标准进行明确的规定，并具有可操作性；②LOE 病例虽可进入符合方案数据集进行统计分析，但需按照无效病例处理，采用 WOCF 方法对缺失数据进行填补，且 LOE 病例是否可以进入符合方案数据集也要结合病例的治疗时间；③LOE% 作为疗效评价指标必须和临床专业选取的主要疗效指标共同评价试验的有效性，或仅作为次要疗效指标对试验药物的有效性提供支持性证据。

二、如何进行非劣效性试验的设计与分析

非劣效性试验（non-inferiority trial）是在以公认有效的药物作为阳性对照的临床试验中，试验药物与阳性对照药物相比，其有效性即使在可能劣于阳性对照药物的情况下，但与阳性对照药物疗效的差值在可接受的范围内，从而证明试验药物的有效性。非劣效的结论有 2 层含义：试验药的疗效优于安慰剂（间接推论试验药物的有效性）；试验药的疗效若是比阳性对照药物的疗效差，其差值也是在临床可接受的范围内。由于非劣效性试验采用阳性对照，更加符合伦理学的要求，但它在设计中也同样存在一定的限制。

非劣效性试验设计要求阳性对照药物应具有较稳定的有效性，否则不能采用非劣效设计。非劣效性试验一般用于有客观、明确疗效指标的临床研究中（如抗菌药物的临床终点、心血管疾病治疗中的主要不良心血管事件、肿瘤治疗中死亡或进展事件，2 型糖尿病降糖治疗中的糖化血红蛋白等）。鉴于缓解症状和 / 或以主观疗效指标为主要评价终点的临床试验（如治疗抑郁、过敏性鼻炎、咽炎、疼痛的药物等）疗效评价受试验质量、测量方法、受试人群的影响较大，难以确定在试验样本中阳性对照是否仍然保持原有的效应，此类药物的临床试验不宜采用非劣效设计。除此之外，在下列条件下，也不宜采用非劣效性临床试验设计：①药物疗效过小导致非劣效性试验设计样本量超出可行范围；②药物疗效的研究间变异过大导致阳性对照药不具备稳定的有效性；③没有历史数据支持非劣效性界值的确定；④医疗实践的变化使得历史研究中观测到的阳性对照药物疗效不再适用。

这里以聚乙二醇化重组人粒细胞刺激因子注射液（PEG-rhG-CSF）用于预防乳腺癌患者和 NSCLC 患者中性粒细胞（ANC）减少的有效性和安全性试验为例，阐述非劣效性试验设计在试验设计和分析过程中的统计学考虑。

例 14-7　PEG-rhG-CSF 为肿瘤化疗过程中长效升白细胞药物，每个化疗周期注射 1 次，而目前的主要临床用药重组人粒细胞刺激因子注射液（rhG-CSF）为短效升白细胞药物，需每天注射一次。为证明 PEG-rhG-CSF 用于预防乳腺癌患者和 NSCLC 患者 ANC 减少的有效性和安全性，采用 rhG-CSF 作为阳性对照进行非劣效设计。

（一）试验设计

该试验采用多中心、随机、开放性、以阳性对照药 rhG-CSF 作为平行对照的研究设计。根据Ⅱ期临床试验结果，试验选用 PEG-rhG-CSF 100μg/kg 剂量为试验 1 组；且参照国外Ⅲ期临床试验结果，原研产品采用 PEG-rhG-CSF 6mg 固定剂量作为上市后的使用剂量，因此，该试验将 PEG-rhG-CSF 6mg 固定剂量作为试验 2 组，与阳性对照药物 rhG-CSF 进行非劣效性检验。其中，试验 1 组、试验 2 组与阳性对照药的样本比例 1∶1∶1。

选取乳腺癌和 NSCLC 2 个瘤种进行研究，其中，乳腺癌可采用 TAC（多西他赛 + 表柔比星 + 环磷酰胺）或 TA（多西他赛 + 表柔比星）化疗方案，NSCLC 采用多西他赛 / 紫杉醇联合卡铂的化疗方案。整个试验过程共计 2 个观察周期，其中 NSCLC 受试者需经过 1 个化疗筛选周期，筛选合格后可进入观察周期，每周期均为 21d，但乳腺癌和 NSCLC 受试者均以第一观察周期作为药物有效性和安全性评价的主要观察周期（试验流程见图 14-17）。试验 1 组和试验 2 组在每个化疗周期第 3 天，即化疗后 48h，单次皮下注射 PEG-rhG-CSF 100μg/kg 或 6mg；对照组在每个化疗周期第 3 天，即化疗后 48h，每天 1 次连续皮下注射 rhG-CSF 5μg/（kg·d），连续应用 14d 或经过中性粒细胞最低点后连续 2 次检查中性粒细胞达到 5×10^9/L 以上，则停止注射。受试者分别在入组时、第 1 周期的第 3（用药前）、5、7、8、9、10、11、13、17、21 天进行中性粒细胞检查；第 2 周期化疗后每周进行 2 次血常规检查，当出现 3 度及 3 度以上中性粒细胞减少时，需要每天监测血常规，待中性粒细胞恢复至正常值后，可以停止检查；安全性评价指标在入组时、第 1 周期末和第 2 周期末进行评估，整个试验过程中记录不良事件。

（二）随机化方法

试验采用中央随机化系统，采用最小随机化方法（详见本章第一节）对可能影响试验结果的主要协变量进行控制，以保证主要协变量在三组间的均衡性。该试验中控制的协变量包括：中心、年龄、体重、临床诊断（乳腺癌 /NSCLC）、性别、体力状况 ECOG 评分和有无骨转移。

（三）检验假设

非劣效性检验的检验水准一般取单侧 $\alpha=0.025$。临床试验中衡量组间疗效差异的常见指标一般有差值和比值两种。其中，差值是指用两组结果之差衡量组间差异大小，例如：有效率之差、中性粒细胞减少持续时间之差等；比值是指采用两组结果之比衡量组间差异大小，比如 *RR*、*OR*、*HR* 等。非劣效性试验中，差值、比值的检验假设见表 14-27，其中，Δ 为非劣效性界值大小，且要求 $\Delta>0$。

表 14-27　非劣效性临床试验的检验假设

指标类型	差值（率差，均数差）	比值（*RR*, *HR*, *OR*）
高优指标	H_0: $C-T\geqslant\Delta$ H_1: $C-T<\Delta$	H_0: $\ln(C/T)\geqslant\Delta$ H_1: $\ln(C/T)<\Delta$
低优指标	H_0: $T-C\geqslant\Delta$ H_1: $T-C<\Delta$	H_0: $\ln(T/C)\geqslant\Delta$ H_1: $\ln(T/C)<\Delta$

（四）疗效评价指标

主要疗效评价指标：第 1 周期 3 度以上中性粒细胞减少持续时间，其中，3 度以上中性粒细胞减少是指中性粒细胞计数 $<1.0\times10^9$/L。

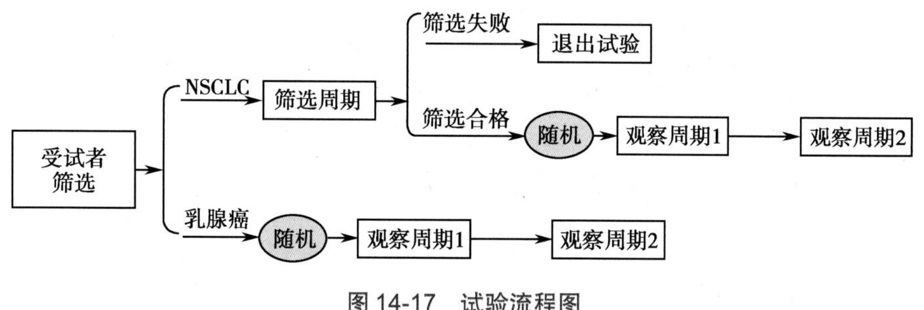

图 14-17　试验流程图

（五）非劣效性界值的确定

1. 两臂试验 非劣效性界值 Δ 的确定是非劣效性试验设计的关键，保证在非劣效结论成立的情况下试验药物的有效性。一般应根据阳性对照药物效应 C 与安慰剂效应 P 比较的既有证据来确定，并采用 meta 分析给出其置信区间估计。如果历史试验间同质性较好，置信区间的构建可采用固定效应模型，否则采用随机效应模型以考虑试验间的变异对阳性对照效应估计的影响。一般构建双侧 95%CI。

对于高优指标，构建（$C-P$）95% 区间估计后，取区间下限作为阳性对照的疗效估计，记为 M（因此可以认为本次非劣效性试验中的阳性对照的疗效有 97.5% 以上的可能大于 M）。在非劣效性试验设计中，可接受最大非劣效性界值 M_1 的确定要考虑既有证据的稳定性。如果存在差异，需要在确定 M_1 时根据差异进行调整。

若取 $M_1<M$，令 $\Delta=M_1$，如果拒绝 H_0，则可间接推论出试验药疗效优于安慰剂，即

$$C-T<\Delta \Leftrightarrow T-P>C-P-\Delta \succ 0^*$$

若取 $M_2=(1-f)M_1$，$0<f<1$，令 $\Delta=M_2$，如果拒绝 H_0，则可推论出试验药非劣效于阳性对照，且至少保持了阳性对照疗效 M 的 f 倍，譬如取 $f=0.5$，则至少保持了阳性对照疗效的 50%，即

$$C-T<\Delta \Leftrightarrow T-P>C-P-(1-f)M_1 \Leftrightarrow T-P\succ f(C-P)$$

对于低优指标，构建（$P-C$）区间估计后，仍取区间下限作为阳性对照的疗效估计，记为 M。

若取 $M_1<M$，令 $\Delta=M_1$，如果拒绝 H_0，则可间接推论出试验药疗效优于安慰剂，即

$$T-C<\Delta \Leftrightarrow P-T>P-C-\Delta \succ 0$$

若取 $M_2=(1-f)M_1$，$0<f<1$，令 $\Delta=M_2$，如果拒绝 H_0，则可推论出试验药非劣效于阳性对照，且至少保持了阳性对照疗效 M 的 f 倍，譬如取 $f=0.5$，则至少保持了阳性对照疗效的 50%，即

$$T-C<\Delta \Leftrightarrow P-T>P-C-(1-f)M_1 \Leftrightarrow P-T\succ f(P-C)$$

以上非劣效性界值确定方法称作两步法，有 $M_2<M_1\leqslant M$。如果历史试验数据较少，例如仅有 1 个可资借鉴的历史试验，或历史试验设计有缺陷、质量较差，取 $M_1<<M$（即疗效折扣）以确保试验的鉴定敏感性。M_1 是阳性对照扣去了安慰剂效应的绝对疗效的保守估计，一般借助 meta 分析法并考虑历史试验间的变异后确定，M_2 是非劣效性界值，其确定要结合临床具体情况，在考虑保留阳性对照疗效的适当比例 f 后确定。f 越接近 1，样本量越大。临床试验中一般取 $0.5\leqslant f\leqslant 0.8$，例如在心血管病药物的非劣效性试验中常取 $f=0.5$。在抗菌药物临床试验中，由于阳性对照药的疗效公认且较高，非劣效设计时，以率作为主要指标时直接取 $M_2=10\%\sim15\%$。

例如，根据历史试验数据经 meta 分析后，阳性对照较安慰剂的有效率增加 30%，95%CI 为 23%～42%，酌取 $M_1=22\%<23\%$，取 $f=0.5$，得 $M_2=M_1(1-0.5)=11\%$。若 $P<0.025$，则拒绝 H_0，认为试验药物的有效率非劣效于阳性对照，且保留了阳性对照有效率的 50% 以上。又如，阳性对照较安慰剂的死亡风险减少 25%（低优指标），或说安慰剂 / 阳性对照 $=P/C=1/0.75=11.33$，根据临床专家意见酌取 $M_1=1.25<1.33$，取 $f=0.5$，则

$$M_2=\exp[(1-f)\ln(M_1)]=\exp[\frac{1}{2}\ln(M_1)]=\sqrt{M_1}=1.12$$

采用 95% 置信区间的下限是非常保守的阳性药物疗效的估计方法，这是非劣效性试验借用历史试验数据必须付出的代价。如果阳性对照有公认的稳定疗效，或者存在生物标志物，或者有较明显的毒性，疗效估计时可以宽松一些。但是在一般情况下不推荐使用点估计作为阳性药物疗

效的估计值。因为即使在历史试验中的估计是准确的，平均来说，会在一半以上的试验中得到一个比历史点估计值小的观测值。

2. 三臂试验 在三臂试验中试验药的非劣效性不仅仅需要满足试验药在 Δ（>0）水平下非劣于阳性药物，对照药还需要优于安慰剂，阳性药物也需要优于安慰剂且两者效果之差大于 Δ，即 $\mu_P<\mu_C-\Delta<\mu_T$。μ_P、μ_C 和 μ_T 分别代表安慰剂、阳性对照和试验药物的疗效总体均数。以高优指标为例，三臂试验需要涉及 2 个检验：

$$K_0: \mu_C-\mu_P\leqslant\Delta \quad vs. \quad K_1: \mu_C-\mu_P>\Delta$$

$$H_0: \mu_C-\mu_T\geqslant\Delta \quad vs. \quad H_1: \mu_C-\mu_T<\Delta$$

（1）令 $\Delta=f(\mu_C-\mu_P)$，则 K_0 和 K_1 转化为 K_0: $\mu_C\leqslant\mu_P$ 和 K_1: $\mu_C>\mu_P$，当拒绝 K_0，即阳性对照药物优于安慰剂时，$f\in(0, 1)$，再进行下一步检验。

（2）令 $\theta=1-f$, $\theta\in(0, 1)$，则 H_0 和 H_1 转化为 H_0: $\mu_T-\mu_P\leqslant\theta(\mu_C-\mu_P)$ 和 H_1: $\mu_T-\mu_P>\theta(\mu_C-\mu_P)$，当拒绝 H_0 时表示试验药非劣于阳性对照药物且至少保留了阳性对照药 θ100% 的疗效。上述 f 一般可取 1/2 或 1/3。

在本例中，原研药被美国食品药品管理局批准时以 4 度以上中性粒细胞减少的持续时间为主要疗效评价指标，非劣效性界值取 1d。该试验以 3 度以上中性粒细胞减少的持续时间作为主要疗效评价指标，且理论上 3 度以上中性粒细胞减少的持续时间应不低于 4 度以上中性粒细胞减少的持续时间，因此，该试验非劣效性界值选取 0.5d。

（六）样本量估计

非劣效性临床试验的样本量也应符合统计学要求。临床试验中所需的样本量应足够大，以确保对所提出的问题给予可靠的回答。非劣效性试验一般只有 1 个主要疗效指标，样本量的大小通常根据试验的主要指标来确定。Ⅰ型错误概率常用单侧 0.025，Ⅱ型错误概率应不大于 0.2。二分类资料率差非劣效样本量计算公式为：

$$n_c=\frac{(Z_{1-\alpha}+Z_{1-\beta})^2}{(\delta-\Delta)^2}\left[\frac{T(1-T)}{K}+C(1-C)\right]$$

（公式 14-22）

其中 $\delta=C-T\geqslant0$，$\Delta>0$ 为非劣效性界值。二分类资料率比非劣效样本量计算公式为：

$$n_c=\frac{(Z_{1-\alpha}+Z_{1-\beta})^2}{(\delta-\Delta)^2}\left(\frac{1}{KT(1-T)}+\frac{1}{C(1-C)}\right]$$

（公式 14-23）

其中，$\delta=\ln(C/T)\geqslant0$，正态分布资料均数之差非劣效样本量计算公式为：

$$n_c=\frac{(Z_{1-\alpha}+Z_{1-\beta})^2}{(\delta-\Delta)^2}\sigma^2\left[1+\frac{1}{K}\right] \quad \text{（公式 14-24）}$$

其中，σ^2 为合并方差的估算值，$\delta=C-T\geqslant0$。低优指标时（公式 14-22）及（公式 14-24）中 $\delta=T-C\geqslant0$；（公式 14-23）中 $\delta=\ln(T/C)\geqslant0$。

根据Ⅱ期临床试验研究结果，3 度以上中性粒细胞减少的持续时间：PEG-rhG-CSF 100μg/kg 组为（1.51±1.18）d，阳性对照组为（1.84±1.25）d。因此，本试验假定 PEG-rhG-CSF 100μg/kg 与阳性对照组疗效相当，共同标准差酌取 1.6，检验水准取单侧 $\alpha=0.025$，把握度 $1-\beta=80\%$，非劣效性界值取 0.5d，试验组与阳性对照组的样本比例为 1∶1。

$$n_T=n_C=\frac{2(1.96+0.84)^2 1.6^2}{(0-0.5)^2}=160.6\approx161$$

经（公式 14-24）计算得两组各需 161 例。同时，假定 PEG-rhG-CSF 6mg 固定剂量组与阳性对照药亦疗效相当，因此，所需样本量也为 161 例。考虑到研究期间可能存在的脱落，该试验最终计划入组样本量 630 例，其中，每组各 210 例。

（七）统计推断

由于非劣效性检验是单侧检验，统计推断一般采用置信区间法，高优指标根据 $C-T$（低优指标根据 $T-C$）的双侧 95% 置信区间上限（或单侧 97.5% 上限）是否大于非劣效性检验界限 M_1、M_2 进行统计推断。临床试验方案中应详细描述构建双侧 95% 置信区间的统计学方法。

图 14-18 绘出了某高优指标的 4 个研究结果的疗效差 $C-T$ 的双侧 95% 置信区间，其各自的非劣效判断结果及解释如下：试验 1 的结果显示试验药物非劣于阳性对照（区间上限 $<M_2$）；试验 2、3 的结果均可间接推断试验药物优于安慰剂（区间上限 $<M_1$），但不能确证试验药物非劣于阳性对照（区间上限 $>M_2$）；试验 4 的结果显示试验药的疗效不优于安慰剂（区间上限 $>M_1$）。率比 RR、HR、OR 的非劣效推断与率差类似。以上统计推断方法称为固定界值法或 95%～95% 法（图 14-19）。这种方法相对保守，目前在国内临床试验中推荐使用。

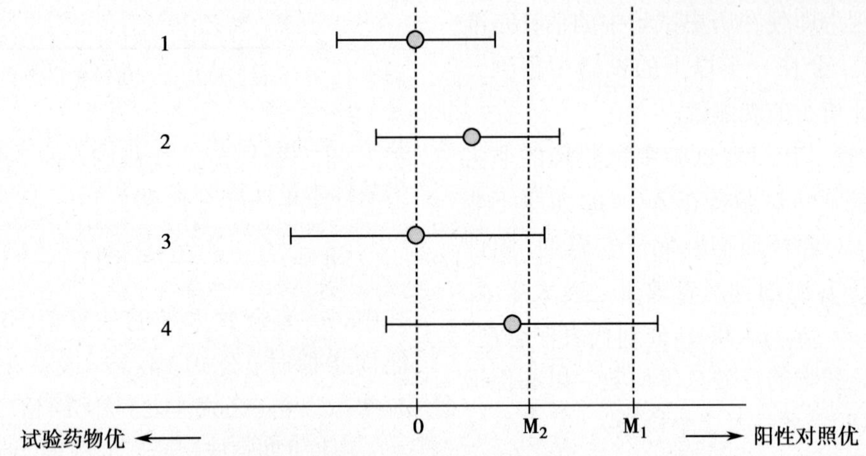

图 14-18 阳性对照与试验药物的疗效差 C−T（高优指标）

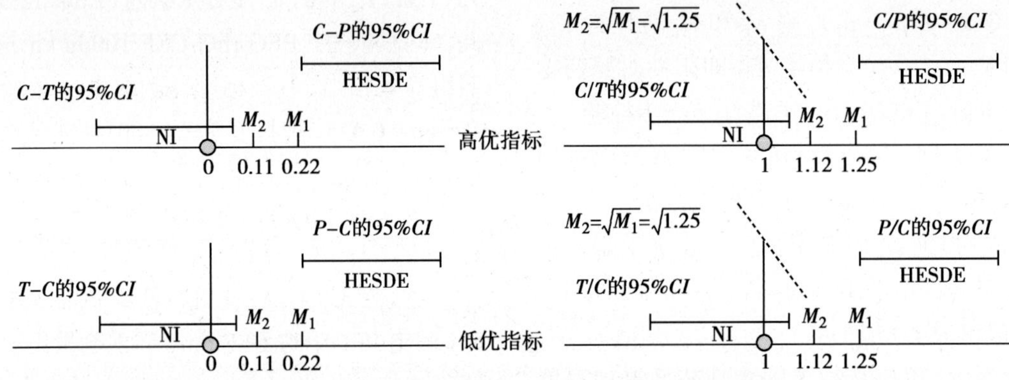

图 14-19 例中 95%～95% 非劣效性检验示意图

如果非劣效性临床试验仅有 1 个主要疗效指标，且受试药为单剂量时，允许在非劣效性检验结论成立后进行优效性结论判断，此时无须做 α 校正。如果某高优指标 $C-T$（低优指标 $T-C$）双侧 95% 置信区间上限小于 0，可进一步得出试验药优于阳性对照的结论。

本试验对主要疗效评价指标 3 度以上中性粒细胞减少持续时间进行非劣效性检验，由于该指标为低优指标，检验假设为：

$$H_0: \mu_{\text{对照组}} - \mu_{\text{试验组}} \leqslant -\Delta$$

$$H_1: \mu_{\text{对照组}} - \mu_{\text{试验组}} > -\Delta$$

检验水准取单侧 $\alpha=0.25$，非劣效性界值取 $\Delta=0.5$ 天。采用协方差模型分别计算 PEG-rhG-CSF 100μg/kg 组、PEG-rhG-CSF 6mg 组与对照组之间最小二乘均数差值的 Dunnet 法校正的单侧 97.5% 置信区间进行非劣效性检验，并计算各组最小二乘均数（LSMEANS）的 95% 置信区间。

（八）多重性检验问题

由于该试验包括试验 1 组 PEG-rhG-CSF 100μg/kg、试验 2 组 PEG-rhG-CSF 6mg 和阳性对照组 3 组，在主要疗效指标的统计推断中存在多重性检验的问题。为控制试验的总Ⅰ型错误，采取各组间比较逐步向下序贯检验的方法，即首先 PEG-rhG-CSF 100μg/kg 组与阳性对照药进行非劣效性检验。若试验药非劣于阳性对照药，则进一步将 PEG-rhG-CSF 6mg 组与阳性对照药进行非劣效性检验；否则认为本试验失败，不再进行下一步非劣效比较。因此，该试验不需要进行 α 调整，非劣效性检验的检验水准均取 $\alpha=0.025$（单侧）。

（九）分析结果

1. PEG-rhG-CSF 100μg/kg 组与对照组非劣效性检验结果 对照组 - 试验 1 组的均数差值（单侧 97.5% 置信区间）FAS 结果为 0.03（−0.37，∞），PPS 结果为 0.24（−0.08，∞），与非劣效性界值 −0.5 相比，可认为 PEG-rhG-CSF 100μg/kg 组非劣于对照组。根据该指标统计推断的逐步向下递推原则，可进行下一步对 PEG-rhG-CSF 6mg 组与对照组进行非劣效性检验。详见表 14-28。

2. PEG-rhG-CSF 6mg 组与对照组非劣效性检验结果 对照组 - 试验 2 组的均数差值（单侧 97.5% 置信区间）FAS 结果为 0.02（－0.37，∞），PPS 结果为 0.13（－0.18，∞），与非劣效性界值－0.5 相比，可认为 PEG-rhG-CSF 6mg 组非劣于对照组（表 14-29）。

表 14-28 入组病例及安全性、有效性分析人群

单位：例（%）

	PEG-rhG-CSF 100μg/kg	PEG-rhG-CSF 6mg	对照组	合计
随机入组	169（100.0）	172（100.0）	169（100.0）	510（100.0）
第 1 周期试验完成情况				
完成第 1 周期试验	157（92.90）	165（95.93）	159（94.08）	481（94.31）
第 1 周期脱落	12（7.10）	7（4.07）	10（5.92）	29（5.69）*
不良事件	2（1.18）	0（0.00）	1（0.59）	3（0.59）
肿瘤进展	2（1.18）	0（0.00）	1（0.59）	3（0.59）
失访	4（2.37）	2（1.16）	2（1.18）	8（1.57）
违背试验方案	1（0.59）	3（1.74）	0（0.00）	4（0.78）
患者退出	3（1.78）	1（0.58）	6（3.55）	10（1.96）
患者体质差无法进一步化疗	0（0.00）	1（0.58）	0（0.00）	1（0.20）
第 2 周期试验完成情况				
完成第 2 周期试验	145（92.36）	158（95.76）	151（94.97）	454（94.39）
第 2 周期脱落	12（7.64）	7（4.24）	8（5.03）	27（5.61）**
肿瘤进展	7（4.46）	5（3.03）	3（1.89）	15（3.12）
失访	3（1.91）	0（0.00）	2（1.26）	5（1.04）
违背试验方案	1（0.64）	0（0.00）	2（1.26）	3（0.62）
患者退出	1（0.64）	1（0.61）	1（0.63）	3（0.62）
严重不良事件	0（0.00）	1（0.61）	0（0.00）	1（0.21）
安全性分析人群	165（97.63）	171（99.42）	164（97.04）	500（98.04）
有效性分析人群				
FAS	165（97.63）	171（99.42）	164（97.04）	500（98.04）
PPS	151（89.35）	155（90.12）	155（91.72）	461（90.39）

* 组间第 1 周期脱落率比较，Fisher P=0.474 6；** 组间第 2 周期脱落率比较，Fisher P=0.395 8

表 14-29 3 度以上中性粒细胞减少持续时间协方差分析

	FAS		PPS	
	F	P	F	P
分组	0.02	0.984 1	1.37	0.255 9
中心	1.66	0.015 9	1.39	0.085 3
	PEG-rhG-CSF 100μg/kg 组			
差数均数（95% 置信区间）	1.39（1.06，1.72）		1.23（0.97，1.49）	
	PEG-rhG-CSF 6mg 组			
差数均数（95% 置信区间）	1.40（1.06，1.74）		1.34（1.07，1.60）	
	对照组			
差数均数（95% 置信区间）	1.42（1.09，1.76）		1.47（1.20，1.74）	
非劣效性检验：方案中拟定的均数差值（对照组 - 试验组）的单侧 97.5% 置信区间下限界值为－0.5				
	对照组 - 试验组 100μg/kg			
间差数均数（单侧 97.5% 置信区间）	0.03（－0.37，∞）		0.24（－0.08，∞）	
	对照组 - 试验组 6mg			
间差数均数（单侧 97.5% 置信区间）	0.02（－0.37，∞）		0.13（－0.18，∞）	

均数采用按模型调整的最小二乘估计，均数之差的 95% 置信区间用 Dunnett 校正

因此，根据主要疗效指标的统计分析结果，PEG-rhG-CSF 100μg/kg 组和 PEG-rhG-CSF 6mg 组均非劣于阳性对照组，可认为 PEG-rhG-CSF 100μg/kg 和 PEG-rhG-CSF 6mg 固定剂量均为有效。

（十）注意事项

采用阳性对照的非劣效性临床试验要保证试验的检定敏感性，保证非劣效结论成立时试验药物的有效性，因此，非劣效性试验设计必须注意以下几个方面的问题。

1. 非劣效性试验中阳性对照药物必须选取公认有效的临床一线药物 如实例中的阳性对照药 rhG-CSF 为治疗肿瘤化疗引起的发热性粒细胞减少症临床应用最有效、最广泛的药物；非劣效性界值必须在试验方案中进行明确的规定，且非劣效性界值的确定应具有较强的依据，以保证试验药物的有效性；非劣效设计的样本量计算和统计推断中，检验水准应取单侧 0.025，而非单侧 0.05。

2. 阳性对照有效性的既有证据 阳性对照效应来源于文献报道的有良好试验设计的试验结果，这些历史试验已明确显示本次非劣效性试验中采用的阳性对照或与其类似的药物优于安慰剂，且随时间迁移，药效敏感性基本维持稳定。根据这些试验结果可以可靠地估计出阳性对照的效应大小。阳性对照的效应大小是非劣效性试验的关键设计参数（确定非劣效性界值），既不能用历史研究中最好的疗效作为其效应大小的估计，也不能仅用 meta 分析的点估计作为效应大小的估计，效应大小估计时要充分考虑历史研究间的变异。

对于缓解症状和 / 或以主观疗效指标为主要评价终点的药物，难以得到阳性对照有效性的既有证据。虽然阳性对照有缓解症状的效果，即使是设计良好的试验，往往也难以重现该药物在缓解特定症状方面优于安慰剂的结论。由于本次非劣效性试验中难以确定阳性药物是否有效，基于此试验得出的非劣效结论就不能确证试验药物的有效性。这是缓解症状的药物不能采用非劣效性试验的主要原因。

3. 阳性对照药物效应的稳定性 阳性对照效应的估计来源于历史研究，虽然考虑了历史研究间的变异，但仍有历史局限性，受到很多因素诸如当时的受试人群、合并治疗方法、疗效指标的定义与判定、阳性对照的剂量、耐药性以及统计分析方法等的影响。因此，采用非劣效性试验设计时要尽可能地确保本次临床试验在以上提及的诸多因素方面与历史研究一致。

然而与历史研究的可比性只有等到试验结束后才能得到充分评价，如果证实了本次试验与历史试验间存有明显异质性，则应在揭盲前对阳性对照效应的估计值进行适当、保守的调整。如果随着年代的迁移，所治疗的疾病的定义、诊断标准及其治疗方法已经发生变化，则不能采用非劣效性试验设计。

另外，疗效的一致性与效应大小的度量方法有关。以事件发生率为例，率比（*RR*）或风险比（*HR*）较率差相对稳定，尤其是当发生率随年代的迁移降低时，最好用率比或风险比来估计效应大小。

4. 良好的试验质量 试验质量是非劣效性临床试验具有鉴定敏感性的基础。各种临床试验质量上的缺陷，包括违背方案入组、依从性差、合并影响疗效评价的药物、测量偏差、分组错误、受试者脱落率高等都有可能导致试验组与对照组效应差异的减小。在优效性试验中，这些试验质量上的缺陷不利于优效性结论的成立，但在非劣效性试验中却有利于非劣效结论的成立，并且试验质量越差，越易于得出错误的非劣效结论。当然，这种质量低劣的试验是不具有检定敏感性的。同样，在优效性试验中被公认为保守的意向性分析的原则（intention to treat principle，ITT）在非劣效性试验中则不一定仍是保守的，尤其是当脱落率较高且采用的疗效填补方法不当时。因此，在试验设计和实施阶段都应该提高试验质量要求，只有高质量的临床试验才能保证非劣效性临床试验的检定敏感性，否则可能陷入证明谎言是真理的陷阱。

三、如何进行等效性试验的设计与分析

等效性试验（equivalence trial）用于检验一种药物的疗效是否与另一种药物疗效“相等”，在实际操作中，我们通过检验两种药物的疗效之差是否在一个可以接受的范围内来判断两者的疗效是

否接近，这个可接受的范围称等效性界值 Δ。大部分的等效性试验都是生物等效试验，目标是比较仿制药与已上市药物是否具有相同的药代动力学特征，研究指标通常是 Cmax、Cmin、AUC 等，相关的内容在上文第二节中有详细阐述，临床等效试验较少，在此作简要介绍。这里以比较二甲硅油和苯醚菊酯治疗头部虱子感染的有效性和安全性试验为例，阐述等效性试验设计在试验设计和分析过程中的统计学考虑。

（一）试验设计和研究指标

例 14-8 该试验是一个随机区组设计、单盲、阳性对照试验。试验将招募到的符合入排标准的 253 名患者随机分到 4.0% 二甲硅油组（127 名）和 0.5% 苯醚菊酯组（126 名），其中苯醚菊酯组实际有 125 名患者接受治疗。治疗方式为将药物涂抹于干头发和头皮上，研究者通过梳子梳理头发使得头发和头皮充分得到药物浸润，每位患者均要接受 2 次同种药物的治疗，每次药物浸润 8h 或者过夜，2 次治疗时间间隔 1 周。试验的疗效指标为治疗 2 次之后头部虱子感染是否清除，即治愈率，不管之后是否再感染，将在使用药物之后的第 9、16 天进行评估；安全性指标为头皮刺激反应。

（二）假设检验

$$H_0: \mu_T - \mu_C \geqslant \Delta \text{ 或 } \mu_T - \mu_C \leqslant -\Delta$$

$$H_1: |\mu_T - \mu_C| < \Delta$$

μ_T 和 μ_C 分别为试验药和对照药的总体均数，等效性试验的无效假设为试验药和对照药总体均数差别超过或等于一个等效性界值 Δ，备择假设为差值小于 Δ，其中无效假设需要在 2 个方向上进行 2 次单侧检验，需分别推断，只有 2 个无效假设均被拒绝，才可以得出两药为“等效”的结论。本例中 Δ 取 20%，因此，二甲硅油和苯醚菊酯对于头皮虱子感染的治愈率之差在 −20%～20% 之间说明两药“等效”。

（三）样本量估计

Ⅰ型错误概率常用双侧 $\alpha=0.05$，Ⅱ型错误概率 β 应不大于 0.2。二分类资料率差的等效性试验样本量估计公式为：

$$n_c = \frac{(Z_{1-\alpha/2} + Z_{1-\beta/2})^2}{(\Delta - |\mu_T - \mu_C|)^2}\left[\frac{\mu_T(1-\mu_T)}{K} + \mu_C(1-\mu_C)\right] \quad \text{（公式 14-25）}$$

其中，n_c 为对照组样本量，则 Kn_c 为试验组样本量，μ_T 和 μ_C 分别为试验药和对照药的总体均数，等效性界值为 Δ。定量资料两样本均数之差的样本量估计公式为：

$$n_c = \frac{(Z_{1-\alpha/2} + Z_{1-\beta/2})^2 \sigma^2 (1 + \frac{1}{K})}{(\Delta - |\mu_T - \mu_C|)^2} \quad \text{（公式 14-26）}$$

其中 σ^2 为合并方差的估算值。

本例研究指标为治愈率为二分类变量，应采用（公式 14-25）计算样本量。据文献检索，试验药和对照药的治愈率均估计为 77.5%，两药治愈率之差不超过 20% 认为等效。研究中设 $\alpha=0.05$，$\beta=0.10$，$\Delta=0.20$，$K=1$，$\mu_T=\mu_C=0.775$，每组需要的例数为 114 例。

$$n_T = n_C = \frac{(1.96 + 2.65)^2}{(0.2 - |0.775 - 0.775|)^2}\left[\frac{0.775(1-0.775)}{1} + 0.775(1-0.775)\right] = 113.6 \approx 114$$

（四）统计分析方法

试验组和对照组之间治愈率的比较采用 Fisher 精确概率检验和 Mann-Whitney U 检验。分析基于 FAS 集和 PPS 集分析，FAS 集共有 252 名患者（试验组 127 名、对照组 125 名），PPS 集共有 248 名患者（其中试验组 121 名，对照组 116 名），剔除 PPS 集患者为在计划评估时间外进行过 1 次或以上的虱子感染评估或者错过第 9 天评估的患者。

（五）主要结果和结论

FAS 集分析结果显示，试验组和对照组的治愈率分别为 70%（89/127）和 75%（94/125），试验组和对照组的疗效之差为 −5%（95%CI：−16%～6%）；试验组和对照组发生头皮和颈部刺激反应的比例分别为 2%（3/127）和 9%（11/125），差值为 −6%（95%CI：−12%～−1%）。PPS 集分析结果，试验组和对照组的治愈率分别为 69%（84/121）和 78%（90/116），试验组和对照组的疗效之差为 −8%（95%CI：−19%～3%）；两组发生头皮和颈部刺激反应的比例分别为 3%（3/121）和 9%（10/116），差值为 −6%

(95%CI：−12%～−0.3%)。研究得出结论二甲硅油和苯醚菊酯治疗头部虱子感染的疗效"相等"，且二甲硅油似乎对头皮和颈部的刺激性更小。

四、如何进行成组序贯设计

(一) 关于成组序贯设计

成组序贯设计是一个根据累积数据给出一系列检验统计量的统计学过程，通过这些统计量对零假设进行检验。利用期中分析中止试验的界值或每次检验的名义检验水准来建立早期结束试验规则。期中分析界值的设定应当保证试验的总Ⅰ型错误保持在预定的双侧 α 水平上。

序贯临床决策规则是指可在不同的信息时间点(期中分析时所累积的信息占试验最大信息量的比例)进行多次应用的临床决策规则。序贯决策架构是具有合适的统计学结构支持的序贯临床决策规则。具有正式期中分析的成组序贯设计是序贯临床决策规则的一个特例。上述的允许期中分析和提前结束试验的成组序贯设计属于简单的序贯决策架构。之所以说它简单，是因为这些在每一个时间点的临床决策规则只涉及1个且同一个主要疗效指标(如死亡)或1个包含多个类型事件终点的复合指标。

例 14-9 某新药对比安慰剂治疗二线及以上治疗失败的转移性结直肠癌的随机对照临床试验，研究采用受试者的总生存期作为主要疗效评价指标。由于试验药物与安慰剂相比，预期可显示出较大的疗效差异，申办方和研究者期望能够较早得到阳性试验结论，以节约试验经费，也使更早惠及受试者。因此，本试验计划采用成组序贯设计的方法，希望在期中分析时可以提前拒绝零假设。且因为采用安慰剂对照，试验在期中分析时仅考虑有效而提前结束的可能性，而不考虑因试验药物无效而提前结束试验的情况。

在成组序贯试验中，由于需要在期中分析时进行多次检验，K 阶段的成组序贯试验的总Ⅰ型错误为在 K 次统计分析中所可能犯的总假阳性错误。因此，Armitage 等指出如果在成组序贯试验中不对期中分析的名义检验水准进行有效的校正，整个试验所犯假阳性错误的可能性将会大大增加，即 α 膨胀问题。如何解决成组序贯设计中的 α 膨胀问题，即在期中分析时选择合理的名义检验水准以有效地控制试验的总Ⅰ型错误大小，成为成组序贯试验在实际中得以应用的关键问题。许多统计学家也围绕着这一问题提出了多种成组序贯设计方法，其中尤以 α 消耗函数方法在目前临床试验中最为常用，包括常见的 Pocock 设计、O'Brien-Fleming 设计等常见成组序贯设计方法均属于此类。本节主要对最为常用的 α 消耗函数方法进行介绍。

Pocock 于 1977 年提出在不同的期中分析时间点采用相等的界值。它由于在期中分析时间时采用相同的界值和检验水准，因此，相对较为容易在前期期中分析时拒绝 H_0 而提前结束试验；而 O'Brien 和 Fleming 于 1979 年提出的设计方法则显得较为保守，其界值随着受试者信息的增加成比例地减小，在试验前期期中分析中所设定的名义检验水准较为严格。因此，在 O'Brien-Fleming 设计的成组序贯试验中，只有当试验组疗效非常明显的优于对照组时，试验才有可能在前期的期中分析中拒绝零假设而提前结束试验。然而，虽然 Pocock 设计与 O'Brien-Fleming 设计相比，在前期期中分析中更容易得到阳性结论而提前结束试验，但是当它未能在期中分析提前结束试验时，所需要的最大样本量大小往往要大于 O'Brien-Fleming 设计。

Lan 和 DeMets 于 1983 年提出了一种更为灵活的成组序贯设计方法——α 消耗函数方法。它通过建立一个连续的函数形式，即 α 消耗函数 $\alpha(t)$，来计算离散的期中分析时间点的界值和名义检验水准。α 消耗函数方法将整个成组序贯试验看作试验的总Ⅰ型错误不断被消耗的过程，并以一定的函数形式 $\alpha(t)$ 来描述。其中，t 一般采用成组序贯试验的信息时间；当采用日历时间时，t 为在期中分析时所消耗的时间占试验总预计完成时间的比例。在成组序贯试验中，试验的总Ⅰ型错误消耗形式，即 $\alpha(t)$，必须在试验前事先确定，且 $\alpha(t)$ 为一个单调递增函数，需满足条件

$$\begin{cases}\alpha(0)=0\\ \alpha(1)=\alpha\end{cases}, \qquad \text{(公式 14-27)}$$

其中，α 为试验的总检验水准。在给定 α 消耗函数后，不同期中分析时间点的界值 c_k 可通过满足：

$$P(Z_1 \leqslant c_1, Z_2 \leqslant c_2, \cdots, Z_{k-1} < c_{k-1}, Z_k > c_k) = \alpha(t_k) - \alpha(t_{k-1}) \quad \text{（公式 14-28）}$$

进行估计，而当 $k=1$ 时，其界值为：

$$c_1 = \Phi^{-1}[1-\alpha(t_1)] \quad \text{（公式 14-29）}$$

利用（公式 14-28），当 $k \geqslant 2$ 时，期中分析时间点的界值 c_k 同样也可采用 Armitage 等提出的数值积分的方法进行估计，其相应时间点的名义检验水准也同通过 $\alpha_k = 1 - \Phi(c_k)$ 计算而来。

Lan 和 DeMets 在提出 α 消耗函数方法的同时，给出了 3 个 α 消耗函数形式：

$$\alpha(t) = \alpha[\log(1+(e-1)t)] \quad \text{（公式 14-30）}$$

$$\alpha(t) = 2 - 2\Phi\left(\frac{Z_{\alpha/2}}{\sqrt{t}}\right) \quad \text{（公式 14-31）}$$

$$\alpha(t) = \alpha t \quad \text{（公式 14-32）}$$

其中，（公式 14-30）所计算的期中分析界值和名义检验水准近似于 Pocock 设计，（公式 14-31）则近似于 O'Brien-Fleming 设计，因此，它们也被称为 Pocock 消耗函数和 O'Brien-Fleming 消耗函数，并在实际临床试验应用和统计软件中替代 Pocock 设计和 O'Brien-Fleming 设计使用。而线性 α 消耗函数，即（公式 14-32）的期中分析界值和名义检验水准则介于 Pocock 消耗函数和 O'Brien-Fleming 消耗函数之间，相对于 Pocock 消耗函数较为保守，但在前期期中分析中比 O'Brien-Fleming 消耗函数更易拒绝零假设。Kim 和 DeMets 在 Lan 和 DeMets 的基础上给出了更为灵活的 α 消耗函数形式，并对不同的 α 消耗函数形式进行了探讨。除以上 3 种 α 消耗函数形式外，他们还给出了其指数族 α 消耗函数：

$$\alpha(t) = \alpha t^{(3/2)} \quad \text{（公式 14-33）}$$

$$\alpha(t) = \alpha t^2 \quad \text{（公式 14-34）}$$

Hwang、Shih 和 Decani 则建议了 Gamma 族 α 消耗函数：

$$\alpha(t) = \frac{\alpha(1-e^{\gamma t})}{1-e^{-\gamma}} (\gamma \neq 0) \quad \text{（公式 14-35）}$$

图 14-20 描述了 Pocock 消耗函数、O'Brien-Fleming 消耗函数、指数族 α 消耗函数中的线性消耗函数、3/2 次方消耗函数和二次方消耗函数在整个试验过程中的Ⅰ型错误随时间变化的消耗形式。

α 消耗函数方法的提出可以说是成组序贯设计方法发展历史中的里程碑，它不仅使成组序贯设计方法更加灵活，不受期中分析次数和时间点的限制，而且将经典的 Pocock 设计和 O'Brien-Fleming 设计融入其中，目前仍大量应用于成组序贯试验之中。特别是 O'Brien-Fleming 消耗函数的设计方法，已经成为成组序贯试验中最常用的试验设计方法之一，并受到美国 FDA 等部门的青睐。Selwyn 和 Fish 对 Pocock 消耗函数、O'Brien-Fleming 消耗函数、指数族 α 消耗函数中

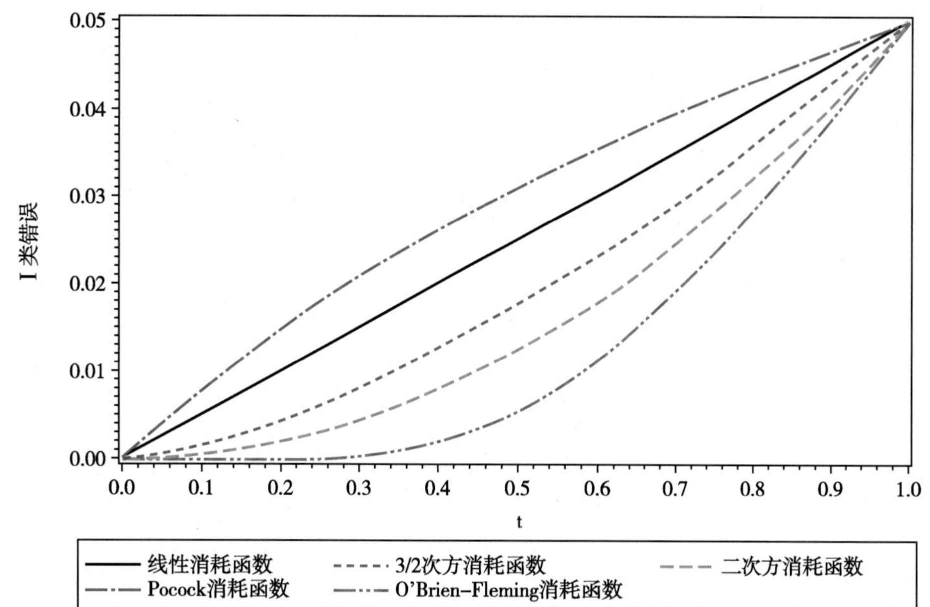

图 14-20　五种 α 消耗函数Ⅰ型错误消耗形式（$\alpha=0.05$）

的线性消耗函数、二次方消耗函数和三次方消耗函数 $\alpha(t)=\alpha t^3$ 进行了比较，发现无论在两阶段和三阶段设计的何种期中分析时间点下，O'Brien-Fleming 设计虽然最为保守，但是在相同样本量下较传统平行组设计方法损失最少的检验效能，Pocock 设计和线性消耗函数虽然在试验的前期期中分析中有较大的可能性拒绝零假设而提前结束试验，但却也损失了较大的检验效能，而二次方消耗函数的方法一方面不及 O'Brien-Fleming 消耗函数方法保守，而且与其相比，损失的检验效能也较少。

（二）成组序贯设计实例

1. 试验设计　某研发的新药对比安慰剂治疗二线及以上治疗失败的转移性结直肠癌的随机对照临床试验中，受试者最长随访时间为 18 个月，即 $T=18$。由于本试验采用安慰剂对照，从伦理学的角度考虑，为减少受试者暴露于安慰剂治疗的可能性，试验组与安慰剂组的样本量比例 r 取 2∶1。研究者通过复习既往研究文献，安慰剂或空白治疗二线及以上治疗失败的转移性结直肠癌患者的总生存期的中位数大约为 4.5 个月，研究者和申办方根据临床试验的前期研究结果，预期试验药物与安慰剂相比，可将患者的总生存期再延长 1.5 个月，即 $M_{CTL}=4.5$，$M_{TRT}=6$。成组序贯设计中，采用信息时间的概念划定期中分析的时间点和经典的 O'Brien-Fleming 设计计算期中分析的界值和名义检验水准以有效地控制试验的总Ⅰ型错误。试验的总检验水准取 $\alpha=0.05$，目标把握度 $1-\beta$ 取 80%。

2. 最优序贯设计方案的选择　在成组序贯试验方案设计时，为了选定最优的序贯设计方案，包括确定期中分析的次数和时间点，考虑 4 种不同的备选方案，并通过模拟实验的方案对其进行比较。这 4 种序贯检验方案包括：

方案 A：传统单阶段的随机对照试验，即 $K=1$。

方案 B：等时间间隔的两阶段成组序贯试验；即 $K=2$，$t_1=1/2$。

方案 C：等时间间隔的三阶段成组序贯试验；即 $K=3$，$t_1=1/3$，$t_2=2/3$。

方案 D：不等时间间隔的三阶段成组序贯试验；即 $K=3$，$t_1=1/2$，$t_2=3/4$。

在对拟定可选的序贯检验方案进行模拟比较时，阶段数 $K\geqslant 4$ 的成组序贯试验未被纳入考虑范畴，这是因为在实际成组序贯试验中，过多的期中分析次数不仅会使Ⅰ型错误膨胀的程度更大，而且最重要的是不便于临床试验的实际操作。

在试验方案设计阶段，采用 Monte Carlo 模拟实验的方法，在假定总生存时间服从指数分布的条件下，对想定的 A、B、C 和 D 4 种方案进行模拟比较以选择最优的成组序贯设计方案。模拟结果见表 14-30。

由表 14-30 可见，在方案 A 中，传统单阶段试验需要入组受试者 591 例，预计发生总事件数 423 例。由于模拟实验方法所估算的试验总经验检验效能的波动性，方案 B 所需的样本量大小恰巧等于方案 A；但方案 B 的期望事件数为 384.46，较方案 A 明显下降，这是因为在方案

表 14-30　指数分布条件下，不同序贯检验方案模拟比较结果

方案	阶段数	n	D	$E(D)$	t_k	d_k	α_k	$Power_k$	$cPower_k$
A	1	591	423	423.00	1	423	0.05	80.88%	80.88%
B	2	591	423	384.46	1/2	211	0.003 051	18.18%	18.18%
					1	212	0.048 999	62.68%	80.68%
C	3	594	425	359.25	1/3	141	0.000 207	2.64%	2.64%
					2/3	142	0.012 025	41.02%	43.66%
					1	142	0.045 576	36.38%	80.04%
D	3	597	427	348.61	1/2	213	0.003 047	17.72%	17.72%
					3/4	107	0.018 324	37.82%	55.54%
					1	107	0.044 01	25.02%	80.56%

n：样本量；D：预计发生死亡事件数；$E(D)$：期望发生死亡事件数，为各阶段预计发生死亡事件数与各阶段结束试验概率的乘积；t_k：信息时间；d_k：第 k 阶段预计发生事件数；α_k：第 k 阶段名义检验水准；$Power_k$：第 k 阶段的单阶段检验效能；$cPower_k$：第 k 阶段的累积检验效能

B 中，试验在期中分析时有 18.18% 的可能性可以得到阳性结论而提前结束。同理，三阶段临床试验的方案 C 和方案 D 的期望事件数较方案 B 持续减少。在三阶段临床试验中，方案 C 等时间间隔的情况下，试验在第 1 次期中分析时仅有 2.64% 的可能性拒绝零假设而提前结束，这在实际临床试验中是没有任何现实意义的；而若采用方案 D 不等时间间隔 $t_1=1/2$，$t_2=3/4$ 的情况下，试验在第 1 次期中分析时有 17.72% 的概率拒绝 H_0 而提前结束，至第二次期中分析时试验可提前得到阳性结论的累积概率增至 55.54%，因此，方案 D 在时间点 $t_1=1/2$，$t_2=3/4$ 进行期中分析的三阶段临床试验相较于方案 C 等时间间隔的三阶段成组序贯试验，在实际临床试验中显得更为合理和具有吸引力。从试验的期望事件数来看，方案 D 的期望事件数也小于方案 C，同样证明了方案 D 在提前得到阳性结论方面的优势。而方案 D 的总样本量与其他 3 种方案相比，也仅只有小幅度的膨胀。也就是说，4 种序贯检验方案相比，方案 D 具有较大且合理的可能性提前拒绝无效假设而结束试验，且小幅度膨胀的样本量也在可接受范围之内，因此，方案 D 被最终选定为该试验的成组序贯设计方案。

3. 样本量与成组序贯设计方案 在考虑 10% 脱落率的情况下，本试验拟最大入组样本量 657 例，其中试验组 438 例，安慰剂组 219 例，预计发生死亡事件数 427 例。试验在累积观察到 213 例死亡事件时进行第 1 次期中分析，若 $P<0.003\ 047$，则可认为试验成功，提前结束试验，否则，进入下一阶段试验；在累积观察到 320 例死亡事件时进行第 2 次期中分析，若 $P<0.018\ 324$，则可认为试验成功，提前结束试验，否则，进入下一阶段试验；当试验完成所有拟入组样本量或累积观察到 427 例死亡事件时，则试验结束进行终末统计分析，若 $P<0.044\ 01$，则可认为试验成功，否则，可认为试验失败。

由此实例可见，在成组序贯试验的方案设计中，由于设计方法的灵活性，最优序贯设计方案的选择对于最大限度发挥试验设计方法的优越性，达到预期目的是至关重要的。因此，在方案设计阶段，首先采用计算机模拟实验的方法对初步拟定的几种成组序贯设计方案进行模拟比较，选择最佳的试验阶段数和期中分析时间点。适应性临床试验的设计也存在同样的问题，我们将在第六节中进行具体阐述。另一方面，由于生存数据资料的特殊性，如信息时间的定义、资料分布状态不明等问题，它的成组序贯设计方法与正态分布和二分类资料也略有不同，这一点需要在试验设计中加以重视。有兴趣的读者可参阅相关资料，在此不作赘述。

（三）成组序贯设计运用的相关问题

成组序贯设计虽然允许进行期中分析，提高了临床试验的灵活性，但它的灵活性也可能给试验的科学性与完整性带来一定的问题。一方面，为确保试验的科学性，期中分析的次数、时间点和可能的适应性调整必须在试验启动前，在试验方案中进行明确的规定，且在试验进行过程中严格按照方案实施，不可随意进行计划外的期中分析；另一方面，在采用双盲设计的试验中，在期中分析时如果提前揭盲对试验药物的有效性和安全性进行评价，则无法保证下阶段临床试验的盲态，损害整个试验的完整性。因此，ICH、FDA 等建议在成组序贯试验中成立独立的数据监察委员会（Independent Data Monitoring Committee，IDMC）。IDMC 的主要职责是考虑有效性或安全性原因，建议试验的申办方提前终止试验。它也经常会对试验的设计和实行提出建议进行调整，但这些建议往往会带来问题。IDMC 一般由独立于所研究的临床试验之外的，且与临床试验的申办方等无任何经济利益关系的临床医学专家、生物统计学专家组成，其他可能包含的人员有医学伦理学专家、律师、患者代表等。试验方案应该事先得到 IDMC 的通过，IDMC 不得任意修改试验方案的设计。虽然 IDMC 是独立的，但这只是说 IDMC 成员和试验结果没有直接的利益关系，并不意味着 IDMC 可以任意建议修订方案设计。IDMC 所建议的任何方案调整都有可能增大试验的总Ⅰ型错误大小，这是因为这些建议很可能是建立在期中分析数据的基础上的。IDMC 的权限范围需进行明确的定义。IDMC 应当有标准的操作规程以指导它的运行。IDMC 成员有责任和义务保证试验期中分析结果的保密性，除非因安全性原因或根据既定的终止试验规则提前结束试验，否则不得向 IDMC 外的任何人员透漏期中分析结果。试验申办方与IDMC之间的沟通必须有明确的标准操作规程进行规范，IDMC的相关会议记录、达成的决策以及书面交流记录等材料也必须有明确的指导规范。

此外，成组序贯试验中期中分析的实施给临床试验数据的即时性也提出了更高的要求。在期中分析时，如果已完成受试者的试验数据不能得到及时的利用，影响了期中分析实施的时间，导致延误整个临床试验的周期，成组序贯试验的优势反而不能得到体现。因此，电子数据捕获（electronic data capture，EDC）系统的临床试验中的应用就显得尤为重要。它可以大幅度提高临床试验数据利用的即时性和数据质量，使成组序贯试验中期中分析的及时实施成为可能。同时，一些专业统计软件也纳入了成组序贯设计试验设计和统计分析的相关模块，方便了它在临床试验中的应用。例如：SAS 软件在 9.2 以上版本新增了 SEQDESIGN 和 SEQTEST 2 个过程步，简化了其试验设计和统计分析的实施；R 软件的 gsDesign 软件包用于成组序贯试验的设计；S-PLUS 软件中的 S + SeqTrial 模块则主要用于成组序贯试验的设计、数据监测和统计分析；ADDPLAN（Adaptive Designs-Plans and Analysis）和 East 软件是两款专门用于适应性设计和成组序贯设计的试验设计和统计分析商业软件。这两款软件不仅可进行一般的设计和统计分析，还嵌入了临床试验模拟预测模块，可以在试验实施前利用计算机模拟实验的方法比较不同序贯检验方案的优劣，从而选择最优的方案。

第五节 上市后研究的设计与分析

上市后研究（post-marketing study）/ 临床试验（post-marketing clinical trial）为新药批准上市后实际应用阶段开展的研究，其目的是考察在广泛使用条件下的药物疗效和不良反应，评价在普通或者特殊人群中使用的利益与风险关系以及改进给药剂量等。由于上市前研究往往存在样本量小、随访时间短以及试验对象纳入与排除标准严格等局限，上市前研究的样本量可能对于发现药物的有效性具备足够的效能，但对药物安全性的评估效能不足；且药品在实际上市后会在更广泛的、各种特征的人群中应用，上市前研究由于将高危人群排除在受试对象外，因而较少观察到不良反应事件，而这部分人群在药品上市后很有可能会服用药物；此外，对于一些用于治疗慢性病需要长期服用的药物，由于上市前研究往往开展时间较短，其远期的疗效或者不良反应在上市前临床试验中观察不到，因此需要上市后研究 / 临床试验。据研究统计，约 20% 的药物在上市后被要求增加黑盒子警示（black box warnings），约 4% 的药物在上市后最终因为安全问题被撤出市场。上市后研究 / 临床试验不仅可以验证上市前药物的作用，还能扩大受试者人群，对前期临床试验未研究过的人群，如儿童和老人开展研究，从而对上市前临床试验的偏差进行纠正，尤其是探讨远期疗效和罕见不良反应，对药物的安全性进行再评估，弥补上市前研究缺乏的资料和信息，为临床合理用药提供依据，甚至在观察到药物引起严重不良反应后对该药进行撤市。

这里需要区分研究（study）和临床试验（trial）2 个概念。临床试验是指前瞻性的、分配药物或者干预措施的实验性研究；而研究则是指除了临床试验之外的研究，包括观察性研究（队列研究、病例对照研究和药物不良反应监测等）以及 meta 分析等。

一、上市后临床试验举例

例 14-10 选择性环氧化酶（COX-2）抑制剂心血管事件风险研究。选择性 COX-2 抑制剂，包括罗非昔布、塞来昔布和伐地昔布等，是一类具有抗炎和镇痛疗效的药物，由于比起传统的非甾体抗炎药例如阿司匹林等药物对胃肠道的副作用更低，昔布类药物在上市后得到了广泛的应用。其中，罗非昔布于 1999 年上市，同一时期，一项比较罗非昔布和萘普生对于类风湿关节炎疗效的临床试验（VIGOR 试验）中，研究者观察到罗非昔布的心梗发生风险是对照药物萘普生的 5 倍，但此结果并未引起研究者的重视，药品的标签说明也经过了 2 年以上才得到修改。此后，COX-2 被发现是肠道肿瘤的启动子，这提示服用 COX-2 抑制剂也许可以预防肠道肿瘤的发生，因此，研究者对这类药物进一步开展了结肠腺瘤和息肉的预防试验，包括 APPROVe 和 APC 等试验。在这些试验开展的过程中，昔布类药物的心血管危害变得明确清晰起来，研究者将试验中心血管事件的分析结果陆续发表在期刊上，同时，默克公司在2004年主动将罗非昔布撤出市场；而美国食品药品管理局（FDA）也要求在塞来昔布的包装上加上心血管风险的警示说明。下面将以APC试验为例说明该上市后临床试验中安全性评估的分析过程及其重要性。

APC试验全称Adenoma Prevention with Celecoxib，是一项前瞻性、多中心、随机对照双盲的临床试验，其目的是用于评估塞来昔布在预防结直肠腺瘤和息肉方面的有效性和安全性。该项试验共纳入2 035名受试者，均为曾经在内镜下做过腺瘤或者息肉摘除术的人，这些对象被随机分配到3个试验组，每天2次服用塞来昔布200mg组685人，每天2次服用塞来昔布400mg组671人，安慰剂对照组679人，研究终点为死于心血管疾病、心肌梗死、卒中和心衰的复合终点，随访时间范围为2.8～3.1年。结果显示，200mg组、400mg组和安慰剂组中心血管终点事件的发生例数（百分比）分别为16（2.3%）、23（3.4%）和7（1%）；与安慰剂组相比，服用塞来昔布200mg和400mg的心血管事件发生风险分别为安慰剂组的2.3倍（95%*CI*：0.9～5.5）和3.4倍（95%*CI*：1.4～7.8）。详细结果见表14-31。研究结论得到，塞来昔布会增加心血管事件的发生风险，且风险的增加与服用剂量相关，该结果于2005年发表于《新英格兰医学杂志》上。

COX-2抑制剂最初的一些评估研究均是一些样本量较小、随访时间较短的试验，这些试验在设计上都是为观察药物的有效性而设计，而非为安全性评估设计，因此少量的不良反应事件不足以让人们发现药物的危害。另外，这些试验都将高危患者排除在外，比如VIGOR试验将近期发生过心血管风险的患者和服用阿司匹林的患者排除在外，药物的不良效应在高危人群和低危人群中可能不同，而当药物上市后，据研究估计，约有40%的高危患者会最终服用这些药物，因此高危患者服药后的不良反应风险应当进行评估。尽管在上市后的研究中，COX-2抑制剂的危害逐渐显现，但发现这些危害的试验并不是以评估药物安全性为目的而开展的试验，是评估COX-2预防大肠腺瘤和息肉的试验。药品在上市后应该开展长期的、大样本的研究来明确每种COX-2药物产生心血管风险的最低剂量和最短服药时间、服药后存在风险的持续时间、低危人群和高危人群中风险是否不同，以及在哪一类人群中使用药物的获益将大于风险。

二、上市后观察性研究举例

例14-11　抑肽酶与肾脏、心脑血管事件风险研究。在伴随ST段抬高型心梗的急性冠脉综合征患者中，溶纤维蛋白和抗血小板凝集的药物是常规治疗药物，用以预防血栓相关事件的发生。然而，如果该患者需要做冠状动脉手术，那么为了避免过多的出血，患者在术前、术中和术后都不能使用溶纤维蛋白药物。事实上，考虑到这种出血的风险，临床上开始尝试给患者使用能够减少出血的药物，这类药物主要包括两种：赖氨酸类似物（氨基己酸和氨甲环酸）和丝氨酸蛋白酶抑制剂（抑肽酶），这三种均属于抗溶纤维蛋白药物。渐渐地，这类需要侵入性心血管手术的

表14-31　塞来昔布和安慰剂组中心血管事件发生率和风险比

终点	安慰剂	塞来昔布200mg	塞来昔布400mg	塞来昔布合计	塞来昔布200mg	塞来昔布400mg	塞来昔布合计
	N（%）				*HR*（95% *CI*）		
死于心血管疾病	1（0.1）	3（0.4）	6（0.9）	9（0.7）	3.0（0.3～28.6）	6.1（0.7～50.3）	4.5（0.6～35.5）
死于心血管疾病、心梗	4（0.6）	12（1.8）	15（2.2）	27（2.0）	3.0（1.0～9.3）	3.8（1.3～11.5）	3.4（1.2～9.7）
死于心血管疾病、心梗、卒中	6（0.9）	15（2.2）	20（3.0）	35（2.6）	2.5（1.0～6.4）	3.4（1.4～8.5）	2.9（1.2～7.0）
死于心血管疾病、心梗、卒中或心衰	7（1.0）	16（2.3）	23（3.4）	39（2.9）	2.3（0.9～5.5）	3.4（1.4～7.8）	2.8（1.3～6.3）

患者，变得常规会服用1种或者1种以上的上述药物。虽然有一些单中心、小样本的试验报道了服用药物后有血管栓塞和肌酐水平升高的个案出现，但一系列发表的研究都得出抗溶纤维蛋白药物是安全的结论。实际上，这些研究都存在检验效能低的问题，且几乎所有的研究都是申办方资助，也就不可避免地会存在偏倚。

围手术期局部缺血多中心研究小组（Multicenter Study of Perioperative Ischemia Research Group）自1988年成立以来，研究小组就一系列涉及心血管手术和麻醉的关键问题进行了评估。为了评估抗溶纤维蛋白药物（氨基己酸、氨甲环酸和抑肽酶）是否增加血管栓塞相关的心、脑和肾脏疾病事件的发生风险，该小组开展了一项非申办方资助、前瞻性、国际多中心的队列研究，研究具备足够的检验效能，每组包括至少800个样本，每个患者收集了上百个研究变量。研究资料来源于南北美洲、欧洲、中东和亚洲的69家医疗机构，18岁以上有计划进行冠状动脉旁路移植手术的患者被纳入研究中，排除了最后没有进行手术和服用药物但没有足量服用的患者，最终有4 374名患者纳入分析，其中对照组有1 374名患者，抑肽酶、氨基己酸和氨甲环酸用药组分别有1 295、883、822名患者，根据这些患者的手术复杂程度将其进一步分为进行主要手术和进行复杂手术。研究终点包括心血管事件（心梗或者心衰），脑血管事件（卒中、脑病和昏迷）或者肾脏事件（肾功能失调或者肾衰），采用多因素Logistic回归和倾向性评分校正。各用药组和对照组之间的基线特征在经过倾向性评分校正之后均衡可比。研究结果得到，三种药物都可以减少出血，但抑肽酶组发生肾脏事件的风险是对照组的2.41倍（$OR=2.41$，95%CI：1.49～3.90，$P<0.001$）；在经历主要手术的3 013名患者中，与对照组相比，抑肽酶组发生心血管事件的风险增加42%（$OR=1.42$，95%CI：1.09～1.86，$P=0.01$），脑血管事件的风险增加115%（$OR=2.15$，95%CI：1.14～4.06，$P=0.02$）；抑肽酶与心血管、脑血管和肾脏事件的发生率存在剂量反应关系，在对照组、低剂量抑肽酶和高剂量抑肽酶组中3类事件的发生率分别为19%、29%和42%（$P<0.001$）。该研究确认了抑肽酶与严重的器官损伤存在关联，而氨基己酸、氨甲环酸均没有观察到与这几类不良事件存在关联，可以考虑成为抑肽酶的替代药物。该研究于2006年发表于《新英格兰杂志》上。

尽管上述研究是一个观察性研究而非随机对照研究，存在混杂因素需要进行校正，但国际多中心大样本的患者给予了研究足够的可信度。事实上，在该项研究开展的时候，抗溶纤维蛋白药物已经在临床上使用了有10年之久，并被纳入多项诊疗指南中，此时再回过头去开展一个安全性评价的临床试验是有点困难的，观察性研究是一个很好的选择。围手术期局部缺血多中心研究小组有能力在全球范围内的优秀临床机构中快速募集到大量患者，给制药业提供了一种更高效和经济的收集4期数据的途径。比起上市后临床试验，观察性研究取自真实世界，更贴近药物使用的真实情况，可以探索在不同特征患者中不同药物剂量所产生的结局，药物也有可能被用于一些一开始没有被药厂考虑到的病症。最后，尽管美国FDA可以要求制药公司开展上市后临床试验，给出试验设计方案，但这样的临床试验终究会存在商业因素上的考虑，而观察性研究可以免于利益冲突。

三、上市后研究系统性综述举例

例14-12 2型糖尿病口服用药治疗效果和安全性比较。《美国内科年鉴》在2007年发表了一篇关于2型糖尿病口服药物的有效性和安全性比较的系统性综述，该综述选取了216篇临床试验和队列研究以及另外2篇系统性综述。当时的背景是，不少研究提示血糖控制可以减少微血管病变风险，但治疗对于大血管病变风险的影响却存在争议；此外，新型口服药物噻唑烷二酮类药物（TZDs）、氯茴苯酸类药物（那格列奈和瑞格列奈）和α-葡萄糖苷酶抑制剂大量上市，临床医生和患者需要决定是否使用这些更贵的新型药物，还是继续使用原有的磺脲类（SU）与二甲双胍类药物。因此，美国卫生保健研究与质量管理处（Agency for Healthcare Research and Quality，AHRQ）开展了系统性综述来汇总既往的研究结果，比较2型糖尿病患者不同口服降糖药的获益和危害。

综述选取的研究包含了以下几类研究终点：

①主要临床结果指标，全因死亡、心血管疾病发病和死亡、微血管病变等；②中间指标，糖化血红蛋白、体重、收缩压、高密度脂蛋白和低密度脂蛋白、甘油三酯水平；③不良反应，低血糖、胃肠道反应、充血性心衰、水肿等。对于中间指标，综述仅选取随机对照的临床试验，而对于其他2类指标，还纳入了观察性研究。对于中间指标和低血糖不良反应，研究采用meta分析对结果进行合并，使用随机效应模型和DerSimonian-Laird法来获取汇总后估计，对中间指标研究采用加权均数之差来描述两种药物的差异，对不良反应研究采用加权绝对风险之差来描述药物的差异；而对于其他指标，由于各个研究的方法学差异较大而无法做meta分析。研究结果得到，大部分的TZDs、二甲双胍类药物和瑞格列奈药物控制血糖效果的程度与SU相同，糖化血红蛋白值降低1%，而那格列奈和α-葡萄糖苷酶抑制剂较前者效果稍弱。TZDs是唯一一类对高密度脂蛋白有获益效果的药物，平均升高高密度脂蛋白0.08～0.13mmol/L（3～5mg/dl），但对低密度脂蛋白有一定危害，平均升高低密度脂蛋白0.26mmol/L（10mg/dl）。SU和瑞格列奈发生低血糖的风险更高，TZDs发生心衰的风险更高，二甲双胍发生胃肠道不良反应的风险更高。而关于主要临床终点的研究较少，因此难以得到确切的结论。研究总结，与新型的价格更高的TZDs、氯茴苯酸类药物和α-葡萄糖苷酶抑制剂相比，原有的磺脲类与二甲双胍类药物拥有相似的或者更优的控制血糖效果；未来需要针对主要临床结果指标开展长期、大样本的降糖药物的比较性研究。单个研究往往只对单个或者少数的几个药物进行分析，而系统性综述的覆盖面可以更广，上述综述对市场上现存的2型糖尿病口服降糖药进行了信息汇总，并为进一步的研究提供了方向。

第六节 临床试验统计分析中特殊问题的处理

临床试验由于涉及受试对象的干预处理，在研究设计上有别于一般的观察性研究，临床试验数据的统计分析有其特殊性。并且，临床试验的结果决定了药物能否上市，或者某种治疗手段，例如手术或者医疗器械能否在临床实践上应用，这些与患者的健康密切相关，因此在分析临床试验数据时应该更严谨地处理这些特殊问题，运用正确合理的统计方法进行分析。本节将对中心效应、多重性问题、亚组分析、数据缺失和适应性设计这5个方面进行介绍举例并给出一般处理方法。

一、中心效应的评价

（一）基本概念

由于各中心的试验条件不完全相同，不同中心的受试者在基线特征、临床实践等方面可能存在差异，而同一中心的受试者可能在某些方面存在共性，例如在同一临床医生的指导下完成临床试验等，中心之间如果差异较大可能导致不同中心对应的总体疗效存在差异，这种由中心对疗效产生的影响称为中心效应（center effect）。在疗效评价时，必须考虑疗效在中心间的差异。

假设试验中只包含1个试验组和1个对照组，在q个中心同期开展临床试验，试验的中心序号为j，$j=1, 2, \cdots, q$。试验组的总体疗效记为μ_1，对照组的总体疗效记为μ_0，则试验组与对照组的总体疗效之差记为$\mu_d=\mu_1-\mu_0$；第j个中心的试验组的总体疗效记为μ_{1j}，第j个中心的对照组的总体疗效记为μ_{0j}，第j个中心的干预效果为μ_{dj}。关于多中心临床试验中的中心效应常见的有三种情况。

1. 无中心效应 此时，所有中心试验组的疗效都相同，各中心的对照组疗效也相同，即

$$\mu_{1j}=\mu_1, \mu_{0j}=\mu_0, j=1, 2, \cdots, q$$

2. 有中心效应 但不同中心的干预效应相同。此时，虽然不同中心的试验组（对照组）疗效不全相同，$\mu_{1(0)j}$不全等于$\mu_{1(0)}$，但不同中心的试验组和对照组疗效之差相同，即

$$\mu_{dj}=\mu_{1j}-\mu_{0j}=\mu_d, j=1, 2, \cdots, q$$

3. 有中心效应 且至少存在2个中心之间的试验干预效应不同，即试验的干预效应在不同中心间是异质的，中心与处理组之间存在交互作用。这时候的交互作用又分为两种情况：一是定量的交互作用（quantitative interaction），指至少存在2个中心的干预效应μ_{di}和μ_{dj}不同，但μ_{di}和μ_{dj}的符号相同，例如2个中心都是试验组

疗效高于对照组，但一个中心的试验组和疗效组之差显著高于另一个中心；二是定性的交互作用（qualitative interaction），指至少存在 2 个中心的干预效应 μ_{di} 和 μ_{dj} 不同，且 μ_{di} 和 μ_{dj} 的符号不同，此时治疗的干预效应在这 2 个中心间表现为质的不同，例如一个中心的试验组疗效高于对照组，而另一个中心的试验组疗效低于对照组。

只有第 1 种和第 2 种情况才可能估计出试验的干预效应，而第 3 种情况下，试验组和对照组的疗效之差在各中心表现不一致，疗效和中心存在交互作用，治疗的主效应是无法估计的。在分析治疗效应之前，首先我们应该评估是否存在中心效应，尤其是是否存在中心和治疗的交互作用，在没有交互作用的情况下，再去估计校正中心效应后的试验干预效应。

（二）中心效应的评价方法

中心效应评价的一般方法是在模型中纳入中心变量以及中心和处理组的交互作用项，通过检验交互作用项的回归系数是否显著来判断是否存在中心和处理的交互作用，该检验的 P 值可以在软件输出的Ⅲ型平方和结果中查看交互作用项的 P 值。中心效应的一致性检验采用检验水准 $\alpha=0.10$ 甚至 $\alpha=0.20$。若存在交互作用，需要进一步分析交互作用产生的原因，例如：从试验的管理、受试者的基线特征、临床实践等方面寻找原因。

若不存在交互作用，则在模型中去掉中心与处理的交互项，但保留中心变量，通过中心变量的回归系数是否显著来判断是否存在中心效应，但无论有无中心效应，均可以通过包含中心变量的模型中处理组的回归系数来估计干预的效应。模型中的中心变量，在中心数较少时需设置哑变量纳入模型，采用固定效应模型；在中心数较多时（如 > 10）采用随机效应模型。

在本章第四节环索奈德粉吸入剂优效性检验和 PEG-rhG-CSF 非劣效性检验中，为考察中心的一致性，还将单独拟合一个协方差分析模型，模型中除了纳入组别、中心变量外，还需纳入中心与分组的交互作用，即中心 × 组别，其中优效性的例子还需校正 FEV1 基线值，在 0.10 水平判断交互项是否有意义，即是否存在交互作用。结果见表 14-32 和表 14-33。

表 14-32 治疗前后第 1 秒用力呼气量（ml）中心间一致性检验

	FAS		PPS	
	F	P	F	P
分组	4.23	0.040 9	4.67	0.032 0
基线	12.26	0.000 6	11.18	0.001 0
中心	0.30	0.913 5	0.25	0.936 9
中心 × 分组	1.84	0.106 4	2.04	0.076 1

表 14-33 3 度以上中性粒细胞减少持续时间中心间一致性检验

	FAS		PPS	
	F	P	F	P
分组	0.24	0.786 1	2.48	0.085 5
中心	1.86	0.004 0	1.38	0.093 4
中心 × 分组	0.98	0.516 7	0.79	0.848 9

不论在 FAS 还是 PPS 集中，2 个试验的中心和分组的交互作用项的 P 值均 > 0.10，可见无中心和处理的交互作用，治疗效应在不同中心间不存在异质性。此外，从表 14-32 的中心变量的 P 值可以看出，环索奈德粉吸入剂优效性检验的资料不存在中心效应，可以认为中心间差异无统计学意义；从表 14-33 中可以看出，PEG-rhG-CSF 非劣效性检验的资料在 FAS 集中存在中心效应，$P=0.015\,9<0.05$，尽管存在中心效应，但不同中心的药物干预效应相同，仍可估计药物的疗效。

二、多重性检验问题

如果某一确证性临床试验需要对多个检验假设作出统计学推断，例如多个主要疗效指标的多重检验、多组间多重比较、多个时间点的期中分析，便会涉及多重性（multiplicity）问题。无须考虑多重性问题的临床试验一般限于下列情况：即单臂或双臂设计、使用单个主要指标、事先只指定了 1 个与主要指标相关的原假设且在 1 个时间点上进行统计推断。除此以外的其他情况理论上都应考虑多重性问题。若进行统计推断时遇到多重性问题但未经妥善处理，则会导致Ⅰ型错误增大。对确证性临床试验进行评价时，将Ⅰ型错误控制在可接受的 α 水平上是一个重要的原则。所以在制定研究方案和进行统计分析时应慎重考虑统计推断的多重性及相关问题。多重性问题的定义、统计推断的原则以及控制Ⅰ型错误的方法等关键点需在方案中事先详细阐述。

（一）多重检验中Ⅰ型错误的有关概念

假设同一项研究中的 m 个假设检验结果如表 14-34 所示：

表 14-34　多重检验的结果

原假设	未拒绝	拒绝	合计
真	U	V	m_0
伪	T	S	$m-m_0$
合计	W	R	m

其中，R 是可观察到的随机变量，S、T、U、V 均无法观察到，m 和 m_0 是固定数值，但 m_0 大小未知。

将多个假设检验看作一个整体，其中至少有 1 次错误拒绝原假设，就会导致错误的决策，这一错误的概率称为总Ⅰ型错误率（family-wise error rate，FWER）：

$$FWER=P(V>0)$$

即 m 次检验中至少发生 1 次Ⅰ型错误的概率。在确证性临床试验中所指的“控制Ⅰ型错误”发生率，是强控制总Ⅰ型错误率，即在同一问题的多个假设检验中，应控制至少 1 个真的原假设被拒绝的概率在通常可接受的某个 α 水平即 α_{FWER} 上，而不论多次检验中的哪个或哪些原假设为真。强控制 FWER 常常意味着事先对 α_{FWER} 进行分配，不同的原假设须在其分配所得到的校正后检验水平上进行检验。采用何种分配 α_{FWER} 的算法视具体问题而定，相应的理论有简有繁，不同的选择可能会得出不同的结论，因此，必须在试验设计时事先指定校正方法，包括是否需要进行多重性校正的考虑，并详细介绍具体校正步骤。如果出现非预见的多重性问题，就必须使用保守的方法，例如 Bonferroni 法，当然此时会降低把握度。

（二）Ⅰ型错误的控制

1. 并 - 交检验（union-intersection test，UIT）　意为若对应于 m 次检验的基本原假设为 $H_1, H_2, \cdots, H_m$，相应备择假设表示为 $K_1, K_2, \cdots, K_m$。并 - 交检验是把上述各基本假设的交集 H_I 作为全局的原假设，而把上述各备择假设的并集 K_U 作为全局的备择假设，即检验

$$H_I=\bigcap_{i=1}^{m}H_i \quad vs \quad K_U=\bigcup_{i=1}^{m}K_i$$

并 - 交检验中，只要有一次检验有统计学意义即可拒绝全局 H_I，故需要调整每次检验的水准以控制总Ⅰ型错误。如果对某种疾病疗效的评价涉及多个方面问题，根据其中 1 个或多个（但不是全部）方面问题上的有利证据即可判定为药物开发成功，这样就可能带来从多重分析中选择有利结果的机会，需采用并 - 交检验考虑控制 FWER 的方法。

2. 交 - 并检验（intersection-union test，IUT）　该检验所定义的全局原假设 H_U 是各基本原假设的并集，全局备择假设 K_I 定义为各备择假设的交集，即检验

$$H_U=\bigcup_{i=1}^{m}H_i \quad vs \quad K_I=\bigcap_{i=1}^{m}K_i$$

交 - 并检验中当每个假设 H_i 均被拒绝时，才可拒绝全局原假设 H_U。如果一项临床试验中所有的多个主要指标同时都需要有统计学意义才可认为疗效有临床意义，则需采用交 - 并检验。例如预防宫颈癌有针对人乳头状瘤病毒（HPV）16、18、6、11 型的四价疫苗，其疗效评价指标是针对上述 4 种分型来评价其各自免疫原性的抗体滴度。无论哪一个分型的免疫原性没有统计学意义，原假设 H_U 就不被拒绝（疫苗的有效性就不会被国家药品监督管理局认可），或者说只有 4 个指标均有统计学意义时才可拒绝原假设，此时由于没有机会选择 4 项指标中最有利的单次假设检验结果，因此无须进行多重性校正。在第四节关于环索奈德粉吸入剂优效性检验的研究中，由于该试验要求只有当 FEV1 和 LOE% 均得到阳性结果时，才可以认为试验药物优于安慰剂，因此，不需要对 2 个主要疗效指标进行 α 分配。

实际工作中的多重检验往往是并 - 交检验、交 - 并检验或其组合。图 14-21、图 14-22 分别为两者的示意图，其拒绝全局原假设的条件非常类似于物理学上的并联和串联电路。

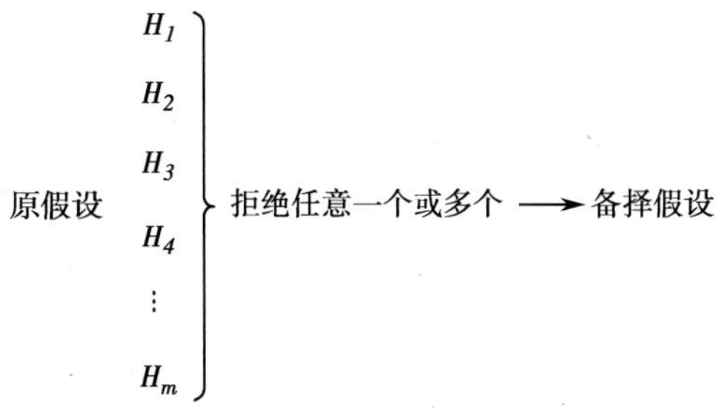

原假设 H_1, H_2, H_3, H_4, ⋮, H_m } 拒绝任意一个或多个 ——→ 备择假设

图 14-21　并 - 交检验

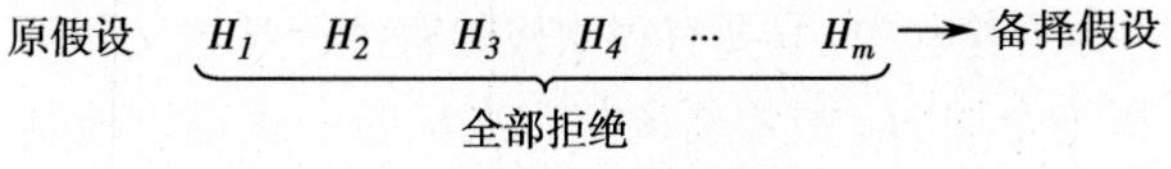

原假设 H_1 H_2 H_3 H_4 ··· H_m → 备择假设

全部拒绝

图 14-22 交 - 并检验

3. 闭合原理与分割原理 如何确定前述并 - 交检验拒绝 H_I 时哪个（些）基本原假设不成立，可采用闭合原理（closure principle）构建逐步法来进行分析。1976 年 Marcus 等提出的这种多重检验构造方法，能灵活地把各种研究目的之间的关系和重要性综合反映到一个恰当的多重检验步骤中，基于此原理构造出的多重比较方法称为闭合检验（closed test procedures）。很多常见的多重比较方法实际上都可视为某种闭合检验，如 Holm、Shaffer、固定顺序检验法等。闭合原理的缺点是难以构造相应参数的联合置信区间。

例如以下的最简单情形：2 个主要指标在两组间比较，设 $\theta_i=\mu_{iT}-\mu_{iC}$ 为感兴趣参数，$i=1, 2$ 分别表示 2 个指标，μ_t、μ_c 分别表示处理组与对照组的总体均数。这里的基本原假设为 H_i: $\theta_i \leqslant 0, i=1, 2$。如果采用 Bonferroni 检验，为把总 I 型错误率控制在 α 水平，可对每个基本原假设 H_i 在 $\alpha/2$ 水平进行检验。但运用闭合原理即可以得到把握度高于 Bonferroni 的检验。形式上可以把 H_i 看作要进行推断的参数空间的子集。令 $\Theta=\mathbb{R}^2$ 表示具有参数 $\boldsymbol{\theta}=(\theta_1, \theta_2) \in \Theta$ 的参数空间。图 14-23 显示原假设 $H_i=\{\boldsymbol{\theta} \in \mathbb{R}^2: \theta_t \leqslant 0\}, t=1, 2$ 是实平面（参数空间）的子集。显然，2 个基本原假设 H_1 和 H_2 相交，两者的交集为 $H_{12}=H_1 \cap H_2=\{\boldsymbol{\theta} \in \mathbb{R}^2: \theta_1 \leqslant 0, \theta_2 \leqslant 0\}$，就是图 14-23 中的第三象限。检验交集 H_{12} 需要多重性调整。假如考虑采用 Bonferroni 检验来调整，这个方法实际上是在 $\alpha/2$ 水平检验整个并集 $H_1 \cup H_2$，而不仅仅是检验交集 H_{12}。图 14-23 也表明，剩下的二、四象限部分均能在 α 水平进行检验，不需要进行进一步的多重性调整。由此得到如下自然的检验策略：首先采用适当的并 - 交检验以检验交集 H_{12}，如果 H_{12} 在第 1 步没有被拒绝，则无须对 H_1 或 H_2 作进一步检验即可认为 H_1 和 H_2 均不能被拒绝；如果 H_{12} 有意义，那么继续在全局 α 水平检验 H_1 和 H_2，当且仅当 H_1 和 H_{12} 均在（局部）α 水平被拒绝，才可认为 H_1 可被拒绝，对 H_2 亦然。

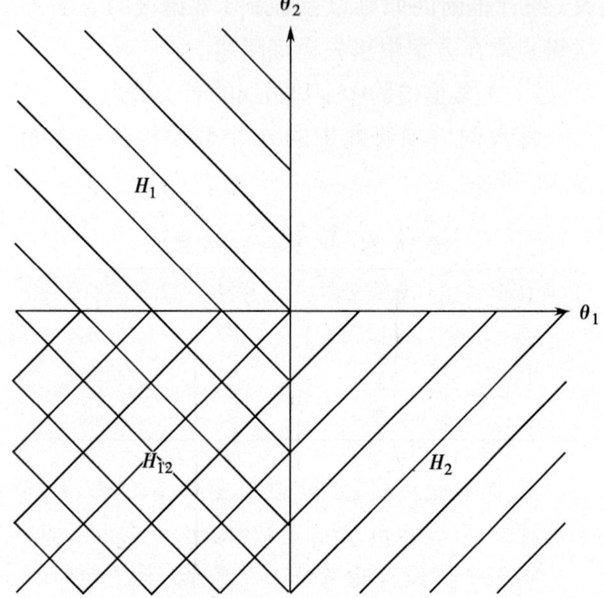

图 14-23 参数空间 $\mathbb{R}^2$ 中两个假设 H_1 和 H_2 及其交集 H_{12}

对于更一般的情况，闭合检验也同样首先对基本假设 H_i 的所有交集采用适当的校正检验水平进行并 - 交检验，当且仅当包含基本假设 H_i 的所有交集有统计学意义时再逐级向上直至最后对基本假设 H_i 采用全局 α 作检验，若包含基本假设 H_i 的交集在校正的检验水平上无统计学意义，则无须对含有 H_i 的假设作进一步检验。

分割原理（partitioning principle）最先由 Finner 和 Strassburger（2002）正式提出，基本想法是把感兴趣的参数所对应的基本假设 H_i 的并集分割成不相交的若干个参数空间的子集，由于这些子集互不相交，所以其中最多只有 1 个子集对应的假设为真，这样对每个子集的检验只需在 α 水平上进行即可控制 FWER。其优点是可构造出比闭合检验把握度更高的方法且便于得到相应参数的联合置信区间。

仍以两指标两组比较为例，令 $\theta_i=\mu_{iT}-\mu_{iC}$，$i=1, 2$ 为感兴趣的参数，再令 $\Theta=\mathbb{R}^2$ 表示具有参数 $\boldsymbol{\theta}=(\theta_1, \theta_2) \in \Theta$ 的参数空间。基本原假设为 $H_i=\{\boldsymbol{\theta} \in \mathbb{R}^2: \theta_i \leqslant 0\}, i=1, 2$，$K_i$ 表示相应的备择假设。图 14-24 显示基本原假设 H_1 和 H_2 是实平面（参数空间）的子集。现在把参数空间 Θ 分解为如下集合：$\Theta_1=H_1$，$\Theta_2=H_2 \cap K_1$，$\Theta_3=K_1 \cap K_2$（图 14-24）。因为 $\Theta_i, i=1, 2, 3$ 不相交，且 $\Theta_1 \cup \Theta_2 \cup \Theta_3=\Theta$，因此，它们构成参数空间 Θ 的一个分割。这样，真实的参数向量 $\boldsymbol{\theta}$ 在且仅在互不相交的子集 Θ_i 中

的某一个集合里。因此，对这些子集采用（局部）α 水平检验就是一个多重检验，这个检验把总Ⅰ型错误严格控制在了 α 水平。另外，参数向量 $\boldsymbol{\theta}$ 的可信集就是被拒绝的假设的补集之交集。

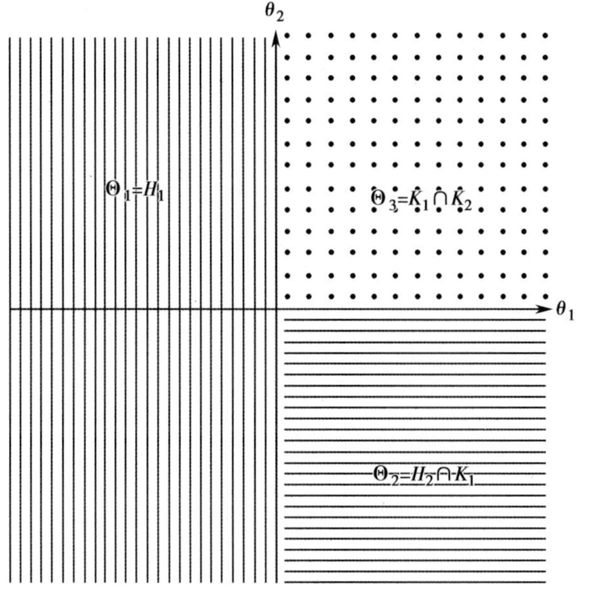

图 14-24　两个原假设 H_1 和 H_2 的分割原理

（三）常见多重比较方法

根据对检验顺序是否有要求，多重性校正方法可分为单步法和逐步法。单步法对每个检验是否拒绝原假设的结论均不依赖于其他各次检验，也就是说各个检验的顺序并不重要，可同时进行所有的检验。例如 Bonferroni 检验和 Dunnett 检验。而逐步法是按照一定顺序依次对相应原假设进行检验的，这些顺序上的安排使得其中一些原假设被隐含在其他假设中，从而有可能进行一次检验就能对多个假设下结论。逐步法又分为向上法和向下法。向上法是从 P 值最大的假设开始检验，若结果无统计学意义，则对 P 值次大的假设进行检验，若结果有统计学意义，则宣布该假设及之后的所有假设均具有统计学意义，如 Hochberg 检验。向下法的检验顺序则相反，它首先从 P 值最小的假设开始检验，若结果有统计学意义，则对 P 值次小的假设进行检验，若结果无统计学意义，则宣布该假设及之后的所有假设均无统计学意义，如 Holm 检验。一般而言，单步法的把握度会低于相应逐步法，但前者的优点是其联合置信区间构造相对简单。

根据对分布假设的要求，多重性校正方法可分为 3 类：其一是基于 P 值的方法或非参数方法，这类方法对不指定检验统计量的联合分布，只依据单变量的 P 值来进行检验，如 Bonferroni 检验和 Holm 检验。在检验次数很多或检验统计量之间有很强的相关时这类方法把握度较低，结论偏保守。其二是参数方法，如指定了统计量服从多元正态分布或多元 t 分布时的 Dunnett 检验等。其三是基于再抽样的方法，通常是通过 bootstrap 再抽样法或置换检验来近似统计量的联合分布。后两种方法在进行多重性校正时考虑了多个检验间的相关性。多个指标相互独立时，FWER 增大得最严重，相关性高，FWER 增大程度减少。表 14-35 中列出了常见的多重比较方法。

（四）如何处理多个指标的比较问题

需要指出的是，当事先指定了 1 个主要指标

表 14-35　常见的多重比较方法

类别	名称	特点
基于 P 值的方法或非参数方法	Bonferroni 检验	常用，结果保守
	Holm 检验	基于 Bonferroni 检验，把握度稍高
	Shaffer 检验	多用于多个原假设之间有逻辑关系的成对比较
	固定顺序的检验方法（fixed-sequential procedure）	不需进行多重性校正
	Simes 全局检验（Simes global test）	把握度高于 Bonferroni 检验，不能对单个假设下结论
	Hommel 检验	基于 Simes 检验，把握度高于基于 Bonferroni 检验的 Holm 检验
	Hochberg 检验	基于 Simes 检验，把握度高于 Holm 检验但低于 Hommel 检验
参数方法	Dunnett 及其逐步法	对数据分布要有求，把握度高
基于再抽样的方法	bootstrap 再抽样法 置换检验	不强调数据的正态分布等要求，且利用了数据中存在的相关结构等特征，但计算量较大，很多时候只是近似结果。

和多个次要指标，且声明所有次要指标属于支持性证据的情况下，由于结果的判断主要取决于单个主要指标，故不存在从多次比较中选择有利结果的机会，不需要考虑多重性校正。

第一，多个主要指标都需要有统计学意义才可下推断结论时，属于交 - 并检验。由于没有意图或机会选择最有利的某次假设检验结果，因此可设定每次检验的Ⅰ型错误水平等于 α_{FWER}，无须进行多重性校正。但应注意此时会增大Ⅱ型错误（错误地不拒绝至少 1 个原假设），在估算试验的样本量时应设定较高的把握度。把握度的损失除了与指标多少有关，还受到指标间相关性的影响。若相互独立，其把握度为单个指标把握度的乘积，若完全相关且标准化的效应值相同（实际上很难发生），则不增大Ⅱ型错误。

第二，假设有 $m \geqslant 2$ 个主要指标，至少有 1 个达到有统计学意义即可认为药物有效的情况下，由于存在从多次比较中选择有利结果的机会，故需要考虑多重性校正来构建并 - 交检验。如前述基于 Bonferroni 检验和 Simes 检验的各种方法。

第三，同一个试验中多个疗效指标可能具有不同的重要性，其中一个指标最为重要，而其他指标如果出现令人信服的结果也将明显提升试验品的价值。此时原假设可以按照分级的策略进行检验。分级的次序可以是自然的次序（例如假设按时间或指标的重要程度排序），也可以根据研究者具体的关注点。检验原假设的等级次序应当在方案中事先说明。如果多个主要指标存在上述层次结构从而决定了其假设检验的顺序，只有在位次靠前的检验有统计学意义时才可进行下一个检验，此时不需要校正Ⅰ型错误，每次检验的水准均等于 α_{FWER}。这是由于每次检验的拒绝域总是落在上一次大小已设定为 α_{FWER} 的拒绝域之内，故而这种固定顺序的序贯检验的Ⅰ型错误不会超过第 1 次检验所设定的 α_{FWER}，但是对应较低等级指标的假设检验的Ⅱ型错误将增大。需要注意的是，一旦依次进行的某个原假设没有被拒绝，该序贯检验终止，本次及之后的所有检验均认定为无统计学意义。这一策略典型地体现于主要指标和次要指标共存时的假设检验，亦即当主要指标没有统计学意义时就不能根据次要指标的检验结果推断药物疗效。第四节 PEG-rhG-CSF 非劣效性检验的例子即采用逐步向下序贯检验的方法，因此不需要作多重性校正。

这里是一项多个主要指标都需要有统计学意义才能下推断结论的非劣效性试验，属于上述第 1 种情形。观察 23 价肺炎球菌多糖疫苗在 2 岁及以上健康人群中接种的安全性和免疫原性的确证性临床试验，采用随机、盲法、国外同类制品阳性对照的非劣效性试验设计。试验拟入组样本量 1 660 例，随机分为试验组和阳性对照组。受试人群为 2 岁及以上健康人群，共接种 1 剂疫苗，于免疫前和免疫后 30～35d 采血，以酶联免疫吸附试验（ELISA）检测 23 价肺炎球菌抗体。所有受试者均于接种后 30min、0～7d 进行系统安全性主动观察，8～30d 通过受试者自动报告收集不良事件。

由于试验疫苗预期可保护 23 种最广泛流行、最具侵袭性的血清型肺炎球菌，包括血清型 1 型、2 型、3 型、4 型、5 型、6B 型、7F 型、8 型、9N 型、9V 型、10A 型、11A 型、12F 型、14 型、15B 型、17F 型、18C 型、19A 型、19F 型、20 型、22F 型、23F 型和 33F 型，因此，本试验要求以上 23 型免疫后抗体均达到非劣效要求才可认为本试验成功。

本试验的主要疗效评价指标为免疫后 23 型抗体的 2 倍增长率。23 型抗体免疫后 2 倍增长率的非劣效性界值均取 −10%。由于本试验要求免疫后 23 型抗体均达到非劣效要求时才可认为试验成功，因此，不再进行 α 校正。但为了防止Ⅱ型错误膨胀，保证试验的总检验效能达到 80%，本试验需要对 β 进行调整，调整后 $\beta' = 0.2/23 = 0.008\ 7$。样本量估计问题：假定本试验试验组和对照组免疫后 23 型抗体阳性率均不低于 70%，设检验水准 $\alpha = 0.025$（单侧）、非劣效性界值 $\Delta = 10\%$、总检验效能为 80%，调整后检验效能为 0.991 3，试验组与对照组样本量比例为 1∶1，利用 PASS 软件计算，试验组和对照组各需 791 例，总样本量为 1 582 例。考虑到免疫原性观察中受试者脱落情况，试验组和对照组拟各入组 830 人（脱落率低于 5%），共观察 1 660 人（表 14-36）。

本试验分别对免疫后 23 型抗体 2 倍增长率进行非劣效性检验，检验假设均为：

表 14-36　入组病例及安全性、有效性分析人群　　单位：例（%）

	对照组	试验组	合计
随机入组	830（100.0）	830（100.0）	1 660（100.0）
完成试验	808（97.35）	811（97.71）	1 619（97.53）
试验期间脱落	22（2.65）	19（2.29）	41（2.47）*
严重不良事件	1（0.12）	0（0.00）	1（0.06）
自愿退出	16（1.93）	18（2.17）	34（2.05）
失访	2（0.24）	0（0.00）	2（0.12）
其他	3（0.36）	1（0.12）	4（0.24）
安全性分析人群	830（100.0）	830（100.0）	1 660（100.0）
有效性分析人群			
FAS	808（97.35）	811（97.71）	1 619（97.53）
PPS	804（96.87）	802（96.63）	1 606（96.75）

* 组间脱落率比较，Fisher $P=0.752\ 2$

$$H_0: \pi_T-\pi_C\leqslant -\Delta;$$
$$H_1: \pi_T-\pi_C> -\Delta;$$

其中，非劣效性界值取 $\Delta=10\%$，检验水准为单侧 0.025。

分别计算试验组和对照组的免疫后各型抗体 2 倍增长率，采用 Clopper-Pearson 法分别计算两组免疫后 2 倍增长率的 95% 置信区间，采用卡方检验分别对两组之间的差异进行统计学比较，并计算试验组 - 对照组的单侧 97.5% 置信区间进行非劣效性检验。

分析结果为：组间血清型 1 型免疫后抗体 2 倍增长率比较：2 倍增长率 FAS（PPS），对照组 66.71%（66.92%）、试验组 65.84%（66.33%），试验组 - 对照组率差（单侧 97.5%*CI*），FAS 结果为 − 0.86%（ − 5.47%，∞），PPS 结果为 − 0.58%（ − 5.19%，∞），试验组非劣效于对照组。

余仿此类推（结果见表 14-37、表 14-38），其中血清型 6B 型免疫后抗体 2 倍增长率组间比较：2 倍增长率 FAS（PPS），对照组 70.17%（70.27%）、试验组 64.73%（64.84%），试验组 - 对照组率差（单侧 97.5%*CI*），FAS 结果为 − 5.44%（ − 10.00%，∞），PPS 结果为 − 5.44%（ − 10.01%，∞），尚未见试验组非劣效于对照组。

综合以上 23 型抗体的非劣效性检验结果，由于血清型 6B 型抗体免疫后 2 倍增长率在 $\alpha=0.025$（单侧）的检验水准下尚未见试验组非劣效于阳性对照组，因此，不可认为试验疫苗非劣于对照疫苗（表 14-37、表 14-38）。

表 14-37　免疫后抗体 2 倍增长率的非劣效性检验

	FAS		PPS	
	对照组	试验组	对照组	试验组
血清型 1 型				
≥2 倍增长 /[例（%）]	539（66.71）	534（65.84）	538（66.92）	532（66.33）
95% 置信区间	63.34～69.95	62.47～69.11	63.54～70.16	62.95～69.60
血清型 2 型				
≥2 倍增长 /[例（%）]	692（85.64）	726（89.52）	690（85.82）	722（90.02）
95% 置信区间	83.03～87.99	87.20～91.54	83.22～88.16	87.74～92.01
血清型 3 型				
≥2 倍增长 /[例（%）]	498（61.63）	582（71.76）	496（61.69）	579（72.19）
95% 置信区间	58.18～65.00	68.53～74.84	58.23～65.07	68.95～75.27
血清型 4 型				
≥2 倍增长 /[例（%）]	580（71.78）	661（81.50）	578（71.89）	655（81.67）
95% 置信区间	68.54～74.86	78.66～84.12	68.64～74.97	78.82～84.29

续表

	FAS		PPS	
	对照组	试验组	对照组	试验组
血清型 5 型				
≥2 倍增长 /[例(%)]	541(66.96)	544(67.08)	540(67.16)	543(67.71)
95% 置信区间	63.59～70.19	63.72～70.31	63.80～70.40	64.35～70.93
血清型 6B 型				
≥2 倍增长 /[例(%)]	567(70.17)	525(64.73)	565(70.27)	520(64.84)
95% 置信区间	66.89～73.31	61.34～68.03	66.98～73.42	61.42～68.15
血清型 7F 型				
≥2 倍增长 /[例(%)]	630(77.97)	621(76.57)	628(78.11)	617(76.93)
95% 置信区间	74.95～80.78	73.50～79.45	75.09～80.92	73.86～79.81
血清型 8 型				
≥2 倍增长 /[例(%)]	767(94.93)	764(94.20)	764(95.02)	758(94.51)
95% 置信区间	93.18～96.33	92.37～95.71	93.29～96.42	92.70～95.99
血清型 9N 型				
≥2 倍增长 /[例(%)]	772(95.54)	786(96.92)	770(95.77)	778(97.01)
95% 置信区间	93.88～96.86	95.48～98.00	94.14～97.05	95.58～98.07
血清型 9V 型				
≥2 倍增长 /[例(%)]	712(88.12)	722(89.03)	711(88.43)	717(89.40)
95% 置信区间	85.69～90.27	86.67～91.09	86.02～90.56	87.06～91.45
血清型 10A 型				
≥2 倍增长 /[例(%)]	415(51.36)	536(66.09)	414(51.49)	534(66.58)
95% 置信区间	47.85～54.86	62.72～69.35	47.98～55.00	63.20～69.84
血清型 11A 型				
≥2 倍增长 /[例(%)]	567(70.17)	612(75.46)	566(70.40)	607(75.69)
95% 置信区间	66.89～73.31	72.35～78.39	67.11～73.54	72.56～78.62
血清型 12F 型				
≥2 倍增长 /[例(%)]	616(76.24)	598(73.74)	616(76.62)	596(74.31)
95% 置信区间	73.15～79.13	70.56～76.74	73.53～79.50	71.14～77.31
血清型 14 型				
≥2 倍增长 /[例(%)]	489(60.52)	502(61.90)	488(60.70)	501(62.47)
95% 置信区间	57.05～63.91	58.46～65.25	57.22～64.09	59.01～65.83
血清型 15B 型				
≥2 倍增长 /[例(%)]	606(75.00)	627(77.31)	605(75.25)	621(77.43)
95% 置信区间	71.86～77.95	74.27～80.15	72.11～78.20	74.38～80.28
血清型 17F 型				
≥2 倍增长 /[例(%)]	701(86.76)	685(84.46)	698(86.82)	680(84.79)
95% 置信区间	84.22～89.02	81.78～86.89	84.28～89.08	82.11～87.20
血清型 18C 型				
≥2 倍增长 /[例(%)]	732(90.59)	733(90.38)	731(90.92)	728(90.77)
95% 置信区间	88.37～92.52	88.14～92.32	88.72～92.82	88.55～92.69
血清型 19A 型				
≥2 倍增长 /[例(%)]	574(71.04)	568(70.04)	574(71.39)	566(70.57)
95% 置信区间	67.78～74.15	66.75～73.17	68.13～74.50	67.29～73.71

续表

	FAS		PPS	
	对照组	试验组	对照组	试验组
血清型 19F 型				
≥2 倍增长/[例(%)]	615(76.11)	602(74.23)	615(76.49)	597(74.44)
95% 置信区间	73.02～79.02	71.07～77.21	73.41～79.38	71.27～77.43
血清型 20 型				
≥2 倍增长/[例(%)]	621(76.86)	665(82.00)	621(77.24)	661(82.42)
95% 置信区间	73.79～79.72	79.18～84.58	74.18～80.10	79.60～84.99
血清型 22F 型				
≥2 倍增长/[例(%)]	521(64.48)	539(66.46)	519(64.55)	535(66.71)
95% 置信区间	61.07～67.78	63.09～69.71	61.13～67.86	63.33～69.97
血清型 23F 型				
≥2 倍增长/[例(%)]	515(63.74)	526(64.86)	513(63.81)	523(65.21)
95% 置信区间	60.32～67.06	61.46～68.15	60.38～67.13	61.80～68.51
血清型 33F 型				
≥2 倍增长/[例(%)]	770(95.30)	783(96.55)	768(95.52)	777(96.88)
95% 置信区间	93.60～96.65	95.05～97.69	93.85～96.84	95.43～97.97

置信区间采用确切法估计

表 14-38　免疫后抗体 2 倍增长率的非劣效性检验组间比较结果

变量	检验方法	FAS	PPS
血清型 1 型	率差(单侧 97.5% *CI*)	−0.86%(−5.47%，∞)	−0.58%(−5.19%，∞)
血清型 2 型	率差(单侧 97.5% *CI*)	3.88%(0.67%，∞)	4.20%(1.02%，∞)
血清型 3 型	率差(单侧 97.5% *CI*)	10.13%(5.56%，∞)	10.50%(5.93%，∞)
血清型 4 型	率差(单侧 97.5% *CI*)	9.72%(5.63%，∞)	9.78%(5.68%，∞)
血清型 5 型	率差(单侧 97.5% *CI*)	0.12%(−4.46%，∞)	0.54%(−4.04%，∞)
血清型 6B 型	率差(单侧 97.5% *CI*)	−5.44%(−10.00%，∞)	−5.44%(−10.01%，∞)
血清型 7F 型	率差(单侧 97.5% *CI*)	−1.40%(−5.48%，∞)	−1.18%(−5.26%，∞)
血清型 8 型	率差(单侧 97.5% *CI*)	−0.72%(−2.93%，∞)	−0.51%(−2.69%，∞)
血清型 9N 型	率差(单侧 97.5% *CI*)	1.37%(−0.48%，∞)	1.24%(−0.59%，∞)
血清型 9V 型	率差(单侧 97.5% *CI*)	0.91%(−2.19%，∞)	0.97%(−2.10%，∞)
血清型 10A 型	率差(单侧 97.5% *CI*)	14.73%(9.99%，∞)	15.09%(10.34%，∞)
血清型 11A 型	率差(单侧 97.5% *CI*)	5.29%(0.96%，∞)	5.29%(0.96%，∞)
血清型 12F 型	率差(单侧 97.5% *CI*)	−2.50%(−6.72%，∞)	−2.30%(−6.51%，∞)
血清型 14 型	率差(单侧 97.5% *CI*)	1.38%(−3.37%，∞)	1.77%(−2.98%，∞)
血清型 15B 型	率差(单侧 97.5% *CI*)	2.31%(−1.84%，∞)	2.18%(−1.97%，∞)
血清型 17F 型	率差(单侧 97.5% *CI*)	−2.29%(−5.71%，∞)	−2.03%(−5.44%，∞)
血清型 18C 型	率差(单侧 97.5% *CI*)	−0.21%(−3.07%，∞)	−0.15%(−2.97%，∞)
血清型 19A 型	率差(单侧 97.5% *CI*)	−1.00%(−5.44%，∞)	−0.82%(−5.26%，∞)
血清型 19F 型	率差(单侧 97.5% *CI*)	−1.88%(−6.09%，∞)	−2.05%(−6.26%，∞)
血清型 20 型	率差(单侧 97.5% *CI*)	5.14%(1.21%，∞)	5.18%(1.26%，∞)
血清型 22F 型	率差(单侧 97.5% *CI*)	1.98%(−2.65%，∞)	2.16%(−2.49%，∞)
血清型 23F 型	率差(单侧 97.5% *CI*)	1.12%(−3.55%，∞)	1.41%(−3.27%，∞)
血清型 33F 型	率差(单侧 97.5% *CI*)	1.25%(−0.68%，∞)	1.36%(−0.51%，∞)

三、亚组分析

（一）基本概念和分类

一个临床试验的受试者往往在很多方面具有不同的特征，而不同特征人群的治疗效果可能不同。研究者除了将所有受试者作为一个整体人群进行统计分析外，有时候会尝试对其中的部分人群进行分析，对受试者某基线特征定义的子集进行统计分析，称为亚组分析（subgroup analysis）。

亚组分析包括预先计划的分析（prespecified analysis）和事后进行的分析（post-hoc analysis）。

1. 预先计划的亚组分析 预先计划的亚组分析往往是对某个亚组的疗效进行确证性统计推断，其分析结果有可能成为药物申请注册上市的依据。这类亚组分析需在研究目的中预先声明，指定相应的原假设和统计分析策略。

2. 事后进行的亚组分析 事后进行的亚组分析属于探索性分析，这类分析往往是在某种非预期分析结果的提示下进行的，没有事先在试验方案中明确，其结果也不能作为药物申请注册上市的依据。它的主要目的通常在于评估整个临床试验结论的稳健性、内部一致性，探索影响疗效或预后的可能影响因素，以期寻找疗效更好的适应人群。

当某药物在全体受试者中得到总体疗效有统计学意义的结果时，运用亚组分析可以考察各部分人群的疗效是否一致，证实某些特定人群的疗效是否更好，即考察试验内部的一致性及发现最佳获益人群；当某药物在全体受试者中得到总体疗效无统计学意义的结果时，运用亚组分析探索部分人群的疗效是否会好一些甚至有统计学意义，为进一步开展确证性研究提供线索和依据。

（二）亚组分析的统计学考虑

1. 异质性分析和交互作用 亚组分析最常见的研究目的之一就是评估治疗效应在基线特征的不同水平中是否不同，即在不同亚组中是否存在异质性，评估异质性的正确统计方法是在模型中放入治疗分组变量、用来划分亚组的基线变量以及两者的交互作用项，检验交互作用项是否显著是判断治疗效应在不同亚组中是否存在异质性。

常见的两种错误有：①在某个基线变量的不同亚组水平中分别检验治疗效应是否有统计学意义，根据各亚组中的检验结果来下异质性的结论。例如：在女性中检验得到没有发现有显著性的治疗效果（$P>0.05$），又在男性中检验得到治疗有显著性效果（$P<0.05$），最终得出治疗效应在不同性别间存在异质性，这样的分析实际上并没有回答治疗效应是否在男性和女性中有所不同，且女性中没有得到显著性结果很有可能是由于分层分析之后样本量减少导致的效能降低所致。②通过比较各亚组中治疗效应的参数估计值大小来下异质性的结论，这样做忽略了这些参数估计值包含的不确定性。

2. 多重性问题 在探索性分析中，由于亚组定义没有事先考虑，通常我们会选取尽可能多的基线特征变量去进行亚组分析并作交互作用的检验。但多作几次交互作用的检验我们会发现，总会有几个显著性意义的交互作用。然而，这样的显著结果假阳性的可能会比较大，即存在Ⅰ型错误膨胀的问题。例如：我们作 10 次独立的交互作用检验，每次检验的 $\alpha=0.05$，这 10 次检验中至少有 1 次阳性结果的概率是 $1-(1-0.05)^{10}>40\%$。即使控制了Ⅰ型错误概率，但小样本时得到的结论仍然不能排除偶然性。在确证性亚组分析中，要事先考虑多重性校正的问题，以控制Ⅰ型错误膨胀，常用方法如 Bonferroni 校正等。

3. 随机性 对于亚组分析，要维持亚组中受试者分配的随机性，最好的办法是在设计时将亚组作为一个分层因素进行分层随机，以确保亚组的随机性，这在确诊性的亚组分析中可以操作，但亚组不宜过多，否则实现起来有一定难度。而在探索性亚组分析中，由于没有事先在亚组中采取分层随机，亚组中各治疗组的基线特征可能存在不平衡的情况，这时候可以采用多因素分析校正混杂因素，或者使用称为“事后随机”的倾向性评分的方法去处理。

4. 样本量估计 事后的亚组分析常常会遇到按照基线特征分层之后单个亚组样本量和检验效能不足的问题。如果计划要进行亚组分析，且是确证性亚组分析，则需要保证亚组分析有足够的把握度，需要事先针对亚组进行样本量估计，且要估计整个受试者人群中亚组人群的比例，并按比例放大，从而得到较为合理的样本量估计值。

5. **亚组分析分组因素的确定**　亚组的划分是根据受试者在基线时的测量结果或状态，而不是治疗后的测量结果或状态。如果根据治疗后的测量特征来定义亚组，则亚组之间就混杂了干预因素本身，也就无法解释干预的效果。

6. **亚组分析结果的表达**　在对预设或者事后的亚组进行分析时，需要列出每一个亚组的干预效应的点估计和区间以及 P 值，并给出干预与亚组之间交互作用检验的 P 值。如果亚组比较多，可以采用森林图的方式将结果呈现出来。

（三）亚组分析研究举例

继续第四节环索奈德粉吸入剂优效性检验的例子，在全部受试者中环索奈德组患者的治疗后 FEV1 有显著改善，我们想进一步了解不同特征的受试者中这一治疗效应是否统一。因此，我们对基线变量年龄、性别、体重、过敏史、治疗史、合并症史、收缩压和舒张压进一步进行分层分析，并作交互检验。结果发现，除按是否有过敏史进行划分的亚组的效应存在异质性外（交互作用 $P=0.022$），其余的异质性检验均无统计学意义。考虑到亚组分析存在多重性问题，即 I 型错误膨胀的问题，在有无过敏史中环索奈德治疗效应的异质性存在假阳性的可能性较大，若需要验证这一结果，则需要进一步开展确证性临床试验，预设亚组，在有无过敏史的患者中进行分层随机再作分析。结果用森林图的形式展示，见图 14-25。图中圆点表示环索奈德和安慰剂两组治疗后 FEV1 之差的差值，线的左右两端分别表示 95% 置信区间。

四、数据缺失

（一）基本概念和分类

临床试验几乎总是存在缺失数据，数据缺失可能会破坏随机化，打破了各组之间基线可比性，且如果缺失的原因与治疗措施的分配及治疗结局有关的话，还将造成治疗效应估计的偏倚，对试验的准确性产生影响。此外，数据缺失导致的样本量的减少将会降低检验效能。尽管针对缺失数据统计上有方法进行处理，但在临床试验的设计和实施阶段尽量采取措施以避免数据缺失才是最佳的策略。

数据缺失根据其模式可以分为 2 类：①单调缺失模式（monotone missing pattern）：若数据按顺序包含 p 个变量 Y_1、Y_2、…、Y_p，若第 j 个变量 Y_j 缺失，那么在这之后的变量 Y_k 一直到 $Y_p(k>j)$ 均缺失，单调缺失模式在纵向数据中较为常见，当个体在某个时间点脱落之后，在那之后的观测值全部缺失；②任意缺失模式（arbitrary missing pattern）：对于不满足单调缺失模式的数据缺失情况，该模式是最常见的缺失模式。

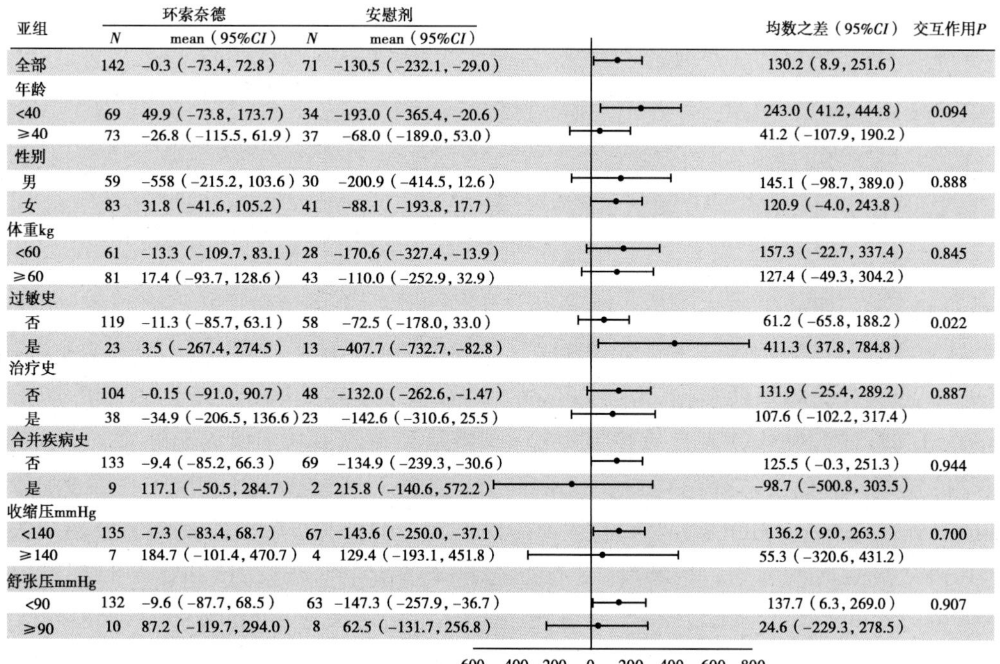

亚组	环索奈德 N	环索奈德 mean（95%CI）	安慰剂 N	安慰剂 mean（95%CI）	均数之差（95%CI）	交互作用P
全部	142	−0.3（−73.4, 72.8）	71	−130.5（−232.1, −29.0）	130.2（8.9, 251.6）	
年龄						
<40	69	49.9（−73.8, 173.7）	34	−193.0（−365.4, −20.6）	243.0（41.2, 444.8）	0.094
≥40	73	−26.8（−115.5, 61.9）	37	−68.0（−189.0, 53.0）	41.2（−107.9, 190.2）	
性别						
男	59	−558（−215.2, 103.6）	30	−200.9（−414.5, 12.6）	145.1（−98.7, 389.0）	0.888
女	83	31.8（−41.6, 105.2）	41	−88.1（−193.8, 17.7）	120.9（−4.0, 243.8）	
体重kg						
<60	61	−13.3（−109.7, 83.1）	28	−170.6（−327.4, −13.9）	157.3（−22.7, 337.4）	0.845
≥60	81	17.4（−93.7, 128.6）	43	−110.0（−252.9, 32.9）	127.4（−49.3, 304.2）	
过敏史						
否	119	−11.3（−85.7, 63.1）	58	−72.5（−178.0, 33.0）	61.2（−65.8, 188.2）	0.022
是	23	3.5（−267.4, 274.5）	13	−407.7（−732.7, −82.8）	411.3（37.8, 784.8）	
治疗史						
否	104	−0.15（−91.0, 90.7）	48	−132.0（−262.6, −1.47）	131.9（−25.4, 289.2）	0.887
是	38	−34.9（−206.5, 136.6）	23	−142.6（−310.6, 25.5）	107.6（−102.2, 317.4）	
合并疾病史						
否	133	−9.4（−85.2, 66.3）	69	−134.9（−239.3, −30.6）	125.5（−0.3, 251.3）	0.944
是	9	117.1（−50.5, 284.7）	2	215.8（−140.6, 572.2）	−98.7（−500.8, 303.5）	
收缩压mmHg						
<140	135	−7.3（−83.4, 68.7）	67	−143.6（−250.0, −37.1）	136.2（9.0, 263.5）	0.700
≥140	7	184.7（−101.4, 470.7）	4	129.4（−193.1, 451.8）	55.3（−320.6, 431.2）	
舒张压mmHg						
<90	132	−9.6（−87.7, 68.5）	63	−147.3（−257.9, −36.7）	137.7（6.3, 269.0）	0.907
≥90	10	87.2（−119.7, 294.0）	8	62.5（−131.7, 256.8）	24.6（−229.3, 278.5）	

图 14-25　环索奈德临床试验治疗前后第 1 秒用力呼气量（ml）亚组分析（FAS）

数据缺失根据其机制可以分为3类：①完全随机缺失（missing completely at random，MCAR）：观察值出现缺失的概率既不依赖于已观测到的数据，也不依赖于未观测到的数据，即数据缺失完全是由于随机因素造成的。MCAR的假定性很强，在现实中这种情况并不常见；②随机缺失（missing at random，MAR）：观察值出现缺失的概率依赖于已观测到的数据，但与未观测到的数据无关，这提示退出试验的患者的治疗情况可以通过已观测到的数据进行预测，进而能够无偏地估计出相应的终点指标；③非随机缺失（missing not at random，MNAR）：观察值出现缺失的概率依赖于未观测到的数据。

（二）数据缺失统计学处理方法

由于实际分析中，想要确定数据缺失的机制是非常困难的，研究者只能对缺失数据的资料分别在各缺失机制的假定下进行数据分析，然后进行敏感性分析，比较所得结论是否一致，结果是否稳定。常用的缺失处理方法如下：

1. 完整数据集分析（complete case analysis） 是一种建立在MCAR下的数据缺失处理方法，它将含有缺失数据的资料直接删除，忽视这些缺失值，仅将所有需要的变量信息都收集到的个体纳入统计分析。完整数据集分析的方法违背了意向性分析原则（intention-to-treat，ITT）；若缺失数据不符合MCAR机制，将不可避免地产生偏倚。因此，该方法不推荐作为验证性试验中主要结果的缺失数据处理方法。

2. 填补法（imputation） 采用适当的估计方法补全缺失的数据，从而对填补后的数据集进行统计分析。填补法分为单一填补（single imputation）和多重填补（multiple imputation，MI）。

（1）单一填补法：对缺失数据产生一个填补值的方法，缺点是低估了数据的变异。常用的单一填补法包括：①末次访视结转（last observation carried forward，LOCF），将末次观察应答视作其研究终点时的应答；②基线访视结转（baseline observation carried forward，BOCF），将基线观察应答视作其研究终点时的应答；③最差病例填补法（worse case imputation，WCI）：将对照组缺失填补为“成功”，将试验组缺失填补为“失败”；④最好病例填补法（best case imputation，BCI）：将对照组缺失填补为“失败”，将试验组缺失填补为“成功”；⑤最差结果填补法（worst observation carried forward，WOCF）：受试对象观测到的数据中结果最差的一次观测来填补缺失；⑥最佳结果填补法（best observation carried forward，BOCF）：受试对象观测到的数据中结果最好的一次观测来填补缺失；⑦非条件均数填补（unconditional mean imputation，UMI）：用变量的均值来填补该变量中的每一个缺失；⑧条件均数填补（conditional mean imputation，CMI）：根据预测变量的不同水平（性别、年龄等）将总体受试者交叉分层，用该个体所在层的完整数据的均数来代替缺失数据。

（2）多重填补：对缺失数据产生多个填补值的方法。MI为每个缺失值构造m（$m>1$）个填补值，这些值反映了缺失值的不确定性，这样产生m个完整数据集。然后用分析完整数据集的统计方法对这m个数据集分别进行统计分析，再把得到的结果进行合并，得到综合后的指标变量的参数估计和区间，基于此作出统计推断。该方法适用于缺失机制为MAR的数据缺失。

（三）多重填补处理数据缺失应用

继续第四节优效性检验的例子，环索奈德临床试验中FAS集的分析里，对所有因缺乏疗效而提前退出试验的受试者采用最差观测结果向后结转（worst observation carried forward，WOCF）方法进行数据结转，对其他原因脱落病例采用最后一次观测结果向后结转（last observation carried forward，LOCF）方法进行数据结转，其分析结果在表14-39标记为初始结果。下面我们采用多重填补的方法对非缺乏疗效脱落的病例的末次FEV1观测进行填补，并与初始结果进行比较。

在进行多重填补之前，有一些准备工作要做，包括：①检查数据缺失的变量、例数和所占百分比，研究中非LOE脱落的受试者共有26例缺失，占FAS分析集的12.2%，其余变量包括基线特征和基线FEV1值均无缺失。②缺失模式，由于试验开展过程中共测量了5次FEV1值，而受试者一旦脱落，后面的观测值全部缺失，因此该缺失属于单调缺失，在SAS软件中可以在PROC MI语句中指定nimpute=0来查看数据缺失属于单调缺失还是任意缺失。③识别出数据中有哪些变量是与缺失变量相关的，这些变量不是感兴趣的分析因素，但可以纳入用于填补的模型中，这也与MAR的假定相符。想要了解哪些变量可能与缺失相关，可以通过文献查阅获得，也可以根据自己既往的专业知识，在没有太多经验的情况下，还可以对缺失变量和数据中的其他变量作相关分析，将相关程度较高的变量放入用于填补的模型中。经过各方面综合的考虑，我们决定将年龄、身高和基线FEV1值纳入填补模型中。

多重填补一共分为3个步骤：①对缺失数据进行填补，通常需要生成3～10个填补后的数据，在填补方法的选择上，对于任意缺失模式的连续性变量进行填补，且与缺失变量相关的变量中不包含分类变量时，可以选择马尔科夫链蒙特卡洛方法（Markov Chain Monte Carlo，MCMC），MCMC的填补方法也是SAS软件中PROC MI的默认填补方法；对于单调缺失模式的连续性变量进行填补，且与缺失变量相关的变量中包含分类变量时，可以选择多重回归填补法，本例中我们选择前者。②对填补后的数据依次分析，在本例中，我们生成5个填补后的完整数据集，因此需要对这5个数据集进行5次协方差分析。③对各填补数据分析结果进行合并，合成结果中包括点估计以及校正后的标准误，其中点估计是各个填补数据集结果的平均值。从表14-39中我们看到MI的结果与初始结果相一致，环索奈德组治疗前后FEV1的改变量与安慰剂组相比差异有统计学意义。

五、适应性设计

确证性试验的主要要素包括目标受试者人群、研究设计以及涵盖关键临床终点、具备有效性评价统计学支持的临床决策规则、可能的期中分析方案等一系列决策架构。从试验申办方的利益角度来讲，他们一直希望在试验既定的结束时间点之前，能够根据已累积数据期中分析的结果对试验进行调整。这些调整包括受试者人群的改变和临床决策规则、检验统计量、期中分析方案、样本量等决策架构的改变。例如：在期中分析后，可能希望去除1个或多个处理组、改变/去掉1个或多个疗效终点，或更改期中分析方案、增加试验样本量等。由于这些调整均基于期中分析的结果，所以可能会带来严重的偏倚和Ⅰ型错误膨胀。这些正是适应性设计（adaptive design）所需要探讨的内容。

（一）关于适应性设计

适应性设计是指在不损害试验完整性与正确性的前提下，利用已完成的试验数据为进一步试验的进行适应性调整的多阶段设计，也可被称为可变性设计（flexible design）、自适应设计（self-design）或内部预实验设计（internal pilot design）等。从适应性设计的定义可以看出，它具有3个特点：①灵活性（flexibility），是指与成组序贯设计相比，适应性设计不仅可以根据期中分析（interim analysis）结果对是否提前得出试验结论终止试验作出决定，而且可以对进一步试验进行适应性调整以提高试验成功的可能性，比成组序贯设计具有更强的灵活性。这些适应性调整一般包括：样本量的再估计、优化随机化分配方案、疗效指标的调整、劣效处理组的取舍、优效处理组的加入和Ⅱ/Ⅲ期临床试验的无缝连接等。②完整性（integrity），是指试验在有意调整的基础上必须尽可能预先计划，并维持期中分析结果的盲态。③正确性（validity），是指提供正确的统计推断，保证研究不同阶段间的一致性。灵活性是适应性设计的最大的优点，也是它在新药临床试验中被应用和受到研究者、申办者和生物统计人员青睐的主要原因。它不仅可以提高试验的效率，而且通过提前结束无效试验、增大优效处理组的随机

表14-39 多重填补方法下环索奈德临床试验结果（FAS）

	初始结果	多重填补
	环索奈德	
差值均数（95%置信区间）	−0.33（−73.41～72.76）	0.45（−79.53～80.44）
	安慰剂	
差值均数（95%置信区间）	−130.54（−232.11～−28.97）	−136.35（−259.07～−13.63）
	环索奈德-安慰剂	
间差值均数（95%置信区间）	130.22（8.87～251.56）	136.81（1.03～272.58）

化分配比例等手段使受试者更容易接受有效的处理方式，更加满足伦理学的要求。试验的完整性和正确性是适应性设计试验质量的保证。在适应性设计的应用中，试验灵活性的增强不能以损害试验的完整性和正确性为代价，否则整个试验的质量不能得到保证，试验结果的可信度较低。试验的灵活性、完整性和正确性，三者缺一不可。

1. 样本量再估计（sample size re-estimation，SSR） 样本量是决定试验成败的关键因素之一。一般在试验设计阶段通过文献查阅或预试验的方法估计总体的参数进而估计试验所需样本量。但是，由于文献查阅或预试验对总体参数的估计难免存在误差，以及试验的受试人群不同等其他不确定因素的影响，都会导致所估计的试验样本量过大或过小。然而，适应性设计能够在试验进行过程中，根据期中分析的结果对试验样本量进行调整，从而增强了试验的灵活性，提高了试验成功的概率。

在适应性设计中，样本量再估计方法可分为基于冗余参数（nuisance parameter）的估计方法和基于处理效应的估计方法。在基于冗余参数的样本量再估计方法中，一般有两种情况：①盲态状况下，期中分析时所计算到的合并方差被直接用于 SSR，而不进行揭盲分组；②揭盲状态下，各组方差和组间效应大小（effect size）根据已完成病例被重新估计，SSR 利用重新估计的试验组效应大小和总体方差完成。它的优点在于能够更准确地发现试验的实际情况，在估计样本量的同时，其他相关参数也可根据试验的实际情况适当的调整，使试验更趋合理。而基于处理效应的样本量估计方法则不同，它在期中分析中更关注于基于现有数据的处理效应的大小，即各阶段 P 值或 Z 值的大小，而不是组间效应 δ 和方差 σ 的大小。它根据现有数据处理效应大小的估计对达到试验结果所需样本量进行再估计，与基于参数的样本量估计方法相比，一定程度上对数据分布状态的依赖程度较小。基于处理效应的样本量再估计方法中应用较广的有 Bauer-Köhne 法、逆正态 p 值合并法、条件误差函数法等。但是，无论是基于冗余参数还是基于处理效应的样本量再估计方法都是根据已完成试验阶段病例的信息实现的，各阶段试验并不完全独立，而是存在一定的相关性，会导致Ⅰ型错误的膨胀。因而，适应性设计中 SSR 过程必须严格控制Ⅰ型错误大小。

2. 适应性随机化方法（adaptive randomization method） 在临床试验中，随机化的主要作用是保证各处理组间的基线均衡性，一般在试验开始前实施，但适应性随机化方法允许在试验进行过程中调整随机化方案。反应变量 - 适应性随机化是其中最为常见的一种方法，它主要包括广义 Friedman 瓮模型、胜者优先原则（play-the-winner，PW）、随机化胜者优先原则（randomized play-the-winner，RPW）、双重适应性偏币设计等。反应变量 - 适应性随机化方法根据期中分析结果提高受试者分配至优效组的概率，使受试者能够接受效果更好的处理，符合伦理学的要求。

3. Ⅱ/Ⅲ期临床试验无缝连接设计（seamless phaseⅡ/Ⅲ design） 在传统新药临床试验中，Ⅱ期临床试验一般为剂量 - 反应试验，用于筛选和推荐临床给药剂量，Ⅲ期临床试验在已推荐临床给药剂量的条件下评价药物的有效性和安全性的确证性临床试验，2 个阶段的试验数据单独使用，试验数据不能共用。而Ⅱ/Ⅲ期临床试验无缝连接设计允许将Ⅱ期临床试验中与Ⅲ期同剂量组数据合并分析，减少Ⅱ、Ⅲ期临床试验的总样本量，缩短试验周期，降低试验成本，提高试验的整体效率。Ⅱ/Ⅲ期临床试验无缝连接设计是多种适应性设计方法的综合应用，它需要在期中分析时进行多种适应性调整，如舍弃劣效处理组、再次估计样本量、调整随机化分配方案等。此外，两阶段无缝连接设计还可应用于Ⅰ/Ⅱ期临床试验。

适应性设计的涵义非常广泛，除上述最为常见的应用外，在新药临床试验中的应用还包括舍弃失败者设计（drop-loser design）、适应性剂量反应设计（adaptive dose-finding design）、检验假设 - 适应性设计（hypothesis-adaptive design）、生物标志物 - 适应性设计（biomarker-adaptive design）、适应性变换处理组设计（adaptive treatment switching design）、多重适应性设计（multiple adaptive design）等。

在很多情况下，临床试验中需要进行的适应性调整很难事先确定，因此，一般仍采用固定样本量的设计方法。而试验期间的适应性调整会对试验结果的效度带来一些问题。因此，在试验设计阶段，应该尽可能地对可能进行的适应性调整进行预计划，以保证适应性临床试验的完整性。

（二）适应性设计举例

例 14-13　以硼替佐米合并地塞米松的化疗方案联合自体造血干细胞移植序贯疗法治疗新诊断的多发性骨髓瘤患者的临床研究，对照组采用标准 4 周期的硼替佐米联合单 - 自体造血干细胞移植的治疗方案，而研究组采用 8 周期硼替佐米联合单 - 自体造血干细胞移植的治疗方案。主要疗效指标采用治疗后缓解率。为降低风险和提高效率，提高临床试验的效率，研究者拟在该临床试验中采用两阶段适应性设计以在期中分析时可以提前得出试验结论或对试验样本量进行调整，增强试验的灵活性。

在该试验中，研究者预计研究组药物治疗多发性骨髓瘤的预期缓解率 $\pi_{TRT}=0.77$，对照组预期缓解率 $\pi_{CTL}=0.62$，两组率差 $\delta=0.15$，研究组与对照组样本量比为 1∶1，取总Ⅰ型错误 $\alpha=0.05$，总检验效能 $1-\beta=80\%$。

1. 序贯检验与适应性调整方案的选择　同最优成组序贯设计方案的选择一样，在适应性设计中，包括期中分析次数和期中分析时间等最优序贯检验方案的选择对发挥适应性设计的优势也是至关重要的；此外，适应性设计中还涉及样本量再估计等适应性调整方案的选择。因此，在适应性临床试验的方案设计阶段，同样也需要通过 Monte Carlo 模拟实验的方法，以在两阶段适应性设计中合理的选取试验参数 α_1（期中分析拒绝原假设的名义检验水准）、α_0（期中分析接受原假设的名义检验水准）、α_2（终末分析拒绝原假设的名义检验水准）和不同想定下的第二阶段样本量方案。模拟实验主要由以下 2 个步骤完成：

步骤一：在 $\pi_{TRT}=0.77$、$\pi_{CTL}=0.62$、$\delta=0.15$ 情况下，在保证总检验效能达到 80%，总Ⅰ型错误控制在 5% 以内的条件下，分别寻找当第一阶段样本量 $n_1=100$、120、140 时的最优试验参数及第二阶段样本量大小。

步骤二：在已选定试验参数的条件下，以 $n_1=100$ 为例，比较 $\delta=0.10$、0.20 以及 δ 仍保持为 0.15 而预期缓解率 π_{TRT}、π_{CTL} 上下浮动 5% 的想定下第二阶段样本量的变化，提供不同想定下第二阶段样本量方案。

试验参数的选择不仅需要考虑试验总样本量的大小，而且还要综合考虑试验在第一阶段提前得出结论的可能性大小等多方面的因素。因此，根据以下原则：①当期望样本量达到最小时，则其所对应的试验参数被选取为最优；②当各组试验参数间期望样本量近似相等时，选取具有较高第一阶段检验效能的试验参数为最优。

根据步骤一模拟结果（表 14-40～表 14-42），在 $n_1=100$、120、140 三种情况下，均选择 $\alpha_1=0.025$，$\alpha_0=0.85$，$\alpha_2=0.030$ 作为本试验的试验参数。

表 14-40　不同 α_1，α_2 情况下模拟结果比较（$n_1=100$，$\alpha_0=0.85$）

α_1	α_2	n_2	总Ⅰ型错误	$1-\beta_1$	n	$E(n)$
0.010	0.040	216	0.047 3	0.171 2	316	274.44
	0.045	210	0.049 0	0.171 2	310	269.60
0.015	0.035	226	0.044 5	0.214 5	326	272.73
	0.040	218	0.050 3	0.214 5	318	266.62
0.020	0.030	242	0.045 2	0.255 0	342	275.16
	0.035	228	0.047 5	0.255 0	328	265.03
0.025	0.025	250	0.048 1	0.277 7	350	275.28
	0.030	**236**	**0.047 6**	**0.277 7**	**336**	**265.46**
0.030	0.020	264	0.047 1	0.307 3	364	277.28
	0.025	248	0.048 4	0.307 3	348	266.53
0.035	0.015	300	0.046 1	0.336 6	400	292.66
	0.020	264	0.047 7	0.336 6	364	269.54
0.040	0.010	320	0.047 3	0.355 2	420	299.55
	0.015	284	0.050 3	0.355 2	384	277.10

表 14-41 不同 α_1, α_2 情况下模拟结果比较($n_1=120$, $\alpha_0=0.85$)

α_1	α_2	n_2	总Ⅰ型错误	$1-\beta_1$	n	$E(n)$
0.010	0.040	190	0.047 3	0.220 0	310	264.95
	0.044	186	0.049 1	0.220 0	306	261.90
0.015	0.035	204	0.046 2	0.265 0	324	266.45
	0.040	190	0.048 4	0.265 0	310	256.40
0.020	0.030	214	0.042 0	0.303 3	334	265.43
	0.035	200	0.047 8	0.303 3	320	255.92
0.025	0.025	222	0.042 9	0.340 4	342	262.64
	0.030	**210**	**0.048 6**	**0.340 4**	**330**	**254.93**
0.030	0.020	242	0.046 8	0.367 0	362	269.05
	0.025	222	0.048 9	0.367 0	342	256.73
0.035	0.015	264	0.045 4	0.389 1	384	276.76
	0.020	240	0.049 4	0.389 1	360	262.51
0.040	0.010	300	0.049 1	0.413 9	420	290.70
	0.014	268	0.049 7	0.413 9	388	272.49

表 14-42 不同 α_1, α_2 情况下模拟结果比较($n_1=140$, $\alpha_0=0.85$)

α_1	α_2	n_2	总Ⅰ型错误	$1-\beta_1$	n	$E(n)$
0.010	0.040	176	0.044 8	0.266 5	316	264.15
	0.045	164	0.047 8	0.266 5	304	255.69
0.015	0.035	186	0.044 6	0.310 5	326	263.02
	0.040	172	0.047 1	0.310 5	312	253.76
0.020	0.030	194	0.043 8	0.354 8	334	259.72
	0.035	186	0.046 9	0.354 8	326	254.78
0.025	0.025	210	0.043 6	0.388 9	350	262.43
	0.030	**194**	**0.047 3**	**0.388 9**	**334**	**253.10**
0.030	0.020	222	0.043 5	0.413 9	362	263.88
	0.025	210	0.046 4	0.413 9	350	257.18
0.035	0.015	242	0.046 9	0.436 6	382	269.54
	0.020	222	0.047 3	0.436 6	362	258.84
0.040	0.010	274	0.047 6	0.457 3	420	281.00
	0.015	240	0.051 8	0.457 3	380	263.50

由于在期中分析时可能发现试验组、对照组的预期缓解率大于或小于试验方案想定值，从而调整试验样本量。因而，为了最大限度维护试验的完整性，保证临床试验质量，在试验方案的设计阶段，即在步骤二中采用 Monte Carlo 模拟实验的方法，想定期中分析是可能出现的情况以及作出的样本量调整方案，提供在不同想定下的第二阶段样本量方案。在此模拟过程中，以 $n_1=100$ 为例，试验参数根据上一步模拟结果取 $\alpha_1=0.025$，$\alpha_0=0.85$，$\alpha_2=0.030$。

用 θ 表示期中分析所计算反应率与试验方案原想定反应率之差。当期中分析计算反应率大于试验方案想定值时，$\theta>0$；反之，则 $\theta<0$。根据同类文献研究结果，研究者认为该临床试验中试验组与对照组治疗多发性骨髓瘤的预期缓解率之差 $\delta=0.15$ 且 δ 值最大不超过 20%，最小不低于 10%。研究者在试验方案中对药物的预期缓解率的估计若存在高估现象，则高估程度不超过 5 个百分点，即 $\theta>-5\%$。基于以上原因，想定当 $\theta=0$，±5% 且 δ 值分别取 0.10、0.15、0.20 的情况下进行计算机模拟实验，并针对各想定给出其总检验效能达到 80% 且总Ⅰ型错误得到有效控制时的最小第二阶段样本量方案。

表 14-43 中给出了在不同 θ 和 δ 情况下利用 Monte Carlo 模拟实验所计算的第二阶段样本量及其相应的评价指标。在所有模拟结果中，总 I 型错误都得到了较好的控制，相对较高的 θ 和 δ 值可以帮助提高总检验效能，而相应降低试验的总样本量和期望样本量。根据表 14-43 中的模拟实验结果，可以在试验方案中从保守的角度给出不同想定下的第二阶段样本量方案。例如，当 $0.10<\delta<0.15$ 且 $0<\theta<5\%$ 时，试验在第二阶段所需样本量大小必定小于当 $\delta=0.10$ 且 $\theta=0$ 时的第二阶段样本量，但是从保守的角度讲，为了保证试验的总检验效能必须达到 80% 以上，仍选用当 $\delta=0.10$ 且 $\theta=0$ 时的样本量，即 $n_2=322$。根据该方法，可以得出在试验参数 $\alpha_1=0.025$，$\alpha_0=0.85$，$\alpha_2=0.030$ 的情况下各想定的第二阶段样本量方案：

想定 1：假使 $0.10<\delta<0.15$，

$$n_2=\begin{cases}334，若-5\%\leqslant\theta<0\\332，若0\leqslant\theta<5\%\\322，若\theta\geqslant5\%\end{cases}$$

想定 2：假使 $0.15\leqslant\delta<0.20$，

$$n_2=\begin{cases}244，若-5\%\leqslant\theta<0\\236，若0\leqslant\theta<5\%\\224，若\theta\geqslant5\%\end{cases}$$

想定 3：假使 $\delta=0.20$，

$$n_2=\begin{cases}146，若-5\%\leqslant\theta<0\\124，若0\leqslant\theta<5\%\\104，若\theta\geqslant5\%\end{cases}$$

虽然研究者未给出 θ 值可能的上限，但是在上述试验第二阶段样本量方案只给出了 $\theta\geqslant5\%$ 的想定。因为，θ 值的增大可以造成试验总检验效能的增大和总样本量的减少，而只保守地取 $\theta\geqslant5\%$ 的情况可以确保试验的总检验效能，也避免使试验方案复杂化。在临床试验的实际应用中，试验者在期中分析时需要同时考虑试验组与对照组的率差 θ 值的变化以及两组反应率本身的变化 δ 值以正确选择试验第二阶段样本量。

2. 试验参数与样本量调整方案　根据以上模拟实验结果，试验方案中拟定以下试验参数与样本量调整方案：

（1）参数 α_1、α_0、α_2 的选定：根据 Monte Carlo 模拟试验结果，选定 $\alpha_1=0.025$，$\alpha_0=0.85$，$\alpha_2=0.030$，以使试验总 I 型错误控制在 0.05 以内，并保证第一阶段检验功效以及总检验功效保持在较高水平。

（2）第二阶段样本量的选定：想定 1：在 $0.10<\delta<0.15$，π_{CTL}、π_{TRT} 不产生偏移或整体高于方案原想定值的情况下，第二阶段样本量 332 例；在 π_{CTL}、π_{TRT} 整体高于方案原想定值 5% 的情况下，第二阶段样本量 322 例；在 π_{CTL}、π_{TRT} 整体低于方案原想定值不超过 5% 的情况下，第二阶段样本量 334 例。

想定 2：在 $0.15\leqslant\delta<0.20$，π_{CTL}、π_{TRT} 不产生偏移或整体高于方案原想定值的情况下，第二阶段样本量 236 例；在 π_{CTL}、π_{TRT} 整体高于方案原想定值 5% 的情况下，第二阶段样本量 224 例；在 π_{CTL}、π_{TRT} 整体低于方案原想定值不超过 5% 的情况下，第二阶段样本量 244 例。

想定 3：在 $\delta\geqslant0.20$，π_{CTL}、π_{TRT} 不产生偏移或整体高于方案原想定值的情况下，第二阶段样本量 124 例；在 π_{CTL}、π_{TRT} 整体高于方案原想定值大于 5% 的情况下，第二阶段样本量 104 例；在

表 14-43　不同想定下模拟结果比较（$n_1=100$，$\alpha_1=0.025$，$\alpha_0=0.85$，$\alpha_2=0.030$）

δ	θ	π_{TRT}	π_{CTL}	n_2	总 I 型错误	$1-\beta_1$	n	$E(n)$
0.15	5%	0.82	0.67	224	0.049 2	0.305 0	324	251.16
	0	0.77	0.62	236	0.047 6	0.277 7	336	265.46
	−5%	0.72	0.57	244	0.050 7	0.265 6	344	273.68
0.10	5%	0.77	0.67	322	0.048 8	0.132 6	422	364.07
	0	0.72	0.62	332	0.049 6	0.126 3	432	374.13
	−5%	0.67	0.57	334	0.046 3	0.119 4	434	379.76
0.20	5%	0.87	0.67	104	0.046 7	0.574 6	204	143.75
	0	0.82	0.62	124	0.049 7	0.505 3	224	160.41
	−5%	0.77	0.57	146	0.046 0	0.470 8	246	175.92

π_{CTL}、π_{TRT} 整体低于方案原想定值不超过5%的情况下，第二阶段样本量146例。

图14-26为本试验两阶段适应性设计流程图。

由此实例可以看出，适应性临床试验的设计与传统的临床试验和成组序贯试验相比都显得较为复杂，特别是在试验参数和样本量再估计等适应性调整方案等如何选择方面，往往都需要借助于模拟实验的方法加以比较选择。可以选择East、ADDPLAN等成组序贯设计和适应性设计的专业统计软件进行模拟实验，也可以利用SAS、R等统计软件自主编写模拟程序进行模拟比较，以选择满足研究需求的适应性设计方案。

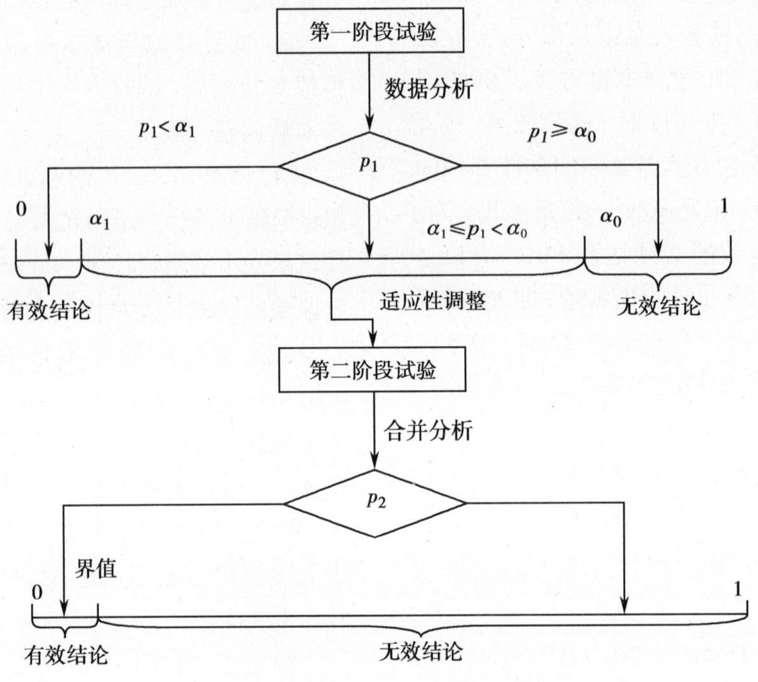

图14-26　两阶段适应性设计流程图

（王　陵　秦国友）

第十五章 如何进行真实世界研究数据分析

第一节 真实世界研究的设计

在生物医学研究中，因果证据一直是循证医学、药物疗效评价、临床及人群干预决策制定的依据。随机对照试验(randomized controlled trial，RCT)一直是其“金标准”。在因果推断的潜在结果反事实模型(potential-outcome counterfactual models)理论指导下，RCT通过研究设计阶段的“事前随机化”，打断了如图15-1a所示的混杂路上所有混杂因子的混杂效应，从而有效地避免了众多混杂因子的影响，准确推断出干预措施对结局的因果效应。因此，RCT成为因果推断中不可撼动的“金标准”。然而，从真实世界入手，基于大样本非随机研究获取或接近因果关系的策略越来越受到重视。例如，美国食品药品管理局在《新英格兰医学》上发文，意将真实世界研究(Real-World Study，RWS)结果作为新药和医疗器械审批的证据。因此，如何通过科学合理的真实世界研究设计与分析，获取可靠的因果证据，已经成为当今临床研究和公共卫生研究中必须解决的技术问题。

一、随机对照试验与真实世界研究的比较

临床研究始于个案病例研究，经过长期的探索、发展，创立了循证医学“最佳证据”的“金标准”——随机对照试验(randomized controlled trial，RCT)。目前，RCT已成为各国FDA批准新药和新诊疗技术上市的“最佳证据”。然而，从原始的个案病例研究发展到基于RCT的群体研究，其结果的统计学效能和科学性得以提高，但由于其设计过于理想化，致使结果的推广范围和实用价值受到严格限制。因而，指导临床个性化治疗的作用越来越偏离实际。例如：基于RCT“最佳证据”，过度引用国际前沿证据的跟踪性研究脱离了本国病例群体的实际，使医生诊疗疾病的经验被忽略，许多廉价有效的传统药物和治疗方案被淘汰。图15-1a展示了RCT设计的基本原理。在设计原理上，RCT遵循的是近代传统实验药理学的原则，即要证明某药物的疗效与反应，需通过设立对照并通过随机化分配，来均衡临床病理、个人生理、环境等混杂的非实验因素，以显示干预的效应。在设计策略上，RCT面对的是某种疾病患者的同质群体，而实践中临床医生面对的则是异质的个体病例。换言之，RCT代表了平均效应，而医生面对的是每一个具有个性化特征的个体。因此，这种基于RCT的“最佳证据”反映的是群体平均效应，难以直接转化为个性化治疗方案，与当今倡导的个性化医疗的实践相悖。

例15-1 在一项评价降压药是否使糖尿病患者受益的RCT中，将确诊2型糖尿病伴有高血压的受试患者随机分为治疗组和对照组，治疗组给予降压药，对照组不给予降压药。试验结果显示，治疗组心脑血管死亡率下降1%。然而，在治疗组中病例“甲”：70岁，吸烟，有糖尿病史15年，糖化血红蛋白8%，总胆固醇200mg/dl，高密度脂蛋白30mg/dl，其发生心血管病死亡的5年风险为20%；在对照组中病例“乙”：50岁，不吸烟，初诊糖尿病，糖化血红蛋白7%，总胆固醇180mg/dl，高密度脂蛋白55mg/dl，发生心血管病死亡的5年风险不足1%。个性化评价显示：对于强化降压治疗，甲显著获益，而乙不仅收效甚微，且因药物副反应而弊大于利。

真实世界研究(RWS)是以患者为中心(patient-centered)，在真实世界(real world)中对不同的预防、诊断、治疗、康复等各种技术、药物、设备等进行“效果(effectiveness)”评价，为患者

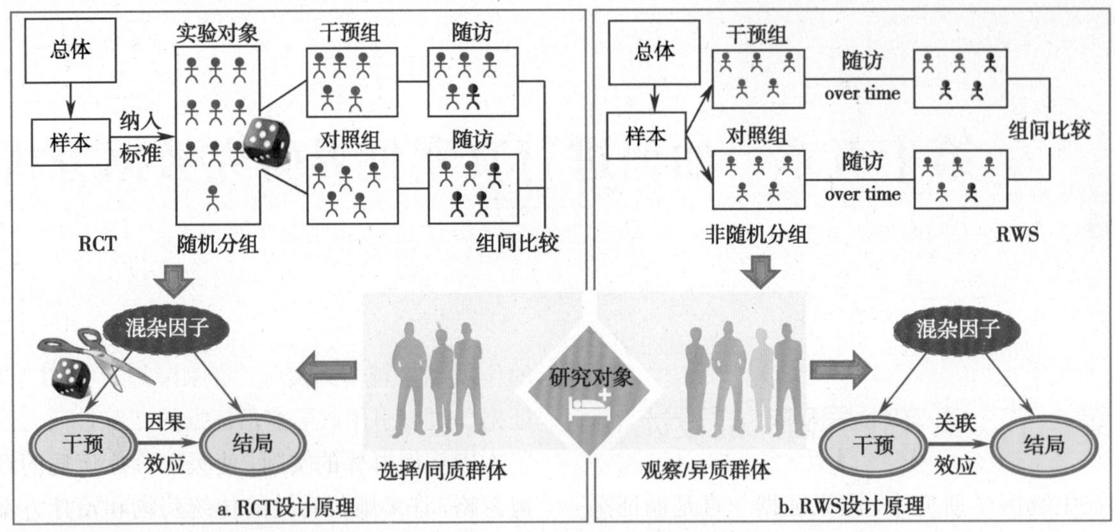

图 15-1 随机对照试验(RCT)与真实世界研究(RWS)的比较

和医生提供诊治证据，为政策制定者提供卫生政策依据，最终在个人和整体人群的基础上改善医疗服务水平。图 15-1b 是真实世界研究(RWS)设计的基本原理。在设计原理上，RWS 从患者利益角度出发，充分尊重患者和医生的意愿，采用非随机分组策略，对不同治疗方案进行受益和风险比较，从而获得较为明智的临床决策。在设计策略上，RWS 通常以控制医疗成本为驱动，以规范医疗行为为目的；因此，它侧重于以患者为中心的结局研究(patient-centered outcomes research，PCOR)。RWS 特别强调在个体水平上和群体水平上同时进行效果的比较与评价，因此，它与个性化医疗(personalized medicine)密不可分；同时，RWS 重视获取最佳证据及其推广应用，因此，它又与循证医学(evidence-based medicine)和卫生技术评估(health technology assessment，HTA)是紧密联系，它们几乎不可能独立开展。此外，RWS 特别强调"以患者为中心"：① RWS 重视患者重要性结局(patient-important outcome，PIO)的收集和应用。它以患者的利益为核心，收集、筛选出患者认为比较重要的结局测量指标，对干预效果进行评价和解释。这种以"患者至上"的设计思路，体现了基于患者、用于患者的理念。因此，其比较指标的选择，应是与患者密切相关、并为患者所认同的各项指标。② RWS 注重对 PIO 的实效评价。它针对 PIO 结局进行实效性的评价，从而获得较为明智的临床决策，具有非常重要的实际意义。③ RWS 强调疗效的异质性(heterogeneity of treatment effects，HTEs)分析和多元结局(multiple outcome)的测量。在评价过程中，它强调不可盲目地评判各种干预手段的优劣，而是针对干预的特点和人群的特点(病情严重性、危险因子、遗传学特征、社会经济特征、健康相关行为、环境因子等)进行比较分析，进而对个体的选择进行指导和推荐。

由此可见，真实世界研究的特征是，试验设计与数据信息的积累过程完全处于临床自然状态下，无需设置患者的纳入和排除条件；即医生可按自己的经验和诊疗常规诊治患者。其意义是培养研究者在追求研究结论科学性的同时，要注重解决临床 / 现场实际问题，向真实世界靠拢；使医学研究回归到真实世界，为解决形形色色的临床实际问题服务。RWS 与 RCT 相比具有其鲜明的特色和优越性，具体如下：

(1) 研究时期与研究目标不同：RCT 为药物上市前研究，关注效力研究(efficacy trials)，即药物与干预措施能否在理想、严格控制的环境下产生预期的效果；重在内部有效性，期望获得高质量的研究证据。因此，一些高质量的 RCT 结论，可能会缺乏临床实际应用价值。RWS 为药物上市后研究，关注效果研究(effectiveness trials)，即评价药物在真实临床环境下的治疗效果；重在外部有效性，期望获得有更强临床实用价值的证据。

(2) 研究时间及设计方案不同：RCT 的研究时间较短，属实验性方法。RWS 的临床观察及随访时间较长，能评估健康结局；以观察性设计为主，包括队列研究等。

（3）设计方法不同：RCT 采用随机分配、盲法、安慰剂或标准化治疗；优势是能调整已知的、未知或未观察到的混杂因素的影响，获得高质量结果；弊端是限制了结果的外推应用（多数患者因不满足纳入标准被排除），影响结论的可靠性，不符合临床实际。RWS 对患者的诊疗决策完全取决于病情和患者的意愿，不使用安慰剂，是非随机、开放性的非盲试验；优势是具有良好的病例代表性，符合临床实际；弊端是由于“开放”，可能会产生较明显的偏倚。

（4）纳入与排除标准不同：RCT 具有严格的纳入、排除标准和年龄限定，排除特殊人群、病情严重及合并症较多的病例，即所谓的同质患病人群。因而，研究中包含的病患往往与全体患病人群不同；对患者的高度选择导致了一些 RCT 结果的选择偏倚，甚至限制了某些治疗药物的推广应用；多中心研究或 meta 分析虽可增加病患数量，但仍是基于 RCT 的设计理念，解决不了研究人群与目标人群存在差异的问题。RWS 采用较宽泛的纳入标准和较少的排除标准，无年龄限定，不明确排除病情严重及合并症者；因此，RWS 的人群更接近真实的临床实际情况。

（5）样本量不同：RCT 的样本量相对较少，极少考虑亚组结果，致使最完美的 RCT 也可能因样本量小而不能准确回答研究的问题。RWS 的样本量往往较大，可用于亚组结果分析比较；这种大样本研究可增加统计学效率，结果更有说服力。

（6）干预措施不同：RCT 采用干预和对照措施，用药控制较严格（用药单一，不合并用药）。RWS 依据病情及患者意愿选择治疗措施，不限制用药条件和合并用药；若需要对照组时，可选用公认有效的干预措施。

（7）结局测量指标及统计方法不同：RCT 的结局测量是以某特定病症或体征为评价目标；严格控制数据采集、管理和分析过程；由于严格随机分组，可有效控制混杂偏倚和选择偏倚，因而可采用常规统计学方法。RWS 的结局测量多采用有广泛临床意义的指标（病死率、复发率、伤残程度、生活质量等）；严格控制数据采集、管理和分析过程；需采用观察性研究的因果推断方法（如回归调整、工具变量、倾向性得分匹配、个性化因果学习等）进行分析，以排除混杂因素的影响和获得个性化疗效评价。

（8）统计推断的理念不同：RCT 采用意向性分析理念，验证已建立的检验假设。RWS 采用大样本观察性因果推断策略，事先可无假设，在分析的过程中可能会产生新的假设命题。

（9）试验规划要求不同：RCT 必须符合临床试验规范标准（GCP）的要求，而 RWS 不要求必须遵守 GCP 标准。

（10）研究范式不同：RCT 研究范式通常是“研究假设驱动数据采集”，而 RWS 研究范式通常是“数据驱动研究假设”；它从数据分析入手，可产生大量的、甚至超越认识水平的研究假说，从而可能发现新的有意义的结果。

二、真实世界研究的策划与设计方法

真实世界研究（RWS）属于非随机化设计，多采用观察性研究设计方法，其基本设计方法有病例回顾研究、监测研究和病例注册研究等。病例回顾研究以临床病历、健康档案为基础，分析评价某项疗法或措施的效果，有时也需要随访得到更长期的效果评价。监测研究是依托国家或地方大型的疾病监测系统，研究疾病发生、发展和转归的规律，摸清疾病的分布特征和人群疾病负担，探讨影响疾病的危险因素，制定有针对性的防控措施。临床病例注册研究（patient registry study）是针对某特定疾病群体（健康状况或暴露因素），采用观察研究方法和统一的数据采集格式系统地收集其临床资料或相关信息，以评估其特定的转归、结局及其影响因素。设计精良、运行良好的病例注册系统，可以在真实世界研究的背景下，评价临床实践的有效性，评估患者结局、药物（或器械）安全性、比较治疗效果和成本效益，并能为临床决策提供证据。其中，注册研究（registry study）是真实世界研究的主流方法，虽然它属观察性研究，但在回顾性研究基础上，将临床研究扩展为前瞻性研究；其设计可为多目标、多任务，兼顾了真实世界研究和前瞻性研究的优点。以病例注册研究为例，RWS 的策划和设计步骤具体如下：

（一）病例注册研究的策划

尽管不同的临床病例注册系统在大小、范围

和所需临床资源上差别很大，但规划病例注册研究时，需遵循以下基本方法步骤。

1. 清晰地表达病例注册的目的 一项病例注册研究可能有1个或几个目的，但总目的应该转化为通过病例注册可解决的特定问题，需要考虑到病例注册的合作利益和研究对象。明确的目标对定义数据收集的结构和过程非常重要，能确保通过适当的结果分析有效解决重要问题。在制定病例注册研究目的时，通常需考虑如下常见问题：①所研究疾病的自然病程如何？地理位置如何影响其自然病程？是否采用多中心注册研究？②现有的治疗方法是如何影响疾病进程的？③治疗措施能产生长期疗效、能对患者导致长期危害（包括延迟的并发症）吗？④恶性转归的预测因子是什么？⑤特定疗法的安全准则是什么？⑥所用治疗药物是否具有致畸效应？⑦最佳治疗规范的预测指标是什么？⑧什么措施可以提高临床依从性？⑨改进治疗方案是否影响患者结局？如何影响？⑩干预项目或风险管理是否成功？

2. 确定采用病例注册研究是否是达到研究目的的最佳方法 在计划实施一项病例注册研究时，为了明确这项注册研究是否是达到研究目的的最佳方法，需事先考虑如下问题：①拟通过注册系统收集的临床资料是否在临床实践工作中已经存在？②如果数据信息可以获得（如是否具备电子病例系统），其质量如何？能否回答所研究的科学问题？③这些临床数据容易获得吗？是否需要制定常规临床诊疗过程中难以获得信息的采集方案？④进一步考虑依托该项注册研究是否能达到研究目的？

3. 确定主要的利益相关者 一项病例注册研究，往往需要多个部门配合并具备充足的资金支持，才能高质量地完成。因此，在计划病例注册研究时，需事先考虑到主要的利益相关者，以确保在实施过程中充分发挥各方优势，合作完成各项工作。通常需要考虑如下各种利益相关者：①公共卫生或法规机构；②医疗器械或药品生产商；③健康保健服务人员；④支付医疗费用方或委托机构；⑤患者或其他支持集团；⑥临床医生；⑦科研机构或合作企业；⑧专业学会团体等。

4. 评估可行性 评估一项病例注册研究是否具备可行性，主要从研究现场、参与人员、病例资源和资金来源等多方面进行综合评估：①承担注册研究的医院是否有能力完成注册研究？②参与研究的医护人员是否具有积极认真的工作态度，确保资料收集能够顺利进行？③病例资源是否丰富，能在规定时间内达到所需样本量？④支持注册研究运行的资金是否有保障？

5. 建立病例注册研究团队 病例注册研究团队至少应包含如下几个方面的人才：①项目管理人员，负责项目的组织协调和运行管理；②临床医生负责提炼临床诊疗关键信息；③流行病学与生物统计人员负责设计与数据分析；④数据管理人员负责数据采集和数据库维护与管理；⑤法律人员负责伦理学审查和保护患者隐私；⑥质控人员负责注册研究的质量控制和监督管理。

6. 建立管理与监督机制 成立病例注册研究的管理和监督委员会，负责监督项目执行情况，科学研究咨询，信息交流，问题裁决，外部宣传，数据存取、使用和结果发表的监督和管理工作。

7. 定义病例注册研究的数据范围和科学规范 数据范围涉及病例注册研究的规模、研究场所、持续时间、地理和费用等方面。规模（size）指数据项的数目和复杂程度，收集资料的频度，召集的研究人员和患者总数。研究场所（setting）指研究者工作场所、患者和收集资料的场所。持续时间（duration）指为达到研究目的病例注册所需的时间；因研究目的、资金支持的不同，长短不一，短则数月或数年，长则数十年不等。注册分中心的地理（geography）代表性、语言、文化、时区、规范标准的统一。费用（cost）指注册系统创建、管理维护、数据分析等所需资金。科学规范（scientific rigor）包括何时进行数据分析、分析流程、报告格式等有关问题。

8. 定义核心数据集、患者随访结局和目标人群 定义核心数据集（core dataset）需考虑：①权衡数据集应包含的变量数目，原则是既包含丰富的信息又节省费用和工作量；②避免试图完成多个研究目标，致使数据过于庞大；③若所需变量难以在临床实践中获得，需权衡加入这些变量的利弊；④考虑哪些数据可用或可采集，是否需要添加新变量；⑤考虑保护患者隐私和符合伦理的法规。患者结局指标（patient outcomes）应根据疾病特征、随访成本和随访时间等综合考虑。定义目标人群（target population）是明确临床注册研究成果的推广应用人群。

9. 制定具体研究计划和方法步骤 包括研究目的、病例纳入 / 排除标准、设计方法、资料收集、质量控制措施、数据分析流程、法律责任和患者隐私保护等。

10. 制定项目计划书 项目计划书是病例注册研究实施过程中所必须遵循的操作规程，是实施该项目的技术路线图。应包括范围管理、时间进度、财务管理、质量管理、人事管理、信息交流和风险管理计划等。

（二）病例注册研究的设计

在设计一项病例注册研究时，需要重点考虑设计方法、资料来源、病例选择、比较组别、抽样策略和可能偏倚及其控制方法等多个方面。但是，无论注册研究的目的、大小、规模如何，均需采取如下基本步骤。

1. 提出问题并凝练出研究目的

（1）提出问题：病例注册研究中拟解决的问题包括从描述性问题到决策支持问题的多个方面。应特别关注如下问题：①研究疾病的自然病程，主要观察患者的临床表现和经历，并不关注干预；②评价临床效果（clinical effectiveness），尤其关注临床依从性（compliance），以便了解患者或参与者的实际做法及其如何影响真实世界结局（real-world outcomes），这对依从性差的治疗措施更加重要；③研究临床效果和安全性，以便筛选出用于治疗性评价研究的临床技术；④研究患者群体的异质性分布特征，弥补因 RCT 过于严格的纳入、排除标准所致的过度同质性，使研究的病例更具代表性和普遍性，并在不同的疾病亚组间进一步评估疗效；⑤随访观察诊疗干预措施的延迟效应及长期疗效和副作用危害；⑥监测罕见疾病或罕见临床事件；⑦研究 RCT 中不符合医德规范的疗效评价问题，例如，对已经上市药品，当怀疑其具有危害时，进一步对其临床试验中可能故意暴露于潜在危害的问题进行研究和评估；⑧研究无需采取随机化的临床疗效评价问题，例如：当一种特定治疗方法因其成本高或其他限制仅能在特定的地点和人群中使用时；⑨研究难以实施盲法或不符合医德规范时的疗效评价问题，例如：外科手术干预和针刺疗法等；⑩其他研究。如联合用药的临床疗效评价、卫生保健及其制约因素、评估和制定真实的医疗实践标准等。

（2）凝练出研究目的：在分析上述问题的基础上，进一步凝练出研究目的。通常，一项病例注册研究的目的，不外乎以下几个方面：①评估疾病的自然病程，阐明疾病发生、发展与转归进程，分析疾病预后；②描述和分析疾病的危害程度、疾病的发病和患病水平、疾病的时间变化趋势、疾病监测等，识别高危个体、疾病分类、描述和估计生存时间等方面；③确定诊疗措施的临床疗效、成本效果，比较不同诊疗方法的效果，决定医疗保险支付和偿还额度；④测量和监测与诊疗器械和药物有关的安全性问题，比较并评价其安全性和效益；⑤评价和改善医护工作质量，包括基于注册研究推进医疗实践和公共卫生能力的提高。

2. 将临床问题转化为可测量的暴露和结局 “暴露（exposure）”一词在病例注册研究中有着更广泛的含义，包括治疗或处理、卫生保健服务、疾病和健康状况等。通常，暴露的评估不仅要考虑暴露本身而且还要考虑影响或改变暴露的因素，如暴露剂量、暴露期限、暴露途径或耐受性。其他暴露因素包括影响结局的危险因素（如并发症、年龄等）以及已知的潜在混杂因素，这些因素与暴露和结局都有关系，需要进行明确的分析。将临床问题转化为可测量的暴露和结局的具体方法因具体的问题不同而有所不同，表 15-1 列出了几个典型实例。

3. 获取必需的数据信息 病例注册研究数据的采集依赖于常规临床诊疗活动，超出常规临床诊疗活动的数据信息在注册研究中往往难以获得。同时，研究预算不同，获得数据信息的方式也不同。注册研究数据可来自患者、临床医生、诊疗记录、与其他现有医疗卫生资源数据连接等多种形式。

以患者报告资料（patient-reported data）为例，数据信息可包括与健康有关的生活质量、服务机构（即患者的选择偏好）、症状、非处方药的使用、辅助治疗和替代治疗、行为资料（如吸烟和饮酒）、家族史和生物样品等。这些数据可能基于患者主观的描述和自报；也有可能很难随访（如辅助治疗和替代疗法的使用，吸烟和饮酒）；或是

表 15-1 临床问题转化为暴露和结局的典型案例

研究问题	重点暴露(数据来源)	重点结局(数据来源)
成年人首次接受肾脏移植后排异时间多长?使用免疫抑制剂的排异时间有何不同?	使用的免疫抑制剂,包括剂量和使用持续时间(数据来自临床或诊疗记录)	器官排异(数据来自临床或诊疗记录)
采用某种特殊治疗方法的患者比不采用者,日常生活活动能力会更好吗?	使用该种特殊疗法(数据来自临床或诊疗记录)	独立完成日常生活活动能力(数据来自临床观察)
经历胃体分流减肥手术的患者,在随后的随访中使用了更少的卫生资源吗?	胃体分流减肥手术(数据来自临床或诊疗记录)	住院患者和门诊患者数、药物配送数量、相关费用记录(官方数据库、数据来自临床或诊疗记录)
使用某种药物的孕妇会更易发生不良妊娠结局吗?	孕妇妊娠期间使用该药物(数据来自临床或诊疗记录)	妊娠结局(数据来自临床或诊疗记录)

患者特有的暴露(如生物样品)。临床数据包括临床症状体征、诊断、鉴别诊断、实验室检查、影像诊断、临床分期。诊疗记录(medical records)是一种回顾性的临床数据,往往存在不完整性。电子诊疗记录(electronic medical records)在病例注册研究中已经发挥了重要作用。其他数据来源包括健康保险、疾病监测、药物监测、实验室数据库、国家公共卫生数据库等,它们可与临床病例注册系统连接。

4. 兼顾资源和效率之间的关系,合理选择设计方法 通常,需要统筹考虑可利用资源、经费和效率之间的关系,合理选择设计类型和患者群体。例如:确定采用病例对照研究,还是采用前瞻性队列研究等;决定采用现有的诊疗记录,还是直接从临床医生和患者处采集有关数据信息等。

5. 确定拟采用的设计方法 病例注册研究属于观察性研究,因此其设计主要采取分析流行病学的方法。通常,一项病例注册研究,可同时采取多种设计类型,以满足不同研究目的。在真实世界研究中,所涉及的常用设计类型包括病例系列设计(case series design)、病例 - 对照设计(case-control design)、队列设计(cohort design)、巢式病例对照设计(nested case-control design)、病例 - 队列设计(case-cohort design)、病例 - 交叉设计(case-crossover design)、病例 - 时间 - 对照设计(case-time-control design)、病例 - 病例 - 时间 - 对照设计(case-case-time-control study design)、新使用者设计(new-user design)和纵向队列设计(longitudinal-cohort design)等多种设计方法。这些设计方法,在本科阶段或本书有关章节均有详细的介绍。本节仅结合真实世界研究的需求,简单介绍其基本原理。

(1) 病例系列设计(case series design):病例系列是对曾经暴露于某种相同干预(防治)措施的一批患者的临床结果进行描述和评价的研究方法。该设计采用自身对照病例系列方法(self-controlled case series method),估计在事先定义好的时间范围内,经过某种干预(或暴露)后临床事件的相对发生率,并与自身另一非暴露时段进行比较。在真实世界研究中,病例系列设计包括两种类型:仅有治疗后结果的病例系列和有治疗前后对比的病例系列。前者属回顾性病例系列研究,是指把现有的病例资料进行收集整理,总结临床诊治规律,或者观察疾病的变化规律,通常无对照。后者属前瞻性病例系列研究,是指不设对照组,有计划、前瞻性地对使用某一干预(治疗)措施的患者,观察一定的例数,进行治疗前后比较,总结疾病发展变化规律或观察疗效。

在真实世界研究中,病例系列设计主要用途是:①评价具有潜在危害和不良作用的药物疗效;例如:某些治疗冠心病所导致的心律失常的药物,往往既具有治疗心律失常的作用,又可能导致心律失常,对此药物的疗效评价不易采用RCT,病例系列研究为最佳选择。②描述一种新出现的疾病或罕见的临床表现和诊治措施、手术方法、护理方法或其他保健措施;例如:最初的经皮冠状动脉成形术(例如支架植入)介入治疗方法,就是采用病例系列研究方法评价其安全性和疗效。③实现某新药物或疗法的初步疗效评估。④通过对临床资料的描述产生假设,发现以前从未观察到的新现象。

(2) 横断面设计(cross-sectional design):在真实世界研究中,横断面设计主要是基于病例注册系统的基线数据库，在同一时间点上比较接受不同干预治疗措施的患者之间的疗效差异。主要用途是：①满足研究者采用现有资料以减少成本和快速获得结果。②采用大样本的随机抽样，估计患病率。

（3）病例 - 对照设计（case-control design）：根据病例注册基线数据库中确诊的病例资源，采用回顾性研究方法，在注册系统之外设立对照组，探索疾病或发生的危险因子。帮助使用者在短时间内方便地、经济地获得结果，提供病因线索。方法是以目前确诊的患有某特定疾病的患者为病例，以不患该病但具有可比性的个体作为对照。通过询问、实验室检查或复查病史，搜集既往各种可能的危险因素的暴露史，测量并比较病例组与对照组中各因素的暴露比例；经统计学检验，若两组差异有统计学意义，则可认为因素与疾病之间存在着统计学上的关联。在评估了各种偏倚对研究结果的影响之后，再借助病因推断方法，推断出哪些暴露因素是疾病的危险因素，从而达到探索和检验疾病病因假说的目的。其优点是方便、经济、短时间内可获得结果，能提供病因线索。缺点是在选择病例和对照时，会产生选择偏倚（入院率偏倚、现患病例 - 新发病例偏倚、检出症候偏倚、时间效应偏倚）、信息偏倚（回忆偏倚、调查偏倚）和混杂偏倚，可能影响研究结论的可靠性。

（4）队列设计（cohort design）：是一种依托病例注册基线数据信息构建的病例随访队列（patients cohort）。方法是采用计算机自动控制和跟踪的方法，从纳入病例注册基线数据库的所有病例中随机抽取研究对象，根据基线时是否具有某特定暴露因素或不同暴露水平，将研究对象分成不同的组，如暴露组和非暴露组、药物 A 组与药物 B 组、高剂量暴露组和低剂量暴露组等；随访观察一段时间，检查并登记各组人群待研究的预期结局的发生情况；比较各组结局的发生率，从而评价和检验暴露与结局的关系。其特点是设立对照组、由因到果、能体现暴露与结局的因果关系。优点是资料可靠，一般不存在回忆偏倚；可直接获得暴露组和对照组人群的结局发生率，可直接计算 *RR*、*AR* 等反映暴露风险的指标；检验假设的能力较强，一般可证实病因联系；有助于了解疾病的自然史，有时还可能获得多种预期以外的结局信息，可分析一因多结局或多因一结局的关系。缺点是不适于结局发生率低的临床病例注册研究；容易产生失访偏倚；研究耗费高、时间长；在随访过程中，未知变量引入病例群体，或病例群体中已知变量的变化等，都可使结局受到混杂偏倚影响，使分析复杂化。

在真实世界研究中，队列设计主要用于：①检验可能导致结局发生的原因的假设。如冠心病注册研究中，检验血管内皮细胞增生致药物洗脱支架植入术后再狭窄的假设；探讨支架植入后影响心血管不良事件发生的因素，产生新的致心血管不良事件的原因假设。②评价或比较治疗效果。例如：药物洗脱支架与裸支架植入术后再狭窄率比较。③研究疾病自然史。例如：冠心病人群临床转归、预后、死亡经历及其影响因素，可以明确冠心病转归的自然史进程。④新药上市后的安全性监测。例如：使用某种新药，长时期监测其不良反应发生率，在真实临床世界中进一步评价其安全性。

（5）巢式病例对照设计（nested case-control design）：在上述队列设计基础上，巢式病例对照设计是将传统的病例对照设计和队列设计组合后的一种方法。方法是在建立病例注册基线数据库时，采集有关生物标本（在基线时采集血清，置 −80℃低温冰箱）储存备用，随访到出现能满足病例对照研究样本量的结局数为止（如药物洗脱架植入术后再狭窄）；按照结局在队列中出现的时间与性别、年龄等匹配条件，从队列中随机抽取 1 个或几个未发生结局（未发生在狭窄）的病例作为对照，构成匹配的“病例组”与“对照组”；提取两组在基线时收集的生物标本进行检测（如用保存的血清学进行代谢组分析），并比较两组生物标记（代谢物标记），以探讨影响结局发生的生物标记。其基本步骤为：①建立病例注册基线，构建随访队列；②收集队列基线中所有个体的相关信息和生物标本；③随访观察结局出现的时间；④将随访期内发生结局的所有个体作为“病例组”；⑤在队列中用危险集抽样法（risk set sampling）为每个“病例”抽取一定数量的“对照”作为“对照组”；⑥分别提取两组在基线时已保存的生物标本进行实验室检测；⑦进行统计分析，计算 *OR* 等指标，推断影响结局发生的生物标记。

在真实世界研究中，使用巢式病例对照设计的目的是，帮助研究者在节省大量实验室检测费用的前提下，研究疾病转归、预后的生物标记。其优点是：①“病例组”与“对照组”的生物标本均在病例注册基线时获得，生物标记与结局发生的时间先后顺序清楚，无回忆偏倚，资料可靠，因果关系清晰，论证强度高；②“病例组”和“对照组”的可比性好；③统计学和流行病学效率高；④适于研究疾病转归、预后的生物标记；⑤能节省大量实验室检测费用。

（6）病例 - 队列设计（case-cohort design）：病例 - 队列设计是将队列设计和病例对照设计相互交叉，融合两者的优点而形成的一种设计方法。基本步骤是：①依托病例注册基线数据库建立包含所有病例的队列（即全队列）；②按照一定的抽样比例采取特定的抽样方法（单纯随机、分层随机、分层整群随机等）在全队列中抽取一部分病例（即子队列）作为“对照组”；③针对某一特定的“罕见结局”，随访一段预定时间，将全队列中这一“罕见结局”阳性的所有病例作为“病例组”；④提取“病例组”（即结局阳性者）和“对照组”（即子队列）成员的基线信息；⑤比较两组基线信息以探索影响“罕见结局”发生的因素。

该设计的主要用途：①实现用一个对照组完成多种“结局”研究；②在无法获得队列中每个成员信息的情况下估计 *RR* 值；③在整个研究过程中实现对子队列的依从性、生物标记的变化进行监测。所以，特别适用于大样本病例随访队列中，对于某一罕见的结局，随访一段时间后只能得到少量结局阳性的患者，其他大多数患者只能得到截尾值的情形。这时，如果要获得所有对象的协变量资料作统计分析，则需花费大量资源。病例 - 队列设计能够应对此类问题。其优点是：①节约样本量，节省人力、物力和财力；②设计效率高，一个对照组可用于多种“结局”的研究；③即使无法获得队列中每个成员的信息，仍可估计 *RR* 值；④选择对照较简单，不必考虑结局即可进行随机抽样；⑤在整个研究过程中都可监测子队列的依从性、生物标记的变化。缺点是“病例组”和“对照组”存在重叠，即“对照组”中存在着部分“结局”阳性者。

（7）病例 - 交叉设计（case-crossover design）：在真实世界研究中，使用病例 - 交叉设计的目的是，突发事件危险因素研究或研究短暂暴露对罕见急性疾病发生的作用。方法是比较相同研究对象在急性事件发生前一段时间的暴露情况与未发生事件的某段时间内的暴露情况。如果暴露与罕见的事件（或疾病）有关，那么刚好在事件发生前一段时间内的暴露频率应该高于更早时间内的暴露频率。例如：据报道某种药物可以引发猝死，如果该报道正确，则应该可以观察到服用此药物后一段时间内猝死增多，或者说在猝死前几天或几周内应有服药增多的报道。病例 - 交叉设计的研究对象包含病例和对照 2 个部分，但两部分的信息均来自于同一个体。其中，“病例部分”被定义为危险期，该期是疾病或事件发生前的一段时间；“对照部分”为对照期，该期是指危险期外特定的一段时间。研究就是对个体危险期和对照期内的暴露信息（如服药、运动等）进行比较。

在真实世界研究中，使用病例 - 交叉设计具有如下优点：①不需要寻找对照组，这在难以寻找对照组时尤为重要；②减少了病例与对照特征上的不一致；③避免了许多伦理学问题，可行性好；④还可节约样本量。但是，病例 - 交叉设计，也有如下明显缺点：①对危险期与对照期暴露信息的询问可能在语言上、方法上不同，往往存在信息偏倚；②只能消除那些保持不变的个人特征造成的偏倚，而不能消除那些随时间变化的特征造成的偏倚，往往存在病例内混杂偏倚；③往往存在暴露的时间趋势带来的混杂；此时，可采用双向、对称双向病例交叉设计。

（8）病例 - 时间 - 对照设计（case-time-control design）：在真实世界研究中，如果已知或预知干预（药物）的疗效，干预（药物）实际上是被选择性地给予特定严重程度的患者；因而，药物的使用与疾病的严重程度存在很强的关联，同时疾病的严重程度还与研究的结局（如药物不良反应）密切相关。由此，会引起指示性混杂（confounding by the indication），有可能严重歪曲干预与结局间的因果关系。使用病例 - 时间 - 对照设计，能够控制指示性混杂。

病例 - 时间 - 对照设计是在病例 - 交叉设计的基础上发展起来的。药物使用的“自然增加”

不仅与研究结局相关，而且与医疗措施的改变、对药物优势的认识加深、对使用该药物信心的增加、适应证的扩大、患者对药物依赖的增加、市场推广等均有关。这样，药物使用的自然变化趋势会混合到由病例 - 交叉分析所得的 *OR* 中，从而导致指示性偏倚。此时，另加一组对照，对照组中每个研究对象也观测 2 次，则可以消除指示性混杂的影响。此种设计策略，可有效控制指示性混杂，应对药物暴露随时间发生变化的情形，克服了传统病例 - 交叉设计的缺陷，适于研究慢性暴露对治疗结局的影响。通过病例 - 时间 - 对照设计，将总暴露效应分解为 4 个部分：全部暴露效应的均值、病例个体内部的效应、暴露随时间变化的效应、所关心的暴露因素的效应；从而，可以更客观地反映研究者所关心暴露的净效应。

(9) 病例 - 病例 - 时间 - 对照设计（Case-case-time-control study design）：上述病例 - 时间 - 对照设计将病例交叉 - 设计和病例 - 对照设计相结合，很好地控制了暴露时间变化趋势所带来的指示性偏倚。然而，当病例组和对照组不能良好地匹配时，可能会引入新的选择偏倚。病例 - 病例 - 时间 - 对照设计，就是为克服这一缺陷而由病例 - 时间 - 对照设计衍生出的设计类型。病例 - 病例 - 时间 - 对照设计与病例 - 时间 - 对照设计的不同之处在于对照组的选择，其对照组人群是将要发病但当前未发病的人群，称之为“未来病例”。通过将已经患病的人群（病例组）和即将患病的人群（对照组）进行对比，从而控制暴露时间变化趋势所带来的偏倚。其基本假设是“未来病例”与“外部对照”相比，所提供的暴露情况或暴露的时间变化趋势，能够更好地估计病例组人群的暴露率或暴露时间变化趋势，更主要的是能减小选择外部对照时所带来的选择偏倚。“病例”是指在选定的时点发生了所关心的结局事件的研究对象；“未来病例”是在选定的时点未发生结局事件但即将发生结局事件的研究对象。“当前期”（current time）是结局事件发生前的一段时间；“对照期”（reference time）是“当前期”之前的一段时间，在此时间段内，没有结局事件发生。病例和未来病例的“对照期”都是从研究对象暴露历史中选取的一段时间。此外，病例和未来病例的当前期和对照期是相匹配的。通过计算病例和未来病例的暴露优势比，可以估计出控制了暴露时间变化趋势之后，暴露与结局之间的关系。

(10) 新使用者设计（new-user design）：在真实世界研究中，新使用者设计主要是帮助研究人员避免现患使用者设计（prevalent-user design）可能受到的混杂偏倚和选择偏倚影响。这是因为疗效的生物学效应自治疗开始后可能一直在发生变化，而非生物学的效应变量可能是由选择性偏倚引起，这些选择性偏倚不能通过常规方法进行控制。该设计试图帮助研究者，研究那些持续使用一种药物且拖延时间很长的患者的疗效评价问题。

(11) 纵向队列设计（longitudinal cohort design）：在建立病例注册基线队列的基础上，根据研究目的，选择一组特定的指标变量，在住院期间或出院后的一定时期内，对队列中的相同个体系统地重复测量，以观察其动态变化过程及其对结局的影响。其主要用途是分析指标变量的动态变化过程对疾病转归和预后的影响，包括描述转归预后及其影响因素的平均趋势，分析不同病例个体之间转归预后过程的差异；特别适用于研究疾病转归预后的变化模式及其因果关系的方向和强度。

纵向队列研究缺点是：①研究是前瞻性的，时间跨度较长；②针对一组变量多次重复地观察和测量；③变量在时间维度上具有自相关性。优点是：①往往能观察到较完整的疾病转归和预后过程中的一些关键转折点；②特别适用于研究指标变量的稳定性（变化性）及其对结局的早期影响；③可以推断变量之间的因果关系。

6. 选择注册病例

(1) 确定目标人群（target population）：目标人群是指病例注册研究成果拟推广应用的人群。例如：患者群体和共同暴露的人群等。在真实世界研究中，从目标人群中选择样本构成研究人群（population for study），研究人群应尽量包含目标人群中各种类型的病例，故不应定义过于严格的纳入与排除标准，以使其具有足够的代表性。实际研究人群（actual study population）是目标人群中参与研究的样本人群。

(2) 确定比较组（comparison groups）：比较组主要用于选择临床决策、评估组间差异、分析差异大小和分析组间关联强度。因此，目标人群确定后要确定拟比较组或称为平行队列（parallel

cohorts)，以分析观察效应是否真实存在及其在不同环境条件下有何不同。若病例注册研究仅仅是为了描述疾病自然病程的特征或产生新的假设，也可以不设立比较组。多个比较组优于单一比较组，但往往会增加复杂性。通常，在设计阶段就应确定最佳比较组，以采集用于比较的信息。但是，若在分析阶段发现了新线索，产生了新的假设，也可随时设计比较组。

真实世界研究（RWS）中比较组的确定要比RCT复杂。RCT往往在设计时就有明确的比较组，并可通过随机化使比较组之间的已知和未知混杂因素达到均衡可比；而RWS则需采用不同的设计方法和统计分析策略产生比较组，以控制混杂因素的影响。根据病例注册研究的目的不同，可选用内部比较组、外部比较组和历史比较组。

内部比较组（internal comparison group）是指在同一个注册系统中，同时采集暴露和非暴露的数据信息，以比较两组差异，评估疗效（或暴露效应）。其中，暴露组即为内部比较组，例如同时采集实施和未实施PCI的冠心病患者的临床信息，以比较PCI的效果及其影响因素。内部比较组是病例注册研究中最常用的比较方法，它可以在同一数据采集系统内的同一时期内比较观察效应，避免了因地点、时间不同所致的偏倚。

外部比较组（external comparison group）是将注册系统内接受某特定疗法（或特殊暴露）的所有病例作为"干预组"，而"对照组"是注册系统以外的公共数据库资源中未接受该种特定疗法（或特殊暴露）的病例。比较两组的结局差异以评价评估疗效（或暴露效应）；例如，以注册系统中所有接受PCI的患者作为"干预组"，随访其死亡情况；从当地冠心病常规监测中提取未接受PCI的冠心病患者作为"对照组"随访其死亡情况，比较两组生存情况以评价PCI的效果。采用公共或政府部门的数据库作为观察效应的比较基准，不仅可以大大降低研究费用，且能评估"干预措施"在人群中的推广前景。但是，因外部对照组的数据信息不是来自同时期的同一数据采集系统，很难避免因地点、时间和人群不同所致的各种偏倚。

历史比较组（historical comparison group）是将注册系统中接受某新疗法的所有病例作为"干预组"，新疗法推行之前的病例作为"对照组"；比较两组的结局差异以评价评估疗效。例如：以药物洗脱支架的使用日期为起点，收集接受药物洗脱支架植入的病例作为"干预组"，以药物洗脱支架使用前的"裸支架植入"病例作为"对照组"，比较两组疗效差异，以评估药物洗脱支架的疗效。历史比较组虽然采用同一注册系统中的病例作为对照，但无法避免因时间不同所导致的偏倚。

7. 确定抽样方法 有多种抽样方法可用于抽取病例或注册研究场所（医院、社区等），包括概率抽样（单纯随机抽样、分层抽样、整群抽样、系统抽样）、非概率抽样（病例系列序贯抽样、方便抽样、目的抽样、专家讨论抽样和模式抽样等）。但是，在病例注册研究中，通常需要在正确性与信息收益之间作出权衡。既要考虑样本对目标人群的代表性，更要注重其普遍性而不是结果的内部真实性。所以，患者的代表性应着重考虑性别、年龄、种族等，注册场所（医院、社区等）的代表性应着重考虑地理位置、医院等级、类型等。

8. 确定注册研究的样本量和持续时间 在设计阶段就要根据注册研究目的，明确病例注册的样本量和持续时间，并应明确其理由。注册持续时间及其随访持续时间，应根据样本量需求和生存分析的需要而定。这是因为生物学病因模型的建立和因果推断需要有足够的时间，才能观察到发生结局。

在病例注册研究中，样本量大小主要取决于设计类型、研究问题、结局变量类型等。在估算样本量时，需考虑以下因素：①预期的注册研究时间；②具有临床意义的最小效应差别；③若研究结论用于调整临床决策，在估算样本量时还需要考虑市场损耗的额外样本量；④是否涉及多组间比较的假设检验。

对于多中心病例注册研究，尽管也应考虑因中心内相关所致的设计效应对样本量估计的影响，但由于病例注册研究往往采取多中心长期持续研究，进入注册系统的病例数目庞大，一般样本含量足够大。因此，对于绝大多数注册研究设计，不必过分强调样本量估算问题。

9. 确保内部真实性和外部真实性 在真实世界研究中，内部真实性（internal validity）特指研究结果摆脱偏倚（即系统误差）影响的程度；外部真实性（external validity）是指研究结果与推论的研究对象真实情况的符合程度；它回答了病例注册研究结论能否推广应用到注册系统外的人群。如果注册系统对于推论目标人群的代表性不好，尽管它的内部真实性可能好，但外部真实性可能不好。

（1）影响内部真实性的常见偏倚及其控制

1）选择偏倚（selection bias）：由病例入选注册系统的机会不同所致，常发生在注册研究的设计阶段。常见原因有：①因某种原因只招募并发症风险低或已知不会发生并发症的患者，使研究结果被低估；②选择志愿者作为研究对象；③收集具有相同暴露史的患者，如曾使用一种众所周知的具有严重不良反应的药物，致使队列和病例对照研究的效应估计产生扭曲；④选择性收集具有较高严重副作用风险的患者。控制选择偏倚的最佳方法是，从目标人群中随机抽取样本，或采用更具广泛代表性的多中心注册研究。引导偏倚（channeling bias）或称为指示性混杂（confounding by the indication）是注册研究中的常见选择偏倚，它是由医生的引导作用所致的选择偏倚。例如，有 2 类药物，旧药有致胃肠道出血的副作用，新药的副作用小；若医生对有胃病既往史者使用新药，对无胃病既往史者使用旧药，可能会得出新药易诱发胃出血的错误结论。其控制方法是，在设计阶段，采用前瞻性的盲法病案复查（blinded prospective review of cases）方法以控制引导偏倚；即外部评估者不了解临床上应用的两种药物的信息（如副作用），由他对患者预后进行评估，根据评估结果决定对患者给予何种药物治疗；在分析阶段，可采用倾向性得分（propensity score）或工具变量（instrumental variables）方法对引导偏倚进行统计学控制。现存使用者偏倚（bias from study of existing users）是另一种特殊类型的选择性偏倚。控制现存使用者偏倚的方法是在病例注册系统中采取纵向设计方法尽量纳入新的使用者，以捕获和比较所有用药者的治疗经历及其结局。

2）信息偏倚（information bias）：亦称分类偏倚（classification bias），指因病例注册研究中有关注册病例或来自注册病例的信息错误而导致的系统误差。在病例注册研究分组比较时，应尽量采用客观指标、做好统一技术培训、测量方法一致和检查条件一致、控制各种条件、操作技术熟练等，以最大限度减少信息偏倚。失访偏倚（loss to follow-up bias）是另一种信息偏倚，它们既可影响外部真实性又可影响内部真实性。控制失访偏倚的策略是尽量减少病例和研究场所的中途失访或损耗。

3）混杂偏倚（confounding bias）：混杂偏倚是指诊疗干预暴露因素与疾病的疗效（或结局）关联程度受到其外部因素的歪曲或干扰影响，所导致的系统误差。这种外部因素既与疾病的疗效（结局）有联系，又与诊疗干预密切相关，从而掩盖或夸大了所研究的诊疗干预与疾病疗效（结局）的真实联系。混杂偏倚的产生常因研究者专业知识局限，不了解混杂的存在，或者虽然知道，但忽略了其存在。混杂偏倚常常在资料分析阶段显露出来。因而，一旦认识后是可以设法纠正的。例如，在他汀类药物预防冠心病的注册研究中，年龄就是一个混杂因子，因为服用他汀类药物的人往往年龄大，而年龄大的人易发生冠心病。在真实世界研究中，用于控制混杂偏倚的方法有分层分析、多因素分析、倾向性得分匹配和工具变量等多种方法。

（2）影响外部真实性的主要因素及其控制：影响外部真实性的主要原因是，由于纳入病例和注册场所对目标人群缺乏代表性。因此，在设计阶段，就应根据研究目的，确定病例的纳入范围。为了使注册系统中的病例具有更高的异质性、充分覆盖目标人群中的各种疾病亚型，通常需制定比较宽松的纳入、排除标准，收集具有广泛代表性的病例样本。通常可以采取多中心注册研究，并尽可能地采用纵向队列设计方法，以便系统地多次收集病例转归预后的动态信息，以充分反映疾病的自然史病程。

在实际工作中，遵循上述设计的基本步骤，充分考虑研究现场和条件，灵活选用研究设计方法或合理组合使用多种设计方法，是真实世界研究的常用策略。下面以社区糖尿病人群的基本药物（政府免费提供的廉价有效降糖药）干预效果评价为例，说明在实际工作中使用真实世界研究的设计方法。

例 15-2　经随机对照试验（RCT）已经证实，生活方式干预（包括戒烟、限酒、运动、饮食、体重管理等）及药物干预可以有效控制血糖水平。为此，在 2 型糖尿病（T2DM）防治指南中，已将生活方式干预和药物干预纳入，作为常规干预/治疗措施。然而，在真实世界社区人群中，通过推行指南落实这些措施时，却发现其干预效果并不理想。试以社区糖尿病人群为研究对象，以社区卫生服务中心及下辖的诊所为研究场所，依托国家基本公共卫生服务项目慢病管理系统，设计一项真实世界研究；进而，通过真实世界研究，进一步系统、客观地评价生活方式及药物干预对于血糖控制的有效性，探究干预依从性对干预效果的影响，以指导优化干预措施、完善社区干预指南。

根据上述目标，将本例的真实世界研究设计要点，归纳如下。

1. 研究目的 ①评价2型糖尿病综合干预措施（生活方式+药物干预）对于控制患者空腹血糖水平的有效性；②探究免费基本降糖药物的使用和药物依从性对干预效果的影响；③评价药物的个性化干预效果。旨在为进一步完善社区2型糖尿病人群干预方案提供依据。

2. 目标人群 在真实世界社区环境中的2型糖尿病患者。

3. 研究人群 山东省青岛市某地区2012—2015年间，依托国家基本公共卫生服务项目慢病管理系统，新筛查和诊断的所有2型糖尿病患者。

4. 研究场所 为反映真实世界社区环境，本研究以该区全部17个乡镇和街道办事处社区卫生服务中心及下辖的1 016个诊所为研究现场。覆盖总人口数为839 122人。

5. 研究设计 依托国家基本公共卫生服务项目慢病管理系统，通过早期筛查、发现和诊断上述研究现场中2012—2015年间，35岁及以上新诊断的所有2型糖尿病患者作为研究对象。采用边筛查、边入列、边干预、边随访的队列设计方法，建立2型糖尿病综合干预管理队列。

（1）病例的筛查和诊断：对就诊时发现的血糖超过正常值及经过测评糖尿病危险积分≥14分的个体，由承担基本公共卫生服务任务的社区卫生服务中心，按《2型糖尿病诊断标准》予以确诊。其下辖诊所只负责高危个体推荐上报，不得自行诊断。

（2）队列纳入标准：研究现场中2012年1月1日—2015年12月31日间，新诊断的所有35岁及以上2型糖尿病患者。

（3）队列基线信息：包括个人基本信息（性别、年龄、职业、文化程度、经济水平、婚姻状况等）、人口测量学（身高、体重、体重指数、血压等）、生活习惯（吸烟、饮酒、运动、饮食等）、疾病史（心血管病等）、家族史、实验室检查（空腹血糖、糖化血红蛋白、血脂四项等）。

（4）干预与随访：自2012年1月1日起，对纳入队列的所有2型糖尿病患者，实施综合干预。所有综合干预均采取以“患者为中心”的策略，在签署知情同意书的前提下，由医生按照《中国2型糖尿病防治指南》根据患者特征选用干预措施；同时，患者按照自己意愿，自愿接受或拒绝干预。具体干预措施包括：①通过个性化健康教育，对患者进行生活方式干预（包括平衡膳食、心理干预、体育锻炼、限酒控烟等）；②对肥胖的个体，指导其减轻体重；③基本降糖药物免费治疗，对于进入队列的2型糖尿病患者，首选二甲双胍、格列吡嗪两种基本药物，按照《2型糖尿病治疗规范》进行免费治疗，也可自选或在医生的建议下使用其他非免费药物。④对所有患者，每年提供4次免费空腹血糖检测，至少进行4次面对面随访。随访干预具体内容包括：a）测量空腹血糖和血压，并评估是否存在危急情况，确定是否转诊；不需转诊者，询问上次随访到此次随访期间的症状；b）测量体重，计算体重指数，检查足背动脉搏动；c）询问患者疾病情况和生活方式，包括心脑血管疾病、吸烟、饮酒、运动、主食摄入情况、患者服药依从性等；d）对血糖控制满意（空腹血糖值<7.0mmol/L），无药物不良反应、无新发并发症或原有并发症无加重的患者，预约进行下一次随访；e）对第1次出现空腹血糖控制不满意（空腹血糖值≥7.0mmol/L）或药物不良反应的患者，结合其服药依从情况进行指导，必要时增加现有药物剂量、更换或增加不同类的降糖药物，2周内随访；f）对连续2次出现空腹血糖控制不满意或药物不良反应难以控制，以及出现新并发症或原有并发症加重的患者，建议其转诊到上级医院，2周内主动随访转诊情况。g）对所有的患者进行针对性的个性化健康教育，与患者一起制定生活方式改进目标，并在下一次随访时评估进展。h）对入队列患者，每年进行1次较全面的健康体检。管理流程如图15-2所示。

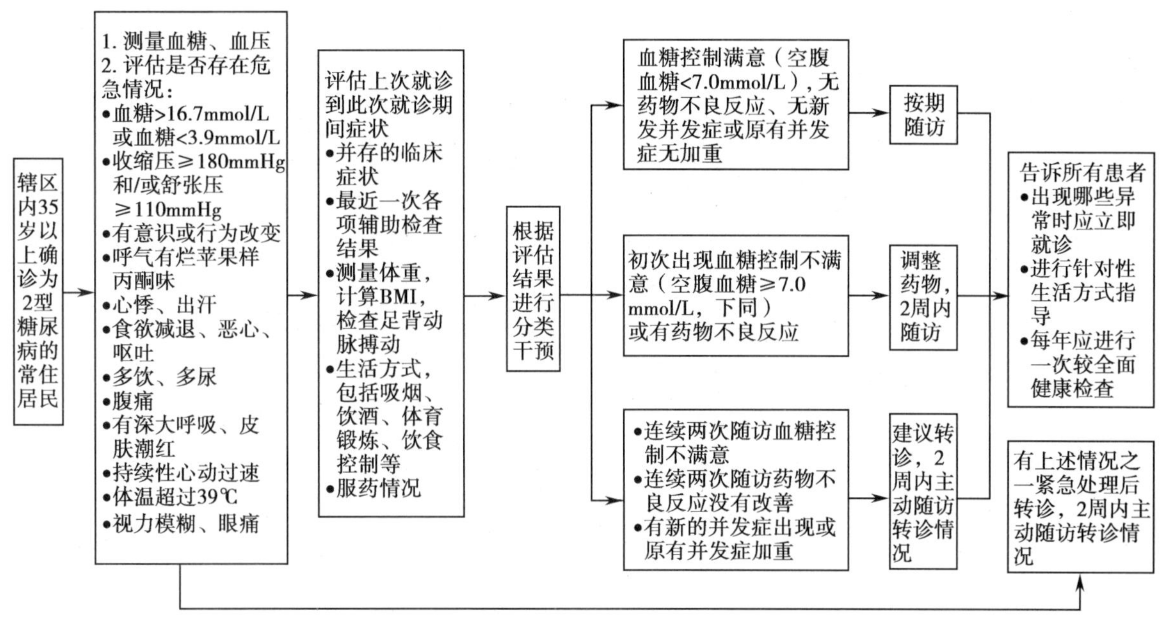

图 15-2　2 型糖尿病患者综合干预、随访管理流程

（5）结局指标：主要结局指标是空腹血糖值、血糖控制达标率；次要结局指标为心脑血管事件、糖尿病肾病、糖尿病并发症等；过程指标为体重达标率、血压达标率、运动达标率、饮食达标率、戒烟率、摄盐达标率、限酒达标率等。

（6）偏倚控制：①不使用抽样方法，而是将研究现场内的全部 17 个乡镇（街道办事处）社区卫生服务中心及下辖的 1 016 个诊所内，新诊断的所有 2 型糖尿病患者均纳入管理，以最大限度地减少选择性偏倚；②通过实施严格的质量控制措施和严格的过程管理，最大限度地减少信息偏倚；③在关联分析的基础上，通过倾向性得分匹配拟随机化，控制混杂偏倚。

第二节　真实世界研究的实施

真实世界研究是一个系统工程，在其组织实施过程中，需要在上述研究设计的基础上，制定严格的实施计划，并付诸实施。仍以病例注册研究为例，说明制定真实世界研究实施计划的基本要点及其基本内容。

1. 选择注册研究所需的数据元素　在病例注册研究中，选择数据元素（data elements）是建立注册信息数据库的基础，也是达到研究目标的基本保障。在选择数据元素时，需权衡以下因素：①注册表的完整性和对主要结果分析的重要性。②数据的可靠性。③对参与注册研究病例造成的负担，以及收集它们所增加的成本。④数据元素的选择应符合研究目标和可行性。通常，选择那些必要的数据元素，对于可获取但对研究目标没有贡献的数据元素不采集。⑤尽量采用临床上广泛采用的数据采集表，以便于获得信息。⑥完成数据元素选择后，则应建立数据映射，并编制和测试数据收集工具；以便通过测试评估受访者的负担、评价问题的准确性和完整性，估计缺失值的潜在发生领域。⑦比较不同数据收集工具间的一致性，也需要在选择数据元素阶段完成。总之，数据元素的选取应遵循简约、有效的原则，并把重点放在真实世界的临床实践工作中。

2. 患者报告结果及其采集　患者报告结果（patient reported outcomes，PROs）是不受临床医生的干预，直接从患者处获得的健康状态自述报告。患者报告结果可以提供多种用途的信息，包括用于研究疾病的自然史、提高数据采集质量、进行效果评价和比较等。在采集和使用患者报告结果时，需要考虑何时采集数据，多久采集一次数据，应用何种方式采集（如纸质、电子采集）以及应采用何种工具等问题。通常情况下，应着重考虑采用标准的患者报告结果采集工具。例如：一般评估量表、疾病特异性量表、症状特异性量表、多领域的功能评估量表（如身体、社会、情感功能的评价）和接受看护的满意度评估量表等。此外，也应考虑

PROs的有效性、可靠性和检测仪器性能。在选择工具和方法时，需要明确研究人群、研究结局、目标人群和注册研究目的等因素。这些因素决定了哪些患者报告结果是有效和适于研究的；一旦患者报告结果被选定，还应严格管理PROs采集质量。

3. 数据来源途径及其采集方式 一个注册研究应该整合多种来源的数据信息。在考虑注册研究的数据信息来源时，需重点考虑其形式、结构、有效性和及时性。数据信息可来源于注册系统直接获得的数据信息（primary data）和其他注册系统或外部数据库获得的数据信息（secondary data）。为了保证2类资料之间数据信息的精确匹配，有必要制定统一标识符。通常，二手数据的获得，可通过链接医疗保险、人群死因监测、人群肿瘤登记、健康管理保险理赔、出生登记和人口普查等数据库；可根据注册研究的实际合理选用。

4. 伦理学、数据所有权和保护患者隐私工作规范 在真实世界研究中，仍需制定伦理学、数据所有权和保护患者隐私的工作规范。病例注册系统的启动、实施和应用需接受伦理和法律的监督与指导。底线是必须遵循联邦机构颁布的“共同规则（common rule）”。

5. 知情同意书及其履行 病例注册研究的知情同意，往往与临床试验的有所不同，例如：病例注册研究结果可能会用于公共卫生或质量改进，一般不会成为“人体试验研究”的知情同意问题。注册还可以合并多源电子数据源，并可能与生物银行相链接。对于某些注册，根据研究目的和对参与者可能造成的风险，机构审查委员会可能批准其免除或更改知情同意书（如电子的同意、口头同意）。如果已设立的注册系统的范围发生了变化，例如：改变数据共享政策、变更协议、延长随访期等，可能需要患者的再次知情同意。在规划知情同意程序时，注册表开发者应该考虑文档和格式、同意修改和再同意、调控需求的适用性、研究对象的撤出、以及患者数据和生物标本的安全性等问题。

6. 知识产权保护和保密工作规范 由于病例注册已逐渐被视为是一个有价值的数据源，因此，在病例注册研究中，必须重视知识产权保护、患者个人隐私保护和数据保密等问题；特别是当数据可能被用于诉讼或其他司法或行政诉讼时，更应予以重视。病例注册不仅注册患者数据信息，通常还涉及私人的、机密的问题，以及有关提供者、制造商、健康计划等的专有信息。

7. 患者和提供者的招募及其管理（patient and provider recruitment and management） 一项病例注册研究成功的必备条件是，对患者（注册的参与者）和提供者（注册场所）的招募与保留。因此，患者和提供者的招募及其管理是决定病例注册研究成败的关键。招募通常包括设施（医院、药店、诊所等）、场所提供者和患者等三方面。激励参与的因素包括认知相关性、重要性、注册系统的科学可信性、参与的风险和分担，以及对参与的奖励等。由于患者和提供者的招募与保留，会影响到病例注册系统对目标人群的代表性，精心策划病例纳入标准和保留策略至关重要；此外，考虑采用多中心注册研究也十分重要。在病例注册系统的规划阶段，就应明确招募、保留和随访的目标。

8. 数据采集及其质量控制（data collection and quality assurance） 病例注册研究数据的采集、清理、储存、检查、评估和报告质量，对达到注册研究目标是至关重要的。所以，在病例注册研究中，必须重视数据采集及其质量控制。数据质量控制的目的在于确保数据是按既定程序采集的，且能达到注册目的或数据使用目的的质量标准。决定数据质量的关键因素包括：数据元素的构成及定义、人员训练、数据缺失、超出界限或逻辑不符的值等问题，如何控制等。

9. 不良反应事件的监测、处理与报告（adverse event detection，processing，and reporting） 不良反应事件的监测、处理和报告，需遵循政府部门的统一规范。而且，无论不良反应是否已包含在注册系统中，都必须对不良反应进行持续监测、收集、处理、评估和报告。

10. 电子注册系统研发及其运行管理 在病例注册研究中，通常需要根据所研究疾病的临床典型病例、医院病案管理系统和有关参考文献的信息，研发电子注册系统，采用网络终端或PC机终端等形式，统一采集病例注册信息。随着居民电子健康记录（electronic health records，EHRs）和医院信息系统（hospital information system，HIS）的完善，建立具备互操作性的电子注册系统界面（interfacing registries），已成为注册研究的必备工具。此外，电子注册系统必须注意确保患者隐私变化和数据保密功能。

11. 病例注册系统的外部链接及其功能扩展 可通过实现居民健康档案系统、临床病例注册系统和健康监测公共数据库之间的链接，以解决不能由病例注册系统单独完成的问题。在数据链接的规划中，需解决 2 个关键问题：①应依据可用数据的类型进行链接技术方法的选择，例如：确定性匹配、概率性匹配等；②链接与各原始数据库汇编的权限、条款和条件是否相适应？是否存在只涉及了链接，体现不出功能扩展？

12. 数据库间病例信息的统一管理（managing patient identity across data sources） 数据库间病例信息的统一管理，是开展病例注册研究的基本保障。随着居民健康档案系统、居民死因监测系统等新技术的出现，实现数据库之间病例信息的统一管理，已成为病例注册研究的基本保障。若 2 个数据库间存在共同的患者标识符，可使用该标识符进行链接，如病历号、身份证号等。

13. 注册系统的完善和终止（modifying and stopping registries） 注册系统的完善和终止，是病例注册研究实施过程中必须考虑的问题。一项病例注册研究应由主要利益相关方定期地进行评估，以便及时修正完善系统和确定是否终止注册。许多注册系统会在其运行周期的某个时点被修改或转折；转折点主要是指其目的、利益相关方、和 / 或技术平台的改变，且对注册系统的实施有实质性的影响。

14. 注册系统的评估（evaluating registries） 在病例注册研究的实施过程中，常采用质量组分分析（quality component analysis）法，适时地对注册系统进行评估，以避免偏倚与错误。质量组分分析，可用于评价研究结果的影响因素，以及区分和证明研究质量。

例 15-3 试根据例 15-2 的真实世界社区背景下 2 型糖尿病综合干预的设计要求，制定其实施方案要点。

根据例 15-2 的设计要求，结合研究现场的信息化水平，该项真实世界研究的实施方案要点如下。

1. 注册表的制定 由于本项目是依托国家基本公共卫生服务系统开展的真实世界研究，所以其核心注册表，是在国家基本公共卫生服务规范的 2 型糖尿病患者健康管理服务规范中的既定表格。包括《居民健康档案基本信息》《2 型糖尿病患者筛查表》《2 型糖尿病患者管理卡》《2 型糖尿病患者随访表》《健康体检表》等。本项目在这些既定表格的基础上，附加了《2 型糖尿病患者用药记录表》《药物不良反应检测表》《知情同意书》等表格。从而，制定了项目实施的《2 型糖尿病综合干预注册表》。

2. 电子注册系统开发 基于上述《2 型糖尿病综合干预注册表》，由当地卫生局委托专业信息化公司，开发了《2 型糖尿病患者注册系统》；并将该系统嵌入到当地“基本公共卫生服务信息化系统”和“电子病历系统”中。从而，将《2 型糖尿病综合干预注册表》以患者的居民身份证为唯一识别码，与“居民健康档案信息系统”“诊所—社区服务中心（乡镇医院）—二级医院”电子病历链接，实现了实时化、网络化的互联互通，建立了实时电子注册系统。

3. 患者报告结果及其采集 基于上述实时的电子注册系统，在患者个体的生命历程时间维度上，连续采集患者在“诊所—社区服务中心（乡镇医院）—二级医院—基本公共卫生服务”系统中的诊疗信息和健康管理信息。从而，实现了患者报告结果的网络化、实时化和动态化采集。

4. 数据来源途径及其汇聚融合 依托“山东省人口健康信息互联互通云平台”，采用山东大学健康医疗大数据研究院研发的“健康医疗大数据云技术平台”，以个人身份证为索引，链接居民健康档案、基本公共服务（含慢病管理、健康体检等 11 类数据库）、临床诊疗（含乡村 / 城镇诊所、乡镇医院 / 社区卫生服务中心、二级医院、三级医院的所有电子病历和药物不良反应监测）、药物零售店、疾病监测（含心脑血管病、肿瘤等监测）、医疗保险（新农合、城镇医保、职工医保等）和全死因监测的所有数据；进而，通过数据汇聚和数据整理优化，采用数据映射模型，在个人生命历程时间维度上创建了“2 型糖尿病病例随访队列数据库”。

5. 规范制度制定 为确保注册系统合法、高效运行，项目组制定了《伦理学、数据所有权和保护患者隐私工作规范》《知情同意书及其履行规程》《知识产权保护和保密工作规范》《患者和提供者的招募及其管理规程》《数据采集及其质量控制技术规程》《不良反应事件的监测、处理与报告规范》《电子注册系统运行管理技术规程》《多源数据链接技术规程》等规范文件。这些文件的制定，确保了项目的顺利实施。

6. 质量控制与要求 ①2型糖尿病患者的健康管理由医生负责，应与门诊服务相结合，对未能按照健康管理要求接受随访的患者，乡镇卫生院、村卫生室、社区卫生服务中心（站）应主动与患者联系，保证管理的连续性；②随访包括预约患者到门诊就诊、电话追踪和家庭访视等方式；③乡镇卫生院、村卫生室、社区卫生服务中心（站）要通过本地区社区卫生诊断和门诊服务等途径筛查和发现2型糖尿病患者，掌握辖区内居民2型糖尿病的患病情况；④加强宣传、告知服务内容，使更多的患者愿意接受服务；⑤每次提供服务后及时将相关信息录入患者的健康档案。

7. 运行机制和保障措施 ①当地卫生局成立糖尿病综合防治项目领导小组，负责项目的组织领导、综合协调、督导考核等工作；组建糖尿病综合防治项目办公室，落实工作人员，配备办公设施，负责项目的方案制定、业务培训、技术指导、信息收集、效果评价等工作。②当地人民医院发挥人员、技术、设施等学科优势，做好全市糖尿病的技术指导和危重患者的救治等工作；各镇（街道办）社区卫生服务中心负责在辖区内具体实施该项目，各中心配备1～2名专职人员负责组织实施该项工作，及时对辖区内的诊所/乡村医生进行业务培训和技术指导，督导诊所/村卫生室落实具体工作任务。③各诊所/村卫生室负责2型糖尿病高危人群的筛查、干预和随访；协助社区卫生服务中心确诊2型糖尿病患者及其健康管理、用药指导、免费基础药物报销、早期发现急症和疑难病例，并及时转诊到上级医疗机构进一步诊断和救治等。④当地新型农村合作医疗管理中心落实糖尿病基础药物专项经费，当地卫生局负责药品配，与患者签署《某区2型糖尿病患者基础药物用药知情同意书》后按优惠政策予以报销。确诊的2型糖尿病患者服用其他药物依据新农合相关补助政策执行。⑤完善信息化管理系统，提高管理质量和效率。⑥强化检查督导，严格考核考评。制定科学的评价考核指标体系、评估方案及督导检查制度；定期对项目开展情况进行督导考核，将考核结果与基本公共卫生服务绩效考核挂钩，并将考评结果作为各单位年终考核的重要依据之一。

第三节 真实世界研究数据的分析

真实世界研究属于非随机化观察性研究范畴。因而，不可避免地会受到混杂偏倚、选择偏倚、信息偏倚的影响。分析真实世界研究数据，并不像分析随机化的RCT数据那样，仅通过常规的统计方法就能得出因果证据。所以，需要在关联分析的基础上，灵活采用观察性研究的因果推断方法，以获得尽量接近因果证据的研究结论。

一、制定“数据分析、结果解释和报告技术规范”

通过制定“数据分析、结果解释和报告技术规范”以明确下列问题：①研究假设和目的是事先确定的，还是在后续分析中产生的？②注册研究的对象是怎样被入选注册研究的？③如何采集、编辑和清查数据？④有无缺失数据，其特征如何？如何处理之？⑤统计分析的技术流程是什么？如何选择统计分析方法？以下仍以病例注册研究为例，说明真实世界研究的数据分析流程和方法。

二、真实世界研究的关联分析

1. 常规关联分析的基本思路

（1）统计描述：根据变量类型合理选择描述性方法。例如：描述疾病预后事件的发病水平、发病密度和患病水平等；描述治疗干预（或暴露因素）的水平、分布特征，描述患者失访的分布特征等。

（2）统计推断：分析干预措施（或暴露）与疾病（健康）结局的关联性。根据研究目的和设计类型，合理选用统计推断方法。例如：估计相对危险（*OR*/*RR*）和绝对危险（attributable risk），并检验其是否具有统计学意义和计算置信区间；采用分层分析（stratified analysis）、多变量分析（multivariable analysis）控制混杂因素；采用敏感性分析（sensitivity analyses）和偏倚分析（simple or quantitative bias analysis）探索偏倚的影响等。

2. 不同设计类型的关联分析流程 由于各种具体的统计学方法在本科阶段的学习和本书的有关章节均有详细介绍，本章仅针对真实世界研究的各种设计方法，阐述其关联分析流程。

（1）病例系列设计的关联分析流程：分析策

略是，沿用病例对照研究和队列研究的分析方法。采用自身对照，通过观察病例组的相对事件发生率和比较不同亚组病例间的统计学差异，估计在特定时间内接受某干预（或暴露）后结局事件的相对发生率，并与自身的非暴露时段进行比较。其关联分析流程如图 15-3 所示。

（2）病例对照设计的关联分析流程：分析策略是比较病例组和对照组中暴露的比例，并估计暴露与疾病的关联程度；排除因混杂因素未被控制所造成的虚假联系或差异；还可进一步计算暴露与疾病的剂量反应关系、各因子间的交互作用等。以非匹配的病例对照设计为例，其关联分析流程如图 15-4 所示。

（3）队列设计的关联分析流程：分析策略是

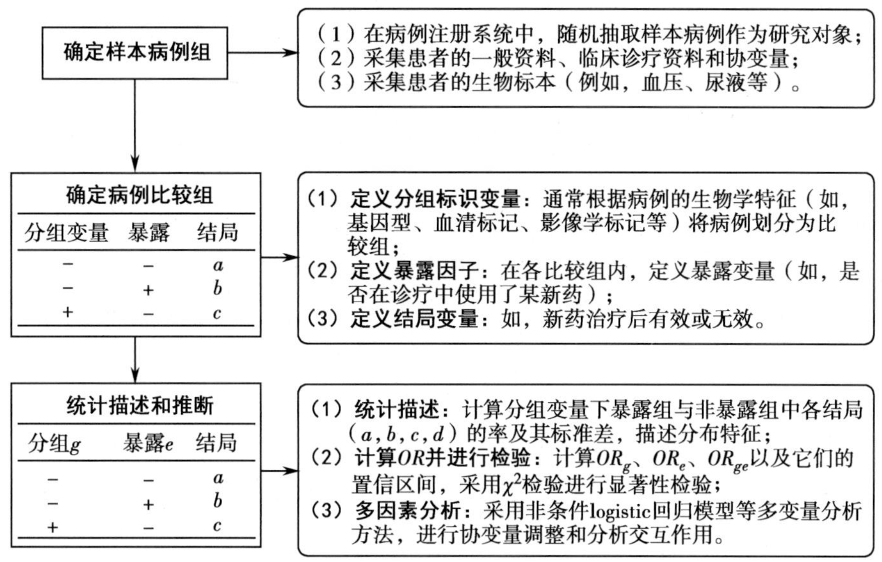

图 15-3　病例系列设计的关联分析流程

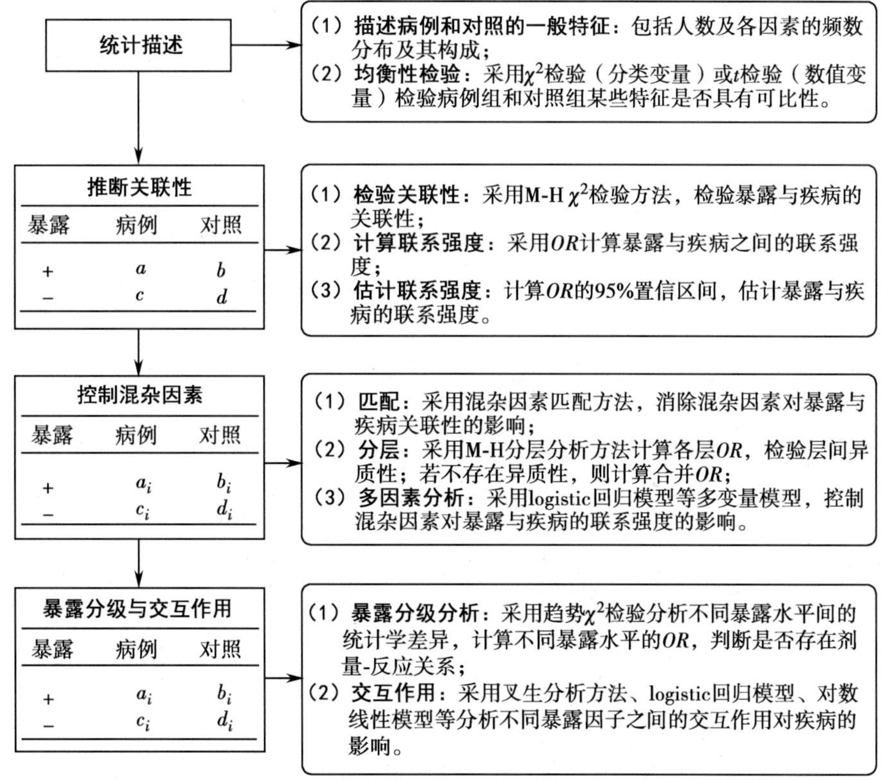

图 15-4　病例对照设计的关联分析流程

根据基线时是否暴露于某特定因素或不同暴露水平，将研究对象分成若干个组，比较各组结局的发生率（或发病密度），从而检验和评价暴露与结局的关联性。包括检验并调整干预 / 治疗组和对照组以外的主要特征，如年龄、性别和疾病分期等因素的均衡性；研究结束后进行资料的统计分析，计算人年（person year）数、结局发生率、病死率，并对其差异作显著性检验；计算有关联系强度，如 *RR*、归因危险度（attributable risk，*AR*）、人群归因危险度（population attributable risk，*PAR*）及标准化死亡比（standardised mortality ratio，*SMR*）等，或进行生存分析。对于研究中出现的混杂因素，可以进行配比分析和多元分析，以消除其影响。其关联分析流程如图 15-5 所示。

（4）巢式病例对照设计的关联分析流程：可参照经典的配对病例对照研究关联分析方法。例如：Mantel-Haenszel 方法、条件 logistic 回归模型等。对于一些特殊情况下的关联分析，目前也有不少新的统计方法可用。例如，经典的配对病例对照统计分析方法是每一个时间点上的病例数只有 1 例，如果时刻 t 时发生的病例数不止 1 例，比数比（*OR*）估计方法就可以采用 Gail 等提出的新的统计方法。其关联分析流程如图 15-6 所示。

（5）病例 - 队列设计的关联分析流程：采用病例 - 队列设计时，由于无法获得全病例队列中暴露组和非暴露组的详细情况，故无法获得 *RR* 值，只能借助其他方法对 *RR* 进行估计。用对照组（子队列）有暴露史和无暴露史的人数作为发病比率的实际分母求得虚拟危险度（pseudo-risks），令 A_1 和 A_0 分别表示子队列中有暴露史组的结局阳性人数和无暴露史组的结局阳性人数，B_1 和 B_0 分别表示子队列中有暴露史组的人数和无暴露史组的人数；则有暴露史组和无暴露史组的虚拟危险性分别为 $Pseudo-risk_1=A_1/B_1$ 和 $Pseudo-risk_0=A_0/B_0$；那么 *RR* 估计为 $RR=Pseudo-risk_1/Pseudo-risk$。在采用传统的 Cox 比例风险模型控制混杂因素时，需采用 Barlow 等对 SAS 中 Cox 回归的分析程序 PHREG 的调整方法。其关联分析流程如图 15-7 所示。

（6）病例 - 交叉设计的关联分析流程：根据对照数据类型，病例交叉设计有 2 类对照数据。一类是指一段与危险期可比的对比时间段的暴

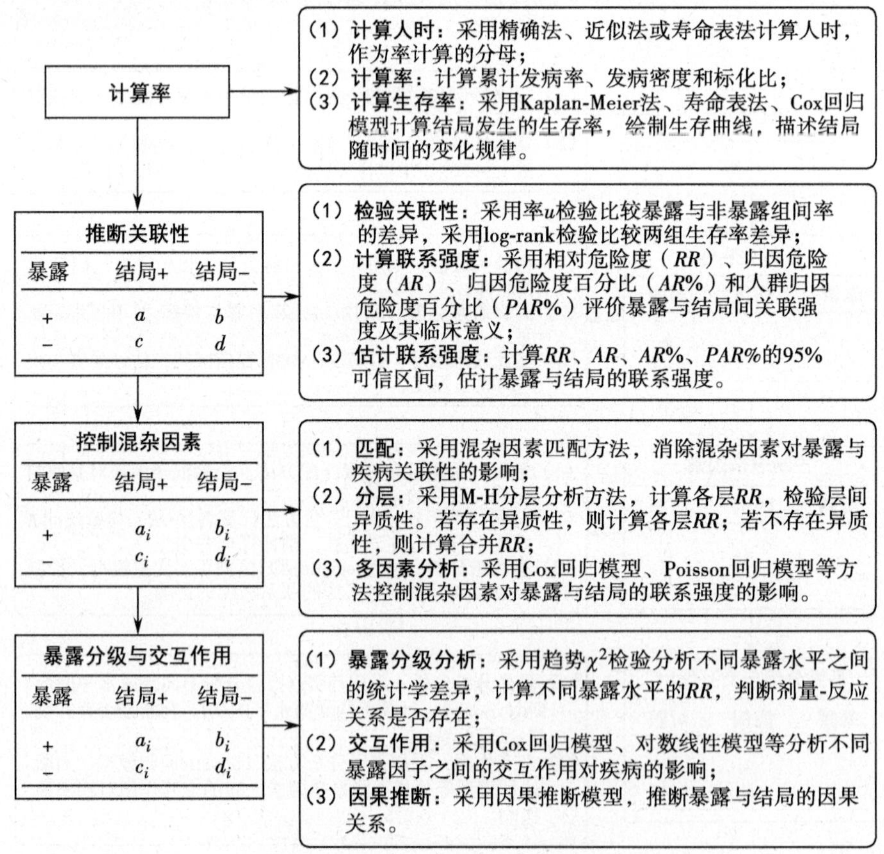

图 15-5 队列设计的关联分析流程

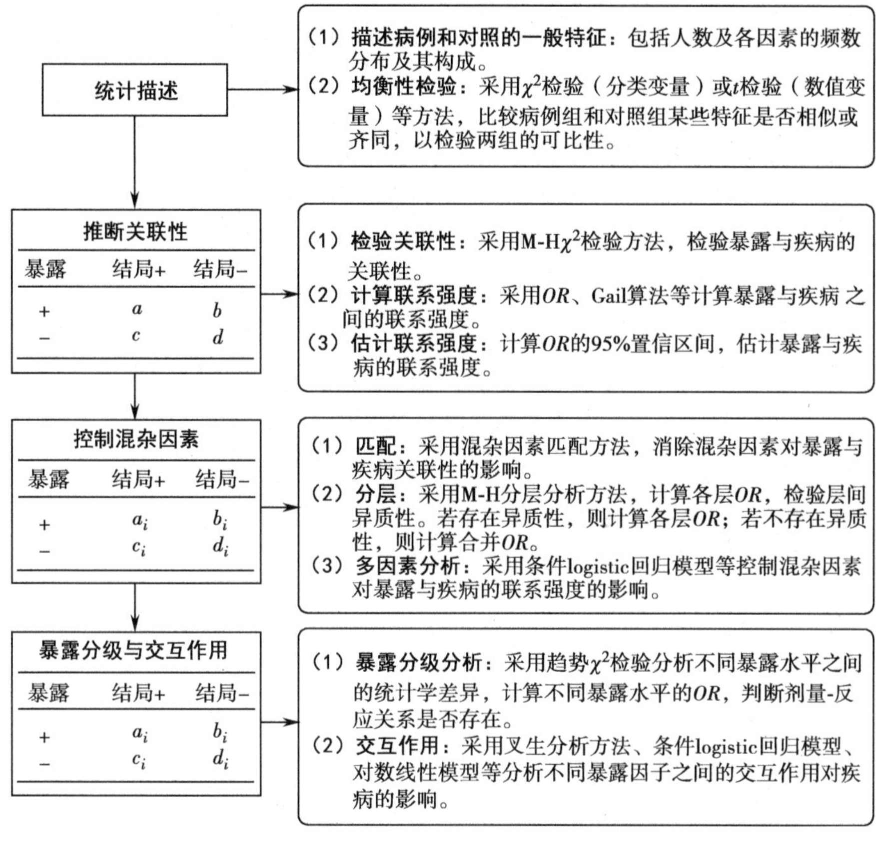

图 15-6　巢式病例对照设计的关联分析流程

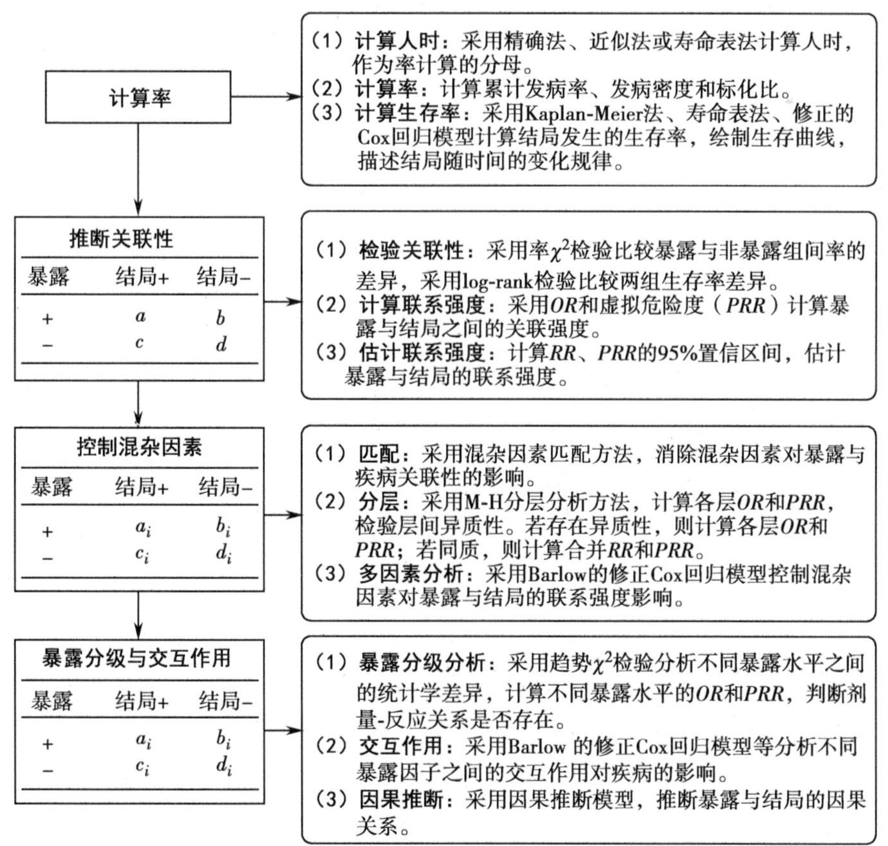

图 15-7　病例 - 队列设计的关联分析流程

露信息，该类型最为常用，它与危险期长短相等。另一类是指过去的一段时间的暴露信息，可能是过去1个月甚至1年。以第1类对照为例，其关联分析方法与传统的配对病例对照研究相似。病例-交叉设计的关联分析流程，如图15-8所示。

（7）病例-时间-对照设计的关联分析流程：下面从最简单的病例-时间-对照设计的形式，说明其关联分析流程。以结局的发生与单一药物暴露（暴露为二分变量）为例，每个研究对象，无论是病例还是对照，暴露与否分别记为 $E=1$ 和 $E=0$（1暴露，0未暴露）。暴露在2段时间进行测量，记作 $j=0, 1$，这2段时间可以彼此相连，也可以彼此间隔。与一个研究对象在研究时的暴露相对应的时间段，称为当前期，记作 $j=1$，当前期之前的一段时间称为参照期，记作 $j=0$。当前期长度的规定与研究的假设有关。则病例-时间-对照设计的关联分析流程如图15-9所示，模型的参数估计可采用传统病例对照设计中配对数据的计算方法。这样，处于不同时期的每个研究对象自身构成了一个对子。假设在一个对子中暴露是条件独立的，应用条件logistic回归模型，就可以估计时间效应和结局效应。

（8）病例-病例-时间-对照设计的关联分析流程：病例-病例-时间-对照设计，是在病例-时间-对照设计基础上而发展的一种延伸类型。该设计既不需要研究结局事件发生之后的暴露情况，也不需要选取外部人群作为对照，其原理已在本章第二节介绍。病例-病例-时间-对照设计的统计学分析方法和病例交叉设计的统计学分析方法相近。只是增加了一组"未来病例"对照组，以对暴露时间变化趋势进行调整。在病例-病例-时间-对照设计中，每个研究对象所抽取的当前期和对照期也是采用1∶1的比例进行匹配的。图15-10是病例-病例-时间-对照设计的关联分析流程。

（9）纵向队列设计的关联分析流程：在病例注册研究中，纵向队列设计统计分析的主要目的是对同一研究对象的某一观察指标（某些观察指标）在不同时间点的多次重复测量数据进行分析。

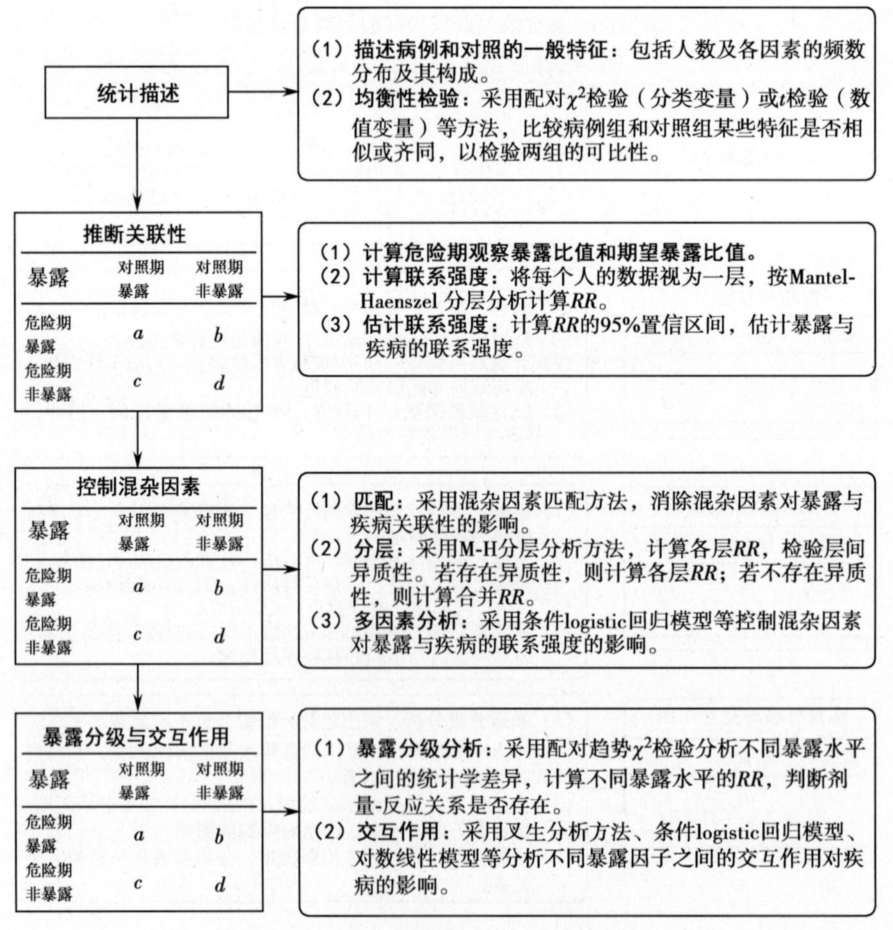

图15-8　病例-交叉设计的关联分析流程

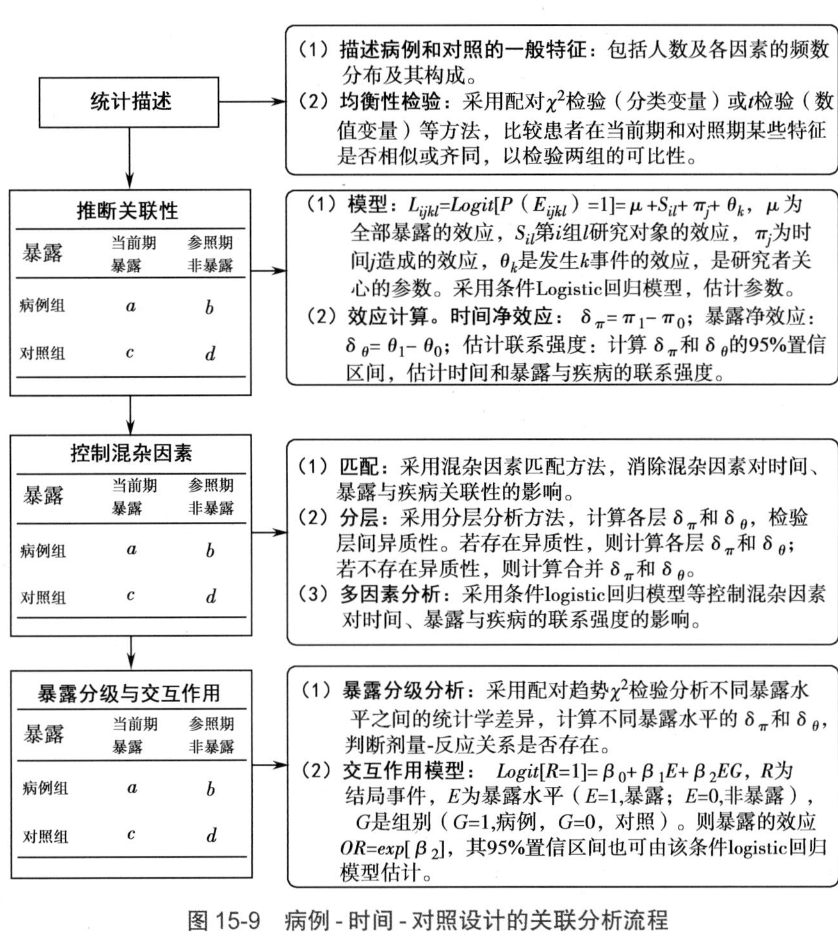

图 15-9　病例 - 时间 - 对照设计的关联分析流程

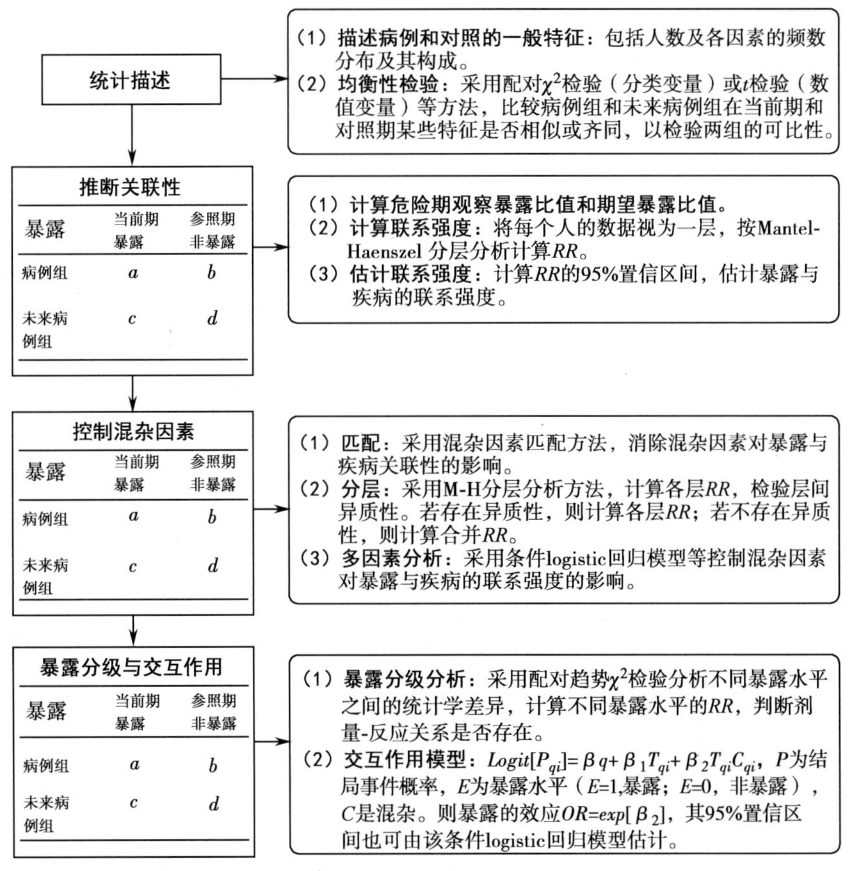

图 15-10　病例 - 病例 - 时间 - 对照设计的关联分析流程

这种多次观察的纵向数据集，既包括对样本单位在某一时间上的多个特性方面进行同时观察，也包括对该样本单位的这些特性中的某种特性在一段时间内的连续观察测量值。例如：为研究某种药物对糖尿病患者的降糖效果，需要在研究周期内的不同时间点，多次测定受试者的糖化血红蛋白（HbAlC），以分析其糖化血红蛋白的变动情况。纵向设计数据分析的主要核心思想是探究自变量与协变量和因变量之间随着时间变化的关系，包括个体随时间变化的趋势、个体间的差异和个体内的变化。纵向队列设计的关联分析流程如图 15-11 所示。

三、真实世界研究的因果分析

从设计类型上，真实世界研究多属于观察性研究，与实验性研究相比，在证据级别上真实世界研究有其固有缺陷。由于缺乏随机化而难以有效控制混杂偏倚，尤其是未测量 / 不可观测的未知混杂偏倚；此外，由于采用真实世界数据，而广泛存在选择偏倚和测量偏倚。上述关联分析方法难以控制这些偏倚。因此，如何在真实世界研究中有效控制各种偏倚，尽量逼近因果效应，是真实世界研究因果分析的关键。

（一）真实世界研究因果分析的基本思路和基本方法概述

从真实世界研究中识别因果关系和推断因果效应，会面临巨大挑战。依据因果推断 do- 算子（Pearl's do-calculus）准则，因果关系是指对一个变量 X 施加干预（do）后，导致另一变量 Y 发生变化，则 X 是 Y 的因，概率上表示为 $P[Y \mid do(X)]$，而不是关联分析层面的条件概率 $P[Y \mid X]$。真实世界研究，多数是在实际工作中被动观察变量之间的变化和作用关系，而非主动施加干预。这正是其求证因果的难点所在。尽管如此，通过长期攻关，目前已经建立了比较完备的真实世界研究因果推断的分析策略。实践证明，在现有的反事实模型、图模型、充分病因模型和结构方程模型 4

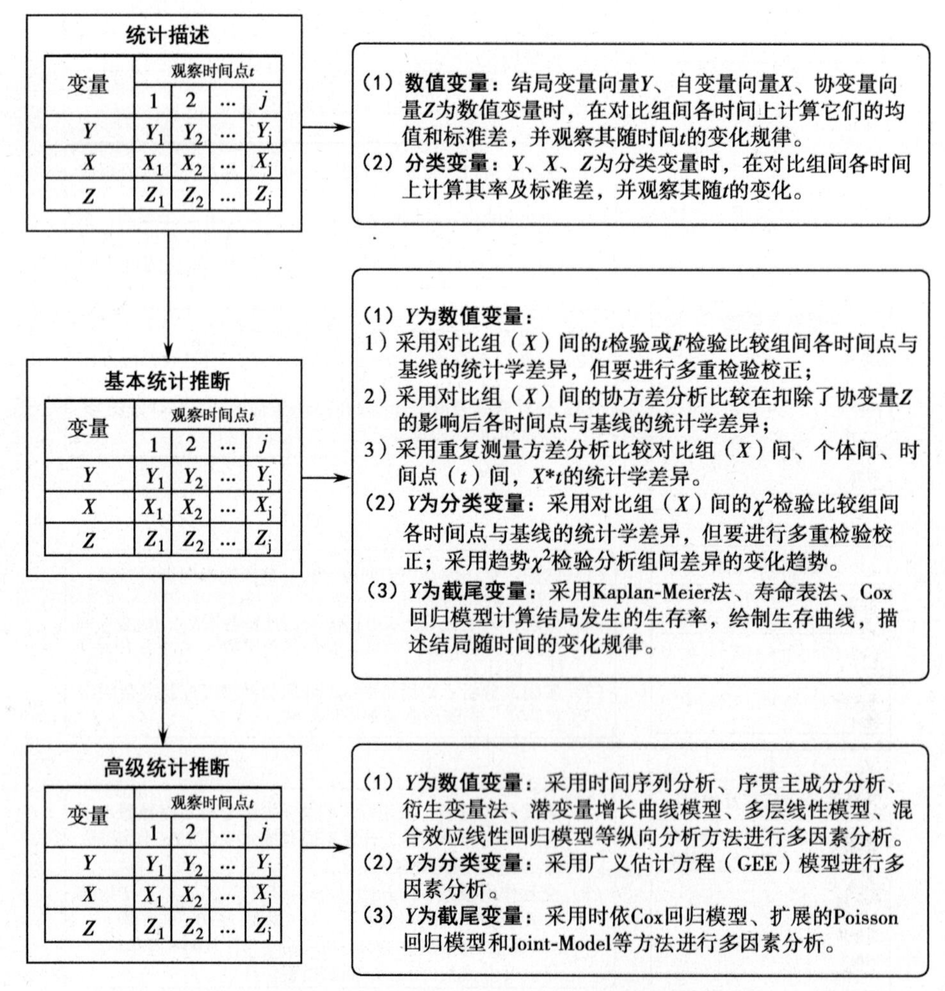

图 15-11 纵向队列设计的关联分析流程

种因果推断理论中，将图模型与反事实模型理论有机结合，是真实世界研究因果分析的最佳策略。

反事实模型最早由 Neyman（1923）和 Rubin（1974）提出，后来由 Robins（1986）和 Pearl（2000）将其扩展并结合到“图模型”框架内。Pearl 发展和建立了完善的因果图（casual diagram）理论。反事实模型是基于模仿随机化（如倾向得分匹配）或自然随机化（如工具变量等）思想，在条件可忽略假定（conditional ignorability）下，借助于统计学推断估计因果效应。设 $X=1$ 表示个体在暴露组，$X=0$ 表示其在对照组；Y_1，Y_0 分别表示若个体暴露和不暴露在危险因素 / 处理时，观察到的结局取值，Z 是观察到的协变量；则理论上在反事实框架下，个体 i 的因果效应 $ICE_i=Y_1-Y_0$。然而，由于同一个体不可能同时观察到 Y_1 和 Y_0 的取值，因而 ICE 通常难以得到。但是，若假定条件可忽略性（Y_1，Y_0）$\perp X|Z$ 成立（其含义是在给定 Z 的前提下，Y 的潜在结果（Y_1，Y_0）不受分组方式 X 的影响），则可求得 X 对 Y 的平均处理效应（ACE）$=\mathrm{E}(Y_1)-\mathrm{E}(Y_0)=\mathrm{E}[\mathrm{E}(Y|X=1,\mathrm{Z})-\mathrm{E}(Y|X=0,Z)]$。而图模型则是以有向无环图（DAG）为工具，在反事实框架内基于 do- 算子而发展的一系列可识别准则（Identification Criteria），即借助图模型仅依靠可观察到的变量，就能唯一识别并计算 X 对 Y 的因果效应；包括有向分割准则、后门准则、前门准则、调整准则、工具变量准则等。在结构化的因果图模型指导下，基于反事实模型下的统计方法估计并检验因果效应，正是真实世界研究因果分析的指导思想。

在真实世界研究因果分析中，控制混杂偏倚、选择偏倚和测量偏倚是永恒主题。在控制混杂偏倚方面，基于调整准则用回归模型控制混杂是最常用手段。然而，我们新近发现 logistic 回归模型调整不同等值混杂集时存在偏倚，虽然边际结构模型的估计无偏，但难以处理未观测混杂；同时，仅用统计学手段难以区分工具变量、碰撞节点和混杂变量等，若武断地引入模型调整则会放大混杂偏倚或歪曲因果关系。阴性对照法虽可识别未知混杂，但在缺乏严格设计时难以找到阴性对照变量。孟德尔随机化等工具变量（IV）策略是最为有效的控制未知混杂（U）的方法，但在缺乏 GWAS 结果时，难以找到适宜的工具变量。在控制选择偏倚方面，由于真实世界研究往往缺乏随机抽样，所以难以避免选择性偏倚。目前虽有调整法、交叉验证法、阴性对照法、IPW 外部参数法和边际结构法等控制选择偏倚方法，但均难以应对多变量同时存在选择偏倚的情形。在控制测量偏倚方面，由于现有真实世界研究数据多为二手数据，而常常存在非错分或错分偏倚，所以广泛存在测量偏倚。

面对真实世界研究因果分析的复杂性，仅靠上述假设苛刻的因果推断模型来推断因果关系，效率并不高。近年来，随着深度学习理论方法的发展，基于深度学习的因果学习算法，在真实世界研究因果分析中已经发挥了重大作用，是目前真实世界研究因果分析的有效策略。这些方法包括超强学习 & 靶向学习（SL&TMLE）、深度工具变量（DIV）、深度最近邻匹配（DK-NN）、深度因果随机森林（DCRF）、多任务学习（MTL）、深度因果神经网络（DCNN）、深度反事实网络（DCN）、Uplift Modelling（UM）、贝叶斯累加回归树模型（BART）等因果机器学习算法。其中，SL&TMLE 可以在不完全满足因果可识别性准则情形下，借助其强大的交叉验证和靶向学习能力，尽量逼近真实因果效应；而 DK-NN、DCRF、DIV、BART、MTL、DCNN、DCN 和 UM 等方法，可以从大样本中学习出特征相似的个体，预测 / 填补目标个体的潜在结果（Y_1^i, Y_0^i），从而实现个性化因果效应（$ICE_i=Y_1^i-Y_0^i$）估计。

限于篇幅，本节仅简要介绍在真实世界研究因果分析中，常用的倾向性得分匹配法、孟德尔随机化工具变量法，以及个性化因果效应估计的代表性方法——Uplift Modelling。

（二）真实世界研究因果分析的倾向性评分匹配（PSM）法

倾向评分（propensity score，PS）是指在一定协变量条件下，一个观察对象接受某种药物干预的可能性。在上述非随机对照真实世界研究中，用药干预组与对照组某些背景特征分布不同，每个个体是否具有“药物干预”这一特征的概率受其他混杂变量的影响。倾向评分定义为：在观察到的协变量（X_i）条件下，研究对象 i（$i=1,\cdots,n$）被分配到特定用药组（$Z_i=1$）而非用药对照组（$Z_i=0$）的条件概率，可以表达为 $PS=e(x_i)=\Pr(Z_i=1|X_i=x_i)$。假定在给定的一组协变量 $X_i=(x_1,\cdots,x_p)$ 下，分组变量 Z_i 是独立的，则：

$$PS = P(Z_1 = z_1, \cdots, Z_n = z_n \mid X_1 = x_1, \cdots, X_n = x_n) = \prod_{i=1}^{n} e(x_i)^{Z_i}\{1 - e(x_i)\}^{1-Z_i} \quad \text{（公式 15-1）}$$

这里，倾向评分 PS 是评价两组间协变量 $X_i=(x_1, \cdots, x_p)$ 均衡性的近似函数。如果从用药组选出研究对象 i，$P_i(z_i=1|X_i=x_i)$，再从对照组选出一个研究对象 j，$P_j(z_j=0|X_j=x_j)$；如果 $P_i \approx P_j$，则必然有 $x_i \approx x_j$；若通过匹配等手段，得 $P_i \approx P_j$，则 x_i 和 x_j 必然十分接近。由此，倾向评分 PS 最大限度地概括了协变量向量 X 的作用。因而，可以有效地保持用药组和对照组间协变量的均衡性，使两组间各个特征变量均衡一致。

当 Z_i 均为二分类变量，可以采用 Logistic 回归方法，估计出各个研究对象的倾向评分 PS。然后，采用 PS 匹配法，实现两比较组间的均衡可比。其基本步骤：①将包含有倾向评分 PS_i 的全部观察对象，按照是否接受干预划分为 2 个数据文件，并分别按照倾向评分 PS_i 的数值大小排序；②依次从用药干预组中选出一个个体，并从对照组中寻找出和该个体的倾向评分 PS_i 的最为接近的全部个体（小于设定的选择标准），再随机从这些选定的对象中抽取 1 个或 R 个作为对照（1∶1，一个用药对象配一个对照；或 1∶R，一个用药组对象配 R 个对照）；依次抽取，直至符合选择标准的观察对象全部被抽取。③最后按照抽取好的样本，分析结局变量和暴露 / 处理变量的统计学差异，以其在患者群体水平上评价平均疗效及不良反应。

（三）真实世界研究因果分析的工具变量法

如图 15-12 所示，在真实世界研究中，当有不可观测的混杂 U 时，估计暴露 X 对结局 Y 的因果效应，会受到 U 的影响，产生混杂偏倚。使用工具变量 Z 来估计暴露对结局的因果效应，可以消除混杂偏倚的影响。

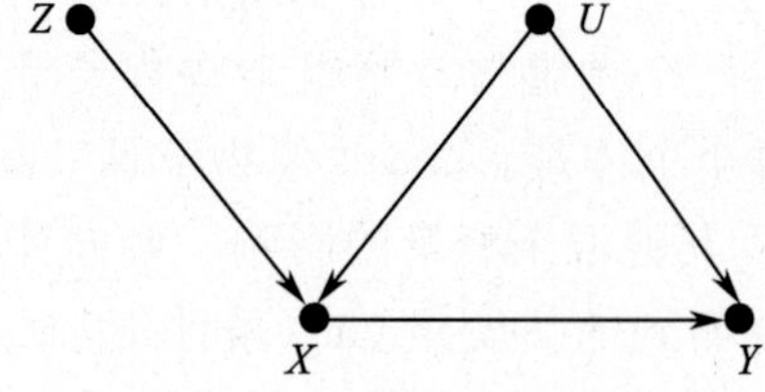

图 15-12 工具变量模型示意图

工具变量 Z 需满足下列 3 个假设条件：①工具变量 Z 与暴露 X 有强相关（图中 $Z \rightarrow X$）；②工具变量 Z 与不可观测的混杂因素 U 相互独立，即 $Z \perp U$；③工具变量 Z 与结局变 Y 无直接关联，Z 只能通过变量 X 与 Y 发生关联（图中 $Z \rightarrow X \rightarrow Y$），即 $Z \perp Y|X, U$。

然而，在真实世界研究中，往往难以找到完全符合上述假定的工具变量 Z。但是，以基因 G 作为工具变量的孟德尔随机化模型，通常能够满足上述假设。所以，在真实世界研究中应用广泛。孟德尔随机化是以孟德尔独立分配定律为基础，进行研究设计、数据分析和论证因果假说的一种方法。由于配子形成时等位基因随机分配到子代配子中（孟德尔独立分配定律），基因型决定表型，基因型通过表型与疾病发生关联，因此孟德尔随机化设计引入工具变量概念，使用“基因变异”作为工具变量，来推断暴露与结局之间的因果关联。该方法的优点在于可以直接准确测量遗传变异，并且基因变异与疾病之间的关联不受外界环境、社会行为因素的影响，因果时序合理，可以避免传统观察性研究中混杂因素和反向因果关系的干扰。在孟德尔随机化分析中，若基因型 G 是关于暴露 Z 和结局 Y 的工具变量，则上述假设条件可以表述为：基因型 G 与暴露相关（假设 1）；基因型 G 与不可观测的混杂因素 U 独立，即 $G \perp U$（假设 2）；基因型 G 只能通过变量 X 与 Y 相关联，即 $Z \perp Y|X, U$（假设 3）。第 2 条假设条件可由孟德尔独立遗传定律证明。例如：图 15-13 是以尿酸转运蛋白基因 *SLC2A9*（*rs*11722228）作为工具变量（G），研究血尿酸（X）与代谢综合征（Y）之间因果关联关系的工具变量模型。

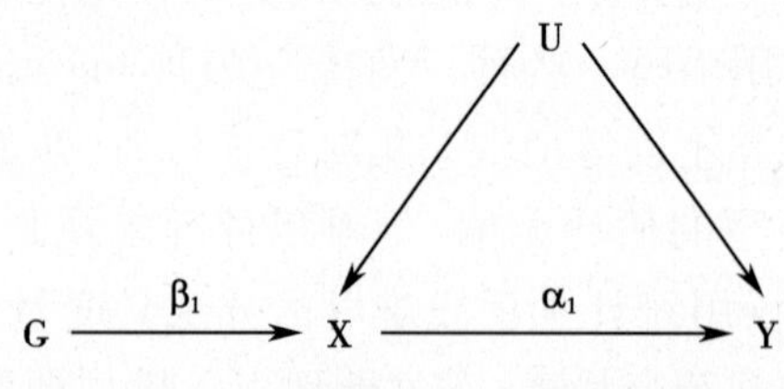

图 15-13 孟德尔随机化工具变量模型

孟德尔随机化的参数估计，可用两阶段最小二乘法；当结局 Y 变量是二分类变时量，可以采用 logistic 回归模型、Cox 回归模型等，通过二阶段估计（two-stage estimator）法，进行参数估计。例如，当基于队列设计，由研究暴露 X 对结局 Y 的因果效应时，其二阶段估计步骤为：第一阶段的回归是基因变量（G）对中间表型（X）的线性回归，建立回归模型 $X=\beta_0+\beta_1 G+\varepsilon$，获得 X 的估计值 $\hat{X}=\hat{\beta}_0+\hat{\beta}_1 G$，这个阶段的残差为 $\varepsilon=X-\hat{X}$；第二阶段是用第一阶段产生的中间表型的估计值（$\hat{X}$）对疾病（Y）的回归 $h(t,X)=h_0(t)\exp(\alpha_1\hat{X}+\alpha_2\varepsilon)$（这一阶段回归方程里还调整了 X 第一阶段里的残差），那么，第二阶段中的 α_1 即为孟德尔随机化工具变量法得出的中间表型（X）与疾病（Y）之间的因果效应估计。

（四）个性化疗效估计的因果分析方法

通过上述倾向性得分匹配达到拟随机化后，可以进一步估计干预的个性化疗效。如图 15-14 所示，设 $X=1$ 表示个体在暴露组（用药组），$X=0$ 表示其在对照组（非用药组）；Y_1，Y_0 分别表示若个体接受暴露和对照时观察到的结局取值（如血糖控制等），$M=(m_1, m_2, \cdots, m_p)$ 为个体的特征标记集（如年龄、性别、生活习惯、生化指标、疾病状态、基因标记等）。则，平均处理效应（ATE）及个性化处理效应的评估方法如下。

在反事实（counterfactual）因果推断模型的框架下，通过强忽略性（ignorability）假设，即假设 $(Y_1, Y_0)\perp X|M$ 成立（其含义是给定个体特征标记集 M 时，个体是否接受处理 X 与结局 Y 的取值独立）。此时，可求得平均处理效应（ATE）：

$$\widehat{ATE}=E(Y^i_{X=1|M\to Y}-Y^i_{X=0|M\to Y})$$
$$=\frac{1}{n}\sum_{i=1}^{n}f(m_i,x=1)-\frac{1}{n}\sum_{i=1}^{n}f(m_i,x=0)$$

（公式 15-2）

由于经倾向性得分匹配后，仍存在因选择处理组 / 对照组个体而产生了选择性偏倚，因此在评价平均处理效应（ATE）时，仍需通过回归模型、协方差分析等手段，控制选择性偏倚。

进一步可评价个性化处理效应（ITE）。可用于评价个性化处理效应（ITE）的方法，主要是上述介绍的因果机器学习算法。包括深度最近邻匹配、深度因果随机森林、深度反事实网络和 Uplift Modelling 等。作为代表，这里仅介绍 Uplift Modelling。

Uplift Modelling 是一种预测暴露 / 处理组与对照组成功（有效）概率差异的个性化处理效应评价方法，已经被用于个性化临床试验评价。它通过因果随机森林、因果条件推断森林等机器学习算法，在给定个体特征标记集 M 的前提下，在个体水平上拟合暴露 / 处理组与对照组相比的收益差（different benefits），以估计个体净效应；例如：接受药物干预和不接受药物干预相比，得以控制血糖达标的概率差。同时，它可识别出药物干预的受益个体及其特征标记。此时，uplift modeling 针对每个个体，在给定个体特征标记集 M_i 的前提下，利用机器学习算法实现反事实（counterfactual）填补，从而预测该个体接受处理（如服用二甲双胍）与不用药时的成功概率（predicted success probabilities）之差。

$$ITE=P(Y=1|M_i=m, X=1)-P(Y=1|M_i=\mathrm{m}, X=0)$$

（公式 15-3）

其中，Y=1 表示成功的结局，M_i 为第 i 个个体的特征标记集，$X=1$ 表示其接受处理，$X=0$ 表示其

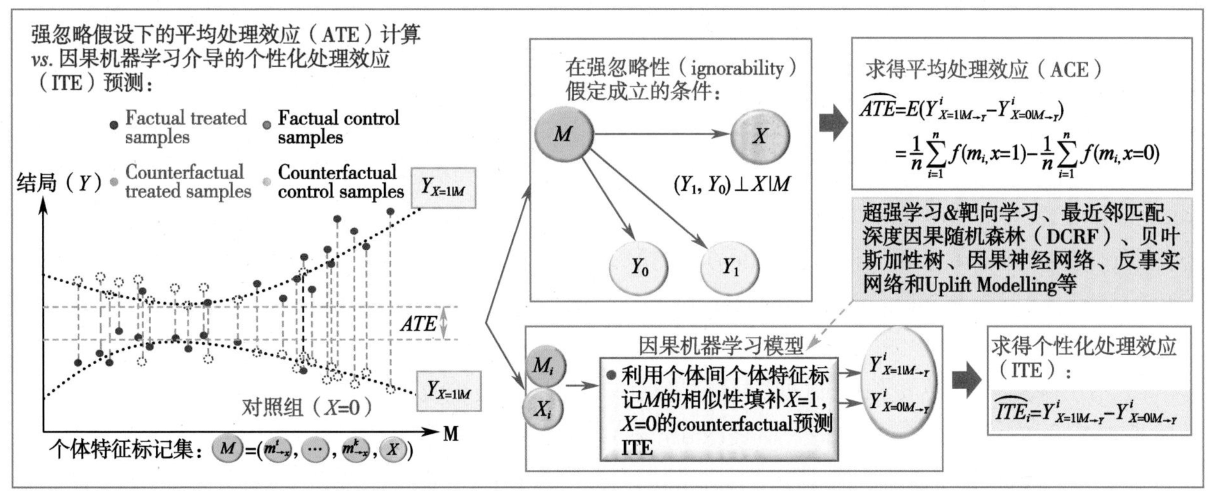

图 15-14　真实世界研究的平均处理效应（ATE）及个性化处理效应（ITE）估计

未接受处理。通过因果随机森林、因果条件推断森林（casual conditional inference forest，CCIF）等算法，均可实现 *ITE* 的估计。篇幅所限，具体算法过程不再赘述。

进而，采用 5 折交叉验证，通过 Qini 曲线和 Qini 指数可评价模型的有效性和稳定性。设 I = {1，⋯，L} 是给定暴露 / 处理组和对照组的随机选择测试集，分别用 A ∈ {0, 1}，Y ∈ {0, 1} 表示二分类暴露变量、二分类结局变量，$\hat{\tau}_l^M$，l = {l，⋯，L} 是个性化治疗效果（ITE），φ ∈［0，1］为 *L* 实例的给定部分具有最高预测 ITE，并且$S_\varnothing \subset$ L是此实例的子集分数。将$R^{A=1}(\varnothing)$定义为暴露 / 处理组中的成功数，φ 表示为暴露 / 处理组的个数占总数的百分比，$R^{A=1}(\varnothing) = \dfrac{\sum_{\forall l \in S_\varnothing} Y_l A_l}{\sum_{l=1}^{L} A_l}$；类似地，将 $R^{A=0}(\varnothing)$定义为中的对照组中成功数，φ 表示为对照组的个数占总数的百分比：

$$R^{A=0}(\varnothing) = \frac{\sum_{\forall l \in S_\varnothing} Y_l(1-A_l)}{\sum_{l=1}^{L}(1-A_l)}。$$

对于给定的∅，定义净增长值（net lift）为：

$$\text{net lift}(\varnothing) = R^{A=1}(\varnothing) - R^{A=0}(\varnothing) \qquad \text{（公式 15-4）}$$

通过绘制 net lift（φ）的递增值，来构建 Qini 曲线。曲线的 X 轴表示接受处理的个体占总体的比例，Y 轴表示接受处埋的人群中成功的比例，可解释为目标人群的成功比例。显然，如果所有样本都接受处理，则 net lift 就等于平均处理效应。

（五）其他因果分析方法

（1）对于横断面选择偏倚的控制方法：根据需要，可合理选择倾向性得分分层和回归方法（propensity score stratification and regression）、疗效估计的倾向得分匹配法（propensity score matching for estimating treatment effects）、疗效评价的双重稳健估计法（doubly robust estimation of treatment effects）、具有缺失数据的倾向性得分方法（propensity score with missing values）、选择偏倚的局部控制法（local control approach using JMP）等。

（2）分析疾病自然史纵向数据方法：包括两阶段纵向倾向调整法（two-stage longitudinal propensity adjustment）、边际结构模型法（marginal structural models）、结构嵌套模型法（structural nested models）、纵向倾向得分回归模型法（regression models on longitudinal propensity scores）等。

（3）成本效果分析的方法：包括基于 bin bootstrapping 重抽样的倾向性得分成本分析和成本效果分析（cost and cost-effectiveness analysis using propensity score bin bootstrapping）、增量净收益法（incremental net benefit）、带有截尾数据的成本分析和成本效果分析法（cost and cost-effectiveness analysis with censored data）等。

四、多中心真实世界研究的统计分析策略

在真实世界研究中，对比组之间的结局比较，总是会受到组内相关性（intracluster correlation）的影响。这种组内（医院内）相关性是指处于同一医院的个体对治疗措施的效应较处于不同医院内的个体对治疗措施的效应，更趋于相似。组内相关性也可以等同地视为组间变异性（between-cluster variation），这种组间（医院间）变异性体现了医院间的自然变异性，即使所施加的治疗干预没有任何效果，其效应依然会存在，此效应是与干预无关的"中心效应"。也就是说，医院内相关性越强，医院间变异性就会越大。

无论中心效应的来源如何，目前被广泛认同的观点是在真实世界研究的设计和数据分析阶段，都必须充分考虑。由于同一医院内的个体之间往往具有一定相关性，其独立性假设不再成立。此时，无论在设计阶段的样本量估计还是在分析阶段的效应推断，传统的针对"个体"和"相互独立假设"的统计方法将失效。即采用传统标准的样本量公式来估算样本量，将低估试验样本量，将增加犯第Ⅱ型错误的概率，从而降低检验效能；而在分析阶段忽略中心效应而采用传统标准的统计量进行效应推断，将增加犯第Ⅰ型错误的概率，使得治疗干预效应的假阳性水平增加。总之，忽略中心效应的后果是，如果治疗干预效应真实存在，则会降低效应被检测到的概率；而如果干预效应真实不存在，则会增加效应被检测到的假阳性概率。

在真实世界研究中，由于各中心的医疗水平、业务素质、技术条件等不可能完全一致，因而

中心效应的出现就不可避免。应对中心效应的统计分析策略包括：

（1）meta 分析：meta 分析可对中心效应进行校正，以得到修正的统计量；但 meta 分析忽略了水平协变量的影响。

（2）多水平模型：由于每个中心的个体间和各个体的多次测量值间均存在一定的相关（即非独立），多水平模型是非常适宜的统计分析方法。多水平模型不仅可充分利用个体的多次测量信息，而且还可修正中心效应，以正确反映治疗效果。

（3）广义线性混合模型：对同一观察对象某研究指标在不同时间或空间（医院）上进行的多次观察或测量的重复测量资料，是真实世界研究中常见的数据类型。当结局变量服从正态分布时，常采用线性混合效应模型（linear mixed models）；当结局变量表现为分类变量，可采用广义线性混合模型（generalized linear mixed models，GLMMs），线性混合效应模型也可看作 GLMMs 的一种特殊情况。

（4）贝叶斯线性混合模型：为解决 GLMMs 参数估计问题，近年来贝叶斯线性混合效应模型在真实世界研究中，逐渐受到重视。

例 15-4　在例 15-2 和例 15-3 的基础上，山东省青岛市某区糖尿病综合防治干预项目，经 4 年干预结束后，需要评价干预效果。2 型糖尿病的综合干预队列的基线测量包括个人基本信息、临床和实验室检查等；干预过程信息为生活方式和药物干预的动态变化及历次随访信息（一年 4 次随访，随访项目包括空腹血糖、血压、吸烟、饮酒、体育锻炼情况、二甲双胍等降糖药物的使用以及药物依从性评估）；结局信息为空腹血糖控制效果；共纳入 500 个行政村（社区单位）的 15 348 例 2 型糖尿病患者；按照既定的标准，筛选出 8 499 例患者作为研究对象，4 年间总随访次数达 38 557 次。试基于该糖尿病管理队列，评价二甲双胍在社区 2 型糖尿病控制中的效果。本例的分析步骤如下。

（1）2 型糖尿病综合干预队列的描述性分析：8 499 名受试对象的平均年龄为 64.88 岁，37% 为男性，63% 为女性；59% 为用药者，41% 为不用药者。用药者相对于非用药者更为年轻、吸烟、饮酒和心血管疾病比率、血糖、血压和血脂水平均较高。经 4 年随访干预，人群空腹血糖平均水平较基线的变化为 −0.36mmol/L（95% *CI*：−0.38～−0.35），其中男性为 −0.40mmol/L（95%*CI*：−0.47～−0.34），女性为 −0.49mmol/L（95%*CI*：−0.54～−0.43），性别差异无统计学意义（$P=0.058$）；按是否用降糖药分组，用药者为 −0.56mmol/L（95%*CI*：−0.62～−0.50），非用药者为 −0.29mmol/L（95%*CI*：−0.34～−0.24），用药者的血糖平均下降大于非用药者（$P<0.001$）。

（2）基于倾向性得分匹配的模拟随机化分析：基于上述 2 型糖尿病管理队列每个月 1 次的随访信息（2012 年 1 月—2015 年 12 月间共 48 个月），本例仅针对二甲双胍，采用倾向性得分匹配，通过如下步骤，实现用药组（二甲双胍组）与非用药组（对照组）间的模拟随机对照试验，以评价药物干预效果。纳入与排除标准：①当月新纳入的糖尿病病例（保证每位对象仅纳入 1 次）；②持续干预至少 6 个月（期间未用药，或用药并且未更换药物和用法）；③在干预期满后半年内有至少 1 次的空腹血糖测量记录。重复该纳入标准至 48 个月中的每个月，在其中 32 个月中筛选出了合格的受试对象（其他 12 个月无合格的受试对象），即构造了 32 次“试验”（32 个“试验单位”），二甲双胍用药 1 624 例，非用药 1 493 例。两组的结局指标均为干预期满后半年内首次空腹血糖测量值（表 15-2）。

根据表 15-2，采用倾向性评分匹配法（PSM），通过 logistic 回归模型，以糖尿病相关混杂因素为协变量，计算每位受试对象的倾向性评分；随后，在基线空腹血糖精确匹配的基础上，采用最近邻匹配按 1∶1 的比例方法，为用药组的每位受试对象匹配对照组中的 1 名对照，构造匹配后的处理组和对照组。从而，平衡两组间的基线差异，达到拟随机化的目的。最终，二甲双胍组及对照组各纳入 832 例（表 15-3）。

由表 15-3 可见，倾向性评分匹配前，用药组与对照组间的年龄、性别、受教育程度、血糖、血压、血脂等指标多数具有统计学差异；经倾向性评分匹配后，上述指标在用药组及对照组间均无统计学差异，表明拟随机化效果较佳。

（3）平均处理效应（ATE）及个性化处理效应

表 15-2 基于社区 2 型糖尿病管理队列的二甲双胍用药及对照“试验单位”遴选

试验单位编号	试验单位生成时间	二甲双胍用药人数	非用药人数
1	Mar 2013	1	2
2	Apr 2013	6	6
3	May 2013	3	1
4	Jun 2013	1	6
5	Jul 2013	6	7
6	Aug 2013	1	4
7	Sep 2013	2	2
8	Oct 2013	1	2
9	Nov 2013	3	2
10	Jan 2014	1	2
11	Mar 2014	4	8
12	Apr 2014	6	9
13	May 2014	3	4
14	Jun 2014	5	8
15	Jul 2014	10	13
16	Sep 2014	1	7
17	Oct 2014	4	8
18	Nov 2014	6	4
19	Dec 2014	8	4
20	Jan 2015	514	512
21	Feb 2015	217	136
22	Mar 2015	200	172
23	Apr 2015	39	50
24	May 2015	190	108
25	Jun 2015	148	135
26	Jul 2015	91	117
27	Aug 2015	49	37
28	Sep 2015	45	54
29	Oct 2015	27	39
30	Nov 2015	18	14
31	Dec 2015	12	7
32	Jan 2016	2	13
合计		1 624	1 493

表 15-3　倾向得分匹配前、后二甲双胍用药组和非用药对照组间的基线特征比较

潜在混杂变量	倾向得分匹配前		倾向得分匹配后	
	用药组（n=1 624）	对照组（n=1 503）	用药组（n=832）	对照组（n=832）
年龄 / 岁	64.48（10.84）	66.14（12.00）**	64.83（10.96）	64.22（11.94）
女性	1 108（68.23）	848（56.42）**	540（64.90）	520（62.50）
受教育程度				
文盲	467（28.76）	397（26.41）	237（28.49）	217（26.08）
小学及中学	1 000（61.58）	928（61.74）	515（61.90）	523（62.86）
大学以上	91（5.60）	117（7.78）	49（5.89）	56（6.73）
体重指数 /（kg/cm^2）	24.71（4.56）	24.80（6.84）	24.60（3.28）	24.70（3.22）
腰围 /cm	86.47（10.75）	83.66（11.20）**	85.76（10.13）	85.36（9.84）
空腹血糖 /（mmol/L）	8.91（2.20）	8.04（1.60）**	8.01（1.21）	8.01（1.21）
收缩压 /mmHg	141.06（15.37）	140.48（14.93）	140.01（14.51）	139.63（15.07）
甘油三酯 /（mmol/L）	1.88（1.70）	1.54（1.43）**	1.67（1.15）	1.56（1.23）
HDL-C/（mmol/L）	1.79（3.39）	1.81（2.62）	1.81（3.77）	1.84（2.32）
吸烟	243（14.96）	279（18.56）*	138（16.59）	152（18.27）
体力活动	956（58.87）	921（61.28）	509（61.18）	479（57.57）
CVD	331（20.38）	206（13.71）**	154（18.51）	128（15.38）

HDL-C：高密度脂蛋白胆固醇；CVD：心血管疾病；*P 值 0.05，**P<0.001；计数资料数据表达为 n（%），计量资料数据表达方式为均值（标准差）

（ITE）的评价：基于上述模拟随机对照试验，采用协方差分析进一步调整匹配变量（控制因匹配而导致的选择偏倚），比较处理组和对照组干预前后血糖差值（干预后血糖 - 基线血糖）的组间差异，以及血糖控制达标率（空腹血糖<7mmol/L）的差异。以此评价在社区真实世界背景下，二甲双胍控制血糖的平均处理效应（ATE）。表 15-4 是社区真实世界下，二甲双胍干预的平均处理效应估计。

由此可见，二甲双胍组与对照组相比，平均血糖水平下降值相差 −0.04mmol/L（95%CI：−0.09～0.16），二甲双胍干预无效（P=0.544）；采用血糖控制率作为评价指标时，二甲双胍组较对照组血糖控制率升高 6.97%（95%CI：2.58～11.36），尽管受益很小，但差异具有统计学意义（P=0.002）。

在上述平均疗效评价的基础上，以空腹血糖水平是否控制达标（≤7mmol/L）作为结局指标，采用 uplift 模型，通过因果条件推断森林法以欧几里得距离为分叉标准，估计个体净效应（即接受药物干预和不接受药物干预得以控制血糖达标的概率差）；同时，识别各个二甲双胍用药的

表 15-4　社区真实世界下二甲双胍干预的平均处理效应估计

结局指标	二甲双胍组（n=832）	对照组（n=832）	差值（95%CI）	P
基线血糖 /（mmol/L）	8.01（1.21）	8.01（1.21）	0	1.000
干预后血糖 /（mmol/L）	7.52（1.49）	7.55（1.39）	−0.04（−0.10～0.18）	0.544
前后差值 /（mmol/L）	−0.50（1.41）	−0.46（1.20）	−0.04（−0.09～0.16）	0.544
血糖控制率 /%	278（33.41）	220（26.44）	6.97（2.58～11.36）	0.002

受益个体及其特征。最后，采用 5 折交叉验证，通过 Qini 曲线和 Qini 指数，评价模型的有效性和稳定性。图 15-15 是基于 uplift 模型的二甲双胍个性化处理效应评价。其中，图 15-15（a）是 Qini 曲线图，横轴表示服用二甲双胍的个体在群体中所占比例的变化，纵轴表示用药组与非用药对照组相比所获积累净效益；该曲线反映了根据模型识别个体特征用药选择的策略与随机选择策略相比，二甲双胍控制血糖达标的积累净效应（cumulative incremental effects）。图 15-15（b）是服用二甲双胍的个体与未服用者的血糖控制概率的散点图，图中横轴表示不服药者的控制率，纵轴表示服药者的控制率，斜对角线表示服药者和不服药者的血糖控制率相等，表示药物干预无效。

由图 15-15（a）可见，经 uplift 模型评价个性化疗效（ITE）显示，60% 的受试对象可从二甲双胍药物干预中受益，受益与不受益的个体分布如图 15-15（b）。经 5 折交叉验证后 Qini 指数为 0.026 6，大于 0，表明按模型选择受试对象进行干预的策略，优于在人群中随机挑选个体进行干预的策略。

表 15-5 是服用二甲双胍净受益的各百分位数上个体特征标记（均值或 %）的分布特征。

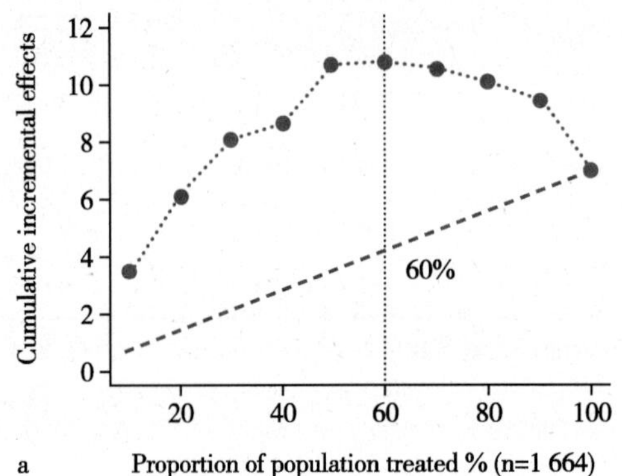

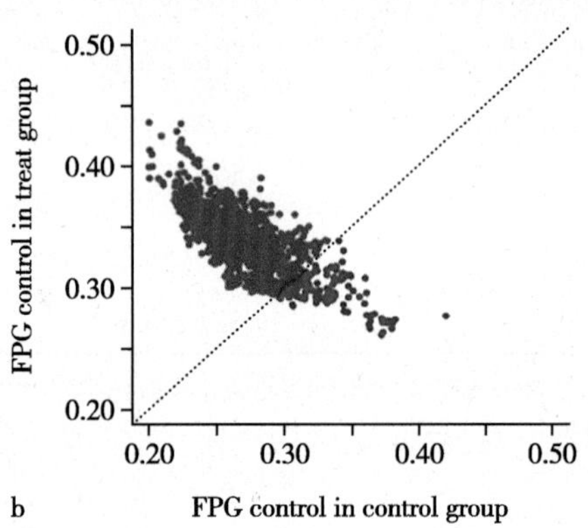

图 15-15　基于 uplift 模型的二甲双胍个性化处理效应评价

表 15-5　服用二甲双胍净受益的各百分位数上个体特征标记的分布特征

基线特征	10th	20th	30th	40th	50th	**60th**	70th	80th	90th	100th
例数	167	166	166	167	166	**166**	167	166	166	167
年龄 / 岁	59.8	62.7	61.0	64.3	64.2	**64.9**	65.5	65.3	67.5	70.0
女性 /%	62.3	60.2	53.6	65.9	63.9	**67.5**	64.7	64.5	74.1	60.5
文化程度 /%										
文盲	25.7	23.5	18.7	26.9	22.3	**27.7**	26.9	26.5	34.9	39.5
小学至高中	67.1	66.9	65.1	64.1	66.3	**61.4**	65.3	66.3	54.8	46.7
大学以上	4.2	6.6	13.3	6.0	6.6	**7.2**	2.4	1.8	4.8	10.2
体重指数 /（kg/cm^2）	23.9	24.5	24.6	24.1	24.8	**25.2**	25.2	25.2	25.0	24.2
腰围 /cm	77.4	84.8	87.0	85.9	86.8	**87.5**	87.1	88.3	87.4	83.7
血糖 /（mmol/L）	7.5	7.8	8.0	8.1	8.1	**8.1**	8.0	8.2	8.3	8.1
收缩压 /mmHg	138.0	140.2	138.1	141.6	140.0	**138.7**	140.1	139.8	140.8	140.9
TG/（mmol/L）	0.9	1.1	1.3	1.4	1.4	**1.4**	1.7	1.8	2.1	3.0

续表

基线特征	10th	20th	30th	40th	50th	**60th**	70th	80th	90th	100th
HDL-C /（mmol/L）	1.8	1.8	1.5	1.6	1.6	**1.6**	1.5	1.7	1.9	3.1
吸烟 /%	6.6	14.5	19.9	18.6	15.7	**17.5**	20.4	19.3	18.7	23.4
体力活动 /%	36.5	28.3	25.9	41.9	61.4	**74.1**	84.4	83.1	75.9	82.0
CVD/%	15.6	10.2	7.8	10.8	7.2	**5.4**	10.2	10.2	30.7	61.1

TG：甘油三酯；HDL-C：高密度脂蛋白胆固醇；CVD：心血管疾病；计量资料数据表达方式为均值，计数资料数据表达方式为占比（%）

由此可见，服用二甲双胍受益高者与受益低者相比，具有更为年轻、受教育程度高、吸烟率低、基线腰围、收缩压、血糖、血脂均较低的特征。

（薛付忠　贺　佳）

第十六章　如何进行诊断试验的评价和分析

诊断试验(diagnosis test)是指为评价诊断方法而进行的临床试验，包括病理组织学检查、实验室检查(如生物标志物检测)、影像学检查和仪器检查(如X线、超声检查、冠状动脉造影、CT扫描、磁共振及纤维内镜)等的诊断价值评价。诊断试验的目的在于评价诊断方法区分疾病状态的能力，其核心是对诊断方法的准确度作出估计并进行统计推断。显然，对于定量检测，如果两种不同疾病状态的检测值的分布完全相同，则该诊断试验无区分能力；如果检测值的分布截然分开，就不会出现诊断错误。但实际上，由于个体间存在变异性，绝大多数诊断试验的检测值在两种不同状态中总是存在一定的重叠。对于定性检测同样如此。因此各种诊断方法的准确度如何，必须通过诊断试验才能确定。

第一节　诊断试验的评价

诊断试验有不同的应用，实际中不仅可以对疾病的临床诊断方法进行评价，也可以在人群中对疾病筛检进行评价，还可以对疾病的治疗效果预测进行评价。例如：血清鳞状细胞癌抗原(SCC-Ag)作为宫颈鳞状细胞癌的常规标志物，可以用于临床辅助诊断；但发现这一指标与新辅助化疗(NACT)后肿瘤缩小程度也有密切关系，SCC-Ag能否用于临床预测宫颈癌患者经化疗后肿瘤的缩小程度(敏感/耐药)，需要对其进行评价。

一、诊断试验设计

对于诊断试验研究，合理的设计非常重要。在样本量较大的情况下，通常可以获得稳定的准确度估计，如果诊断方法的准确度估计结果与其真实准确度有较大的偏差，则会失去其诊断的意义。现以2个有代表性的研究领域，即影像学和生物标志物的研究为例，说明诊断试验设计应考虑的问题。

(一) 确定研究目的和设计方法

首先必须明确研究目的。研究目的决定应该选择什么样的患者及测量者，以避免结论出现偏倚。为此，需要考虑几个重要的问题：①待评价的诊断方法是什么？②该方法主要检测什么？③研究所关注的临床应用是什么？④待评价的诊断方法是一种新方法或成熟方法的新应用还是常规使用的方法？⑤是否已有类似或能与之竞争的其他诊断方法？这些问题均与具体的研究设计密切相关。

诊断试验有各种不同的设计，需要注意在不同阶段的特点和不同作用。Zhou等对各阶段的诊断试验设计作了适当的归纳，提出了研究的三个阶段(表16-1)。

1. Ⅰ期试验：探索阶段　这一阶段将对新技术诊断能力进行初步估计，研究目标是确定新方法是否具有一定的诊断价值，对于这一基本问题，通常需要尽快作出回答。在典型的探索性研究中，比较的是确诊病例与正常志愿者(对照)，这些研究在方法学上往往存在许多的不足，有可能过高估计诊断试验的准确度。

2. Ⅱ期试验：挑战阶段　通过将诊断方法应用于较难分辨的有病与无病患者的各亚组，评价诊断方法的鉴别诊断能力。对于这一阶段的研究，需要推测试验的准确度，以及与竞争试验比较时的各种影响因素。这一阶段需要充分考虑有病患者的病理学、临床合并症，以及无病患者与病例类似的一些情况，研究中可能用到调整协变量的统计学方法，如协变量调整的ROC曲线。

对于影像学研究，如果试验需要受过培训的

表 16-1 诊断试验准确度评价的三个阶段*

阶段	典型设计	典型患者抽样计划	准确度指标
Ⅰ期试验：探索阶段（早期）	回顾性（10～50 例）	典型的病例与正常人（健康志愿者）	ROC 曲线下面积、真阳性率（TPR）、假阳性率（FPR）的粗略估计
Ⅱ期试验：挑战阶段（中期）	回顾性（10～100 例）	来自包括病理学、临床、合并症的疾病谱的病例和病理学、临床。合并症与病例相仿的患者	调整协变量的 ROC 曲线下面积；对于比较研究，还可能需要计算 ROC 曲线下面积
Ⅲ期试验：临床阶段（后期）	前瞻性（100 例以上）	来自目标总体的具有代表性的样本	根据应用而定

*摘自《Statistical Methods in Diagnostic Medicine》（Zhou 等，2011）

阅片者进行解释[如磁共振血管成像（MRA）检测颈动脉斑块]，尽量采用多个阅片者和多个病例（multiple-reader and multiple-case，MRMC）的研究。需要注意的是，研究中的阅片者在已知其解释不会影响患者临床治疗的情况下，对试验结果进行回顾性解释，通常并不能完全代表在实际临床应用中的诊断准确度。

3. Ⅲ期试验：临床阶段 此阶段采用有明确定义的临床总体与患者样本，测量试验的准确度。在Ⅲ期试验的研究中，避免偏倚十分重要，例如对于需要受过培训的阅片者解释的诊断试验，阅片者对试验结果的解释应如其平时的临床工作一样完成。另外，对Ⅰ期和Ⅱ期的研究而言，采用病例 - 对照验证准确度的方法即可，但Ⅲ期临床试验还需要前瞻性的外部验证，并最好在不同的研究中心（医院）同时进行试验，因为不同临床机构或地理位置的患者，可能具有不同的症状体征和不同的合并症。

（二）选择“金标准”

“金标准”用于明确研究对象真实的疾病状态。选择“金标准”通常是研究计划中最困难的部分。首先必须考虑是否有合理的“金标准”存在，如果存在，还必须决定是所有还是部分患者能够接受“金标准”。实际应用中，很多情况不存在真正的“金标准”，即没有一种诊断方法在确定有无疾病方面有 100% 的准确度，即使通常认为是真正“金标准”的手术和病理检查，也不一定是完善的。如病理检查时，观察同一病理切片的病理学家之间也经常出现意见不一致的情况。因此，对于所有诊断试验研究，很重要的一点是建立诊断真实情况的操作标准，这需要综合考虑研究的阶段、研究的主要目标，以及偏倚对试验准确度估计的影响等。

（三）确定目标总体

确定目标总体需要回答 2 个问题：①研究对象的特征如人口学特征、症状和体征、合并症如何？②疾病的进展阶段、程度、部位和严重程度如何？

探索性研究对患者通常采用回顾性抽样计划，即在研究对象被纳入试验时，其真实疾病状态已知，信息来源于试验记录与疾病登记。而在临床前瞻性设计中，研究对象的真实疾病状态在纳入研究时是未知的，通常根据临床症状或体征，以及准备接受检查的临床环境（如放射科、检验科）决定是否纳入研究。

阶段Ⅱ的研究通常采用回顾性抽样计划，可以选择临床上患有某种疾病与未患该疾病者。对于回顾性研究中混杂因素的影响，常用的策略是进行匹配（matching）。例如，从已知患有某病（如结肠癌）的患者人群中随机抽取出患者样本，再对每个患者，根据可能影响诊断试验准确度的基本情况（如年龄、性别、疾病危险因素，以及合并症等），匹配 1 个或多个未患该病者。对于可能影响诊断准确度的协变量，配比是保证两组研究对象在这些协变量特征上相同的有效措施，但在分析阶段仍需要对这些协变量进行统计学上的调整。如果欲研究诊断的准确度与某种特征有关，则不应该进行匹配。对各亚组的诊断准确度进行研究，通常是Ⅱ期研究的任务。

Ⅲ期研究的目标是无偏倚地度量试验的准确度，或者比较两种或多种诊断方法间的准确度差异。与Ⅱ期研究的目标不同，这一阶段主要是确定不同方法对区分疑难病例有无诊断价值并对准确度大小进行比较。因此，这一阶段对研究设计要求更加严格，患者样本必须更真实地代表目标总体，避免出现选择性偏倚。Ⅲ期研究通常是前瞻性研究设计，招募的患者由医生推荐。前瞻性研究的优点是：①可以标准化所有研究患者的检测；②实行盲法，使试验执行者不知道其他检查结果的信息（如竞争试验与“金标准”的结果）；③采用标准方式收集信息（体征、症状、病史），而不是依赖于患者的病历。尽管如此，由于这种设计的样本是由医生推荐接受试验的患者，因此依然可能存在选择性偏倚。

（四）确定样本量

诊断试验所需要的样本量，通常根据选定的主要指标（如敏感性、特异性、ROC 曲线下面积）及研究目的进行确定。通常情况下，采用 ROC 曲线下面积这一指标进行评价时所需要的样本量最少。对于不同的研究目的，有不同的计算公式，如是单个诊断试验准确度的评价还是 2 个诊断试验准确度的比较？是优效性诊断试验还是非劣效性诊断试验？是配对设计还是非配对设计？是单次测量还是多次重复测量？是独立测量数据还是群集数据？这些问题都会影响所需要的样本含量。详细内容可参见《Statistical Methods in Diagnostic Medicine》（Zhou 等，2011）。

（五）数据收集

对于诊断生物标志物的研究，对其测定方法、分析仪器测量误差、试剂纯度、操作熟练程度等要尽可能地做到标准化，同时对其测量环境和条件要有统一的规定。例如，检测中应对样本的收集环境和生理条件，样品的收集、转运、储藏方法和时间有明确的规定，并通过人员培训、控制检测条件、重复测定等措施，严格控制测量误差。

在检测过程中，对于凭检测者主观判断确定试验结果的诊断试验，如影像学检查，为避免检测者知道检测对象的具体病情，可以选择盲法测试。阅片者应该在不知道“金标准”诊断结果的情况下进行解释，即对阅片者进行“遮蔽”或“设盲”，否则可能高估试验准确度。当同一患者的两种影像（如 MRI 和 CT）先后被同一名阅片者评阅时，则后者相对于前者有更准确诊断的倾向。为此，需要尽量减小或消除评阅顺序产生的偏倚，最简单的方法是随机改变阅片的顺序，并加入洗脱期。在设计阅片者环境时，需要确定是典型的“临床环境”还是“评价试验”的环境，两者最大的不同在于前者在阅片时会参考患者的临床信息。

（六）选择评价指标

根据数据收集方法，研究可以采用不同的诊断试验准确度指标，如敏感性、特异性、Youden 指数、ROC 曲线下面积等。究竟哪一个指标更为合适，主要由研究的阶段、目标以及特定的临床应用决定。例如Ⅰ期研究中，一般无明确的诊断或决策标准，通常采用 ROC 曲线下面积，以回答诊断试验的基本问题，即能否区分有病患者和无病患者。

在Ⅱ期研究中，ROC 曲线下面积对评价诊断试验区分目标患者中不同亚组的能力具有较大意义。对于Ⅱ期研究，还应该考察临床所关心的特定区域 ROC 曲线的情况（部分 ROC 曲线下面积）。需要注意的是，部分 ROC 曲线下面积、敏感性和特异性，通常不作为Ⅱ期研究的主要指标，因为采用这些指标所需要的样本量较多。

Ⅲ期研究更接近于临床应用，因此能够从临床上进行解释至关重要。对于这些研究，一般不推荐 ROC 曲线下面积作为主要指标，因为该指标过于概括，这时最好采用与临床决策有直接关系的敏感性、特异性作为主要指标，同时给出 ROC 曲线下面积，以及阳性预测值和阴性预测值。

二、诊断试验需要注意的问题

诊断试验容易出现各种不同的问题，下面列举 3 个常见的误区。

第 1 个误区，研究者仅基于健康志愿者的试验结果建立诊断标准。例如：在卵巢癌 CA12-5 标志物的诊断试验研究中，研究者通过测量健康志愿者血清中的 CA12-5 的含量，以高于 CA12-5 含量均数的 3 倍标准差（SD）作为决策标准或诊断界值。在这一标准的制定过程中，研究者没有考虑卵巢癌患者与健康志愿者血清 CA12-5 检测结果分布的重叠程度，即是否大部分卵巢癌患者的 CA12-5 值高于健康志愿者 CA12-5 均数的 3 倍标准差。

第 2 个误区，研究样本不是来自目标总体的随机抽样样本。例如：通气灌注肺扫描作为一种无创伤性检查，可用于筛查高风险的肺栓塞患者，而肺血管造影方法常作为肺栓塞诊断的“金标准”，属于有创性检查。为评价通气灌注肺扫描诊断方法的准确度，如果将同时接受两种诊断方法的患者作为研究样本，则对试验准确度的评价很可能是有偏估计。其原因是扫描结果阳性者通常被推荐做血管造影，而对于扫描结果阴性者，为了避免不必要的风险，通常不主张继续做血管造影，因此，通过上述方法得到的研究样本患有肺栓塞的可能性要高于普通待筛查的患者。

第 3 个常见误区，即基于所研究的新诊断方法与一种常规检查的一致性程度得出结论。实际上，两种准确度相同的诊断方法，如果各自诊断错误的患者特征不同，则两种方法也可能表现出较差的一致性。例如：血清人附睾蛋白 4（HE4）是卵巢癌诊断的一种新的标志物，对很多患者可能与目前公认的生物标志物 CA12-5 得出的结果并不一致，但这并不能说明 HE4 的准确度不高。评价一种新方法诊断准确度的更有效方法是同时与“金标准”进行比较。通常情况下，进行诊断准确度评价比一致性评价更为合理和有效。

第二节　如何评价和比较诊断试验的准确度

本节以评价血清鳞状细胞癌抗原（SCC-Ag）变化对宫颈癌术前新辅助化疗（NACT）是否耐药的诊断准确度为例，阐述如何对诊断试验数据进行准确度分析和比较。诊断试验准确度的指标，首先是衡量固有准确度（intrinsic accuracy）的指标，即衡量诊断方法正确发现疾病和排除疾病能力的指标。固有准确度反映的是诊断试验的基本能力，其不会因为样本的患病比例不同而改变。计算诊断方法的固有准确度需要将患者的试验结果与真实患病情况进行比较，真实情况由“金标准”确定。在诊断试验应用于临床后，还需要在目标人群中的患病率条件下评估其预测价值。

临床研究证实，采用术前新辅助化疗（NACT）治疗的晚期宫颈癌患者的生存率明显高于单纯采用手术或放射疗法的患者。然而，临床上约有 30% 的患者因为耐药、肿块无法缩小而需要及时调整治疗方案。目前，是否耐药主要采用磁共振成像（MRI）检测病灶大小的变化，但由于经化疗后病灶可能会发生变性，使用 MRI 平扫影像诊断会出现偏差。血清 SCC-Ag 是一个免疫学标志物，与肿瘤缩小程度存在密切关系，现探讨其诊断价值，并与 MRI 进行比较。

一、数据的基本情况

本研究纳入 NACT 的总例数为 397 例，其中回顾性研究的患者 205 例，前瞻性队列研究的患者 192 例，患者人口学和临床特征的具体情况见表 16-2。诊断主要指标为治疗前后靶病灶变化的百分比（CHP）=（S_0-S_1）/S_0，CHP 为治疗前后测量值变化的百分比。对于影像学诊断（CHP_{MRI}），其中 S_0 和 S_1 分别为治疗前后 MRI 的检测结果，即$S_k=\sum_{i=1}^{r}d_{ki}(k=0,1)$，$r$ 为病灶数，d_{ki} 为所有靶病

表 16-2　诊断患者的人口学特征和临床特征的基线情况

指标	回顾性数据（n=205）		前瞻性队列数据（n=192）	
	耐药（n=60）	敏感（n=145）	耐药（n=66）	敏感（n=126）
年龄 / 岁				
均数 ± 标准差	47.65±8.39	49.04±8.41	46.85±8.45	46.28±9.39
极小值～极大值	32～73	28～68	30～71	25～72
绝经情况				
未绝经	25（41.67）	64（44.14）	24（36.36）	41（32.54）
绝经	35（58.33）	81（55.86）	42（63.64）	85（67.46）
FIGO 分期				
IB2	16（26.67）	24（16.55）	23（34.85）	22（17.46）
ⅡA	12（20.00）	47（32.41）	18（27.69）	44（34.92）
ⅡB	32（53.33）	74（51.03）	25（38.46）	60（47.62）

续表

指标	回顾性数据（$n=205$）		前瞻性队列数据（$n=192$）	
	耐药（$n=60$）	敏感（$n=145$）	耐药（$n=66$）	敏感（$n=126$）
病灶转移情况				
未转移	11（18.33）	46（31.72）	35（53.03）	59（46.83）
转移	49（81.67）	99（68.28）	31（46.97）	67（53.17）
分化程度				
1	9（15.00）	22（15.28）	9（13.64）	32（25.40）
2	29（48.33）	68（47.22）	34（51.52）	57（25.24）
3	22（36.67）	55（37.50）	23（34.85）	37（29..37）

括号内数字表示在化疗敏感或耐药组中患者某一特征分布的构成比（%）；FIGO 分期：国际妇产科联盟分期

灶的最长径。对于血清学诊断（CHP_{SCC}），S_0 和 S_1 分别为治疗前后 SCC-Ag 的测量值。对于“金标准”（CHP_{gold}），S_0 取自于治疗前 MRI 的测量结果，S_1 取自经 NACT 治疗和手术后的病理测量结果；根据 RECIST1.1 标准，如果 $CHP_{gold} \geq 0.30$ 为化疗敏感，否则为耐药。

二、敏感性和特异性的计算

在诊断试验中，敏感性（sensitivity）指实际患有某一特定疾病的人中试验结果为阳性者所占的比例，即实际患病而被正确诊断为患病的概率（记作 Se）。对于样本数据，诊断试验结果可以用四格表的形式给出（表 16-3）。

表 16-3 SCC-Ag 诊断新辅助化疗敏感试验结果（CHP_{SCC}）

“金标准”诊断	检测结果		合计
	T_+	T_-	
D_+	128（a）	17（b）	145（$a+b$）
D_-	13（c）	47（d）	60（$c+d$）
合计	141（$a+c$）	64（$b+d$）	205（n）

上表中 a 表示实际患病且检测结果为阳性的受试者人数，b 表示实际患病但检测结果为阴性的受试者人数，c 表示实际未患病但检测结果为阳性的受试者人数，d 表示实际未患病且检测结果为阴性的受试者人数，则敏感性的估计值可表示为 $\hat{S}e = a/(a+b)$，其标准误为 $SE(\hat{S}e) = \sqrt{\hat{S}e(1-\hat{S}e)/(a+b)}$。在大样本情况下（如 $a+b>50$ 时），敏感性在 $1-\alpha$ 可信度下的置信区间可以利用正态分布原理近似估计，即 $\hat{S}e \pm z_{1-\alpha/2}SE(\hat{S}e)$。

特异性（specificity）指实际未患病的个体被正确诊断为阴性的概率（记作 Sp），即真阴性率。以实际未患病例数为分母，计算其中阴性测试结果所占的比例，则特异性的估计值可表示为 $\hat{S}p = d/(c+d)$，标准误为 $SE(\hat{S}p) = \sqrt{\hat{S}p(1-\hat{S}p)/(c+d)}$，在大样本情况下（如 $c+d>50$ 时），特异性在 $1-\alpha$ 可信度下的置信区间为 $\hat{S}p \pm z_{1-\alpha/2}SE(\hat{S}p)$。

特异性和敏感性是反映诊断试验准确性的 2 个最基本的指标。为了得到这 2 个指标的估计值，需要给出合适的诊断阈值，实际中可以有不同的方法，最常使用的是 ROC 曲线法和 Youden 指数法，其基本思想是使选择的敏感性和特异性最大化，实际中也可以根据“成本”最小化的原则或者专业需要选择。本例根据专业背景，将 MRI 影像 $CHP_{MIR} < 0.30$ 的受试者判为耐药，血清 SCC-Ag 则采用 $CHP_{SCC} < 0.50$ 的决策阈值，结果见表 16-4。

表 16-4 两种诊断方式的敏感性和特异性的估计值

诊断方式	例数	敏感性		特异性	
		$\hat{S}e$	$SE(\hat{S}e)$	$\hat{S}p$	$SE(\hat{S}p)$
MRI	205	0.786	0.053	0.783	0.053
SCC-Ag	205	0.883	0.027	0.783	0.034

实际中，同时提高敏感性和特异性 2 个指标值是诊断试验期望的目标，然而，对于同一诊断试验，提高敏感性往往以降低特异性为代价，反之亦然。如何根据临床测量值选择诊断标准应根

据具体情况进行，如对于疾病筛检通常希望敏感性要高一些，而临床诊断上则可能希望特异性要更高一些。

三、阳性预测值和阴性预测值的计算

阳性预测值（positive predictive value）记为 PV_+，表示预测阳性结果的正确率，即诊断结果为阳性者实际患病的概率；阴性预测值（negative predictive value）记为 PV_-，表示诊断结果为阴性者实际未患病的概率。如果是筛检试验，或诊断试验样本中患病与非患病的比例与真实情况相近（估计值）时，两者可以直接通过表 16-3 的数据计算，即 $PV_+=a/(a+c)$，$PV_-=d/(b+d)$。

在临床中，一种诊断方法的实用价值如何，主要根据 PV_+ 和 PV_- 判断。需要注意的是，PV_+ 和 PV_- 的大小不仅与敏感性（Se）和特异性（Sp）有关，还与受试者中患病者所占的比例大小有关。因此，一个诊断试验在确定了敏感性和特异性后，临床应用中通常还要根据检测人群的患病比率 P 调整 PV_+ 和 PV_-。P 称为先验概率，可根据临床经验作出估计。例如：受试者来自普通人群时，P 较小；受试者来自医院就诊患者时，P 稍大；而当受试者来自某病的可疑患者时，P 则更大。根据 Bayes 原理，PV_+ 和 PV_- 的计算公式分别为：

$$PV_+ = P(D_+ \mid T_+) = \frac{Se \cdot P}{Se \cdot P + (1-Sp)(1-P)}$$

（公式 16-1）

$$PV_- = P(D_- \mid T_-) = \frac{Sp(1-P)}{Sp(1-P) + (1-Se)P}$$

（公式 16-2）

本例中，根据临床经验估计耐药的比例约为 30%，按照这一数值计算得到血清 SCC-Ag 的阳性预测值和阴性预测值分别为 $PV_+=0.905$ 和 $PV_-=0.741$。

四、似然比的计算

似然比（likelihood ratio）是一种评价诊断试验价值的指标。对于连续型的诊断结果 Y，可以定义条件似然比为 $LR(T)=\Pr(Y|D_+)/\Pr(Y|D_-)$。常用的似然比有 2 类：一类为阳性似然比（positive likelihood ratio，LR_+），即阳性结果正确的可能性相对于阳性结果错误的可能性之比，可表示为 $LR_+=Se/(1-Sp)$，其值越大诊断价值越高；另一类为阴性似然比（negative likelihood ratio，LR_-），即阴性结果错误的可能性相对于其正确的可能性之比，该值越小诊断价值越高，可表示为 $LR_-=(1-Se)/Sp$。利用似然比可以在先验比数（pre-test odds）的基础上直接增加一个乘积项，使诊断试验结果对后验比数（post-test odds）的影响更为明显。假设某诊断试验特定目标人群的先验患病率期望为 P，对于阳性诊断试验结果，后验比数为 $P/(1-P)\times LR_+$；对于阴性诊断试验结果，后验比数为 $P/(1-P)\times LR_-$。实际中可以利用简单的公式，通过合适的似然比实现从先验概率到后验概率的转换，即后验概率 = 后验比数 /（1 + 后验比数）。由表 16-5 可以看到，SCC-Ag 值的改变水平 $CHP_{SCC}<0.30$ 时有最低的敏感后验概率，$CHP_{SCC}<0.50$ 时敏感的后验概率为 0.465，$CHP_{SCC}\geq 0.70$ 时有最高的敏感后验概率。

表 16-5　宫颈癌 NACT 是否敏感患者在不同 SCC-Ag 水平的阳性似然比

CHP_{SCC}	敏感患者内所占比例（P_1）	耐药患者内所占比例（P_0）	阳性似然比（$LR_+=P_1/P_0$）	后验概率
<0.30	8/145	37/60	0.090	0.173
0.30～	9/145	10/60	0.372	0.465
0.50～	52/145	10/60	2.152	0.834
≥0.70	76/145	3/60	10.483	0.961

五、描述诊断试验准确度的 ROC 曲线

ROC 曲线即受试者操作特征曲线（receiver operating characteristic curve），是一种综合评价诊断试验准确度的方法，它是以 1- 特异性（1-Sp）为横坐标、敏感性（Se）为纵坐标，依照连续变化的诊断阈值，由不同敏感性和特异性画出的曲线，ROC 曲线越凸表示诊断的性能越好。ROC 曲线的绘制可以采用两种不同的方法：一是根据原始数据直接绘制，即采用不同的诊断阈值，分别计算敏感性和特异性绘制线图而成，这种曲线是不光滑的，称作经验 ROC 曲线；二是利用适当的统计模型通过与原始数据拟合，形成光滑的 ROC 曲线。

假设测量结果值越大代表越倾向于患病，此时 ROC 曲线下面积可以定义为 $A=\Pr(Y_A>Y_N)$，即 $Y_A>Y_N$ 的概率，其取值范围为 $0\leqslant A\leqslant 1$，其中 Y_A 和 Y_N 分别为“患病”和“非患病”组的测量值。在 $A>0.5$ 的情况下，A 越接近 1 说明诊断的准确性越高；当 $A<0.5$ 时（表示测量值越小越倾向于患病），A 越接近 0 说明诊断的准确度越高；当 $A=0.5$ 时说明诊断完全不起作用。习惯上用 $A>0.5$ 表示诊断的准确度，因此当 $A<0.5$ 时，可以使用 $A^*=1-A$ 代替 A 衡量准确度。由于实际中诊断或筛检试验解决的问题不同，故无法确切给出基于 A 值的诊断价值判断方法，作为参考标准：$0.5<A\leqslant 0.7$ 表示诊断价值较低，$0.7<A\leqslant 0.8$ 表示有一定的诊断价值，$0.8<A\leqslant 0.9$ 表示有较高的诊断价值，$A>0.9$ 表示有很高的诊断价值。采用 ROC 曲线分析方法对诊断试验数据进行分析与评价的优点是评价结果比较客观和一致，适合对定量或等级资料进行分析。

本例 Y_A 和 Y_N 分别为敏感组和耐药组的 MRI 和 SCC-Ag 的 *CHP* 值，对此可以通过计算 ROC 曲线下面积，综合评价两种诊断方法的准确度。图 16-1 给出了 MRI 和 SCC-Ag 诊断是否敏感的 ROC 曲线。

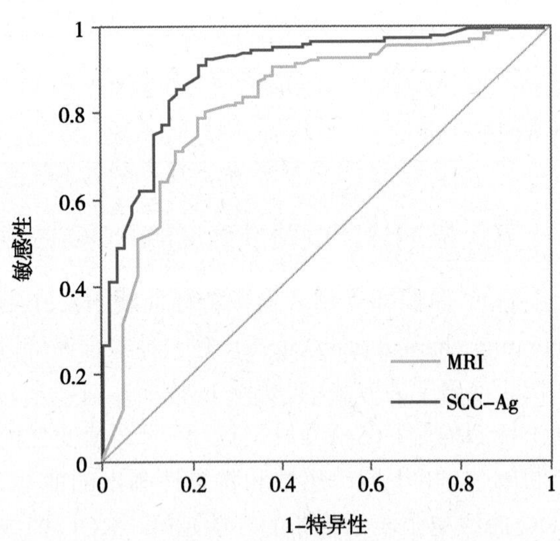

图 16-1 MRI 和 SCC-Ag 诊断是否敏感的 ROC 曲线

六、ROC 曲线下面积的计算

ROC 曲线下面积的计算方法有多种，主要包括参数方法和非参数方法。参数方法需要有一定的假设，非参数方法则没有限制。非参数法中常用累加梯形法和 Hanley-McNeil 方法。本例使用 Hanley-McNeil 非参数方法，A 的估计值可以利用下式计算：

$$\hat{A}=\frac{1}{n_A n_N}\sum_{1}^{n_A}\sum_{1}^{n_N}S(y_A, y_N) \qquad \text{（公式 16-3）}$$

其中

$$S(y_A, y_N)=\begin{cases}1, & y_A>y_N\\ 1/2, & y_A=y_N\\ 0, & y_A<y_N\end{cases}$$

y_A 和 y_N 分别表示 y_A 和 y_N 各自的取值，通常假定检测值较大为患病状态；n_A 和 n_N 分别为“患病”组和“非患病”组的检测例数。上面的公式含义为：首先将“患病”组的所有检测值分别与“非患病”组的所有检测值比较，$y_A>y_N$ 时得分为 1，两者相等时得分为 1/2，否则得分为 0，然后计算总的平均得分 $\hat{A}$。

$\hat{A}$ 的标准误表示为 $SE(\hat{A})$，可以使用 Hanley 或者 Delong 给出的非参数方法进行估计。$1-\alpha$ 置信度下的置信区间估计可以利用 $\hat{A}\pm z_{1-\alpha/2}SE(\hat{A})$ 计算，其中 $z_{1-\alpha/2}$ 为标准正态分布的 $1-\alpha/2$ 分位数，当 $1-\alpha=0.95$ 时，$z_{1-\alpha/2}=1.96$。本例的分析结果见表 16-6。

表 16-6 两种诊断方式的 ROC 曲线下面积估计值

诊断方式	例数	$\hat{A}$	$SE(\hat{A})$	95% 置信区间
MIR	205	0.823	0.034	0.756～0.890
SCC-Ag	205	0.899	0.024	0.852～0.947

七、两种诊断方法准确度的比较

本例采用配对诊断试验设计，即对各患者同时使用 MRI 影像和检测血清 SCC-Ag 两种诊断方式。图 16-2 给出了 CHP_{MRI} 和 CHP_{SCC} 两指标在“敏感”和“耐药”两组中的频数分布，ROC 曲线见图 16-1。直观上 SCC-Ag 的诊断准确度优于 MRI。

现假设两种诊断的 ROC 曲线下面积分别为 A_1 和 A_2，则检验假设为 H_0: $A_1=A_2$，H_1: $A_1\neq A_2$（$\alpha=0.05$）。检验公式为：

$$z=\frac{\hat{A}_1-\hat{A}_2}{\sqrt{SE^2(\hat{A}_1)+SE^2(\hat{A}_2)-2Cov(\hat{A}_1,\hat{A}_2)}}$$

（公式 16-4）

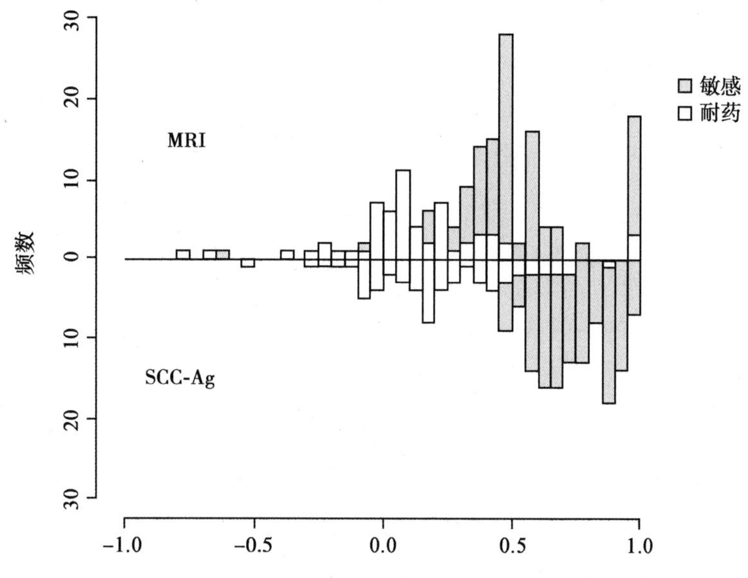

图 16-2 MRI 和血清 SCC-Ag 评估化疗敏感性 *CHP* 的频数分布

其中，z 近似服从标准正态分布；$Cov(\hat{A}_1, \hat{A}_2)$ 为两样本 ROC 曲线下面积估计值的协方差，可通过 Delong 提出的非参数计算方法得到。由于 $Cov(\hat{A}_1, \hat{A}_2)$ 的计算较为复杂，通常采用计算机程序实现。对于非配对诊断试验数据 $Cov(\hat{A}_1, \hat{A}_2)=0$。本例计算结果见表 16-7。

表 16-7 两种诊断方式的 ROC 曲线下面积估计值及比较

诊断方式	例数	$\hat{A}$	$SE(\hat{A})$	$Cov(\hat{A}_1, \hat{A}_2)$
MRI	205	0.823	0.034	0.000 074 5
SCC-Ag	205	0.899	0.024	

$$z=\frac{0.899-0.823}{\sqrt{0.024^2+0.034^2-2\times0.000\ 074\ 5}}=1.910$$

$z<z_{1-0.05/2}=1.96$，$P>0.05$，尚不能认为 MRI 影像和血清 SCC-Ag 检测两种诊断方式的准确度的差异有统计学意义。

八、结果解读

本研究是一个评价使用 MRI 影像和血清 SCC-Ag 标志物判断肿瘤状态的诊断试验，如果肿瘤明显缩小则判定肿瘤对化疗具有敏感性。首先通过选择合适的诊断阈值，计算两种方法各自的敏感性和特异性。结果表明，MRI 影像和血清 SCC-Ag 两种诊断方法的特异性相近，但 SCC-Ag 具有更高的敏感性。

阳性预测值、阴性预测值和似然比都是后验诊断指标，前两者需要将定量结果按一定的诊断阈值划分为阳性和阴性 2 类，其主要问题在于，诊断结果略微高出诊断阈值的患者与诊断结果远远超出诊断阈值的患者具有相同的后验概率。似然比的最大优势是可以根据原始的检测结果计算后验概率，而不必事先将试验结果分为阳性和阴性两类计算后验概率。通过表 16-5，可以根据 SCC-Ag 在血清中的浓度变化，对特定的患者给出其敏感的后验概率，为临床决策提供依据，如对于 $CHP_{SCC}\geqslant0.50$ 的患者，其敏感的后验概率为 0.834；对 $CHP_{SCC}\geqslant0.70$ 的患者，其敏感的后验概率则为 0.961。

ROC 曲线分析的最大特点是不固定敏感性和特异性，综合评价不同的诊断方法的准确度，由此可以避免诊断阈值选择不合适的问题。本例分析结果表明，MRI 诊断的 ROC 曲线下面积为 0.823，SCC-Ag 诊断的 ROC 曲线下面积为 0.899，后者的准确度高于前者，但两者统计学差异尚不显著（$P>0.05$）。

九、实例拓展

上述宫颈癌 NACT 实例是一个定量检测的诊断试验。在实际中，如果诊断试验结果主要由主观判断，则可以认为观察结果是由隐含变量分组后得到的“决策变量”，属于等级（有序）测量结果。例如：乳腺 X 光成像和 MRI 诊断等，经常使用 5 个等级结果的指标。由于诊断结果由有经验的放射科医生通过图像确定，因此其准确度不仅依赖于仪器的特性（如分辨率、信噪比等），而且与阅片者的经验、受训练程度、认知和感知能力有关。为了减小随机误差，通常需要对多名阅片者的阅片情况进行评价，因此该类型数据具有相关和多层方差结构。此外还有一些更复杂的情况，例如接受结肠癌筛查的患者可能存在多处息肉，在接受如活检或手术等后续操作前须正确定位；另一个例子是对卒中患者梗死病灶的检测，每位患者可能同时出现多处梗死病灶，而如何治疗取决于病灶位置，因此需要尽可能全面、正确地检测与定位出现的梗死病灶。对于上述问题均可以考虑使用前面介绍的准确度指标进行评价，但由于这种群集数据的参数估计及标准误不同，增加了统计分析的复杂程度，因此需要特殊的统计学方法，感兴趣的读者可以参考相关的文献。

在实际中，有时需要对部分 ROC 曲线下面积进行比较，用于描述特殊情况下某种诊断方法的准确性。例如：在评价影像诊断试验时，不希望被比较的两种诊断方法的假阳性率超过 20%，即特异性不能低于 80%，否则诊断将无实际意义；此时，用假阳性率 0～20% 对应的 ROC 曲线下部分面积对两种诊断的准确性进行比较，比用全部 ROC 曲线下面积更符合实际情况需要。

使用上述方法时需要注意，经过“金标准”证实疾病状态的患者通常不是一个随机样本，而是选择样本。当“金标准”是侵入性的手术时，没有阳性检验结果的患者与有阳性检验结果的患者相比，接受“金标准”评价的可能性会较小。例如：在临床上，只有被怀疑患有冠状动脉疾病的患者才会接受造影，也就是说，进行冠状动脉造影的患者具有更多不正常的临床观察结果。因此，选择这部分患者作为样本会高估或者低估试验结果的诊断准确度，这种类型的偏倚称为证实性偏倚（verification bias）。Reid 等（1995）对 1978—1993 年期间发表在《新英格兰医学杂志》《美国医学协会杂志》《英国医学杂志》《柳叶刀》的 112 项研究进行了分析，发现其中 54% 的文章均具有证实性偏倚。关于证实性偏倚更详细的论述可参见《Statistical Methods in Diagnostic Medicine》（Zhou 等，2011）。

第三节 如何对具有协变量的诊断试验进行 ROC 曲线分析

前面研究的 MRI 和 SCC-Ag 诊断化疗敏感试验的检测值 CHP，可能在一定程度上依赖于宫颈癌的分期、转移情况以及分化程度，也可能存在某些协变量，其不同取值对应的诊断试验准确度不同（交互作用）。因此，为了合理描述诊断方法的准确度，需要对这些协变量进行调整，得到协变量调整后或不同协变量取值情况下的 ROC 曲线。

调整协变量的 ROC 曲线分析，有各种不同的方法，较为简单的方法是使用回归分析，即建立诊断测量结果关于疾病状态和协变量的回归模型，在估计协变量效应的同时，得到调整后的测量结果与疾病状态之间关系的参数方程，最后导出相应的 ROC 曲线方程。这种方法的特点是可以通过已有的统计分析软件实现，如直接使用线性模型和 logistic 模型进行上述分析。

一、含有协变量的连续型结果的 ROC 曲线的构建

以上述 NACT 敏感或耐药诊断试验为例，假定敏感组和耐药组的诊断变量 Y_A 和 Y_N 服从任意分布，D 表示“金标准”的诊断结果，$D=1$ 表示“敏感”，$D=0$ 表示“耐药”；假定诊断试验结果 Y 服从均值为 $\mu(D,X)$，方差为 $\sigma^2(D)$ 的分布，均值与协变量 X 之间呈线性关系，两组的测量均数 $\mu(D=1,X)>\mu(D=0,X)$，Y 经过标准化后的生存函数为 $S_0([y-\mu(D,X)]/\sigma(D))$。在任意误差分布的情况下，测量值的均数可以写成下面的形式：

$$\mu(D,X)=\alpha+\beta D+\gamma' X+\delta' XD \quad \text{（公式 16-5）}$$

其中，$X=(X_1,X_2,X_3,\cdots,X_p)'$ 是与诊断有关的 p 个协变量，它可能是某些基线特征（如年龄、分化程度、检测指标的水平）；β 为疾病状态的效应参数，反映诊断测量结果对是否敏感的区分能力；α 是与诊断标准 c 有关的常数项；参数 $\gamma=(\gamma_1,\gamma_2,\gamma_3,\cdots,\gamma_p)'$ 表示协变量对诊断结果的影响，$\delta=(\delta_1,\delta_2,\cdots,\delta_q,0,0\cdots0_{(p)})'(q\leq p)$ 表示在协变量的不同水平上诊断效果存在差异。在不满足线性模型等方差假定时，模型中的参数可以利用拟似然（quasi-likelihood）方法进行估计。根据 Pepe（2004）提出

的方法，ROC 曲线可从上述线性方程导出：

$$TP(FP)=S_0[a+bS_0^{-1}(FP)+c_1X_1+c_2X_2+\cdots c_pX_p]$$

（公式 16-6）

其中

$$a=-\beta/\sigma(D=1),\ b=\sigma(D=0)/\sigma(D=1)$$

$$c_k=-\delta_k/\sigma(D=1),\ k=1,2,\cdots,p$$

两组的方差的估计值分别为：

$$\hat{\sigma}^2(D=0)=\sum_{i=1}^{n_N}[Y_i-\hat{\mu}(D=0,\boldsymbol{X}_i)]^2/n_N$$

（公式 16-7）

$$\hat{\sigma}^2(D=1)=\sum_{i=1}^{n_A}[Y_i-\hat{\mu}(D=1,\boldsymbol{X}_i)]^2/n_A$$

（公式 16-8）

其中 n_A 和 n_N 为两组的检测例数。

在两组方差相近的情况下，模型参数的拟似然估计结果与最小二乘法相差不大，因此实际中也可以采用普通的线性回归方法获得参数估计。进而，可以利用非参数方法估计 ROC 曲线的基础生存函数 S_0，即

$$\hat{S}_0(y)=n^{-1}\sum_{i=1}^{n}I[Y_i-\hat{\mu}(D_i,X_{(i)})\}/\sigma(D_i)\geq y]$$

（公式 16-9）

函数 I 取 1 或 0 值。对拟合出的 ROC 曲线可以采用梯形法估计出曲线下的面积，其标准误可以采用 bootstrap 方法进行估计。特殊地，在正态分布的情况下，用标准正态分布函数 Φ(•) 替换上述 S(•) 可以得到光滑的 ROC 曲线。

本例为了确定 ROC 曲线模型中的协变量是否具有统计学意义，采用普通线性模型方法进行检验，结果见表 16-8（注意：本例采用线性模型方法得到的参数估计值与拟似然方法的估计结果相同，标准误略有差别。结果表明：协变量 SCC-Ag 基线水平（SCC_0）与化疗敏感性检测结果 CHP_{SCC} 有关，并与药物敏感性存在交互作用。其线性模型可表示为：

$$\hat{\mu}(D,X)=0.262\,09+0.397\,68D-0.196\,68X+0.373\,07XD$$

计算得到 $\hat{\sigma}(D=0)=0.282\,11$，$\hat{\sigma}(D=1)=0.211\,74$。ROC 曲线方程为：

$$TP(FP)=S_0[-1.878\,15+1.332\,33S_0^{-1}(FP)-1.761\,89X]$$

用 ROC 曲线方程绘制 ROC 曲线，由梯形法计算出不同协变量取值下的 ROC 曲线下面积，同时利用 1 000 个 bootstrap 样本计算出面积估计值的标准误。图 16-3 给出了 2 个不同 SCC-Ag 水平对应的经验 ROC 曲线。当 $X=0$ 时，$\hat{A}_0=0.901$，$SE(\hat{A}_0)=0.028$；当 $X=1$ 时，$\hat{A}_1=0.985$，$SE(\hat{A}_1)=0.010$。

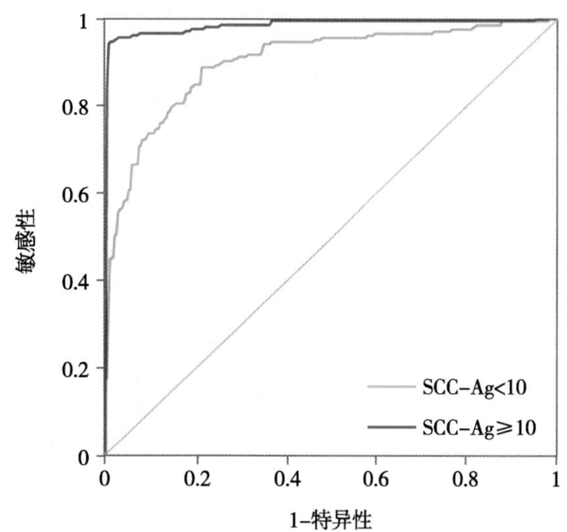

图 16-3　CHP_{SCC} 连续检测结果调整协变量的经验 ROC 曲线

二、含有协变量的有序结果的 ROC 曲线

在实际中也可以将本例的检测结果 CHP_{SCC} 化作有序数据进行分析，如分为 $CHP_{SCC}<0.30$，$0.30\leq CHP_{SCC}<0.50$，$0.50\leq CHP_{SCC}<0.70$ 和 $CHP_{SCC}\geq0.70$ 4 个等级，并用变量 Y 表示。对

表 16-8　诊断试验的线性回归参数估计*

变量	自由度	参数估计值	标准误	t	P
截距	1	0.262 09	0.032 11	8.16	<.000 01
敏感（D）	1	0.397 68	0.038 40	10.36	<0.000 1
SCC_0（X）	1	−0.196 68	0.087 94	−2.24	0.026 4
敏感×SCC_0	1	0.373 07	0.102 04	3.66	0.000 3

*SCC-Ag<10 时 $X=0$，SCC-Ag≥10 时 $X=1$

于有序结果的诊断试验，可以采用有序回归模型给出ROC曲线。其基本思想是，将试验结果$Y=1, 2, \cdots, g$，视为由一个连续变量Y^*在不同截断点(cut points)上经过分组后得到的结果，在此基础上通过使用有序logistic模型给出ROC曲线，即

$$\begin{cases} TP_c = \dfrac{1}{1+\exp[-(\alpha_c+\beta(D=1)+\gamma'X+\delta'X(D=1))]} \\ FP_c = \dfrac{1}{1+\exp[-(\alpha_c+\beta(D=0)+\gamma'X+\delta'X(D=0))]} \end{cases}, c=1,2,\cdots,g-1 \quad \text{（公式 16-10）}$$

其中，$X=(X_1, X_2, X_3, \cdots, X_p)'$，$\gamma'=(\gamma_1, \gamma_2, \gamma_3, \cdots, \gamma_p)$，$\delta'=(\delta_1, \delta_2, \cdots, \delta_q, 0, 0, \cdots, 0)(q \leqslant p)$。由于ROC曲线与分类点的选择无关，可消去$\alpha_c$，得到ROC曲线方程：

$$TP = \frac{1}{1+(FP^{-1}-1)\exp[-(\beta+\delta'X)]} \quad \text{（公式 16-11）}$$

ROC曲线下面积可以通过积分得到，即

$$A = 1-\frac{1}{1-\xi}-\frac{\xi\ln\xi}{(1-\xi)^2} \quad \text{（公式 16-12）}$$

其中$\xi=\exp[(\beta+\delta'X)]$。参数估计时可将诊断结果变量$Y$作为应变量，将“金标准”得到的结果变量$D$和协变量$X$及交互项作为自变量，进行有序logistic回归，得到相应的参数估计结果。根据实际资料得到参数估计值$\hat{\beta}$和$\hat{\delta}'$后，可计算出A的估计值$\hat{A}$，$\hat{A}$的方差估计可以根据$\hat{\beta}$和$\hat{\delta}'$的方差导出，也可以使用bootstrap方法进行估计。

本例，使用有序logistic模型方法得到$\hat{\beta}=-2.963\ 77$，$\delta=-3.083\ 70$，再通过上述方法得到调整协变量后的ROC曲线（图16-4），结果为$\hat{A}_0=0.884$，$SE(\hat{A}_0)=0.028$，$\hat{A}_1=0.988$，$SE(\hat{A}_1)=0.012$，这与按照连续型变量进行分析得到的结果相近。

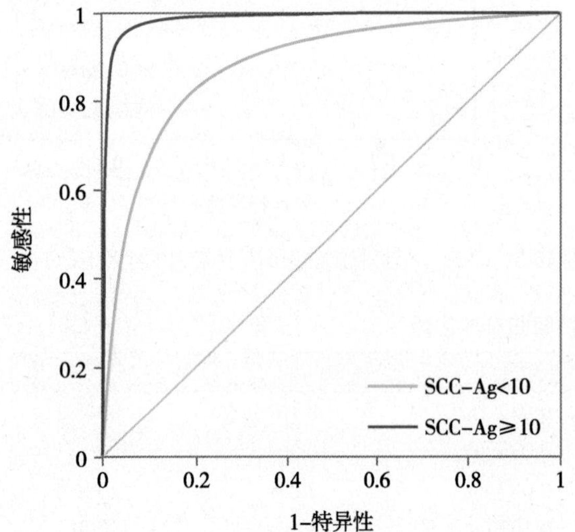

图16-4 CHP_{SCC}有序诊断结果调整协变量的光滑ROC曲线

三、结果解读

本节对前面给出的MRI和SCC-Ag诊断化疗是否敏感的试验数据，分别使用线性模型和有序logistic模型两种回归方法进行了分析，并由此得出调整协变量后的ROC曲线。这两种方法不仅能够研究协变量对诊断试验准确度的影响，同时可以比较不同协变量取值情况下的诊断准确度。需要注意的是，在进行回归分析时，应变量是诊断检测结果的变量，本例为SCC-Ag在用药前后的相对变化量CHP_{SCC}值；自变量是按照“金标准”得到的分组变量，即表示“敏感”和“耐药”的变量；协变量是对诊断检测结果有影响的变量，本例为化疗前的SCC-Ag基线值。如果化疗是否敏感与基线SCC-Ag值(X)的交互项不显著，得到的是一条调整协变量后的ROC曲线，其思想是假定在不同的X取值时，用CHP_{SCC}检测值诊断是否敏感的准确度相同。由于本例模型中的交互作用显著($P=0.000\ 3$)，说明X取值不同时，CHP_{SCC}诊断的准确度不相同，因此需要给出不同的ROC曲线。本例结果表明，在基线SCC-Ag≥10ng/ml情况下，CHP_{SCC}有更高的诊断准确度($\hat{A}_1=0.988$)。

第四节 如何评价多指标联合诊断试验的效果

实际中，很少有单个指标的诊断敏感性与特异性均很高的情况，因此临床医生在实际诊断患者时通常采用两个或多个检测，执行方式可以平行(parallel)执行并结合起来解释，也可以采用序

贯(serial)诊断的方法，即由第 1 种检测结果决定是否执行第 2 种检测。本节给出的实例为 MRI 影像和血清 SCC-Ag 两种平行检测的诊断方法，研究利用这两种指标进行联合诊断是否能够提高诊断的准确度。

一、分析多指标联合诊断的作用

对原始数据作 logistic 回归分析($n=205$)，即以是否对化疗敏感的“金标准”作为应变量，MRI 影像和血清 SCC-Ag 检测结果作为自变量进行模型拟合。为了计算 *OR* 值并分析诊断变量不同水平的变化趋势，将模型中的血清 SCC-Ag 分为 4 个水平，MRI 测量则按照国际标准(RECIST1.1)分为 2 个水平(表 16-9)。单变量分析结果显示，2 个诊断变量与是否“敏感”都具有显著的关系($P<0.000\ 1$)，血清 SCC-Ag 的不同变化水平与是否“敏感”有明显的剂量 - 反应关系，即随着 CHP_{SCC} 测量值的提高，化疗敏感的优势比(*OR*)逐渐增大，假设检验的 *P* 值逐渐变小。MRI 的分析结果同样显示其具有诊断是否对化疗敏感的作用($OR=13.30$，$P<0.000\ 1$)，但明显弱于血清 SCC-Ag。logistic 多因素分析得出的结果与之相似，2 个预测变量在同一模型中非常显著，*OR* 值的剂量 - 反应关系十分明显，说明使用 2 个预测变量评估是否敏感可能更具有意义。

二、多变量诊断模型的建立

通常情况下，logistic 模型适合多变量分析，但在建立诊断模型时更倾向于选择能够适应非线性关系的统计模型，如支持向量机(SVM)或者随机森林(RF)等，这些模型的特点是不受自变量共线性的影响，同时适合模拟复杂的非线性数量关系。前面对两个预测变量的重要性进行了分析，而对于多指标联合预测则需要建立合适的判别模型，为此我们采用随机森林模型(RF)作为分类器。这里使用 205 例回顾性数据建立诊断模型，192 例前瞻性数据作为验证数据，对使用联合指标 MRI + SCC-Ag(CHP_{MRI}，CHP_{SCC}，S_{MRI0}，S_{SCC0}，S_{MRI1}，S_{SCC1})诊断化疗敏感性的效果进行评价。图 16-5 给出了三种方法预测化疗敏感性的经验和光滑 ROC 曲线，其中光滑 ROC 曲线由 logistic 模型拟合得到，ROC 曲线下面积(AUC)的计算和检验采用 Delong 给出的非参数方法。CHP_{MRI} 方法的 ROC 曲线下面积估计值为$A\hat{U}C_{MRI}=0.823$，标准误为$SE(A\hat{U}C_{MRI})=0.034$；$CHP_{SCC}$ 方法的 ROC 曲线下面积估计值为$A\hat{U}C_{SCC}=0.899$，标准误为$SE(A\hat{U}C_{SCC})=0.024$；MRI + SCC-Ag 方法的 ROC 曲线面积估计值为$A\hat{U}C_{MRI+SCC}=0.942$，标准误为$SE(A\hat{U}C_{MRI+SCC})=0.017$。

三、多变量判别模型诊断的准确度

评价多变量判别模型的诊断准确度可以采用交叉验证(CV)的方法，但更可信的方法是使用前瞻性研究数据验证两种方法诊断的准确度。分类阈值的选择根据 ROC 曲线上与对角线平行的直线切点确定。表 16-10 给出的是利用上述三种诊断方法对 192 例前瞻性测试数据得出的预测结果。

多变量分析结果显示，血清 SCC-Ag 不同水平与是否对 NACT“敏感”有明显的剂量—反应关系，即随 SCC-Ag 测量值的提高，耐药的风险 *OR* 值快速上升，NACT 前后 SCC-Ag 测量值变化

表 16-9 MRI 和血清 SCC-Ag 指标对诊断耐药作用的 logistic 分析结果

变量	单变量分析			多变量分析		
	OR	95%*CI*	*P*	*OR*	95%*CI*	*P*
MRI CHP_{MRI}						
<0.30	1.00					
≥0.30	13.30	6.40～27.63	<0.000 1	10.28	3.86～27.37	<0.000 1
SCC-Ag CHP_{SCC}						
<0.30	1.00					
0.30～	4.63	1.53～13.95	0.015 8	3.62	1.01～2.93	0.021 0
0.50～	30.06	10.35～87.36	0.004 8	31.70	9.28～108.25	0.002 5
≥0.70	112.54	28.13～449.40	<0.000 1	75.26	17.00～333.16	<0.000 1

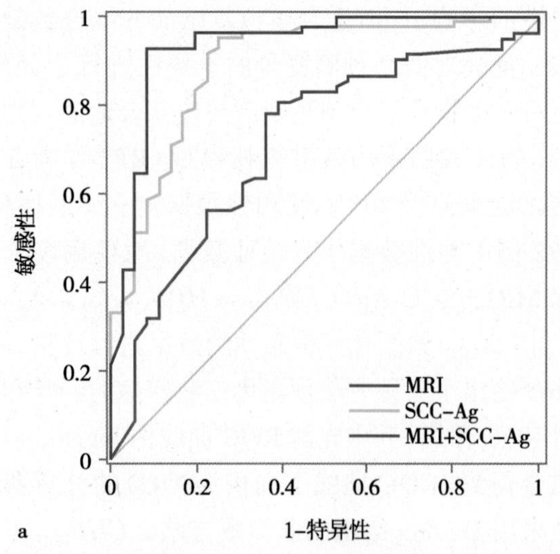

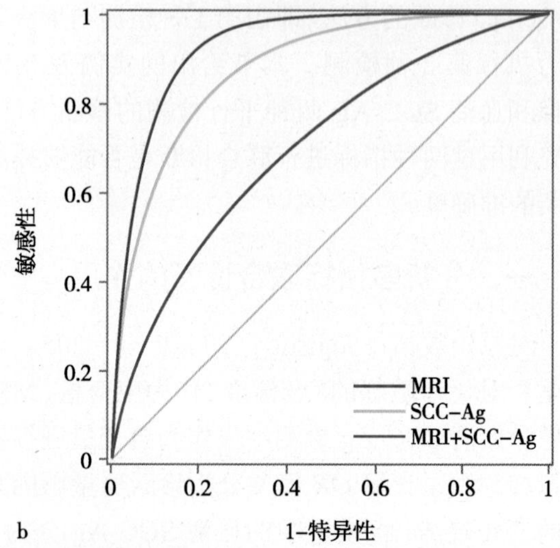

图 16-5 3 种方法诊断化疗敏感性的 ROC 曲线

a. 经验 ROC 曲线；b. 拟合的光滑 ROC 曲线

表 16-10 192 例前瞻测试数据集采用三种诊断方法的预测性能评价结果*

评价指标	CHP_{MRI}		CHP_{SCC}		MRI＋SCC	
	估计值	95%*CI*	估计值	95%*CI*	估计值	95%*CI*
Se	0.636	0.516～0.742	0.727	0.621～0.833	0.833	0.742～0.924
Sp	0.794	0.722～0.865	0.944	0.904～0.984	0.952	0.913～0.984
PV_+	0.618	0.500～0.735	0.873	0.782～0.945	0.902	0.820～0.967
PV_-	0.806	0.734～0.871	0.869	0.810～0.920	0.916	0.863～0.962
AUC	0.734	0.659～0.810	0.898	0.851～0.945	0.950	0.914～0.985

*置信区间采用二项分布精确概率法计算

的百分比在 50% 和 70% 水平上具有重要的临床意义（$OR=30.06$ 和 $OR=112.54$）。三种诊断方法的 ROC 曲线下面积分别为 0.734、0.898 和 0.950，联合方法（MRI＋SCC-Ag）明显优于单独使用 MRI 影像或 SCC-Ag 检测两种方法（$P<0.05$）。前瞻性研究证实，MRI 影像和 SCC-Ag 联合诊断可以获得更好的预测效果，其敏感性和特异性分别为 0.833 和 0.952，阳性预测值和阴性预测值分别为 0.902 和 0.916，ROC 曲线下面积为 0.950。因此，在临床上可以利用 MRI 联合 SCC-Ag 检测共同对化疗敏感性进行评估，其诊断的准确性明显高于目前临床上广泛使用的 MRI 影像学方法。

值得进一步指出，传统的多指标联合诊断通常使用“OR”规则，即对于两种诊断只要 A 或 B 的检测结果为阳性就诊断为阳性，而只有 A 与 B 均为阴性时才能诊断为阴性；另一种常用规则是“AND”规则，即只有 A 与 B 的检测结果均为阳性时才诊断为阳性，而只要 A 或 B 为阴性就诊断为阴性。对于上述实例中的两种诊断方法，若采用“OR”规则，联合诊断的敏感性高于单独使用任何一种方法，但特异性却低于任何一种方法；若采用“AND”规则，则联合诊断的特异性高于任何一种诊断方法，而敏感性却低于两种方法中的任何一种诊断方法。对于平行检测，上述两种简单规则只适合于具有明确诊断阈值或定性诊断的情况，当检测结果为定量或有序变量时，使用多变量诊断模型更为合适。

诊断模型可以使用神经网络、支持向量机和随机森林等任何一种方法，这些模型的共同特点是可以用于复杂的非线性关系，并且不受多元共线性影响，同时能够对有诊断意义的变量进行筛选，由于变量间通常具有一定的互补作用，所以能够显著提高诊断的准确度。

第五节 如何评价缺乏“金标准”的诊断试验效果

敏感性和特异性是评价诊断试验的基本指标，传统方法对其估计时必须利用“金标准”试验的诊断结果，但在实际应用中，“金标准”试验经常由于价格昂贵、具有创伤性等原因难以实施，出现无“金标准”或不完善“金标准”的情况。

本节通过新开发的12+2高危型人乳头状瘤病毒（HPV）核酸检测试剂盒（PCR-荧光探针法）为例，评价其在临床实际检测中的准确度。现使用已经在临床中应用的另一种HPV分型检测试剂盒（PCR+膜杂交法）作为标准对照，研究采用三中心、配对临床诊断试验设计，受试对象多为具有一定临床症状的就诊患者，试验患者数为1 150例。试验过程为，若两种检测结果相同取其共同结果，若不相同则用测序检测方法（“金标准”）进行诊断。数据如表16-11。

表16-11 两种试剂与测序检测结果的诊断数据

两种对比试剂			测序（“金标准”）	
对比试剂（T_1）	试验试剂（T_2）	例数	+	−
+	+	489（n_{11}）	0	0
+	−	7（n_{12}）	3	4
−	+	30（n_{21}）	15	15
−	−	624（n_{22}）	0	0
合计		1 150（N）	18	19

一、无“金标准”时评价诊断试验

无“金标准”情况下诊断试验的评价问题一直是个难题，对于无先验信息的新诊断试验来说尤其如此。实际中通常有相对的诊断标准，但并不准确，本质上属于不完善的“金标准”（imperfect gold standard，IPGS），如本例中使用的标准试剂的就属于IPGS。

对于IPGS的诊断试验，目前统计学上的常见做法是考察试验试剂和对比试剂的诊断一致率，主要使用“阳性”“阴性”一致率和总一致率评价指标。Kappa值同样是评价临床测量结果的一致性和信度的重要指标，其值越高，说明测量结果的一致性越好。上述方法的主要缺点是所选的标准对照（IPGS）的诊断结果不一定正确，有可能两者的一致性较好，但两种方法的敏感性和特异性都很差。实际上，两种检验结果不一致并不一定说明新诊断方法的结果是错误的，也可能是IPGS的诊断结果不正确。当两种诊断方法条件独立时，很容易出现这种情况，比如两种诊断试剂对HPV的不同分型诊断敏感性不同。

需要注意的是，上面给出的实例是定性检测。对于定量检测，如果有一种方法是“标准对照”检测方法，而研究另一种方法（如具有无创、简便和经济等特点）是否可以作为替代方法时，评价两种测量一致性可以使用Kendal系数，Kendal系数的值越高，说明测量结果的一致性越好。使用回归方法分析可以更细致地显示两种检测的一致性及出现差别的位置。Bland-Altman差异分析图方法是一种使用更多的方法，即计算两种检测差值的95%一致性界限（limits of agreement，LOA），再结合临床可接受的误差范围进行一致性判定。

二、无“金标准”时敏感性和特异性的估计

根据Joseph（1995）和Branscum（2005）提出的贝叶斯方法能够进行估计。应用2个或者2个以上的诊断方法做试验时，当各个诊断试验的诊断原理相同或相近，或者检测的生物标志物相同时，不同诊断方法的检测结果可能条件相关。条件相关是诊断试验的重要概念，与此相对应的是条件独立。条件独立表示的是，在真实情况为患病或者非患病的某一给定状态下，诊断方法T_1的检测结果与诊断方法T_2的检测结果无关。条件独立假设意味着在真实的疾病状态下，新试验与IPGS的错分情况是独立发生的。

诊断试验可以采用单一对照或多个对照，两种设计的模型参数估计原理相同，均可以采用贝叶斯原理，利用目标诊断人群患病率和对照诊断方法的敏感性与特异性的先验信息，通过似然函数对参数的先验分布进行调整，对需要评估的诊断方法的敏感性和特异性进行估计。例如：在具有一个IPGS对照时，如果其敏感性和特异性分别表示为Se_1和Sp_1，试验组的敏感性和特异

性分别表示为 Se_2 和 Sp_2，并假定各试验中心的目标人群患病率（$\pi_1=\pi_2=\cdots=\pi$）相同，则 Se_2 和 Sp_2 为需要估计的参数，π、Se_1、Sp_1 为先验信息，对此可先根据经验或文献给出其众数和 95% 百分位数区间估计（下限或上限），然后将这些先验信息转化为 Beta 分布形式的先验分布 $X\sim beta(\alpha,\beta)$，$0\leqslant X\leqslant 1$，其中 α 和 β 为 Beta 分布的 2 个超参数。最后将各个参数的先验分布与似然函数相结合，通过 Gibbs 抽样迭代算法获得参数的后验分布和相应的参数估计值，上述计算过程可通过 WinBugs 软件实现。在具有多个 IPGS 对照情况下同理。

根据临床经验，本例中对照试剂的先验信息为 $Mode(\hat{S}e_1)=0.90$（0.80～），$Mode(\hat{S}p_1)=0.95$（0.85～），假定 3 个试验中心目标人群的 HPV 真阳性率相同，$Mode(\hat{\pi})=0.50$（0.1～），在条件独立和条件相关两种假设下的贝叶斯参数估计结果见表 16-12。

这是一个典型缺乏"金标准"的诊断试验，虽然测序检测可以作为"金标准"，但由于该方法成本高、不容易进行，难以大规模使用，因此只在两种试剂的检测结果不一致时才使用测序方法进行诊断。结果显示，共有 96.8% 的患者两种检测诊断结果一致（$Kappa=0.935$），表明两种检测试剂具有很好的一致性。由于对照试剂是一种已经在临床上获得应用的 HPV 病毒诊断试剂（PCR＋膜杂交法），因此，两种诊断方法的高度一致性能够在一定程度上说明新试剂（PCR- 荧光探针法）具有相似的诊断准确度。然而，由于这部分数据没有"金标准"判断，两种试验结果的一致性结论并不能表示都是真实结果，因为两种检测试剂可能同时出现错误，而且也无法对两种诊断方法的准确度作出比较。

为此，可以采用贝叶斯方法对试验试剂诊断的敏感性和特异性进行估计。本例分别使用条件独立和条件相关两种模型，给出了对照试剂和患病比例的后验估计。结果显示：在条件独立假设下，试验试剂具有更高的诊断敏感性（0.995 *vs.* 0.948）和特异性（0.990 *vs.* 0.989），目标总体患病率的估计值为 0.447；在条件相关假设下，试验试剂的敏感性明显高于对照试剂（0.948 *vs.* 0.916），特异性略低于对照试剂（0.933 *vs.* 0.948），目标总体患病率的估计值为 0.437。综合来看，试验试剂略优于对照试剂，但相关模型的 95% 置信区间有一定重叠，差异无统计学意义（$P>0.05$）。上述结果与 37 例使用"金标准"检测数据得到的结果方向吻合，即试验试剂的敏感性明显高于对照试剂（15/18 *vs.* 3/18），特异性低于对照试剂（4/19 *vs.* 15/19）。

从以上分析结果可以看出，由条件独立模型估计的敏感性与特异性明显高于条件相关模型的估计值。在实际中究竟哪一个模型得到的结果更为合理，需要视具体实际情况而定，由于本例中两种诊断方法的原理相近，因此条件相关模型的结果更为合理。总体上说，如果新试验与 IPGS 条件独立，新试验的敏感性与特异性可能被过低估计；而如果新试验与 IPGS 条件相关，则新试验的敏感性与特异性可能被过高估计，但也存在被过低估计的可能，实际的偏倚方向取决于新试验和 IPGS 的错判程度。

表 16-12 HPV 检测数据诊断模型的贝叶斯参数估计结果

模型	后验指标	对照试剂（T_1）		试验试剂（T_2）	
		中位数	95%*CI*	中位数	95%*CI*
条件独立	$\hat{S}e$	0.948	0.922～0.974	0.995	0.981～0.999
	$\hat{S}p$	0.989	0.977～0.997	0.990	0.965～0.999
	$\hat{\pi}$	0.447	0.417～0.478	0.447	0.417～0.478
条件相关	$\hat{S}e$	0.916	0.804～0.963	0.948	0.826～0.998
	$\hat{S}p$	0.948	0.806～0.990	0.933	0.795～0.992
	$\hat{\pi}$	0.437	0.321～0.516	0.437	0.321～0.516

（李　康）

第四篇　证据综合和常见决策研究的设计与分析

第十七章　如何对多个研究结果进行meta分析

meta分析（meta-analysis）是汇集同类研究多个相互独立的研究结果所进行的定量分析，以期获得一个综合性结论的统计分析方法，也称二次分析、综合分析等。例如：研究某种慢性病的危险因素可获得因素与疾病关联强度的指标 *OR* 或 *RR*，评价某项诊断试验可获得试验的敏感性和特异性指标，评价某个新药可获得反映其有效性和安全性的指标等。就同一个研究问题而言，例如评价某种新药的疗效，在不同的地方、不同的研究者可能分别就该问题开展研究，获得的研究结果因为各种原因可能存在着一定差异，因此，将同一类研究多个相互独立的研究结果进行定量的合并分析，可以获得一个综合性的结论，这就是meta分析的主要目的。但如何对多个研究结果进行meta分析，包括如何制订meta分析计划、如何识别多个研究结果是否同质、如何合并感兴趣的研究指标以及如何评价meta分析的偏倚和正确解读meta分析结果都是十分重要的问题。本章以选择性5-羟色胺再摄取抑制剂（selective serotonin reuptake inhibitors，SSCI）治疗强迫症患者的有效性与安全性为例，具体介绍如何对多个研究结果进行meta分析。

第一节　meta分析计划的制定

这里的研究问题是，以安慰剂为对照，评价SSCI在强迫症患者治疗中的有效性和安全性。一个高质量的meta分析研究有赖于一个严谨和详细的研究计划，该计划应至少包括以下内容：研究背景、研究目的、初始研究的纳入与排除标准、文献检索途径与策略、文献筛选、数据提取、文献质量评价以及meta分析方法的选择等。

一、背景和目的

在背景部分，主要阐述为何要开展该项研究，以及该研究的意义。在表述进行该项研究的理由时，需要以引用方式对研究现状作充分综述。研究目的最好能够用一句话加以概括并包含3个要素，即研究对象、干预和效应。在本例中，即“通过meta分析比较SSCI与安慰剂治疗强迫症患者的有效性与安全性”。

二、初始研究的纳入和排除标准

纳入和排除标准主要考虑初始研究的以下特征。

（一）研究类型

一般而言，meta分析所纳入的研究类型应一致，比如随机对照试验（randomized controlled trial，RCT）、干预性非RCT研究、观察性研究、基因多态性研究、诊断试验研究等。一般不宜将不同研究类型放在一起做meta分析。在本例中，纳入所有发表的和未发表的关于SSCI与安慰剂治疗强迫症患者的有效性与安全性的RCT研究、非完全随机对照（quasi-RCT）研究和交叉试验（cross-over trial）研究。

（二）研究对象

需考虑初始研究对疾病的定义及其诊断标准，相关的人口学特征如年龄、性别等，重要的疾病特征如病情程度等，病例来源如住院患者、门诊患者、社区患者等。在本例中，研究对象界定为大于18岁的强迫症患者，不分性别及文化背景。强迫症的诊断标准只要是可接受的通用的标准均可，如世界卫生组织（World Health Organization，WHO）标准、《精神障碍诊断与统计手册》（*Diagnostic and Statistical Manual of*

Mental Disorders, DSM)标准以及美国精神病学会(American Psychiatric Association, APA)标准。不纳入患有其他类型的 DSM Axis Ⅰ障碍患者，但继发性抑郁症可以纳入。

(三) 干预措施

对干预措施应有明确的定义，如药物的服用剂量、服用频率、疗程、给药途径等，由于不同研究的干预措施可能并不完全相同，因此可用一定的范围表示，但范围的确定应符合临床专业要求。对于合并干预的情况是否纳入也需要加以阐明。在本例中明确界定为：试验组即干预措施为 SSCI，所有剂量均可。不纳入干预措施为联合 SSCI 与其他治疗手段的研究。SSCI 药物包括氟西汀(fluoxetine)、氟伏沙明(fluvoxamine)、舍曲林(sertraline)、帕罗西汀(paroxetine)、西酞普兰(citalopram)和艾司西酞普兰(escitalopram)，对照组则为安慰剂对照。

(四) 结局变量

可以定义主要和次要评价指标为结局变量。通常主要评价指标不超过 3 个，评价指标的测量方法应一致，主要是指指标的测定类型，是定量、定性、等级的，还是一些其他类型的指标，如相关系数等。测量指标的时间点也应明确，如治疗后 1、2、5 年等。在本例中，主要评价指标为：① YBOCS(Yale-Brown obsessive compulsive scale)评价的症状改善得分。②应答率(response rate)，定义为 YBOCS 得分降低 25%。当研究中未使用 YBOCS 时，其他客观的相关量表也可以接受，如 PRS(psychopathological rating scale)和 SCL-90(symptom checklist list 90)。次要评价指标为：①强迫症症状严重程度的整体评价，其评价量表可以为 NIMH-OCS(National Institute of Mental Health-obsessive compulsive scale)、CGI(clinical global impression)、MOCI(Maudsley obsessive-compulsive inventory)、Padua inventory；②患者的退出率，以 20% 为界，分为≤20% 组和>20% 组；③不良事件；④社会及职业功能(social and occupational functioning)；⑤生活质量(quality of life)；⑥对随访期较长的研究分析复发率。

此外，在纳入和排除标准中，还需考虑研究文献的质量、文献的语言以及样本量。在文献质量方面，meta 分析对于纳入的研究有其质量的要求，至于设置怎样的门槛应视具体情况而定。Jadad 量表是目前用于评价 RCT 研究质量的通用量表之一，第一版是 6 分制，第二版改为 5 分制，也有人提出用 7 分制的，但以 5 分制应用较广。在语言方面，应注明本研究将检索何种语言的文献。样本量在现有的 meta 分析中多不进行限定，但是当纳入的个别研究的样本量特别小时，有可能影响 meta 分析结果的可靠性。因此，在纳入标准中应该考虑对样本量设置适当的门槛。

三、文献检索的途径和策略、文献筛选、数据提取及文献质量评价

(一) 文献检索的途径和策略

文献检索有不同的途径。对于公开发表的文献，可通过电子数据库(在线或光盘等载体)、参考文献目录、纸质检索工具等途径进行检索。对于非公开发表的文献，可以检索学术报告、会议论文、毕业论文等，或通过同事、专家、药物研发单位等渠道获取。文献检索策略的制定要遵循全面、客观及可重现的原则。检索中要掌握检索敏感性和准确性的平衡。在本例中，检索数据库为 CCDANCTR(Cochrane Collaboration Depression, Anxiety and Neurosis Controlled Trials Register)。通过纳入文献的参考文献再进行进一步搜索，由 2 位强迫症领域的专家通过询问业内研究者去发现未发表的研究，语种限于英文。

(二) 文献筛选

文献筛选涉及文献的管理、重复发表文献的处理、文献是否符合纳入标准的判定等问题。一般的操作顺序是：剔除重复发表文章→通过阅读标题和摘要进行初筛→对于初筛认定符合纳入标准的文献应尽一切可能获取其全文→阅读全文，根据纳入和排除标准以及是否是重复研究人群等确定最终的纳入文献。这一过程的每个环节通常安排 2 个人独立完成，当 2 个人的判断结果不一致时，可经协商达成一致，或由更高一个研究级别的人确定。文献筛选要设计清晰的筛选流程图。在本例中，由 2 位研究者独立评价，选择研究人群为强迫症并且不伴随 DSM Axis Ⅰ障碍的患者，试验设计为 RCT 研究、quasi-RCT 研究或

者交叉设计，试验组必须为SSCI，对照组必须为安慰剂的研究。

（三）数据提取

数据提取的基本要求是准确、完整。通常由2个人独立完成，然后进行核对。在数据提取前首先设计好数据提取表。数据的提取内容一般包括文献的来源（作者、发表年限、自定义ID等）、纳入标准的确认信息、文献排除的原因、试验设计的信息（至少要包含后续文献质量评价需要涉及的内容）、研究人群的信息（重要的人口学资料）、干预及对照的相关信息、结果评价的相关信息（如评价指标及评价时间点等）、研究结果和结论部分的信息（如各组的样本量、失访情况、描述性统计量及统计推断结果、重要的研究结论等）。提取的数据应满足meta分析的要求，必要时要对数据做相应的转换。在本例中，由2位研究者独立提取，不一致时协商处理。设计了数据提取表，提取信息包括：试验设计相关信息、质量评价相关指标、干预方法及结果评价等相关指标。

（四）文献质量评价

文献质量评价根据不同的研究类型有不同的评价标准，目前已有相应的评价工具，例如针对RCT研究的Jadad量表和Cochrane系统提供的Risk of Bias量表等，针对观察性研究的Newcastle-Ottawa质量评价量表，针对诊断试验的QUADAS量表等。不论什么评价工具，要想准确评价文献的质量，最重要的还是要尽可能获得各个研究更全面更真实的信息。文献质量评价方法要在分析计划中详细定义。在本例中，采用Cochrane提供的Risk of Bias评价表，由2人独立进行评价。

四、meta分析方法的确定

根据所定义的主要和次要评价指标，明确可能用到的meta分析方法。按照分析的逻辑顺序，首先确定效应量（effect size）指标。效应量是指体现干预效果的度量，例如：基于2个率比较的研究可以用率差、*RR*值、*OR*值等作为效应量；基于2个均数比较的研究可以用均数差（mean difference，*MD*）或标准化均数差（standard mean difference，*SMD*）体现效应量。meta分析的核心内容是计算出合并效应量（combined/pooled effect size），即利用加权平均的方法将各独立研究的效应量综合后所得到的效应量。效应量指标确定后要考虑用何种异质性检验方法、相关统计量及判断标准；接着判断应采用固定效应模型还是随机效应模型；然后交代发表偏倚的探测方法；最后阐述一些需要深入分析的方法，如缺失值的处理、亚组分析或者meta回归分析、敏感性分析策略等。在本例中，进行如下操作：

1. 合并效应量 二分类指标选用*RR*值，连续性指标选用*MD*，当结果为不同量表评价结果时采用*SMD*。所有指标均给出95%置信区间。

2. 异质性评价 异质性检验由*Q*检验的*P*值以及I^2大小联合判断。异质性的判断：若$I^2 \geqslant 50\%$，或$P \leqslant 0.1$且$I^2 \geqslant 25\%$，可推断存在统计异质性；若$I^2 < 25\%$，或$P > 0.1$且$I^2 \leqslant 50\%$，可推断异质性较小，分析时可以忽略。当存在异质性时需进一步探索异质性来源。

3. 模型选择 当异质性较小时选用固定效应模型，当异质性较大时选用随机效应模型。

4. 发表偏倚评价 发表偏倚的探测采用漏斗图（funnel plot）法。

5. 缺失值处理 当研究需要提取的效应量无法直接获得时，尝试通过其他相关统计量计算。条件允许的情况下ITT数据集[缺失值用last observation carry forward（LOCF）法填补]与符合方案（per protocol）数据集分别提取。

6. 亚组分析及异质性探索 异质性来源从专业异质性和统计异质性两方面探索。专业异质性是专业知识加以判断，统计异质性通过亚组分析进行探索。亚组分析可能需考虑以下情况：①SSCI中的不同药物；②研究对象的年龄；③强迫症的严重程度；④强迫症的病程；⑤是否有严重的继发性抑郁症；⑥不同用药剂量；⑦临床试验随访时间长短。

7. 敏感性分析 采用固定效应模型时，进一步用随机效应模型做敏感性分析，探索结果的稳定性。另外根据特别大或特别小的样本量、纳入研究是否做分配隐藏，是否采用盲法以及失访率的高低情况进行敏感性分析。

8. meta分析软件 采用R 3.4.4、STATA 13.0和Review Manager 5.1软件进行meta分析。

第二节 多个研究结果同质性的识别

异质性是指不同研究结果之间存在较大差异。引起异质性的原因很多，本章只限于统计异质性（以下简称异质性）的介绍。判断异质性的统计学原理是基于不同初始研究结果是否来源于同一总体，其推断方法称为异质性检验（test of heterogeneity），又称齐性检验（test of homogeneity）。

异质性检验通常用 Q 检验，Q 统计量计算见（公式 17-1），其中 W_i 为每个研究的权重，Y_i 为每个研究的效应量，M 为合并效应量，k 为研究个数。Q 统计量近似服从自由度为 $k-1$ 的 χ^2 分布，其检验假设为 H_0：所有的研究是齐性的（homogeneous）。在检验假设成立的前提下，Q 统计量的期望值等于自由度，即 $df=k-1$，那么 $Q-df$ 则表示额外的变异（excess variation），基于此推导出 2 个常用的刻画异质性的描述统计量 τ^2 和 I^2。τ^2 表示所有研究真实效应量的方差，主要用于随机效应模型合并效应量计算，按（公式 17-2）计算；I^2 表示额外变异占总变异的百分比，取值范围为 0～100%，主要用来评价异质性的大小，按（公式 17-3）计算。Higgins 等用 I^2 四等分法将异质性划分为 4 个等级，即 $I^2<25\%$：无异质性；$25\%\leqslant I^2<50\%$：异质性较小；$50\%\leqslant I^2<75\%$：异质性较大；$I^2\geqslant 75\%$：异质性很大。

判断异质性常用的方法是结合异质性检验的 P 值和统计量 I^2 来进行。循证医学研究中提倡异质性检验的检验水准设为 $\alpha=0.1$。推荐下述判断标准：若 $I^2\geqslant 50\%$，或 $P\leqslant 0.1$ 且 $I^2\geqslant 25\%$，可推断存在统计异质性；若 $I^2<25\%$，或 $P>0.1$ 且 $I^2\leqslant 50\%$，可推断异质性较小，统计异质性可以忽略。

$$Q=\sum_{i=1}^{k}W_i(Y_i-M)^2 \quad \text{（公式 17-1）}$$

$$\hat{\tau}^2=\frac{Q-df}{C} \qquad C=\sum W_i-\frac{\sum W_i^2}{\sum W_i} \quad \text{（公式 17-2）}$$

$$\hat{I}^2=\left(\frac{Q-df}{Q}\right)\times 100\% \quad \text{（公式 17-3）}$$

当异质性较大时，效应量合并要选用随机效应模型。此外，需要探索异质性的来源，常采用的方法有亚组分析、meta 回归（meta-regression）分析以及敏感性分析等。当异质性很大而且又无法说明其来源时，就不再适合进行 meta 分析。

在本例中，共有 17 篇文献符合纳入标准被纳入，选择第 1 个主要评价指标 YBOCS 得分，效应量选择 MD。数据如表 17-1 所示。

YBOCS 得分：

利用逆方差法计算合并效应量 $M=-3.182$，$se(M)=0.267$（计算公式详见下一节相应部分），

$$df=17-1=16,\ Q=\sum_{i=1}^{17}W_i(MD_i-M)^2=21.613,$$

$$P=0.156,\ C=\sum W_i-\frac{\sum W_i^2}{\sum W_i}=12.897,$$

$$\hat{\tau}^2=\frac{Q-df}{C}=\frac{21.613-16}{12.897}=0.435$$

$$\hat{I}^2=\left(\frac{Q-df}{Q}\right)\times 100\%=\left(\frac{21.613-16}{21.613}\right)\times 100\%$$

$$=25.970\%$$

异质性 $\tau^2=0.435$，检验结果 $\chi^2=Q=21.613$，$P=0.156$，$I^2=25.970\%$。按照计划中设定的异质性大小判断标准，可以认为异质性较小。

可进一步用第 2 个主要评价指标应答率为例，效应量选择 RR 值，识别结果是否同质。应答率只有 13 篇文献提供，数据如表 17-2 表示。

利用 Mantel-Haenszel 法计算合并效应量 $RR_{MH}=1.856$（计算公式详见下一节相应部分），$df=13-1=12$

$$Q=\sum_{i=1}^{13}W_i(\ln RR_i-\ln RR_{MH})^2=17.279,\ P=0.139$$

$$C=\sum W_i-\frac{\sum W_i^2}{\sum W_i}=210.039,\ \hat{\tau}^2=\frac{Q-df}{C}=\frac{17.279-12}{210.039}=0.025$$

$$\hat{I}^2=\left(\frac{Q-df}{Q}\right)\times 100\%=\left(\frac{17.279-12}{17.279}\right)\times 100\%=30.55\%$$

异质性 $\tau^2=0.025$，检验结果 $\chi^2=Q=17.279$，$P=0.139$，$I^2=30.55\%$。按照计划中设定的异质性大小判断标准，可以认为异质性较小。

表 17-1 SSCI 药物与安慰剂对比 YBOCS 得分数据

研究	SSCI			安慰剂			效应量及权重[#]		
	Mean	SD	*N*	Mean	SD	*N*	*MD*	*SE*	*W*[*]
Chouinard 1990	−3.79	5.22	43	−1.48	5.22	44	−2.31	1.119	0.798
Dominguez 1991	−5.44	7.88	266	−0.80	5.66	89	−4.64	0.770	1.685
Goodman 1989	19.40	7.00	21	28.0	7.00	21	−8.60	2.160	0.214
Goodman 1996	−3.95	6.25	78	−1.71	4.88	78	−2.24	0.898	1.241
Greist 1992b	−5.57	6.19	240	−3.40	6.19	84	−2.17	0.785	1.624
Hollander 2002	−8.50	7.60	117	−5.60	7.70	120	−2.90	0.994	1.012
Hollander 2003	19.13	8.87	259	21.75	7.07	89	−2.62	0.930	1.156
Jenike 1990a	18.80	4.00	18	21.80	7.60	20	−3.00	1.943	0.265
Jenike 1990b	20.60	9.20	10	22.30	7.80	9	−1.70	3.902	0.066
Jenike 1997	16.20	6.30	19	18.70	6.10	18	−2.50	2.039	0.241
Kamijima 2004	−8.11	8.00	94	−3.46	6.10	94	−4.65	1.038	0.929
Kasper 1999	−9.23	7.09	300	−5.60	6.90	101	−3.63	0.799	1.565
Kronig 1999	−8.50	10.15	85	−4.14	10.15	79	−4.36	1.586	0.397
Montgomery 1993	−5.33	6.75	158	−3.70	5.98	56	−1.63	0.963	1.079
Nakajima 1996	−7.10	7.03	60	−1.90	7.20	33	−5.20	1.547	0.418
Ushijima 1997	17.73	8.99	56	19.70	8.50	41	−1.97	1.790	0.312
Zohar 1996	−8.00	8.00	198	−5.00	7.90	99	−3.00	0.977	1.049

SSCI：选择性5-羟色胺再摄取抑制剂；Mean：均值；SD：标准差；*N*：样本量；*MD*：均数差；*SE*：标准误；[*]权重 $W=1/SE^2$

[#]$MD=\text{Mean}_{\text{SSCI}}-\text{Mean}_{\text{安慰剂}}$；$SE=\sqrt{SD_{SSCI}^2/N_{SSCI}+SD_{\text{安慰剂}}^2/N_{\text{安慰剂}}}$

表 17-2 SSCI 药物与安慰剂对比应答率数据[#]

研究	SSCI		安慰剂		效应量及权重			
	应答数（*a*）	样本量（n_1）	应答数（*c*）	样本量（n_2）	*RR*	ln*RR*	ln*RR SE*[*]	*W*[*]
Chouinard 1990	11	43	5	44	2.251	0.811	0.495	4.083
Dominguez 1991	76	266	7	89	3.633	1.290	0.376	7.091
Goodman 1989	9	21	0	21	19.000	2.944	1.419	0.497
Goodman 1996	26	80	7	80	3.714	1.312	0.395	6.397
Greist 1992b	93	241	25	84	1.297	0.260	0.186	28.820
Hollander 2002	51	117	28	120	1.868	0.625	0.196	26.013
Kamijima 2004	47	94	22	93	2.114	0.748	0.213	22.056
Kasper 1999	174	300	37	101	1.583	0.459	0.140	51.178
Kronig 1999	35	85	18	79	1.807	0.592	0.244	16.749
Montgomery 1993	75	160	15	57	1.781	0.577	0.237	17.792
Nakajima 1996	31	81	6	44	2.807	1.032	0.405	6.103
Ushijima 1997	23	56	10	41	1.684	0.521	0.318	9.878
Zohar 1996	109	201	35	99	1.534	0.428	0.151	44.112

[#]对有格子数为0的采用加0.5的矫正方法，本例将Goodman 1989研究中*a*、n_1、*c*、n_2各加0.5处理；*RR*：相对危险度

[*]$\ln RR\ SE=\sqrt{1/a_i+1/c_i-1/n_{1i}-1/n_{2i}}$；权重 $W=1/(\ln RR\ SE)^2$

第三节 效应量的合并

一、合并效应量的估计方法

合并效应量估计的基本思想是计算加权平均效应量。估计合并效应量的方法很多，方法间的差异主要体现在确定纳入研究的权重方面有所不同。确定权重的方法多基于逆方差思想，即以方差的倒数作为权重。方差通常又与样本量密切相关，样本量越大，方差趋于越小，这也是为什么估计合并效应量时，样本量越大（对应于方差越小），往往权重越大。

基于假设的不同，估计方法分为固定效应模型（fixed effect model，FEM）和随机效应模型（random effect model，REM）2 类，前者假设各单项研究均来自同一总体；后者则假设各单项研究并非来自同一总体，即研究之间存在异质性。虽然也有关于混合效应模型的研究，但尚未进入广泛应用阶段。上节提到，当不存在异质性时，可采用固定效应模型估计合并效应量；反之，可采用随机效应模型。

针对不同效应量有不同的合并效应量估计方法，表 17-3 将常用合并效应量的估计方法及其适用范围进行了总结。由表中可见，常用方法中仅涉及比较简单的数据类型，对于较复杂的数据类型，如多组之间的比较，需要借助 Bayes 方法进行分析。

结局指标为定性资料时，与方差倒数权重法相比，Mantel-Haenszel 法在稀疏数据（阳性事件发生率很小的数据）时更稳定，其他情况下两种方法表现相似，所以目前在应用当中更推荐 Mantel-Haenszel 法。Peto 法在处理效应 *OR* 值接近 1，并且各个研究都是大型的组间平衡的研究时，能有较好的估计效果，其他情况下都是有偏倚的，所以一般在 meta 分析中不推荐使用 Peto 法。

诊断试验的 meta 分析，除了表中给出的敏感性、特异性外，还可以将诊断优势比（diagnostic odds ratio，DOR）、ROC 曲线下面积（area under receiver operating characteristic，AUROC）、Youden 指数（Youden’s index）、预测值（predictive values）以及似然比（likelihood ratios，*LR*）等做 meta 分析。诊断试验 meta 分析的特别之处在于，效应量指标除了 DOR、AUROC 以及 Youden 指数等这些汇总性的指标外，其余均是成对的指标，如阳性似然比与阴性似然比、阳性预测值与阴性预测值。现有研究表明，若将这些成对指标单独分析会有偏性，而且有时会出现不合逻辑的结果，所以对于成对指标在做 meta 分析时推荐整体考虑。而且诊断试验的 meta 分析中要考虑界值的影响，根据是否有固定的界值会有不同的模型选择及分析侧重点。Cochrane 里推荐的分析指标是敏感性和特异性，其他指标作为辅助，并且默认所有研究均要用随机效应模型。

Bayes 方法的主要优势是可以将外部信息纳入分析，并且可以灵活地考虑所有参数的变异。但是 Bayes 方法的先验分布设置会有主观性成分，而且计算复杂，软件操作不方便。目前在 meta 分析中主要用网络 meta 分析。网络 meta 分析包括间接比较 meta 分析以及多处理 meta 分析。在这个领域用 Bayes 方法的灵活之处就是可以直接给所比较的多种处理按照效应的优劣排序，非常贴近现实需求，所以应用较为广泛。对于简单的资料，如表 17-3 中所罗列的类型，虽然也有 Bayes 方法可以处理，如 DuMouchel 和 Carlin 的 Bayes meta 分析方法、随机效应模型的

表 17-3 常用合并效应量汇总方法列表

资料类型	估计方法	效应量	模型
二分类定性资料	Mantel-Haenszel	*OR*，*RR*，*RD*	FE
	Peto’s	*OR*	FE
	DerSimonian-Laird	*OR*，*RR*	RE
定量资料	Inverse variance	*MD*，*SMD*	FE
	DerSimonian-Laird	*MD*，*SMD*	RE
诊断试验	MosesLittenberg	*Sen&Spe*	FE
	HSROC	*Sen&Spe*	RE
	Bivariate model	*Sen&Spe*	RE

OR：比数比；*RR*：相对危险度；*RD*：率差；FE：固定效应模型；*MD*：均数差；*SMD*：标准化均数差；RE：随机效应模型；*Sen&Spe*：敏感性和特异性（&：整体分析）

Gibbs 抽样等，但是通常不必使用 Bayes 方法，表 17-3 中所罗列的方法足以满足需求。

二、森林图

森林图（forest plot）是将单独效应量与合并效应量综合在一起的一种图示方法。随着 meta 分析的日益普及和研究的不断进展，森林图提供的信息越来越丰富。它不但包含了每个研究的基本统计量、推断统计量、权重、置信区间等信息，还包含了合并效应量及其 P 值和置信区间、异质性检验的描述统计量（如 I^2）和 P 值等。图形的主体是展示每个研究和合并的效应量及其置信区间，如图 17-1、图 17-2。图中，每个研究效应量的点估计值用方块表示，横穿方块的水平线表示置信区间（通常是 95% 置信区间）的大小。有的软件用方块的大小表示每个研究的权重。图的下方一般会给出合并的效应量及其置信区间，一般分别用菱形及菱形的大小表示。图中通常会给出一条无效应的参考线（效应量用差值表达时参考线为 0，比值时为 1），也可以添加一条合并效应量的直线与无效参考线作对比。图的左边一般会给出每个研究的信息，图的下方会给出异质性检验及合并效应量的检验结果。森林图有很多变种，画图比较灵活，也可以展示亚组分析结果以及累积 meta 分析（cumulative meta-analysis）结果和逐个剔除（leave-one-out）的敏感性分析结果。图 17-1 和图 17-2 分别图示了 SSCI 药物与安慰剂对比 YBOCS 得分改善情况和应答率情况。

除了森林图外，在 meta 分析中也可用星状图（radial plot）或者 L'Abbe 图（L'Abbe plot）来展示 meta 分析的结果。星状图又称加尔布雷斯图（Galbraith plot），它的主要特点是能比较直观地发现异质性点，比较受统计专业人员欢迎。但是星状图对于非专业人员来讲没有森林图好解释。

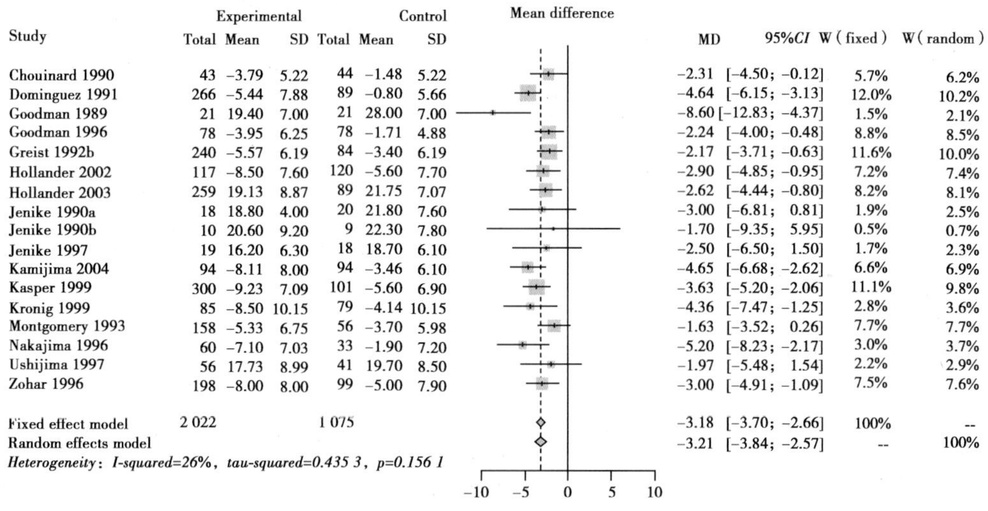

图 17-1　SSCI 药物与安慰剂对比 YBOCS 得分改善情况森林图

Study	Experimental Events	Experimental Total	Control Events	Control Total	RR	95%CI	W (fixed)	W (random)
Chouinard 1990	11	43	5	44	2.25	[0.85; 5.94]	1.8%	2.6%
Dominguez 1991	76	266	7	89	3.63	[1.74; 7.58]	3.9%	4.2%
Goodman 1989	9	21	0	21	19.00	[1.18; 306.35]	0.2%	0.3%
Goodman 1996	26	80	7	80	3.71	[1.71; 8.06]	2.6%	3.9%
Greist 1992b	93	241	25	84	1.30	[0.90; 1.87]	13.6%	11.7%
Hollander 2002	51	117	28	120	1.87	[1.27; 2.74]	10.2%	11.0%
Kamijima 2004	47	94	22	93	2.11	[1.39; 3.21]	8.1%	9.9%
Kasper 1999	174	300	37	101	1.58	[1.20; 2.08]	20.3%	15.7%
Kronig 1999	35	85	18	79	1.81	[1.12; 2.92]	6.9%	8.2%
Montgomery 1993	75	160	15	57	1.78	[1.12; 2.83]	8.1%	8.6%
Nakajima 1996	31	81	6	44	2.81	[1.27; 6.20]	2.9%	3.7%
Ushijima 1997	23	56	10	41	1.68	[0.90; 3.14]	4.2%	5.5%
Zohar 1996	109	201	35	99	1.53	[1.14; 2.06]	17.2%	14.6%
Fixed effect model		1 745		952	1.86	[1.63; 2.11]	100%	--
Random effects model					1.84	[1.56; 2.17]	--	100%

Heterogeneity: I-squared=30.6%, tau-squared=0.025 1, p=0.139 4

Risk Ratio：0.01　0.1　1　10　100

图 17-2　SSCI 药物与安慰剂对比应答率情况森林图

L'Abbe 图局限性较强，只适用于两独立组间比较的研究，而且目前主要用于效应量为二分类指标的研究。除此之外还有其他一些图形，但是相比而言森林图在 meta 分析中应用最为广泛。

三、亚组分析和 meta 回归分析

当 meta 分析中出现较大的异质性时，一般会采用亚组分析、meta 回归以探索异质性的来源或控制必要的混杂因素。

亚组分析是指将所有研究数据分成亚组，然后在每个亚组中单独进行 meta 分析，也可以做不同亚组间的比较。这里的亚组可以是所有研究的亚组，比如当有不同研究类型时可以单独将 RCT 的研究做亚组分析。其次亚组也可以是人群的亚组，比如将每个研究中男性患者的数据做 meta 分析。

meta 回归分析可以理解为是亚组分析的延伸，相比亚组分析而言，meta 回归分析允许校正的变量更灵活，可以是连续型变量，也可以是等级变量，而且允许同时校正多个变量。但是 meta 回归分析对纳入的研究数有一定要求，一般研究数较少时，如研究数 < 10 时，不适合做 meta 回归分析。

在做亚组分析或者 meta 回归分析时，除了需考虑做亚组分析的因素或者 meta 回归分析的因素要有实际意义外，还需要保证用来做亚组分析或者 meta 回归分析的因素能确保亚组内或者因素的不同水平上有足够的研究数用于分析。而且一般要求做亚组分析或者纳入 meta 回归分析的因素不宜过多，当亚组较多时需要考虑检验水准的校正问题。做亚组分析或者纳入 meta 回归分析的因素，从结果的科学性来讲，需要事先确定。

这里选择第 1 个主要评价指标 YBOCS 得分，并根据具体的不同药物做亚组分析，亚组分析解结果见图 17-3。

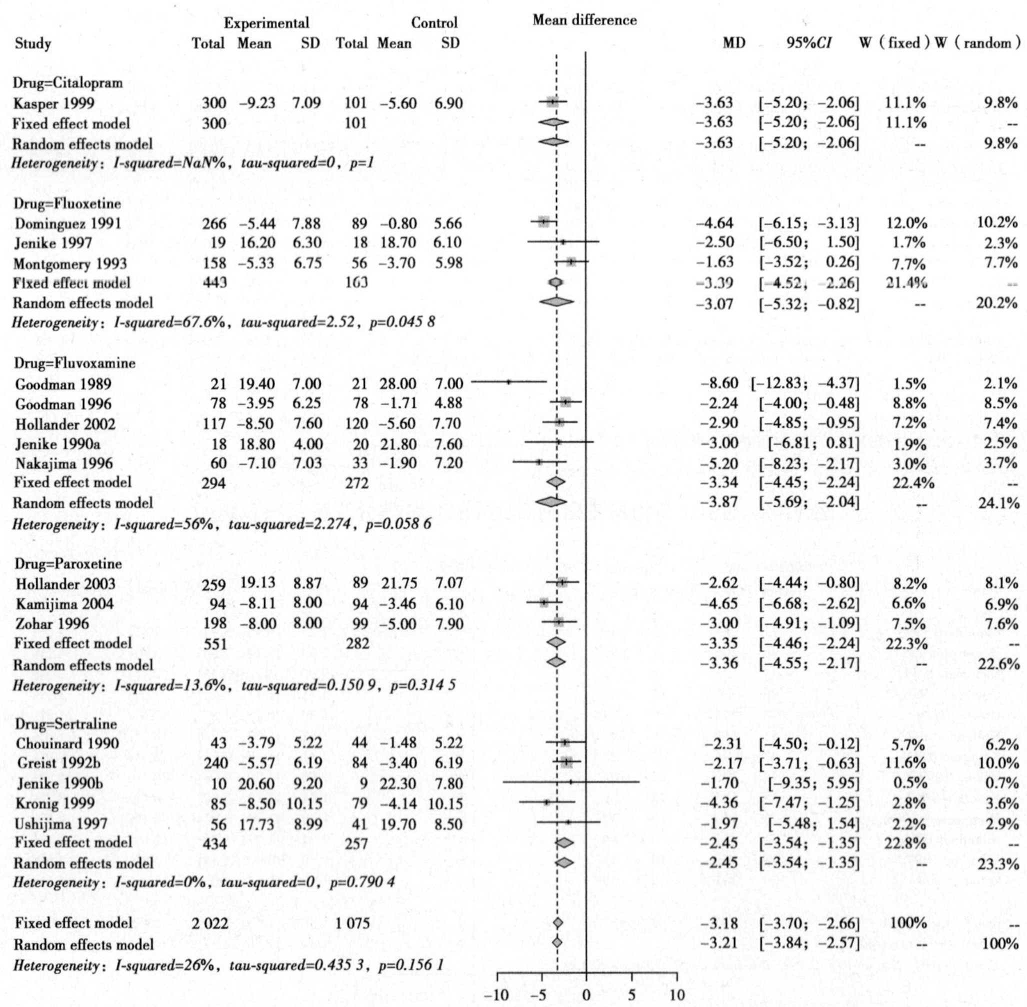

图 17-3 SSCI 药物与安慰剂对比 YBOCS 得分组间比较(亚组分析)

从本章第二节异质性检验结果可知，异质性较小可以忽略，因此选用固定效应模型进行分析。

采用逆方差法计算合并效应量，$M=\left(\sum_{i=1}^{17}W_i \cdot MD_i\right)/\sum_{i=1}^{17}W_i=-3.182$，其中 $W=1/SE^2$，见表 17-1。$se(M)=1/\sqrt{\sum W_i}=0.267$，$M\pm1.96\times se(M)=(-3.705, -2.659)$。统计检验 $Z=M/se(M)=-11.926$，$P<0.001$。

因此，获得合并效应量 MD 为 -3.182，95% 置信区间为 -3.705～-2.659。亚组分析结果显示，具体不同的药物合并 MD 值均小于 0，置信区间不包含 0。所以从 YBOCS 得分来看研究中涉及的 5 种 SSCI 药物对治疗强迫症的患者均有效。

可以进一步选择第 2 个主要评价指标应答率为例进行分析，纳入分析的研究数为 13 篇，统计量选用 RR 值，效应量合并方法选用 Mantel-Haenszel 法，亚组分析结果见图 17-4。

从本章第二节异质性检验结果可知，异质性较小可以忽略，因此仍选用固定效应模型进行分析。

$RR_{MH}=\sum_{i=1}^{13}(W_i^{MH}*RR_i)/\sum_{i=1}^{13}W_i^{MH}=1.856$，其中 $W_i^{MH}=(n_{1i}c_i)/N_i$，N_i 表示第 i 个研究的总样本量，具体数据见表 17-2。

$$se(\ln RR_{MH})=\sqrt{\frac{\sum_{i=1}^{13}[n_{1i}n_{2i}(a_i+c_i)-a_ic_iN_i]/N_i^2}{\sum_{i=1}^{13}(a_in_{2i}/N_i)\times\sum_{i=1}^{13}(c_in_{1i}/N_i)}}=0.065$$

$$RR_{MH}\text{的 95\% 置信区间为 } e^{\ln RR_{MH}\pm1.96*se(\ln RR_{MH})}=(1.634, 2.108)$$

Study	Experimental Events	Experimental Total	Control Events	Control Total	RR	95%CI	W (fixed)	W (random)
Drug=Citalopram								
Kasper 1999	174	300	37	101	1.58	[1.20; 2.08]	20.3%	15.7%
Fixed effect model		300		101	1.58	[1.20; 2.08]	20.3%	--
Random effects model					1.58	[1.20; 2.08]	--	15.7%
Heterogeneity: I-squared=NaN%, tau-squared=0, p=1								
Drug=Fluoxetine								
Dominguez 1991	76	266	7	89	3.63	[1.74; 7.58]	3.9%	4.2%
Montgomery 1993	75	160	15	57	1.78	[1.12; 2.83]	8.1%	8.6%
Fixed effect model		426		146	2.38	[1.59; 3.55]	12.0%	--
Random effects model					2.41	[1.18; 4.91]	--	12.8%
Heterogeneity: I-squared=63.7%, tau-squared=0.173 2, p=0.096 9								
Drug=Fluvoxamine								
Goodman 1989	9	21	0	21	19.00	[1.18; 306.35]	0.2%	0.3%
Goodman 1996	26	80	7	80	3.71	[1.71; 8.06]	2.6%	3.9%
Hollander 2002	51	117	28	120	1.87	[1.27; 2.74]	10.2%	11.0%
Nakajima 1996	31	81	6	44	2.81	[1.27; 6.20]	2.9%	3.7%
Fixed effect model		299		265	2.54	[1.85; 3.48]	15.8%	--
Random effects model					2.68	[1.58; 4.57]	--	18.9%
Heterogeneity: I-squared=44.9%, tau-squared=0.124 6, p=0.141 7								
Drug=Paroxetine								
Kamijima 2004	47	94	22	93	2.11	[1.39; 3.21]	8.1%	9.9%
Zohar 1996	109	201	35	99	1.53	[1.14; 2.06]	17.2%	14.6%
Fixed effect model		295		192	1.72	[1.35; 2.19]	25.4%	--
Random effects model					1.74	[1.28; 2.36]	--	24.6%
Heterogeneity: I-squared=34%, tau-squared=0.017 5, p=0.218 4								
Drug=Sertraline								
Chouinard 1990	11	43	5	44	2.25	[0.85; 5.94]	1.8%	2.6%
Greist 1992b	93	241	25	84	1.30	[0.90; 1.87]	13.6%	11.7%
Kronig 1999	35	85	18	79	1.81	[1.12; 2.92]	6.9%	8.2%
Ushijima 1997	23	56	10	41	1.68	[0.90; 3.14]	4.2%	5.5%
Fixed effect model		425		248	1.56	[1.21; 2.00]	26.5%	--
Random effects model					1.54	[1.20; 1.99]	--	28.1%
Heterogeneity: I-squared=0%, tau-squared=0, p=0.582 4								
Fixed effect model		1 745		952	1.86	[1.63; 2.11]	100%	--
Random effects model					1.84	[1.56; 2.17]	--	100%
Heterogeneity: I-squared=30.6%, tau-squared=0.025 1, p=0.139 4								

Risk Ratio

0.01 0.1 1 10 100

图 17-4 SSCI 药物与安慰剂对比应答率组间比较（亚组分析）

得到最终 Mantel-Haenszel 法合并效应量 RR_{MH} 为 1.856，95% 置信区间为 1.634～2.108。亚组分析结果显示，不同药物的合并 RR_{MH} 值均大于 1，置信区间不包含 1。因此，从应答率指标来看，研究中涉及的 5 种 SSCI 药物对治疗强迫症的患者均有效。

第四节 meta 分析发表偏倚的评价

一、发表偏倚的定义与来源

由于 meta 分析是基于初始研究的二次研究，故其研究质量势必受到初始研究质量的影响，对其研究结论的潜在偏倚应给予高度重视。在研究过程中有可能出现各种偏倚，例如：在随机化分组时产生的选择偏倚（selection bias），在试验实施过程中产生的操作偏倚（performance bias），因失访或脱落产生的损耗偏倚（attrition bias），因选择终点指标所产生的评价偏倚（detection bias），在研究报告公开发表所产生的发表偏倚（publication bias）等。本节重点介绍发表偏倚的探测和应对方法，而前面 4 种偏倚由于初始研究多不能提供足够的信息进行评价，故不在此赘述。发表偏倚属于系统误差，主要源于以下几个方面：

1. 发表时间 追溯时间太久难以充分体现近年的研究成果，追溯时间太近可能影响结论的真实性。

2. 阳性结果倾向 众所周知，阳性研究结果较阴性结果更容易发表。就此问题不同的研究指出，发表文献中阳性结果与阴性结果的比例从 2.5 倍到 8 倍不等，因此形成了为数不少的“抽屉文献”（drawer cases），或称作“抽屉文件问题”（file drawer problem），即某些研究报告完成后，由于是阴性结果而未做任何寻求公开发表的尝试就直接放入了“抽屉”。

3. 结局变量选择 对于类似的研究内容，不同的研究采用的主要结局变量有可能不一致，从而导致在 meta 分析时有所取舍。

4. 赞助者的影响 某些时候赞助者对研究的影响是不容忽视的，例如：某些投入巨资的新药研发项目，作为既是赞助商又是投资人的赞助者，试图施加某种影响于该项目研究结果是不足为奇的。

5. 语言的影响 作为学术界的强势语种，英语文献的影响要远大于其他语言文献的影响，因此有可能导致遗漏某些有重要价值的研究个例。

二、发表偏倚的探测与纠正

发表偏倚的探测主要基于漏斗图的原理。漏斗图的原理是假定各项研究相互独立，且所有研究属于一个共同的总体。根据抽样理论，样本量与抽样误差（标准误）成反比，样本量越小，样本分布越分散；样本量越大，样本分布越集中，表现为下面大上面小的漏斗状。又根据中心极限定理，无论原始数据服从何种分布，统计量（即这里的效应量）服从正态分布，体现了漏斗图的对称性，如图 17-5（此处空心圆与实心圆同等看待，空心圆主要是对应图 17-6 中被漏掉的研究）。如果图形不呈漏斗状，表明总体中的一些随机样本被刻意去掉了（如图 17-6，对应图 17-5 去掉空心圆对应的研究），从而产生了偏倚。但是需要指出的是发表偏倚并不是漏斗图不对称的唯一原因，如图 17-7 所示，当有低质量文献时也会造成漏斗图的不对称，而且一般会放大干预效应。

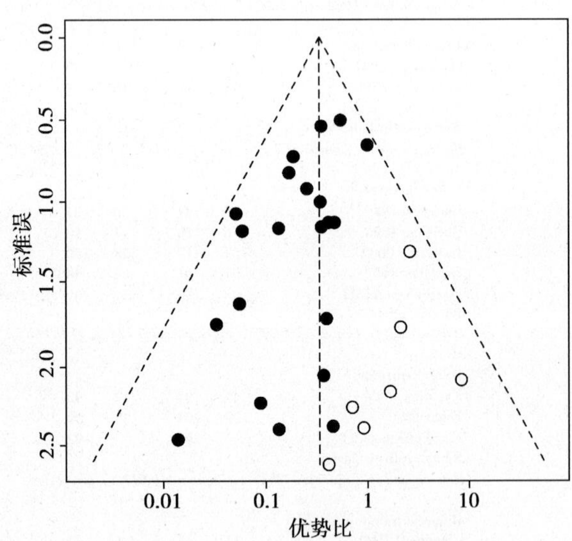

图 17-5 无发表偏倚的漏斗图

漏斗图常有两种画法：一种漏斗图是以横轴为效应量，纵轴为样本量，如果散点分布呈底朝下漏斗状，在横轴方向对称分布，则发表偏倚最小。另一种漏斗图是以横轴为效应量，纵轴为标准误或标准误的倒数—精确度（precision），因为标准误与样本量呈反向关系，此时纵轴的刻度若为标准误，则自下而上是从大到小；若为精确度，则自下而上是从小到大，所以无发表偏倚仍表现为底朝下的漏斗状。

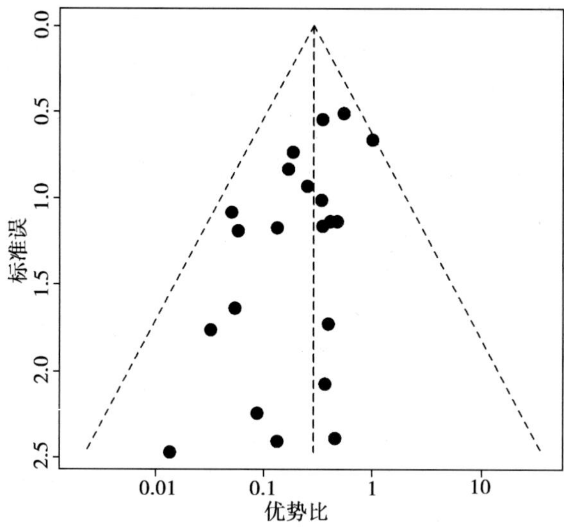

图 17-6 有发表偏倚的漏斗图

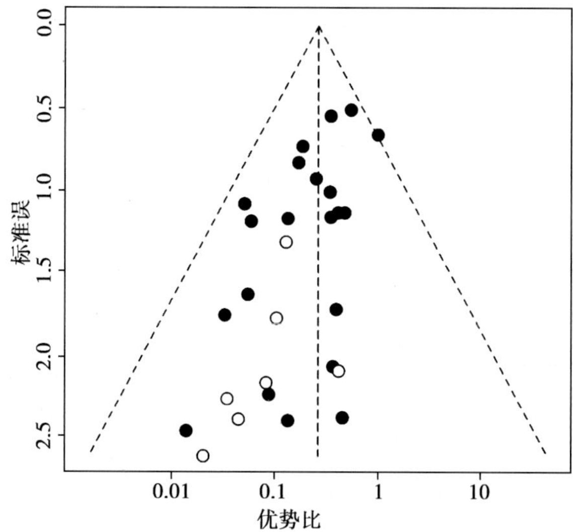

图 17-7 有发表偏倚且有低质量文献夸大了干预效应的漏斗图

漏斗图属于图示形态，目测判断是否存在发表偏倚带有较强的主观性。为此，基于漏斗图原理还产生了一些定量的检验方法，如 Egger 回归，漏斗图回归（funnel plot regression）等，简要介绍如下。

Egger 回归的主要思想是建立效应量与效应量标准误倒数的回归方程。若无发表偏性，则理论上截距为 0。若检验结果截距与 0 有显著差异，则推断存在发表偏性。

Begg 和 Mazumdar 秩相关法（Begg and Mazumdar's rank correlation method）主要思想是将标准化效应量与其标准误做 Kendall 秩相关分析，若相关关系有统计学意义，则推断存在发表偏倚。

Rosenthal 抽屉文件法（Rosenthal's file drawer test）又称为缺失阴性数法（fail-safe number test），其原理是计算最少需要多少个未发表的研究（通常是指阴性结果的研究）才能使 meta 分析的结论逆转（如 $P>0.05$），如果阴性缺失数较大，例如大于 $5k+10$（k 为纳入研究个数），则认为即使有发表偏倚，对合并效应量影响不大；否则，认为发表偏倚对合并效应量有影响。

Orwin 认为 Rosenthal 的方法存在两方面问题：一是只强调统计意义而忽视了应用意义，二是假设缺失的研究的总效应为 0 有根本缺陷。因此，Orwin 在 Rosenthal 思想的基础上，提出以最小有应用意义的效应量为判断标准的修正方法来估计缺失阴性数。

除此之外，Macaskill、Deeks、Harbord、Peters、Schwarzer、Rücher 以及 Sterne 等相继提出了多种方法。

Cochrane 指南提出，当进行对称性检验时，研究数应在 10 个以上，而且检验结果要结合漏斗图给出的直观结果解释。对于连续性指标推荐 Egger 检验法；对于二分类结局指标并且用 *OR* 值作为效应量时，若 $\hat{\tau}^2>0.1$，推荐用 Rücher 的方法，若 $\hat{\tau}^2\leqslant 0.1$，Harbord、Peters 或 Rücher 方法均可。但需要明确的是，检验方法的选择应事先确定，而不能事后通过尝试后进行选择。

当存在发表偏倚时，应探究产生发表偏倚的原因，并设法纠正偏倚，例如可以采用剪补法（Duval and Tweedie's trim and fill method）矫正。该法的基本思想是首先剪掉初估后漏斗图中不对称的部分，用剩余对称部分估计漏斗图的中心值，然后以新中心为对称轴，将剪掉的点重新贴补于原来坐标，并将这些点的对称点也贴补在对称轴的另一侧。最后基于贴补后的漏斗图估计合并效应量。

总的来讲，目前关于发表偏倚的探测和纠正方法有很多，但都存在一定的局限性，尚没有公认的最权威的方法，对分析结果的解释应谨慎。

本例中 SSCI 药物 YBOCS 得分漏斗图如图 17-8 所示。

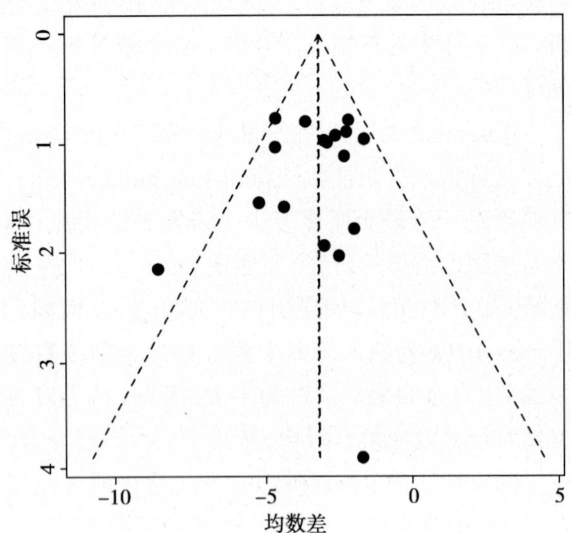

图 17-8 SSCI 药物与安慰剂组间 YBOCS 得分 MD 漏斗图

从漏斗图中看不出明显的发表偏倚。若做 Begg 检验，结果为 $Z=-0.741\,5$，$P=0.458\,4$。若做 Egger 检验，结果为 $t=-0.672\,5$，$P=0.511\,5$，截距为−0.557，见图 17-9。

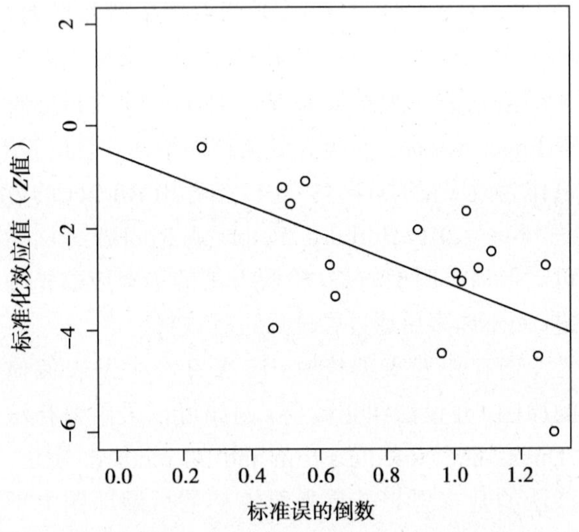

图 17-9 YBOCS 得分发表偏倚 Egger 检验图

第五节 meta 分析结果的解读

对 meta 分析的结果，首先需要解释合并效应量的意义，例如：本例中 SSCI 药物与安慰剂比较的主要评价指标之一是 YBOCS 得分改善情况（图 17-1），两组的合并差值为−3.18，从森林图的方向看 SSCI 药物优于安慰剂，其 95% 置信区间为−3.70～−2.66，该区间不包含 0，说明两组的差异有统计学意义。

除 YBOCS 得分改善情况外，另一个主要评价指标是应答率，两组比较合并 *RR* 值为 1.86，95% 置信区间为 1.63～2.11，不包含 1，意味着 SSCI 药物优于安慰剂，差异有统计学意义。2 个主要指标的结果一致，对 SSCI 药物优于安慰剂的结论有进一步的支持作用。

根据 meta 分析结果推理的研究结论是否合理、正确，需要从真实性（validity）、可靠性（reliability）、重要性（importance）和实用性（applicability）4 个方面进行评价。真实性分内部真实性（internal validity）和外部真实性（external validity），前者指某项研究本身所获得的结论的真实程度；后者指其他同类研究所获得的结论的真实程度。可靠性评价偏重于考察 meta 分析数据的质量。重要性是指证据对于应用的意义，应用价值越大当然也就越重要。实用性指的是可行性，一项研究不仅要具有科学性，而且在实践中还应具有可操作性。

在 meta 分析中，每个纳入研究的质量直接影响到结论的真实性与可靠性。如前所述，不同研究类型有不同的质量评价方法。因此，研究质量对研究结论的影响需要进行充分阐述。

异质性对分析结果显然也有着重要影响。当异质性较小时，固定效应模型和随机效应模型的结果相近，在本例中即如此；当异质性较大时，除了使用随机效应模型外，还应对异质性作深入剖析，充分估计其对研究结论可能产生的潜在影响。

特别是当异质性较大时，研究间的异质性大小，是否存在不能解释的异质性，存在发表偏倚的可能性大小，以及文献筛选及数据提取是否将误差降到可控范围内，均可用于衡量证据的真实性与可靠性。

发表偏倚的存在导致结果出现系统性偏差，但具体会有多大偏差是目前的分析方法所不能回答的问题。因此，讨论该问题时需要提到其潜在的影响以及其可能产生的不确定性。

亚组分析和敏感性分析是为了进一步考证结果的稳定性。在本例中，从图17-3和图17-4可见各个亚组分析的结果一致，而且与整体分析的结果一致，这对于提高结论的可靠性是很有帮助的。

对meta分析结果的最后总结是明确结论的适用范围。这一问题的阐述应该与纳入的研究对象相呼应，恰当地定义研究结论的适用性。亚组分析如果有足够多研究数的话，也可以将研究结论延伸至细分的目标人群。

（陈平雁　陈　征）

第十八章　如何进行临床决策分析

在临床实践中，疾病诊断、治疗措施的效果受到许多不确定因素的影响，医生随时会面临诊断和治疗的决策问题。例如：对于肿瘤患者，采取手术摘除，放射疗法，还是保守的药物治疗？哪一种诊断或治疗方案更符合成本效果（效用或效益）原则？通常情况下，医护人员会基于指南、自己的直觉和经验及同事的意见，在尽量减少成本和风险的情况下选择诊治手段，做出直觉的、定性的经验决策。但是，在面对复杂情况时，如手术治疗虽然可以控制疾病，延长患者的寿命，但同时会对健康造成新的、严重的损害，影响患者的生活质量；特别是在面对可能危及患者生命、严重影响患者健康、给患者带来沉重精神压力或经济负担等重大决策问题时，更需要医护人员在充分掌握最佳科学证据的基础上，借助决策论和概率论的方法，结合具体病例进行定量的科学决策，进一步完善经验决策。

决策（decision，decision-making）是为了达到一定目标，采用一定的科学方法和手段，从2个以上备选方案中选择一个合理方法的分析判断过程。决策分析是一种权衡各种备选方案的利弊，从而选择最佳方案的分析方法。临床决策分析（clinical decision analysis，CDA）是决策分析方法与临床实践相结合的具体应用，是指在临床诊断和治疗实践中，为实现预定目标，在充分收集和认识现有信息的基础上，通过建立模型，对各种备选方案及其可能产生的各种结局进行定性的分析和定量的计算，选择和决定最佳诊断治疗方案，包括诊断决策、治疗（康复）决策等。

现代决策分析起源于运筹学和博弈论，已在经济管理、城市规划、医药卫生等众多领域得到广泛应用，其发展与主观概率及效用理论的发展密切相关。对医学决策问题，最初大多关注的是卫生发展战略、卫生资源配置和公共卫生政策等宏观决策问题，20世纪90年代，临床决策作为医学决策的一个分支得以迅速发展。随着循证医学的发展，临床决策分析在我国的临床实践中也逐渐得到应用和发展，通过决策分析方法，分析和评价临床诊断、治疗的各种方案的效果，为临床医生进行合理诊疗提供决策方法，避免临床医生仅凭经验进行诊治而造成失误，同时也为医院管理人员进行科学管理和决策提供依据。随着医学科学技术和医疗卫生信息化建设的不断发展，尤其在有限的卫生资源条件下，临床决策分析将会发挥越来越大的作用。

第一节　临床决策研究设计

一、基本概念

（一）决策的基本要素

基于决策的定义绘制决策框架图，如图18-1所示。

1. 决策目标　指需要通过临床决策来帮助临床医生解决的具体问题，是决策的出发点和归宿。临床决策的目的是为了选定最佳诊断和治疗方案，例如：确定疑难杂症的最佳诊断或治疗方案；决定是否要进一步检查以明确诊断；为某一

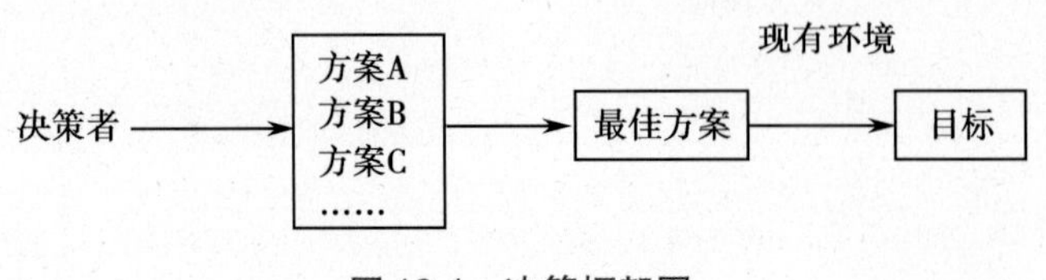

图18-1　决策框架图

个病例选取最佳的诊治方案。什么是最佳诊断治疗方案？需从效果、效益和效用等方面综合考虑。相互比较下，能获得准确的诊断，好的治疗效果，实施的时间短，实施的费用低，给患者带来的痛苦少，充分考虑实施方案对患者生存数量和质量的影响。本章主要讨论针对效果为目标的决策问题。

2. 决策者 决策者的心理、感受和意愿对决策有重要影响，不同的决策者会选择不同的方案。在临床决策中，医生是重要的决策者。但是，方案实施后的结局是由患者承担的，治疗效果必须取得患者的认同。因此，医生必须重视患者的意愿，让患者参与决策。

3. 决策方案 指为实现决策目标提出的两种及以上的可选方案。仅凭直觉或经验对这些可选方案的孰优孰劣作出准确的判断往往很难，需要进行细致的决策分析。在临床实践中遇到的决策问题，由于方案实施后可以出现不同的结局，即结局存在不确定性；因此，不论实施哪一种方案，均要承担一定的风险。

4. 决策环境 任何决策均是基于现有条件或环境作出的，必然受到现有条件或环境的影响和制约。例如：患者的病史、体征、检验结果、当前的疾病情况及今后可能发展的各种健康状态等。现有条件或环境发生了改变，最佳方案也会发生相应改变。

（二）决策的类型

决策分析作为一种科学决策方法，包括定性分析和定量分析。本文讨论定量决策分析方法，即利用数学模型进行备选方案的优选。根据决策问题具备的条件和决策结果的确定性程度，可将决策分为确定型决策分析、风险型决策分析和不确定型决策分析。

1. 确定型决策分析 指供决策者选择的各种备选方案所需的条件都已知并能准确地知道决策的特定结果，即方案实施后只可能出现一种结局。确定型决策分析方法包括用微分法求极大值和数学规划等，主要有盈亏平衡分析模型和线性规划模型等。

2. 风险型决策分析 指对决策者期望达到的目标，存在 2 个或 2 个以上的不以决策者的主观意志为转移的自然状态，但是每种自然状态发生的可能性可以预先估计或可以利用文献获得，进行这样的决策时要承担一定的风险，即方案实施后可以出现不同的结局，实施前不能确定出现哪一种结局，但是可以利用已有信息和相关方法预先估计各结局发生的概率。风险型决策分析方法主要有决策树模型法、Bayes 决策理论、矩阵决策论等。

3. 不确定型决策分析 指决策者对各种可能出现的结果的概率无法知道，只能凭决策者的主观倾向进行决策，即方案实施后可以出现不同的结局，实施前不能确定出现哪一种结局，而且无法预先估计各结局发生的概率，它比风险型决策面临的风险更大。可分为完全不确定型决策、先验概率决策和后验概率决策。不确定型决策分析方法有冒险法、保守法和折中法，采用何种方法取决于决策者对待风险的态度。

在临床决策中，风险型决策居多。以下主要介绍风险型决策分析。

二、决策分析的一般步骤

对某事件进行决策分析，原则上应当包括设计、搜集资料、整理资料和分析资料几个基本阶段，实施中应着重注意以下几个基本环节。

1. 提出问题，确定决策目标 识别并确定待决策的问题，明确分析目的，是在一定的环境和条件下决策分析过程中拟定方案、评价方案和选择方案的基准。

2. 拟定各种备选方案及构建决策分析框架 拟定备选方案是决策目标实现的途径。需广泛收集与决策对象及环境相关的信息，如患者的具体病情、家庭经济状况、副作用、疾病的可能转归等，并从多角度预测各种可能达到目标的方案发生的概率，确定解决该临床问题的各种决策备选方案。并在此基础上构建决策分析的框架，如构建决策树。

3. 选择最优决策方案 即根据决策目标和评价标准，对拟定的各种备选方案进行定量化的比较、分析和评价，形成一个最佳行动方案的过程。

4. 评价决策分析结果 决策分析得到了最优的决策方案以后，还需要对该方案的最终临床应用意义、可行性进行评价。一般采用敏感性分析方法对决策分析结果的概率不确定性程度进行检验；采用成本效益/效果分析对决策分析结果的可行性和受益情况进行检验。

5. **最终决策** 医学决策是关于对患者诊疗方案的决策，所以在选取最佳方案后还要充分考虑患者的个体因素，如患者的习俗、好恶、倾向性等。此外还要对选定的方案实施后的效果进行评估，针对出现的新情况和新问题，对决策方案进行优化。

随着物联网和移动互联网在医疗卫生领域的广泛应用，医疗卫生信息的数字化程度大幅度提高；同时，电子病历的大量应用，以及医疗设备和仪器的数字化，使得医疗数据库的信息容量不断地膨胀。这些宝贵的医疗信息资源对于疾病的诊断、治疗和医疗研究具有巨大价值。如何利用这些海量的信息资源来为疾病的诊断和治疗提供科学的决策，总结各种医疗方案疗效，更好地服务于临床医疗的决策，已经成为医疗卫生领域的关注热点。近年来，已有基于决策树、神经网络、模糊逻辑、支持向量机等多种大数据处理方法和技术的临床决策支持系统应用到疾病诊断治疗的探索，提供治疗安全警示、药物过敏警示、疗效评估、智能分析诊疗方案、预测病情进展等一系列智能的人机互动应用实践，为临床医师对疾病的诊断和治疗提供科学决策参考。如基于大数据技术的糖尿病临床决策支持系统，将现有的大多基于临床指南、规则、案例推理等的传统的糖尿病治疗方式，发展到血糖的动态监测、分析数据、发现规律、提供治疗方案和管理建议，实现以数据为基础的糖尿病个性化精准治疗及管理。

第二节 临床决策传统分析方法

一、如何采用决策树分析法进行临床决策分析

决策树法（decision tree-based method）的基本原理是借助树形分析图展示临床决策思路，并根据各种备选方案的潜在成本和各种临床重要结局出现的概率和效用，最终计算并比较各种备选方案的预期成本和收益，从而选择最优方案的方法。决策树法在医学领域主要应用于辅助临床诊断及卫生资源配置决策等方面。近年来，随着计算机技术的不断推广，决策树法的应用日益广泛。

（一）研究问题

例 18-1 一位男性青年因突发意外事故而发生开放性趾骨骨折，获救时伤口已严重感染。虽然给予了抗生素治疗并进行了紧急处理，但感染仍未得到有效控制。如果感染进一步发展，可能影响患者整个下肢甚至危及生命。采取保守治疗可能发生痊愈、膝关节以上部位的截肢、死亡三种结局。现在面临的临床决策是采用保守治疗争取保全患者肢体，还是实施踝关节截肢手术保全患者生命。

（二）分析问题

采用保守治疗争取保全患者肢体，还是实施踝关节截肢手术保全患者生命，是医生面临的临床决策问题。采取保守治疗可能发生的三种结局（痊愈、膝关节以上部位的截肢、死亡）概率利用文献可以预先估计，决策时承担一定的风险，本例属于风险型决策，现介绍如何利用决策树分析法进行决策分析？

应用决策树分析法进行临床决策时，通常有以下6个步骤。

1. **明确决策问题，确定备选方案** 决策问题即要解决的具体临床问题，对其应该有清楚的界定；备选方案一般指临床干预措施，如冠心病的治疗有手术治疗与药物保守治疗2个方案。本例临床决策路径清晰，是采用保守治疗争取保全患者肢体，还是实施踝关节截肢手术保全患者生命。

2. **根据决策思路绘制决策树模型** 决策思路是指如果实施各备选方案后，各随机事件的发生、发展过程，建立决策树模型。决策树是逐步分枝的树形图，包含3类基本的结点：决策结点、机会结点、结局结点。决策结点放在决策树的左端，一般用图形符号方框（□）表示，从决策结点引出决策分支线条，表示不同的备选方案，每一线条代表一种备选方案，上方标出决策方案名称；在决策结点，决策者可以依据定量分析结果选定最佳方案。实施每一个备选方案时都可能发生一系列随机临床事件，称为机会结点，一般用图形符号圆圈（○）表示，由机会结点引出机会

分支线条，在各分支上方注明相应的机会事件；每一个机会结点可以有多个机会事件（临床结局），各临床结局的发生是相互排斥的，一次只可能发生其中的一个；本例：采取保守治疗可能发生 3 种临床结局（痊愈、膝关节以上部位的截肢、死亡），一次只可能发生其中的一个，其概率之和为 1。结局结点一般用图形符号小三角形（△）表示，放在决策树模型最右端。从左至右机会结的顺序应该按照随机临床事件发生的时间先后关系而定，且每个机会结引出的结局是互相排斥的，既不能互相包容，也不能互相交叉。

3. 确定各种备选方案的各种状态发生的概率参数　一般可由经验或文献获得，但每一方案的各种状态发生的概率之和一定等于 1。本例：查询文献报道，用大剂量静脉抗生素进行保守治疗，其痊愈的可能性为 60%，但有 35% 的可能是膝关节以上部位的截肢，另有 5% 的可能会死亡。概率参数标注在决策树各结局相应机会分支的下方。

4. 确定各个最终结局的结果参数　依据决策目标的不同选用不同的评价指标，如期望寿命、质量调整生命年（QALY）、效用值等。效应值是对患者健康状况偏好程度的度量，介于 0～1 之间，一般将最好的健康状况设定为 1，而最差（如死亡）设定为 0。本例：根据经验确定保守治疗出现痊愈、膝关节以上截肢、死亡的效用值分别为 1.00、0.50、0；而实施踝关节截肢的效用值为 0.65。本例的决策树见图 18-2。

5. 计算各决策方案的期望值，确定最佳方案　期望值就是方案的预期平均结果，通过比较期望值的大小即可确定各方案的优劣。如果决策目标是希望收益最大，则期望值最大者为最佳方案；反之，如果决策目标是希望损失最小，则期望值最小者为最佳方案。依据概率论原理，应用概率的乘法定律和加法定律，一个决策方案的期望值就是它的各种不同状态的概率参数与相应临床结局参数的乘积之和，计算时采用回乘法，从决策树的最右端往左逐步进行计算。本例：

保守治疗方案的期望效用值为：$0.60 \times 1.00 + 0.35 \times 0.50 + 0.05 \times 0 \approx 0.78$

踝关节截肢手术方案的期望效用值为：$1.00 \times 0.65 = 0.65$

由此可见，保守治疗方案的期望效用值要高于实施踝关节截肢手术方案。提示：对该患者采用保守治疗的方案要好一些。

6. 敏感性分析　基于各参数的基线值获得了最佳方案后，还需要进行敏感性分析。敏感性分析有阈值敏感性分析和概率敏感性分析，在制定指南、用于患者群体时，概率方法有一定的作用；但对个人患者来说，阈值方法更有益。阈值敏感性分析是通过改变参数大小来观察最佳方案是否发生改变，其主要目的是对最佳方案的稳定性和适用范围进行评价，在此基础上作出最佳结论。常用、简便的阈值敏感性分析方法有单因素敏感性分析（只考虑一个参数在预先设定的波动范围类变动）和两因素敏感性分析（将两参数组合在各自预先设定的波动范围类同时变动）。

本例应用单因素敏感性分析，假定踝关节截肢的效用值在 0.6～0.7 之间波动，最佳方案不变，结论稳定。

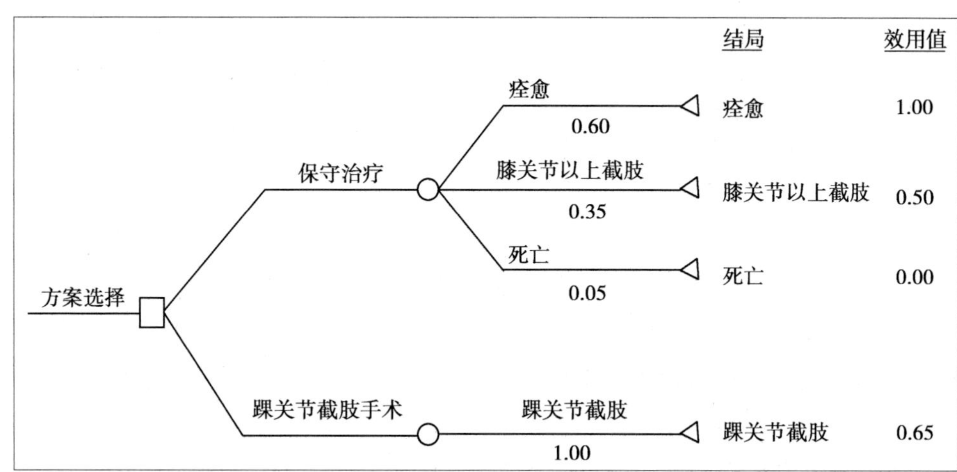

图 18-2　保守治疗与实施踝关节截肢手术临床决策树

（三）方法拓展

在决策树中，如果只有一个决策结点，称之为单级或单变量决策树，如果有2个及以上的决策结点，称之为多级或多变量决策树。当决策结点或机会结点较多，或各个结点分枝较多时，树会变得较为复杂，此时，可通过剪枝来得到最佳拟合且相对简练的决策树。有关临床经济学评价，请参阅本教材第十九章相关内容。其他相关方法，如模糊决策树、多反应变量决策树、混合决策树等技术请参考相关书籍。

二、如何采用Bayes法进行临床决策分析

（一）研究问题

例18-2　某患者患有肺部肿瘤，可以在放疗、手术和不治疗3种方案之间做选择。在临床中，为了判别肺部肿瘤是否是恶性的，常用支气管镜检来检测（记为事件T）。支气管镜检的敏感性为70%，特异性为98%。该患者应该选择哪种方案？

（二）分析问题

在风险决策时，先验概率（prior probability）往往是根据历史资料或主观判断所确定的，与实际情况可能存在一定的偏差。为了提高风险决策的决策质量，通过调查研究或试验，进一步收集与自然状态有关的各种信息，对先验概率做出修正，得到后验概率（posterior probability）。后验概率综合了先验概率和样本信息，比先验概率更贴近实际。以后验概率为基础进行统计决策，称为贝叶斯决策（Bayesian decision）。

贝叶斯决策过程包括以下几个步骤。

1. 先验分析　决策者列出各种自然状态，并通过主观经验、调查研究或从相关的研究中获得自然状态的先验概率，以及各种备选行动方案与自然状态的损益值等资料。根据这些资料可计算得各备选方案的效用值。本例：根据相关文献研究，肺部肿瘤进展为恶性的概率是90%。如果该老人的肿瘤是良性的，其期望生存时间是34.8个月；如果该老人的肿瘤是恶性的，3种方案的期望生存时间分别是：①放疗，16.7个月；②手术，死亡的概率是35%，如手术后存活，期望生存时间是20.3个月；③不治疗，5.6个月。

不进行支气管镜检情况下，每种方案下的期望生存时间分别是：

放疗：$0.9\times16.7+0.1\times34.8=18.51$（月）

手术：$0.35\times0+0.65\times(0.9\times20.3+0.1\times34.8)=14.15$（月）

不治疗：$0.9\times5.6+0.1\times34.8=8.52$（月）

可以看出，若以期望生存时间作为选择的标准，对于该患者来说，放疗将是最佳方案。

2. 后验分析　计算后验概率，用后验概率计算各备选方案的期望效用值。采用贝叶斯定理（Bayesian theorem）计算后验概率的公式如下：

$$P(A_i|B_j)=\frac{P(A_i)\,P(B_j|A_i)}{\sum_{i=1}^{n}P(A_i)\,P(B_j|A_i)},\ i=1,2,\cdots,n;\ j=1,2,\cdots,m \qquad \text{（公式 18-1）}$$

其中，$P(A_i)$是事件A_i的先验概率，$P(B_j|A_i)$为事件B_j的条件概率，$P(A_i|B_j)$为事件A_i的后验概率。

根据肿瘤的先验概率及支气管镜检的敏感性及特异性计算后验概率，以后验概率更新患恶性肿瘤的先验概率P（cancer），后验概率公式如下：

$$\mathrm{P(cancer}\,|\,T)\frac{\mathrm{P(cancer)\,P(}T\,|\,\mathrm{cancer)}}{\mathrm{P(cancer)\,P(}T\,|\,\mathrm{cancer)+P(no\ cancer)\,P(}T\,|\,\mathrm{no\ cancer)}}$$

（1）如果支气管镜检的结果呈阳性，记作T_1，那么该老人患恶性肿瘤的后验概率：

$$P(cancer\,|\,T_1)=\frac{0.9\times0.7}{0.9\times0.7+0.1\times0.02}=0.997$$

分别用3种方案治疗后得到的期望生存时间：

放疗：$0.997\times16.7+0.003\times34.8=16.76$（月）

手术：$0.35\times0+0.65\times(0.997\times20.3+0.003\times34.8)=13.25$（月）

不治疗：$0.997 \times 5.6 + 0.003 \times 34.8 = 5.69$（月）

结果表明，当支气管镜检的结果呈阳性，那么放疗将是最好的治疗方案，期望生存时间达到16.76个月。

（2）如果支气管镜检的结果呈阴性，记作 T_0，那么该老人患恶性肿瘤的后验概率：

$$P(cancer \mid T_0) = \frac{0.9 \times 0.3}{0.9 \times 0.3 + 0.1 \times 0.98} = 0.734$$

分别用3种方案治疗后的期望生存时间分别是：

放疗：$0.734 \times 16.7 + 0.266 \times 34.8 = 21.5$（月）

手术：$0.35 \times 0 + 0.65 \times (0.734 \times 20.3 + 0.266 \times 34.8) = 15.75$（月）

不治疗：$0.734 \times 5.6 + 0.266 \times 34.8 = 13.37$（月）

结果表明，当检测结果呈阴性，放疗还是最佳方案，这时期望生存时间将达到21.5个月。

3. 决策分析　由以上分析可知，在3种方案中，放疗是最优的方案。

4. 敏感性分析　分析手术存活概率的变化对治疗方案选择的影响。假定手术存活的概率 P 由0.65增长到0.75和下降到0.55，不同方案得到的期望生存时间见表18-1，最佳方案不变，结论稳定。

表18-1　手术存活概率的敏感性分析表

方案	期望生存时间/月		
	手术1*	手术2**	放疗
不行支气管镜检	16.31	11.96	18.51
行支气管镜检结果呈阳性	15.26	11.19	16.76
行支气管镜检结果呈阴性	18.12	13.29	21.50

*存活概率 $P = 0.75$，**存活概率 $P = 0.55$

（三）方法拓展

在实际工作中，当概率变化时，一个方案有可能从最佳方案转化为非最佳方案，在这个转变过程中有一个临界点，通常把该点称为转折概率（transition probability）。不同方案转折概率的计算方法和得到的转折概率见表18-2。

三、如何采用阈值分析法进行临床诊断决策

在医生的诊治活动中，对就诊者是否应安排检查和治疗，与就诊者患病概率密切相关。如果能够肯定就诊者不患病，即患病概率是0，或者明确了就诊者患病，即患病概率是1，那么诊治问题就很简单了。但是，实际工作中医生不能给出“非0即1，非1即0”的判断。因此，在对就诊者进行某项诊断试验得到结果后，临床医生经常会面临以下决策：否定诊断，不予相应的治疗方案；肯定诊断，立即进行相应的治疗；既不能肯定诊断，也无法否定诊断，而需要进行新的诊断试验确定诊断。所谓阈值分析（threshold analysis）就是根据现有信息确定使每个备选方案最终结果的效用期望值相等的一个参数值，即在此值前后备选方案的优劣发生交替，该值即为参数的阈值。在临床决策分析中，阈值分析多用于有明确有效的治疗方法且诊断方法有助于确定治疗方案的单个疾病的诊断研究，也称诊断阈值决策（包括诊断阈值、诊断—治疗阈值）。

（一）研究问题

例18-3　一名60岁的男性患者，上腹部疼痛伴有呕血史，上消化道X线检查显示胃大弯部有一直径为2cm的溃疡，临床诊断考虑为胃溃疡，但也不排除胃癌的可能。消化内科及放射科的专家根据病史和X线检查的结果认为患者患胃癌的可能性约为10%。现在面临的临床决策是应该对患者做胃镜检查，还是直接进行剖腹探查手术，或是既不进行胃镜检查也不做剖腹探查手术，仅接受内科的药物治疗。

（二）分析问题

本案例剖腹探查手术既是明确诊断胃癌的必

表18-2　手术存活转折概率的计算

方案	期望生存时间/月		转折概率（1）=（2）
	手术（1）	放疗（2）	
不行支气管镜检	$(0.9 \times 20.3 + 0.1 \times 34.8)p$	18.51	0.85
行支气管镜检结果呈阳性	$(0.997 \times 20.3 + 0.003 \times 34.8)p$	16.76	0.82
行支气管镜检结果呈阴性	$(0.734 \times 20.3 + 0.266 \times 34.8)p$	21.50	0.89

要方式，又是治疗措施。剖腹探查时如果发现患有胃癌，就可以及时进行胃大部切除术，防止其向区域淋巴结发生转移。早期胃癌患者手术后生存率高于局部已发生转移再进行手术的胃癌患者，因此，探查手术具有一定的收益。但对 60 岁老年人进行探查手术（治疗措施），也存在一定的死亡风险（治疗风险），即死亡概率。如果采用保守的胃镜检查，虽然能够降低死亡风险，但其诊断上也存在误诊或漏诊的情况，因此选取正确的决策方案使患者获得最大的收益十分重要的。阈值分析基本思想是当一个疑似患者患某病的概率 P 小于诊断阈值（testing threshold，T）时，最佳的决策是不予治疗；当 P 大于诊断—治疗阈值（test-treatment threshold）时，最佳的决策是不接受诊断试验而直接进行治疗；而当 P 介于诊断阈值和诊断—治疗阈值之间时，需要做进一步的诊断试验，然后根据试验的结果来确定治疗的决策。阈值分析一般用于 3 种决策方案的选择，其根据资料特征计算出阈值是采用阈值分析法进行临床决策的基础和关键所在。各阈值的计算公式如下：

$$T_t = \frac{\text{FPR} \times R_{\text{rx}} + R_{\text{t}}}{\text{FPR} \times R_{\text{rx}} + \text{Sen} \times \text{B}_{\text{rx}}} \quad \text{（公式 18-2）}$$

$$T_{trx} = \frac{\text{Spe} \times R_{\text{rx}} - R_{\text{t}}}{\text{Spe} \times R_{\text{rx}} + \text{FNR} \times \text{B}_{\text{rx}}} \quad \text{（公式 18-3）}$$

上式中，R_{rx} 表示患者接受治疗措施的风险，B_{rx} 表示患者接受治疗措施的收益，R_{t} 表示诊断试验风险，Sen 和 Spe 分别表示诊断试验的敏感性和特异性，FPR 和 FNR 分别表示诊断试验的假阳性率（误诊率）和假阴性率（漏诊率）。

如何利用阈值分析法进行诊断决策分析？

1. 明确治疗措施（剖腹探查手术）的收益和风险 通过系统的文献检索和咨询多个临床专家获得治疗措施的收益和风险的信息。60 岁老年人进行探查手术的治疗风险，即死亡概率 $R_{\text{rx}} = 2\%$。早期胃癌没有区域淋巴结转移的患者术后 5～10 年的生存率是无癌患者生存率的 47%，而局部已发生转移的胃癌患者术后 5～10 年的生存率是无癌患者生存率的 14%，治疗措施的收益可按照两者生存率的差值计算，即 $\text{B}_{\text{rx}} = 33\%$。

2. 明确诊断试验（胃镜检查）的风险和价值 依据临床专业经验和文献报道的诊断试验的准确性信息，如敏感性、特异性等主要指标，以及诊断试验风险的信息。老年人接受胃镜检查的死亡概率约为 0.005%，即诊断试验风险 $R_{\text{t}} = 0.005\%$；胃镜直视检查结合胃液刷洗细胞学检查用于诊断胃癌的敏感性 Sen = 96%，特异性 Spe = 98%，假阳性率 FPR = 2%，假阴性率 FNR = 4%。

3. 利用（公式 18-2）和（公式 18-3）计算诊断阈值和诊断 - 治疗阈值：

$$T_{\text{t}} = \frac{0.02 \times 0.02 + 0.000\,05}{0.02 \times 0.02 + 0.96 \times 0.33} = 0.001\,42$$

$$T_{\text{trx}} = \frac{0.98 \times 0.02 - 0.000\,05}{0.98 \times 0.02 + 0.04 \times 0.33} = 0.596$$

（三）结果解读

医生结合患者目前临床症状及检测结果，给出患胃癌的概率为 10%，即 $P = 0.1$，P 在两个阈值之间，即 $T_{\text{t}} < P < T_{\text{trx}}$，表明该患者进一步采取胃镜检查来确定治疗方法的决策是最优的。如果某患者的胃癌风险 $P < T_{\text{t}}$，最好的决策是不必进行胃镜检查，也不需要进行治疗；相反，如果 $P > T_{\text{trx}}$，则最好的决策是不必进行胃镜检查，而是直接进行剖腹探查，这样可以减少不必要的检查负担。

（四）方法拓展

阈值分析法将诊断试验与治疗的获益与风险联系起来，可以避免不必要的诊断试验，也减少由此引起的并发症和经济负担。但在采用诊断阈值分析进行临床实际工作应用中，需要注意几点问题：①需要诊断的疾病必须有明确有效的治疗方法，且在证实患有该病的情况下接受治疗利大于弊，而无需治疗却接受治疗则有一定风险，如冠心病诊断做冠状动脉造影；②诊断方法可以提供是否患病的新信息，帮助进一步确定治疗方案，但也存在假阴性和假阳性，同时进行该诊断试验时有一定的风险；③正确把握赖以决策的基本参数，如患病率、诊断试验的敏感性、特异性、假阳性率等指标及其临床意义；④对于用计量指标表示结果的诊断试验，如果仅通过正常参考值判断阴性或阳性来确定基本参数，会损失很多信息。应根据临床患者具体测定值绘制 ROC 曲线确定敏感性、特异性、阳性预测值、阴性预测值等指标，从而更便于诊断决策。

第三节　临床决策 Markov 链决策分析

Markov 模型（Markov model）是俄国数学家 A. A. Markov 名字命名的一种数学模型，它可以模拟随时间发生的随机事件的过程。Markov 决策模型是决策树模型的特殊类型，在临床决策方面的应用是从 20 世纪 90 年代开始，主要用来模拟慢性病的发展过程。Markov 决策分析模型不同于决策树模型的是它从疾病的真实发展去考虑，模拟每个患者的随机事件随时间的发展过程，更符合慢性病的发展过程。而决策树模型虽然简便、直观、易懂，但它要求先固定时间，以便计算在此期间机会事件（或结局）发生的平均概率以及最终结局的平均价值，这很难准确模拟那些慢性疾病长期复杂的发展、演变过程。Markov 决策模型分析的原理是将所研究的疾病按其对健康的影响程度划分为几个不同的健康状态，并根据各状态在一定时间内相互间的转换概率模拟疾病的发展、演变过程，结合每个状态上资源消耗和健康结果，通过多次循环运算，估计出疾病发展健康结局及费用。因此，随着疾病谱的变化及人们对临床决策的重视，Markov 决策模型已广泛应用于药物经济学评价、临床干预措施评价及疾病的筛查等方面。

一、如何利用 Markov 模型进行临床决策分析

（一）研究问题

例 18-4　大多数临床试验的观察期有限，仅能对临床干预的短期效果进行评价。而许多慢性疾病治疗的近期效果往往与患者远期预后、生命质量甚至期望寿命及将来的治疗费用等密切相关。比如一个 65 岁已确诊的癌症患者，目前有两种方案可供选择进行治疗：一是手术治疗，二是保守治疗。考虑到患者的年龄和健康状况，手术治疗需要承担很大的因手术立即死亡的风险，但可能彻底治愈也可能无效；保守治疗不能彻底治愈，但可能使病情得到控制并好转也可能无效。为了延长患者寿命，面对这种情况，应选择哪一个治疗方案呢？

（二）分析思路

慢性疾病的自然发展过程往往是不同程度的病变之间的转换过程。病情的自然波动或有效的治疗措施可能使疾病好转或延缓疾病进程，或者使病情停留在某一阶段，而不同阶段疾病结局发生的概率也会随时间推移不同。一些结局在分析期限内可能会重复出现，如病情好转后又恶化；同时，由于希望评价诊治方案对患者的终身影响，分析期限会很长直至患者死亡。而且，在这样长的期间内，各结局会随机地发生在各个时间，不同时间发生的同一结局从经济学角度来看其价值也是不一样的。决策树模型虽然简便、直观、易懂，但它要求先固定时间，以便计算在此期间机会事件（或结局）发生的平均概率以及最终结局的平均价值，这很难准确模拟那些慢性疾病长期复杂的发展、演变过程。Markov 模型能够很好地捕捉、模拟这些长期的动态变化，并结合各结局在不同时间发生的概率及其价值计算各方案的期望值，是解决慢性疾病决策问题的一个很好方法。Markov 模型一般分析步骤如下。

1. 明确决策的问题，确定决策的方案　与所有的决策分析一样，在利用 Markov 决策模型进行决策分析时，要明确分析目的、确定决策的问题，并根据实际情况，确定解决该问题的各种决策方案，从而构建决策分析的框架。

2. 设立 Markov 状态及其相互间的转换　根据研究目的和疾病的自然转归将整个病程划分为不同的健康状态，即 Markov 状态（Markov States）。Markov 状态划分需要从临床效果和经济学评价两方面衡量，应该充分体现疾病进程中的重要健康状态。一般研究对象在一个时间点只能处于一种健康状态，所以 Markov 状态必须是相互独立的，不能有重叠或包含关系。其中，有一种特殊的状态，是指病程可以从其他状态向此状态转移，但不能从此状态向其他状态转移，称为吸收态（absorbing state）。它是循环的终点，研究对象在到达此状态后不再转移到其他状态，经过一定的循环之后所有研究对象都应转移到该终点上。在慢性病研究中，一般将“死亡”作为吸收态，当然也可以将病情严重、几乎不可逆的状态作为吸收态。

Markov 过程就是将所有可能的事件模拟成

从一个状态向另一个状态转换的过程，各状态之间的转换应根据实际病程的发生而定。图 18-3 为癌症患者保守治疗方案的 Markov 状态模型。有患病、好转和死亡 3 种 Markov 状态，其中死亡为吸收态。患病可以向好转转移，可以向死亡转移；好转也可以向患病转移，但是死亡不能向患病转移。图中椭圆形表示状态；带箭头的直线表示状态间的转换及方向，横线上方的数字代表转换概率；用带箭头的弧线表示状态向自身转移，即患者一个循环周期内停留在原来状态，而不转移到任何状态，这正体现慢性疾病具有长期不变的特性。

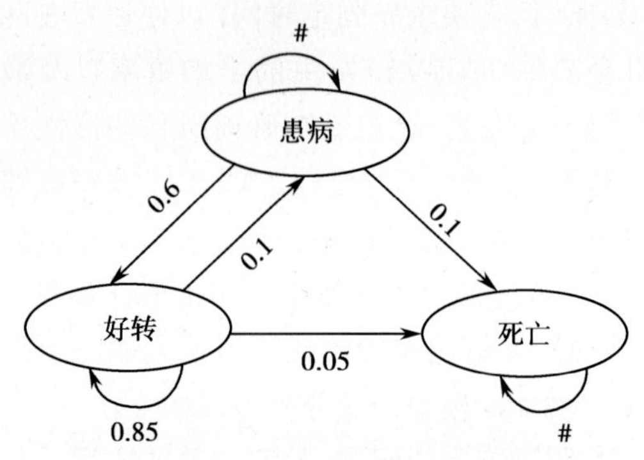

图 18-3 癌症患者保守治疗方案的 Markov 状态图

3. 设定合理的循环周期和分析期间 Markov 循环是考虑疾病在固定的时间周期内循环向前发展、演变的过程，这个时间周期称为 Markov 循环周期。在每个循环周期内，研究对象可以从一个状态转移到另一个状态，也可以同一个状态不发生改变。循环周期的设立非常重要，它的长短一般根据临床意义设定。例如：在有关十二指肠溃疡的分析中，由于溃疡能在 1 个月内愈合但也可能很快又复发，这时，可以 1 个月作为一个循环周期。而对大多数慢性疾病而言，其不良事件在整个寿命周期内都可能发生，但发生的频率相对较低，如脑卒中或肝癌，这时常用 1 年作为一个循环周期。Markov 模型是一个不断循环的过程，在决策分析前要先设定将要分析的期间。一般依据研究目的确定要评价多长时间内不同干预措施的长期效果；或者设定模型停止运算的条件，如 Markov 循环返还计算的数值达到某一条件即停止运算；也可以直接规定 Markov 循环次数。癌症为慢性疾病，其治疗效果显现的时间较长，设定 Markov 循环周期为 1 年，图 18-4 为癌症患者保守治疗 Markov 循环决策树。

4. 确定 Markov 决策分析模型中的参数 Markov 决策模型的基本框架建立后，关键是确定模型所需的参数，主要包括 3 类：概率、成本、健康效用值。概率包括各种 Markov 状态的初始概率和死亡概率，以及各 Markov 状态间的转移概率。成本包括的种类很多，如药费、住院费、检查费、筛查费用等，一般应根据干预措施来设定。健康效用值主要用于计算研究队列获得的质量调整生命年和失能调整生命年。

（1）如何确定初始概率：初始概率是指 Markov 循环过程开始之前，各 Markov 状态的分布概率，代表进入研究队列时处于各健康人群的构成比例。Markov 状态初始概率在 0～1 之间，且各状态的初始概率之和一定等于 1。通常情况下，吸收态的初始概率为 0。Markov 决策模型中各状态的初始概率应该根据研究目的，随机抽样

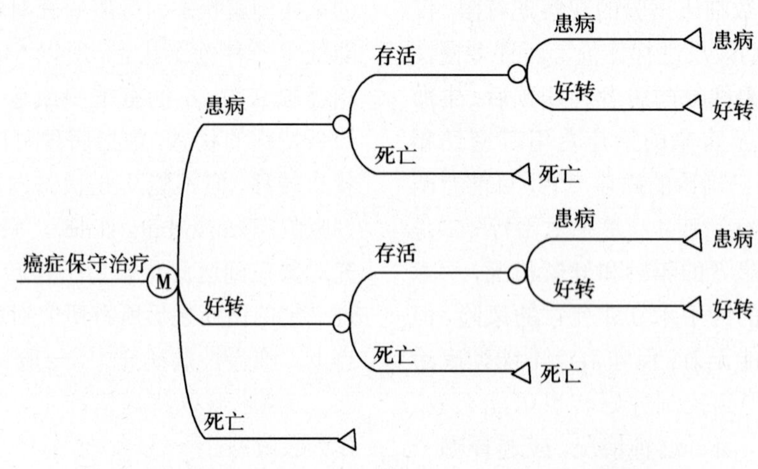

图 18-4 癌症患者保守治疗方案 Markov 循环决策树图

调查处于各状态人群的构成比来确定初始概率。

（2）如何确定各状态的死亡概率：死亡概率是指处于各 Markov 状态的人在一个循环周期内死亡的可能性大小。死亡概率与各 Markov 状态密切相关，如“中晚期食管癌”状态的死亡概率一定比“健康”状态大。另外，每个循环周期的死亡概率可以只设定一个点估计值，通常文献资料不能直接给出所需的死亡概率，往往需要进行转换。我们可以依据人口普查的统计年鉴，或研究地区的人口统计报告获得死亡率，然后通过 $P=1-e^{-rt}$ 计算得到死亡概率。上式中，P 为所需的死亡概率，r 为期间总死亡率，t 为时间间隔，与模型中确定的循环周期有关。若循环周期为 1 年，获得的 r 是年死亡率，那么 t 等于 1；若循环周期为 3 个月，获得的也是年死亡率，此时 t 应该等于 4。

（3）如何确定状态转移率：状态转移率是指在每个循环周期内各个状态之间随机转移的概率。在一个 Markov 循环中，每个状态引出的转换（包括停留在原来的状态）概率之和必须为 1。如图 18-3 中好转状态向患病、死亡转换及停留在原状态的概率之和为 1（0.1＋0.05＋0.85）。依据此原理，患病停留在原状态的概率为 0.3（1－0.6－0.1）。在不同的 Markov 循环中，同一转换其概率可以不同，这正是 Markov 模型的优势所在。

常用设定状态转移概率的方法有以下 3 种：①已发表的医疗卫生领域的文献；②数学模型，包括生存模型、多元 logistic 回归分析、Bayes 分析及神经网络；③专家意见，通常用的是德尔菲法。实际工作中，最好利用已完成的随机对照试验和个体试验的结果进行系统综述来计算确定转移概率；而模型计算和专家意见所得到概率的可靠性较低。另外，我们经常获得的是随机事件发生的“率（rate）”，而不是“概率（probability）”，这时，我们也可以用与死亡概率一样的公式 $P=1-e^{-rt}$ 进行转换；如果我们直接获得的是概率，但时间单位与模型所用的循环周期不同，这时可以通过公式进行换算：$t_{p1}=1-(1-t_{p1})^{1/t}$，式中 t_{p1} 为 1 个循环周期内的转移概率，t_{p1} 为时间间隔 t 内的总概率。

（4）如何确定健康效用：健康效用又称健康权重系数，指个人或社会对健康结果的愿望或偏好，它是反映个体健康状况的综合指数，其取值范围在 0～1 之间。如果以理想的健康状况的效用值为 1，死亡为 0，病残等不同程度丧失工作和生活能力者，则可以表示为 0～1 之间的一个数值。如果健康状况比死亡还糟，也可以给予一个负值，比如植物人。健康效用一般分为两种，即质量调整生命年（quality-adjust life year，QALY）的权重系数和失能调整生命年（disability-adjusted life year，DALY）的权重系数，一般前者更为常用。

健康效用经常通过健康测量量表进行测算，即用健康测量量表对不同健康状态的人群进行健康状况测量，将各健康状态的量表得分转换为 0～1 之间的数值，就得到健康效用值。国际上推荐的基于效用的生命质量量表主要有欧洲健康质量量表（EuroQol，EQ-5D）、健康效用指数（health utility index，HUI）、健康生存质量量表（quality of well-being scale，QWS）、健康寿命年（year of healthy life，YHL）以及由 SF-36 编制的 SF-6D 等。

（三）结果解读

“癌症患者保守治疗方案”的 Markov 循环周期为 1 年，各状态初始概率分布是患病为 1、好转为 0、死亡为 0，各状态的效用值（QALY）分别是患病为 0.5、好转为 0.8、死亡为 0，再根据图 18-3 给出的第 1 个循环的转化概率和死亡概率，绘制癌症患者保守治疗方案 Markov 模型循环过程如图 18-5 所示，初始状态为第 1 个循环开始时各状态的概率，括号中为其效用值（QALY）。因为循环长度定为 1 年，第 1 个循环后，3 个状态分布概率重新分配，分别为 0.3、0.6 和 0.1，第 1 个循环产生的效用值为 $0.3\times0.5+0.6\times0.8+0.1\times0=0.63$ 个 QALY。如此循环下去，计算每个循环产生的 QALY。当到达第 n 个循环时，满足终止条件，停止继续循环和计算，此时 3 个状态的分布概率分别接近 0、0、1，近似全部患者死亡。计算各次循环产生的累积 QALY 为接受保守治疗的患者平均效用值，这正是保守治疗方案的期望值。

各参数的设置与模型设定的循环周期有密切关系，他们都是每个循环周期内参数，若模型的循环周期改变，相应的参数就需要改变。

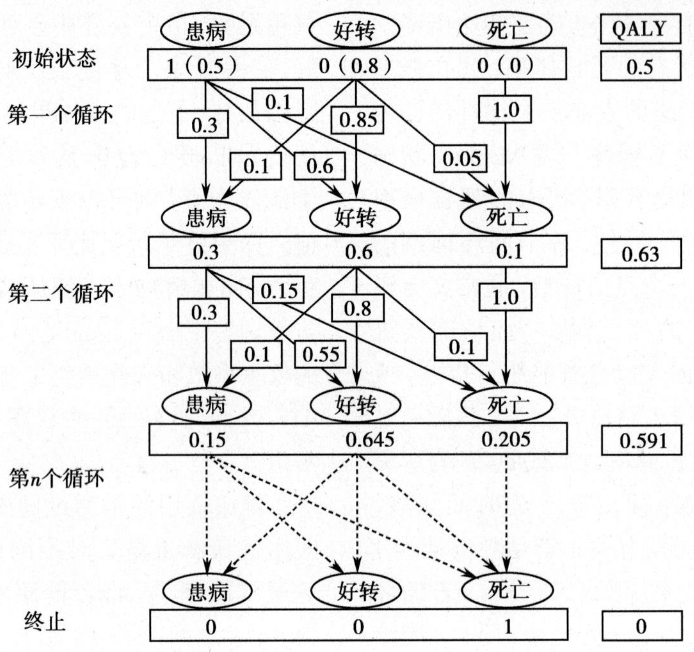

图 18-5 癌症患者保守治疗方案 Markov 模型循环过程图

二、如何利用 Markov 模型进行药物经济学评价

药物经济学评价可从不同利益集团角度出发，如患者、医院、药厂、保险机构、社会等，评价者所站角度不同，成本和效果测量所包含内容不同。我们以罗格列酮钠片治疗糖尿病的长期经济学效果为例，通过 TreeAge Pro 进行分析来完成药物经济学评价。

（一）研究问题

例 18-5 糖尿病是一组以高血糖为特征的代谢性疾病。由于长期存在的高血糖，会导致糖尿病患者各种组织，特别是眼、肾、心脏、血管、神经的慢性损害、功能障碍。糖尿病作为我国四大慢性病之一，目前尚无根治糖尿病的方法，但通过多种治疗手段可以控制好糖尿病。根据国际糖尿病联盟（IDF）于 2017 年 11 月 14 日公布的最新数据显示，2013 年，全球糖尿病在 20～79 岁患者人数已达 3.82 亿，糖尿病防治医疗费用超过 4 710 亿美元；其中 80% 在中等和低收入国家。据最新的《中国成人糖尿病流行与控制现状》调查研究显示，我国糖尿病患者人数已达 1.14 亿人，糖尿病前期人数接近 5 亿人。因糖尿病导致的直接医疗开支已占我国医疗总开支的 13%，达 1 734 亿元。由此可以看出，糖尿病已经不只是一个单纯的医学难题，已经成为我国最为重要和棘手的公共卫生问题和经济学难题。糖尿病治疗的费用给国家财政带来了沉重负担，因此有必要进行糖尿病治疗的药物经济学研究，以期为临床筛选经济有效的治疗方案提供参考。

（二）分析思路

1. 资料收集

（1）临床试验资料：收集某药厂提供的随机、盲法的多中心临床研究资料。该试验以马来酸罗格列酮为平行对照，评价罗格列酮钠片合用磺酰脲类药物治疗 2 型糖尿病患者的有效性和安全性。药物治疗对象不同治疗效果会存在差异，因此新药临床试验受试对象的年龄、性别、病情等不仅仅影响到药物经济学效果指标的测量，而且与制定新药上市后的适应证和禁忌证密切相关。本研究药物经济学评价的基础人群即罗格列酮钠新药临床试验的受试对象，其人群特征与罗格列酮钠临床试验方案规定的纳入标准类似。受试对象的纳入标准：①按年标准确诊的 2 型糖尿病患者；②年龄 30～75 岁，男女不限；③体重指数为 19～35kg/m^2；④口服磺酰脲类降糖药用量稳定 1 个月者，2 周内空腹血糖相差≤1.7mmol/L，且空腹血糖在 7.0～13.0mmol/L 之间；⑤入选前 1 个月内未参加任何药物试验者；⑥应有避孕措施的育龄女性患者。

（2）文献检索资料：糖尿病治疗的长期经济学效果评价时，文献检索纳入标准为：①罗格列酮类治疗糖尿病安慰剂随机对照临床试验或合用基础药物的罗格列酮类治疗糖尿病安慰剂随机对照临床试验试验；②效果指标中包含治疗前后糖化血红蛋白（HbA1c）改变量，且能得到基线值；③有明确的药物治疗剂量和随访时间，随访时间至少 3 个月；④英文文献；⑤检索时间范围为 1999—2003 年。在电子期刊、美国国立医学图书馆的医学文献检索服务系统、搜索引擎等检索到符合纳入标准的文献共 8 篇，具体情况略。

2. 确定糖尿病患者转移状态和转移周期　根据糖尿病的自然史可知，确诊的糖尿病患者一生可经历 3 个状态：糖尿病无并发症、糖尿病有并发症、死亡。这 3 个状态不可能在一个时期同时存在，而且往往只知道患者某时刻所处的状态，该时刻之前的状态与现在无关。考虑到糖尿病病情进展的不可逆性，建立糖尿病患者的状态转移模型，见图 18-6。

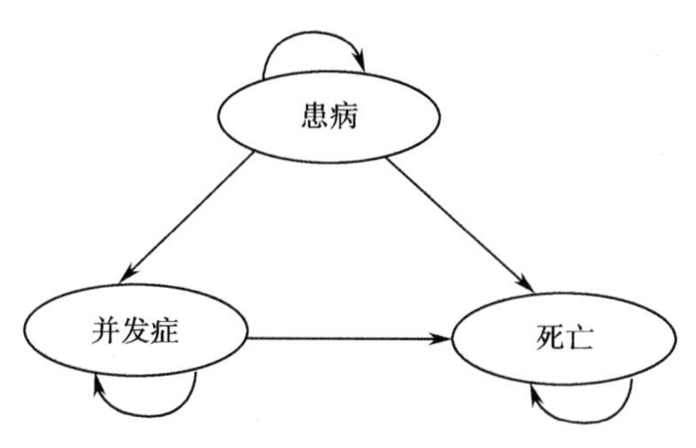

图 18-6　糖尿病患者的状态转移模型

因糖尿病相关并发症往往经历多年后才变得明显，故研究中以 1 年作为一个循环周期。在每个周期中，队列人群处于某种既定的健康疾病状态，每个新周期开始时，患者可从一种状态转移到另一个状态，也可处于同一种状态不发生变化，本文以 10 年为例，评估糖尿病患者未来发生糖尿病并发症和死亡的风险。

3. 确定状态转移概率

（1）利用已收集资料抽取信息：基于英联邦前瞻性糖尿病研究，以二甲双胍治疗的患者为研究对象，得出糖尿病、糖尿病大血管和微血管并发症、死亡之间的年转化率的基线值。Clark 研究表明，当 HbA1c 处于 7%～11% 范围时，HbA1c 浓度相对改善 10%，并发症的相对风险独立降低 40%，虽然这项研究的研究对象是 1 型糖尿病患者，但许多研究者认为此结论同样可用于 2 型糖尿病患者。根据这 2 项研究结果可得到尽可能准确的“罗格列酮钠相对无治疗或其他药物治疗的 HbA1c 减少量”，这是计算状态转移概率的关键。另外，根据临床试验结果可知，罗格列酮钠与马来酸罗格列酮临床治疗效果相同，故在长期效果研究中将文献检索的马来酸罗格列酮临床试验资料等同于罗格列酮钠。

对于同一研究主题，不同临床试验结果可能不同，甚至相反。本研究所用文献检索资料与临床试验治疗结果也是如此。为了对同一问题得到一个尽量统一科学的结论，可以综合各个临床试验结果，即通过分析得到一个综合结论。故本研究结合新药临床试验资料和文献检索资料，进行多水平 meta 分析获得“罗格列酮钠相对无治疗或其他药物（非罗格列酮钠）治疗的糖化血红蛋减少量”。综合分析结果，基线 HbA1c 含量为 9%，罗格列酮钠用药剂量为 4mg/d，治疗半年后，HbA1c 含量相对二甲双胍、磺酰脲类药物治疗平均下降 0.908%，波动范围为 0.326%～1.490%。

（2）计算各状态转移概率：糖尿病并发症可分为微血管性和大血管性微血管性并发症，包括终末期肾病、视网膜病、神经疾病和足部溃疡，大血管性并发症包括冠心病和缺血性卒中等。糖尿病并发症不针对单个并发症进行分析，而是综合计算所有并发症。

我们以二甲双胍治疗的患者为研究对象，得出糖尿病转化为糖尿病大血管和微血管并发症的年转化率的基线值见表 18-3 第 2 列。结合 Clark 的研究可知，假定基线 HbA1c 含量为 9%，罗格列酮钠用药剂量为 4mg/d，治疗 1 年，HbA1c 含量相对二甲双胍、磺酰脲类药物（非罗格列酮钠）治疗改变量与治疗半年相同，则罗格列酮钠治疗 2 型糖尿病 1 年能使 HbA1c 相对无治疗或其他药物治疗 1 年减少 0.908%（0.326%～1.490%），相对改善率为 10.1%（3.6%～16.6%），罗格列酮钠治疗能使糖尿病并发症风险降低 40.4%（14.4%～66.4%）。具体结果见表 18-3。

表 18-3 罗格列酮钠组糖尿病并发症及死亡事件年发生率

发生事件种类	非罗格列酮钠	罗格列酮钠效应降低风险	罗格列酮钠净风险
总死亡率	0.013 5	0.005 45	0.008 05
非血管性疾病死亡率	0.006 8	0.002 75	0.004 05
非致死性卒中	0.001 6	0.000 65	0.000 95
致死性卒中	0.001 6	0.000 65	0.000 95
总卒中	0.003 2	0.001 3	0.001 90
心绞痛	0.005 9	0.002 38	0.003 52
非致死性心绞痛	0.006 8	0.002 75	0.004 05
致死性心绞痛	0.004 3	0.001 74	0.002 56
猝死	0.000 8	0.000 32	0.000 48
总冠心病	0.017 8	0.007 19	0.010 61
总大血管疾病	0.021 0	0.008 48	0.012 52
微血管并发症	0.006 7	0.002 71	0.003 99

我们获得上表的结果是随机事件发生率，而不是“概率”，我们可以利用公式 $P=1-e^{-rt}$ 将其转化为概率。罗格列酮钠治疗组年状态转移概率见表 18-4。

表 18-4 状态转移概率计算结果

原状态	转移后状态	罗格列酮钠组	非罗格列酮钠组
糖尿病	并发症	0.996 0	0.993 2
	死亡	0.004 0	0.006 8
糖尿病存活者	糖尿病	0.983 6	0.972 5
	并发症	0.016 4	0.027 5
糖尿病并发症	并发症	0.996 0	0.993 3
	死亡	0.004 0	0.006 7

根据糖尿病治疗的过程建立评价罗格列酮钠治疗与非罗格列酮钠治疗糖尿病的长期药物经济学效果的决策树模型（图 18-7）。

4. Markov 模型队列分析 Markov 队列分析法是将模拟的队列人群按转移概率一次性通过模型，在每个 Markov 周期后，模拟人群会在转移概率的作用下重新分布到不同的 Markov 状态下，如此循环直至模拟人群全部进入吸收状态或根据终止条件停止循环。最终可获得不同干预方案在各状态下不同周期的概率分布表 18-5 和表 18-6。

表 18-5 和表 18-6 结果提示今后 10 年间，罗格列酮钠治疗组有 14.6% 糖尿病患者将伴有并发症，3.9% 糖尿病患者死亡；而非罗格列酮钠治疗组有 22.7% 糖尿病患者转化为糖尿病并发症，6.6% 糖尿病患者死亡。两组结果比较提示在 10 年治疗期间，每 1 000 名接受罗格列酮钠治疗的患者中有约 81 名患者避免了并发症的发生，有约 21 名患者避免了早死。图 18-8 和图 18-9 分别为罗格列酮钠治疗组与非罗格列酮钠治疗组患者可能处于疾病 / 死亡状态随周期延长的状态概率图，类似于生存曲线，可直观地看出各阶段各队列人群的状态分布。

5. 成本效果分析 Markov 队列分析比较了罗格列酮钠治疗组与非罗格列酮钠治疗组的长期治疗效果，但没有考虑治疗成本，而治疗成本是影响患者选择药物的重要因素，因此，进一步的成本效果分析非常重要。在成本效果分析中一般以延长生命年作为效果指标。

（1）如何进行成本测量：从社会角度出发，药物经济学分析中成本分为 3 种类型：直接成本、间接成本和隐性成本。直接成本指因疾病和治疗引起的花费，包括直接医疗成本（如诊断、预防和治疗的花费以及住院费用等）和直接非医疗成本（如去医院就诊的车旅费、营养费及雇佣患者陪伴费等）。间接成本指因为疾病或死亡而造成的工资损失，包括休学、休工、过早死亡所造成的工资

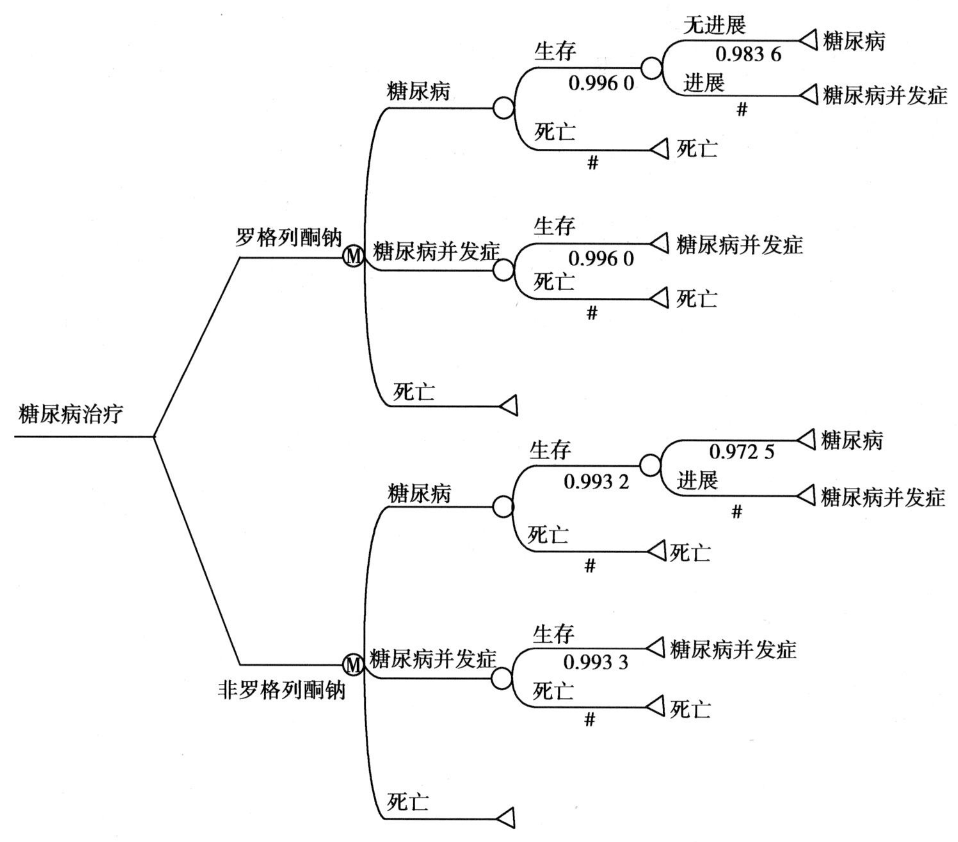

图 18-7 糖尿病治疗的长期药物经济学效果的决策树模型

表 18-5 罗格列酮钠治疗组队列分析结果

阶段	各状态概率			阶段末各状态人数		
	糖尿病	并发症	死亡	糖尿病	并发症	死亡
0	1	0	0	1 000	0	0
1	0.979 7	0.016 3	0.004 0	980	16	4
2	0.959 7	0.032 3	0.008 0	960	32	8
3	0.940 2	0.047 8	0.012 0	940	48	12
4	0.921 1	0.063	0.015 9	921	63	16
5	0.902 4	0.077 8	0.019 8	902	78	20
6	0.884 0	0.092 2	0.023 8	884	92	24
7	0.866 1	0.106 3	0.027 7	866	106	28
8	0.848 4	0.120 0	0.031 6	848	120	32
9	0.831 2	0.133 4	0.035 4	831	133	35
10	0.814 3	0.146 4	0.039 3	814	146	39

表 18-6 非罗格列酮钠治疗组队列分析结果

阶段	各状态概率			阶段末各状态人数		
	糖尿病	并发症	死亡	糖尿病	并发症	死亡
0	1	0	0	1 000	0	0
1	0.965 9	0.027 3	0.006 8	966	27	7
2	0.932 9	0.053 5	0.013 6	933	54	14
3	0.901 1	0.078 6	0.020 3	901	79	20
4	0.870 4	0.102 7	0.026 9	870	103	27
5	0.840 7	0.125 8	0.033 5	841	126	34
6	0.812 0	0.147 9	0.040 1	812	148	40
7	0.784 3	0.169 1	0.046 6	784	169	47
8	0.757 5	0.189 4	0.053 1	758	189	53
9	0.731 7	0.208 8	0.059 5	732	209	59
10	0.706 7	0.227 4	0.065 8	707	227	66

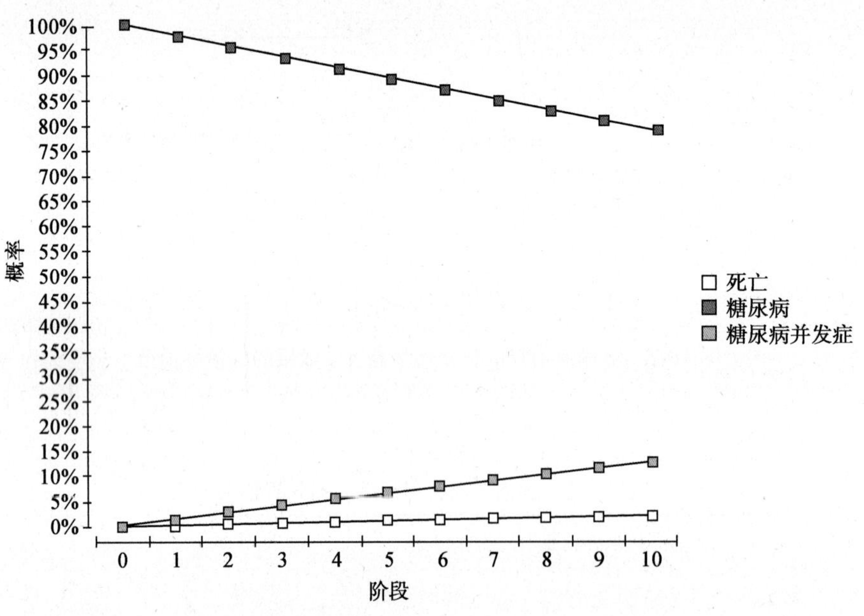

图 18-8 罗格列酮钠治疗组患者不同阶段状态概率图

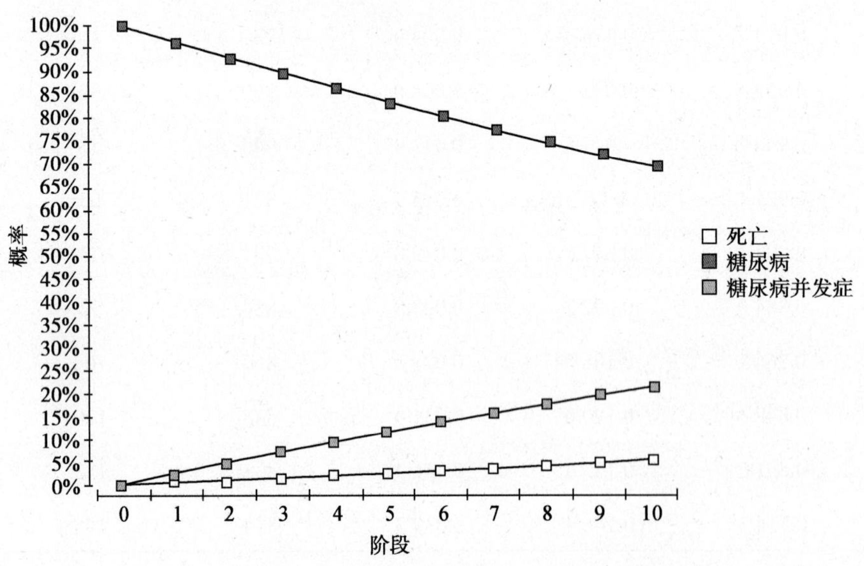

图 18-9 非罗格列酮钠治疗组患者不同阶段状态概率图

损失。隐性成本一般不可直接测量，主要因疾病引起的悲伤、疼痛和不安等花费。因隐性成本测量难度太大，故成本多由直接医疗成本、直接非医疗成本、间接成本三部分组成直接医疗成本。我们依据调查资料将罗格列酮钠治疗52周药品费用基线值定为2 340（1 560～4 680）元。非罗格列酮钠组药品费用参考目前国内市场上出售的国产二甲双胍片的售价5元，1年费用约为230元。两组的直接非医疗成本、间接成本都参考上海复旦大学、葛兰素史克公司与英国益世公司年联合进行的糖尿病及其并发症患者成本调查结果，糖尿病无并发症患者年平均直接非医疗成本与间接成本设为920元，糖尿病有并发症患者年平均直接非医疗成本与间接成本设为3 417元。

（2）如何确定折扣率：折扣率也称贴现率，是在资金等值计算中使用的反映资金时间价值的参数。基准折现率是一个具有重要经济意义的折现率临界值，是反映投资决策者对资金时间价值估计的一个参数，其大小直接关系到方案的成本和效益现值的大小。基准折现率的大小取决于通货膨胀率的高低、方案在未来期间风险的大小、资金来源的构成及未来的投资机会等多种因素，这些影响因素随国家、时间的不同而不同。因此，基准折现率因时、因地、因评价主题不同而异，恰当确定基准折现率既重要又困难。药物经济学评价中所用的基准折现率不全相同，一般在1%～8%之间，最频繁应用的基准折现率范围为3%～5%。我们分析以年折扣率为3%基准，并对成本、效果同时进行折扣。

（3）如何进行成本效果分析：如表18-7所示，不同折现率的罗格列酮钠与非罗格列酮钠治疗糖尿病的长期药物经济学效果比较。在年基准折扣率为3%情况下罗格列酮钠治疗年所需成本为29 555.9元，比非罗格列酮钠治疗多花17 442.6元，平均生命期望延长0.105 4年，罗格列酮钠治疗成本效果为3 420.08元/年，增量成本-效果比（ICER）为165 507.03元/年。

（4）如何进行半圈校正：Markov状态转移模型中一个重要的假设是每个阶段结束时，所有的状态转移同时发生。事实上转移过程是在整个阶段内逐渐发生的，平均发生转移的时间约为半个转移阶段的长度。这个假设不会对生存曲线产生影响，但在多数模型中会导致对吸收态期望生存的高估，对非吸收态的期望生存低估，特别是当个体开始状态的成本/效果赋值与状态转移时的赋值存在明显不同时，误差会很大。因此成本效果分析时对这种误差进行校正是必要的。在Treeage Pro中可通过半圈校正来减少这种误差，其思想是假设状态转移发生在每个阶段的中间，在状态转移初始阶段给目前状态成员安排相应成本/效果赋值的一半，再将另一半成本效果赋值给相应的转移状态，表18-8为半圈校正后成本效果结果，可见如果不进行半圈校正，会高估期望生存年数。

（5）如何进行敏感性分析：敏感性分析的目的是了解模型中各参数发生一定程度变化时，最

表18-7　不同折现率的两组成本效果比较

折现率	药物	成本（C）	增量成本	效果（E）	增量效果	C/E	ICER
0	罗格列酮钠	33 696.10	19 786.58	9.826 5	0.126 7	3 429.11	156 159.01
	非罗格列酮钠	13 909.52	—	9.666 9	—	1 464.34	—
0.03	罗格列酮钠	29 555.90	17 442.60	8.641 9	0.105 4	3 420.08	165 507.03
	非罗格列酮钠	12 113.30	—	8.536 5	—	1 419.00	—

表18-8　不同折现率半圈校正后两组成本效果比较

折现率	药物	成本（C）	增量成本	效果（E）	增量效果	C/E	ICER
0	罗格列酮钠	33 810.60	19 655.02	9.807 4	0.140 5	3 447.47	139 889.77
	非罗格列酮钠	14 155.57	—	9.666 9	—	1 464.34	—
0.03	罗格列酮钠	29 223.97	17 074.73	8.499 7	0.115 7	3 438.24	147 636.03
	非罗格列酮钠	12 149.24	—	8.384 0	—	1 449.09	—

优方案是否发生改变。通常的做法是确定决策所依据的主要参数，变动这些参数的值后再计算决策的结果，并分析会产生什么变化，如成本、效用值等。如果每次只变动一个模型参数而其他参数保持不变，观察该参数变化是否会影响结果的稳定性，称为一维敏感性分析，也就是常说的单因素敏感性分析；如果两种或两种以上不确定性因素同时发生变动对结果的影响程度，称为多维敏感性分析。如果变量的取值在其波动范围内是均匀的（概率相等），为确定敏感性分析；如果变量的取值在其波动范围内不是均匀的（概率不相等），则为概率敏感性分析，可以通过 Monte Carlo 模拟来确定多个不确定因素的概率分布。

1）确定敏感性分析：二甲双胍作为传统糖尿病治疗药物，价格低廉又稳定，对其进行敏感性分析的意义不大，但罗格列酮钠为国产类新药，价格差异较大，范围为 1 560～4 680 元。我们针对罗格列酮钠药物价格进行敏感性分析，采用折现率为 3%。结果见表 18-9，当罗格列酮钠价格高到与进口药物文迪雅相同时，其相对于非罗格列酮钠治疗组的增量成本 - 效果比为 319 607.06 元 / 年。如果罗格列酮钠价格定为文迪雅的 1/3，即年药物费用为 1 560 元时，罗格列酮钠治疗延长 1 年生命比用二甲双胍类药物多花费 90 312.13 元。

2）概率敏感性分析：在药物经济学研究中，成本效果比通常采用点估计的方法，由于成本、效果的测量存在不确定性，因此最好用置信区间来表示成本效果比的变动范围，获得一个全距敏感度，这种敏感性分析方法叫概率分析法。常用 Monte Carlo 模拟进行概率敏感性分析，它是一种利用随机数进行数据模拟的方法，其基本思想为事先确定随机变量的概率分布，然后从概率密度函数出发进行随机抽样，抽样所得数值与实际总体具有相同的分布特征，最后利用抽样结果求得参数期望。由于卫生服务成本或价格多为偏态分布，故假定罗格列酮钠价格服从对数正态分布，标准差为价格的 10%，即服从均数为 7.76，标准差为 0.776 的对数正态分布。因 β 分布能近似不同形状而保持取值在 0～1 之间，对于模型中的概率，β 分布是适合的理论模型。

表 18-10 为采用 Monte Carlo 方法模拟 10 000 次的结果。罗格列酮钠组 10 年的治疗成本最少是 19 315.52 元，最多则为 88 887.73 元，该治疗组人群今后 10 年内平均存活时间为 8.49 年。

表 18-9　罗格列酮钠不同药品费（元年）下的成本效果分析

药物价格 / 元	药物方案	成本 / 元	增量成本 / 元	效果 / 年	增量效果 / 年	成本效果比 /（元 / 年）	增量成本效果比 /（元 / 年）
1 560	罗格列酮钠	12 149.24	10 444.98	8.499 7	0.115 7	2 658.24	90 312.13
—	非罗格列酮钠	22 594.21	—	8.384 0	—	1 449.09	—
2 184	罗格列酮钠	12 149.24	15 748.78	8.499 7	0.115 7	3 282.24	136 171.25
—	非罗格列酮钠	27 898.02	—	8.384 0	—	1 449.09	—
2 808	罗格列酮钠	12 149.24	21 052.58	8.499 7	0.115 7	3 906.24	182 030.38
—	非罗格列酮钠	33 201.82	—	8.384 0	—	1 449.09	—
3 432	罗格列酮钠	12 149.24	26 356.38	8.499 7	0.115 7	4 530.24	227 889.50
—	非罗格列酮钠	38 505.62	—	8.384 0	—	1 449.09	—
4 056	罗格列酮钠	12 149.24	31 660.18	8.499 7	0.115 7	5 154.24	273 748.63
—	非罗格列酮钠	43 809.42	—	8.384 0	—	1 449.09	—
4 680	罗格列酮钠	12 149.24	36 963.98	8.499 7	0.115 7	5 778.24	319 607.76
—	非罗格列酮钠	49 113.22	—	8.384 0	—	1 449.09	—

表 18-10　Monte Carlo 方法模拟 10 000 次的成本效果值分布

阶段	罗格列酮钠		非罗格列酮钠	
	成本	效果	成本	效果
$\bar{X}$	36 293.88	8.491 7	12 466.27	8.384 0
S	7 548.15	0.024 6	433.42	0.030 3
P_0	19 315.52	8.381 3	11 268.29	8.255 5
$P_{2.5}$	25 001.16	8.439 5	11 721.05	8.322 2
P_{50}	35 123.16	8.493 0	12 430.55	8.385 0
$P_{97.5}$	53 919.79	8.536 3	13 430.53	8.439 6
P_{100}	88 887.73	8.569 2	14 567.89	8.490 5

（王乐三　刘红波）

第十九章　如何进行卫生决策相关研究的定量分析与评价

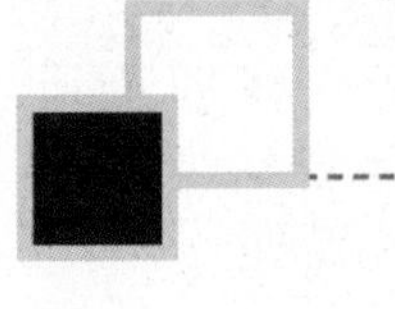

第一节　卫生经济学评价

卫生经济学评价以经济理论为基础，结合生物统计学、流行病学、心理测量学以及决策学等学科方法，对疾病干预措施等进行经济效率的评价，主要包含对方案的成本和产出的估计以及2个或多个方案之间的比较，以保证评价结果与经济学的效率目标相关，同时便于决策者理解和采用评价结果，最终为卫生决策提供经济学证据。

卫生经济学评价方法包括成本效果分析、成本效用分析和成本效益分析等，一般包括以下基本步骤：确定评价的服务对象、确定分析问题、确定干预和对照方案、确定评价视角和范围、确定分析方法、成本测算、健康产出测算、成本产出分析、贴现分析以及不确定性分析。

一、如何进行成本效果分析

（一）研究问题

例 19-1　脑卒中因其较高的发病率、致残率、死亡率和复发率，已成为威胁公众健康的重大疾病之一。其中，急性缺血性脑卒中（脑梗死）占全部脑卒中的60%～80%，依达拉奉注射液和醒脑静注射液是临床上治疗该病的常用药物。欲比较脑梗死患者接受两种不同临床干预治疗后可能获得的收益差别，可采用成本效果分析。

（二）分析思路

成本效果分析（cost-effectiveness analysis，CEA）是对具有相同健康产出指标的各种干预方案进行成本和产出的比较。当各种干预方案的健康产出主要体现在某单一效果指标，且该指标本身的变化具有明确、可解释的临床意义时，最适合使用成本效果分析。

1. 如何确定效果指标和成本指标　确定效果指标和成本指标是进行成本效果分析的关键。一些常见的卫生统计指标，如发病率、死亡率、生存率或生理生化指标等，常用来作为效果指标。对于效果的测算，则需要区分“效果”（effectiveness）与“疗效”（efficacy）。前者指干预措施在自然状态（即非试验治疗条件）下，患有特定疾病的个体接受干预治疗后可能获得的收益；后者指干预措施在严格控制条件（通常为随机对照临床试验条件）下可能获得的收益。卫生经济学评价的最终目的是为了给现实环境中的相关决策问题提供证据支持，决策环境与证据生产环境的一致性是保证其可应用性的重要条件，因此，一般来说，“效果”指标优于“疗效”指标。但来源于实际治疗环境的“效果”数据收集耗时耗力，实际应用中需兼顾指标的可靠性和可获得性。本例采用急性缺血性脑卒中疗效指标中常采用的神经功能学评分（neurological deficit scores，NDS）作为疗效评价标准来定义总有效率，NDS 减分 18% 以上为“有效”。该数据来源于随机对照临床试验结果的 meta 分析，属于“疗效”。

2. 如何收集和处理成本效果分析所需的数据　采用多种来源的数据进行分析，在卫生经济学评价中非常普遍，既可节省研究成本，又可在短期内得到结果。例 19-1 收集 2010 年 10 月至 2012 年 12 月收治的住院患者病案资料，其中效果数据来源于文献资料，成本数据来源于临床病案资料。为保证两者兼容，须严格拟定和遵照患者的纳入和排除标准（标准此处从略）。来源于病案资料的成本数据存在的问题是研究组和对照组患者的基线特征存在差异，这可能对成本产生影响。例如在本例中，醒脑静组和依达拉奉组患者在基线格拉斯哥昏迷量表（Glasgow coma scale，GCS）评分、基线 NIHSS 评分、是否吸烟、是否肾功能不全、是否使用了脑电治疗以及是否应用丁苯酞、低分子量肝素和阿司匹林等方面存在显著差异。

在对效果数据进行合并时，本例采用的是间接 meta 分析（具体方法见 meta 分析）。试验方案为醒脑静注射液 + 基础治疗或依达拉奉 + 基础治疗，对照组为基础治疗。meta 分析结果显示，醒脑静组与基础治疗对照组总有效率相比 *RR* 值为 1.20（95%*CI*：1.07～1.34），差异具有统计学意义；依达拉奉与基础治疗对照组总有效率相比 *RR* 值为 1.27（95%*CI*：1.20～1.34），差异具有统计学意义。通过将基础治疗组样本量大小作为权重对有效率进行加权平均，得到基础治疗组加权平均有效率为 73%，醒脑静组为 87.45%，依达拉奉组为 92.49%。

3. 如何进行成本分类 卫生经济学评价有多种成本分类方法，比较常用的是将疾病或者干预方案的成本分为：直接成本（direct cost）、间接成本（indirect cost）和隐性成本（intangible cost）三大类。直接成本指的是与医疗干预直接相关的一切成本，包括干预中消耗的各种产品、服务或其他资源，也可以分为：①直接医疗成本（direct medical cost）（由于医疗资源的消耗而形成的成本，如医生诊疗服务、护士护理服务、药品、检查和住院等，这些资源都来源于卫生部门）②直接非医疗成本（direct non-medical cost）（由于治疗直接引起的除了医疗资源以外的其他资源消耗形成的成本，如交通成本、特殊营养成本、家属陪护成本、雇佣家政服务人员料理家务或照看小孩成本等）。间接成本指的是与医疗干预间接相关的社会生产时间资源的消耗，包括与疾病、残疾或者死亡相关的患者劳动力的损失，以及患者治疗和家属照顾的时间损失等，也包括患者为了获得医疗服务而花费在交通、候诊、接受医疗服务，以及康复过程中的时间。隐性成本指的是因疾病或采取某种干预措施而导致患者的各种身心不适，因其难以量化，在多数卫生经济学评价中，仅作为概念上成本分类的一个部分，很少单独量化。

4. 如何进行成本测算 成本测算包括 5 个步骤：成本识别、成本测量、成本估价、贴现分析（discounting）以及不确定性分析（uncertainty analysis）。前 3 个步骤是成本测算的核心步骤。①成本识别：即列出与评价中的医疗干预方案相关的成本项目清单。在基于患者水平数据的卫生经济学评价中，需要详细列出医疗干预方案中每一个成本项目。如患者使用的医疗服务的种类和数量等。在模型法评价中，可采用分类汇总的成本项目，如干预方案中主要药物的成本、其他药物成本、住院成本、护理成本、检查成本、间接成本和交通成本等。②成本测量：即计算每一个成本项目消耗的数量。③成本估价：即对每一项成本的单位价值进行估计。从理论上说，卫生经济学评价中的成本应当按照机会成本原则进行估价，但在实际研究中由于机会成本计算非常复杂，因此常采用明确市场价格作为估价依据。卫生经济学评价中的成本测算与研究角度有关。常见的研究角度包括全社会角度、卫生保健系统角度、患者角度、医保方角度、雇主角度以及医疗服务提供者角度。本例采用卫生保健系统（health care system）的研究角度，成本只包括直接医疗成本，主要包括中药费、西药费、护理费及其他费用（住院费、检查费、化验费、诊疗费等）。

5. 如何进行均值分析和增量分析 成本效果分析通常包括均值分析和增量分析 2 个过程。通过均值分析计算各干预方案的平均成本效果比（cost-effectiveness ratio，CER），通过增量分析计算增量成本 - 效果比（incremental cost-effectiveness ratio，ICER）。

均值分析采用各干预方案的平均成本与平均效果计算 CER，其实际意义就是该干预方案效果指标平均改变 1 个单位需要花费的成本。

增量分析是在各干预措施之间进行两两比较，根据计算得到的 ICER 值来判断各方案经济性，其实际意义是一个方案相对另一个方案，平均让患者多获得一个单位效果所需花费的成本。假设需要比较干预方案 1 和干预方案 0 的经济性，ICER 的计算公式如下：

$$ICER = \frac{C_1 - C_0}{E_1 - E_0} \quad \text{（公式 19-1）}$$

其中，C 为成本，E 为效果，下标 1 表示干预方案 1，下标 0 表示干预方案 2。

在增量分析前，通常会对各干预方案的成本和产出进行两两比较，排除劣势方案，即成本更高而产出更少的方案。因此，经过这样的比较之后再计算的 ICER 不会出现小于零的情况。计算得到ICER后，需要将ICER值治疗效果的单位价值（外部标准）进行比较。若ICER大于该价值，则方案1多花费的成本是值得的，方案1经济性更好；反之则不值得。通过判断，可以在2个方案中保留经济性更好的方案。需要注意，与均值分析相比，增量分析的结果与经济学理论更加一致，是成本效果分析中最重要的结果。

进行成本效果分析时，估计由于治疗方案差异引起的两组患者成本差异作为增量成本，可运用多因素线性回归分析控制各混杂变量，以避免回顾性数据中由于患者基线或其他原因导致的成本差异。另外，为了避免不同厂家生产的依达拉奉价格及使用占比对平均成本的影响，以“必存”的价格代替其他生产厂家的依达拉奉的价格，并假设为醒脑静注射液与“必存”进行比较。该处理方法实际上假设各厂家生产的依达拉奉的临床有效率及对其他卫生资源使用的影响相同。

本研究共筛选得到符合条件的患者219例。其中，醒脑静组95例，依达拉奉组124例，两组患者基线状况比较见表19-1。醒脑静组平均直接医疗成本为13 343.30元，依达拉奉组平均直接医疗成本为14 232.50元。

多因素线性回归分析的具体做法是设置虚拟变量：D＝1使用醒脑静；D＝0使用依达拉奉。总医疗费用函数为：$Y=b_0+b_1X_1+\cdots+b_iX_i+aD+u$，方程中虚拟变量前的系数$a$代表不同治疗方案间的总医疗费用平均差异（$\Delta C$）。结果显示，醒脑静组比依达拉奉组治疗平均降低成本1 233.90元。

计算成本效果比，依达拉奉组获得单位效果的成本为15 388.15元，醒脑静组获得单位效果的成本略低于依达拉奉组，为15 258.20元。在增量分析中，与醒脑静相比，依达拉奉平均多让1名患者达到治疗有效，需要增加17 642.86元成本（表19-2）。这种增量分析的结果也是最具决定性的。当直接采用两组平均成本进行分析时，ICER为17 642.86元，即依达拉奉组相对于醒脑静组平均多让1名患者达到治疗有效，需要多花费17 642.86元；当采用多因素线性回归得到的两组成本差进行分析（增量成本-效果分析）时，ICER为24 482.48元（表19-3）。

6. 如何进行验证评价 验证评价中基础分析结果的稳定性一般是通过调整研究中的不确定性参数、结构模型来考察其对研究结果的影响。不确定性分析最常用的方法是敏感性分析、情境分析以及模型验证。敏感性分析主要用于对存在不确定性的参数进行的分析，通常通过改变不确定性参数的取值来观察评价结果的变化情况；根据分析参数的数量可以分为单因素（one-way）、两因素（two-way）以及多因素（multi-way）敏感性分析，其中多因素敏感性分析中常根据多个参数的概率分布进行概率敏感性分析（probabilistic sensitivity analysis），其结果常用ICER散点图或成本效果可接受曲线（cost-effectiveness acceptability curve，CEAC）表示。

本例运用TreeAge 2008软件对成本效果分析结果进行概率敏感性分析。结果显示，在最大支付意愿小于30 000元时，醒脑静或者依达拉奉具有经济性的概率为40%～60%（图19-1），而且2条成本效果可接受曲线在这个区间内有交叉。即使意愿支付值增加到60 000元，依达拉奉经济的可能性也只上升不到70%。

表19-1 醒脑静组与依达拉奉组患者基线情况

变量	依达拉奉组（$n=124$）	醒脑静组（$n=95$）	P^*
年龄/岁	66.94±11.00	70.03±11.04	0.51
患者数（男/女）	75/49	65/30	0.23
发病时间/d	31.04±26.17	30.15±25.54	0.58
GCS评分	14.64±1.13	13.50±2.74	0.01
NIHSS评分	5.18±3.84	7.82±6.31	0.02
吸烟人数	33$^{\triangle}$	12$^{\bigstar}$	0.01
喝酒人数	15	7	0.24
高血压人数	103	71	0.13

续表

变量	依达拉奉组(n=124)	醒脑静组(n=95)	P^*
糖尿病人数	29	25	0.62
慢性支气管炎人数	6	6	0.63
冠心病人数	15	15	0.43
肾功能不全人数	2	12	<0.01
吸氧治疗人数	45	45	0.10
脑电治疗人数	3	16	<0.01
神经节苷酯使用人数	23	18	0.94
氯吡格雷使用人数	21	20	0.44
丁苯酞使用人数	80	20	<0.01
甲钴胺使用人数	52	41	0.86
奥拉西坦使用人数	58	52	0.24
低分子量肝素使用人数	22	5	0.005
阿司匹林使用人数	107	65	0.001

[*] 对连续性变量报告了(均值 ± 标准差),采用两独立样本均数 t 检验进行统计分析;分类变量报告了频数,并采用卡方检验;[△] 表示依达拉奉组的暴露人数,下同;★表示醒脑静组的暴露人数,下同;GCS:基线格拉斯哥昏迷量表;NIHSS:基线美国国立卫生研究院卒中量表

表 19-2　醒脑静与依达拉奉的成本效果分析

药物	成本(C)	效果(E)	成本效果比(C/E)	增量成本 - 效果比(ΔC/ΔE)
醒脑静	13 343.3 0	87.45%	15 258.20	—
依达拉奉	14 232.50	92.49%	15 388.15	17 642.86

表 19-3　醒脑静与依达拉奉的增量成本效果分析

药物	增量成本(ΔC)	效果(E)	增量效果(ΔE)	增量成本 - 效果比(ΔC/ΔE)
醒脑静	—	87.45%	—	—
依达拉奉	1 233.92	92.49%	5.04%	24 482.48

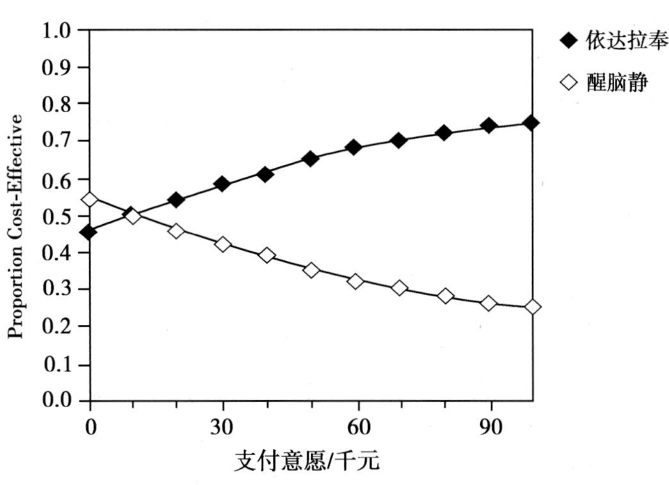

图 19-1　醒脑静与依达拉奉成本效果可接受曲线

（三）结果解读

由于在临床上难以确定让 1 个急性缺血性脑卒中患者达到 NDS 减分 18% 以上的价值是多少，此时研究者要下一个明确的结论是困难的。一种较客观的做法是仅罗列这些 ICER 值而不进行最终判断。

敏感性结果说明基础分析结果不确定性很大，依据现有资料分析不能明确比较出经济性差别。对决策者而言，可以更放心地采用不确定性较小的研究结果进行决策，而谨慎采用那些不确定性较大的结果。

除本例中采用的急性期治疗的有效率外，还有其他临床产出可能也是比较重要的，如药物安全性指标。本研究受数据可获得性限制没有对这 2 个问题进行分析。

二、如何进行成本效用分析

（一）研究问题

例 19-2 老年黄斑变性（age-related macular degeneration，AMD）是视网膜色素上皮细胞和神经视网膜退行性病变造成的一种不可逆性视力下降或丧失的慢性疾病。新生血管性 AMD 是较严重的病变，能导致 2/3 患者中心视力的丧失。主要的治疗方法有：常规激光治疗、光动力疗法（photodynamic therapy，PDT）和抗血管生成药物治疗 3 类。

（二）分析思路

成本效用分析（cost-utility analysis，CUA）是将卫生服务项目投入的成本量和经调整的健康效益产出量进行比较和评价。与成本效果分析非常类似，成本效用分析也需要进行均值分析和增量分析。两者之间主要差异就是成本效用分析将成本效果分析中的单个效果替换成综合指标如质量调整生命年（QALY），增量分析中需要根据 QALY 价值的大小进行判断。

与成本效果分析相比，成本效用分析的优点是评价更加全面，因其采用了能够综合反映患者生存时间和生存质量的指标如 QALY，更能全面反映患者健康的变化，尤其适用于慢性病防治的经济学评价。因此，现在成本效用分析越来越占据主导地位。但是，成本效用分析产出测量复杂，健康效用测量过程也存在一定的主观性，不同测量工具测量结果之间可能产生系统性偏差。

1. 为何要选用成本效用分析 本例中，由于 AMD 治疗的主要目的是延缓疾病进展、延长患者生存时间及改善患者生存质量，比较适合采用成本效用分析进行评价，综合反映患者在长期治疗期间的成本和生存质量的变化情况。在本研究中，采用了最常采用的产出指标 QALY，在增量分析中根据 QALY 价值大小来选择最经济的方案。1 个 QALY 的含义是“患者像完全健康的人一样存活 1 年”，其实际意义是比较明确的，但这个价值仍受到很多因素影响，在公共决策层面上考虑，决策者只能采用一个基于社会平均偏好的价值标准进行判断。

2. 如何选择评价模型 评价模型种类很多，如决策分析模型（decision analytic model）、离散事件模拟模型（discrete event simulation）和系统动力学模型（system dynamics model）等。最常用的是决策分析模型，可分为静态模型（static model）和动态模型（dynamic model）。前者是简单决策树模型（decision tree model），通常适用于病程较短的急性疾病或者病情不太复杂的疾病评价。本研究由于患者生存时间长、且存在反复发作的可能性，需要采用动态决策分析模型进行分析，其中最常用的是 Markov 模型，该模型考虑了时间因素，能够根据患者的病情状态将患者分为不同的健康状态，并利用不同健康状态间的转换路径和指定循环周期的转换概率，可用来估计疾病发展的时间进程及治疗措施对患者健康状态的影响，根据每种健康状态和每个周期中患者的数量或比例估算每个阶段疾病治疗成本、效果及获得的 QALY 等结果。

3. 如何利用 Markov 模型进行成本效用分析 Markov 模型需要将患者所处的健康状况分为不同的健康状态，在本研究中根据患者视敏度（visual acuity，VA）划分 3 个健康状态（状态 A：VA＞20/40；状态 B：20/200＜VA≤20/40；状态 C：VA≤20/200）和 1 个死亡状态，并且任何一个进入 Markov 模型的患者在任何一个时点都只能有唯一一种状态。当患者死亡后，则不能再转换为其他健康状态，此类状态被称为吸收态（absorbing state），在其他研究中除死亡外，还可能为完全康复或永久残疾等状态。并根据不同状态的转换路径做图（图 19-2），图中箭头表示患者可能发生的状态转换的路径。

Markov 模型中需要设计循环周期，循环周期指模型中假设的患者从一个健康状态转换到下一个健康状态之间的时间（通常假设为等间隔）。根据该类药物治疗疗程以及临床检查频率，例 19-2 采用 3 个月为一个循环周期，模拟分析治疗 10 年的情况。模型中假设有两组健康状态 B 的患者进入模型。治疗方案为：雷珠单抗组患者采用 0.50mg（0.05ml 溶液）雷珠单抗（Lucentis）每个月 1 次注射治疗；贝伐珠单抗组患者采用 1.25mg（用 1ml TB 注射器抽取，眼内注射 0.05ml 溶液）贝伐珠单抗（Avastin）每个月 1 次注射治疗。

Markov 模型还必须明确不同治疗手段下，患者从一个健康状态转换到下一个健康状态的可能性。本研究的状态转换概率由文献结果计算得到（表 19-4）。死亡率数据采用《2011 中国卫生统计年鉴》中报告的城镇和农村年龄别全因死亡率和《中国 2010 年人口普查资料》中报告的年龄别城镇和农村人口数。截取其中 50 岁以上人口组人群死亡率，根据各年龄组人口数加权平均，年平均死亡率为 2.21%。

健康效用值也来自文献资料，并对健康效用值进行定量合并。经调整后，状态 A、状态 B 和状态 C 的健康效用值分别为 0.63、0.59 和 0.53。直接医疗成本数据中的医疗资源消耗数量参考一项在中国开展的新生血管性 AMD 的临床研究试验方案中的标准治疗规定数量。各项卫生资源消耗价格来自北京大学人民医院（表 19-5）。贝伐珠单抗市场售价为 5 398 元 / 瓶，规格为 100mg/ 瓶，

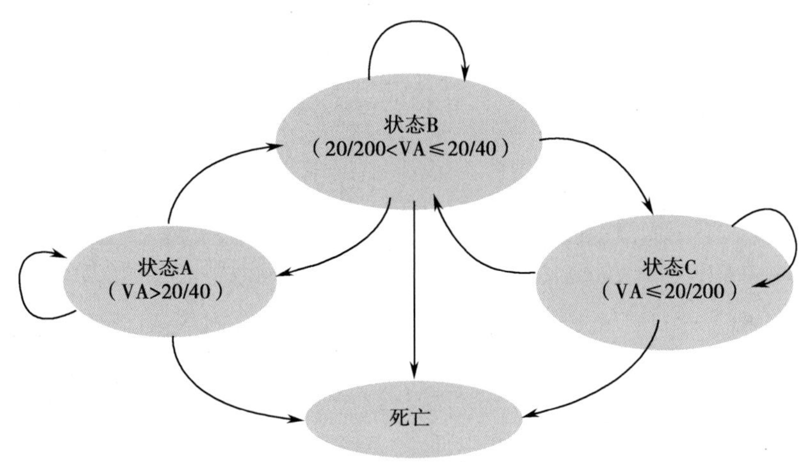

图 19-2　新生血管性 AMD 治疗的 Markov 模型

表 19-4　雷珠单抗和贝伐珠单抗治疗新生血管性 AMD 的状态转换概率

药物	状态	VA > 20/40	20/200 < VA ≤ 20/40	VA ≤ 20/200	死亡
雷珠单抗	VA > 20/40	96.66%	21.44%		
	20/200 < VA ≤ 20/40	2.78%	75.22%	21.44%	
	VA ≤ 20/200		2.78%	78.00%	
	死亡	0.56%	0.56%	0.56%	100%
	合计	100%	100%	100%	100%
贝伐珠单抗	VA > 20/40	95.59%	24.36%		
	20/200 < VA ≤ 20/40	3.85%	71.23%	24.36%	
	VA ≤ 20/200		3.85%	75.08%	
	死亡	0.56%	0.56%	0.56%	100%
	合计	100%	100%	100%	100%

临床治疗中通常10～15名患者共用一瓶，每次注射剂量成本保守估计为539.80元。直接非医疗成本和间接成本数据来源于对123名患者问卷调查（表19-6）。

在基础分析中，模拟了持续治疗10年的情况。贝伐珠单抗组患者平均获得5.57QALY，雷珠单抗组平均获得5.57QALY，雷珠单抗组患者平均多获得0.008QALY。贝伐珠单抗组平均成本为19.30万元，雷珠单抗组平均成本为98.75万元，雷珠单抗组患者平均多花费成本79.45万元。雷珠单抗组相对贝伐珠单抗组的增量成本-效果比为9 931.25万元/QALY（表19-7）。

表19-5　医疗服务数量及价格

项目分类	项目	单位	数量	单价/元
检查费	眼底	次	3	10
	视力ETDRS	次	3	1.50
	OCT	次	3	200
	眼压	次	3	10
	FFA	次	1	310.25[△]
	ICGA	次	1	400
	裂隙灯	次	3	3
治疗费	手术费	次	3	994
	手术中易耗品		3	146.48
药品费	贝伐珠单抗	次	3	539.80
	雷珠单抗	次	3	9 800
	左氧氟沙星滴眼液[◇]	支	3	35.59
	氯霉素滴眼液[◇]	支	6	11.84

[△]此项费用包含药费（荧光素钠注射液1支国产29.90元及灭菌注射用水1支0.35元）；[◇]左氧氟沙星滴眼液和氯霉素滴眼液为患者手术前后用药；ETDRS：早期糖尿病视网膜病变治疗研究；OCT：光学相干断层扫描；FFA：荧光素眼底血管造影；ICGA：吲哚青绿血管造影

表19-6　不同视敏度患者3个月人均直接非医疗成本和间接成本调查结果

成本指标	视敏度		
	VA≤20/200（n=45）	20/200＜VA≤20/40（n=44）	VA＞20/40（n=18）
次均门诊交通成本	4.30	3.60	14.10
AMD导致离岗人数	2	0	0
患者离岗总成本	2 413	0	0
家属工资损失总额	400	0	0
雇用照护成本	4 560	0	0
相关用品购买	820	560	10
3个月人均间接成本	1 081.20	0	0
3个月人均非医疗成本	1 057.40	47.10	85.70

表19-7　成本效果分析基本结果

方案	成本/万元	增量成本/万元	QALY	增量QALY	成本效用比（C/U）/（万元/QALY）	增量成本-效果比/（万元/QALY）
贝伐珠单抗	19.30		5.565		3.47	
雷珠单抗	98.75	79.45	5.573	0.008	17.72	9 931.25

QALY：质量调整生命年

4. **如何进行敏感性分析** 假设模型中各概率和效用变量均服从 Beta 分布，根据一项样本量较大的基于美国医疗保险人群研究获得这些变量的分布参数，通过 1 000 次 Monte Carlo 模拟进行敏感性分析，得到的增量成本和增量效果散点图显示，多数散点落在 Y 轴附近离 X 轴很高的位置（图 19-3），表明多数情况下，雷珠单抗组相对于贝伐珠单抗组的 ICUR 值很大。根据模拟分析结果得到成本效果可接受曲线。WTP 在 0～100 万元范围内贝伐珠单抗经济的概率均在 99% 以上。

（三）结果解读

WHO 曾提出适合各国公共卫生项目评估的 DALY（失能调整生命年，意义与 QALY 接近）的价值标准，即 1～3 倍人均 GDP。参考此标准，中国开展卫生经济学评价时可采用 1～3 倍当地人均 GDP 作为 QALY 价值标准进行判断。2012 年，中国人均 GDP 为 38 354 元。按 1～3 倍人均 GDP 计算，1 个 QALY 的价值标准约在 3.80 万～11.50 万人民币之间。因此，能比较确定地得到贝伐珠单抗更加经济的结论。

Monte Carlo 模拟进行敏感性分析结果表明，本研究结果不确定性很低，结论较可靠。此处敏感性分析结果与基础分析结果相同。但在很多经济学评价中，研究者都会碰到类似的已有研究没有得到完全一致意见的情况，此时需要研究者进行多种可能的敏感性分析，以对研究结果进行确认。

三、如何进行成本效益分析

（一）研究问题

例 19-3 百日咳（pertussis）是由百日咳杆菌（bordetella pertussis）引起的一种高度传染性呼吸系统疾病，全球每年约有 3 000 万～5 000 万例新发病例，导致约 30 万例死亡，6 月龄以下婴儿是易感人群。有研究表明，包括产妇在内的家庭成员接触是导致婴儿感染的主要原因。

（二）分析思路

成本效益分析（cost-benefit analysis，CBA）用货币单位测量干预方案健康产出的价值，并与干预方案的成本进行比较的分析方法。

与成本效果分析和成本效用分析相比，其优点在于：首先，成本效益分析的第一个优点是适用范围广，因为理论上任何疾病的任何形式的健康产出都有可能转化为货币单位，从而进行成本效益分析；其次，成本效益分析可用于单个干预方案本身经济性的评价；最后，成本效益分析的结果是决策者可以直接使用的证据。在成本效果分析或成本效用分析中，决策者需要根据单位效果或 QALY 价值的判断来决定最优方案；而成本效益分析已通过一定技术手段测量了整个方案产出的货币价值，因此使用起来更直接。但是，上述优点都是基于研究者能够准确衡量健康产出货币价值的基础上，然而这种测量是较为困难的，因此，严重限制了成本效益分析的应用。

1. **为何要选用成本效益分析** 成本效益分

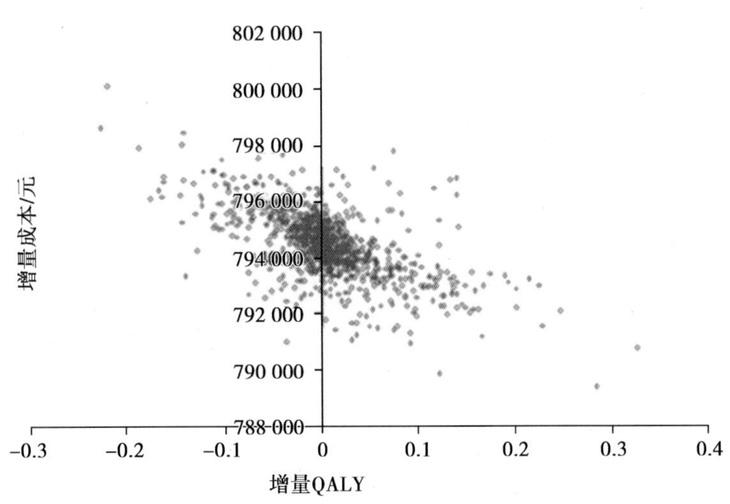

图 19-3 Monte Carlo 模拟增量成本和增量效果散点图

析是在统一货币单位的前提下考察干预方案健康产出的价值，并与干预方案的成本进行比较。已有成本效果研究表明在产后对成年人或婴儿进行 Tdap 疫苗（破伤风 - 白喉 - 百日咳联合疫苗）接种是经济的。该研究所关注的疫苗接种及类似预防干预等问题，因为计算干预所带来的医疗成本的节约及健康风险降低的经济价值是相对容易的，此种情况比较适合进行成本效益分析。

2. 如何选择分析模型 正如本章第二节成本效用分析所讨论，对于病程较短的急性疾病或者病情不太复杂的疾病评价，通常可采用静态决策分析模型即简单决策树模型进行分析。该研究采用决策树模型分别从支付方和全社会 2 个角度对产妇接种 Tdap 疫苗和不接种 Tdap 疫苗预防产妇和婴儿百日咳进行成本效益分析。

3. 如何进行成本与效益的归类 在该研究中值得一提的是成本与效益的归类。一个合理的建议是：与资源消耗有关的效益项目，不管是资源消耗还是资源节约，都应放在成本一侧，如治疗方案成本、避免治疗措施的成本节约等；而与患者健康状态及患者其他效用状态有影响的效益项目则应放在效益一侧，如健康状态的改善、过程效用效益等。

4. 如何构建决策树模型进行成本效益分析 该研究中，研究者仅纳入产后至出院前未接种 Tdap 疫苗的产妇和产后立即接种 Tdap 疫苗的产妇建立决策树模型，模型结构如图 19-4。该决策树模型包括以下 6 个要素：疾病状态（disease states）、决策节点（disease nodes）、机会节点（chance nodes）、分支概率（branch probabilities）、最终节点（terminal nodes）和路径（pathways），仅是一个概念模型，研究者未将由接种疫苗引起的不良反应及神经系统受损造成的后遗症等状态详细纳入。

最左边的节点表示临床医生或患者可做出接种或不接种 Tdap 疫苗的选择（决策节点）。接种 Tdap 疫苗的孕妇可能发生不良反应（疾病状态），主要是局部反应、全身反应和过敏反应。此外，无论是否接种疫苗，孕妇都有可能发生百日咳，其直接结果有 4 种：轻度咳嗽、严重咳嗽、肺炎和住院，这种表示患者在选择一种干预措施后可能发生的事件节点在决策树模型中称为机会节点。而不论孕妇是否发生百日咳，其婴儿也可能发生百日咳。婴儿发生百日咳的结果也有 4 种：呼吸系统并发症（仅需门诊治疗）、呼吸系统并发症（需住院治疗）、神经系统并发症和死亡，这些决策树最右端的三角形称为最终节点，表示研究中定义的观测终点。决策树中不同分支组合在一起形成一系列从左到右的通路被称为“路径”。路径起始于最左侧的决策节点，终止于最右端的最终节点。因此，有多少个最终节点就有多少条路径。

该研究假设，产妇接种 Tdap 疫苗对预防婴儿百日咳的保护时间为 7 个月（婴儿自 2 月龄开

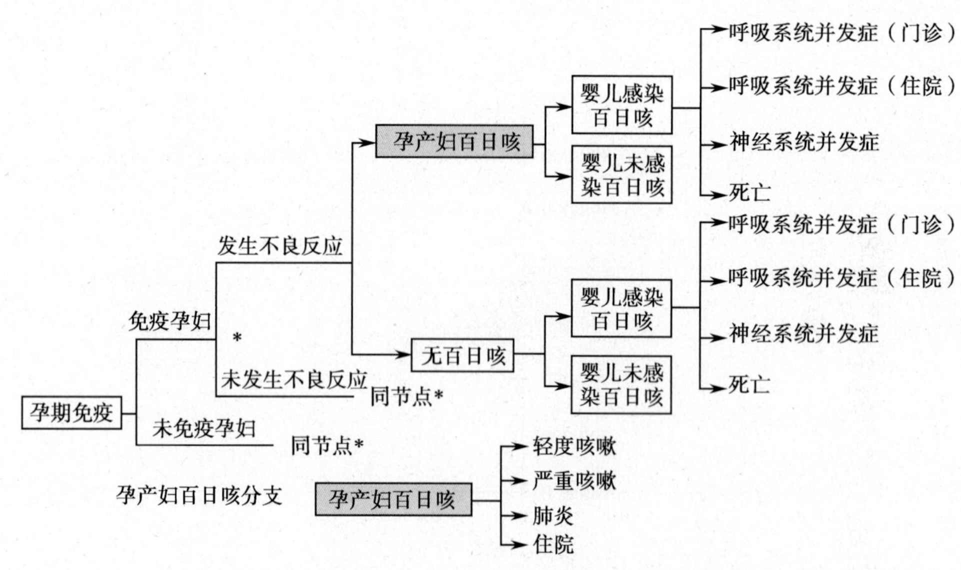

图 19-4 产后 Tdap 免疫预防婴儿百日咳的决策树模型

始接种 Tdap 疫苗，每隔 2 个月接种一剂，共 3 剂，约在 6 月龄完成；假设自 7 月龄开始，婴儿接种的 3 剂 Tdap 疫苗完全发挥预防作用，在此之前由母体提供的抗体发挥保护作用）。对预防产妇自身感染百日咳的保护时间为 10.5 年，且疫苗保护力度逐渐减弱。2009 年 6 月—2010 年 6 月，美国活产婴儿数约为 400 万。研究假设，该阶段全美孕产妇中仅有 10% 在产前接种 Tdap 疫苗，因此 360 万（90%×400 万）产妇进入模型。

在简单的决策树模型中，机会节点延伸出来的每一条分支下都有一个 0～1 之间的数字（分支概率），表示从这个机会节点开始发生各种事件的可能性。同一机会节点出发的所有分支概率之和为 1。而该研究的决策树模型相对复杂，故将两种免疫策略下预防产妇和婴儿感染百日咳的转换概率以表格方式呈现，如表 19-8 所示。

该研究的基础分析采用全社会角度，对全美未经过产前接种的孕产妇进入决策树模型进行分析。纳入直接成本、间接成本和隐性成本以及与传染性疾病相关的外部性成本（external costs）。

表 19-8 两种免疫策略下预防产妇和婴儿感染百日咳的转换概率

类别	观察指标	基础分析	范围
Tdap 疫苗相关不良反应 /%	局部反应	2	0～20
	全身反应	1	0～15
	过敏性反应	1.00×10^{-3}	0～1
疫苗有效率 /%	第 1 年	80	60～90
	第 2 年	78	58～89
	第 3 年	77	55～87
	第 4 年	76	44～76
	第 5 年	65	34～65
	第 6 年	55	23～55
	第 7 年	44	19～44
	第 8 年	34	14～34
	第 9 年	23	10～23
	第 10 年	19	4～19
百日咳年发生率	产妇 /（1/100 000）	450	370～550
	6 月龄以下婴儿 /（1/100 000）	71.60	69.90～385.40
	因产妇百日咳而导致的婴儿百日咳年发生率 /%	39.00	34.50～43.50
产妇百日咳并发症概率 /%	轻度咳嗽	27	16～38
	严重咳嗽	67	48～78
	肺炎	3	1～5
	住院	3	1～5
婴儿百日咳并发症概率 /%	呼吸系统并发症（门诊）	34.30	11.80～38.80
	呼吸系统并发症（住院）	63	34.2～69.00
	神经系统并发症	2	1.60～3.0
	死亡	0.70	0.60～0.80
	因神经系统疾病造成永久性脑损伤	1.00×10^{-3}	—

Tdap 疫苗相关不良反应资料、疫苗有效率资料来、百日咳年发生率资料、产妇百日咳并发症概率资料及婴儿百日咳并发症概率资料均来源于《统计方法在医学科研中的应用》（2015 年，人民卫生出版社，李晓松主编）

直接医疗成本包括疫苗成本、疫苗管理成本、治疗产妇因接种疫苗所导致不良反应成本及治疗母婴感染百日咳后相关并发症的成本。间接成本包括产妇或陪护人因自己患病或照顾患病婴儿而损失的工作时间和个人时间，以及因死亡或永久性残疾造成的社会成本。因婴儿死亡造成的成本损失采用美国社会的终身生产力。

由于消费者的时间偏好（time preference）和货币的时间价值（time value of money，TVM）等问题，不同时间点的等量面值的成本或健康产出的实际价值是不同的，所以有必要通过贴现分析将发生在未来（或不同时间）的成本和产出转化为现在的价值，即现值（present value，PV）。若贴现率为 r，第 t 年的现金流为 F，每一笔现金流贴现后的现值 f 的计算公式为：

$$f=F(1+r)^{-t} \qquad \text{（公式 19-2）}$$

若某干预方案持续很多年，计算该方案成本现值的贴现公式为：

$$PV=\sum_{t=1}^{n} f_t=\sum_{t=1}^{n} F_t(1+r)^{-t} \qquad \text{（公式 19-3）}$$

其中，t 指代年，n 指代持续年数，f 指代成本，则 f_t 为第 t 年干预方案的成本。

从贴现公式可以看到，贴现对干预方案总成本的影响取决于 2 个因素：贴现时间和贴现率。其中贴现率受社会的、经济的等因素影响，是由研究者自己选定，贴现率多数国家在其卫生经济学评价指南中建议采用 3%～6%。在该研究中，所有成本以贴现率 3% 按美元计算并贴现到 2012 年。直接成本和间接成本如表 19-9 所示。敏感性分析采用支付方角度，仅包含直接医疗成本。

该研究对效益的测量方法包括疾病成本法和人力资本法。直接效益测量采用直接成本法，即

表 19-9 直接成本和间接成本（2012 年）

成本大类	成本类别	项目	基础分析 / 美元
直接成本	疫苗成本	Tdap 疫苗（单剂价格）	30.41
		疫苗管理（单剂价格）	15
	疫苗相关不良反应成本	局部不良反应	54
		全身不良反应	174
		过敏	2 682
	产妇百日咳相关医疗成本	轻度咳嗽	325
		严重咳嗽	452
		肺炎	499
		住院	1 601
	婴儿百日咳相关医疗成本	呼吸系统并发症（门诊）	127
		呼吸系统并发症（住院）	11 205
		神经系统并发症	8 101
		死亡	18 212
间接成本	时间成本	平均时薪	30.61
		产妇因患百日咳损失的时间成本	2 525
		陪护人因照顾婴儿损失的时间成本	
		呼吸系统并发症（门诊）	54
		呼吸系统并发症（住院）	561
		神经系统并发症	858
	社会间接成本	每个婴儿死亡造成的社会间接成本	5 900 000
		每例永久性脑损伤的社会成本	3 300 000

直接成本中疫苗成本来自于美国疾病控制与预防中心（CDC）数据及专家意见，疫苗相关不良反应成本、产妇及婴儿百日咳相关医疗成本来自于文献；间接成本资料来源于美国劳动局数据及文献

根据文献报告的疾病成本来估计，包括产妇发生百日咳后轻度咳嗽、严重咳嗽、肺炎和住院的医疗成本的节约，以及婴儿发生百日咳后呼吸系统并发症（仅需门诊治疗）、呼吸系统并发症（需住院治疗）、神经系统并发症和死亡的医疗成本的节约。间接效益的测量包括由于避免产妇和婴儿发生百日咳而避免的劳动力损失，以及由于避免婴儿的死亡和脑损伤而避免婴儿成人后的劳动力损失。第一部分间接效益也是采用疾病成本法进行测量，即采用文献中报告的产妇或者婴儿发生百日咳时的间接成本作为计算依据；第二部分间接成本是与婴儿早亡和残疾导致婴儿本身劳动力损失有关的，采用了人力资本法根据终身生产力（lifetime productivity）价值进行估算。由于该研究中的终身生产力价值定义为婴儿长大到 18 岁能参加工作一直到 65 岁退休时间内的价值，而 18 岁以前及 65 岁以后的生存时间延长的价值并未得到体现，但这么多年生存时间延长的价值非常高，因此采用人力资本法估算的间接成本实际低估了该疫苗接种方案的产出。

成本效益分析中判断最优方案的评价准则包括效益成本比（benefit cost ratio，B/C）和净效益（net benefit，NB）。

效益成本比就是对干预方案的效益和成本作比值，根据比值大小来选择最优方案。效益成本比的计算公式如下：

$$B/C=\sum_{t=1}^{n}B_t(1+r)^{-t}\Big/\sum_{t=1}^{n}C_t(1+r)^{-t} \quad \text{（公式 19-4）}$$

其中，B/C 表示效益成本比；B_t 表示第 t 年末发生的收益；C_t 表示第 t 年末发生的成本；n 表示年数；r 表示贴现率。在多个方案之间的比较中，通常 B/C 最大的方案经济性最优。在单一方案评价中，当 $B/C\geqslant 1$，表明该方案从经济性角度来看是可以实施的；反之，不应该实施。有些情况下，研究者也会设定一个最小效益成本比率，只有效益成本比超过这个比率的项目才可接受。

净效益指某干预方案带来的贴现后总效益与贴现后总成本之间的差值。净效益计算公式如下：

$$NB=\sum_{t=1}^{n}B_t(1+r)^{-t}-\sum_{t=1}^{n}C_t(1+r)^{-t}=\sum_{t=1}^{n}(B_t-C_t)(1+r)^{-t} \quad \text{（公式 19-5）}$$

其中，NB 表示净效益；B_t 表示第 t 年末发生的收益；C_t 表示第 t 年末发生的成本；n 表示方案的年限；r 表示贴现率。在多个方案之间的比较中，通常 NB 最大方案经济性最优。在单一方案评价中，当 $NB\geqslant 0$，表明该方案从经济性角度来看是可实施的。有时，研究者也会设定一个最小净效益标准，只有超过这个最小净效益标准的项目才被接受。

基础研究结果如表 19-10 所示，从全社会角度考虑，每个接种 Tdap 疫苗的产妇的期望净效益为 58.70 美元。单个净效益乘以模型队列的样本量（360 万）及产后产妇疫苗接种率（估计为 25%～60%），可得到接种 Tdap 疫苗为整个研究人群带来的期望净效益为 5 280 万～12 680 万美元。从支付方角度考虑，每个接种疫苗产妇的期望效益为 −35.37 美元。

表 19-10　全社会角度及支付方角度的期望净效益（2012 年）　　单位：美元

成本分析角度	成本类别	未接种 Tdap	接种 Tdap	增量
全社会角度	产妇百日咳相关期望成本	117.74	53.52	64.22
	婴儿百日咳相关期望成本	70.23	30.35	39.88
	疫苗相关期望成本	0	45.40	−45.40
	每个产妇的期望成本	187.97	129.27	58.70（ENB）
支付方角度	产妇百日咳相关期望成本	14.34	8.62	5.72
	婴儿百日咳相关期望成本	7.59	3.28	4.31
	疫苗相关期望成本	0	45.40	−45.40
	每个产妇的期望成本	21.93	57.30	−35.37（ENB）

ENB：期望净效益

（三）结果解读

采用效益成本比和净效益2个评价准则进行最优方案判断时若出现相互矛盾的结果，在成本可负担的情况下应当以净效益作为优先判断标准。在该研究中评价Tdap疫苗接种策略经济性的主要产出指标是每个接种疫苗产妇的期望净效益，即未接种Tdap疫苗产妇分支的期望成本减去接种Tdap疫苗产妇分支的期望成本。每个分支的期望成本都包括产妇和其所产婴儿相关的两部分成本。

单因素敏感性分析中，研究者考虑了疫苗有效率、产妇及婴儿百日咳年发生率、疫苗相关并发症的发生率、非医疗成本及疫苗成本对基础分析结果的影响。双因素敏感性分析中，主要对百日咳的年发病率和疫苗有效率对结果的影响进行分析。敏感性分析结果与基础分析结果保持了一致。

（四）方法拓展

除了前面介绍的3种常用的卫生经济学评价方法，还有几种比较常用的卫生经济学评价方法，如最小成本分析和比较效果研究等。

1. 最小成本分析（cost minimization analysis，CMA） 是当各干预方案产出相同的时候，通过成本最小来判断最经济方案的方法，用于衡量和比较不同医疗干预措施成本。其优点在于可以直接得出成本较低的明确方案，主要局限性在于它只能用于比较具有相同收益的有效治疗（如治疗效果）。

2. 比较效果研究（comparative effectiveness research，CER） 是通过一系列现代临床流行病学和循证医学领域的成熟方法，比较在真实世界中各种医疗措施的获益和风险，产生证据并综合证据，用于预防、诊断、治疗和监测某一病症以改进医疗服务的研究。此方法关注的重点在于效果（effectiveness）指标的评价。

卫生经济学评价是为实现单位成本收益最大化而存在，各种方法都有其特点和局限性。对社会大环境而言，卫生经济学评价有助于为卫生决策提供更科学、更高效的证据，促进社会卫生资源的优化利用，但是方法的选用，还需要综合考虑研究的目标、结果指标的选择和衡量方法以及数据的可获得性。

第二节 多指标的综合评价

医疗服务质量可以通过合理有效地评价、发现不足、总结经验，促进医疗质量改善。所谓评价，就是根据评价指标对评价对象的各个方面进行量化和非量化的过程，最终获得一个可靠并且符合逻辑的结论。评价指标是进行综合评价的系统工具，反映被评价对象状况的基本要素，包括单指标和多指标。单指标评价易于实现，根据指标设定的标准给评价对象一个评价等级或分数，依照等级或分数的高低评出优劣。多指标即指标体系，是由反映评价对象各方面特性及相互联系的多个指标所构成具有内在结构的有机整体。指标体系中的某一个指标反映被评价对象的一个侧面，利用指标体系可以全面地反映评价对象的多个方面。医疗卫生工作中被评价对象常常同时受多种因素的影响，需要综合考虑多个相关因素进行多指标综合评价。综合评价首先要建立科学、合理的评价指标体系，以医院急性心肌梗死治疗质量评价为例介绍如何建立综合评价指标体系。

一、如何建立评价指标体系

（一）研究问题

例19-4 治疗质量评价是利用可测量指标考察合理的医疗模式是否被有效地应用于患者治疗中的过程；治疗质量评价不但可以为医院管理服务，也可以满足患者、医疗保险和社会的需求，有助于加深医护人员对治疗质量的理解和提高实施治疗质量评价指标的自觉性，对医院的健康、可持续发展及医院管理决策均有积极作用。急性心肌梗死的治疗质量常用治愈率、病死率等结局指标进行评价，然而利用结局指标进行的治疗质量评价，只是片面关注医疗领域的某一层面，忽略了医疗服务环境和方式等其他影响治疗质量的重要方面。因此，为了全面评价并促进急性心肌梗死治疗质量改善，需要先建立急性心肌梗死治疗质量评价的指标体系。

（二）分析思路

1. 如何考虑使用德尔菲法（Delphi method）建立指标体系 建立评价指标体系的方法很多，每种方法有其应用条件，应根据实际情况选择不同方法进行评价指标体系的建立。德尔菲法作为一种定性的方法，在缺乏相关历史资料或指标难以数量化时，可以较方便地确定评价指标，已被广泛应用于临床医学、卫生经济评价、医疗服务质量评价等各个领域。

德尔菲法又称专家评分法或专家咨询法，由调查者拟定咨询表，以函件的方式分别向专家进行征询，专家组成员以匿名的方式（函件）提交意见。经过几轮反复征询和信息反馈，专家意见逐步趋于一致，最后获得准确率较高的集体判断结果。德尔菲法一般需要经过四轮咨询，通过咨询表充分利用专家的经验和学识表达意见和建议；采用匿名的方式，专家可独立作出自己的判断，不受其他因素的影响，保证结论的可靠性；征询过程须经过几轮的反馈，使专家的意见逐渐趋同，保证结论的统一性。

2. 如何选择专家组成员及确定候选指标　德尔菲法的关键是专家的选择，通常根据专家的专业领域权威性、地理区域代表性、时间可及性等原则选择专家组成员。有学者认为不仅要选择精通本学科业务的专家，还要兼顾相关专业领域，选择一些边缘学科或管理方面的专家。在保证专家质量的基础上，专家人数以15～50人为宜，人数太少，会限制学科的代表性；人数太多，专家不易组织，意见难以集中，数据处理复杂且工作量大。对于一些重大问题，可适当增加专家人数。

在选择急性心肌梗死治疗质量评价指标体系的专家组成员时，结合专家的实践领域以及研究结果的应用，确保专家有时间和精力参与研究，征得专家同意后聘请为函询专家。建立的专家组由3个城市的15名专家构成，均在心血管疾病治疗及相关专业的科研岗位工作10年以上，具有扎实的理论基础和丰富的实践经验。其中，心血管内科9人，心胸外科6人；高级职称10人，中级职称3人，初级职称2人；所有专家均具有博士学位，其中5人同时从事医院的管理工作。在建立中国急性心肌梗死治疗质量评价指标体系的候选指标时，通过检索数据库，参考国外相关组织建立的评价指标、中国《急性心肌梗死诊断和治疗指南》和《不稳定性心绞痛和非ST段抬高心肌梗死诊断与治疗指南》设计和筛选急性心肌梗死治疗质量评价指标，最终确定80个可以评价医院急性心肌梗死治疗质量的候选指标。

3. 如何利用德尔菲法建立综合评价指标体系　德尔菲法一般耗时较长，在此过程中专家不能相互交流意见，有些专家的意见缺乏深刻论证，有些不具备某方面知识的专家的意见很难从总体意见中被剔除。改进德尔菲法一般需经过三轮专家咨询，专家有面对面讨论机会，减少了咨询轮数和咨询所耗时间，只要专家意见趋于一致即可，同时可以提高专家的应答率。

（1）第一轮专家咨询：在选择的15位专家中，邀请6位专家进行面对面讨论。组织者向专家介绍急性心肌梗死治疗质量评价的研究背景、目的和意义，并将初步筛选得到的80个候选指标提供给专家。专家对每个指标的临床原理、意义、应用及指标的重要性进行分析；允许专家根据理论知识和临床经验对指标进行增减，并说明理由。最终，根据专家意见，第一轮确定55个候选指标。

（2）第二轮专家咨询：将第一轮筛选出的55个指标制定成急性心肌梗死治疗质量评价指标的专家咨询表（表19-11），利用电子邮件的形式寄给15位专家。该咨询表从6个方面采用5分制评价每一个指标。6个方面包括：指标的证据基础，即指标是否具有充分的科学根据进入评价体系；有用性，即指标是否可以指导临床实践；理解性，即医护人员是否能够理解指标所带来的治疗结果；有效性，即指标的使用是否能够改善患者的治疗质量；预防性，即使用本指标是否可预防不良结局；可行性，即指标所需的数据是否可以收集。5分制为是否同意指标进入评价体系的1～5分评分选项，1分为不同意；2～4分为基本同意，5分为同意。咨询表的最后一个问题"总体评估"，用于确定专家是否同意将该指标最终纳入指标体系中。德尔菲专家咨询表的应答情况可用专家积极系数描述：专家积极系数是指咨询表的回收率和每一个项目的应答率，说明专家对该项目的了解和重视程度。第二轮Delphi共发出15份专家咨询表，收回15份，全部符合填写要求，回收率和应答率均为100%。经过第二轮专家评分，20个指标总体评估的平均得分大于4分，进入到下一轮的专家讨论中。

表 19-11 治疗质量评价指标的专家咨询表

<table>
<tr><td colspan="6">指标名称：</td></tr>
<tr><td colspan="6">临床原理：</td></tr>
<tr><td>评价该指标标准</td><td>不同意</td><td colspan="3">基本同意</td><td>同意</td></tr>
<tr><td>1. 证据基础：本指标有充分的科学根据</td><td>1</td><td>2</td><td>3</td><td>4</td><td>5</td></tr>
<tr><td>2. 有用性：可以指导临床实践</td><td>1</td><td>2</td><td>3</td><td>4</td><td>5</td></tr>
<tr><td>3. 理解性：医疗人员能够理解指标带来的结果</td><td>1</td><td>2</td><td>3</td><td>4</td><td>5</td></tr>
<tr><td>4. 有效性：有利于积极改善患者的治疗质量</td><td>1</td><td>2</td><td>3</td><td>4</td><td>5</td></tr>
<tr><td>5. 预防性：本指标可预防不良结局</td><td>1</td><td>2</td><td>3</td><td>4</td><td>5</td></tr>
<tr><td>6. 可行性：数据收集是可行的</td><td>1</td><td>2</td><td>3</td><td>4</td><td>5</td></tr>
<tr><td rowspan="2">总体评估：基于以上维度综合您的总体评价，评估本指标是否可以加入评价指标体系。</td><td>不加入</td><td colspan="3">可以加入</td><td>必须加入</td></tr>
<tr><td>1</td><td>2</td><td>3</td><td>4</td><td>5</td></tr>
</table>

（3）第三轮专家咨询：邀请 6 位专家进行第二次面对面讨论，专家需重新审核每个指标的循证医学证据，讨论指标能在多大程度上评价和改善医院的治疗质量，同时要制定每个指标的评价等级及其界限。专家被要求重点关注指标是否适合中国的医疗卫生体制，特别是指标的可行性问题。经过专家的讨论，最终确定包括 11 个指标的急性心肌梗死治疗质量评价指标体系，结果见表 19-12。表中的专家评分为第三轮专家咨询平均得分。

表 19-12 急性心肌梗死治疗质量评价指标体系

评价指标	评价指标意义	专家评分
X_1	是否使用心电图检查（入院 10min 内）	4.53
X_2	左心室功能评价	4.67
X_3	阿司匹林（入院 3h 内）	4.13
X_4	β 受体阻断剂（入院 12h 内）	4.27
X_5	氯吡格雷	4.40
X_6	ACE 受体抑制剂	4.73
X_7	他汀类或者降脂治疗	4.93
X_8	溶栓治疗（入院 30min 内）	4.47
X_9	经皮冠状动脉介入治疗（PCI）	4.53
X_{10}	冠脉造影	4.47
X_{11}	院内死亡率	4.60

（三）结果解读

德尔菲法广泛应用于多个领域的指标筛选相关工作中，已经成为一种成熟的、公认的指标筛选方法。它可以集思广益，能够在相对较短时间内通过收集和分析专家对研究问题的认识与意见达到对某个问题的判断和预测，突破了传统数量分析在可行性和实施难度上的限制，具有数理统计方法难以代替的优点；在筛选质量评价指标的研究中具有相对较强的科学性和实用性，为更合理地制定决策开阔了思路。研究表明，有些指标经过两轮咨询和反馈后意见已基本趋于一致，因而改进的德尔菲法采用三轮咨询较为适宜。召集专家进行面对面讨论不一定邀请专家组的全体成员，可以根据专家的学科代表性和专家的时间安排及意愿确定专家。虽然专家面对面会议有悖于传统德尔菲法避免因权威作用或人数众多而压倒其他意见的基本原则，但提供了互相交流的机会，专家可以对分歧点进行讨论和阐述。专家咨询表中的项目根据待预测事件的特点设计，要求结合专业知识，每个项目一般采用 5 分制或 9 分制。指标的纳入标准没有统一要求，可以通过征求专家意见或参考相关文献而定，但应考虑专家意见的集中程度和离散程度。在专家评分过程中，应答率尽量控制在 95% 以上。对于专家意见不易统一的预测事件，可以适当增加轮回次数。

使用单一的院内死亡率评价急性心肌梗死治疗质量，忽略了同样影响治疗质量的治疗过程。鉴于急性心肌梗死发病突然，早期及时治疗可以提高患者的存活率并改善心室收缩功能，利用过程指标评价治疗质量具有重要意义。急性心肌梗死治疗质量评价建立了包括 1 个结局指标和 10 个过程指标的指标体系，其中药物使用指标 6 个，与美国心脏病学会和美国心脏病协会（AHA/ACC）推荐的 ST 段抬高和非 ST 段抬高心肌梗死的治疗指南一致，这些指标的有效性已被多中心临床试验证实；非药物指标中既有手术治疗指标也有诊断指标，可以看出诊断过程对治疗质量同样重要。由于急性心肌梗死发病急、猝死率高，某些治疗有最佳时间窗，专家一致认为必须对部分指标加以时间限制，如心电图检查、溶栓治疗、阿司匹林和β受体阻断剂；PCI手术费用昂贵，很多具有手术指征的患者短时间内不能支付相应的医疗费用，此时临床医生对最优的治疗方案没有决定权，如果限制时间会导致指标使用率降低，所以专家一致认为PCI没有时间限制。

（四）方法拓展

综合评价指标建立的方法主要包括2类：定性方法与定量方法。定性方法包括德尔菲专家咨询法和文献资料分析优选法等；定量方法包括最小均方差法、极小极大离差法、多元相关法、逐步回归法、因子分析法和主成分分析法等。

1. 最小均方差法 最小均方差法是从指标区分度即指标变异大小的角度进行指标的筛选。指标筛选的基本思想：如果某指标在 n 个被评价对象上的取值相近，即指标在不同评价对象间的取值变异很小，则认为该指标对被评价对象的综合评价结果实际上并不起作用，因此可以删除这个指标。

2. 极小极大离差法 原理与最小均方差法相同。指标筛选的基本步骤是：先求出各项评价指标的最大离差：$D_j=\max\{|x_{ij}-x_{kj}|\}$，$i\neq k$。再找出 D_j 中的最小值，删除与最大离差中的最小值相对应的指标。删除后保留几个指标是主观决定的，有时会出现待删除指标的数值与其他指标很接近的情况，此时该方法失效。

3. 逐步回归法 逐步回归法是从指标的重要性和代表性角度筛选指标。逐步回归考虑了回归平方和贡献大小，逐个选入与剔除自变量，最终建立的回归方程中只包括对因变量作用有统计学意义的自变量。应用逐步回归法进行指标筛选时，因变量的确定是关键环节，有研究者利用因子分析获得的因子总分作为因变量，以指标作为自变量进行逐步回归。

4. 因子分析法 因子分析的基本思想是通过变量相关系数矩阵结构的研究，找出能描述多个变量间的相关关系的少数几个潜在因子。因子分析从代表性角度进行指标筛选，筛选指标的基本思路是：从各指标的相关矩阵出发，取特征值大于1的公因子，或保留累积贡献率大于70%的前k个公因子，确定潜在因子个数；若原始指标在同一公因子上的因子载荷的绝对值相近，需要进行因子旋转使得各公因子支配少数几个代表变量，以明确公因子的专业意义。根据因子载荷确定各因子主要来源的指标，选择因子载荷较大的指标作为各因子的代表指标。

在实际工作中，不同的筛选方法具有其自身特点和适用条件，应根据实际情况综合使用多种方法进行评价指标的建立。多元相关、逐步回归和因子分析考虑的是指标的重要性和代表性；最小均方差法和极小极大离差法是从指标区分度的角度进行指标选择。因此，在能够获得合理的专业解释的基础上，应优先考虑被多种方法同时选入的指标。

二、如何赋值指标权重

指标权重是评价中指标相对重要程度的反映，是一种主观评价和客观反映的综合度量。赋值指标权重是区分评价指标在综合评价中相对重要性的过程，评价指标体系中各指标相对应的权重组成了权重体系。

（一）研究问题

例 19-5 利用评价指标对急性心肌梗死的治疗质量评价，每个评价指标的重要性是不同的，有些指标对评价结果影响较小，有些指标对评价结果影响较大，如何体现每个指标对评价结果的重要性需要对评价指标进行权重赋值。在急性心肌梗死治疗中，患者及时准确地诊断是合理治疗的前提，因此诊断指标“入院10min内进行心电图检查和左心室功能评价”相对于药物指标应具有更大的权重。指标权重赋值的合理与否，对评价结果的科学合理性具有重要的作用。若不考虑各评价指标间的相对重要程度或错误估计某指标的权重，将会影响综合评价结果。权重的赋值必须做到科学和客观，这就要求使用合适的赋值权重方法。

（二）分析思路

1. 如何利用德尔菲法赋值指标权重 本例中，在建立的11个急性心肌梗死治疗质量评价指标的基础上，制定《评价指标权重赋值调查表》，指标权重的相对重要性采用100分制。通过E-mail将调查表发给专家组的15名成员，专家组的确定详见本章第一节。专家根据个人的知识和临床经验给各评价指标评分，每5分为一等级。15名专家对11个急性心肌梗死治疗质量评价指标的评分情况见表19-13。

各评价指标的权重比例为：W1∶W2∶W3∶W4∶W5∶W6∶W7∶W8∶W9∶W10∶W11＝91∶95∶47∶52∶58∶79∶85∶77∶72∶66∶64。经归一化处理后，权重分配为：W1∶W2∶W3∶W4∶W5∶W6∶W7∶W8∶W9∶W10∶W11＝0.12∶0.12∶0.06∶0.07∶0.07∶0.10∶0.11∶0.10∶0.09∶0.08∶0.08。

2. 如何评估德尔菲法所定权重分配的合理性 在实际工作中，常用专家的擅长系数和专家意见一致性系数等指标来估计专家评分方法所定权重分配的相对合理性。擅长系数是专家对擅长领域中的问题作出正确应答的概率，擅长系数反映专家的专业水平，计算公式为：

$$q=1-2p \qquad \text{（公式 19-6）}$$

上式中，q 为擅长系数，p 为错答率。若答对与答错的频率相等（$p=0.5$），则 $q=0$；理想的“绝对正确”专家，则 $p=0$，$q=1$。通常在选择专家时，其擅长系数 q 不应低于0.80。

反映专家对评价指标权重评估一致程度的指标为一致性系数，用 ω 表示。在急性心肌梗死治疗质量评价指标权重赋值过程中，一致性系数的计算过程如下：

按专家对各指标的评分编秩，遇相同评分时，取平均秩，并按指标计算秩和，再计算所有指标的平均秩和：

$$T_i=\sum R_{ij}, \bar{T}=\sum_{i=1}^{n} T_i/n \qquad \text{（公式 19-7）}$$

上式中，T_i 为第 i 个评价指标的秩和，R_{ij} 为第 j 个专家对第 i 个评价指标的评分秩，$\bar{T}$ 为所有评价指标的平均秩和，n 为指标个数。

如第1个评价指标的秩和为：

$$T_1=\sum_{j=1}^{15} R_{1j}=2+2+2+3+1+2+2+2+2+2+1+2+1+2+2=28$$

以此类推，评价指标的秩和见表19-14。

所有评价指标的平均秩和为：

$$\bar{T}=\sum_{i=1}^{11} T_i/n=(28+18+165+150+135+66+48.5+69+88+109+113.5)/11=90$$

表19-13 15名专家对11个急性心肌梗死治疗质量评价指标的评分

专家	X_1	X_2	X_3	X_4	X_5	X_6	X_7	X_8	X_9	X_{10}	X_{11}
专家1	95	100	55	60	65	85	90	80	75	70	65
专家2	90	95	45	50	60	80	85	75	70	65	70
专家3	85	90	45	50	55	75	80	70	65	60	60
专家4	80	95	40	45	50	75	90	70	65	60	55
专家5	100	95	50	55	60	80	85	90	85	75	70
专家6	95	100	55	60	65	85	90	80	75	70	65
专家7	85	90	45	50	55	75	80	70	65	60	60
专家8	90	95	45	50	60	80	85	75	70	65	70
专家9	90	95	45	50	60	80	85	75	70	65	70
专家10	90	95	40	45	50	75	80	70	65	60	55
专家11	100	95	50	55	60	80	85	90	85	75	70
专家12	85	90	45	50	55	75	80	70	65	65	65
专家13	100	95	50	55	60	80	85	90	85	75	70
专家14	85	90	40	45	50	75	80	70	65	60	55
专家15	95	100	55	60	65	85	90	80	75	70	65
平均分	91	95	47	52	58	79	85	77	72	66	64

表 19-14　15 名专家对 11 个评价指标评分的一致性系数计算表

指标	专家 1	专家 2	专家 3	…	专家 13	专家 14	专家 15	秩和(T_i)
X_1	95	90	85	…	100	85	95	
秩(R_1)	2	2	2	…	1	2	2	28
X_2	100	95	90	…	95	90	100	
秩(R_2)	1	1	1	…	2	1	1	18
X_3	55	45	45	…	50	40	55	
秩(R_3)	11	11	11	…	11	11	11	165
X_4	60	50	50	…	55	45	60	
秩(R_4)	10	10	10	…	10	10	10	150
X_5	65	60	55	…	60	50	65	
秩(R_5)	9	9	9	…	9	9	9	135
X_6	85	80	75	…	80	75	85	
秩(R_6)	4	4	4	…	6	4	4	66
X_7	90	85	80	…	85	80	90	
秩(R_7)	3	3	3	…	4.5	3	3	48.5
X_8	80	75	70	…	90	70	80	
秩(R_8)	5	5	5	…	3	5	5	69
X_9	75	70	65	…	85	65	75	
秩(R_9)	6	6.5	6	…	4.5	6	6	88
X_{10}	70	65	60	…	75	60	70	
秩(R_{10})	7	8	7.5	…	7	7	7	109
X_{11}	65	70	60	…	70	55	65	
秩(R_{11})	8	6.5	7.5	…	8	8	8	113.5

计算一致性系数：

$$\omega = \sum d_i^2 \Big/ \left(\sum d_i^2\right)_{Max} \qquad \text{（公式 19-8）}$$

式中，$\sum d_i^2 = \sum (T_i - \overline{T})^2$；$\left(\sum d_i^2\right)_{Max} = \dfrac{1}{12} m^2(n^3 - n)$。其中 m 为专家个数，n 为指标个数。当有相同秩时，要对 ω 进行校正：

$$\omega_c = \frac{12}{m^2(n^3 - n) - m\sum(t_k^3 - t_k)} \sum d_i^2 \qquad \text{（公式 19-9）}$$

上式中，t_k 为第 k 个相同秩的个数。15 名专家对 11 个评价指标权重赋值的一致性系数计算选用校正公式为：

$$\omega_c = \frac{12}{15^2(11^3 - 11) - 15 \times [\ (2^3 - 2) + (2^3 - 2) + \cdots + (3^3 - 3)\ ]} \times$$
$$[\ (28 - 90)^2 + (18 - 90)^2 + \cdots + (113.5 - 90)^2\ ] = 0.97$$

一致性系数 ω 取值范围在 0～1 之间，越接近 1 表示所有专家对全部评价指标评分的一致程度越好；反之，则表示专家们的一致程度较差，说明专家之间对各评价指标相对重要性的认识存在不一致性。理论上，一致性系数越接近 1，说明各评价指标的权重估计较为稳定可靠。

（三）结果解读

德尔菲法即专家评分法，采用专家个人判断和专家会议等方式进行指标权重的赋值。本案例采用专家个人判断的方式获得专家评分，在专家各自单独给予评价指标相对重要性评分的基础上，进行统计处理确定各指标的权重。专家评分时不受外界影响，没有心理压力，可以最大限度地发挥个人能力；但专家个人判断仅凭专家个人的主观意识，易受专家知识深度与广度的影响，不可避免具有一定的片面性。专家会议是所有被选专家以集体讨论的方式进行评分，然后利用统计处理确定指标的权重。该法主要优点是可以交换意见，相互启发，弥补个人意见之不足；缺点表现为易受心理因素的影响，如屈从于权威和大多数人的意见，受劝说性意见的影响，不愿公开修正已发表的意见等。

权重赋值调查表通常采用100分制或10分制评分法，有时也可根据需要采用等差或等比评分法。例如将权重分为极重要、重要、一般和不重要4级时，各级权数评分之比可按等差（如4∶3∶2∶1）给分，或按等比（如16∶8∶4∶2）给分。然后计算每一评价指标的平均分数，如果不考虑专家的权威程度，则根据各评价指标的平均分数来确定各指标的权数；如果考虑专家的权威程度，则应计算每一指标的加权平均分数，并以此确定各指标的权重。

（四）方法拓展

确定指标权重的方法很多，归纳为主观定权法和客观定权法2类。主观定权法主要由专家根据经验判断获得，具有简便易行的特点，包括德尔菲法（专家评分法）、Saaty权重法等；客观定权法主要以经验为基础、数学原理为背景得到，具有较强的科学性，包括模糊定权法、秩和比法、熵权法、相关系数法等。以下介绍几种较为常用的定权方法。

1. Saaty权重法 建立梯阶层次结构，专家在同一层评价目标依据各个评价目标对上一层评价目标作用价值的大小，采用Saaty的1～9级标度法。通过两两比较的方法确定各指标的相对重要程度，建立判断矩阵，并计算出最大特征根及其对应的最大特征向量，得出该层中各指标的权重。同时通过一致性比率（CR）来检验判断矩阵的一致性。当具有满意的一致性时（CR≤0.1），利用概率乘法原理，将系统中各层相应因素的权重连乘，计算出方案层各评价指标的组合权重。

2. 变异系数法 对于筛选的$x_1, x_2, \cdots, x_m$共m个评价指标，利用被评价对象的数据，计算各评价指标的变异系数$CV_i(i=1, 2, \cdots, m)$，归一化后，评价指标x_i相应的权重为$w_i = CV_i / \sum_{j=1}^{m} CV_j$。这种加权的方法是为了突出各指标的相对变化幅度，从评价的目的来看，就是区别被评价的对象；CV_i的值大，表示x_i在不同对象上变化大，区别能力就强，应给以重视。

3. 主成分分析法 主成分分析法（principal components analysis）是从多个数值变量之间的相互关系入手，利用降维的思想，将多个变量（$X_1, X_2, \cdots, X_m$）化为少数几个互不相关的综合变量（$Z_1, Z_2, \cdots, Z_p$；$p \leqslant m$）的统计方法。当各主成分$Z_1, Z_2, \cdots, Z_p$能获得较好的实际意义和专业解释时，可根据p个主成分的主成分得分对样品的p个不同方面特性进行推断评价。此处，主成分相应的贡献率$W_i = \lambda_i / m$就是各主成分权重。

4. 其他客观定权法 用某些统计方法进行资料分析时，也可得到有关因素权重分配的客观信息。例如：将各评价指标的变异系数作为权重；将各评价指标的复相关系数倒数的绝对值作为权重；将在多元回归分析及逐步回归分析中，各自变量的标准化偏回归系数值以及由此而推算的贡献率，视为各因子权重分配的依据；此外，如计数资料判别分析中的指数，计量资料判别分析中各因子的贡献率，都可为确定因子权重提供必要的信息；某些特定的统计方法，例如：去除某死因后期望寿命的增量，潜在减寿年数（potentical years of life lost，PYLL）计算中各年龄组尚存年数等，都可为各死因的相对重要性提供有关权重分配的信息；还可根据专业需要，自行设计权重计算的公式。

应说明的是，并不是只有客观定权法才是科学的方法，主观定权法也同样是科学的方法。虽然主观定权法带有一定的主观色彩，但“主观”与“随意”是2个不同的概念，专家对指标重要程度的估计来源于客观实际。因此不论哪一种方法所定权重分配有相对合理的一面，又有局限的一面，而且用不同方法确定的权重分配，可能不尽一致，这将导致权重分配的不确定性，最终可能导致评价结果的不确定性。在实际工作中，不论用哪种方法确定权重分配，都应当依赖于较为合理的专业解释。

三、如何进行综合评价

综合评价是利用指标体系对受多因素影响的评价对象进行客观、公正、合理的全面评价，通过数学模型将多个评价指标整合为一个综合评价值，并赋予评价结果一定意义和价值的过程。评价模型的选择是综合评价中关键的步骤之一，合适的数学模型有助于获得正确的综合评价结果，有更高的统计学效能发现被评价对象的差异，并且使评价结果更为直观和容易理解。随着医学科学的发展，综合评价已广泛应用于医学研究的多个领域，如临床评价中的诊断性试验和治疗方法评价、卫生管理评价中的卫生政策评价、医疗质量管理评价和卫生经济评价等。下面利用已建立的 11 个评价指标，对 20 家医院急性心肌梗死的治疗质量进行综合评价。

（一）研究问题

例 19-6　治疗质量本身是一个不可直接测量的变量，使用可测量的指标体系从不同角度对治疗质量进行评价更具有说服力。但每个指标对治疗质量的评价只反映某一方面，不同指标的评价结果有时会出现矛盾，难以获得治疗质量的综合评价结果，导致医院管理者和实施者无法获得医院治疗质量的综合信息；患者亦无法选择最适合的医院实现最佳治疗。因此，将指标体系进行有机整合，给出综合质量指数（composite measure of quality）是治疗心肌梗死质量综合评价的有效方式。

（二）分析思路

综合评价方法很多，在实际应用中常根据评价目的和资料类型选择合适的方法。在综合评价之前，需要获得单指标的评价结果，正确计算单指标是获得合理综合评价结果的前提。

1. 如何获得急性心肌梗死治疗质量评价指标的使用率　本例中，20 家医院共收集 2 128 名急性心肌梗死患者的病历资料，治疗过程指标的使用情况以率的形式表示。在治疗质量评价中，每个指标有其特定的使用人群，指标的使用受适应证和禁忌证的限制。使用率计算的分母是指适合此治疗且没有相应禁忌证的患者数；分子是适合此治疗的人群中，真正使用了此治疗的患者数。根据收集的病历信息，获得 20 家医院 10 个急性心肌梗死治疗过程指标的使用率（表 19-15）。指标的

表 19-15　20 家医院 10 个急性心肌梗死治疗过程指标的使用率　　单位：%

医院	X_1	X_2	X_3	X_4	X_5	X_6	X_7	X_8	X_9	X_{10}
1	34.65	50.39	40.17	25.00	81.75	30.95	64.00	0.94	33.33	49.51
2	26.72	64.12	79.17	35.16	86.61	26.98	70.97	4.42	1.60	3.88
3	41.67	22.50	75.25	48.86	68.70	53.51	88.60	8.65	26.32	39.13
4	17.82	93.07	78.38	58.14	97.87	63.74	96.70	1.39	67.35	76.32
5	12.55	84.03	88.99	53.04	94.94	55.60	87.98	0.88	51.22	63.60
6	23.64	34.55	42.86	38.89	72.22	31.48	68.52	12.24	28.26	45.45
7	30.86	85.80	89.84	41.58	88.51	30.61	78.91	1.57	44.52	56.48
8	73.49	95.18	33.33	31.07	97.55	13.41	92.68	2.65	30.14	36.75
9	1.59	38.10	95.12	66.04	71.43	26.98	90.48	0.00	10.91	60.98
10	47.19	24.72	63.79	47.83	83.72	32.56	76.74	18.57	15.12	26.32
11	87.95	31.33	83.56	55.17	78.48	39.47	56.00	23.08	18.29	34.29
12	20.43	66.67	75.00	33.90	95.00	71.01	92.65	1.75	29.17	41.38
13	50.93	87.04	45.57	9.76	77.00	15.15	86.60	1.10	36.73	48.68
14	59.38	43.75	25.00	25.00	71.43	20.69	28.57	6.67	0.00	0.00
15	34.15	19.51	53.85	28.00	65.79	30.00	78.38	7.41	18.92	28.00
16	47.92	43.75	84.85	36.36	60.00	15.22	95.56	7.89	36.96	51.61
17	27.18	54.37	81.05	42.42	76.77	35.79	90.53	4.00	17.53	26.67
18	86.57	50.75	69.52	35.80	80.62	31.01	51.94	0.91	27.56	24.66
19	68.57	0.00	56.31	51.25	44.76	37.14	81.90	20.00	0.00	0.00
20	26.92	62.50	77.46	32.39	92.93	39.13	93.48	0.00	15.15	22.86

使用率越接近100%，说明医院的治疗质量越好。

治疗过程指标使用率的分子分母定义非常明确，结局指标（院内死亡率）与过程指标不同，患者的影响因素不能忽略，如年龄、性别和病情等。直接利用院内粗死亡率不能公平比较医院的治疗质量，需要计算标准化死亡率。

logistic 回归模型是医学研究中最广泛用于危险因素筛选和混杂因素控制的统计学方法，是医学研究者公认有效的统计学方法。一般形式为：

$$\text{logit}\, p_{ij} = \alpha + \sum_{k=1}^{n} \beta_k X_{kij} \quad \text{（公式 19-10）}$$

其中，p_{ij} 为第 i 家医院第 j 个患者死亡的概率。$X_{1ij}, X_{2ij}, \cdots, X_{nij}$ 为影响患者院内死亡的 n 个因素，控制这些影响因素，可以公平地比较医院间的院内死亡率。参数 α 为常数项，$\beta_1, \beta_2, \cdots, \beta_n$ 为回归系数，连接函数使用 logit 变换进行连接。

单水平 logistic 回归分析方法忽略患者的聚集性，过高地估计了患者间的变异；多水平模型包括患者水平变量的固定效应和医院水平的随机效应，可以将数据聚集性的影响纳入考虑。在急性心肌梗死风险调整院内死亡率的计算中，不考虑协变量对院内死亡的效应在各个医院间不同，因此使用两水平随机截距 logistic 回归模型，表达为：

$$\text{logit}\, p_{ij} = \alpha_i + \sum_{k=1}^{n} \beta_k X_{kij} \quad \text{（公式 19-11）}$$

其中，$\alpha_i = \mu + \omega_i$，$\omega_i \sim N(0, \tau^2)$，为随机效应，也称为高水平的残差，反映在控制了低水平的影响因素后高水平的效应，方差 τ^2 又称为随机参数，反映了高水平单位的效应大小，τ^2 越大说明数据的聚集性越强。τ^2 为 0 时，模型为一般的 logistic 回归模型。

估计参数 $\alpha_1, \alpha_2, \cdots, \alpha_i$ 和 $\beta_1, \beta_1, \cdots, \beta_n$，可得第 i 家医院第 j 个患者死亡的预测概率 $\hat{p}_{ij}$：

$$\hat{p}_{ij} = \exp\left(\hat{\alpha}_i + \sum_{k=1}^{n} \hat{\beta}_k X_{kij}\right) \Bigg/ \left[1 + \exp\left(\hat{\alpha}_i + \sum_{k=1}^{n} \hat{\beta}_k X_{kij}\right)\right]$$

（公式 19-12）

患者在所有医院平均治疗水平下发生死亡的概率为期望概率 $\hat{e}_{ij}$：

$$\hat{e}_{ij} = \exp\left(\hat{\mu} + \sum_{k=1}^{n} \hat{\beta}_k X_{kij}\right) \Bigg/ \left[1 + \exp\left(\hat{\mu} + \sum_{k=1}^{n} \hat{\beta}_k X_{kij}\right)\right]$$

（公式 19-13）

第 i 家医院的标准化死亡率 SR_i：

$$SR_i = \left(\sum\nolimits_{j=1}^{n_i} \hat{p}_{ij} \Big/ \sum\nolimits_{j=1}^{n_i} \hat{e}_{ij}\right) * p \quad \text{（公式 19-14）}$$

其中，n_i 为第 i 家医院的患者数，由上述公式可知，各医院标准化死亡率为死亡预测概率 $\hat{p}_{ij}$ 除以期望概率 $\hat{e}_{ij}$，再乘以所有参与医院急性心肌梗死患者的平均死亡率 p。

利用多水平 logistic 回归模型对 20 家医院急性心肌梗死患者的结局进行风险调整，调整的影响因素包括患者的性别、年龄、疾病史、入院时情况、广泛前壁梗死、心功能不全、休克、心脏传导阻滞、脑血管疾病、肾功能不全和住院天数，获得 20 家医院急性心肌梗死患者的院内死亡率及医院排名情况见表 19-16。

表 19-16　20 家医院急性心肌梗死患者的院内死亡率及医院排名

医院	实际院内死亡		标化院内死亡	
	死亡率 /%	排名	死亡率 /%	排名
1	0.00	1	4.78	1
2	9.92	12	9.07	15
3	7.50	10	7.68	11
4	4.95	4	5.21	3
5	5.70	6	7.15	9
6	14.55	18	7.86	12
7	5.56	5	6.44	5
8	9.64	11	10.71	19
9	1.59	2	6.76	8
10	10.11	13	8.50	13
11	12.05	16	9.24	16
12	10.75	14	10.38	18
13	6.48	8	6.31	4
14	25.00	20	9.68	17
15	12.20	17	7.59	10
16	14.58	19	12.23	20
17	6.80	9	6.54	7
18	11.94	15	8.61	14
19	1.90	3	4.96	2
20	5.77	7	6.44	6

风险调整前院内死亡率较低的 3 家医院分别是第 1、9、19 家医院，院内死亡率较高的 3 家医院分别是第 14、16、6 家医院。经过风险调整后，

院内死亡率低的 3 家医院分别是第 1、19、4 家医院，院内死亡率高的 3 家医院分别是第 16、8、12 家医院。经过风险调整后医院之间院内死亡率的变异减小，利用实际死亡率和标化死亡率对医院进行排序的结果有差别。

2. 如何利用综合评分法进行多指标综合评价　综合评分法（synthetical scored method）是建立在专家评分法基础上的一种重要的综合评价方法。首先根据评价目的及评价对象的特征选定合适的评价指标，制定每个评价指标的评价标准。然后以恰当的方式确定各评价指标的权重，并选定累积总分的方案以及综合评价等级的总分值范围，以此为准则，对评价对象进行分析和评价。

急性心肌梗死评价指标的数据结果见表 19-15 和表 19-16。利用综合评分法进行综合评价时，为保证指标同趋势化，将标准化院内死亡率转化为院内生存率：院内生存率 = 1 - 标准化死亡率。利用本章第二节 15 名专家对 11 个评价指标赋值的权重，采用加权法将 11 个评价指标进行综合。加权法的计算公式为：

$$S=\sum_{i=1}^{n}W_iS_i \quad \text{（公式 19-15）}$$

上式中，n 为指标个数，W_i 为第 i 个评价指标的权重，S_i 为第 i 个评价指标的评价结果，本案例 S_i 见表 19-15 和表 19-16。如第 1 家医院的综合得分为：

$$\begin{aligned}S_1 &= 0.12\times34.65+0.12\times50.39+0.06\times40.17+0.07\times25.00+0.07\times81.75+\\&\quad 0.10\times30.95+0.11\times64.00+0.10\times0.94+0.09\times33.33+0.08\times49.51+\\&\quad 0.08\times95.22=44.90\end{aligned}$$

以此类推，可得各医院的综合得分，见表 19-17。

表 19-17　20 家医院急性心肌梗死治疗质量综合评分法评价结果

医院	综合得分	排序
1	44.90	15
2	42.85	16
3	49.29	10
4	65.83	1
5	59.74	2
6	42.79	17
7	56.41	3
8	55.84	4
9	46.06	13
10	46.01	14
11	52.75	6
12	54.55	5
13	51.21	7
14	33.73	20
15	39.93	19
16	50.14	8
17	48.12	12
18	49.47	9
19	40.66	18
20	49.02	11

在 20 家医院中，第 4、5、7 家医院的综合质量指数居前 3 位；第 19、15、14 家医院综合质量指数居后 3 位。

3. 如何利用 TOPSIS 法进行多指标综合评价　TOPSIS（优劣解距离法，technique for order preference by similarity to ideal solution）法是系统工程中有限方案多目标决策的一种方法，在医院综合评价研究中应用较多。TOPSIS 法的基本思想：基于同趋势化和归一化后的原始数据矩阵确定一个最优方案和一个最劣方案，分别计算各评价对象与最优方案和最劣方案之间的距离，即 D_i^+ 和 D_i^-（可以是欧几里得距离或加权距离），利用相对接近程度来衡量被评价对象的优劣等级。

TOPSIS 法的基本步骤：①指标进行同趋势化，将低优指标转化为高优指标；②同趋势化后的原始数据矩阵进行归一化处理并建立归一化矩阵；③根据归一化矩阵找到最优向量和最劣向量；④计算各评价对象实际指标值与最优向量和最劣向量的距离即 D_i^+ 和 D_i^-；⑤计算各评价对象指标值与最优向量和最劣向量的相对接近程度 C_i：$C_i=\frac{D_i^-}{D_i^+ + D_i^-}$；⑥根据相对接近程度的大小对评价对象的优劣进行排序，C_i 的取值范围为[0，1]，C_i 值越接近 1 表明评价对象越接近最优向量。

利用 TOPSIS 法进行综合评价时，要求所有指标同趋势化，如同为低优指标或同为高优指标，实际应用通常是将低优指标转化为高优指标。在急性心肌梗死治疗质量的 11 个评价指标中，属于低优指标的是标准化死亡率，将其转化为高优指标院内生存率，对同趋势化后的数据矩阵进行归一化处理：

$$a_{ij} = X_{ij} \bigg/ \sqrt{\sum_{i=1}^{n} X_{ij}^2} \qquad \text{（公式 19-16）}$$

上式中，X_{ij} 表示第 i 个评价对象在第 j 个指标上的取值或经差值法转化后的取值，n 为评价对象的个数。如第 1 家医院第 1 个评价指标归一化值为：

$$a_{11} = \frac{X_{11}}{\sqrt{\sum_{i=1}^{20} (X_{i1})}} = \frac{34.65}{\sqrt{34.65^2 + 26.72^2 + \cdots + 68.57^2 + 26.92^2}} = 0.16$$

以此类推，处理后可获得归一化矩阵值，见表 19-18。

根据归一化矩阵值可得到最优值向量和最劣值向量，即有限方案中的最优方案和最劣方案为：

$$\text{最优方案}\mathbf{A}^+ = (a_{i1}^+, a_{i2}^+, \cdots, a_{im}^+)$$

$$\mathbf{A}^+ = (0.42, 0.36, 0.30, 0.35, 0.27, 0.42, 0.27, 0.56, 0.49, 0.41, 0.23)$$

$$\text{最劣方案}\mathbf{A}^- = (a_{i1}^-, a_{i2}^-, \cdots, a_{im}^-)$$

$$\mathbf{A}^- = (0.01, 0.00, 0.08, 0.05, 0.12, 0.08, 0.08, 0.00, 0.00, 0.00, 0.21)$$

上式中，$i=1, 2, \cdots, n$；$j=1, 2, \cdots, m$，m 为评价指标个数。a_{ij}^+ 和 a_{ij}^- 分别表示现有评价对象在第 j 个评价指标上的最大值与最小值。

计算各评价对象实际指标值与最优向量和最劣向量的距离即 D_i^+ 和 D_i^-：

$$D_i^+ = \sqrt{\sum_{j=1}^{m} (a_{ij}^+ - a_{ij})^2} \qquad \text{（公式 19-17）}$$

$$D_i^- = \sqrt{\sum_{j=1}^{m} (a_{ij}^- - a_{ij})^2} \qquad \text{（公式 19-18）}$$

例如：第 6 个评价指标与最优方案及最劣方案的距离分别为：

表 19-18 原始数据归一化矩阵值

医院	X_1	X_2	X_3	X_4	X_5	X_6	X_7	X_8	X_9	X_{10}	X_{11}
1	0.16	0.19	0.13	0.13	0.23	0.18	0.18	0.02	0.24	0.26	0.23
2	0.13	0.24	0.25	0.19	0.24	0.16	0.20	0.11	0.01	0.02	0.22
3	0.20	0.09	0.24	0.26	0.19	0.31	0.25	0.21	0.19	0.21	0.22
4	0.08	0.35	0.25	0.31	0.27	0.37	0.27	0.03	0.49	0.41	0.23
5	0.06	0.32	0.28	0.28	0.26	0.33	0.24	0.02	0.38	0.34	0.23
6	0.11	0.13	0.14	0.21	0.20	0.18	0.19	0.30	0.21	0.24	0.22
7	0.15	0.33	0.29	0.22	0.25	0.18	0.22	0.04	0.33	0.30	0.23
8	0.35	0.36	0.11	0.17	0.27	0.08	0.26	0.06	0.22	0.20	0.22
9	0.01	0.14	0.30	0.35	0.20	0.16	0.25	0.00	0.08	0.32	0.23
10	0.22	0.09	0.20	0.26	0.23	0.19	0.21	0.45	0.11	0.14	0.22
11	0.42	0.12	0.27	0.29	0.22	0.23	0.16	0.56	0.13	0.18	0.22
12	0.10	0.25	0.24	0.18	0.26	0.42	0.26	0.04	0.21	0.22	0.22
13	0.24	0.33	0.15	0.05	0.21	0.09	0.24	0.03	0.27	0.26	0.23
14	0.28	0.17	0.08	0.13	0.20	0.12	0.08	0.16	0.00	0.00	0.22
15	0.16	0.07	0.17	0.15	0.18	0.18	0.22	0.18	0.14	0.15	0.22
16	0.23	0.17	0.27	0.19	0.17	0.09	0.27	0.19	0.27	0.27	0.21
17	0.13	0.21	0.26	0.23	0.21	0.21	0.25	0.10	0.13	0.14	0.23
18	0.41	0.19	0.22	0.19	0.22	0.18	0.14	0.02	0.20	0.13	0.22
19	0.32	0.00	0.18	0.27	0.12	0.22	0.23	0.48	0.00	0.00	0.23
20	0.13	0.24	0.25	0.17	0.26	0.23	0.26	0.00	0.11	0.12	0.23

$$D_6^- = \sqrt{\sum_{j=1}^{11}(a_{6j}^- - a_{6j})^2} = \sqrt{(0.01-0.11)^2+(0.00-0.13)^2+\cdots+(0.21-0.22)^2} = 0.525\,7$$

$$D_6^+ = \sqrt{\sum_{j=1}^{11}(a_{6j}^+ - a_{6j})^2} = \sqrt{(0.42-0.11)^2+(0.36-0.13)^2+\cdots+(0.23-0.22)^2} = 0.661\,9$$

以此类推。每个评价对象与最优方案及最劣方案的距离见表 19-19。

计算各评价对象与最优方案的接近程度 C_i：

$$C_i = \frac{D_i^-}{D_i^+ + D_i^-} \qquad \text{（公式 19-19）}$$

C_i 的取值范围为[0，1]，越接近 1 表示该评价对象越接近最优水平，反之，越接近 0 表示该评价对象越接近最劣水平。第 6 个评价指标与最优方案的接近程度为：

$$C_6 = \frac{D_6^-}{D_6^+ + D_6^-} = \frac{0.525\,7}{0.661\,9+0.525\,7} = 0.442\,7$$

以此类推，按 C_i 的大小将各评价对象排序，C_i 值越大，表示综合质量越好。

表 19-19　20 家医院急性心肌梗死治疗质量 TOPSIS 法综合评价结果

医院	D_i^+	D_i^-	C_i	排序结果
1	0.785 9	0.475	0.376 7	16
2	0.886 1	0.410 4	0.316 5	19
3	0.636	0.570 1	0.472 7	7
4	0.635	0.881	0.581 1	2
5	0.673 9	0.752 5	0.527 6	3
6	0.661 9	0.525 7	0.442 7	11
7	0.677 8	0.67	0.497 1	4
8	0.745 8	0.638 4	0.461 2	8
9	0.882 7	0.555 8	0.386 4	14
10	0.647	0.621 4	0.489 9	5
11	0.543 5	0.823 5	0.602 4	1
12	0.729 5	0.612 3	0.456 3	9
13	0.781 7	0.585 1	0.428 1	12
14	0.922 9	0.376 7	0.289 9	20
15	0.781 9	0.391 5	0.333 6	18
16	0.650 3	0.594 6	0.477 6	6
17	0.764 7	0.473 4	0.382 4	15
18	0.769 5	0.562 4	0.422 3	13
19	0.799 4	0.653 8	0.449 9	10
20	0.843 7	0.465 5	0.355 6	17

在 20 家医院中，第 11、4、5 家医院的综合质量指数居前 3 位；第 15、2 和 14 家医院综合质量指数居后 3 位。

（三）方法拓展

综合评价方法除综合评分法、TOPSIS 法外，实际工作中还有很多方法，如因子分析法、综合指数法、层次分析法、秩和比法。近年来又出现了一些评价方法，如模糊综合评价法、灰色关联分析法，基于 BP 人工神经网络分析法，数据包络分析法及潜变量模型法等。

1. 因子分析法　因子分析法（factor analysis）是从分析多个可观测指标的相关关系入手，找出支配相关关系的不可观测的潜在变量，并利用潜在变量解释可观测指标之间相关性或协方差关系的多元统计分析方法。通过因子分析可获得具有较好专业意义的 q 个公因子及因子得分，根据因子得分和贡献率建立综合评价函数，对观测对象进行多指标综合评价。

2. 综合指数法　指数是用来测定一个变量对某一个或一些特定变量值大小的相对数，可以划分为个体指数和总指数。个体指数即单因素指数，表达某一事物或现象动态变化，常用指标的实际值与该指标的标准值或参考值相比得到；总指数是指综合描述多种事物或现象的动态平均变化程度的指数。综合指数法（synthetic index method）是通过建立总指数的计算模型，综合多个指标的实际值与标准值的信息，定量反映几个指标的综合平均变动程度的一种评价方法。

3. 秩和比法　秩和比法（rank sum ratio，RSR）是综合评价中常用的一种融古典的参数统计与近代的非参数统计于一体的方法。RSR 指行或列秩次的平均值，是一个非参数统计量，具有 0～1 连续变量的特征。在综合评价中，RSR 综合了多项评价指标的信息，表明多个评价指标的综合水平，RSR 越大越优。秩和比法的基本思想：在一个 n 行（n 个评价对象）m 列（m 个评价指标）矩阵中，将各指标按照实际值大小进行排序编秩，计算获得无量纲统计量 RSR，运用参数统计的方法研究 RSR 的分布；根据 RSR 对评价对象的优劣进行排序或分档排序。秩和比法广泛应用于医疗卫生领域的多指标综合评价、统计预测预报、统计质量控制等。

4. 潜变量模型法 潜变量模型是近年提出的综合评价方法，潜变量治疗质量综合评价模型假定不可观测的潜变量为治疗质量，决定治疗质量评价指标的使用概率，即医院或医生是否能有效使用评价指标由其治疗质量决定。模型假定评价指标的性质由难度参数和区分度参数共同决定：难度参数表示实现该评价指标的难易程度；区分度参数反映的是指标区分不同医院治疗质量的能力，区分度参数越大，该评价指标区分医院治疗质量的能力越强。潜变量模型有效解决了评价指标间的相关问题，既能客观地获得每个评价指标的权重，也能获得每家医院治疗质量的综合得分及其置信区间。

事实上，综合评价方法种类繁多，各种评价方法都有各自的特点和局限性，因此应根据评价目的和资料类型选用不同的方法。在实际工作中可以联合应用多种评价方法，对评价结果进行相互验证，可以提高评价结果的准确性和可靠性。不仅如此，很多学者对多种评价方法进行了有机结合，如模糊神经网络、模糊聚类法等，并将其较好地应用于综合评价中。

第三节 卫生公平性评价

公平一直是全球卫生事业的重要目标。健康状况在不同特征人群和社会的分布出现较大差异就是不公平，其包含健康结果不公平、卫生筹资不公平和卫生服务提供不公平。21 世纪以来，卫生公平性受到极大挑战，各国和地区普遍存在不公平现象。如穷人和富人患病率和死亡率的不公平性，地区间卫生资源分布的不公平性等。近年来，卫生公平性已成为卫生领域理论界研究的热点之一。公平性评价是识别不公平现象的主要方法，是公平性研究的核心内容。公平性评价的常用方法有洛伦兹曲线（Lorenz curve）、基尼系数（Gini coefficient）、集中指数（concentration index，CI）等单因素分析方法和一般线性回归、固定效应模型等多因素分析方法。但上述方法仅能回答是否公平的问题，不能回答是什么原因导致的不公平。要进一步分析卫生不公平的原因，可采用集中指数分解和 Oacaxca-Blinder 分解等方法。本节将用实例介绍上述方法在卫生公平性研究中的具体应用。

一、如何进行卫生公平性单因素分析

（一）研究问题

例 19-7 利用中国健康与营养调查（China Health and Nutrition Survey，CHNS）1991—2009 年的数据，分析我国不同经济水平 18 岁及以下未成年人的健康公平性问题，以此为例介绍公平性单因素分析方法。

CHNS 是北卡罗莱纳大学和中国疾病预防与控制中心的营养与健康研究所（前国家营养与食品安全研究所）国际联合项目。CHNS 项目每 2～3 年调查一次，每次通过分层整群抽样对全国 15 个省，大约 7 200 户，超过 30 000 个体进行问卷调查，收集了大量个体、家庭、社区等层面的数据，具有较好的代表性，且该数据对外开放。故本研究选用该数据进行健康公平性的研究。

身高和体重一直是衡量儿童和青少年健康常用的指标，尤其是身高，常用于反映长期健康状况，故本项目选取的健康指标为年龄别身高 z 分数（height-for-age z scores，HAZ）。年龄别身高 z 分数的计算公式为：

$$z=\frac{x-m}{sd} \qquad \text{（公式 19-20）}$$

其中，x 为样本数据中未成年人的身高，m 为年龄别标准身高的中位数，sd 为年龄别标准身高或体重的标准差，m 和 sd 均来自于世界卫生组织（World Health Organization，WHO）的官网。依据 WHO 的标准，当 z 分数小于 -2 时，可认为存在营养不良问题。根据此标准，可将连续性变量 HAZ 转换成二分类变量，以 1 表示存在营养不良，0 表示不存在营养不良。

本项目中经济水平以家庭人均年收入来衡量。可将各年家庭人均年收入根据五分位数，从低到高分成“很低”“低”“中等”“高”“很高”5 个等级，分析不同收入等级家庭中 18 岁以下未成年人

营养不良率情况。

（二）分析思路

1. 洛伦兹曲线（Lorenz curve）和基尼系数（Gini coefficient） 洛伦兹曲线与基尼系数是最常用来测量收入公平性的指标。图 19-5 中的 OCL 曲线即为洛伦兹曲线，横轴是人口百分比的累计数，纵轴为收入百分比的累计值。对角线 OL 为绝对公平线，表示人口每增加 10%，收入就相应增加 10%，说明所有人的收入是绝对均等的。但在实际研究中，可能出现人口每增加 10%，收入相应增加的比例小于 10% 的情况。将实际人口增加一定比例，收入相应增加的比例值连成平滑曲线，形成洛伦兹曲线。该曲线偏离对角线越远，表示收入不公平的程度就越高。

基尼系数 G 为图 19-5 中洛伦兹曲线 OCL 与对角线 OL 围成的面积 S 与对角线下面积⊿OAL 的面积之比，即 Gini＝S/⊿OAL。该系数的取值范围为（0，1），基尼系数越大，说明不公平程度越高。

本项目分析了 1991—2009 年未成年人家庭收入的公平性问题。首先对各年家庭人均年收入按升序排序，再计算各年各收入水平下的人口累计百分比，可绘制洛伦兹曲线（图 19-6）。结果显示，各年均存在收入不公平现象，且各年不公平程度存在差异。基尼系数计算结果发现，未成年人家庭收入的不公平性虽然并未呈现某种稳定的变化，但总体而言有逐年增加的趋势（表 19-20）。

从上面的分析不难看出洛伦兹曲线衡量不平等程度效果直观，但欲同时比较多个亚组（如本研究中各年份）的差异时，不易看出差异的大小。基尼系数可定量地展示不公平性大小，可以直接比较，可相互补充。此外，与极差法和率比法相比，洛伦兹曲线和基尼系数对不公平性的衡量更为全面，因为它不仅仅代表最高阶层和最低阶层的差异。

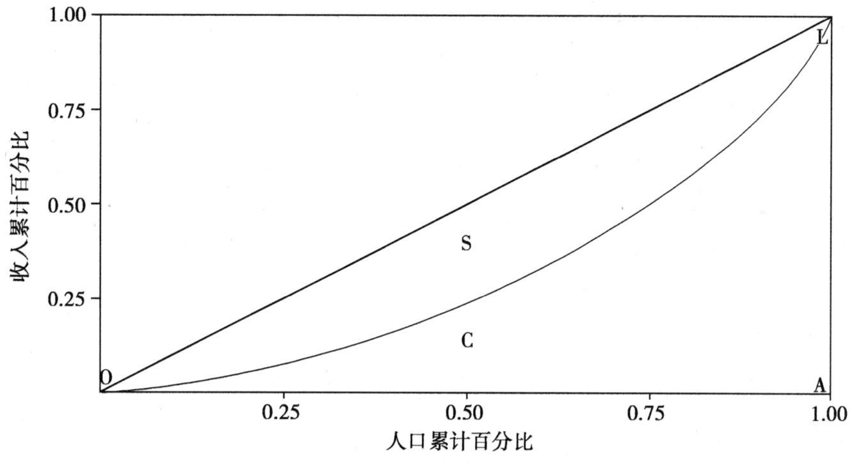

图 19-5 洛伦兹曲线示意图

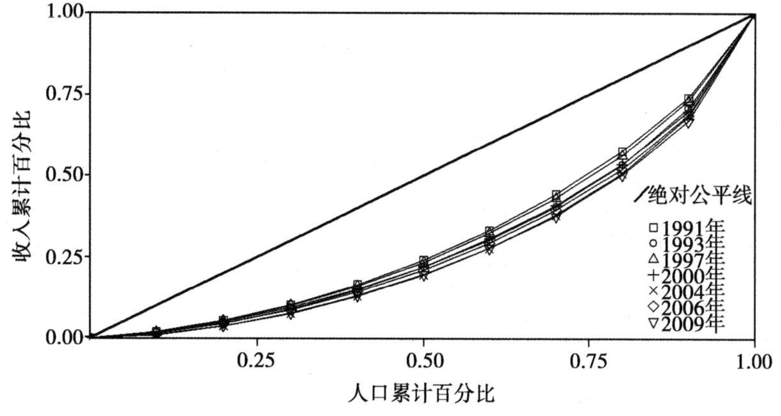

图 19-6 1991—2009 年 18 岁以下未成年人收入洛伦兹曲线

表 19-20 1991—2009 年 18 岁以下未成年人收入基尼系数

年份	基尼系数
1991	0.37
1993	0.41
1997	0.39
2000	0.42
2004	0.45
2006	0.43
2009	0.46

2. 集中指数（concentration index，CI）和集中指数曲线（concentration curve）

集中指数是世界银行推荐的用于评估不同社会经济条件下健康和卫生服务不公平性的指标，可以用来衡量不同社会经济状况的地区、社会阶层间的公平性，其计算公式为：

$$CI=\frac{2}{N\mu}\sum_{i=1}^{N}h_i r_i-1-\frac{1}{N} \quad \text{（公式 19-21）}$$

其中，h_i 为健康变量，μ 为健康变量的均值，$r_i=i/N$ 表示按照经济水平排序之后，第 i 个个体的累积秩次，其中 $i=1$ 表示最穷的个体，$i=N$ 表示最富的个体。在实际研究中，当 N 很大的时候，上式的最后一项会趋近于 0，因此，为计算方便通常会将此项省略。此外，CI 还有一个更为简便的计算方法，可表示为健康变量与个体累积秩次的协方差关系，即

$$CI=\frac{2}{\mu}\text{cov}(h,r) \quad \text{（公式 19-22）}$$

集中指数的取值范围为（-1，1），当选择的健康指示变量为低优指标时，若健康变量在不同社会经济水平人群的分布没有差异，集中指数将等于 0，表示绝对公平；若健康变量集中在社会经济发展程度高的地区、人群中，集中指数将为正值，且越接近于 1，表明不公平程度越高；反之若健康变量集中在社会经济发展程度低的地区、人群中，集中指数将为负值，且越接近于 -1，表明不公平程度越高。但在计算集中指数时，有一定限制条件，即健康变量必须为非负数，否则集中指数的变化范围将不再是（-1，1），如果健康变量的均值为 0，将无法计算集中指数。

集中指数曲线与洛伦兹曲线的基本思想相近，图形也与洛伦兹曲线相似，横轴都为人口累计百分比（按照收入从低到高排序）（图 19-7）。不同之处在于洛伦兹曲线纵轴为收入累计百分比，集中指数曲线的纵轴引入了健康变量。如果各社会阶层的健康水平相同，集中指数曲线与对角线重合，如果健康变量在较高的社会阶层聚集，则曲线处于对角线下方，集中指数曲线与对角线相距越远，表示健康不公平程度越大。

本项目在评价不同家庭收入未成年人健康公平性时，以是否发生营养不良为健康变量，按照上述计算公式计算了集中指数（表 19-21），并绘制了收入相关营养不良集中指数曲线图（图 19-8）。

表 19-21 1991—2009 年 18 岁以下未成年人收入相关健康集中指数

年份	集中指数
1991	-0.17
1993	-0.17
1997	-0.17
2000	-0.23
2004	-0.22
2006	-0.13
2009	-0.23

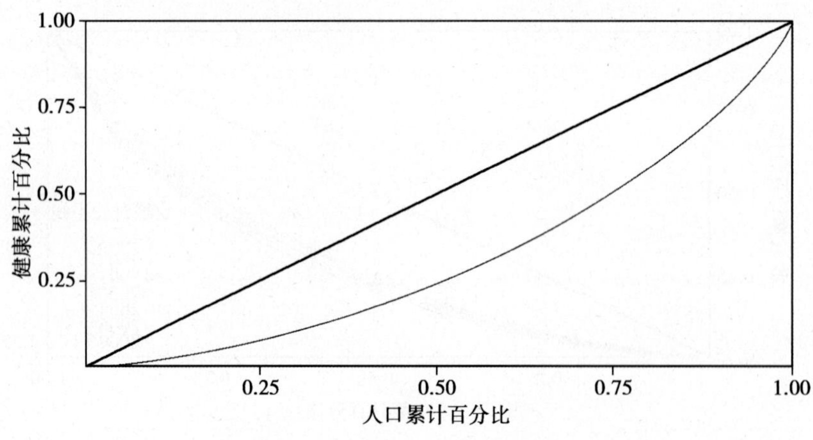

图 19-7 集中指数曲线示意图

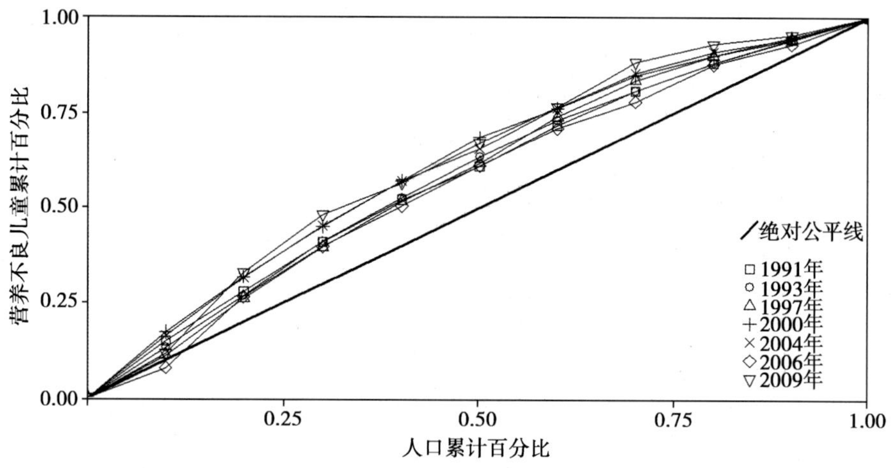

图 19-8　1991—2009 年 18 岁以下未成年人收入相关营养不良集中指数曲线图

由表 19-21 可见，各年收入相关营养不良集中指数均小于 0，且图 19-8 示各年份的集中指数曲线都位于绝对公平线上方，表明我国未成年人存在收入相关的健康不公平性。由于营养不良率为低优指标，说明未成年人营养不良主要发生在收入水平较低的人群，这与我们的直观认识似乎比较相符。

（三）方法拓展

公平性单因素的方法还有很多，如极差法、率比法和不相似指数等。

1. 极差和率比法　极差法是利用最高社会经济水平人群（地区）与最低社会经济水平人群（地区）的健康水平的差异大小反映不公平的程度。率比是指以最高社会经济水平人群或地区的健康水平为参照，其他社会经济水平人群或地区的相关指标与其的比值。两种指标分别测量不同经济水平人口健康状况的绝对差异和相对差异。极差法和率比简单明了，能够直接比较社会经济水平高的人群（地区）和社会经济水平较低人群（地区）的健康差异。但两种方法只表现了 2 个阶层的情况，而忽略了其他阶层的健康水平的比较。

2. 不相似指数（index of dissimilarity，ID）　ID 可用于反映不同社会经济特征（如收入、职业、教育程度等）人群的健康水平差异。本项目可用于研究不同收入等级，18 岁以下未成年人营养不良发生比重的差异，从而了解由于收入不平等而造成的健康不公平情况。*ID* 的计算公式为：

$$ID = \frac{1}{2}\sum_{j=1}^{k} |s_{jp} - s_{jh}| \qquad \text{（公式 19-23）}$$

其中，k 表示划分的社会经济阶层数量，S_{jp} 表示第 j 个经济阶层的总人口比重，S_{jh} 表示第 j 个经济阶层的营养不良人数比重。*ID* 的取值范围为（0，1），越接近于 1，表示不公平程度越高。

二、如何进行卫生公平性多因素分析

（一）研究问题

例 19-8　上述分析方法是对卫生公平性最基本的描述，在实际生活中，通常需要控制某些混杂因素的干扰才能准确刻画公平性问题。例如本研究想要分析城市和农村人口是否存在健康不公平性问题，并进一步研究城市和农村健康不公平性是否存在代际传递效应，性别、年龄等人口学特征很可能是城市和农村家庭中 18 岁以下未成年人营养不良发生率不公平的混杂因素。多因素回归分析是控制混杂因素最常用的方法。

（二）分析思路

这项研究仍然使用了 CHNS 1991—2009 年 18 岁以下未成年人的数据，直接将连续性变量 HAZ 作为未成年人的健康指标。如果只是研究在控制其他因素以后，城市与农村未成年人健康水平是否有差异可以建立如下回归模型：

$$CHealth_{it} = \alpha_0 + \alpha_r Rural_{it} + D_{it}B_1 + W_{it}B_2 + E_{it}B_3 + H_{it}B_4 + \varepsilon_{it} \qquad \text{（公式 19-24）}$$

其中，$CHealth_{it}$ 表示第 i 个未成年人在第 t 年的 HAZ；$Rural_{it}$ 为未成年人 i 是否为农村户口的指示变量；D_{it} 为个体 i 在第 t 年的人口学特征指标，包括年龄、性别、兄弟姊妹数、出生的次序、父母的年龄，以及年份（以 1991 年的参考）和地区（以西部地区为参考）哑变量；W_{it} 为社会经济指标组成的向量，包括人均家庭收入，父母的教育程度和职业；E_{it} 为环境相关控制变量，包括是否有室内卫生间、自来水，以及所在社区的吸烟率；H_{it} 为未成年人医疗服务可及性指标，以居住地至最近一家医疗机构的距离表示，B_1、B_2、B_3、B_4 分别为各变量矩阵对应的回归系数组成的向量。通过这个模型可以分析在控制其他因素的情况下，城市和农村未成年人健康水平是否有差异，此时 α_r 为我们关心参数。

但在进一步分析健康不公平性的代际传递效应时，研究者关注的不仅是城市和农村未成年人健康水平的差异，而是父母的健康对孩子健康的影响，以及这种影响在城市和农村之间的差异。故在这项研究中研究者加入了父母健康的指标。父母的健康指标以父母对应的 HAZ 来表示，计算方式同公式 19-20。由于 WHO 没有 18 岁以上人口的标准身高中位数，故计算父母的 HAZ 时，以 CHNS 全部样本中男女各年龄段身高值为标准人群参考值。研究者根据调查对象的户口类型，分为农村数据集和城市数据集，并分别建立的模型如下：

$$CHealth_{it}=\alpha_0+\alpha_m MHealth_{it}+\alpha_f FHealth_{it}+D_{it}B_1+W_{it}B_2+E_{it}B_3+H_{it}B_4+\varepsilon_{it} \quad \text{（公式 19-25）}$$

其中，$MHealth_{it}$ 和 $FHealth_{it}$ 分别表示 i 的母亲和父亲在第 t 年的 HAZ；其余各项变量的含义同上。此时，研究关心估计参数为 α_m 和 α_f。

（三）结果解读

本项目的研究结果见表 19-22，第 1 列为（公式 19-24）的分析结果，从结果可以看出，农村未成年人 HAZ 平均比城市未成年人 HAZ 小 0.09，且差异在 0.05 的检验水准上有统计学意义。表 19-23 的第 2、3 列为（公式 19-25）对城市和农村未成年人样本分别建模的结果。从结果可以看出，无论是城市还是农村，未成年人的 HAZ 与其父母的 HAZ 呈正相关（差异具有统计学意义），即健康状况具有代际传递效应，父母的健康状况越好，其子女的健康状况也越好。且这种传递效应在城市和农村人群存在差异，表现为城市的传递效应强于农村。结合第 1 列的研究结果可以反映出城市和农村未成年人间健康机会存在差异，首先是当代人中农村人口健康水平比城市人口差，通过健康的代际传递，农村人口的后代平均而言也会差于城市人口的后代。

（四）方法拓展

多因素分析的方法比较多，根据反映变量与预测变量的关系可分为线性回归和非线性回归。线性回归除了本研究用到的一般线性模型，还有在此基础上拓展开来的固定效应模型和随机效应模型等。非线性回归包括用于 logistic 回归，Poisson 回归等。不同的回归模型适用的条件有所不同，但对于这些模型的讨论已经超过了本章节欲讨论的问题，故不作进一步介绍。

表 19-22　1991—2009 年城市和农村 18 岁以下未成年人健康差异

变量	全样本 （1）	城市 （2）	农村 （3）
是否农村户口	-0.09^{***} （0.02）		
母亲 HAZ		0.27^{***} （0.03）	0.25^{***} （0.02）
父亲 HAZ		0.30^{***} （0.02）	0.30^{***} （0.02）
人口学特征指标	YES	YES	YES
社会经济指标	YES	YES	YES
环境相关控制变量	YES	YES	YES
医疗服务可及性指标	YES	YES	YES
截距项	YES	YES	YES
样本量	12，749	3，558	9，191

*** 为 $P<0.01$，** 为 $P<0.05$，* 为 $P<0.1$；括号中为参数估计的标准误。YES 表示模型中纳入了相应的控制变量，由于本研究纳入的控制变量较多，并未全部列出，只列出了主要关心变量的结果

三、卫生公平性原因分析

（一）研究问题

例 19-9　在确认存在卫生公平性问题以后，需要进一步分析造成这种不公平的原因，为解决

不公平性问题提供参考。卫生公平性原因的分析也是研究不公平性发生机制和实施干预措施的基础。常用的方法有 Oaxaca-Blinder 分解和集中指数分解。

（二）分析思路

1. Oacaxca-Blinder 分解　源于分解 2 个人群工资差异均值，从而度量劳动力市场中的歧视。鉴于 Oacaxca 和 Blinder 两人差不多同时对两个组群（如男性与女性组群，黑人与白人组群等）之间的工资差异提出了几乎相同的分解方法，学术界将这种分解方法称为 Oacaxca-Blinder 分解。这种分解可将组群之间工资均值差异分解为由个体特征差异造成的可解释部分，归因于个体禀赋（endowment），以及由特征回报差异带来的不可解释部分，并把不可解释部分归因于歧视（discrimination）。在这项城市和农村健康不公平性代际传递效应的研究中，研究者将城市和农村未成年人健康平均值分解为可以被父母的健康水平、人口特征、社会经济因素、环境和医疗可及性解释的部分和由特征回报差异带来的不可解释部分。并且可以得到父母健康对未成年人健康差异的贡献。

Oacaxca-Blinder 分解的模型建立过程如下：首先对城市和农村未成年人样本建立公式 19-25 中的模型，并计算两组未成年人 HAZ 均值的差值，即

$$\overline{CHealth_u} - \overline{CHealth_r} = \overline{Z}_u B_u - \overline{Z}_r B_r \quad （公式 19-26）$$

其中，Z 表示（公式 19-25）中所有可观测的控制变量矩阵，即包含父母健康水平，人口特征、社会经济因素、环境和医疗可及性。下标“u”表示城市人口，“r”表示农村人口。

在无“歧视”健康情况下，若无歧视健康结构为 B^*，则有：

$$\overline{CHealth_u} - \overline{CHealth_r} = (\overline{Z}_u - \overline{Z}_r) B^* \quad （公式 19-27）$$

此时（公式 19-26）可以分解为：

$$\overline{CHealth_u} - \overline{CHealth_r} = (\overline{Z}_u - \overline{Z}_r) B^* + \overline{Z}_u (B_u - B^*) + \overline{Z}_r (B^* - B_r) \quad （公式 19-28）$$

其中，公式等号右边的第一部分即为组群间（城市和农村）由于可观测变量的差异而引起的未成年人健康差异（总的可解释部分），等号右边的第二、三部分即为特征回报差异带来的健康的差异总的不可解释部分。在实际应用中，如果找不到（公式 19-28）中“真正”的无“歧视”健康结构 B^*，可以将 2 个群组中的任意一个群组当成无“歧视”健康结构。在本研究中，研究者便将城市人口视为无“歧视”健康群体，用 B_u 替代 B^*，则公式 19-28 可简化为：

$$\overline{CHealth_u} - \overline{CHealth_r} = (\overline{Z}_u - \overline{Z}_r) B_u + \overline{Z}_r (B_r - B_u) \quad （公式 19-29）$$

此时，等号右边的第一部分为组群间（城市和农村）由于可观测变量的差异而引起的未成年人健康差异（总的可解释部分），等号右边的第二部分即为特征回报差异带来的组群间未成年人健康的差异总的不可解释部分。

此外，通过重新定义 Z 中包含的变量数，可以将总的可解释部分分解为由某个或者某些变量引起的健康水平的差异。本研究中分别将 Z 定义为父母的健康［（公式 19-25）中的 $MHealth_{it}$ 和 $FHealth_{it}$］，父母的社会经济状态［（公式 19-25）中的 W_{it}、E_{it} 和 H_{it}］，人口学变量（未成年人的年龄和性别，父母的年龄），以及其他控制变量（年份和地区固定效应），将城市和农村未成年人健康差异的可解释部分分为了这 4 个部分。本研究的分解结果见表 19-23。

表 19-23　城市和农村未成年人健康不公平性 Oaxaca-Blinder 分解结果

健康不公平性分布	效应值	标准误
总差异	0.35***	0.04
总的不可解释部分	0.14***	0.03
总的可解释部分	0.20***	0.03
可解释部分的分解：		
父母亲健康状况	0.05***	0.02
父母收入	0.03***	0.01
父母教育程度	0.03***	0.01
父母职业	0.10****	0.01
环境	−0.00	0.01
卫生服务可及性	0.00	0.00
人口学指标	0.00	0.00
年份固定效应	0.01**	0.01
地区固定效应	−0.02***	0.01

*** 为 $P<0.01$，** 为 $P<0.05$，* 为 $P<0.1$

由上表可见，城市和农村未成年人总的健康差异为 0.35，其中由于城市和农村未成年人父母健康水平、父母社会经济状态、人口学特征等可解释变量的不同而造成的差异为 0.20，占 57.14%（0.20/0.35），而不可解释部分为 0.14，占 42.86%。另外，城市和农村未成年人健康差异绝大部分来源于父母的身体健康和社会经济地位，占 59%。总的可解释部分有 25% 源于父母的健康，占总差异的 15%，即如果农村未成年人的父母跟城市未成年人父母一样健康的话，其子女健康差异将减少 15%。

2. 集中指数分解　在本节的第一部分，我们提到了集中指数的计算。2003 年，Wagstaff 等提出一种可以将集中指数进行分解的方法。该方法可将健康的集中指数分解为各个影响因素对收入相关的健康不公平性的贡献。每个影响因数的贡献由两部分决定：一部分是健康对该因素的敏感性，另一部分是该因数在收入上的不公平程度。集中指数分解的计算方法如下：

首先，建立健康与其影响因素的回归模型：

$$Y=\beta_0+\sum_k \beta_k x_k+\varepsilon \quad \text{（公式 19-30）}$$

其中，Y 为健康变量，即本项目中未成年人的 HAZ，β_0 为回归模型的截距项，x_k 为第 k 个自变量，β_k 是第 k 个自变量的回归系数，本研究纳入的自变量为（公式 19-24）中控制的变量；ε 为误差项。则 HAZ 的集中指数分解公式为：

$$CI=\sum_k(\beta_k\bar{x}_k/\mu)\cdot CI_k+G\cdot CI_\varepsilon/\mu$$

（公式 19-31）

其中，CI 为未成年人 HAZ 的集中指数，μ 为未成年人 HAZ 的均值，$\bar{x}_k$ 为 x_k 的均值，CI_k 为 x_k 的集中指数，GCI_ε 为误差项的综合集中指数。$\eta_k=\beta_k\bar{x}_k/\mu$ 即未成年人健康指标对第 k 个变量的敏感程度。

如本节“一、如何进行卫生公平性单因素分析”所述，用集中指数衡量收入相关不公平性时，健康变量的取值只能是非负数。对于 HAZ 来说，取值为 0，表示与 WHO 的标准人群健康水平一样，大于 0 说明比标准人群健康水平更高，小于 0 则表示健康水平低于标准人群，可能存在营养不良。因此本研究参照 O'Donnell 等的做法，截取了未成年人 HAZ 小于 0 的样本，并乘以 −1，得到新的 HAZ。此时新的 HAZ 越大，表示健康水平越差。

本研究对未成年人健康集中指数的分解结果见表 19-24。由于未成年人 HAZ 集中指数小于 0（−0.08），说明不同收入家庭未成年人健康水平存在不公平性，表现为低收入家庭未成年人的健康水平低于高收入家庭未成年人（这与本节“一、如何进行卫生公平性单因素分析”的分析结果一致）。从对 HAZ 集中指数的分解结果可见，对此贡献最大的仍是人均家庭收入。此外，通过其他变量集中指数分析结果，我们发现未成年人群还

表 19-24　我国未成年人收入相关健康集中指数分解

变量名	η	CI	x 的贡献
是否农村户口	0.01	−0.07	0.00
年龄	−0.31	0.02	−0.01
年龄的平方	0.11	0.03	0.00
是否为女性	−0.01	−0.01	0.00
兄弟姐妹数量	0.12	−0.09	−0.01
出生顺序是否为 2	0.01	−0.11	0.00
出生顺序是否为 3 及以后	0.00	−0.33	0.00
父亲年龄	0.22	0.00	0.00
母亲年龄	−0.22	0.00	0.00
是否居住在东部	−0.07	0.07	−0.01
是否居住在中部	−0.08	0.03	0.00

续表

变量名	η	CI	x的贡献
父亲学历			
小学	0.00	−0.14	0.00
初中	−0.01	0.02	0.00
高中	−0.01	0.15	0.00
大学及以上	0.00	0.57	0.00
母亲学历			
小学	−0.01	−0.07	0.00
初中	−0.03	0.11	0.00
高中	−0.02	0.23	0.00
大学及以上	0.00	0.68	0.00
父亲职业			
农民	0.00	0.14	0.00
国有企业职工	0.01	−0.19	0.00
民营企业职工	0.00	0.44	0.00
公职人员	−0.01	0.23	0.00
外资企业职工	0.00	0.87	0.00
母亲职业			
农民	0.00	0.21	0.00
国有企业职工	0.03	−0.18	−0.01
民营企业职工	0.00	0.46	0.00
公职人员	−0.01	0.30	0.00
外资企业职工	0.00	0.80	0.00
ln(家庭人均收入)	−0.33	0.06	−0.02
是否有自来水	0.00	0.12	0.00
是否有室内卫生间	−0.01	0.41	0.00
所在社区吸烟率	0.00	−0.02	0.00
到最近医疗机构的距离	0.00	−0.11	0.00
时间哑变量			
1993年	−0.01	−0.17	0.00
1997年	−0.02	0.03	0.00
2000年	−0.02	0.13	0.00
2004年	−0.01	0.25	0.00
2006年	−0.01	0.36	0.00
2009年	−0.01	0.52	−0.01
残差			0.00
HAZ的集中指数			−0.08

存在很多收入相关不公平性，如父母的学历和职业等，不公平程度都相对较高，收入高的家庭父母的学历更高，更多在民营企业、外资企业或政府部门工作。但由于未成年人的 HAZ 对这些变量的敏感程度不高，所以表现为这些不公平性对收入相关的健康不公平性贡献较小。诸如年龄和家庭中兄弟姊妹的数量在不同收入家庭不公平程度相对较小，但 HAZ 对其敏感程度较高，故其对 HAZ 集中指数的贡献较大。

第四节 卫生政策效果识别和评价

正确识别和评价卫生政策的效果是卫生决策研究中一个重要的内容。卫生政策的实施直接影响着广大群众的健康和利益，因此运用科学有效的方法对政策实施的效果进行量化评估，有助于为政府的决策提供科学合理的理论依据。卫生政策评价就是对卫生政策干预“因果”效应的评估。随机对照实验具有随机化配置干预措施，标准化操作以及可重复性等特点成为探究因果关联的“金标准”。但是在卫生政策的研究中，由于研究的环境、研究成本，以及可行性等多方面的限制，相比于观察性研究，实验研究的方法并未得到广泛的应用。在卫生政策的评价中因果推断主要是基于“准实验”的方法，主要包括工具变量法（instrumental variable method，IV）、双重差分法（difference-in-difference，DID）、倾向得分匹配法（propensity score matching，PSM）、断点回归法（regression discontinuity，RD）等。这些方法在卫生政策评价的研究中发挥着重要的作用，并让经验研究得到令人信服的因果推断的结论成为可能。

一、如何利用双重差分法和倾向性评分法进行卫生政策评价

（一）研究问题

例 19-10 在我国，健康扶贫政策于 2016 年正式开展，旨在减少因病致贫的发生，避免贫困人口因高额的医疗费用陷入更深的贫困，避免已脱贫人口返贫。自从健康扶贫政策实施以来，根据国家卫生和计划生育委员会在 2018 年 2 月 12 日例行发布会提到的，虽然已有 420 万患有大病和慢病的贫困人口得到救治，然而，健康扶贫对贫困人口抵御疾病经济风险能力方面到底发挥着多大作用尚未可知。为了准确地回答这些问题，需要就政策的因果效应进行科学量化的分析。

（二）分析思路

1. 如何运用双重差分法 与大部分的政策相似，健康扶贫政策实施过程并未做到真正的随机化，因此在进行政策效应评估时，一般需要在自然发生的实验或者利用现有观察的数据构造实验的条件下，寻找良好控制的对照组形成“准实验”或者“自然实验”。若政策实施前后实验组和对照组数据均可得到，通常利用双重差分法（DID）估计政策实施的效应。

其基本的原理是：在政策实施前为实验组找到相同或者相似的对照组，形成自然实验。假设实验组和对照组个体在未干预的情况下具有共同的自然变化趋势，以对照组个体在政策实施后相同时点的结果作为实验组个体未进入实验组情况下的潜在结果，便可通过对比发现政策实施的效应（图 19-9）。

本研究中，利用 2014—2017 年的赤水市新农合数据和建档立卡贫困人口的数据进行实证分析。新农合数据中包含了所有农村人口就医信息，建档立卡贫困人口的数据包含了享受健康扶贫政策的所有贫困人口的信息。健康扶贫政策是 2016 年初开始实施，因此本例中，2014—2015 年为政策干预前的时期，2016—2017 年为政策干预期。考虑到应对健康冲击时，通常是家庭成员共同承担。因此，本例的分析均以家庭为单位进行分析，试验组为接受健康扶贫政策的所有贫困家庭，对照组为非贫困家庭。健康扶贫政策实施前后实验组和对照组数据均可得到，因此本研究考虑采用双重差分法（DID）估计健康扶贫政策对贫困人口抵御疾病经济风险能力的影响。

首先设立政策哑变量，用 *Post* 表示。其中政策的实施 *Post* 变量赋值：“1”代表家庭在 2016—2017 年即健康扶贫政策实施后，“0”代表政策实施前。将政策变量 *Treatment* 也设置为哑变量：“1”代表试验组，即接受健康扶贫政策的贫困家庭，“0”为对照组，即非贫困家庭，构建双重差分的回归模型：

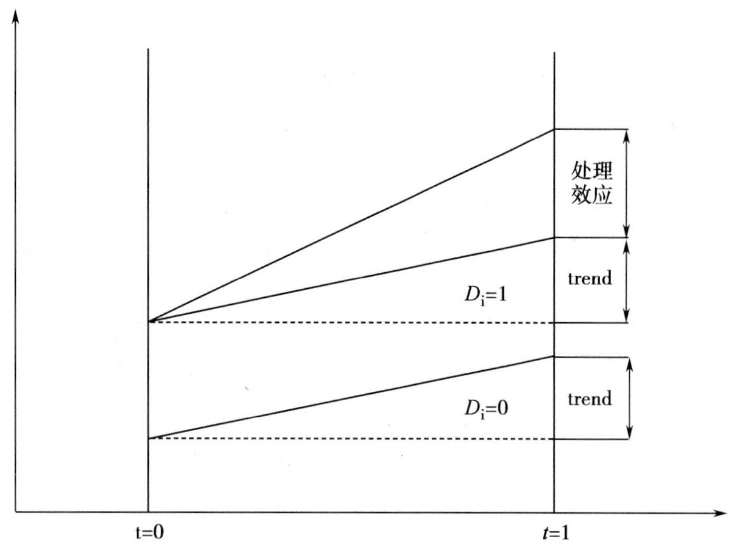

图 19-9　双重差分法原理示意图

$t=0$ 代表政策实施前，$t=1$ 代表政策实施后，$D_i=0$ 代表对照组，$D_i=1$ 代表实验组，如果没有政策实施，两组为同趋势，图中的处理效应部分即我们关注的政策效应

$$y_{it}=\alpha+\beta Post_t+\gamma Treatment_i+\delta(Post_t\times Treatment_i)+\varepsilon_{it} \quad \text{（公式 19-32）}$$

其中，δ 度量了政策的效应，也就是倍差估计量。为了方便读者理解（公式 19-32）的基本原理，我们将政策变化前后系数的变化情况整理在表 19-25 中，其中 ΔY_t 和 ΔY_c 分别表示政策实施前后实验组和对照组之间的差异，也就是第一次差分。$\Delta\Delta Y$ 表示 2 个差值相减，意味着将政策之前实验组和对照组之间的差异从政策实施后组间的差异中剥离，从而得到的结果就是政策实施的净效应，这就是第二次的差分，最终得到倍差估计量 δ，即为政策的效应。

以上双重差分模型的回归公式为构造双重差分估计值和标准误提供了一种便利的方法，根据结局变量的类型选择相应的方法进行效应的估计。同时利用回归计算双重差分模型可以很容易地加入更多的协变量控制其他的影响因素。

虽然双重倍差法能较好地控制不可观测变量的影响，但是双重差分法运用必须满足严格的前提假设条件：一是样本选择的随机性；二是共同的趋势假设，即存在一个较好的对照组，它与实验组在政策干预时点之前的变化趋势是相同的，确保了两者的同质性。但是在很多的研究中很难保证上述 2 个前提均满足。如本例中，健康扶贫政策目的是缩小贫困人口与非贫困人口之间的差距。然而，贫困人口与非贫困人口在就医行为上本身存在差别，因此实验组和对照组之间可比性较差，违反了同趋势假设。针对以上问题，最常用的一种解决方案是在运用双重差分法之前首先对研究对象进行匹配，接下来我们就匹配法进行详细说明。

2. 如何运用匹配法　匹配法是当前在非实验环境下评估政策效应最为常用的方法之一，匹配法有很多优点，例如可以为实验组找到一个特征相似的对照组，从而更好地评估政策的效应，且匹配的方法较多，可以进行结果稳健性检验。在所有匹配的方法中，倾向性得分匹配方法运用最为广泛，因此本节的内容重点围绕着倾向性得

表 19-25　DID 计算公式基本原理

	政策实施之前	政策实施之后	政策实施之后与之前的差值
处理组	$\alpha+\gamma$	$\alpha+\gamma+\beta+\delta$	$\Delta Y_t=\lambda+\delta$
对照组	α	$\alpha+\beta$	$\Delta Y_c=\lambda$
处理组 - 对照组	γ	$\gamma+\delta$	$\Delta\Delta Y=\Delta Y_t-\Delta Y_c=\delta$

分匹配的原理和运用展开。

倾向得分这一概念最早是在 1983 年由卢森鲍姆和鲁宾提出，并指出了倾向得分在利用观察数据开展的因果推断研究中的重要作用。倾向得分是综合了研究对象的所有特征的函数，将数据进行降维，多维的数据降低为一维的数据，从而能最大化地概括所有调查的协变量之间共同作用的结果。再通过匹配实验组和对照组之间相近或者相似的倾向得分，使处理组和对照组之间特征基本达到均衡，从而使实验组和对照组之间可比，较好地控制偏倚。因此，对于社会科学或人群调查中普遍存在的选择偏误问题，一般可以通过倾向性评分得到相对较好的控制。

倾向得分定义为在给定 x_i 情况下，个体 i 进入处理组的条件概率，即 $p(x_i)=\mathrm{P}(\mathrm{D_i}=1|\mathrm{x}=x_i)$，或简记 $p(x)$。在进行估计样本的 $p(x)$ 时，目前最常用的方法是 logistic 回归，再利用倾向得分度量个体间距离进行匹配。这种将倾向得分作为距离函数进行匹配的方法，也叫倾向得分匹配。具体过程如下：

第一，选择协变量 x_i。尽可能将影响实验组和对照组差异的变量都包括进来。

第二，计算倾向得分，一般使用 Logistic 回归进行计算：

$$\mathrm{logit}(p_i)=\alpha+X_i\beta+\varepsilon_i \qquad \text{(公式 19-33)}$$

第三，进行倾向性得分匹配。根据匹配原则的不同，有多种匹配方法，包括 k 近邻匹配法、半径匹配法、卡尺内最近邻匹配和核匹配法等。

第四，根据匹配后的样本计算平均处理效应。参加者的平均处理效应（ATT）估计值一般的计算表达式：

$$A\hat{T}T=\frac{1}{N_1}\sum_{i=1}^{N_1}(y_{i1}-\sum_{j}^{N_0}w_{ij}y_{0i}) \qquad \text{(公式 19-34)}$$

其中，$w_{ij}\in[0,1]$ 为根据不同的匹配法对对照组的结果变量进行加权的变量，并满足 $\sum_{j}^{N_0}w_{ij}=1$。

3. 如何结合运用双重差分倾向性得分匹配法 在之前我们已经说明，直接利用双重差分法评估健康扶贫对贫困人口抵御疾病经济风险能力的影响可能会违背同趋势的假设，主要是因为贫困人口与非贫困人口在就医行为上本身不可比。因此，将倾向性评分匹配法和双重差分法结合形成双重差分倾向性得分匹配法是处理此类问题最常用的方法。

其基本的思想是：首先利用倾向性评分法控制选择偏倚误差对政策效应的影响，增加实验组和对照组的可比性；然后利用双重差分法消除不随时间变化且不可观察的个体异质性对于结果的影响，以及实验组和对照组在政策实施过程中的共同趋势。因此双重差分倾向性得分匹配的方法同时结合了这两种方法的优点，可以解决因果推断中的选择性偏倚和异质性的问题。

我们将以评估“健康扶贫对贫困人口抵御疾病经济风险能力的影响”为例，详细说明双重差分倾向性得分匹配法分析过程。

（1）确定结局指标，本例中选取 3 个指标进行评价：家庭当年总的医疗自付费用，发生家庭灾难性医疗支出和发生因医疗自付费用过高导致的贫困。

（2）进行倾向性评分匹配：首先，计算倾向得分值，本例以 2014 年的样本进行倾向性评分匹配，首先利用 Logistic 回归计算倾向的分值，具体模型参见（公式 19-33）。

其中，$p_i=P(Y|x_{i1},x_{i2},\cdots,x_{ij})$，表示第 i 个个体在 j 个协变量作用下出现贫困的概率，β 为协变量向量的系数。X_i 为协变量，包含：①居住地，用哑变量表示，共 100 个村庄；②家庭人口特征：家庭人口数，家中 65 岁及以上老年人口数，家中 14 岁及以下儿童数，家庭中男性的数量；③依据国际疾病分类第 10 版临床修订本手术与操作（International Classification of Diseases，Tenth Revision，Clinical Modification，ICD-10-CM）的 21 个大类分类，家庭在每一大类疾病患病的数量。

其次，进行倾向性得分的匹配。在匹配法介绍中提及多种匹配的方法，本研究主要采用 1∶1 近邻无放回匹配。

最后，选择匹配后的样本，利用双重差分法分析，具体模型如下：

$$y_{it}=\alpha+\beta Post_t+\gamma Treatment_i+\lambda(Post_t\times Treatment_i)+X_{it}\delta+\varepsilon_{it} \qquad \text{(公式 19-35)}$$

其中，i 是家庭，t 是年份。y 是结局变量，包括医疗自付费用，灾难性医疗支出发生的概率，因高额医疗自付费用导致的贫困的概率。*Post* 是哑变量，“1”代表家庭在 2016—2017 年即健康扶贫政策实施后，“0”代表政策实施前。*Treatment* 是哑变量，“1”代表试验组，即接受健康扶贫政策的贫困家庭，“0”为对照组，即非贫困家庭。X 是控制变量向量，包含居住地、家庭特征、家庭所在 ICD-10-CM 分类的疾病数、家庭在各类医疗机构住院和门诊的次数。ε 是误差项。

系数 β 衡量的是结局变量在健康扶贫政策干预前后的变化，γ 衡量的是结局变量在试验组和对照组之间的差别。λ 是 *Post*×*Treatment* 交互项的系数，该系数为健康扶贫的政策效应，即本研究关心的系数。δ 衡量的是结局变量在家庭 i 和时间 t 的协变量的变化。

根据变量的不同，选择不同的方法：结局变量为家庭医疗自付费用时采用最小二乘法，若为灾难性医疗支出发生的概率和因高额医疗自付费用导致贫困的概率采用 logit 回归。

（三）结果解读

倾向性匹配结果，如图 19-10a，在匹配前，样本中试验组的家庭发生贫困的概率更高，倾向值较大。经过匹配，所有贫困家庭均找到类似的非贫困家庭。匹配后，如图 19-10b，贫困家庭与非贫困家庭有较相似的特征，标准化偏差大幅度缩小，大部分变量在匹配后贫困组和非贫困组没有差异，达到了消除实验组和对照组异质性的目的。最终本例纳入试验组和对照组各 7 620 个家庭，4 年的面板样本观测值共 60 960 个。

双重差分法进行分析的结果如表 19-26，发现家庭医疗自付费用、发生灾难性医疗支

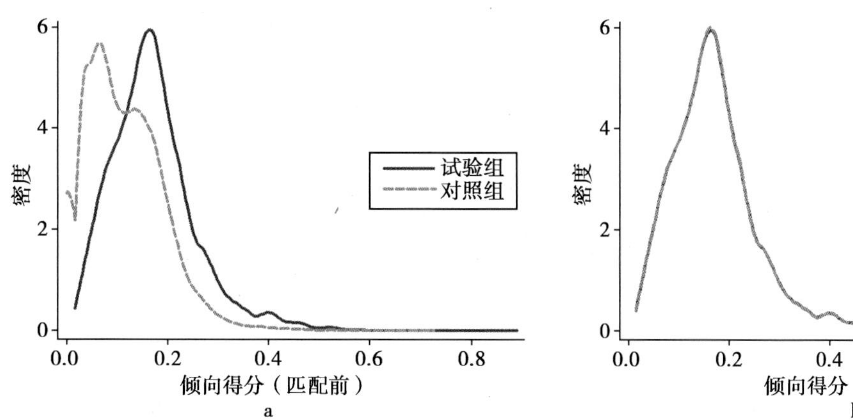

图 19-10　倾向性匹配前后概率密度图

a 图为匹配前两组的倾向得分概率密度图，b 图为匹配后两组的概率密度图

表 19-26　健康扶贫在贫困人口抵御疾病经济负担方面的作用

变量	自付费用 / 元	发生灾难性医疗支出	发生因自付费用过高致贫
是否政策实施后×是否实施政策	−0.150***	−0.077***	−0.117***
	(0.037)	(0.004)	(0.003)
是否政策实施后	0.004	−0.019***	−0.007***
	(0.029)	(0.002)	(0.001)
是否实施政策	0.091***	0.066***	0.120***
	(0.027)	(0.003)	(0.00)
控制变量	是	是	是
R^2	0.643	0.367	0.228
样本数（N）	60 880	60 880	60 880

①* 在 10% 水平有意义，** 在 5% 水平有意义，*** 在 1% 水平有意义。②表格中呈现的数值为各变量系数估计值，括号中为相应的标准误，且所有标准误均为稳健标准误。③控制变量包含家庭居住地，家庭人口，家中老年、儿童男性数，家中在各个 ICD-10-CM 大类疾病数，家庭在各个机构总的住院和门诊次数。④表中显示的发生灾难性医疗支出和因自付费用过高致贫的系数是效应值

出以及因自付费用导致的贫困的系数分别是-0.15、-0.077、-0.117，且在1%水平差异有统计学意义。结果显示，健康扶贫政策在平均水平上使得贫困家庭医疗自付费用下降了15.0%，发生灾难性医疗支出的概率平均下降了7.70%，发生因自付费用导致贫困的概率平均下降了11.70%。说明健康扶贫政策提高了贫困人口抵御疾病经济风险的能力。

最终，通过双重差分倾向性得分匹配法我们更加客观、科学地评价了健康扶贫政策提高贫困人口抵御疾病经济风险的能力。

（四）方法拓展

在实际的工作中，倾向性得分匹配的方法有多种，究竟应使用哪种方法，目前尚没有明确的指南，所以一般选择多种方法匹配，如果不同的方法结果相似则说明结果稳健，不依赖于具体方法的选择。与此同时，新的匹配方法包括粗化精确匹配法（coarsened exact matching，CEM）也在渐渐得到广泛的使用，具体的内容可参考Elizabeth发表的相关文献。

二、如何利用工具变量法进行卫生政策评价

（一）研究问题

例19-11 在2009年4月我国国家医改方案中，一项重要的医改内容是建立全民的基本医疗保障制度。基本医疗保障制度包含：城市职工基本医疗保险、城镇居民基本医疗保险、新型农村合作医疗以及城乡医疗救助体系。在四大基本医疗保障计划中，城镇居民基本医疗保险是唯一随此次医改提出的新举措。城镇居民基本医疗保险从2007年开始在79个城市试点，逐渐覆盖全国所有城市，截至2011年底已经覆盖近2.2亿城镇居民。虽然城镇居民保险的覆盖率增加，但是城镇居民基本医疗保险是否能真正改善参保居民的健康水平需科学客观的评价。

本研究利用多阶段、概率与规模成比例的抽样方法从上述79个城镇居民医疗保险（城居保）试点的城市中抽取了9个城市约11 800户家庭中的32 000名居民为调查对象，2007—2010年对调查对象进行入户调查，收集了被调查者的基本人口学信息、社会经济学信息、健康及行为状况以及医疗保险和服务利用情况等信息。

以自评健康作为健康状况的结局变量。根据调查对象对自己健康状况的评估，得到5个等级结果，包括“很差”“差”“一般”“好”和“很好”，将其转化成取值1～5的连续性变量，也同时根据这个健康变量生成“健康好”的虚拟变量，其中选择“好”或“很好”取值为1，其他取值为0。同时，是否参加城居保作为我们主要关心的解释变量。

（二）分析思路

1. 如何确定使用工具变量法 回到之前提出的现实问题，探究“城镇居民基本医疗保险是否能真正改善参保居民的健康水平”。对于提出的问题，如果只是关心城镇居民基本医疗保险与参保居民的健康水平相关关系，考虑调查是持续4年的面板数据，一般会选择4年的混合截面线性回归（OLS）或者固定效应模型（FE）进行分析，其中固定效应模型（FE）可以排除不可观测的“固定效应”。

虽然从逻辑分析角度上来看，城镇居民基本医疗保险可以增加城镇居民的健康水平。参加医保可以增加居民就医的财务的可及性，从而可促进居民对卫生服务的利用；同时也在一定程度上避免或减少了居民因为经济负担而出现“小病拖，大病扛”的情况。但是现实情况往往更加复杂，因为城镇居民基本医疗保险是基于城镇居民自主选择的保险，面临人们逆向选择的问题，即不仅医保的情况可能会影响居民医疗服务的利用，居民的健康状况也会反过来影响个人参保的情况，即健康状况越差的人越有可能参保；同时还有一些不可观测的因素（如基因和时间等）可能同时影响参保和健康的状况。

然而在实际的研究中，我们更关心的是参加城居保是否对个人健康产生因果的影响，根据上面的理论，我们会发现参加城居保和健康之间存在相互影响的关系，因此直接利用OLS或者FE违背了内生性的假设，导致以上的方法都不是对城居保影响健康因果关系的一致性的估计。面临这样的内生性的问题，利用工具变量进行分析是最常用的因果推断的方法，接下来我们就利用本例的问题，详细说明工具变量方法。

假设因变量 Y 与解释变量 URBMI 的回归模型是：

$$y_{ict} = URBMI_{ict} + X_{ict}\boldsymbol{\delta} + \varepsilon_{ict} \quad （公式 19-36）$$

其中，i 表示个人，c 表示个人所在的城市，t 代表时间。其中 y_{ict} 表示在 t 年 c 城市中个体 i 的自评健康，$URBMI_{ict}$ 表示个人 i 是否参加城居保的情况，X_{ict} 表示其他控制变量。

上述城居保的例子就出现了内生性的问题，即解释变量 $URBMI_{ict}$ 与误差项 ε_{ict} 出现了相关导致内生性。面临这样的问题，解决的思路便是通过将解释变量的变异进行分解，其中将其与误差之间存在相关的变异部分删除，只保留其与误差不相关的那部分变异，那么用这部分严格外生的变异与结局变量进行回归，此时进行的因果效应的估计值便是一致无偏的。那么便需要找到一个合理的工具变量 Z 将解释变量 $URBMI_{ict}$ 与误差项 ε_{ict} 不相关的部分分离出来进行回归。

2. 如何确定所选择的工具变量的有效性　一个有效的工具变量需要满足 2 个基本的条件：①相关性，即工具变量 Z 与解释变量 $URBMI_{ict}$ 之间存在相关；②外生性，即工具变量 Z 与误差项 ε_{ict} 之间不相关。

本例中，选择了分年分城市针对不同的城居保参保人群的政府补贴占当年当地的城居保的总共筹资比例作为个人是否参加城居保的工具变量，具体的定义如下：

$$Pro_{jct} = \frac{Subsidy_{jct}}{Subsidy_{jct} + Premium_{jct}} \times 100\% \quad （公式 19-37）$$

其中，*Pro* 代表政府补助的比例，*Subsidy* 表示政府对城镇居保的总补助，*Premium* 表示个人缴纳的保费。

分析工具变量的有效性，可以通过回归进行分析，方程如下：

$$URBMI_{ict} = X_{ict}\delta_1 + \mathrm{Pr}\,o_{jct}\delta_0 + \mu_{ict} \quad （公式 19-38）$$

其中，δ_0 是第一阶段关心的效应。如果 δ_0 有统计学意义，则表示选择的工具变量与个人是否参加城居保是存在相关性，满足有效工具变量的第 1 个条件。

另外一个有效性的条件是工具变量的外生性，即政府补助比例必须是外生于个人参保，也就是说明政府补助比例只是通过参保行为影响个人健康。一般来说，参保个人很难影响政府补助比例，因为政府对城居保参保的补助规定直接来自于中央政府，再由当地政府制定详细的实施细则。但是是否存在其他不可观测的因素共同影响当地医保的财政补助比例和个人健康，这是需要探究的内容。虽然我们将在模型中添加时间和地区的哑变量进行控制时间和地区不可观测的固定效应，但是可能存在一些地方政府非常重视的民生的工程，即进行了很多公共卫生项目的干预同时也提高了政府对参加医保的比例。此时居民健康水平的提高可能受益于公共卫生项目，而非医保补助比例。因此本例中也利用 Bhattacharya 提出的一种简约回归法间接验证确保最终的外生性。如果不存在可能共同影响城居保和个人健康的不可观测的地区因素，那么政府补助占比就不应该影响没有参保资格的人群的健康水平，因此作如下回归：

$$y_{ict} = \mathrm{Pr}\,o_{jct} + \mathbf{X}_{ict}\pi_1 + \upsilon_{ict} \quad （公式 19-39）$$

3. 如何具体利用选择的工具变量进行分析　确定了工具变量的有效性之后，利用医保政府补贴比例作为工具变量进行估计城居保影响健康的效应。主要采用的方法是二阶段最小二乘法（2SLS）计算工具变量估计量，具体分析如下：

第一阶段：首先通过（公式 19-38）利用最小二乘法估计，计算 $URBMI_{ict}$ 的拟合值。

第二阶段：再将拟合值用以下（公式 19-40）进行回归分析，同样采用最小二乘法估计，最终得到参加医保对居民健康影响的因果效应值。

$$y_{ict} = UR\hat{B}MI_{ict} + \mathbf{X}_{ict}\boldsymbol{\delta} + \varepsilon_{ict} \quad （公式 19-40）$$

（三）结果解读

对工具变量使用第 1 个条件的相关性检验，利用最小二乘法对（公式 19-38）进行估计 δ_0，估计值是 0.11，标准误是 0.03，假设检验的结果是 $P<0.01$，结果有统计学意义，说明参加城居保的政府补助比例与是否参加城居保的解释变量之间有相关性。

对工具变量使用第 2 个条件有效性的回归结果如表 19-27，发现参保人群的健康状况与政府补助比例有关，而未参保人群的健康状况与政府补助无关，这间接说明了选择政府补贴比例的占比这个工具变量的外生性条件成立。

表 19-27 简约回归法结果

健康状况	不具有参保资格的居民		具有参保资格的居民	
	健康状态	健康好	健康状态	健康好
政府补助比例	0.05 (0.12)	0.10 (0.07)	0.16*** (0.05)	0.07*** (0.03)
样本数	4 730	4 730	31 145	31 145

*** 表示 1% 的检验水平上有统计学意义；表格中呈现的数值为各变量系数估计值，括号中为相应的标准误

确定了政府补贴比例的占比这个工具变量的有效性之后，运用二阶段最小二乘法（2SLS）计算工具变量估计量，最终回归的结果如表 19-28，发现在修正了内生性的问题后，参与城居保会提高居民的健康水平，其中个人健康状态提高 1.48 个单位，以及个人报告“健康好”提高 65 个百分点，说明城居保可以提高居民的健康水平。

表 19-28 城居保与居民健康之间的关系

健康状况	健康状态	健康好
城居保	1.48**（0.61）	0.65**（0.30）
样本数	31 145	31 145

** 表示 5% 的检验水平上有统计学意义；表格中呈现的数值为各变量系数估计值，括号中为相应的标准误

（四）方法拓展

工具变量法在实际的运用中除了解决本节中的解释变量的内生性问题以外，还可以用于：①模型出现遗漏变量问题；②方程出现联立性等实际的情况。

三、如何利用断点回归进行卫生政策评价

（一）研究问题

例 19-12 中国已进入老龄化社会，建立和完善社会养老保障制度对保障老年人的基本生活非常重要，2009 年 9 月发布的《国务院关于开展新型农村社会养老保险试点的指导意见》弥补了农村社会养老保障的空白。社会养老保险在为老年人提供基本生活保障的同时，也可能激励老年劳动者提前退出劳动市场，在人口老龄化的大环境下，将降低整个社会的劳动力供给，进而影响经济的平稳发展，故本例欲分析新农保养老金与老年人劳动供给之间是否存在因果关系。

本例利用中国家庭金融调查与研究中心（CHFS）2013 年的调查数据，覆盖了 262 个区县，28 143 户家庭样本，97 916 个个体样本，根据研究目的，纳入其中 22 234 个样本。CHFS 家庭样本数据的内容包括户主主观态度、金融和非金融资产、负债、家庭支出与收入等，个体样本调查数据的内容包括人口统计学特征、工作、职业、社会保障等。劳动参与是本例的因变量，是否领取新农保养老金是主要关心的解释变量。

（二）分析思路

1. 如何选择断点回归估计方法 由于是否参加新农保以及是否领取养老金会受到个体、地区特征的影响，若这些特征与我们关心的因变量有关，直接将劳动参与作为因变量，将是否领取新农保养老金作为解释变量纳入模型用 OLS 估计就会存在遗漏变量问题（内生性问题的一种情况），估计所得系数也会存在偏误。上一节已经讲了工具变量可以处理内生性的问题，本节将引入另外一种方法处理回归中的内生性的问题，即断点回归方法。断点回归是目前准实验方法中，最具因果说服力的方法。

断点回归的原理类似于随机对照试验，几乎是对两组同质的人群进行比较。但断点回归也同准实验一样，对照组和处理组是自然形成的，而不是随机对照试验中的人为干预。这个自然的过程也有学者称为外来冲击，如自然灾害、政策的终止、政策对象的人为划分等。这些外来冲击作用使得研究对象的某特征变量出现断点（常用 x_0 表示），故本方法称为“断点回归”，该特征变量也被称为驱动变量，常用 x_i 表示。在断点附近的局部小范围内，可认为研究对象是同质的，将位于断点左侧的研究对象视为对照组，将断点右侧的研究对象视为试验组。断点附近的范围大小，通常也称为带宽，实际研究中可采用 CCT、IK、Cross Validation 等方法计算最优带宽，或在多种带宽下检验结果的稳健性。

本例因新农保政策的年龄规定，即领取新农保养老金的最低年龄为 60 岁，故年龄是驱动变量；新农保对养老金领取年龄的限制，是本研究的外来冲击，为进一步分析提供了断点：在 60 岁左右的小范围内，可以将小于 60 岁的人群视为对照组，将大于 60 岁的人群视为同质的处理组。

根据断点规则是否完全确定，断点回归（regression discontinuity，RD）分为清晰断点回归（sharp RD）和模糊断点回归（fuzzy RD）。

清晰断点回归的规则是完全确定的，即位于断点左侧的研究对象均归于对照组，而右侧的研究对象均归于试验组。处理状态 D_i 可以表示为：

$$D_i=\begin{cases}1, if & x_i \geqslant x_0\\0, if & x_i \leqslant x_0\end{cases} \quad \text{（公式 19-41）}$$

模糊断点回归的规则不是完全确定的，即位于断点右侧的研究对象并不完全归于试验组，只是其归于处理状态 D_i 的概率更高。这时，处理状态 D_i 可以表示为：

$$P(D_i=1|x_i)=\begin{cases}g_1(x_i), if & x_i \geqslant x_0\\g_0(x_i), if & x_i \leqslant x_0\end{cases}，其中\ g_1(x_i)\neq g_0(x_i) \quad \text{（公式 19-42）}$$

具体应用中，可以绘制驱动变量与处理变量的关系图来直观地判定属于清晰断点回归或模糊断点回归，如本例可绘制年龄与各年龄领取新农保养老金比例的关系图来判定。

2. 如何进行断点回归的参数估计　两种类型的断点回归均可采用参数方法和非参数方法进行估计，但非参数估计的方法较为复杂，具体可参考相关教材，这里主要介绍参数方法估计断点回归。

为了清楚地解释清晰断点回归的过程，先考虑最简单的情形：即断点两侧 $E[Y_{0i}|x_i]$ 和 $E[Y_{1i}|x_i]$ 是 2 个相同趋势的线性函数。用 Y_i 表示研究者关心的结局变量，如本研究中的“是否参与劳动”，Y_{0i} 和 Y_{1i} 分别表示对照组和处理组的结局变量，ρ 表示所关心的因果效应。根据前文中断点回归的原理，可得：

$$E[Y_{0i}|x_i]=\alpha+\beta x_i \quad \text{（公式 19-43）}$$

$$Y_{1i}=Y_{0i}+\rho \quad \text{（公式 19-44）}$$

将上面两式结合起来，可以得到我们需要估计的回归方程是：

$$Y_i=\alpha+\beta x_i+\rho D_i+\varepsilon_i \quad \text{（公式 19-45）}$$

通过 OLS 估计，很容易得到处理的效应 ρ。更一般的情形是，断点两侧 $E[Y_{0i}|x_i]$ 和 $E[Y_{1i}|x_i]$ 是 2 个不同趋势的非线性函数，为简化表达，对 x_i 进行中心化，即 $\tilde{x}_l=x_i-x_0$，可得到：

$$E[Y_{0i}|x_i]=\alpha+\beta_{01}\tilde{x}_l+\beta_{02}\tilde{x}_l^2+\cdots+\beta_{0p}\tilde{x}_l^p \quad \text{（公式 19-46）}$$

$$E[Y_{1i}|x_i]=\alpha+\rho+\beta_{11}\tilde{x}_l+\beta_{12}\tilde{x}_l^2+\cdots+\beta_{1p}\tilde{x}_l^p \quad \text{（公式 19-47）}$$

运用一个小技巧可以把上面两式像简单情形中一样进行结合，即

$$E[Y_i|x_i]=E[Y_{0i}|x_i]+(E[Y_{1i}-Y_{0i}|x_i])D_i \quad \text{（公式 19-48）}$$

将 $E[Y_{0i}|x_i]$ 和 $E[Y_{1i}|x_i]$ 代入上式可以得到：

$$Y_i=\alpha+\beta_{01}\tilde{x}_l+\beta_{02}\tilde{x}_l^2+\cdots+\beta_{0p}\tilde{x}_l^p+\rho D_i+\beta_1^*D_i\tilde{x}_l+\beta_2^*D_i\tilde{x}_l^2+\cdots+\beta_p^*D_i\tilde{x}_l^p+\varepsilon_i$$

$$Y_i=\alpha+\beta_{01}\tilde{x}_l+\beta_{02}\tilde{x}_l^2+\cdots+\beta_{0p}\tilde{x}^p+\rho D_i+\beta_1^*D_i\tilde{x}_l+\beta_2^*D_i\tilde{x}_l^2+\cdots+\beta_p^*D_i\tilde{x}^p+\varepsilon_i \quad \text{（公式 19-49）}$$

其中，$\beta_1^*=\beta_{11}-\beta_{01}$，$\beta_2^*=\beta_{12}-\beta_{02}$，$\beta_p^*=\beta_{1p}-\beta_{0p}$。

OLS 估计后，可以得到 x_0 处的处理效应 ρ，在 $x_1-x_0=c>0$ 处的处理效应是 $\rho+\beta_1^*c+\beta_2^*c^2+\cdots+\beta_p^*c^p$。这种情况的一个特例是，断点两侧 $E[Y_{0i}|x_i]$ 和 $E[Y_{1i}|x_i]$ 是 2 个相同趋势的非线性函数，即 $\beta_1^*=\beta_2^*=\cdots=\beta_p^*=0$，此时 $Y_i=\alpha+\beta_1x_i+\beta_2x_i^2+\cdots+\beta_px_i^p+\rho D_i+\varepsilon_i$，处理效应都为 ρ。

对于模糊断点的参数估计，因模糊断点回归中驱动变量 x_1 与 D_i 处理状态之间的关系不是确定的，但 x_0 附近两侧的研究对象是否接受处理的概率差异较大，即 $g_1(x_i)$ 显著大于 $g_0(x_i)$。这个概率上的较大差异为模糊断点回归提供了一个有效的工具变量，即设置一个虚拟变量 T_i，其满足：

$$T_i=\begin{cases}1 & if\ x_i \geqslant x_0\\0 & if\ x_i \leqslant x_0\end{cases} \quad T_i=\begin{cases}1, if & x_i \geqslant x_0\\0, if & x_i \leqslant x_0\end{cases} \quad \text{（公式 19-50）}$$

工具变量估计的第一阶段的一般情形就是：

$$D_i=\gamma_0+\gamma_1x_i+\gamma_2x_i^2+\cdots+\gamma_px_i^p+\pi T_i+\xi_{1i} \quad \text{（公式 19-51）}$$

其中，π 是 T_i 在第一阶段的效应。

对于模糊断点回归的简约式，考虑较为简单

的情形，即断点两侧 $E[Y_{0i}|x_i]$ 和 $E[Y_{1i}|x_i]$ 是 2 个相同趋势的非线性函数，将 D_i 带入清晰断点回归的对应公式中，可得到第二阶段的回归方程：

$$Y_i = \mu + \kappa_1 x_i + \kappa_2 x_i^2 + \cdots + \kappa_p x_i^p + \rho\pi T_i + \xi_{2i} \quad \text{（公式 19-52）}$$

其中，$\pi=\alpha+\rho\gamma_0$，$\kappa_j=\beta_j+\rho\gamma_j$，$j=1,\cdots,p$。

采用工具变量法中的 2SLS 估计可以得到处理效应 ρ。另外，也可考虑断点两侧 $E[Y_{0i}|x_i]$ 和 $E[Y_{1i}|x_i]$ 是相同趋势的线性函数或不同趋势的非线性函数的情况。

更复杂的情形是 T_i 以及其与驱动变量 x_i 的交互项 $\{x_iT_i, x_i^2T_i, \cdots, x_i^pT_i\}$ 都可以作为处理状态 D_i 的工具变量，具体可参考相关教材。

（三）结果解读

1. 选择估计方法 驱动变量与处理变量的关系如图 19-11 所示，横坐标为年龄，纵坐标为领取新农保养老金比例，可看出在 60 岁时领取新农保养老金的比例发生了明显的跳跃，但不是 0～1 的改变，因为虽然规定新农保参保者年满 60 岁才能领取养老金，但仍然允许各基层政府结合当地实际情况制定具体方案，即某些地区养老金的发放年龄并没有严格遵守 60 年的规定，即有提前发放和延迟发放的现象，从而使得养老金领取年龄并不全发生在 60 岁视点，故本例采用模糊断点回归。

2. 参数估计 本例以适龄条件 T_i（实际年龄大于 60 岁时，$T_i=1$）作为是否领取养老金的工具变量。考虑断点两侧是相同趋势的线性函数，用于估计的回归方程如下：

$$Y_i = \beta_0 + \beta_1(age_i - 60) + \beta_2 \cdot D_i + \varepsilon_i \quad \text{（公式 19-53）}$$

$$Y_i = \beta_0 + \beta_1(age_i - 60) + \beta_2 D_i + \varepsilon_i$$

$$D_i = \theta_0 + \theta_1(age_i - 60) + \theta_2 \cdot T_i(age_i > 60, T_i = 1) + \nu_i \quad \text{（公式 19-54）}$$

$$D_i = \theta_0 + \theta_1(age_i - 60) + \theta_2 * T_i(age_i > 60, T_i = 1) + \nu_i \quad \text{（公式 19-55）}$$

其中，公式 19-54 为第二阶段回归，Y_i 表示劳动参与，即目前参加劳动，取值为 1，否则为 0；age_i 表示个体的实际年龄；D_i 是是否领取新农保养老金的虚拟变量，即目前领取养老金，取值为 1，否则为 0。公式 19-53 为第一阶段回归。

（1）第一阶段回归结果：为保证结果的稳健性，计算了带宽 2～6 的第一阶段估计结果如表 19-29，5 个模型中适龄条件的估计系数均介于 0.231～0.439 之间，且在 1% 显著水平上显著，即在不同带宽的设定下，60 岁以上个体领取养老金的概率在 1% 的统计水平上高于 60 岁以下的个体，可以认为适龄条件 T_i 作为工具变量是合理的。

（2）第二阶段回归结果：对带宽 2～6 的样本也进行了第二阶段估计，结果如表 19-30。可以看出 5 个模型中领取新农保养老金的估计系数均介于 −0.063～−0.122 之间，即在不同带宽的设定下，领取新农保养老金均在 1% 的显著水平上降低了个体参与劳动的概率。

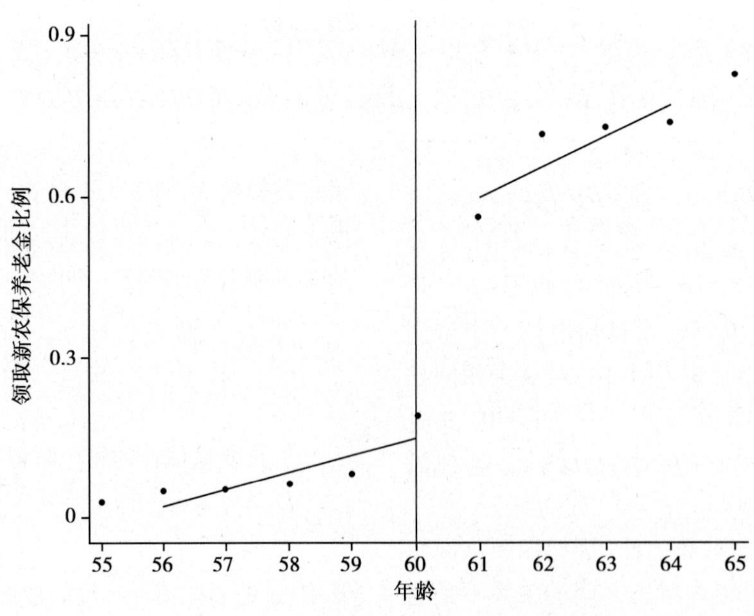

图 19-11 年龄与领取新农保养老金比例的关系

表 19-29　第一阶段回归结果

模型类型	因变量：是否领取新农保养老金				
	模型（1）	模型（2）	模型（3）	模型（4）	模型（5）
T_i	0.231***	0.337***	0.396***	0.403***	0.439***
	（0.020）	（0.049）	（0.064）	（0.056）	（0.062）
样本量	2 623	3 585	4 476	5 331	6 004

括号内数字为稳健标准误；*** 表示在 1% 的统计水平上显著

表 19-30　第二阶段回归结果

模型类型	因变量：劳动参与				
	模型（1）	模型（2）	模型（3）	模型（4）	模型（5）
D_i	−0.048***	−0.122***	−0.105***	−0.075***	−0.063***
	（0.001）	（0.020）	（0.022）	（0.038）	（0.031）
样本量	2 623	3 585	4 476	5 331	6 004

括号内数字为稳健标准误；*** 表示在 1% 的统计水平上显著

（潘　杰　刘美娜）

参考文献

1. 金丕焕，陈峰．医用统计方法[M]．3版，上海：复旦大学出版社，2009.
2. 孙振球，徐勇勇．医学统计学[M]．4版，北京：人民卫生出版社，2014.
3. 李辉霞，郑剑飞，黄广文，等．湖南省2011—2017年孕产妇HIV感染者早产、低出生体重和小于胎龄儿发生率及其影响因素分析[J]．中华流行病学杂志，2018，39(10)：1368-1374.
4. 房红芸，刘丹，赵丽云，等．中国6～17岁儿童青少年腰围水平及中心性肥胖流行特征[J]．中华流行病学杂志，2018，39(6)：715-719.
5. 王苏中，吴永浩，于石成，等．社区高血压"合作管理"干预效果评估[J]．中国全科医学，2000，3(4)：291-294.
6. 刘沛，王灿楠，杨向东．群随机试验与传统随机试验统计方法对比分析[J]．中国卫生统计，2000，17(4)：9-11.
7. 陈峰，夏结来．临床试验统计学[M]．北京：人民卫生出版社，2018.
8. 邓伟，贺佳．临床试验设计与统计分析[M]．北京：人民卫生出版社，2012.
9. 国家药品监督管理局．药物临床试验的一般考虑指导原则[EB/OL]．[2017-01-20]．https://www.nmpa.gov.cn/xxgk/ggtg/qtggtg/20170120160701190.html.
10. 国家药品监督管理局．药物临床试验生物统计学指导原则[EB/OL]．[2016-06-03]．https://www.nmpa.gov.cn/directory/web/nmpa/xxgk/ggtg/qtggtg/20160603161201857.html.
11. 国家药品监督管理局．以药动学参数为终点评价指标的化学药物仿制药人体生物等效性研究技术指导原则[EB/OL]．[2016-03-18]．https://www.nmpa.gov.cn/zhuanti/ypqxgg/ggzhcfg/ 20160318210001633.html.
12. 国家药品监督管理局．生物等效性研究的统计学指导原则[EB/OL]．[2018-10-29]．https://www.nmpa.gov.cn/zhuanti/ypqxgg/ggzhcfg/ 20181029173101911.html.
13. 国家药品监督管理局．化学药物临床药代动力学研究技术指导原则[EB/OL]．[2005-03-18]．https://www.nmpa.gov.cn/xxgk/fgwj/gzwj/gzwjyp/20050318010101201.html.
14. 童峰，何寒青，陈坤．临床决策分析中阈值计算的简化公式[J]．中国卫生统计，2006，23(4)：370-371.
15. 周同甫．临床思维与临床决策[M]．成都：四川大学出版社，2011.
16. 孙振球．医学综合评价方法及其应用[M]．北京：化学工业出版社，2006.
17. 郭亚军．综合评价理论与方法[M]．北京：科学出版社，2002.
18. 杜栋，庞庆华．现代综合评价方法与案例精选[M]．北京：清华大学出版社，2005.
19. 李鲁，吴群红等．社会医学[M]．4版，北京：人民卫生出版社，2000.
20. 郎金焕，李井奎，译．基本无害的计量经济学．上海：格致出版社•上海三联书店•上海人民出版社，2012.
21. 陈楚．基于事实和价值视角对我国健康扶贫政策效果的评价研究——以贵州省赤水市为例[D]．成都：四川大学，2019.
22. 李江一，李涵．新型农村社会养老保险对老年人劳动参与的影响——来自断点回归的经验证据[J]．经济学动态，2017(03)：64-75.
23. Liu Z，Huang Y，Lv P，et al. The China Mental Health Survey：II. Design and field procedures[J]. Soc Psychiatry Psychiatr Epidemiol，2016，51(11)：1547-1557.
24. Huang，Y，Liu Z，Wang H，et al. The China Mental Health Survey(CMHS)：I. background，aims and measures[J]. Soc Psychiatry Psychiatr Epidemiol，2016，51：1559.
25. Huang Y，Wang Y，Wang H. et al. Prevalence of mental disorders in China：a cross-sectional epidemiological study[J]. Lancet Psychiatry，2019，6(3)：211-224.

26. Dixon WJ. The Up-and-Down Method for Small Samples[J]. J AM STAT ASSOC, 1965, 60(312): 967-978.

27. Risch N. Linkage strategies for genetically complex traits. II. The power of affected relative pairs[J]. Am J Hum Genet, 1990, 46(2): 229-241.

28. Piegorsch WW, Weinberg CR, Taylor JA. Non-hierarchical logistic models and case-only designs for assessing susceptibility in population-based case-control studies[J]. Stat Med, 1994, 13(2): 153-162.

29. Curtis D. Use of siblings as controls in case-control association studies[J]. Ann Hum Genet, 1997, 61(Pt 4): 319-333.

30. Spielman RS, Ewens WJ. A sibship test for linkage in the presence of association: the sib transmission/disequilibrium test[J]. Am J Hum Genet, 1998, 62(2): 450-458.

31. Horvath S, Laird NM. A discordant-sibship test for disequilibrium and linkage: no need for parental data[J]. Am J Hum Genet, 1998, 63(6): 1886-1897.

32. Siegmund KD, Langholz B, Kraft P, et al. Testing linkage disequilibrium in sibships[J]. Am J Hum Genet, 2000, 67(1): 244-248.

33. Horvath S, Xu X, Laird NM. The family based association test method: strategies for studying general genotype--phenotype associations[J]. Eur J Hum Genet, 2001, 9(4): 301-306. Kay R. Statistical principles for clinical trials[J]. J Int Med Res, 1998, 26(2): 57-65.

34. Campbell CD, Ogburn EL, Lunetta KL, et al. Demonstrating stratification in a European American population [J]. Nat Genet, 2005, 37(8): 868-872.

35. Zinner RG, Fossella FV, Gladish GW, et al. Phase II study of pemetrexed in combination with carboplatin in the first-line treatment of advanced nonsmall cell lung cancer[J]. Cancer, 2005, 104(11): 2449-2456.

36. Solomon SD, McMurray JJ, Pfeffer MA, et al. Cardiovascular risk associated with celecoxib in a clinical trial for colorectal adenoma prevention[J]. N Engl J Med, 2005, 352(11): 1071-1080.

37. Mangano DT, Tudor IC, Dietzel C, et al. The risk associated with aprotinin in cardiac surgery[J]. N Eng J Med, 2006, 354(4): 353-365.

38. Bolen S, Feldman L, Vassy J, et al. Systematic review: comparative effectiveness and safety of oral medications for type 2 diabetes mellitus[J]. Ann Intern Med, 2007, 147(6): 386-399.

39. Dong J, Hu Z, Wu C, et al. Association analyses identify multiple new lung cancer susceptibility loci and their interactions with smoking in the Chinese population[J]. Nat Genet, 2012, 44(8): 895-899.

40. Wang H, Ou N, Lang L, et al. Pharmacokinetics and pharmacodynamics of intravenous ilaprazole in healthy subjects after single ascending doses[J]. Xenobiotica, 2016, 46(12): 1133-1141.

41. Pop DI, Oroian M, Bhardwaj S, et al. Bioequivalence of Two Formulations of Gliclazide in a Randomized Crossover Study in Healthy Caucasian Subjects Under Fasting Conditions[J]. Clin Pharmacol Drug Dev, 2019, 8(1): 16-21.

42. Agency for Healthcare Research and Quality. Registries for Evaluating Patient Outcomes: A User's Guide. 3rd ed. 2012.

43. Alaa AM, Weisz M, Mihaela VDS. Deep Counterfactual Networks with Propensity-Dropout[J]. arXiv: 1706.05966, 2017.

44. Donner A. Design and Analysis of Cluster Randomization Trials in Health Research[M]. London: Arnold Publishers, 2000.

45. Gardner IA, Stryhn H, Lind P, et al. Conditional dependence between tests affects the diagnosis and surveillance of animal diseases[J]. Pre Vet Med, 2000, 45 (1-2): 107-122.

46. Austin PC. An Introduction to Propensity Score Methods for Reducing the Effects of Confounding in Observational Studies[J]. Multivariate Behav Res, 2011, 46 (3): 399-424.

47. Bang H, Robins JM. Doubly Robust Estimation in Missing Data and Causal Inference Models[J]. Biometrics, 2006, 61(4): 962-973.

48. Bifulco R. Addressing self-selection bias in quasi-experimental evaluations of whole-school reform. A comparison of methods[J]. Eval Rev, 2002, 26(5): 545-572.

49. Chow SC, Chang M, Pong A. Statistical consideration of adaptive methods in clinical development[J]. J Biopharm Stat, 2005, 15(4): 575-591.

50. Grobbee DE, Hoes AW. Clinical Epidemiology: Principles, Methods and Applications for Clinical Research [M]. London: Jones and Bartlett Publishers, 2009

51. Doi Suhail AR, Williams Gail M. Methods of Clinical Epidemiology Series: Springer Series on Epidemiology and Public Health Springer-Verlag Berlin and Heidelberg GmbH & Co. K, 2013.

52. Fraley C，Raftery AE. Model-Based Clustering，Discriminant Analysis，and Density Estimation[J]. J Am Stat Association，2002，97(458)：611-631.

53. Funk MJ，Westreich D，Wiesen C，et al. Doubly robust estimation of causal effects[J]. Am J Epidemiol，2011，173(7)：761-767.

54. Imbens GW，Angrist JD. Identification and Estimation of Local Average Treatment Effects[J]. Econometrica，1994，62：467-475.

55. Friedman JH. Stochastic gradient boosting[J]. Comput Stat Data An，2002；38(4)：367-378.

56. Joffe MM. Structural nested models，g-estimation，and the healthy worker effect：the promise(mostly unrealized)and the pitfalls[J]. Epidemiology，2012，23(2)：220-222.

57. Guelman L，Guillen M，.Perez-Marin AM. Random forests for uplift modeling：An insurance customer retention case[J]. Lect Notes Bus Inf P，2012，115：123-133.

58. Li H，Yuan Z，Su P，et al. A simulation study on matched case-control designs in the perspective of causal diagrams[J]. BMC Med Res Methodol，2016，16(1)：102.

59. Lu M，Sadiq S，Feaster DJ，et al. Estimating Individual Treatment Effect in Observational Data using Random Forest Methods[J]. Taylor & Francis，2017.

60. Moodie EEM，Stephens DA，Klein MB. A marginal structural model for multiple-outcome survival data：assessing the impact of injection drug use on several causes of death in the Canadian Co-infection Cohort[J]. Stat Med，2014，33(8)：1409-1425.

61. Nathan Kallus. DeepMatch：Balancing Deep Covariate Representations for Causal Inference Using Adversarial Training. arXiv：1802.05664[stat.ML]，2018.

62. Neyman J. Sur les applications de la thar des probabilities aux experiences agaricales：Essay des principle[J]. Excerpts reprinted(1990)in English. *Statistical Science*，1923，5：463-472.

63. Radcliffe NJ，Surry PD. Real-world uplift modelling with significance-based uplift trees. White Paper TR-2011-1，Stochastic Solutions，2011.

64. Rubin DB. Estimating causal effects of treatments in randomized and non-randomized studies[J]. J Educational Psychol，1974，66(5)：688-701.

65. Robins J. A new approach to causal inference in mortality studies with sustained exposure periods-application to control of the healthy worker survivor effect[J]. Mathematical Modeling，1986，7：1393-1512.

66. Ryan PB，Powell GE，Pattishall EN，et al. Performance of screening multiple observational databases for active drug safety surveillance. Providence，RI，USA：International Society of Pharmacoepidemiology，2009.

67. Sherman RE，Anderson SA，Dal Pan GJ，et al. Real-World Evidence-What Is It and What Can It Tell Us?[J]. N Eng J Med，2016，375(23)：2293-2297.

68. Gils CWMV，Groot SD，Tan SS，et al. Real-world resource use and costs of adjuvant treatment for stage Ⅲ colon cancer[J]. Eur J Cancer Care，2013，24(3)：321-332.

69. Zhou XH，Obuchowski NA，McClish DK. Statistical Methods in Diagnostic Medicine[M]. New York：John Wiley & Sons.，2011.

70. Yin M，Hou Y，Zhang T，et al. Evaluation of chemotherapy response with serum squamous cell carcinoma antigen level in cervical cancer patients：a prospective cohort study[J]. PLoS One，2013，8(1)：e54969.

71. DeLong ER，DeLong DM，Clarke-Pearson DL. Comparing the areas under two or more correlated ROC curves：a nonparametric approach[J]. Biometrics，1988，44(3)：837-845.

72. Pepe MS. A regression modelling framework for receiver operating characteristic curves in medical diagnostic testing[J]. Biometrika，1997，84：595-608.

73. Byvatov E，Schneider G. Support vector machine applications in bioinformatics[J]. Applied Bioinformatics，2003，2(2)：67-77.

74. Breiman L. Random Forest[J]. Machine Learning，2001，45：16-32.

75. Browne MW. Cross-Validation Methods[J]. J Math Psychol，2000，44(1)：108-132..

76. Joseph L，Gyorkos TW，Coupal L. Bayesian Estimation of Disease Prevalence and the Parameters of Diagnostic Tests in the Absence of a Gold Standard[J]. Am J Epidemiol，1995，141(3)：263-272.

77. Branscum AJ，Gardner IA，Johnson WO. Estimation of diagnostic-test sensitivity and specificity through Bayesian modeling[J]. Prev Vet Med，2005，68(2-4)：1416.

78. University of Cambridge. The Bayesian inference Using Gibbs Sampling(BUGS)[EB/OL]. [2014-03-27]. http: //www.mrc-bsu.cam.ac.uk/bugs/welcome.shtm.
79. Alvord WG, Drummond JE, Arthur LO, et al. A Method for Predicting Individual HIV Infection Status in the Absence of Clinical Information[J]. AIDS Res Hum Retroviruses, 1988, 4(4): 295-304.
80. Frees EW. Longitudinal and Panel Data: Analysis and Applications for the Social Sciences[M]. Cambridge: Cambridge University, 2004.
81. Rothman KJ, Greenland S, Lash TL. Modern Epidemiology(3rd)[M]. Lippincott Williams & Wilkins, 2008.
82. Mahmood SS, Levy D, Vasan RS, et al. The Framingham Heart Study and the epidemiology of cardiovascular disease: a historical perspective[J]. Lancet, 2014, 383(9921): 999-1008.
83. Grundy SM, Pasternak R, Greenland P, et al. AHA/ACC scientific statement: Assessment of cardiovascular risk by use of multiple-risk-factor assessment equations: a statement for healthcare professionals from the American Heart Association and the American College of Cardiology[J]. J Am Coll Cardiol, 1999 34(4): 1348-1359.
84. Ma Y, Mazumdar M, Memtsoudis SG. Beyond repeated-measures analysis of variance: advanced statistical methods for the analysis of longitudinal data in anesthesia research[J]. Reg Anesth Pain Med, 2012, 37(1): 99-105.
85. Stokes ME, Davis CS and Koch GG. Categorical Data Analysis Using the SAS System[M]. 2nd ed. Cary, NC: SAS Institute Inc, 2000.
86. Hedeker D, Gibbons RD. Longitudinal Data Analysis[M]. New Jersey: John Wiley & Sons, 2006.
87. Detry MA, Ma Y. Analyzing Repeated Measurements Using Mixed Models[J]. JAMA, 2016, 315(4): 407-408.
88. Fan SC, Su YK. A study of effect of policies on city smart level—based on PSM-DID method[J]. J Eng Manage, 2017, 31(6): 55-60.
89. Arsenijevic J, Groot W. Does household help prevent loneliness among the elderly? An evaluation of a policy reform in the Netherlands[J]. BMC Public Health, 2018, 18(1): 1104.
90. Wagner AK, Soumerai SB, Zhang F, et al. Segmented regression analysis of interrupted time series studies in medication use research[J]. J Clin Pharm Ther, 2010, 27(4): 299-309.
91. Bernal JL, Cummins S, Gasparrini A. Interrupted time series regression for the evaluation of public health interventions: a tutorial[J]. Int J Epidemiol, 2017, 46(1): 348-355.
92. Alshamsan R, Lee JT, Majeed A, et al. Effect of a UK pay-for-performance program on ethnic disparities in diabetes outcomes: interrupted time series analysis[J]. Ann Fam Med, 2012, 10(3): 228-234.
93. Linden A, Arbor A. Conducting interrupted time-series analysis for single-and multiple-group comparisons[J]. Stata J, 2015, 15(2): 480-500.
94. Yu S, Hao Y, Zhang J, et al. Using interrupted time series design to analyze incidence changes of hand, food, and mouth disease during the declining periods of 2008 and 2009 in China[J]. Biomed Environ Sci, 2012, 25(6): 645-652.
95. Lagarde M. How to do(or not to do)assessing the impact of a policy change with routine longitudinal data[J]. Health Policy Plan, 2012, 27(1): 76-83.
96. Goldstein H, Browne W, Rasbash J. Multilevel modelling of medical data[J]. Stat Med, 2002, 21(21): 3291-3315.
97. Liang XF, Wang HQ, Wang JZ, et al. Safety and immunogenicity of 2009 pandemic influenza A H1N1 vaccines in China: a multicentre, double-blind, randomised, placebo-controlled trial[J]. Lancet, 2010, 375(9708): 56-66.
98. Yin D, Zhu B, Wang H, et al. Effect of aluminum hydroxide adjuvant on the immunogenicity of the 2009 pandemic influenza A/H1N1 vaccine: multi-level modeling of data with repeated measures[J]. Biomed Environ Sci, 2011, 24(6): 624-629.
99. Benoit JS, Chan W, Luo S, et al. A hidden Markov model approach to analyze longitudinal ternary outcomes when some observed states are possibly misclassified[J]. Stat Med, 2016, 5(9): 1549-1557.
100. Brown DM, Kaiser PK, Michels M, et al. Ranibizumab versus verteporfin for neovascular age-related macular degeneration[J]. N Engl J Med, 2004, 351(4): 1432-1444.

101. Ding Y, Yeh SH, Mink CM, et al. Cost-benefit analysis of hospital based postpartum vaccination with combined tetanus toxoid, reduced diphtheria toxoid, and acellular pertussis vaccine (Tdap)[J]. Vaccine, 2013, 31(22): 2558-2564.

102. Meyer AM, Wheeler SB, Weinberger M, et al. An overview of methods for comparative effectiveness research[J]. Semin Radiat Oncol, 2014, 24(1): 5-13.

103. O'Donnell O, Van Doorslaer E, Wagstaff A, et al. Analyzing Health Equity Using Household Survey Data: A Guide to Techniques and Their Implementation[J]. World Bank, 2008, 86(10): 816.

104. Eriksson T, Pan J, Qin X. The intergenerational inequality of health in China[J]. China Econ Rev, 2014, 31: 392-409.

105. Pan J, Lei X, Liu GG. Health insurance and health status: exploring the causal effect from a policy intervention[J]. Health Econ, 2016, 25(11): 1389-1402.

106. Roberts S, Craig D, Adler A, et al. Economic evaluation of type 2 diabetes prevention programmes: Markov Model of low-and high-intensity lifestyle programmes and metformin in participants with different categories of intermediate hyperglycaemia[J]. BMC Med, 2018, 16(1): 16.

107. Italiano A, Soria JC, Toulmonde M, et al. Tazemetostat, an EZH2 inhibitor, in relapsed or refractory B-cell non-Hodgkin lymphoma and advanced solid tumours: a first-in-human, open-label, phase 1 study[J]. Lancet Oncol, 2018, 19(5): 649-659

108. Li J, Huo X, Cao YF. et al. Bile acid metabolites in early pregnancy and risk of gestational diabetes in Chinese women: A nested case-control study[J]. EBioMedicine, 2018, 35: 317-324.

109. Rokicki S, Cohen J, Fink G, et al. Inference with difference-in-differences with a small number of groups: a review, simulation study, and empirical application Using SHARE Data[J]. Med Care, 2018, 56(1): 97-105.

110. McGrady ME, Eckman MH, O'Brien MM, et al. Cost-Effectiveness Analysis of an Adherence-Promotion Intervention for Children With Leukemia: A Markov-Model-Based Simulation[J]. J Pediatr Psychol, 2018, 43(7): 758-768.

111. 陈铭. 生物信息学. 3 版. 科学出版社. 北京: 2018.

112. 国家药品监督管理局药品审评中心. 国家药监局药审中心关于发布《药物临床试验多重性问题指导原则(试行)》的通告(2020 年第 66 号)[EB/OL]. (2020-12-31). https://www.cde.org.cn/main/news/viewInfoCommon/a1fd04ab94ffa83aadee4bd-1c0327a7f

113. 国家药品监督管理局药品审评中心. 国家药监局药审中心关于发布《药物临床试验适应性设计指导原则(试行)》的通告(2021 年第 6 号)[EB/OL]. (2021-01-29). https://www.cde.org.cn/main/news/viewInfoCommon/bc2b326bd49bac7437368272be6ec00d

114. 国家药品监督管理局药品审评中心. 国家药监局药审中心关于发布《药物临床试验亚组分析指导原则(试行)》的通告(2020 年第 64 号)[EB/OL]. (2020-12-31). https://www.cde.org.cn/main/news/viewInfoCommon/899c99c08fc9485b7a9d5dd902d28f2a

中英文名词对照索引

C

D

F

G

T

W

X

Y

52检